Second Edition

Point-of-Care
ULTRASOUND
응급 현장초음파

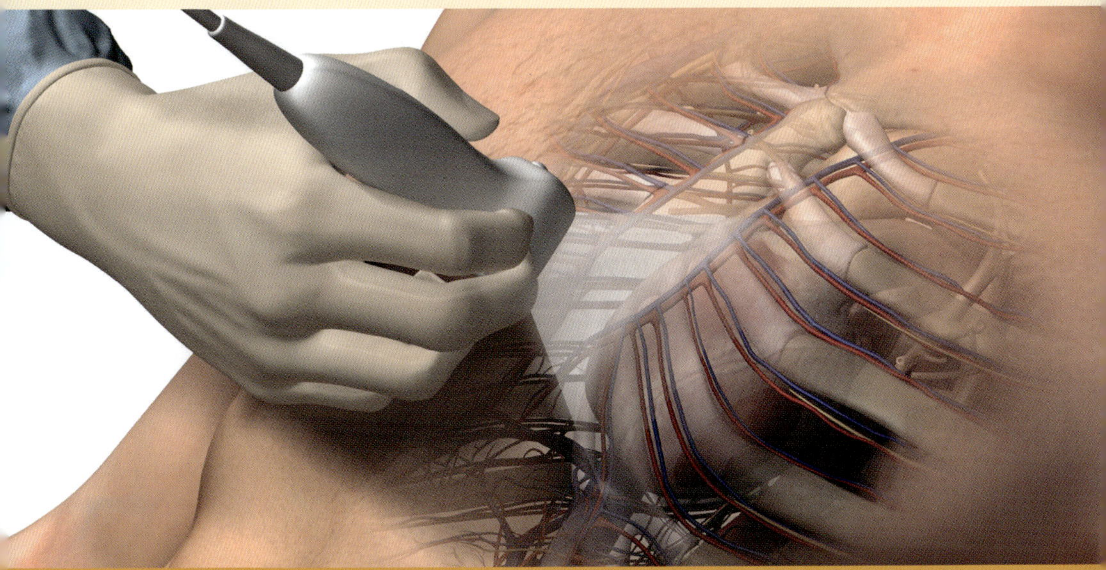

응급중환자영상학회

Nilam J. Soni, MD
Robert Arntfield, MD
Pierre Kory, MD

Elsevier | ebooks.health.elsevier.com

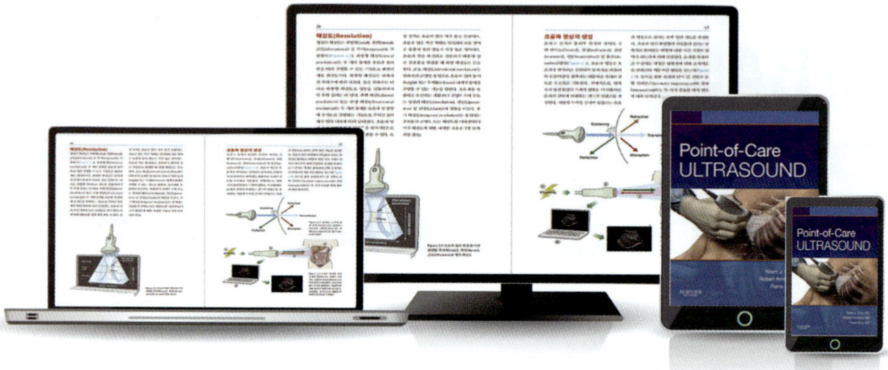

모바일, 테블릿, PC와 함께하는 **Elsevier 영상 콘텐츠!**

도서를 구매하시면 무료로 동영상을 이용할 수 있습니다.

PIN CODE

※Elsevier 영상 콘텐츠를 사용해보세요.

❶ Ehttps://ebooks.health.elsevier.com/로 접속합니다.

❷ 로그인을 하신 후 해당 Pin Code를 "Redeem Access Code"에 입력합니다.

❸ Redeem을 클릭합니다.

❹ MY LIBRARY에서 이용하실 수 있으며, 동영상과 전자책 이용이 가능합니다.

Point-of-Care Ultrasound

Second Edition

NILAM J. SONI, MD, MS
Professor of Medicine, Division of General & Hospital Medicine and Division of Pulmonary & Critical Care Medicine, University of Texas Health San Antonio, San Antonio, Texas

ROBERT ARNTFIELD, MD, FRCPC
Associate Professor of Medicine, Division of Emergency Medicine and Division of Critical Care Medicine, Schulich School of Medicine & Dentistry, Western University, London Health Sciences Centre, London, Ontario, Canada

PIERRE KORY, MD, MPA
Associate Professor of Medicine, Division of Allergy, Pulmonary, and Critical Care Medicine, University of Wisconsin School of Medicine and Public Health, Madison, Wisconsin

ELSEVIER

Second Edition
응급 현장초음파

첫째판 1쇄 발행 | 2019년 8월 21일
둘째판 1쇄 인쇄 | 2024년 8월 19일
둘째판 1쇄 발행 | 2024년 8월 23일

지 은 이 응급중환자영상학회
발 행 인 장주연
출 판 기 획 최준호
책 임 편 집 박미애, 성도연
표지디자인 김재욱
편집디자인 김민정
제 작 황인우
발 행 처 군자출판사(주)
등록 제4-139호(1991. 6. 24)
본사 (10881) **파주출판단지** 경기도 파주시 회동길 338(서패동 474-1)
전화 (031) 943-1888 팩스 (031) 955-9545
홈페이지 | www.koonja.co.kr

Point of Care Ultrasound, 2nd edition

ISBN 9780323544702

ISBN 979-11-7068-152-6
정가 62,000원

CONTRIBUTORS

Mohammed M. Abbasi, MD
Division of Pulmonary and Critical Care
Albert Einstein College of Medicine
Montefiore Medical Center
Bronx, New York

Sara Ahmadi, MD, ECNU
Assistant Professor of Medicine
Division of Endocrinology
Duke University Medical Center
Durham, North Carolina

Stephen Alerhand, MD
Assistant Professor
Department of Emergency Medicine
Rutgers New Jersey Medical School
Newark, New Jersey

Phillip Andrus, MD, FACEP
Assistant Professor of Emergency Medicine
Assistant Director of Emergency Ultrasound
Icahn School of Medicine at Mount Sinai
New York, New York

Shane Arishenkoff, MD, FRCPC
Assistant Clinical Professor
Division of General Internal Medicine
Department of Medicine
University of British Columbia
Vancouver, British Columbia, Canada

Robert Arntfield, MD, FRCPC
Associate Professor of Medicine
Division of Emergency Medicine and Division of Critical Care Medicine
Schulich School of Medicine & Dentistry
Western University
London Health Sciences Centre
London, Ontario, Canada

Uché Blackstock, MD
Assistant Professor
Co-Director of Emergency Ultrasound Fellowship
Department of Emergency Medicine
New York University School of Medicine
New York University Langone Health
New York, New York

Michel Boivin, MD
Professor of Medicine
Division of Pulmonary, Critical Care, and Sleep Medicine
Department of Medicine
University of New Mexico
Albuquerque, New Mexico

Brian M. Buchanan, BSc, MD, FRCPC
Assistant Professor of Critical Care Medicine
Department of Critical Care Medicine
University of Alberta
Edmonton, Alberta, Canada

Jose Cardenas-Garcia, MD
Assistant Professor of Medicine
Director of Interventional Pulmonology
Division of Pulmonary & Critical Care Medicine
Department of Medicine
University of Michigan
Ann Arbor, Michigan

Anita Cave, MD, FRCPC
Assistant Professor
Department of Anesthesia and Perioperative Medicine
Schulich School of Medicine & Dentistry
Western University
London Health Sciences Centre
London, Ontario, Canada

Alfred B. Cheng, MD
Assistant Professor of Emergency Medicine
Director of the Division of Emergency Medicine Ultrasound
Department of Emergency Medicine
Cooper Medical School of Rowan University
Camden, New Jersey

Gregg L. Chesney, MD
Assistant Professor of Emergency Medicine
Department of Emergency Medicine and Division of Pulmonary, Critical Care, and Sleep Medicine
New York University School of Medicine
New York University Langone Health/ Brooklyn Medical Center
New York, New York

Alan T. Chiem, MD, MPH
Associate Clinical Professor
Director of Emergency Ultrasound
Department of Emergency Medicine
University of California Los Angeles
Olive View–UCLA Medical Center
Los Angeles, California

Thomas W. Conlon, MD
Assistant Professor of Pediatrics
Department of Anesthesiology and Critical Care Medicine
Perelman School of Medicine at the University of Pennsylvania
Children's Hospital of Philadelphia
Philadelphia, Pennsylvania

Sara Crager, MD
Assistant Clinical Professor
Division of Critical Care
Departments of Anesthesia and Emergency Medicine
University of California Los Angeles
Los Angeles, California

Ria Dancel, MD, FHM, FAAP, FACP
Associate Professor of Medicine and Pediatrics
Director of Medicine Procedure Service
Division of Hospital Medicine
Departments of Medicine and Pediatrics
University of North Carolina
Chapel Hill, North Carolina

Christopher Dayton, MD
Clinical Assistant Professor
Division of Pulmonary & Critical Care Medicine
Departments of Medicine and Emergency Medicine
University of Texas Health San Antonio
San Antonio, Texas

Eitan Dickman, MD, MMM, FACEP, FAIUM
Executive Vice Chairman and Medical Director
Department of Emergency Medicine
Maimonides Medical Center
New York, New York

Maili Drachman, MD
Assistant Professor
Department of Emergency Medicine
University of Arizona Health Sciences
Tucson, Arizona

John Eicken, MD, Ed.M.
Clinical Assistant Professor
Division of Emergency Ultrasound
Department of Emergency Medicine
University of South Carolina School of Medicine Greenville
Greenville Health System
Greenville, South Carolina

Lewis A. Eisen, MD
Professor of Medicine
Division of Critical Care Medicine
Albert Einstein College of Medicine
Montefiore Medical Center
New York, New York

James F. Fair III, MD, FASE, FACEP
Assistant Professor of Emergency Medicine
Division of Emergency Medicine
Department of Surgery
University of Utah Health Sciences Center
Salt Lake City, Utah

Daniel Fein, MD
Assistant Professor of Medicine
Division of Pulmonary Medicine
Department of Medicine
Albert Einstein School of Medicine
Montefiore Medical Center
Bronx, New York

Stephanie Fish, MD
Associate Professor of Medicine
Division of Endocrinology
Department of Medicine
Memorial Sloan Kettering Cancer Center
New York, New York

John Christian Fox, MD
Professor of Emergency Medicine
Interim Chair of the Department of Emergency Medicine
University of California Irvine
Orange, California

María V. Fraga, MD
Associate Professor of Clinical Pediatrics
Division of Neonatology
Department of Pediatrics
Perelman School of Medicine at the University of Pennsylvania
Children's Hospital of Philadelphia
Philadelphia, Pennsylvania

Ricardo Franco-Sadud, MD
Associate Professor of Medicine
Director of Academic Hospital Medicine and Point of Care Ultrasound
University of Central Florida College of Medicine
Naples Community Hospital
Naples, Florida

Kelly S. Gibson, MD
Assistant Professor
Department of Obstetrics/Gynecology-Maternal Fetal Medicine
Case Western Reserve University School of Medicine
University Hospitals Cleveland Medical Center
Cleveland, Ohio

Laura K. Gonzalez, MD, FAAP
Attending Physician
Division of Emergency Ultrasound
Department of Emergency Medicine
Maimonides Medical Center
New York, New York

Ben Goodgame, MD, RDMS
Attending Physician
Critical Care Medicine
Centennial Medical Center
Nashville, Tennessee

Behzad Hassani, MD, CCFP (EM)
Assistant Professor
Division of Emergency Medicine
Schulich School of Medicine & Dentistry
Western University
London Health Sciences Centre
London, Ontario, Canada

Ahmed F. Hegazy, MB BCh, MPH, FRCPC
Assistant Professor
Division of Critical Care Medicine
Department of Anesthesia and Perioperative Medicine
Schulich School of Medicine & Dentistry
Western University
London Health Sciences Centre
London, Ontario, Canada

Patricia C. Henwood, MD
Assistant Professor of Emergency Medicine
Associate Chief of the Division of Emergency Ultrasound
Department of Emergency Medicine
Harvard Medical School
Brigham and Women's Hospital
Boston, Massachusetts

Hailey Hobbs, MD, FRCPC
Assistant Professor of Medicine
Department of Critical Care
Queen's University
Kingston, Ontario, Canada

J. Terrill Huggins, MD
Professor of Medicine
Division of Pulmonary, Critical Care, Allergy, and Sleep Medicine
Medical University of South Carolina
Charleston, South Carolina

Sahar Janjua, MBBS
Attending Physician
Division of Rheumatology
Department of Medicine
Frisbie Memorial Hospital
Rochester, New Hampshire

Maykol Postigo Jasahui, MD
Assistant Professor of Medicine
Interventional Pulmonary Medicine
Division of Pulmonary/Critical Care
University of Kansas Medical Center
Kansas City, Kansas

Robert Jones, DO, FACEP
Professor of Emergency Medicine
Director of Emergency Ultrasound
Department of Emergency Medicine
Case Western Reserve Medical School
MetroHealth Medical Center
Cleveland, Ohio

David O. Kessler, MD, MSc, RDMS/APCA
Assistant Professor of Pediatrics
Department of Pediatrics
Columbia University College of Physicians and Surgeons
New York Presbyterian–Morgan Stanley Children's Hospital
New York, New York

Chan Kim, MD
Instructor of Rheumatology
Division of Rheumatology
Boston University School of Medicine
Boston, Massachusetts

Jae H. Kim, MD, PhD
Professor of Clinical Pediatrics
Divisions of Neonatology & Pediatric Gastroenterology, Hepatology and Nutrition
University of California San Diego
Children's Hospital of San Diego
La Jolla, California

Eugene Kissin, MD
Associate Professor of Medicine
Program Director of Rheumatology Fellowship
Division of Rheumatology
Boston University School of Medicine
Boston, Massachusetts

Starr Knight, MD
Associate Clinical Professor of Emergency Medicine
Co-Director of Emergency Ultrasound Fellowship
Department of Emergency Medicine
University of California San Francisco School of Medicine
San Francisco, California

Pierre Kory, MD, MPA
Associate Professor of Medicine
Division of Allergy, Pulmonary, and Critical Care Medicine
University of Wisconsin School of Medicine and Public Health
Madison, Wisconsin

Daniel Lakoff, MD, FACEP
Assistant Professor of Clinical Emergency Medicine
Department of Emergency Medicine
Weill Cornell Medical College
New York, New York

Viera Lakticova, MD
Assistant Professor of Medicine
Director of Bronchoscopy and Interventional Pulmonology
Division of Pulmonary, Critical Care, and Sleep Medicine
Long Island Jewish Medical Center and North Shore University Hospital
Donald and Barbara Zucker School of Medicine at Hofstra/Northwell
Hempstead, New York

Elizabeth Lalande, MD, FRCP
Department of Emergency Medicine
Centre Hospitalier de l'Université Laval (CHUL) de Québec
Université Laval
Quebec City, Quebec, Canada

Justin R. Lappen, MD
Assistant Professor
Department of Reproductive Biology
Case Western Reserve University School of Medicine
University Hospitals Cleveland Medical Center
Cleveland, Ohio

Vincent I. Lau, MD, FRCPC
Adjunct Professor
Division of Critical Care Medicine
Schulich School of Medicine & Dentistry
Western University
London, Ontario, Canada

Alycia Paige Lee, BS, RDCS, RVT
Liberty University College of Osteopathic Medicine
Lynchburg, Virginia

Peter M. Lee, MD
Assistant Professor of Medicine
Director of Interventional Pulmonology & Lung Cancer Screening
Division of Pulmonary & Critical Care
Hunter-Holmes McGuire Veterans Affairs Medical Center
Virginia Commonwealth University
Richmond, Virginia

W. Robert Leeper, MD, MEd, FRCSC, FACS
Assistant Professor of Surgery
Trauma, and Critical Care Medicine
Division of General Surgery
Department of Surgery
Schulich School of Medicine & Dentistry
Western University
Victoria Hospital
London Health Sciences Centre
London, Ontario, Canada

Shankar LeVine, MD
Department of Emergency Medicine
Alameda Health System
Highland General Hospital
Oakland, California

Ken E. Lyn-Kew, MD
Associate Professor of Medicine
Section Head of Critical Care Medicine
Division of Pulmonary, Critical Care, and Sleep Medicine
University of Colorado
National Jewish Health
Denver, Colorado

Irene Ma, MD, PhD, FRCPC, FACP, RDMS, RDCS
Associate Professor of Medicine
Division of General Internal Medicine
Cumming School of Medicine
University of Calgary
Calgary, Alberta, Canada

Haney Mallemat, MD, MS
Associate Professor of Emergency and Internal Medicine
Departments of Emergency Medicine and Critical Care Medicine
Cooper Medical School at Rowan University
Camden, New Jersey

Daniel Mantuani, MD, MPH
Department of Emergency Medicine
Alameda Health System
Highland General Hospital
Oakland, California

Michael Mayette, MD, FRCPC
Associate Professor of Medicine
Division of Critical Care Medicine
Department of Medicine
Université de Sherbrooke
Sherbrooke, Québec, Canada

Paul Mayo, MD
Professor of Clinical Medicine
Academic Director of Critical Care
Division of Pulmonary, Critical Care, and Sleep Medicine
Long Island Jewish Medical Center and North Shore University Hospital
Donald and Barbara Zucker School of Medicine at Hofstra/Northwell
Hempstead, New York

Paul G. McHardy, MD, FRCPC
Assistant Professor of Anesthesia
Department of Anesthesia
University of Toronto
Sunnybrook Health Sciences Centre
Toronto, Ontario, Canada

Scott Millington, MD, FRCPC
Associate Professor of Medicine
Department of Critical Care Medicine
University of Ottawa and the Ottawa Hospital
Ottawa, Ontario, Canada

Paul K. Mohabir, MD
Clinical Professor of Medicine
Director of Critical Care Medicine Fellowship
Director of Adult Cystic Fibrosis Program
Division of Pulmonary and Critical Care Medicine
Stanford University School of Medicine
Stanford, California

Patrick Murphy, MD, MPH, MSc, FRCSC
Division of General Surgery
Department of Surgery
Schulich School of Medicine and Dentistry
Western University
London, Ontario, Canada

Arun Nagdev, MD
Director of Emergency Ultrasound
Alameda Health System
Highland General Hospital
Oakland, California

Mangala Narasimhan, DO, FCCP
Professor of Clinical Medicine
Regional Director of Critical Care Medicine
Northwell Health
Donald and Barbara Zucker School of Medicine at Hofstra/Northwell
Hempstead, New York

Bret P. Nelson, MD, FACEP
Professor of Emergency Medicine
Chief of the Division of Emergency Ultrasound
Department of Emergency Medicine
Icahn School of Medicine at Mount Sinai
New York, New York

Vicki E. Noble, MD
Professor of Emergency Medicine
Vice Chairman of Academic Affairs
Program Director of Emergency Medicine
Case Western Reserve School of Medicine
University Hospitals Cleveland Medical Center
Cleveland, Ohio

Paru Patrawalla, MD
Assistant Professor of Medicine
Program Director of Pulmonary/Critical Care Fellowship
Division of Pulmonary, Critical Care, and Sleep Medicine
Icahn School of Medicine at Mount Sinai
New York, New York

Daniel R. Peterson, MD, PhD, FRCPC, RDMS
Clinical Assistant Professor
Academic Department of Emergency Medicine
University of Calgary
Foothills Medical Centre
Calgary, Alberta, Canada

Nitin Puri, MD, FCCP
Associate Professor of Medicine
Program Director of Critical Care Medicine Fellowship
Interim Division Head of Critical Care Medicine
Cooper Medical School of Rowan University
Camden, New Jersey

Xian Qiao, MD
Division of Pulmonary and Critical Care Medicine
Virginia Commonwealth University Health System
Richmond, Virginia

Aviral Roy, MD
Consultant
Critical Care Medicine and Internal Medicine
Medical Institute of Critical Care
Medica Superspecialty Hospital
Kolkata, India

Lewis Satterwhite, MD, FCCP
Associate Professor of Medicine
Division of Pulmonary, Critical Care, and Sleep Medicine
University of Kansas School of Medicine
Kansas City, Kansas

Daniel J. Schnobrich, MD, FACP
Assistant Professor of Medicine
Divisions of General Internal Medicine and Hospital Pediatrics
University of Minnesota School of Medicine
Minneapolis, Minnesota

Shideh Shafie, MD
Assistant Professor of Emergency Medicine
Department of Emergency Medicine
Brown University
Providence, Rhode Island

Ariel L. Shiloh, MD
Associate Professor of Medicine and Neurology
Division of Critical Care Medicine
Departments of Medicine and Neurology
Albert Einstein College of Medicine
Montefiore Medical Center
Bronx, New York

Craig Sisson, MD, RDMS
Clinical Associate Professor
Chief of the Division of Emergency Ultrasound
Department of Emergency Medicine
University of Texas Health San Antonio
San Antonio, Texas

Jessica Solis-McCarthy, MD
Assistant Clinical Professor
Assistant Director of Ultrasound Education
Department of Emergency Medicine
University of Texas Health San Antonio
San Antonio, Texas

Nilam J. Soni, MD, MS
Professor of Medicine
Division of General & Hospital Medicine and Division of Pulmonary & Critical Care Medicine
University of Texas Health San Antonio
San Antonio, Texas

Kirk T. Spencer, MD, FASE
Professor of Medicine
Section of Cardiology
Department of Medicine
University of Chicago-Pritzker School of Medicine
Chicago, Illinois

Erik Su, MD
Division of Pediatric Cardiology
Department of Pediatrics
Stanford University School of Medicine
Palo Alto, California

Christopher R. Tainter, MD, RDMS
Clinical Associate Professor
Division of Critical Care
Departments of Anesthesiology and Emergency Medicine
University of California San Diego School of Medicine
San Diego, California

Nathan Teismann, MD
Associate Clinical Professor
Department of Emergency Medicine
University of California San Francisco School of Medicine
San Francisco, California

Felipe Teran, MD, MSCE
Clinical Instructor
Division of Emergency Ultrasound and Center for Resuscitation Science
Department of Emergency Medicine
University of Pennsylvania
Hospital of the University of Pennsylvania
Philadelphia, Pennsylvania

David M. Tierney, MD, FACP
Program Director of Internal Medicine Residency
Department of Medical Education
Abbott Northwestern Hospital
Minneapolis, Minnesota

Matthew D. Tyler, MD, RDMS
Division of Critical Care Medicine
Department of Emergency Medicine
Advocate Christ Medical Center
Oak Lawn, Illinois

Marsia Vermeulen, DO, RDMS, RDCS, FACEP
Assistant Professor of Emergency Medicine
Department of Emergency Medicine
New York University School of Medicine
New York University Langone Health/Bellevue Hospital Center
New York, New York

Stephen D. Walsh, MD, FRCPC
Departments of Critical Care Medicine and General Internal Medicine
Dalhousie University
Halifax, Nova Scotia, Canada

Gabriel Wardi, MD, MPH
Clinical Assistant Professor
Division of Pulmonary, Critical Care, and Sleep Medicine
Department of Emergency Medicine
University of California San Diego School of Medicine
San Diego, California

Michael Y. Woo, MD
Associate Professor
Program Director of Emergency Medicine Ultrasound Fellowship
Department of Emergency Medicine
University of Ottawa and Ottawa Hospital Research Institute
Ottawa, Ontario, Canada

Gulrukh Zaidi, MD, FCCP
Assistant Professor of Medicine
Division of Pulmonary, Critical Care and Sleep Medicine
Long Island Jewish Medical Center and North Shore University Hospital
Donald and Barbara Zucker School of Medicine at Hofstra/Northwell
Hempstead, New York

This book is dedicated to all the compassionate and hardworking clinicians who stay at the bedside to provide the best possible care to their patients.

To my colleagues, whose passion for ultrasound invigorates me.

To my patients, whose journeys have taught me more than medicine.

To my family, whose limitless support, sacrifices, and love make it all possible.

NS

With gratitude to my family, my mentors, and my patients.

RA

To my angels, Amy, Ella, Eve, and Violet, along with my dear parents, Leslie and Odile, for their unwavering patience, support, and love.

PK

대표역자

조영순(순천향대학교 부천병원 응급의학과)

역자명단(가나다순)

고찬영(단국대병원 응급의학과)
김성욱(카톨릭대학교 은평성모병원 응급의학과)
김한빛(순천향대학교 부천병원 응급의학과)
김혜미(하남e편한메디컬의원)
박수현(차의과학대학교 분당차병원 응급의학과)
박신률(영남대학교병원 응급의학과)
서동범(분당서울대학교병원 응급의학과)
신승렬(인하대병원 응급의학과)
유승목(울산대학교 서울아산병원 응급의학과)
윤희(성균관대학교 삼성서울병원 응급의학과)
이동언(칠곡경북대학교병원 응급의학과)
이원웅(성남시의료원 응급의학과)
이인혜(연세대학교 용인세브란스병원 응급의학과)
이지한(카톨릭대학교 의정부성모병원 응급의학과)
이진희(분당서울대학교병원 응급의학과)
임성미(인제대학교 일산백병원 응급의학과)
전소영(충남대학교병원 응급의학과)
정동길(순천향대학교 천안병원 응급의학과)
정원준(충남대학교병원 응급의학과)
정호형(아주대학교병원 외상외과)
조영석(한림대학교 강동성심병원 응급의학과)
최욱진(울산대학교병원 응급의학과)
최한조(강동경희대학교병원 응급의학과)
하영록(연세대학교 세브란스병원 응급의학과)

PREFACE

Point-of-care ultrasound (POCUS) has been shown to make procedures safer, expedite and increase the accuracy of diagnoses, and raise confidence in clinical decision-making. POCUS is one of few new technologies that brings providers closer to patients, putting them right at the bedside, enriching the experience for patients and providers alike.

The first edition of *Point-of-Care Ultrasound* was published in 2014 and established a foundation for sharing knowledge across multiple specialties that utilize varied bedside ultrasound applications. Since its initial publication, the book has been translated into Chinese and Spanish, with thousands of copies distributed worldwide. As more providers have learned *what* POCUS is, they have turned to this book to learn *how* to use POCUS. Given the visual and dynamic nature of ultrasonography, this book provides a rich experience with its online video-based version. Its handbook style, concise chapters, high-yield figures, and practical teaching points are attractive to busy clinicians seeking to improve their knowledge of ultrasound.

In this second edition, we expanded the content in multiple ways. First, we added six new chapters on hemodynamics, transesophageal echocardiography, second and third trimester pregnancy, pediatrics, neonatology, and transcranial ultrasound. Second, we increased the online video content from approximately 300 to over 1000 videos demonstrating normal and pathologic ultrasound findings. Third, we added new clinical cases and review questions at the end of each chapter emphasizing the key learning points of each chapter. Finally, we kept pace with this rapidly evolving field by updating the literature, images, and figures in every chapter.

Covered in detail are the principles and broad applications of POCUS that are most generalizable to health care providers from any discipline or practice setting. We are confident that the diverse interests of health care providers interested in learning POCUS will be met through this second edition of our book.

Nilam J. Soni

Robert Arntfield

Pierre Kory

역자서문

초보 의료진부터 전문가까지 누구나 쉽게 활용 가능한 초음파 기기 및 교육 프로그램의 발전과 더불어 환자의 진단과 치료에 도움을 주는 응급 현장초음파의 중요성이 나날이 커지고 있습니다.
저희 응급중환자영상학회는 이러한 시대적 요구에 부응하기 위해 2019년 응급 현장초음파 1판을 번역 출간했습니다.
1판은 응급의학과, 중환자의학과를 포함하여 처음 초음파에 입문하는 새내기 의사분들에게 가뭄 속 단비와 같은 존재로 독자들의 사랑을 받았습니다.
응급 현장초음파 분야는 급격하게 발전하고 있기 때문에 개정판의 필요성이 절실히 느껴졌고, 5년 만에 응급 현장초음파 2판을 번역하게 되었습니다. 본 교재는 미국에서 응급 현장초음파 분야의 권위자인 Nilam J. Soni, Robert A. Arnfield, Pierre Kory 교수가 저술한 Point-of-care Ultrasound 2판을 번역한 것입니다. 저자들은 수십 년간 응급 현장에서 초음파를 활용해 온 풍부한 경험과 지식을 바탕으로 1판의 내용을 보완하고 최신 연구 결과를 반영하여 초보자부터 전문가까지 누구나 쉽게 이해할 수 있도록 체계적으로 내용을 구성했습니다. 응급 현장초음파에 관심 있는 응급의학과, 중환자의학과, 외상외과, 초음파 검사를 처음 배우는 의료 전문가, 의과대학 학생들에게 많은 도움이 되었으면 합니다.
본 서적의 번역에 참여해주신 응급중환자영상학회 회원분들과 출판에 도움을 주신 모든 분들께 진심으로 감사드립니다.

대표역자
응급중환자영상학회 이사장
순천향대학교 부천병원 응급의학과
조영순

추천사

이 책이 우리나라에 처음 번역 출간된 2019년까지는 응급센터, 중환자실, 집중치료실, 병동 등의 현장에서 임상진료를 담당하는 의사들이 환자의 침상 옆에서 초음파 검사를 시행할 때 참고할 만한 한국어 서적이 없는 실정이었습니다. 초음파 검사에 대한 영상의학과 서적들은 있었으나 임상의사가 시행하는 초음파 검사에 대한 개념 없이 서술된 서적들이었기 때문에 임상진료에 미치는 영향은 제한적이었습니다. 특히, 다양한 임상질환의 감별진단과 치료 의사결정, 치료효과에 대한 모니터링 등을 한 장소에서 신속하게 시행해야 하는 응급중환자 영역에서는 Point-of-care Ultrasound (POCUS, 응급 현장초음파)를 체계적으로 공부할 수 있는 교과서의 필요성이 절실한 시기였습니다.

이러한 시기에 응급중환자영상학회는 응급 현장초음파 검사에 대한 다양한 교육 프로그램을 개발하여 보급하였으며, 동시에 응급중환자 영역의 수준 높은 학술활동을 꾸준히 시행해 왔습니다. 이런 결과로 2024년 현재에 이르러서 응급 현장초음파 검사는 임상의사들이 필수적으로 시행해야 하는 전문술기 중의 하나로 대중화되었으며, 응급중환자영상학회에서 시행하고 있는 응급 현장초음파 교육 프로그램은 임상의사 양성에 필수적으로 필요한 전문교육과정 중의 하나로 발전하였습니다. 이 교재에는 응급 현장초음파 검사를 오랫동안 현장에서 적용해 온 임상의들의 소중한 경험이 광범위한 문헌고찰과 함께 기술되어 있으며, 실질적인 도움이 될 수 있는 응급 현장초음파 검사 삽화와 임상증례가 함께 기술되어 있습니다. 특히, 이 책은 임상의사들이 익숙한 해부학 장기 순서(폐 및 흉막, 심장, 목부 및 골반, 혈관, 머리 및 경부, 신경계, 연부조직 및 관절 등)별로 검사를 시행할 수 있도록 응급 현장초음파 검사방법을 체계적으로 기술하고 있어서 임상진료를 처음 시작하는 의과대학생 및 전공의부터 해당 진료를 장기간 시행해 온 분과전문의에게까지 유용할 것으로 생각됩니다. 특히, 이번에 개정된 2판에는 혈류역학(hemodynamics), 경식도초음파, 임신 2기와 3기, 소아 및 신생아, 경두개 초음파(transcranial ultrasound) 등의 챕터가 추가되어 응급 현장초음파 검사 영역이 확대되었으며, 온라인으로 다양한 정상 및 병적 증례 등을 함께 제공함으로써 실질적인 도움이 될 것입니다.

바쁘신 와중에 현장응급초음파 2판 번역 작업에 참여해 주신 응급중환자영상학회 분과회원 및 교수님들께 진심으로 감사의 말씀을 드리며, 응급 현장초음파 검사가 임상진료의 필수 술기로 자리 잡은 작금에 이 교재가 향후 우리나라 응급 현장초음파 검사의 확대와 성장에 지속적인 도움이 되리라 믿습니다.

2024. 6.

응급중환자영상학회 회장

한림의대 응급의학교실 조규종

ACKNOWLEDGMENTS

For contributing ultrasound images:

Atul Jaidka, MD (Lead Contributor)
Department of Medicine
Western University
London Health Sciences Centre
London, Ontario, Canada

Jeremy Boyd, MD
Assistant Professor
Department of Emergency Medicine
Vanderbilt University
Nashville, Tennessee

Arben Brahaj, MD, RMSK
Assistant Clinical Professor
Department of Orthopedics and Rehabilitation
Yale School of Medicine
VA Connecticut Healthcare System
West Haven, Connecticut

John P. Corcoran, BM BCh, MRCP
Oxford Centre for Respiratory Medicine
Oxford University Hospitals NHS Trust
Oxford, United Kingdom

Janeve Desy, MD, FRCPC
Assistant Professor
Division of General Internal Medicine
University of Calgary
Calgary, Alberta, Canada

Danny Duque, MD, RDMS, FACEP
Assistant Professor
Department of Emergency Medicine
Elmhurst Hospital Center
New York, New York

Laleh Gharahbaghian, MD
Clinical Associate Professor
Department of Emergency Medicine
Stanford University Medical Center
Stanford, California

Horiana Grosu, MD
Assistant Professor
Department of Pulmonary Medicine
The University of Texas MD Anderson Cancer Center
Houston, Texas

Jennifer Huang, DO, FACEP
Assistant Professor
Department of Emergency Medicine
Icahn School of Medicine at Mount Sinai
New York, New York

Christian B. Laursen, MD, PhD
Associate Professor
Institute of Clinical Research
University of Southern Denmark
Odense, Denmark

Alycia Paige Lee, BS, RDCS, RVT
Liberty University College of Osteopathic Medicine
Lynchburg, Virginia

Roya Etemad Rezai, MD, FRCPC
Associate Professor
Department of Diagnostic Radiology and Nuclear Medicine
Western University
London Health Sciences Centre
London, Ontario, Canada

Rebecca Riggs, MD
Assistant Professor
Department of Pediatric Anesthesiology and Critical Care Medicine
Johns Hopkins University
Baltimore, Maryland

Christopher Schott, MD, MS
Assistant Professor
Department of Critical Care Medicine
University of Pittsburgh
Pittsburgh, Pennsylvania

Allen Shefrin, MD, FRCPC
Assistant Professor
Department of Pediatrics
University of Ottawa
Children's Hospital of Eastern Ontario
Ottawa, Ontario, Canada

Jason Stoller, MD
Associate Professor
Division of Neonatology
Perelman School of Medicine at the University of Pennsylvania Medical School
Philadelphia, Pennsylvania

Ee Tay, MD, FAAP
Assistant Professor
Department of Emergency Medicine and Pediatrics
Icahn School of Medicine at Mount Sinai
New York, New York

Drew Thompson, MD, FRCPC
Associate Professor
Department of Emergency Medicine
Western University
London Health Sciences Centre
London, Ontario, Canada

Brita E. Zaia, MD, FACEP
Director, Emergency Ultrasound
Department of Emergency Medicine
Kaiser San Francisco Medical Center
San Francisco, California

For serving as reviewers:

Jason Filopei, MD
Assistant Professor of Medicine
Division of Pulmonary, Critical Care, and Sleep Medicine
Department of Medicine
Icahn School of Medicine at Mount Sinai
New York, New York

Elizabeth K. Haro, MPH
Division of Pulmonary & Critical Care Medicine
Department of Medicine
University of Texas Health San Antonio
San Antonio, Texas

Robert Nathanson, MD, FACP
Assistant Professor
Division of General & Hospital Medicine
Department of Medicine
University of Texas Health San Antonio
New York, New York

Kevin Proud, MD, FCCP
Assistant Professor of Medicine
Division of Pulmonary Diseases & Critical Care Medicine
Department of Medicine
University of Texas Health San Antonio
San Antonio, Texas

Katie Wiskar, MD, FRCPC
Division of General Internal Medicine
Department of Medicine
University of British Columbia
Vancouver, British Columbia, Canada

For developing original illustrations and photography:

Victoria Heim, CMI
Medical Illustrator
Loganville, Georgia

Jordan Hill, BA
Health and Fitness Consultant
P&G Professional
San Antonio, Texas

Jade Myers
Graphic Designer
Matrix Art Services
York, Pennsylvania

Sam Newman
3D Medical Animator
University of Texas Health San Antonio
San Antonio, Texas

Lester Rosebrock
Photographer
Lester Multimedia
San Antonio, Texas

For serving as a mentor and educator:

Paul H. Mayo, MD
Professor of Clinical Medicine
Academic Director of Critical Care
Division of Pulmonary, Critical Care, and Sleep Medicine
Long Island Jewish Medical Center and North Shore University Hospital
Donald and Barbara Zucker School of Medicine at Hofstra/Northwell
Hempstead, New York

CONTENTS

SECTION 1

초음파의 기본 원리
Fundamental Principles of Ultrasound

CHAPTER 1

응급 현장초음파의 발전과정
Evolution of Point-of-Care Ultrasound

Nilam J. Soni ▪ Robert Arntfield ▪ Pierre Kory

:: 정동길

핵심 포인트

- 응급 현장초음파는 환자 바로 옆에서 목적 지향적(goal-directed)으로 의료진이 직접 시행하는 초음파 검사로써 특정 진단적 의문을 해소하거나 침습적 시술의 가이드로 사용하는 것을 의미한다.
- 진단적 초음파는 1940년대에 처음 진료에 적용되어 발전하기 시작하였으나, 응급 현장초음파가 다양한 임상 영역에서 이용되기 시작한 것은 1980년대 초반이다.
- 응급 현장초음파 시행에 중요한 고려 사항은 의료진의 숙련도, 환자특성, 초음파 장비의 특징이 있다.

배경

응급 현장초음파는 거의 모든 내과적, 외과적 분야에 걸쳐 영향을 미치면서 진료의 대변화를 가져왔다. 과거 한 세기 동안 의료진이 환자 바로 옆에서 사용하는 진단 도구는 타진기(reflex hammer, 약 1888년)와 청진기(약 1816년)밖에 없었다. 그러나 침상옆에서 초음파를 사용하면서 의료진은 촉진 또는 청진을 통해 추론만 하던 것을 실제로 볼 수 있는 도구를 갖추게 되었다. 또한 초음파 장비의 기술이 발달함에 따라 기기의 소형화가 가능해져 진료 장비로서 앞서 나가고 있다. 여러 전문학회와 환자안전단체, 국가의료기관 역시 응급 현장초음파의 유용성에 대해 인지하게 되면서, 진료에 기본적으로 사용할 것을 권장하고 있다. 2001년 미국의사협회(American Medical Association)에서는 "초음파는 다양한 응용 분야가 있으며, 광범위한 분야 및 많은 의료진이 사용하고 있다. 초음파 영상을 얻어 내는 것은 적절한 훈련에 달려 있다."[1]라고 발표하였다. 그리하여 20여 년 전부터 다양한 분야의 의료진이 그들의 전문 영역에서 초음파를 사용하기 위해 훈련을 받는 것을 당연하게 여기고 있다. 이번 장에서는 응급 현장초음파의 관점에서 의료용 초음파 역사의 큰 획을 중심으로 살펴보겠다.

역사

1940년대와 1950년대에는 많은 선구자들이 의료용 초음파 분야를 발전시켰다. 존 줄리언 와일드(John Julian Wild)는 정상 조직 형태와 암 조직 형태의 차이를 비롯한 초음파의 다양한 임상적 적용에 대하여 기술하였다. 더글라스 하울리(Douglass Howry)와 조지프 홈스(Joseph Holmes)는 초음파 장비의 기술적 측면에 초점을 두었는데, 그들은 1954년에 "소마스코프(somascope)"를 비롯한 입수 탱크 초음파(immersion-tank ultrasound) 시스템을 구축하였고(Fig. 1.2), 최초의 2차원 초음파 영상을 발표하였다. 이안 도널드(Ian Donald)는 산부인과 영역의 초음파 연구에 큰 기여를 하였다. 인지 애들러(Inge Edler)와 칼 헬머스 헤르츠(Carl Hellmuth Hertz)는 심장초음파(cardiac ultrasound)에 대하여 연구하고 1950년대 초 심초음파(echocardiography)라는 분야를 확립하였다. 미국과 유럽의 선구자들과는 별도로 일본인 의사 시게오 사토무라(Shigeo Satomura)는 도플러 초음파를 심장 판막 운동 연구에 사용한 최초의 의사로 기록되었다.[3]

초음파 기술의 발전은 1960년대와 1970년대에 가속화되었다. 초기 초음파 기계는 화면 이미지를 기록하기 위해 개방형 셔터 사진(open-shutter photography)을 사용하였다. 움직이는 구조물의 여러 정지 영상이 기록되고, 이런 영상들이 순차적으로 표시되어 보는 사람은 이러한 영상을 통해 구조가 움직이는 모습을 상상하면서 해석하였다. 1965년 지멘스(Siemens)는 초당 15개의 이미지를 표시할 수 있는 최초의 실시간 초음파 스캐너인 비도슨(vidoson)을 출시하였다. 이후 10년에 걸쳐 비도슨은 산과 영역에서 빠르게 퍼져 나갔으며 임산부 산전진찰의 기본 도구로 자리 잡게 되었다. 부채꼴 스캔(sector scanning)은 1970년대 초 위상배열 탐촉자

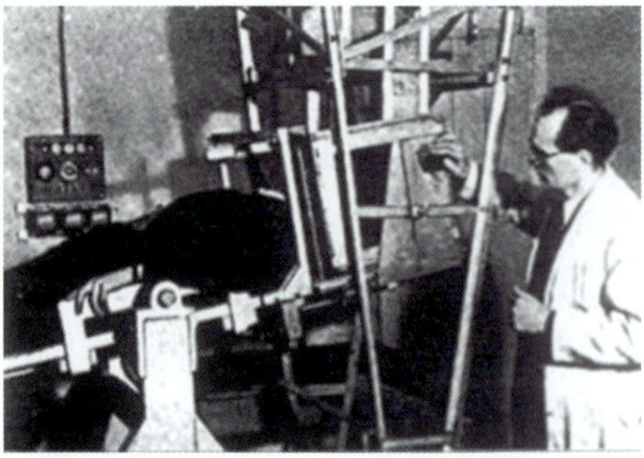

Figure 1.1 1946년 칼 테오도르 듀시크(Karl Theodore Dussik)와 최초의 의료용 초음파 장비. (From Frentzel-Beyme B. Vom Echolot zur Farbdopplersonographie. Der Radiologe. 2005;45(4):363–370.)

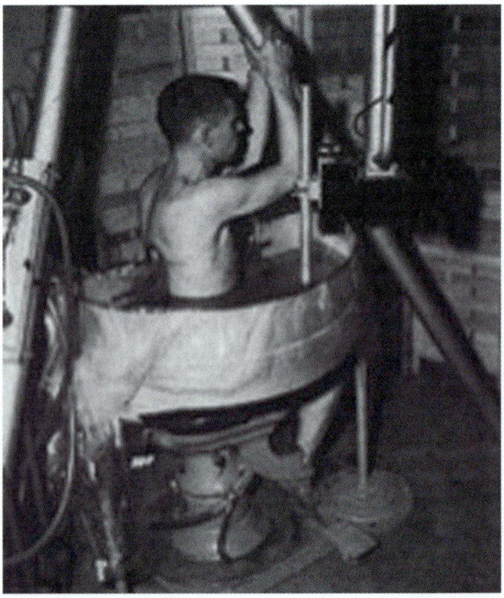

Figure 1.2 1950년대의 입수 탱크 초음파(immersion-tank ultrasound) 장비. (From Hagen-Ansert SL. Textbook of Diagnostic Sonography. 7th ed. St Louis: Mosby; 2011.)

(phased-array transducer)가 개발되면서 가능해졌고, 이로 인해 심초음파(echocardiography)가 독립적인 영역으로 발돋움하게 되었다.[3]

1970년대와 1980년대에 초음파 기술은 영상 품질의 개선과 함께, 더욱 정교한 탐촉자의 개발로 계속 발전하였다. 초음파계의 "얼리 어답터(early adopter)"인 영상의학(radiology), 심장학(cardiology), 산부인과학(obstetrics & gynecology)에 이어 응급 진료에서도 초음파가 사용되기 시작하였으며, 응급 현장초음파를 널리 시행하는 계기가 되었다.[3] 휴대용 초음파로 환자 옆에서 신속하게 생명을 위협하는 상태를 진단할 수 있게 된 것이다. 1970년대에 외과 의사나 응급의학과 의사 같은 최전선에 있는 의사들이 외상환자 평가에 초음파를 사용하기 시작하였으며 FAST (focused assessment with sonography in trauma)라는 용어가 1990년대 초반에 만들어졌다.[4–6] FAST 검사는 1990년대 후반 전문외상처치(advanced trauma life support, ATLS) 지침에 포함되게 된다.[7,8] 1970년대에 유럽에서 처음 기술되면서부터 1990년대 미국에서 ATLS 지침에 포함되기에 이르기까지, FAST 검사는 응급 현장초음파를 일반적인 진료 수단으로 적용되는 선례가 되었다.

1990년대 이래로 응급 현장초음파는 거의 모든 전문 분야 임상 술기의 일부가 되었다. 1990년대 FAST 검사 같은 특정 응급 현장초음파 응용 프로그램의 개발 외에도, 많은 전문 분야에서 폭넓게 적용되는 초음파 응용 프로그램이 등장하기 시작하였다. 1980년대 중반, 초음파를 이용한 진단적 가치가 거의 없다고 오랫동안 인식되어 있던 장기인, 폐와 흉막의 초음파 허상(artifact)이 기술되기 시작하였다. 프랑스의 중환자의학 의사인 다니엘 리히텐슈타인(Daniel Lichtenstein)은 불규칙한 형태의 폐 병리와 허상(artifact)을 식별하고 목록을 작성하여 폐 초음파 분야를 개척하였다.[9] 비록 폐 초음파가 중증 환자를 평가하기 위해 중환자의학 의사에 의해 처음으로 사용되기 시작하였으나, 폐 초음파는 호흡기 증상이 있는 모든 환자에게 폭넓게 적용할 수 있고, 흉부 엑스레이보다 정확하며, 적절한 교육을 받은 모든 의료진이 사용 가능하다는 장점이 있다.[10]

또 다른 초음파의 광범위한 사용의 예는 침상 바로 옆에서 시행하는 침습적인 시술의 가이드로 사용하는 경우다. 1990년대 이래로 수많은 연구에서 일상적인 시술, 특히 중심정맥삽입술(central venous catheterization)을 시행할 때 초음파 유도하에 시행하는 경우 기계적 합병증이 감소하고 술기의 성공율을 높이는 것으로 나타났다.[11,12] 다양한 전문학회 및 환자안전단체의 현행 가이드라인에는 내경정맥(internal jugular vein)에 중심정맥삽입술(central venous catheterization)을 시행하는 경우, 모든 의료진은 초음파 유도하에 시행할 것을 권장하고 있다.

2000년대에 들어서도 여전히 초음파 기술은 발전을 거듭하여 특정 진단 영역의 경우 3차원 초음파가 두각을 드러냈다. 그러나 여전히 2차원 초음파가 대부분의 초음파 적응증의 표준 진단법으로 남아 있다. 그보다 2000년대의 가장 중요한 변화는 초음파 장비의 크기와 가격의 지속적인 감소였다. 초음파 장비의 휴대성이 좋아지고 가격이 떨어짐에 따라 초음파 사용이 기하급수적으로 증가했다. 미국초음파의학회(American Institute of Ultrasound in Medicine, AIUM), 미국응급의학회(American College of Emergency Physicians, ACEP), 미국흉부의사협회(American College of Chest Physicians, ACCP), 미국심초음파학회(American Society of Echocardiography, ASE)를

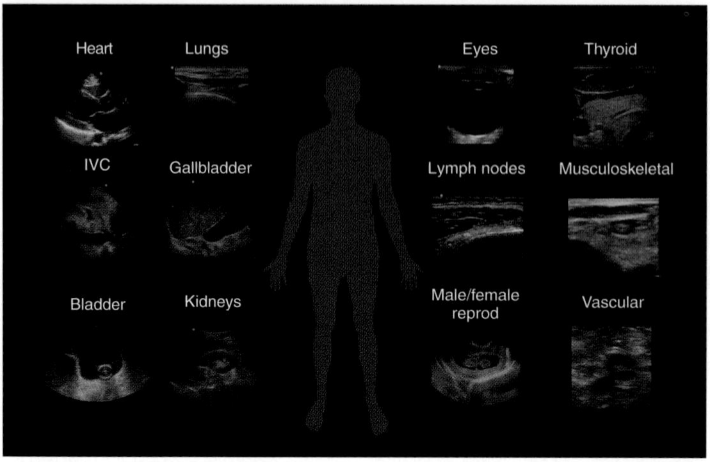

Figure 1.3 응급 현장초음파(Point-of-Care Ultrasound)의 흔한 진단적 응용. *IVC*: 하대정맥.

포함한 많은 전문 학회가 응급 현장초음파 시행 지침을 발표하였다. 또한 미국영상의학회(American College of Radiology, ACR), 미국산부인과학회(American College of Obstetricians and Gynecologists, ACOG), 미국초음파의학회(AIUM), 초음파의학회(Society of Radiologists in Ultrasound, SRU)가 공동으로 산과 초음파에 대한 공통 지침을 개발하였다. 또 다른 두 학회의 공통 지침으로 미국응급의학회(ACEP)와 미국심초음파학회(ASE)에서 발표한 응급상황에 초점을 맞춘 심장 초음파(cardiac ultrasound)가 있다.[13,14] 전문분야에 특화된 지침도 등장하였는데, 미국임상내분비학회(American Association of Clinical Endocrinologists, AACE)의 갑상샘 초음파 지침은 내분비학자들을 위한 갑상샘 및 경부 초음파 검사의 인증서 획득 방법을 정의하였다.[15]

의학 교육자들은 2000년대 초반에 초음파에 대한 기본적인 교육의 중요성을 인식하고 의대생, 전공의(resident), 전임의(fellow)를 대상으로 초음파 교육을 커리큘럼에 포함시키는 방법을 모색하기 시작하였다. 미국의 수련환경평가위원회(Accreditation Council for Graduate Medical Education, ACGME)는 특정 분야 전공의 및 전임의 수련 프로그램에 기본 초음파 교육을 의무화하였다. 예를 들어 현재 호흡기/중환자의학 전임의 교육 과정에서는 일반 중환자 초음파(general critical care ultrasound)와 초음파 유도하 흉강천자(thoracentesis), 초음파 유도하 중심정맥삽입술을 훈련 받는 것이 필수이다. 전 세계 많은 의과대학은 초음파의 원리와 실습을 학생들에게 교육하기 시작하였으며, 이는 대부분 해부학과 신체 진찰(physical examination) 과정에 연계된다.[16–19] 따라서 다음 세대의 의사들은 응급 현장초음파 응용에 더욱 능숙할 것이며, 대부분의 임상 상황에서 초음파 사용을 쉽게 고려할 것이다. 과거 세대는 진단과 술기에서 중요한 도구로 초음파를 이용하는 것에 기여하였지만, 다음 세대는 응급 현장초음파를 환자 치료 알고리즘에 가장 잘 접목할 방법과 그것이 치료의 결과에 미치는 효과, 비용 효율성 및 환자 경험에 미치는 영향을 연구함으로써 이 분야를 발전시킬 것이다.

주요 고려사항

응급 현장초음파는 종합적인 초음파 검사(comprehensive ultrasound exams)와 여러 측면에서 차이가 있다. 응급 현장초음파는 주로 급성 혹은 치명적이지만 드러나지 않은 상태를 침상 바로 옆에서 신속하게 확인하는 데 사용된다. 응급 현장초음파는 특정한 임상적 의문에 대한 답하기 위해 침상 옆에서 하나 또는 몇몇의 장기에만 국한되는 검사이다. 반면에 종합적인 초음파 검사는 장기 또는 장기 계통(organ system)과 관련된 모든 해부학적 부위를 철저히 평가한다. 이런 종합적인 초음파 검사는 처방(ordering), 시행(performing), 해석(interpreting) 그리고 결과보고(reporting)의 과정을 거쳐 보통 몇 시간이 걸리는 반면, 응급 현장초음파는 단지 몇 분 안에 영상을 얻고 진단할 수 있어 의사결정에 필요한 정보를 실시간으로 제공할 수 있다.[20]

응급 현장초음파의 효율성을 올리고 질적 개선을 위한 핵심 고려 사항은 의료진에 대한 적절한 훈련, 환자 요인 및 초음파 장비의 특징 등이 있다.

임상적 응용

응급 현장초음파는 목적 지향적인 집중적인 검사를 통해 특정 임상적 의문을 해소하는 것을 목표로 하고, 대부분의 장기 계통을 평가하는 데 사용할 수 있다(Fig. 1.3). 일반적으로 목적은 특정 감별 진단을 "포함/제외" 하거나 "예/아니오"로 해답을 얻는 것이다. 임상 응용은 다음과 같이 분류할 수 있다.

- *시술 가이드*: 침습적인 침상옆 시술에서 초음파 유도하 시행할 때 합병증을 줄이고 성공률이 향상하는 것으로 나타났다. 초음파 유도하 시행하는 흔한 시술에는 혈관접근, 흉강천자, 복강천자, 요추천자, 관절천자와 심낭천자가 있다.
- *진단*: 응급상황에서 환자의 징후와 증상을 바탕으로 시행하는 초음파 검사는 감별 진단을 좁히고 치료법 또는 추가 검사가 필요한지 알 수 있게 해준다. 표적 초음파(focused ultrasound) 검사는 일반적으로 폐, 심장, 쓸개, 대동맥, 신장, 방광, 임산부 자궁, 관절, 하체의 정맥을 평가하기 위해 수행한다.
- *환자 감시*: 연속적으로 초음파 검사를 수행하여 환자의 상태를 관찰하거나 환자가 방사선 또는 정맥 조영제에 노출되지 않고 치료적 중재술의 효과를 감시할 수 있다. 일반적인 응용으로는, 수액 치료(fluid resuscitation)를 하는 동안 하대정맥 팽창과 허탈(collapse)의 정도를 감시하는 것, 강심제 투여에 반응하여 좌심실 수축 정도를 관찰하는 것, 폐 초음파에서 기흉이나 폐렴의 호전 또는 악화를 확인하는 것 등이다.
- *소생술*: 심정지 시 소생술을 시행하는 동안 사용하는 초음파는 독특하지만, 충분히 활용되지 않는 경우가 많다. 침상옆에서 시행하는 초음파는 기흉, 심낭압전(cardiac tamponade) 또는 우심부전을 동반한 광범위 폐색전증(massive pulmonary embolism)을 빠르게 찾아내 응급 중재술을 할 수 있게 한다. 또한, 심정지의 예후 판단에 도움을 주기 위해 심장 활동을 평가할 수 있다. 심장의 움직임이 전혀 없는 심정지(cardiac standstill) 또는 심장 내 혈액 응고가 보이면 불필요한 소생술을 중단할 수 있지만 미약한 심장 수축이라도 보인다면 보통은 소생술을 지속하게 된다.
- *선별 검사*: 초음파를 이용한 선별검사는 비

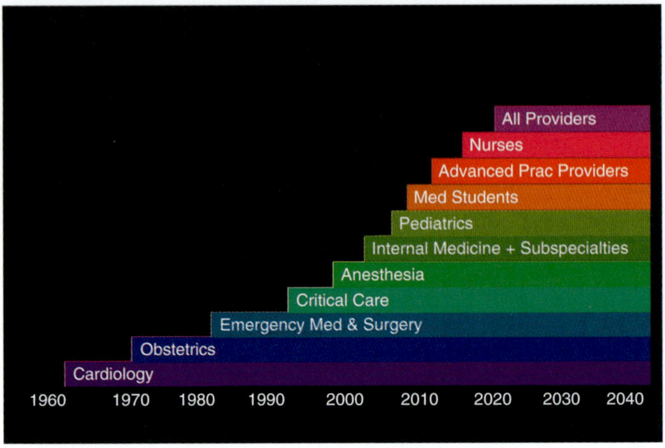

Figure 1.4 의료분야에서 응급 현장초음파(Point-of-Care Ultrasound)의 집적.

침습적이며 방사선 노출을 피할 수 있기 때문에 유용하다. 응급 현장초음파를 이용한 복부대동맥류 또는 무증상 좌심실 기능의 선별검사가 기술되었지만, 조기발견이라는 장점이 있는 반면 가양성(false-positive)으로 인한 불필요한 검사나 시술이 따르게 되는 단점이 있어 더 폭넓은 선별검사를 주저하고 있다.[21-23]

의료진 교육

응급 현장초음파 응용 역량을 획득하는 데 필요한 교육 정도는 의료진의 기술과 검사 난이도에 따라 다르다. 의료진이 초음파 사용 경험이 있다면 새로운 분야는 쉽게 배울 수 있을 것이다. 응급 현장초음파를 능숙하게 다루는 데 필요한 훈련 정도는 의료진의 실제 진료 범위에 따라 다양하다. 예를 들어 류마티스 전문의는 근골격계 초음파에는 능숙하지만, 심장 또는 복부 초음파에는 덜 능숙할 수 있고, 중환자의학 전문의는 그 반대일 수 있다. 초음파 교육에 관한 연구에 발표된 프로토콜(protocol)은 여러가지이지만, 교육은 집중적인 이론 강의와 더불어 실습(hands-on)을 통한 영상 획득과 해석 연습이 이루어져야 한다는 것이 일반적인 의견이다. 최근 연구들에 따르면 특정 검사 유형에 일정 수준의 숙련도를 습득하는 데 필요한 평균 검사 횟수에 대한 일반지침이 있다. 예를 들어, 집중 심장 초음파(focused cardiac ultrasound) 검사에서 초보자는 20–30회 정도의 검사를 시행한 뒤 "인정할 만한" 숙련도를 얻을 수 있었다.[24] 특정 수료증을 받기 위해서 최소한의 검사 횟수가 필요한 것은 사실이지만, 후세대에서는 정해진 검사 횟수를 채우기보다는 특정 단계에 이름으로써 역량이 결정되는 역량기반(competency-based) 교육에 초점을 맞출 것이다.

환자 요소

신체적 습관, 자세 및 급성 병력은 환자로부터 영상을 얻어 낼 때 중요한 고려사항이다. 일반적인 방사선 촬영과 마찬가지로, 초음파의 파형이 지방조직을 통과하면서 약화되기 때문에 비만인 환자에게는 초음파 투과가 제한을 받는다.

더 깊이 초음파를 투과하기 위해 더 낮은 주파수(frequency)를 사용해야 하며, 그 결과 해상도는 더 낮아지게 된다. 또한 환자의 자세도 초음파 검사를 제한할 수 있는데, 예를 들어, 왼쪽으로 돌아 눕기 어려운 환자의 경우 심첨부 초음파(apical cardiac ultrasound) 영상을 얻기 어려운 경우가 종종 있다. 마찬가지로 환자가 똑바로 앉을 수 없을 때는 흉막삼출(pleural effusion)을 평가하고 흉강천자(thoracentesis)를 시행하기 위해 의료진이 스스로의 자세를 조정해야 한다. 반면 복수와 흉막삼출이 있으면 액체에서 음파의 전달 덕분에 깊이 위치한 기관이 잘 관찰된다.

초음파 장비

응급 현장초음파의 초기 도입자들(early adopters)은 휴대용 장비들의 기능과 제어에 대한 친숙함 부족으로 사용에 어려움을 겪어, 종종 대형의 전체 플랫폼 초음파 기계를 사용해야 했다. 다행히 현재는 사용 편의성을 우선으로 설계된 다양한 휴대용 장비가 있다. 이러한 기계들은 소형(pocket-sized) 장비에서 노트북 모양의 기계까지 다양하다. 최근, 손바닥 크기(handheld)와 소형 장비가 시장으로 유입되었고, 개인적인 장비로 개개인이 구매하기 시작하였다. 따라서 응급 현장초음파 사용의 가장 일반적인 장벽으로 보고된 초음파 기계의 접근성은 곧 해결될 수 있는 문제이다.[25,26]

휴대용 초음파 기계의 크기 축소에는 제한점이 있다. 작은 화면 크기, 탐촉자 선택의 제한, 적은 영상 모드, 이미지 최적화를 위한 조절 변수가 적은 점이다. 하지만 새 소형 장비들은 이러한 제한을 극복하여 제작되고 있으며, 대부분의 일반적인 진단 응용프로그램을 침상에서 수행할 수 있다. 어떤 검사에서는 여러 가지 탐촉자가 있어야 수행할 수 있으며, 다른 검사에서는 단지 한 가지의 탐촉자로 수행할 수 있기 때문에 탐촉자 가용성(availability)은 중요한 고려사항이다. 예를 들어 복부를 검사할 때는 곡선(curvilinear) 또는 위상배열(phased-array) 탐촉자를 사용할 수 있지만 심장을 검사할 때는 위상차 배열 탐촉자만 사용할 수 있다. 의료진은 사용 가능한 초음파 장비의 기본 작동 방법에 익숙해져야 한다. 이는 환자 정보 입력, 적절한 영상 모드 선택, 영상의 깊이와 밝기 조절 등을 포함한다.

전망

지난 20년간 응급 현장초음파는 급속하게 확산되어 왔다. 향후 10년 후에는 간호사, 전문 보조 인력(advanced care providers) 및 의사를 포함한 모든 의료 제공자가 임상 진료에 응급 현장초음파를 사용할 것으로 기대한다(Fig. 1.4). 이미 전 세계적으로 의료 시스템은 고품질, 비용 대비 효과적인 의료 서비스를 제공하기 위해 노력하는 방향으로 나아가고 있으며, 응급 현장초음파가 술기의 합병증을 줄이고, 신속하게 치료하며, 값비싼 추가 검사를 줄이고, 방사선을 이용한 영상 검사를 줄임으로써 그 목적을 달성하는 데 기여할 수 있다. 궁극적으로는 환자 만족도와 치료 결과가 향상되는 목표를 달성할 수 있을 것이다.

CHAPTER 2

초음파 물리학
Ultrasound Physics

Michael Mayette ▪ Paul K. Mohabir

:: 정동길

핵심 포인트

- 초음파는 내부 장기를 음파를 이용하여 보여주는 반면, 단순방사선촬영과 컴퓨터단층촬영은 이온화 방사선을 이용한다.
- 높은 주파수의 탐촉자는 높은 해상도의 영상을 만들지만 얕게 투과하는 반면, 낮은 주파수의 탐촉자는 낮은 해상도의 영상을 만들지만 깊게 투과한다.
- 응급 현장초음파에서에서 가장 흔하게 사용하는 영상모드에는 B 모드 또는 2차원 모드, M-모드(M-mode)이며, 특정 응용프로그램으로 도플러가 있다.

배경

초음파는 1940년대 말 이후로 의료분야에서 진단 목적으로 사용됐지만, 초음파 물리학의 역사는 고대 그리스로 거슬러 올라간다. 기원전 6세기에 피타고라스(Pythagoras)는 현악기의 화성학(harmonics)을 연구하여 음파의 독특한 특성을 설명하였다. 18세기 후반, 라자로 스펠란자니(Lazzaro Spallanzani)는 박쥐의 반향정위(echolocation)에 대한 연구에 기초하여 음파 물리학을 발전시켰다. 1880년 피에르(Pierre)와 자크 퀴리(Jacques Curie)가 기술한 특정 물질의 압전성질(piezoelectric property)은 초음파 영역의 발전에서 가장 중요한 이정표이다.[1] 타이타닉(Titanic) 침몰 후 페센든(Fessenden)과 랭게빈(Langevin)의 수중 음파 탐지기(sonar) 발명과 왓슨-와트(Watson-Watt)의 레이더 개발 같은 여러 다른 이정표는 초음파 물리학에 대한 이해를 쌓아 나아가게 하였다. 초음파는 1940년대 후반 미국의 조지 로드윅(George Ludwig)과 존 와일드(John Wild), 유럽의 칼 테오도르 듀시크(Karl Theodore Dussik)의 연구로 의학분야에 들어섰다.[2-4]

기술 발전으로 초음파 장비와 영상 품질이 향상되었음에도 불구하고, 현대의 초음파 기계는 여전히 수세기 전과 같은 물리학적 원리에 의존하고 있다. 초음파 물리학에 대한 이해는 영상을 올바르게 기록하고 해석하도록 도와준다. 이 장에서는 초음파 물리학의 기본 원리와 영상모드에 대하여 살펴보겠다.

원리

음파는 압전 물질(piezoelectric material)에 의해 송

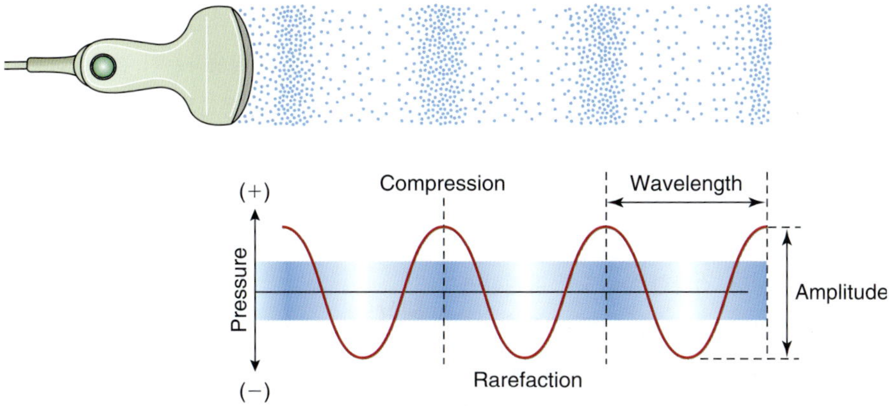

Figure 2.1 음파의 특징. 음파는 입자의 고밀도와 저밀도 영역에 해당하는 압축과 팽창을 만들어 매체를 통과하는 기계적 파동이다. 진폭(amplitude)은 정점(peak)과 저점(nadir) 사이 압력 변화의 크기를 나타내며 음파의 "강도"를 나타낸다. 파장(wavelength)은 연이은 압축과 팽창 사이의 거리이며 특정 조직에서 음파의 주파수와 전파속도에 의해 정해진다.

출되며, 대부분 합성 세라믹 물질(티탄산 지르콘산 납[lead zirconate titanate, PZT])이다. 이 물질이 초음파의 탐촉자에 포함되어 있다. 급격한 교류 전압이 압전 물질에 전가되면, 물질은 기계적인 변형에 대응하는 진동을 일으키게 된다. 이 물질이 빠르게 팽창과 수축을 하게 되면, 인접한 물질의 진동이 만들어지고 음파가 발생한다. 압전 물질의 기계적 성질은 생성되는 음파의 주파수 범위를 결정한다. 음파는 분자들 사이 간격의 압축과 팽창을 일으켜 매체를 통해 전파된다(Fig. 2.1). 전기 신호를 압전 물질에 가해 기계적 변형을 발생시키는 이 과정은 역 압전 효과(reverse piezoelectric effect)로 알려져 있다. 반대로 압전 물질의 기계적 변형으로부터 전기 신호를 생성하는 것은 직접 압전 효과(direct piezoelectric effect)로 알려져 있다. 탐촉자는 역 압전 효과에 의해 초음파를 생성하고, 반사된 초음파 또는 반향(echo)이 동일한 탐촉자로 수신되어 직접 압전 효과에 의해 전기 신호로 변환된다. 전기 신호는 컴퓨터 프로세서에 의해 분석되고, 수신된 신호의 진폭에 기초하여, 흑백 영상(gray-scale image)이 스크린에 표시된다. 초음파의 핵심 매개변수로는 주파수(frequency), 파장(wavelength), 속도(velocity), 출력(power) 및 강도(intensity)가 있다.[5]

주파수와 파장

"초음파(ultrasound)"라는 용어는 정상적인 사람의 가청 주파수 범위(〉 20 kHz) 이상의 음파를 의미한다. 의료용 초음파(ultrasonography)에서 사용되는 주파수의 범위는 1–15 MHz이다. 주파수(f)는 초당 음파 주기의 갯수이며 hertz (Hz)로 표기한다. 그것은 파장(λ)에 반비례하며 주어진 조직에서의 투과 속도(c)에 비례하여 다음 공식이 나온다: $f = c / \lambda$. 주파수는 압전 결정의 특성에 따라 결정되는 반면, 투과 속도는 조직의 밀도와 경도에 따라 결정된다. 조직에서의 평균 투과 속도는 1,540 m/s이다.

초음파의 두 가지 중요한 고려사항은 투과 깊이와 영상의 해상도(resolution) 또는 선명도(sharpness)이다. 후자는 일반적으로 파장을 이용하여 측정된다. 예를 들어, 1 mm의 파장을 이용하면 1 mm보다 작은 눈금으로 검사할 때 이미지가 흐려진다. 짧은 파장의 초음파는 주파수가 높고 고해상도 영상을 생성하지만 얕은 깊이로 투과한다. 반대로 파장이 긴 초음파는 낮은 주파수를 가지고 더 낮은 해상도의 영상을 생성하지만 더 깊이 투과한다. 일반적인 생물학적 물질에 대한 주파수, 해상도, 투과도의 관계는 Fig. 2.2에 나와 있다. 적합한 투과도를 유지하면서 축방향 해상도(axial resolution)를 극대화하는 것은 적절한 탐촉자의 주파수를 선택할 때 중요한 고려 사항이다. 높은 주파수를 사용하는 선형배열(linear-array) 탐촉자는 혈관과 말초신경 같은 얕은 구조물을 본다. 낮은 주파수의 곡선형(curvilinear) 및 위상배열(phased-array) 탐촉자에서는 흉부, 복부 및 골반의 깊은 구조를 보는 데 사용된다.

출력과 강도

평균 출력(W)은 지정된 시간 내에 조직에 입사하는 총 에너지이다. 강도(W/cm^2)는 단위 면적당 출력의 정도이다. 초음파의 강도는 조직에서 얼마나 많은 열이 발생하는지 결정한다. 열 발생은 일반적으로 사용하는 진단용 초음파를 제조사에서 권장하는 시간만큼 사용할 경우 중요하지 않다. 하지만 쇄석술 같은 치료용 초음파에서 중요하다("안전성" 참조).

해상도

영상의 해상도는 축방향(axial), 횡방향(lateral), 고도(elevational) 및 주기(temporal)의 구성 요소로 구분된다(Fig. 2.3). 축방향 해상도(axial resolution)는 두 개의 물체를 초음파 빔의 축을 따라 구별할 수 있는 능력으로 화면의 세로 해상도이다. 축방향 해상도는 탐촉자의 주파수에 따라 다르다. 높은 주파수는 더 나은 축방향 해상도로 영상을 만들어내지만 더 얕게 투과된다. 횡방향 해상도(lateral resolution) 또는 수평 해상도(horizontal resolution)는 두 개의 물체를 초음파 빔 방향에 수직으로 구별하는 능력으로

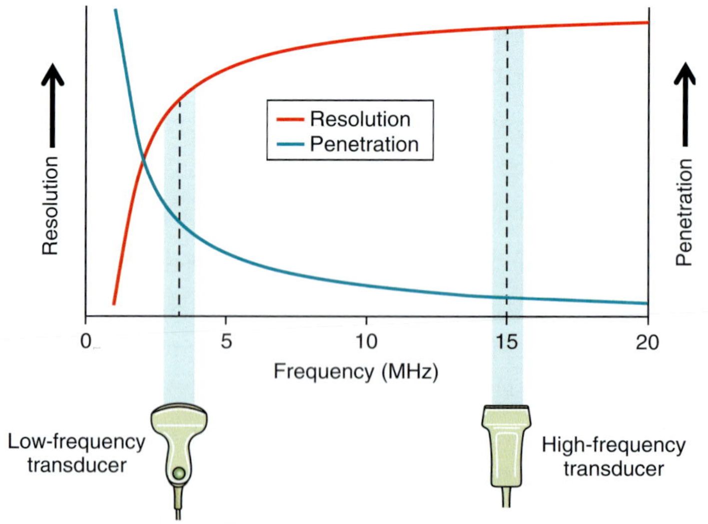

Figure 2.2 **주파수(frequency), 투과도(penetration), 해상도(resolution)의 관계.** 고주파 음파는 고해상도 영상을 생성하지만 더 얕게 투과된다. 저주파 음파는 저해상도 영상을 생성하지만 더 깊게 투과된다.

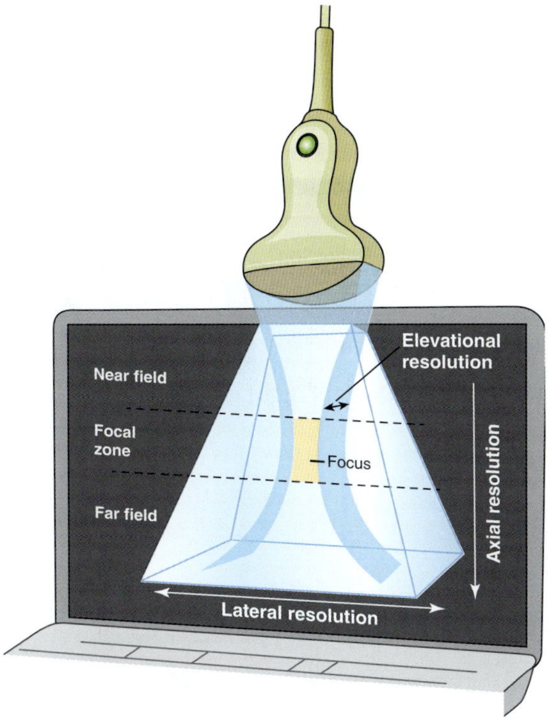

Figure 2.3 해상도(resolution)의 유형. 초음파 빔과 화면 표시와 관련된 축방향(axial), 횡방향(lateral), 고도(elevational) 영상 해상도.

주어진 깊이에서 빔의 너비에 따라 달라진다. 횡방향 해상도는 초음파 빔의 초점 영역에 목표 구조를 위치시켜 최적화할 수 있다. 초음파 빔은 곡선형이며 초점 영역은 가장 높은 강도로 가장 좁은 부분이다. 횡방향 해상도는 초음파 빔의 확산(divergence)과 증가한 산란(scattering)으로 인해 깊은 구조물을 관찰할 때 감소한다. 고도 해상도(elevational resolution)는 탐촉자의 고정된 속성으로 초음파 빔의 높이(height) 또는 두께(thickness) 내에서 물체를 구별할 수 있는 기능을 말한다. 초음파를 송출하고 수신하는 개별 티탄산 지르콘산 납 결정의 수와 감도는 영상의 모든 해상도(resolution)에 영향을 미친다. 주기 해상도(temporal resolution)는 움직이는 구조물의 선명도 또는 해상도를 나타낸다(이미지 해상도에 대한 자세한 내용은 Chapter 3 참조).

초음파 영상의 생성

음파는 조직의 물리적 성질의 차이로 인해 반사(reflected), 굴절(refracted), 산란(scattered), 전달(transmitted) 및 흡수(absorbed) 된다(Fig. 2.4). 초음파 영상은 초음파가 반사되어 탐촉자로 되돌아와 생성된다. 탐촉자는 되돌아온 음파의 강도를 수신하고 기록한다. 구체적으로, 탐촉자의 압전 물질의 기계적 변형은 이 되돌아온 음파의 진폭에 비례하는 전기적 임펄스(electrical impulse)를 생성한다. 전기적 임펄스는 누적되

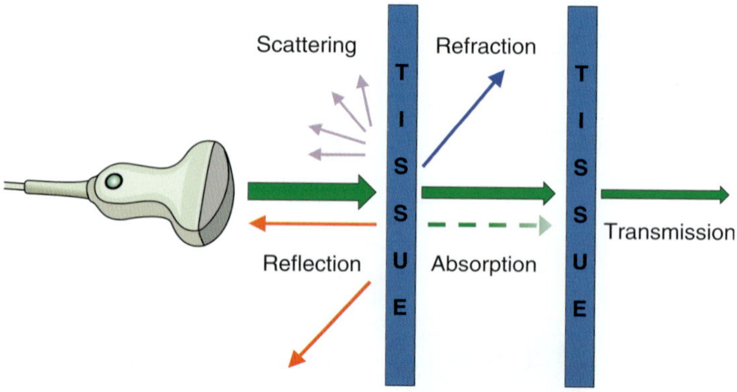

Figure 2.4 음파와 조직의 상호작용. 음파는 조직 접점에서 반사(reflected), 굴절(refracted), 산란(scattered), 전달(transmitted) 및 흡수(absorbed)된다.

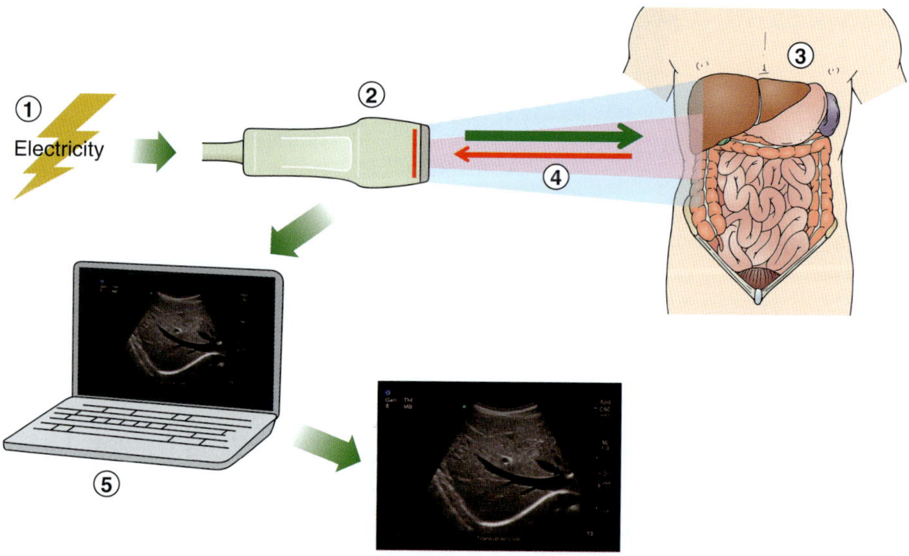

Figure 2.5 초음파 영상의 생성. (1) 압전 물질에 발진 전압(oscillating voltage)이 가해진다. (2) 압전 물질이 빠르게 진동하여 음파가 발생한다. (3) 초음파 빔이 조직을 관통한다. (4) 반향(반사된 음파)이 탐촉자로 돌아온다. (5) 반향은 흑백(gray-scale image)의 영상으로 처리되는 전기 신호로 변환된다.

어 화면에 초음파 영상으로 보이는 회색조의 지도를 생성한다. 초음파 빔의 축을 따르는 구조의 깊이는 탐촉자로 돌아오는 반향(echo)에 대한 시간 지연에 의해 결정된다. 음파를 송출하고 수신하는 과정은 탐촉자에 의해 연속적으로 반복되어 역동적인 영상을 얻는다(Fig. 2.5). 조직을 통한 음파의 반사(reflection) 및 전달(propagation)은 음향 임피던스(acoustic impedance)와 감쇠(attenuation)의 두 가지 중요한 매개 변수에 따라 달라진다.

TABLE 2.1 각각의 조직에서 음향 임피던스[6-8]

조직 또는 물질	밀도(g/cm³)	음속(m/s)	음향 임피던스 (kg/[s m²]) × 10^6
공기	0.001225	340	0.0004
지방	0.95	1450	1.38
혈액	1.055	1575	1.66
간	1.06	1590	1.69
뼈	1.9	4080	7.75
금속(e.g., 티타늄)	4.5	5090	22.9

음향 임피던스

전파 속도(propagation speed)는 조직에서 소리의 속도이며 조직의 물리적 특성에 따라 다르다. 음향 임피던스는 조직을 통한 음파의 전파에 대한 저항이며 특정 조직의 밀도와 음파 속도에 의해 결정되는 조직의 고정된 특성이다(TABLE 2.1). 음향 임피던스의 차이는 조직과의 접점에서 음파의 반사율(reflectivity)을 결정한다. 음향 임피던스의 차이가 클수록 음파의 반사가 커진다. 예를 들어, 음파는 공기와 신체 조직 사이의 음향 임피던스의 큰 차이로 인해 공기와 조직의 접점에서 모든 방향으로 반사되거나 산란된다. 공기와 조직의 접점에서 음파의 산란은, 초음파가 신체 내로 들어가게 하기 위해 왜 탐촉자와 피부 표면 사이 접촉면을 젤(가장 흔하게 사용)과 같은 액상 매질로 덮는 것이 필요한지를 설명한다. 초음파 기계는 임피던스의 작은 차이에 따라 교정된다. 왜냐하면, 오직 1%의 음파만 탐촉자로 다시 반사되기 때문이다. 대부분의 음파(99%)는 산란, 굴절, 흡수에 의해 탐촉자로 돌아오지 않는다.

TABLE 2.2 각각의 물질에서 감쇠 계수 (attenuation coefficients)

조직 또는 물질	감쇠 (dB/cm/MHz)
물	0.0022
혈액	0.15
연조직	0.75
공기	7.50
뼈	15.00

감쇠

음파가 조직을 통해 이동함에 따라 에너지가 손실되고 이러한 에너지 손실을 감쇠라고 한다. 감쇠는 음파의 흡수(absorption), 편향(deflection) 및 확산(divergence)에 의한 것이며 조직의 감쇠 계수, 음파의 주파수, 음파의 이동 거리에 따라 달라진다.[9] 각각의 조직은 고유한 감쇠 계수(attenuation coefficient)를 가지고 있다(TABLE 2.2). 흡수는 감쇠의 가장 중요한 원인으로, 음파 에너지에서 조직에 열로 전달되는 것을 지칭한다. 열 생산은 초음파의 중요한 안전 고려사항이다(아래 '안전성' 참조).[10] 또한 흡수는 초음파 투과 깊이의 가장 중요한 결정 인자이다. 고주파 음파는 더욱 쉽게 흡수되므로 저주파 음파보다 더 얕게 투과된다. 감쇠의 두 번째 원인인 편향(deflection)은 조직 내에서 에너지의 반사

(reflection), 굴절(refraction) 및 산란(scattering)을 모두 아우르는 것을 지칭한다. 편향은 반향 진폭(echo amplitude)의 감소를 가져오며, 특히 조직 사이 경계면이 초음파 빔에 수직이 아닌 경우 나타난다. 확산(divergence)은 빔이 넓어짐에 따라 빔의 강도가 손실되는 것을 말하며, 정해진 양의 음향 에너지가 넓은 범위로 퍼지게 된다. 증폭(gain)을 증가시키거나 신호 처리 과정에서 증폭(amplifying)시켜 감쇠를 극복할 수 있다. 그러나 증폭(gain)을 증가시키면 신호와 잡음 모두 영향을 미친다. 증폭(gain) 조정은 컴퓨터에서 생성된 영상만 조작하고 신호의 품질이 향상하지는 않는다.

모드

한 구조물에서 여러 초음파 영상모드를 통해 다른 특성들을 검사할 수 있다. 여기서는 2차원(2D)모드(two-dimensional mode) 또는 B-모드(brightness mode), M-모드(motion mode), D-모드(doppler mode)에 대해 논의하겠다.

2차원 모드

대부분 진단적 초음파 영상은 2D모드로 시행되고, 거의 모든 초음파 기계의 기본 모드이다. 관찰된 구조물에 반사된 신호의 강도에 따라 에코 발생(echogenicity) 또는 "밝기(brightness)"가 나타나기 때문에 B-모드라고도 부른다. 반사 없이 모든 음파를 전송하는 구조는 무에코(anechoic)라고 기술하며 검은색으로 보인다. 피, 쓸개즙, 소변과 같은 액체를 담고 있는 구조는 일반적으로 무에코로 보인다. 간에 비해 콩팥 겉질처럼 주변 구조물보다 상대적으로 적게 음파를 반사하는 구조물은 저에코(hypoechoic)로 기술한다. 주변 구조물과 비슷한 음파를 반사하는 구조물은 동일에코(isoechoic)로 기술한다. 저에코와 동일에코 구조는 모두 회색 음영으로 나타나며 장기들과 연부조직들, 근육에서 일반적으로 관찰된다. 고에코(hyperechoic)로 보이는 구조는 대부분의 음파를 반사하고 초음파에서 밝은 흰색으로 나타난다. 횡격막(diaphragm)이나 심낭(pericardium)과 같은 석회화(calcified) 및 조밀한(dense), 섬유성 구조는 고에코를 보인다. 뼈와 같은 일부 고에코(hyperechoic) 구조물은 음파의 거의 전체를 반사해 그림자를 만들고 종종 아래 위치한 구조물을 관찰하는 것을 방해한다. Fig. 2.6은 우상복부에서의 다양한 조직 에코 발생(echogenicity)을 보여준다.

M-모드

M-모드 또는 "운동(motion)" 모드는 오래된 영상 모드이지만, 시간 경과에 따른 구조의 움직임을 분석하기 위해 여전히 오늘날까지 사용되고 있다.[11] 2D 영상이 획득된 후, 2D 영상 내에서 하나의 선인 M모드 커서를 따라 적용된다.

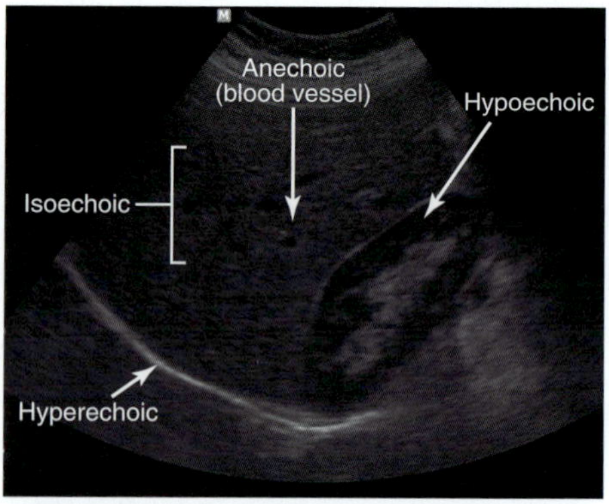

Figure 2.6 조직의 에코발생(echogenesity). 우상복부의 이차원 초음파 영상에서 간실질의 동일에코(isoechoic), 간 내 혈관의 무에고(anechoic), 콩팥 겉질의 저에코(hypoechoic), 횡격막의 고에코(hyperechoic)가 보이고 있다.

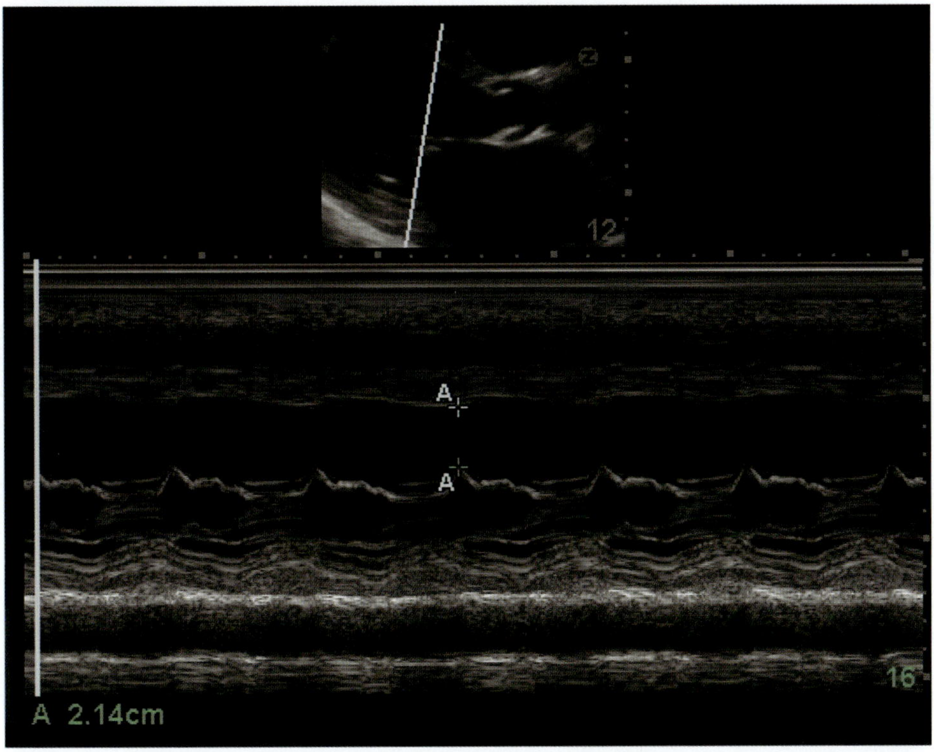

Figure 2.7 M모드 초음파. 상단 패널은 좌심실 장축면을 보여주며, M모드 커서가 승모판의 앞첨판 부위에 위치한 전통적인 2차원 영상을 보여준다. 하단 패널은 시간에 따른 승모판의 운동을 보여준다. 여기서 초기 이완기에 앞첨판과 심장중격 간의 간격이 측정되며, 9 mm 초과는 비정상으로 판단한다(자세한 내용은 Chapter 15 참조).

단일축의 빔이 커서 선으로 방출되고 그 선에서 시간경과에 따라 모든 조직의 움직임이 표현된다. 공동(cavity)의 크기 또는 구조물의 움직임을 평가할 수 있다. M-모드는 심장주기(cardiac cycle)의 전체에서 심실(cardiac chamber)의 크기 또는 심장 판막의 움직임을 측정하는 데 종종 사용된다(Fig. 2.7). 다른 빈번한 응급 현장초음파(point-of-care ultrasound) 응용에는 호흡에 따른 하대정맥 직경의 변화를 측정하고, 기흉의 진단적 접근을 위해 폐와 흉막의 경계면을 평가하는 것이 포함된다.

도플러 영상

도플러 효과(doppler effect)는 파원과 관찰자 사이의 상대적인 움직임으로 인한 음파의 주파수 변화이다.[12] 초음파 검사에서 음파의 일차 파원은 탐촉자이며, 동일한 탐촉자가 반사된 반향(echo)의 관찰자가 된다. 대게 혈류와 같은 조직의 움직임은 되돌아오는 음파의 주파수를 변화시킨다. 탐촉자를 향해 움직이는 혈류는 반향(echo)을 높은 주파수로 변화시키지만 탐촉자에서 멀어지는 혈류는 반향음(echo)을 낮은 주파수로 이동시킨다(Fig. 2.8). 방출된 음파와 수신된 음파 사이에 주파수의 변화를 도플러 변위

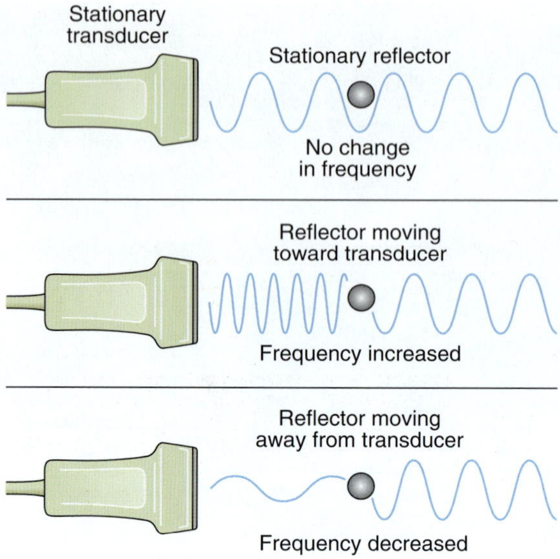

Figure 2.8 도플러 변위(doppler shift). 음파의 파원과 반사체가 가까워지면 음파의 주차수가 증가하게 되고(양의 도플러 변위) 파원과 반사체가 멀어지면 음파 주파수가 감소한다(음의 도플러 변위).

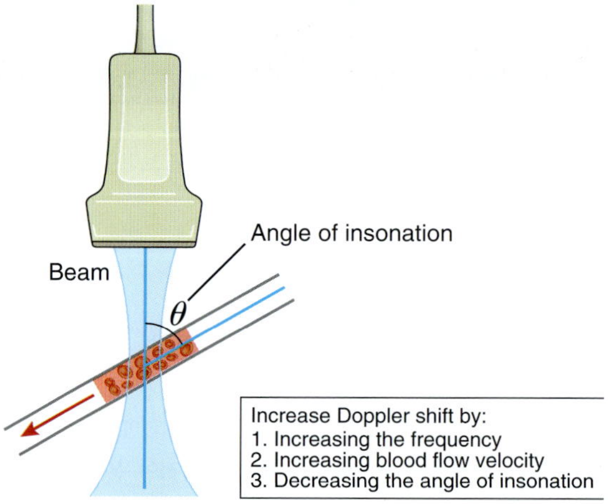

Figure 2.9 도플러 조사(doppler interrogation). 초음파의 입사각(angle of insonation)은 초음파 빔과 흐름의 방향 사이에 측정된 각도이다. 검사자는 음파의 주파수를 증폭시키거나 초음파 입사각을 줄여 도플러 변위를 증가시킬 수 있다.

(doppler shift)라고 부른다.[13] 도플러 변위 정도를 결정하는 변수는 다음과 같다.

1. 초음파의 주파수
2. 혈류의 속도
3. 초음파 입사각

도플러 공식:

도플러 변위 = [2 × (초음파 주파수) × (혈류 속도) × (초음파 입사각의 코사인)] / 조직에서 초음파의 투과 속도

초음파 빔과 측정하려는 흐름의 방향 사이 각도, 즉 초음파 입사각은 도플러 공식에서 매우 중요하다(Fig. 2.9). 초음파 변위는 초음파 빔의 주

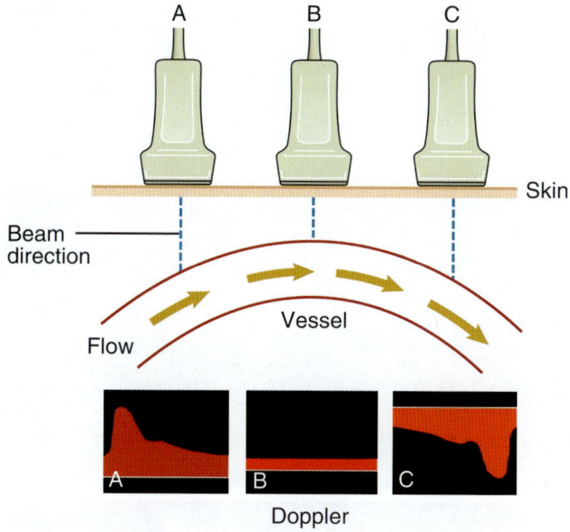

Figure 2.10 초음파 빔 정렬 및 도플러 변위. (A) 혈류 방향을 향해서 초음파 빔을 정렬하면 양의 도플러 변위가 발생한다. (B) 초음파 빔이 혈류 방향과 수직일 때는 도플러 변위가 발생하지 않는다. (C) 초음파 빔을 혈류 방향과 멀어지게 정렬하면 음의 도플러 변위가 발생한다.

파수가 커지고 혈류의 속도가 빨라질 때 증가하고, 초음파 입사각이 줄어들 때 감소한다. 초음파 입사각의 교정인자는 도플러 공식에서 속도를 더 잘 측정하기 위해 쓰여진다. 초음파 빔이 혈류 방향에 수직인 경우 도플러 변위를 측정할 수 없다. 이상적으로는, 초음파 빔은 혈류 방향과 평행하게 놓아야 하지만, 0-60도의 평행에 가까운 교각(intercept angle)이 되는 경우가 많다. 초음파 빔을 혈류 방향을 향해 기울이면 양의 도플러 변위가 발생하지만, 혈류 방향과 멀어지는 방향으로 초음파를 기울이면 음의 도플러 변위가 발생한다(Fig. 2.10).

분광 도플러(Spectral Doppler)

도플러 효과는 '분광도플러'라고 부르는 시간(x축)에 따른 속도(y축)를 이용한 그래프로 표현할 수 있다(Fig. 2.11). 관례에 따라 기준선 위에 표시된 주파수 변화는 탐촉자를 향한 속도를 나타내며 기준선 아래의 변화는 탐촉자에서 멀어지는 속도를 나타낸다. 분광 도플러는 정량적 평가가 가능하며, 간헐파(pulsed wave)와 연속파(continuous wave) 유형으로 나뉜다.

간헐파형 도플러(pulsed-wave doppler)는 정확한 위치에서 도플러 변위(doppler shift)를 측정할 수 있는 펄스 형태의 음파 방출을 의미한다. 펄스 신호가 조직으로 보내진 후 탐촉자는 다른 펄스를 방출하기 전에 반사되는 반향(echo)을 기다려야 한다. 조직으로 파동을 방출하고 되돌아오는 반향(echo)을 포착하는 이 주기(cycle)를 펄스반복주파수(pulse repetition frequency, PRF)라고 부르며 빠른 속도로 반복하게 된다. 이상적으로 가능한 최대 PRF가 사용되지만, 최대 PRF는 파동 이동 시간에 의해 결정되고, 파동 이동 시간은 조직의 깊이에 의해 제한된다. 깊이가 깊을수록 반사되는 반향(echo)에 대한 대기 시간이 길어지고, 신호의 겹침(ambiguous

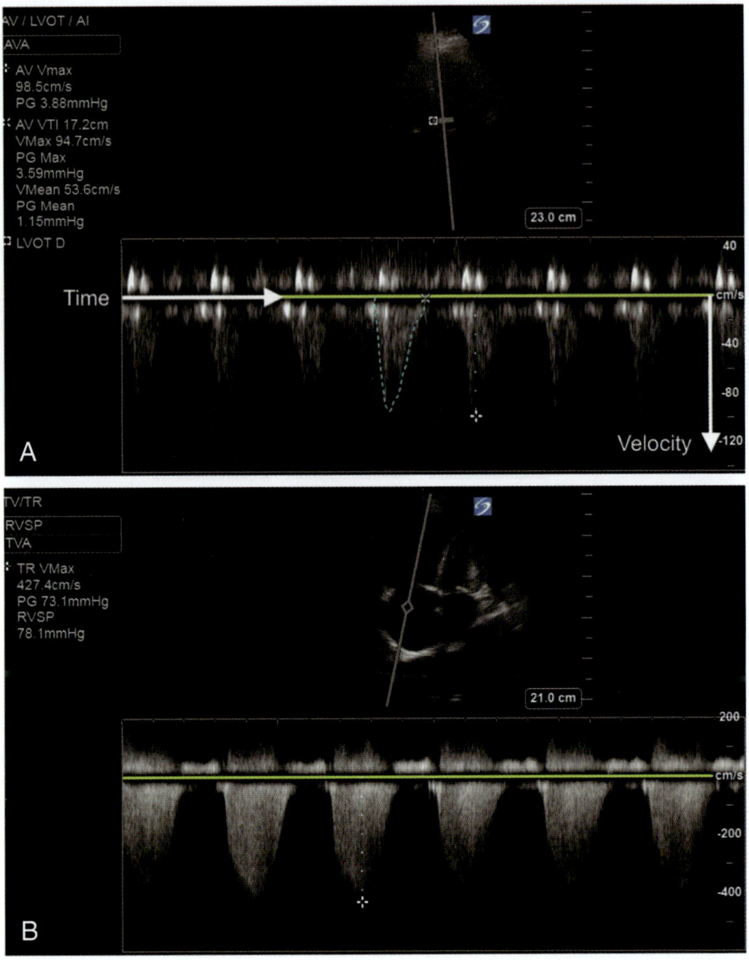

Figure 2.11 분광도플러(spectral Doppler ultrasound). (A) 좌심실 배출로를 통한 흐름의 간헐파형 도플러 측정. (B) 삼첨판을 통한 역류의 연속파 도플러 측정.

signaling) 또는 애일리어싱(aliasing)이 발생하기 전에 최대 PRF가 감소한다. 애일리어싱이 발생하면 실제 속도 및 벡터 방향을 결정할 수 없다. 애일리어싱이 발생하기 전에 측정할 수 있는 최대 도플러 주파수 또는 속도를 나이키스트 한계(Nyquist limit)라고 부른다. 속도와 방향을 안정적으로 평가하려면 초음파 파형을 파장 당 최소 두 번 표본을 추출해야 하므로 나이키스트 한계는 PRF의 절반이다(Fig. 2.12).[14] 나이키스트 한계의 중요성은 심한 대동맥협착증(aortic stenosis)에서 대두될 수 있다. 대동맥 판막(aortic valve)은 상대적으로 깊은 구조물로, PRF를 제한하고서 심한 대동맥협착의 빠른 속도를 정확히 측정하기는 어렵다. 애일리어싱을 피하는 기술은 PRF(또는 속도 범위)를 최대화하여 나이키스트 한계를 높임, 특정 방향으로 기준선을 이동하여 나이키스트 한계를 증가시키는 것, 영상의 깊이(depth)를 줄임, 저주파 탐촉자를 선택, 또

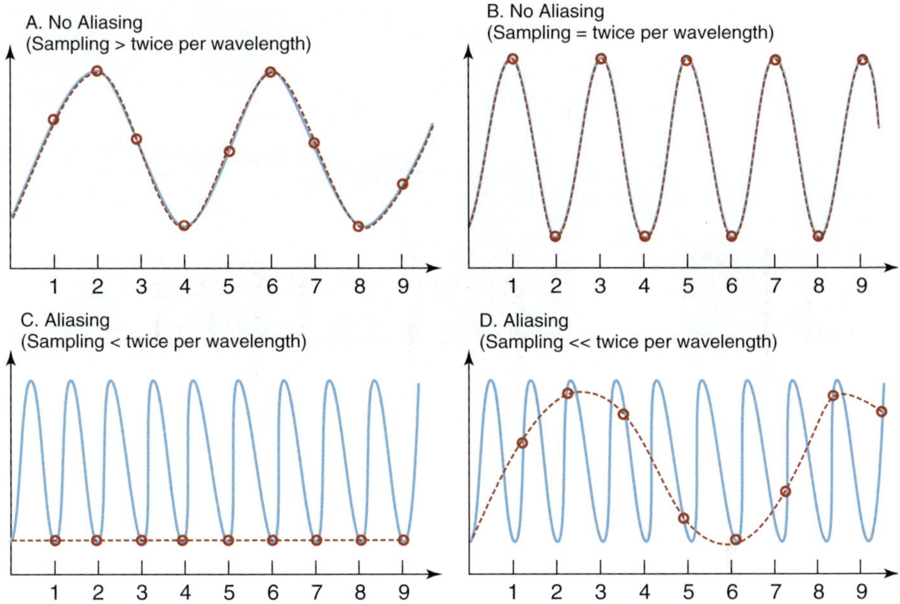

Figure 2.12 애일리어싱. (A), (B) 샘플링(빨간색 원)이 전체 파장(파란색 선)의 최소 두 배 이상일 때 신호를 신뢰성 있게 재구성하고 분석할 수 있다(빨간색 점선). (C), (D) 샘플링이 파장의 두 배(나이키스트 한계 미만)보다 작으면 신뢰할 수 있는 신호를 얻을 수 없으므로 애일리어싱(aliasing)이 발생한다.

는 연속파 도플러(continuous-wave doppler) 영상으로 전환하는 것이 있다. 공간 정밀도(special precision) 외에도 간헐파형 도플러(pulsed-wave doppler)는 주변 구조물의 간섭을 최소화한다. 주요 단점은 나이키스트 한계 때문에 애일이어싱에 취약하다는 점이다.

공간적으로 정밀한 간헐파형도플러 영상과 대조적으로, 연속파도플러(continuous-wave Doppler)는 초음파 빔 전체를 따라 혈류 속도를 측정할 수 있다. 이 기술은 연속적으로 신호를 송신하고 수신하는 2개의 다른 압전 결정 세트를 가지므로 PRF에 제한이 없으며 애일리어싱이 발생하지 않는다. 연속파도플러는 간헐파형 도플러로 정확하게 측정할 수 없는 심한 대동맥 협착증 환자와 같은 빠른 속도를 측정하는 데 주로 사용된다. 연속파도플러의 주된 한계는 초음파 빔 경로의 모든 조직에서 도플러 신호가 수신되기 때문에 특정 깊이에서 속도를 측정할 수 없다는 것이다. 간헐파형 및 연속파도플러 영상 모두에서 측정의 정확도는 신호 품질에 따라 결정되고, 신호 품질은 속도를 측정하는 데 사용된 분광 정점과 곡선의 시각적 선명도에 의해 조절된다.

색조 혈류 도플러(color flow doppler)

색조 혈류 도플러(color flow doppler) 영상은 2차원 초음파 영상 위에 도플러 변위(doppler shift)를 나타내는 색으로 구분된 맵(color-coded map)을 표시한다(Fig. 2.13, Video 2.1).

컬러도플러는 간헐파형도플러와 동일한 원리를 이용하지만, 색으로 구분된 맵을 만들기 위해 더 짧은 파형이 여러 작은 영역에서 얻어진

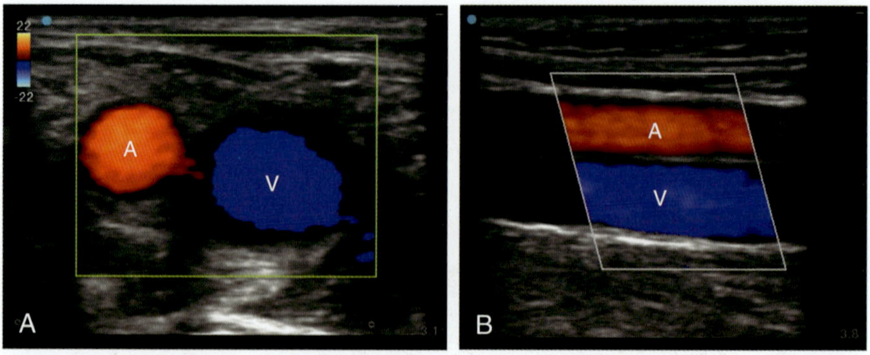

Figure 2.13 색조 혈류 도플러(color flow doppler). 색조 혈류 도플러는 흐름의 방향과 속도를 나타낸다. 동맥과 정맥이 횡단(A) 및 종단(B)으로 표시된다. 전통적인 컬러 플로우 지도를 사용하면 혈류가 탐촉자를 향하면 빨간색으로 나타나고, 탐촉자에서 멀어지는 혈류는 파란색으로 나타난다.

다. 속도가 나이키스트 한계를 초과하면 흐름의 방향을 확실하게 확인할 수 없기 때문에 픽셀이 모자이크 색상 패턴(청색, 적색 및 백색)으로 나타난다. 색조 혈류 도플러(color flow doppler) 영상에서 색상은 흐르는 속도와 방향에 해당한다. 통상적으로, 청색은 탐촉자로부터 멀어지는 혈류(더 긴 파장)를 나타내고, 적색은 탐촉자를 향하는 혈류(더 짧은 파장)를 나타낸다. 적색 또는 청색이 동맥 또는 정맥을 의미하지 않는다는 것을 유의해야 한다. 왜냐하면, 색상은 탐촉자로부터 상대적인 흐름의 방향에 달려 있기 때문이다(Video 2.2). 만약 초음파 빔이 흐르는 방향과 수직이면 도플러 변위를 감지할 수 없으므로, 불명확한 적색과 청색의 패턴이 발생한다(Fig. 2.14, Video 2.3).

파워 도플러(power doppler)

파워 도플러(power doppler)는 색조 혈류 도플러와 유사하게 반향(echo) 신호를 평가하지만 독특한 특성을 가지고 있다.[15] 파워 도플러는 오직 반사된 반향(echo)의 진폭만 분석한다(Fig. 2.15, Video 2.4). 따라서, 파워 도플러는 2D 영상 위에 중첩되고, 밝기의 정도는 유속과 연관된다. 흐름을 감지하는 감도는 기존의 색조 혈류 도플러보다 3–5배 높다. 파워 도플러(power doppler)의 두 가지 중요한 한계는 다음과 같다. (1) 흐름의 방향에 관한 어떠한 정보도 알 수 없어, 심장 영상에서 사용이 제한된다. (2) 주변의 연부조직 움직임으로 인한 섬광허상(flash artifact)이라고 하는 허상에 취약하다. 색조 혈류 도플러에 비해 파워 도플러의 두 가지 장점은 각도에 덜 영향 받고 평균 주파수 변위 대신 도플러 신호의 강도(power)를 표시하기 때문에 애일리어싱이 없다. 파워도플러(power doppler)의 실질적인 이용은 관절이나 고환과 같은 유속이 느린 조직, 또는 종양의 혈류 연구와 같이 흐름의 방향이 중요하지 않은 경우를 포함한다.[16]

조직 도플러 이미지(Tissue Doppler imaging). TDI는 도플러 초음파를 사용하여 근육의 운동, 특히 심근의 운동을 측정하는 것을 의미한다. TDI는 근육의 수축 및 이완 패턴을 측정하기 위해 간헐파형 또는 색조 혈류 도플러로 획득할 수 있다. 혈류의 고주파, 저진폭 신호와 비교하여 심근 조직은 저주파, 고진폭 신호를 생성한다.

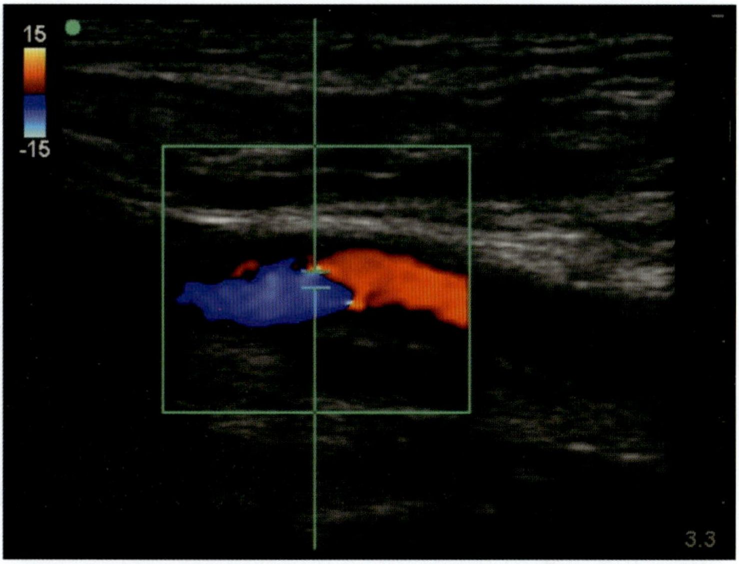

Figure 2.14 초음파 입사각과 색조 혈류 도플러. 초음파 빔이 혈류 방향과 수직이라면 도플러 변위가 감지되지 않아 불명확한 빨간색과 파란색의 컬러 패턴이 나타난다.

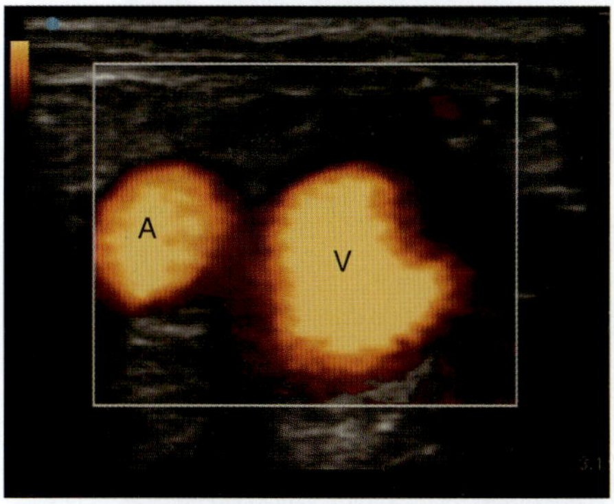

Figure 2.15 파워 도플러(power doppler). 파워 도플러는 방향성이 없으며 흐름의 크기만 표시한다. 대퇴동맥(A)과 정맥(V)이 횡단면으로 보인다. 동맥과 정맥 모두 노란색-주황색으로 나타난다.

TDI는 주로 특정 심근 부위에서 간헐파형도플러(Fig. 2.16) 또는 심장의 컬러 플로우 매핑을 사용하여 획득된다. TDI는 내실 크기의 변화가 아닌 근육 속도를 측정함으로써 좌심실 또는 우심실의 수축 및 이완 기능을 더 정밀하게 평가할 수 있다. 간헐파형 TDI를 사용하여 좌심실의 장축 수축과 이완을 평가할 때는 도플러 샘플 게이트를 승모판고리(mitral annulus) 바로 옆에 위치시켜 승모판고리의 운동을 측정한다.

TDI는 활동적인 운동과 수동적인 운동을 구별하는 능력에 제한이 있다. 더 최근에 개발된 도플러 스트레인 이미지(doppler strain imaging) 모드는 조직 길이의 상대적인 변화를 평가함으로써 활동적인 운동과 수동적인 운동을 구별할 수 있다. 근육분절의 길이에 대한 변화율 또는 변형(deformation)을 스트레인(strain)이라고 하며, 이는 기준 길이로부터의 변화 백분율로 표현된다(Fig. 2.17, Video 2.5).

안정성

초음파 영상은 매우 안전한 영상 진단 방법으로 간주하지만 제한점을 반드시 인지해야 한다. 조직에 적용되었을 때, 강한 초음파 빔은 잠재

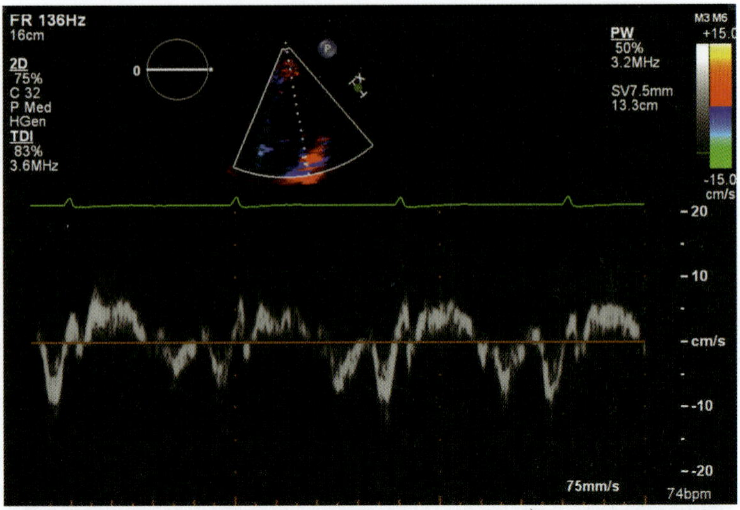

Figure 2.16 간헐파형 조직도플러 이미지(pulsed-wave tissue doppler imaging). 간헐파형도플러로 승모판고리 바깥쪽의 속도를 측정하여 좌심실 이완 및 충전압(filling pressure)을 평가한다.

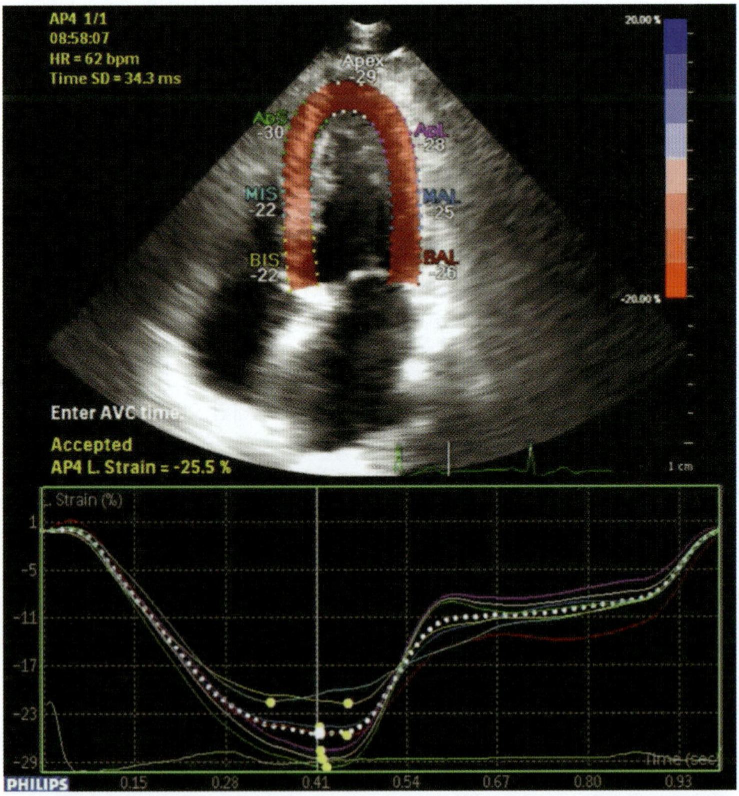

Figure 2.17 도플러 스트레인 이미지(doppler strain imaging). 상단 패널은 좌심실의 심근 변형(deformation)을 컴퓨터 추적하는 것을 보여준다. 하단 패널은 심장 주기 전체에 걸쳐 시간에 따른 종단 변형(longitudinal strain)을 보여준다. 수축기 동안 변형(strain)은 더욱 음수가 되며, 이완기 동안에는 변형의 세 가지 단계가 나타난다. 가장 흔한 임상적 유용성은 정상 심장 박출률(ejection fraction)에도 불구하고 무증상 심실 수축기 기능저하를 감지하는 것이다.

적으로 열 손상(발열작용[heat generation])과 비열 손상(공동형성[cavitation])을 유발할 수 있다. 현재의 초음파 시스템에서 생성되는 강도의 범위는 10–430 mW/cm^{2}이며, 집중된 대상 영역으로 인해 간헐파형도플러(pulsed-wave Doppler) 영상에서 가장 높은 강도를 보인다. 미국초음파의학회(American Institute of Ultrasound in Medicine, AIUM)는 현재 1 W/cm^2 미만의 강도로 노출시킬 것을 권고하고 있으며, 이것은 계산된 조직 온도 상승 가능성이 기준선으로부터 1℃ 미만에 해당한다.[17] 인체의 정확한 온도 상승은 측정하기 어렵다. 온도는 특히 혈류량이 풍부할 때 혈관 속에서 급속히 소멸하지만, 이론적으로는 국소부위에 지속해서 노출되었을 때 4℃까지 높아질 수 있다.[18] 이러한 이론적 위험 때문에 협회들은 교정 가능한 위험 요소인 한 지점에 노출 시간을 최소화하자는 취지의 ALARA(as low as reasonably achievable) 원칙을 옹호한다.[19] 이러한 원칙은 태아와 눈 같은 민감한 조직을 촬영할 때 특히 중요하다.

최신 초음파 장비는 기계지수(mechanical index, MI)와 열지수(thermal index, TI)의 두 가지 측정 값을 표시함으로써 잠재적인 위험 가능성을 예측할 수 있는 쉬운 방법을 운영자에게 제공한다. 열지수(TI)는 연부조직(Tis), 뼈(TIb) 및 두개골(TIc)로 세분된다. 기계지수(MI)와 열지수(TI)는 모두 계산된 비율이다. 열지수(TI)는 이론적으로 조직 온도를 1℃ 올리는 데 필요한 출력에 대하여 총 송신된 음향 출력의 비율로, 열 손상을 일으킬 수 있는 초음파 빔의 위험을 반영한다. 기계지수(MI)는 최고 음압의 비율로, 초음파 빔이 주로 공동형성으로 인한 조직손상을 일으킬 위험을 반영한다. 열 지수는 일반적으로 1.0 미만으로 권장되며, 산부인과 초음파에서는 낮은 한계값(〈 0.7)이 권장된다. 기계적 지수는 가스로 채워진 구조물 및 조영제 사용에 대해 낮은 한계값(〈 0.4)이 권장된다.[20,21]

CHAPTER 3

탐촉자

Transducers

Alan T. Chiem :: 김성욱

핵심 포인트

- 초음파 탐촉자는 주로 4가지의 유형 – 선형(linear), 곡선형(curvilinear), 위상배열(phased-array), 강내(intracavitary) – 로 나눈다. 이것은 초음파 탐촉자의 압전 물질의 배열, 크기, 수신 범위의 차이에 따라 구분되며 진료 대상에 따라 적합한 탐촉자를 사용할 수 있다.
- 고주파(High-frequency) 탐촉자는 접촉된 표면에 근접한 구조물의 고해상도 영상을 보여주고 반면에 저주파 탐촉자(low-frequency)는 표면 깊은 곳에 위치한 구조물의 저해상도 영상을 보여주게 된다.
- 초음파 영상의 해상도는 다음의 4가지 유형으로 나눌 수 있다. – 깊이 해상도(axial resolution), 측면 해상도(lateral resolution), 고도 해상도(elevational resolution), 주기 해상도(temporal resolution).

배경

탐촉자는 초음파 영상의 가장 기본적인 요소이다. 탐촉자 내부의 압전결정체는 전기를 가하면 미세한 진동을 생성하는데, 이러한 현상을 *역압전효과*라고 한다. 압전소자로 알려진 진동결정은 조직에 전달되는 초음파를 생성한다. 이 초음파는 조직에 전달된 후 반사되어 탐촉자로 돌아온 이후 진동결정의 기계적 변형을 일으키고 이런 *직접압전효과*를 통해 전기적 신호로 변환하게 된다. 전기적 신호는 초음파 기계에 내장된 컴퓨터의 정보처리 과정을 거쳐 이미지를 만들게 된다. 응급 현장초음파 사용자는 다양한 유형의 탐촉자의 특성과 구성요소 그리고 영상 해상도를 결정하는 요인에 대한 기본적인 이해를 갖추고 있어야 한다.

탐촉자의 구조(Transducer Construction)

초음파 탐촉자는 음파를 수신하고 송신하는 데 가장 적합하게 만들어졌다(Fig. 3.1). 전기 차폐막(electrical shield)이 탐촉자 케이스를 보호하고 있어 외부 전기 간섭으로 인한 음파 전송이 왜곡되는 것을 방지한다. 얇은 음향 절연체는 케이스에서 압전요소로 전달되는 진동을 완화하고 잘못된 전기 신호가 초음파 기계 내부의 컴퓨터에 전달되는 것을 방지한다. 탐촉자의 끝에 위치한 얇은 *결합층*(matching layer)은 압전소자에서 피부 및 좀 더 깊은 곳에 있는 내부 구조물로 전달되는 음파의 효율성을 높여준다. *흡음제*(backing materal)는 탐촉자의 핵심적인 구조로 압전 소자 바로 뒤에 고정되어 계속되는 압전소자의 진동을 완충하는 역할을 한다. 압전소자 가 음파를 발생시키고 받아들일 때 이러한 흡음제

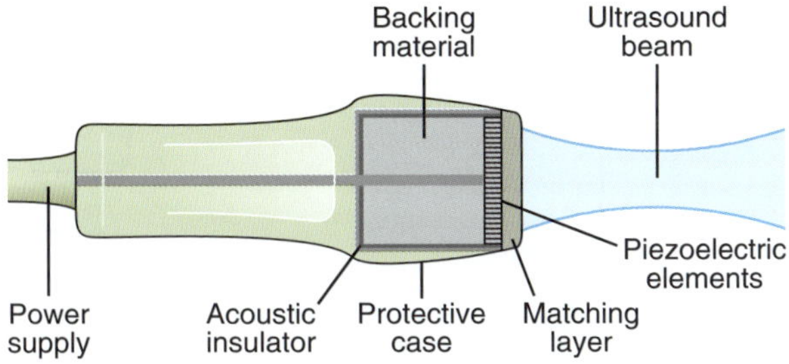

Figure 3.1 **탐촉자의 구조**(Transducer Construction). 전류는 압전소자를 진동시켜 음파를 생성한다. 탐촉자 끝에 위치한 얇은 결합층(matching layrer)은 반향을 최소화하여 음파를 피부에 전달한다. 흡음제(backing materal)는 크리스탈 진동을 완화시켜 의도하지 않은 지속적인 음파 전달을 방지한다. 음향절연체, 전기차폐막, 탐촉자 케이스는 압전소자가 외부 전기 및 음향 간섭으로 인한 음파전송이 왜곡되는 것을 방지한다.

에 의해 음향에너지는 흡수되게 된다.[1]

탐촉자는 민감한 장비이며 탐촉자 앞쪽에 위치한 압전소자는 작은 충격에도 손상이 생길 수 있다. 초음파사용자는 항상 탐촉자를 안전하게 다룰 수 있도록 교육을 받아야 한다. 초음파 탐촉자는 제조 회사에서 만든 초음파기계의 선반에 걸거나 손에 단단히 잡아야 한다. 초음파 사용자는 탐촉자 케이블을 밟거나 기계를 옮기면서 굴러가는 바퀴에 밟히지 않도록 주의해야 한다. 특히 기계를 밀 때 케이블이 느슨하게 되어 바닥에 놓이지 않게 되도록 잘 정리해야 한다.

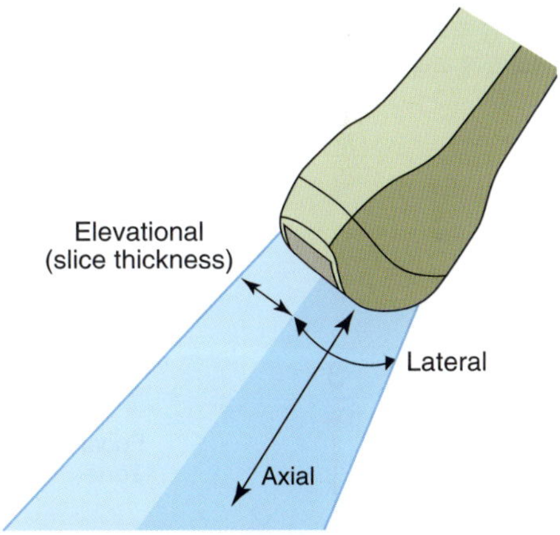

Figure 3.2 **해상도의 형태**(Types of Resolution). 탐촉자의 축방향, 측면, 고도 해상도는 각각 초음파 빔의 길이, 너비, 두께에 따른 해상도를 설명한다.

해상도(Resolution)

초음파 영상의 해상도는 탐촉자의 상호 보완적인 세가지 속성에 따라 결정된다. 축방향 해상도(axial resolution), 측면 해상도(lateral resolution), 고도 해상도(elevational resolution)이다(Fig. 3.2). *축방향 해상도*(깊이 해상도, axial resolution)는 초음파가 진행하는 축방향과 동일한 궤적에 위치한 물체를 구별해 내는 능력이다. 축 해상도는 음파 주파수에 의해 결정되며 주파수가 높을수록 축 해상도는 향상된다(Fig. 3.3A). *측면 해상도*(옆의 물체 구별 해상도, lateral resolution)는 초음파 빔에 직각으로 위치하는 서로 다른 물체를 구별해 내는 능력이다. 측면 해상도는 초음파 빔의 폭에 의해 결정되는데 탐촉자 압전크리스털의 직경과 주파수에 의해 영향을 받는다. 작은 직경의 크리스털은 고주파 펄스를 만들어내는데 이는 좁은 초음파 빔을 발생시키고 측면 해상도가 증가하게 된다. 더 중요하게 생각할 부분은 초음파 빔의 가장 좁은 부분인 '초점 구역(focal zone)'으로 가장 선명한 측면 해상도를 가진다. 초점 구역의 깊이는 측면 해상도를 최대화하기 위해 보고싶은 구조의 상태에 맞게 조정될 수 있다(Fig.

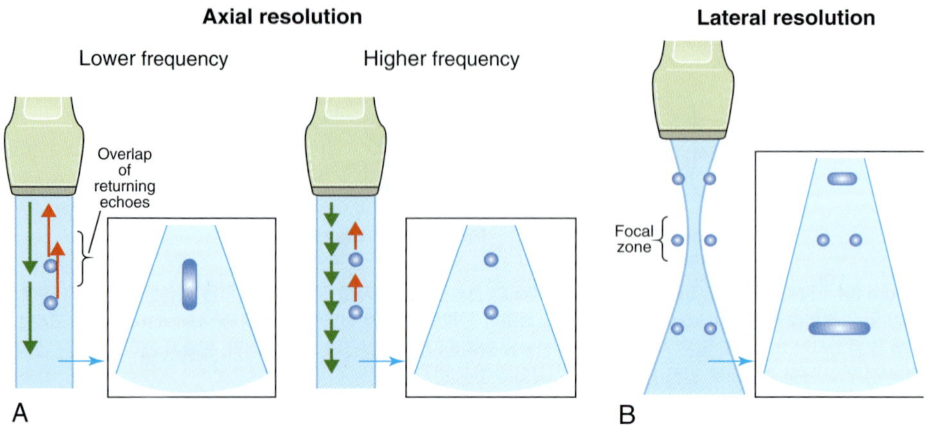

Figure 3.3 축방향, 측면 해상도(Axial and Lateral Resolution). (A) 축방향 해상도는 초음파의 주파수에 따라 달라진다. 더 높은 주파수의 음파는 더 짧은 파장이기 때문에 더 선명한 축방향 해상도의 이미지를 생성한다. (B) 측면 해상도는 빔의 폭에 따라 달라지며 초음파 빔의 가장 좁은 부분인 초점 구역에서 가장 해상도가 높다.

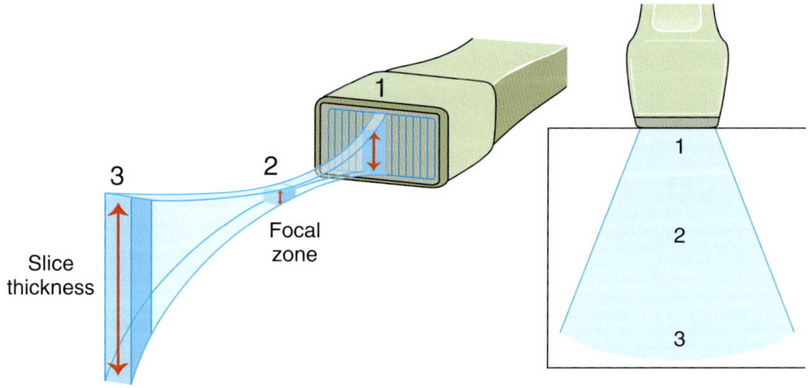

Figure 3.4 고도 해상도(Elevation Resolution). 고도해상도 또는 두께 해상도는 실질적인 초음파 빔의 두께에 의해 결정된다. 고도 해상도는 초점구역(focal zone)에서 가장 높고 멀수록 빔이 퍼지면서 해상도가 떨어진다.

3.3B). 초음파 컴퓨터의 프로세서는 깊이(심도) 설정이 바뀔 때마다 초음파 기계의 컴퓨터는 축방향 해상도와 측면 해상도를 최대화하는 쪽으로 음파의 주파수를 적절히 조절하게 된다.

고도 해상도(elevational resolution)는 두께 해상도(slice thickness resolution)로도 말할 수 있으며 이것은 압전크리스털 직경과 음파의 주파수의 영향력이 가장 적은 해상도 유형이다(Fig. 3.4). 응급 현장초음파 시스템에서 고도 해상도(elevational resolution)는 실제로 초음파 빔의 두께와 영상의 깊이에 의해 결정된다. 탐촉자로 돌아오는 음파는 다양한 면에서 오는 신호들을 모아 평균을 내어 2차원적인 한 개의 영상을 만들어 낸다. 고도 해상도는 수영장을 위쪽에서 내려다볼 때 얕은 곳의 물체와 깊은 곳의 물체가 한 평면으로 보이는 현상과 비슷하다. 따라서 초음파 영상에서 중요한 원칙은 고도 해상도를 보완하기 위해서는 두 개의 평면에서 구조물을 확인하는 것이다.

주기 해상도(temporal resolution)는 움직이는 물체를 보는 능력인데 프레임 속도나 카메라의 셔터 속도와 비슷한 개념이다. 높은 주기 해상도는 높은 프레임 속도를 지칭하며 순간적인 움직임을 훨씬 잘 잡아내게 된다. 주기 해상도는 탐촉자의 펄스 주파수와 영상의 깊이에 따라 결정된다. 펄스 주파수(pulse frequency)는 탐촉자에서 음파를 발생시키는 비율이며 탐촉자 주파수 범위와는 구분된다. 펄스 주파수가 높고 깊이가 얕을수록 주기 해상도가 높아지는데 그렇게 될수록 탐촉자가 음파의 반사 신호를 좀 더 빨리 수신하기 때문이다.[3] 주기해상도의 제한점은 초음파 기계의 컴퓨터 처리 속도에 따라 좌우된다.

탐촉자의 종류(Tranducer Types)

탐촉자에는 보통 60–600개 정도의 압전 소자가 들어 있고 압전 소자 배열과 기능, 빔의 모양에 따라 탐촉자가 구분된다. 탐촉자에는 4가지 기본적인 형태가 있는데 선형, 곡선형, 위상배열, 그리고 강내(intracavitary)가 그것이다(Fig. 3.5).

*선형 탐촉자*의 압전소자는 순차적으로 평행한 음파를 생성하여 직사각형 모양의 이미지 형식을 만들어낸다.(Fig. 3.6, Video 3.1). 선형 탐촉자는 높은 주파수의(5–10 MHz) 더 짧은 파장의 음파를 발산하여 뛰어난 축방향, 측면 해상도를 만들어 낸다. 선형 탐촉자는 뛰어난 고도 해상도 또는 두께 해상도를 갖는데 이유는 빔 모양이 상대적으로 평평한 형태를 띄고 있기 때문이다.[4] 그러나 선형 탐촉자는 표면에 가까운 물체와 좁은 영역만 볼 수 있는 제한점이 있는데 최대 6–9 cm이다. 선형 탐촉자는 표면에 위치한 구조물을 평가하는 데 아주 좋으며 혈관, 근육, 신경, 관절 그리고 초음파를 이용한 시술을 할 때 적절히 사용될 수 있다.

*곡선형 탐촉자*는 곡선 모양, 혹은 볼록한 모양의 크리스털 배열 때문에 만들어진 이름이다. 초음파 빔은 넓고 사다리꼴의 넓은 영 역을 볼 수 있지만 선형 탐촉자만큼 해상도가 좋지는 않다(Video 3.2). 깊은 조직에서 초음파 빔들이 겹쳐지면서 균일한 옆면의 해상도를 제공한다. 곡선형 탐촉자(curvilinear transducers)는 긴 파장의 낮은 주파수(2–5 MHz)를 사용하게 되면 좀 더 깊은 곳까지 초음파가 덜 감쇠되면서 조직을 투과될 수 있도록 해주는데 보통 5–25 cm 깊이에 있는 구조도 확인할 수 있다.[5] 곡선형 탐촉자의 초음파 빔은 선형 탐촉자보다 보다 큰 두께 해상도(greater slice thickness resoultion)를 보여주고 더 낮은 고도 해상도(elevational resolution)를 보여준다. 이것은 많은 구조물들이 하나의 2차원적인 영상으로 보여주기 때문이다. 곡선형 탐촉자는 간, 비장, 신장 및 방광을 포함해 복강내 기관을 영상화하고 어깨 및 엉덩이와 같은 비교적 큰 근골격계 구조를 영상화하는 데 적합하다. 곡선형 탐촉자는 근거리 영역에서 해상도가 떨어지기 때문에 심장 혹은 얕은 층에 위치한 구조물을 보기에는 적합하지 않다.

위상배열 탐촉자(phased–array transducers)는 초점 조정 및 조정이 가능한 파이 형태의 이미지 형식을 만들어 내는 발산형 저주파 초음파 빔(1–5 MHz)을 생성한다(Fig. 3.6, Video 3.3). 압전소자의 서로 다른 신호반응이 탐촉자 안에서 여러 개의 작은 결정을 순차적으로 전기신호를 박동신호화(pulse) 하여 빠른 전자빔의 꺾임(sweep)을 형성한다(Fig. 3.7). 이런 과정을 통해 초음파 빔을 조정하고 초점을 맞추게 되면 선형 탐촉자 보다 더 넓은 시야 확보를 가능하게 한다.[6] 위상배열 기술은 보다 효율적인 2차원 영상을 만들어

Transducer type	Linear	Curvilinear	Phased array	Intracavitary
	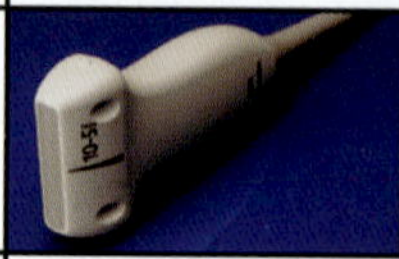	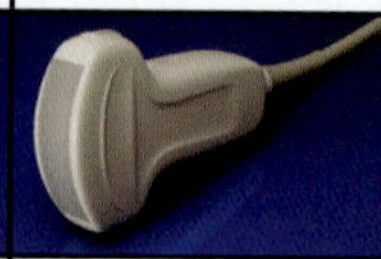	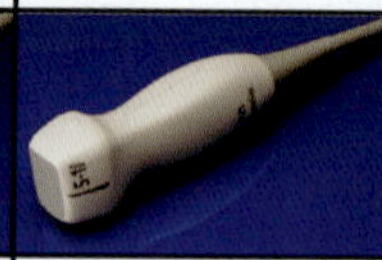	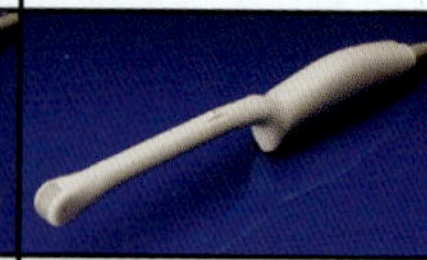
Frequency range	5–15 MHz	2–5 MHz	1–5 MHz	5–8 MHz
Imaging depth	9 cm	30 cm	35 cm	13 cm
Footprint	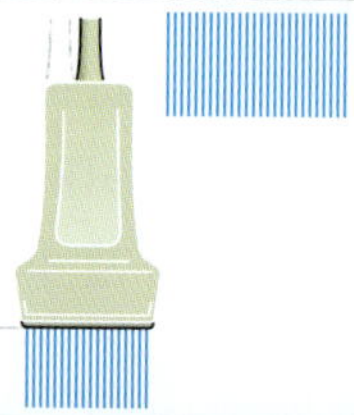	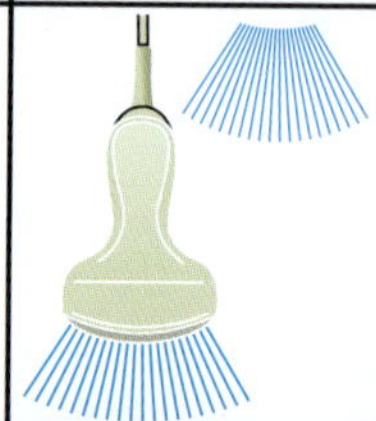	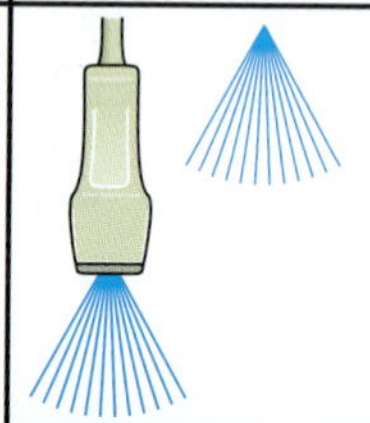	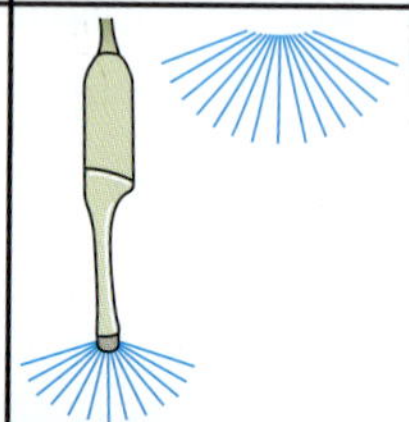
Image	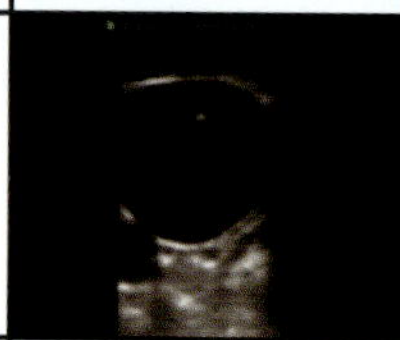	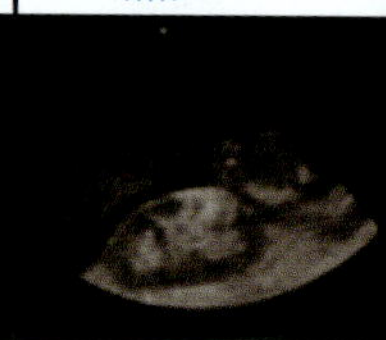	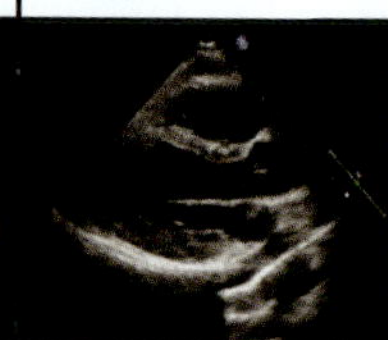	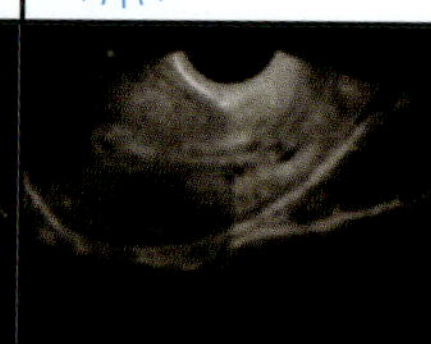
Applications	Arteries/veins Procedures Pleura Skin/soft tissues Musculoskeletal Testicles/hernia Eyes Thyroid Lymph Nodes Nerves	Gallbladder Liver Kidney Spleen Bladder Abdominal aorta Abdominal free fluid Uterus/ovaries Lumbar Puncture	Heart Inferior vena cava Lungs Pleura Abdomen Transcranial Doppler	Uterus/ovaries Pharynx

Figure 3.5 일반적인 탐촉자의 형태와 특징(Common Types of Transducers and Characteristics)

심장과 같은 움직이는 구조에 적합하다. 보고자 하는 물체의 이동 방향이 초음파 빔과 완전히 평행하지 않아도 위상별로 초음파 빔을 조절하여 정확히 물체의 속도를 측정할 수 있다 이러한 고유한 특성때문에 위상배열 탐촉자는 심장 및 흉부 영상을 보여주는 데 주로 사용한다.

강내 탐촉자(intracavitary transducers)는 미세하게볼록(microconvex)모양과 고주파(5–8 MHz)영역 수신부가 결합되어 있다. 볼 수 있는 범위가 선형 탐촉자보다 넓지만 영상의 해상도는 같은 정도의 고해상도를 보여준다(Video 3.4). 강내 탐촉자(intracavitary transducers)는 질(transvaginal)초음파

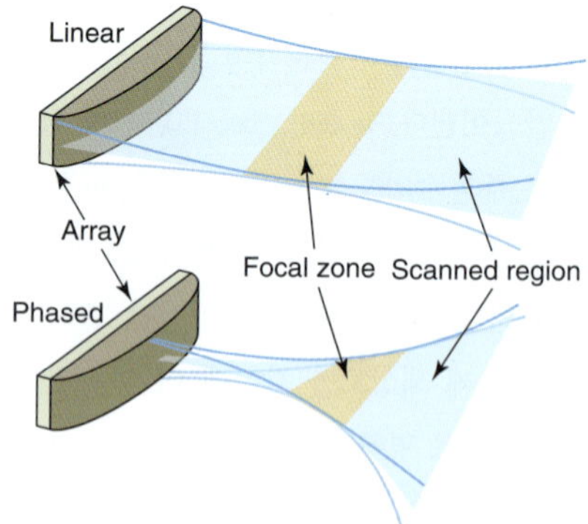

Figure 3.6 초음파빔의 윤곽선(Ultrasound Beam Contours). 선형 탐촉자는 순차적으로 평행한 음파를 생성하여 직각모양의 영상을 만들어낸다. 위상배열 탐촉자는 서로 다른 방향으로 순차적으로 발산(diversing)하는 초음파빔을 형성 파이 모양의 영상을 만들어낸다.

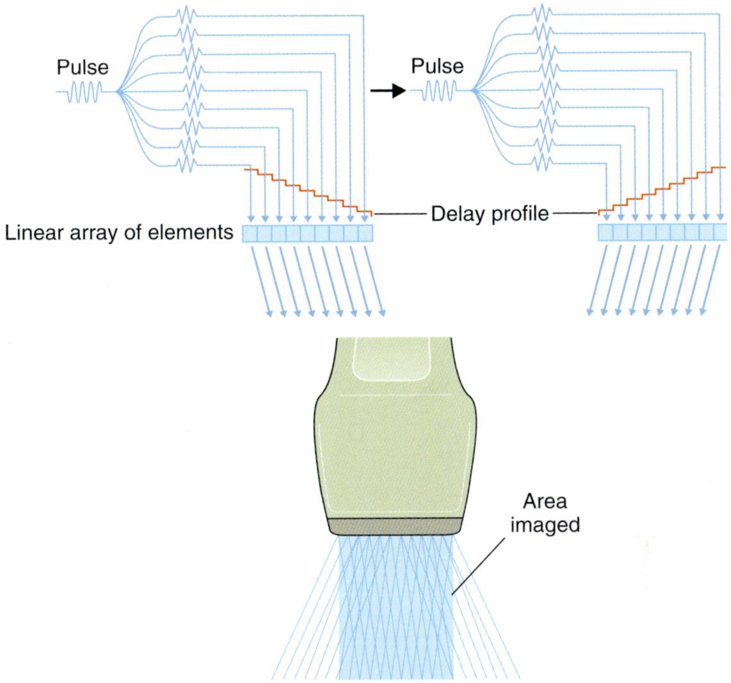

Figure 3.7 초음파 빔 조절(Beam Steering). 위상배열 탐촉자는 전자적인 신호의 조절을 통해 초음파 빔을 조정하여 더 넓은 범위의 깊이에 영상을 보여주고 해상도를 향상시킨다.

나 직장(transrectal)초음파에 유용하며 입안에서 편도주위농양을 확인하기 위해 사용될 수 있다.[7] 강내 탐촉자는 선형 탐촉자와 마찬가지로 복강 내 장기 등과 같은 좀 더 깊은 위치의 구조물을 확인하기에는 적합하지 않다.

응급 현장초음파에는 여러 다른 유형의 탐촉자가 사용된다. 미세볼록 탐촉자(microconvex transducer)는 곡선 탐촉자와 구성은 비슷하나 초음파의 침투가 10–15 cm로 제한되는 고주파 음파(5–8 MHz)를 생성한다. 미세볼록 탐촉자의 작은 수신부위는 심장과 폐의 늑간 영상은 물론 소아 및 신생아 응용분야에 사용할 때 사용된다. 작은 표면 구조를 영상화 하기 위한 "하키스틱" 디자인의 새로운 모양의 탐촉자를 사용할 수 있다. 초고주파(ultra-high-frequency) 선형 탐촉자는 70 MHz의 높은 주파수를 활용하고 1–4 cm 깊이의 피부 및 표면 구조에 대한 매우 고해상도 이미지를 생성한다. 경식도 심장초음파(transesophageal echocardiography) 검사는 다음 장에서 설명하는 독특한 탐촉자를 활용한다(Chapter 20 참조).

탐촉자 조정(Transducer manipulation)

초음파 영상에는 4가지 주요 탐촉자를 조절하는 방법에 대해 설명되어 있다. 탐촉자를 조절하는 방법에 대해 정의를 표준화하는 것은 검사자를 교육하고 시술 중 의사소통을 하는 데 중요하다. American Institute of Ultrasound in Medicine (AIUM)에서 1999년에 이에 대한 표준 명칭이 확립되었다. 여러 가지 다른 관습적 방법이 있지만 AIUM에서 제정한 명칭이 전문가 들에게 가장 많이 인용된다. 아래에 소개되는 정의는 이

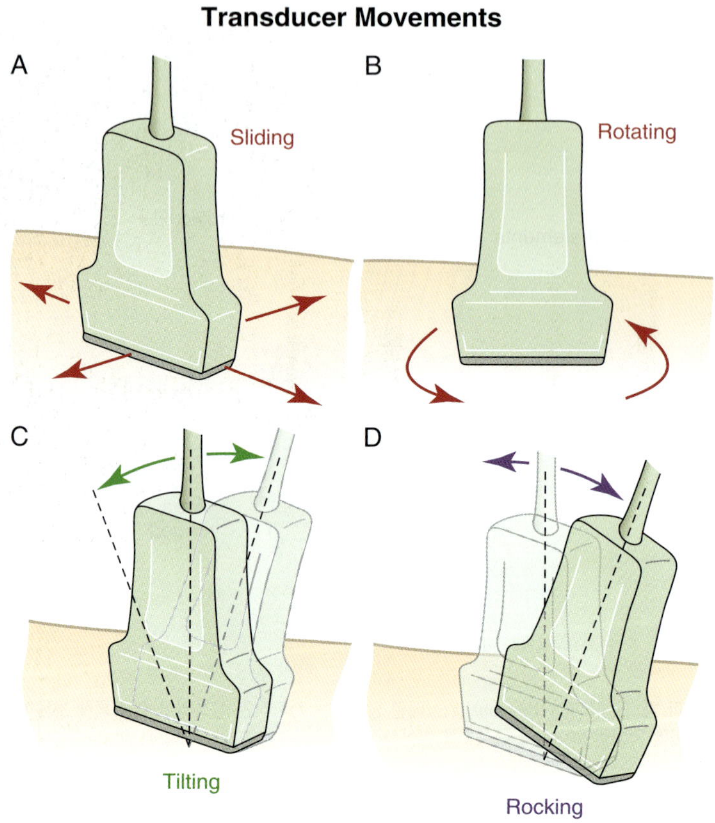

Figure 3.8 탐촉자 조정(Transducer Manipulation) (A) 미끄러뜨리기(sliding): 미끄러뜨리기는 탐촉자를 피부표면에 재배치하는 것이다. (B) 돌리기(rotating): 돌리기는 중앙 축에서 탐촉자를 비트는 것을 의미한다. (C)기울이기(tilting): 연속적인 단면을 얻을 수 있도록 영상평면의 각도를 변경하는 것이다. (D) 흔들기(rocking): 탐촉자 방향 표시자 화면의 중앙에 두고 초음파 빔을 가까워지고 멀어지면서 조준하는 것을 의미한다.

교과서에서 지속적으로 사용된다(Fig. 3.8).

- 미끄러뜨리기(sliding): 미끄러뜨리기는 탐촉자를 피부표면에 재배치하는 것이다. 이는 탐촉자와 피부사이의 접촉점을 물리적으로 이동시키는 과정이다. 이 조절 방법은 특히 갈비뼈 사이의 영상을 확인할 때 원하는 뷰를 보기 위한 최적의 위치를 확인하는 데 도움이 된다.
- 돌리기(rotating): 돌리기는 코르크 따개처럼 중앙 축에서 탐촉자를 비트는 것을 의미한다. 돌리기는 구조물의 장축 또는 단축에 초음파 빔을 정렬하는 데 주로 사용된다.[3,4]
- 기울이기(tilting): 기울이기는 부채꼴로 만들기(fanning) 또는 쓸어내기(sweeping)라고도 한다. 탐촉자를 피부 한 곳에 고정하고 영상평면의 각도가 변경된다. 기울이기를 사용하면 단일 영상 창에서 구조의 연속단면 이미지를 시각화할 수 있다. 기울이기는 신장과 같은 고형기관의 일련의 단면 이미지를 얻고 왼쪽에서 오른쪽으로 또는 구개골에서 꼬리까지 보고자 하는 전체 구조를 이해하는 데 주로 사용된다.

• 흔들기(rocking): 흔들림은 피부 표면과의 접촉 지점을 유지하면서 탐촉자 방향 표시를 향하거나 멀어지는 방향으로 초음파 빔을 조준하는 것을 의미한다. 흔들림은 기울임과 유사하나 수직운동 평면에 있다. 이 "평면 내" 이동은 탐촉자 모서리 중 하나를 피부 표면으로 밀어넣고 보고자 하는 영상이 화면 중앙에 위치하도록 한다.

요점 정리

- 탐촉자(transducers)는 민감한 장치로 교체하는 데 비용이 많이 든다. 압전 소자를 비롯하여 탐촉자의 내부 구성 요소는 경미한 충격으로 인해 쉽게 파손될 수 있다. 탐촉자의 보호를 위해 탐촉자를 항상 손에 들고 있거나 초음파 걸이에 걸어 놓는다.
- 선형 탐촉자(linear transducers)는 혈관, 근육, 관절, 신경계 및 눈과 같은 6 cm 미만의 얕은 구조물의 영상을 보여주는 데 이상적이다. 초음파를 사용하여 실시간으로 술기를 할 때 바늘의 움직임을 추적하고 확인할 때 대부분 선형 탐촉자를 이용한다.
- 저주파 탐촉자(low-frequency transducers)는 5 cm보다 깊은 구조물을 보는 데 유용하다. 일반적으로 곡선형 또는 위상배열 탐촉자(curvilinear or phased-array transducers)는 복부 및 골반 스캔에 사용된다. 위상배열 탐촉자(phased-array transducers)는 심장 영상을 얻고자 할 때 가장 적합하다.
- 축방향 해상도(고도 해상도, axial resolution)는 주로 음파의 주파수에 의해 결정되며, 측면 해상도는 주로 빔의 폭에 의해 결정된다. 깊은 구조물의 영상을 얻을 때 측 방향의 해상도를 향상시키기 위해서는 깊이 또는 초점 영역(focal zone)의 위치를 조정하여 목표로 하는 구조가 초점 영역 내에 있도록 해야 한다.

CHAPTER 4

오리엔테이션

Orientation

Sara Crager ▪ Paul K. Mohabir

:: 김성욱

핵심 포인트

- 초음파 영상은 3차원 구조의 물체를 2차원 영상으로 표현하기 때문에 검사자는 환자와 탐촉자, 초음파 영상, 검사자 및 환자 사이의 공간적 관계를 잘 이해해야 한다.
- 환자의 몸은 횡단면(transverse plane), 시상면(sagittal plane) 그리고 관상면(coronal plane)으로 나눌 수 있다. 시상면과 관상면은 신체의 장축(long axis) 방향이며 주로 이 두 가지 면을 *종단면*(longitudinal plane)이라고 표현한다. *횡단면*은 환자 몸의 단축 방향(short axis)을 보여준다.
- 탐촉자 방향 표시자(orientation marker)는 일반적으로 *횡단면*에서 영상을 볼 때는 검사자의 왼쪽을 가리키고 *종단면*(longitudinal plane)에서 영상을 볼 때는 환자의 머리를 가리키도록 해야 한다.
- 검사자는 침습적인 시술을 시행할 때 실시간 초음파를 이용하여 바늘 모양이 다 보이고 바늘 끝을 확인하는 장축 방향(in plane) 또는 바늘 끝만 확인하는 단축 방향(out of plane) 방법을 사용하여 바늘 끝을 확인하며 시술을 할 수 있다.

소개

검사자는 응급 현장초음파를 이용하여 특정 임상적 문제의 해답을 찾고, 치료의 방향을 정하며 궁극적으로는 환자의 상태를 호전시키기 위한 목적으로 환자 곁에서 초음파를 시행하게 된다.[1] 현장에서 실시간으로 초음파 검사를 하는 가장 큰 장점은 보고 싶은 구조물을 여러 평면으로 시각화할 수 있는 것이다. 초음파 영상에서 3차원적인 구조물이 2차원 영상으로 표시되는 개념을 정확히 이해하는 것은 진료의 정확성에 굉장히 중요한 역할을 한다. 이번 장에서는 검사자가 초음파 영상, 탐촉자, 환자, 그리고 표준적인 영상에 대한 개념(orientation)을 세우는데 중점을 두고자 한다.

탐촉자에 대한 개념 이해

모든 탐촉자는 영상에서 보이는 방향 표시(marker)에 대응하는 방향 표시 부위(marker)가 있다. 탐촉자의 방향표시 부위는 전통적으로 탐촉자의 머리와 몸체 사이에 위치하며 탐촉자의 측면을 따라 엄지손가락을 문지르면 쉽게 느낄 수 있다. 초음파 탐촉자 방향 표시자는 홈(notch) 또는 인덱스 마커(index marker)라고도 한다. 최신 초음파 탐촉자에는 일반적으로 바늘 안내자(needle guide)를 부착하기 위한 추가 부착부위(divot) 또는 플라스틱 부착부위가 있다. 이를 방향 표시자(marker)와 혼동하면 안된다(Fig. 4.1). 일부 최신 탐촉자에는 플라스틱 홈(notch)이 아닌 작은 빨간색 또는 녹색 표시등이 있다.

탐촉자는 스캐닝(scanning)하는 손으로 펜을 잡듯이 엄지와 검지 손가락으로 약간 느슨하게 고정하고 남은 손가락은 탐촉자에 고정시키거나 아예 손가락을 펼쳐서 환자의 몸에 붙임으로써 탐촉자가 안정적으로 고정될 수 있도록 한다. 이렇게 잡아야 탐촉자에 의해 피부를 통한 압력이 덜 가해져 환자가 좀 더 편안하게 느낄 수 있고 검사자가 컨트롤하기 쉬워져 탐촉자를 미세하게 조정할 수 있게 된다.

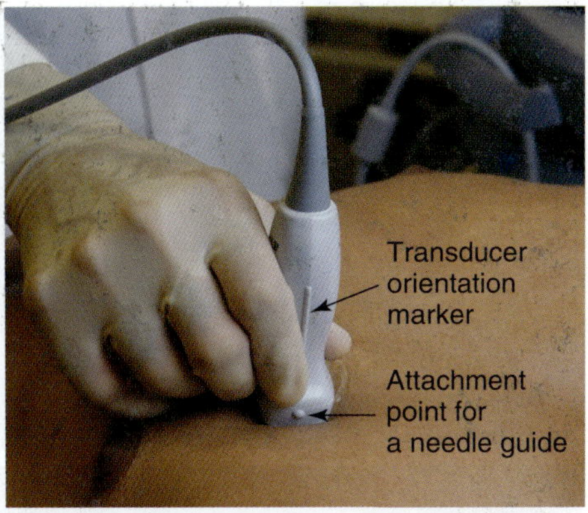

Figure 4.1 탐촉자 표시자(Transducer marker) 모든 초음파 탐촉자는 영상에서 보이는 방향 표시에 대응하는 방향표시 부위(marker) – 홈(notch)이 있다. 탐촉자는 펜을 잡듯이 엄지와 검지 손가락으로 부드럽게 잡아야 한다.

화면에 대한 개념 이해

1940년대부터 1970년대까지 초음파 진단이 발전하는 동안 전문 분야와 국가별로 화면 방향에 대한 다양한 관습이 나타나게 되었다. 화면 방향은 서로 다른 규칙이 존재하게 되어 제조업자가 이해하기 어려운 시기도 있었다.

화면 방향 표시자는 일반적으로 화면의 네 모서리 중 어느 곳에나 위치할 수 있는 작은 색상의 원이나 사각형이다(Fig. 4.2, Video 4.1–4.4). 화면 방향 표시자가 화면 상단 모서리에 위치하면 보고자 하는 구조물의 표면 부위는 화면 상단에 표시되고 심층 부위는 화면 하단에 표시된다. 화면 방향 마커가 화면 하단 모서리에 위치하면 그 반대가 된다. 예를 들어, 어떤 검사자는 화면을 뒤집어서 보기도 하는데 질을 통한(transvaginal) 초음파의 경우 탐촉자와 가까운 부분이 화면의 아래 쪽에 보이게 된다.

북미와 유럽에서는 일반 의료 및 심장 초음파 영상에서 화면 방향에 대해 두 가지 다른 규칙을 사용한다. 일반 의료용 초음파 검사는 화면 왼쪽 상단에 화면 방향 표시가 있는 관습을 사용한다. 영상의학과를 포함한 진단 초음파 영상을 수행하는 대부분의 전문 분야에서는 화면 표시자가 화면 *왼쪽* 상단에 표시되는 이 규칙을 따른다. 대조적으로, 심장 초음파 영상은 오른쪽 상단 모서리에 화면 방향 표시자가 표시되는 관례를 사용한다(Fig. 4.3). 이 방향은 심장 초음파 영상을 수행하는 대부분의 전문 분야에서 활용된다.[2]

화면의 방향 표시자는 탐촉자 방향 표시자에 해당한다. 따라서 일반적인 의료용 초음파 검사에서는 화면 표시자가 *왼쪽 상단*에 있을 때 탐촉자 표시자를 시술자의 *왼쪽*을 향하게 하여 가로 영상을 얻는다. 세로 영상(시상면 또는 관상면)을 얻으려면 탐촉자 표시자가 환자의 머리를 향해야 한다(나중의 영상면 참조).

검사자의 개념 이해

전통적으로 검사자는 신체 검사와 유사하게 환자가 누운 오른쪽(침대 왼쪽)에 서서 초음파 기계를 바로 앞에 두고 초음파 검사를 수행한다. 한 손은 환자 쪽에 탐촉자를 잡고 다른 손은 초음파 기계를 작동한다. 심장 스캔 시, 특히 심장 근접 부위 영상을 얻기 위해 검사자는 환자

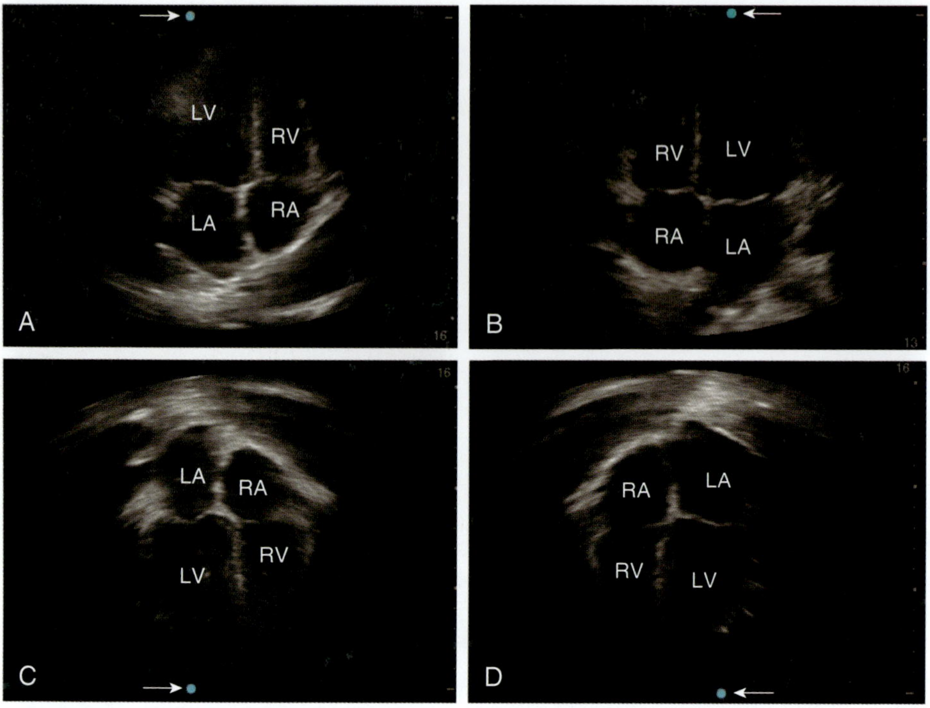

Figure 4.2 화면 방향 표시자(screen orientation marker, 화살표)는 위쪽 왼쪽(A)이나 오른쪽(B), 아래 왼쪽 구석(C) 또는 아래 오른쪽 구석(D)에 위치할 수 있다.

의 왼쪽(침대 오른쪽)에 서 있을 수 있다.[2] 환자의 침대 높이와 초음파 기계의 위치를 조정하여 최적화하면 환자와 검사자 모두 편안함을 느낄 수 있다. 검사를 시행할 때 항상 같은 손에 탐촉자를 잡고 동일한 설정을 사용하는 체계적인 접근 방식으로 여러 번 실시하게 되면 검사자의 몸 근육이 기억하게 되어 편안하고 효과적인 검사를 할 수 있다.

환자에 대한 개념 이해

검사를 하기 위한 최적의 환자 위치는 초음파 검사에 따라 다르지만 탐촉자 방향 표시자(marker)의 방향은 사용되는 규칙에 따라 일정하게 유지된다. 일반적인 의료용 초음파 관습에 따르면 화면 방향 표시는 화면 왼쪽 상단에 있다. 검사자가 침대 발치에서 환자를 바라보고 탐촉자 방향표시자가 시술자의 왼쪽을 향할 때 화면의 왼쪽은 단면 컴퓨터 단층촬영(CT) 영상과 유사하게 검사자의 왼쪽과 환자의 오른쪽에 해당한다. 탐촉자 방향 표시자가 환자의 머리를 향할 때 화면의 왼쪽은 환자의 머리에 해당하고 오른쪽은 환자의 발에 해당한다.

탐촉자 방향 표시자가 가로 평면에서 검사자의 왼쪽을 향하거나 세로 평면에서 환자의 머리를 향하는 한 환자 위치에 관계없이 초음파기계의 화면 방향이 변경되지 않는다는 점을 인식하는 것은 중요하다. 예를 들어, 중심정맥관을 잡기 위해 속목정맥(internal jugular vein)을 확인할 시술자가 침대 머리맡에 서 있는 경우 탐촉자 표시자가 환자의 왼쪽인 시술자의 왼쪽을 향

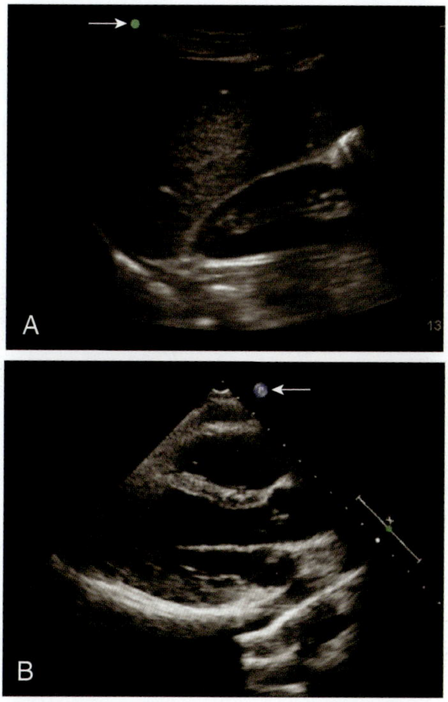

Figure 4.3 화면 방향 표시자(screen orientation marker). (A) 일반 의료용 초음파 검사의 관례는 화면 왼쪽 상단에 화면 방향 표시(*화살표*)가 있다. (B)심장 초음파 영상의 관례는 오른쪽 상단 모서리에 화면 방향 표시(*화살표*)가 있다.

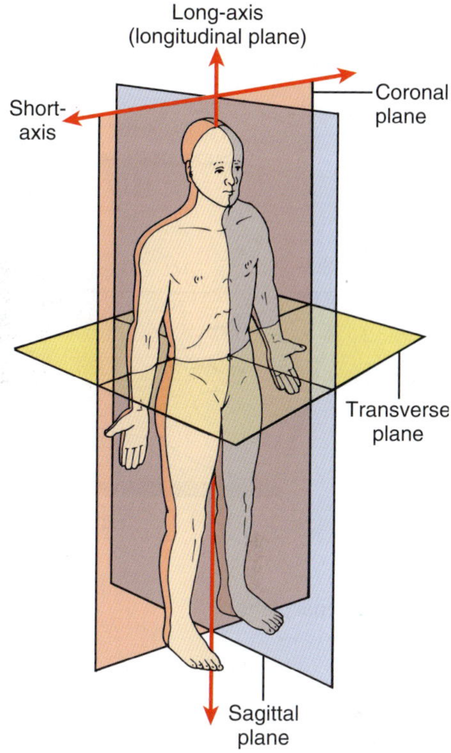

Figure 4.4 초음파 영상평면(Ultrasound Imaging Planes). 시상면(sagittal) 관상면(coronal) 장축면(long-axis plane) 또는 종축면(longitudinal plane)으로 불리며, 횡단면(transverse plane)은 단축면(short-axis plane)으로 불린다.

하도록 유지하여 시술자가 보는 화면의 방향이 유지된다.

영상 평면(Imaging planes)

초음파 검사에서 신체는 시상면, 횡단면(transverse), 관상면(coronal)의 세 가지 주요 평면으로 나뉜다. 이 세 가지 표준 평면과 평행하지 않은 기울어진 영상 평면도 활용될 수 있으며, 흔한 경우가 심장 초음파 영상을 볼 때 확인된다. 시상면(sagittal)과 관상면(coronal)은 *장축면*(long −axis plane) 또는 종축면(longitudinal plane)으로 불리며, 횡단면(transverse plane)은 *단축면*(short−axis plane)으로 불린다(Fig. 4.4).

시상면(Sagittal plane)

시상면(sagittal plane)은 몸을 좌우 절반으로 나누는 수직면이다. 정중시상면(midsagittalplane)은 신체의 중심선을 통과하는 평면으로 방광과 같은 모든 정중선 구조를 통과한다. 시상옆면(parasagittal plane)은 정중시상면에 평행하는 수직방향의 면이다. 표준 관습에 따르면 탐촉자 방향 표시자는 환자의 머리 위 방향으로 향하게 되고 위쪽에 있는 구조물은 화면에서 왼쪽에서 보이게 된다. *시상면*이라 함은 중앙시상면(midsagittal)과 시상옆면 중 하나에서 획득한 영상을 의미한다(Fig. 4.5, Video 4.5).

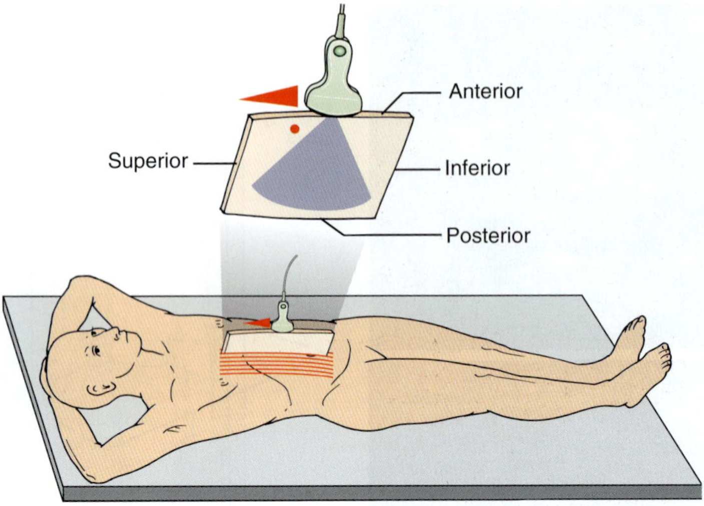

Figure 4.5 시상면(Sagittal Plane).

관상면(Coronal plane)

전두면(frontal plane)이라고 알려진 관상면은 신체를 배쪽과 등쪽 또는 앞쪽과 뒤쪽으로 나누는 평면을 말한다. 표준 관습에 따라 탐촉자 방향 표시자(marker)는 환자의 머리쪽으로 향하게 유지하여 환자의 머리가 화면 왼쪽에 발이 오른쪽으로 향하는 장축 또는 세로 영상을 만들게 된다(Fig. 4.6, Video 4.6).

횡단면(Transverse plane)

횡단면은 *단축면*(short axis plane)이라고도 하며 몸을 위와 아래로 나누는 것인데, 시상면이나 관상면과는 직각이다. 이는 CT스캔에서 보이는 것과 같은 평면이다. 방향 표시자는 검사자의 왼쪽을 가리키고 환자의 오른쪽에 있는 구조물이 화면에서 왼쪽에서 보이게 된다(Fig. 4.7, Video 4.7).[4]

바늘 방향성에 대한 이해

중심정맥 카테터 삽입과 같은 많은 침습적 시술은 합병증을 줄이기 위해 초음파 유도를 통해 실시간으로 시행된다. 탐촉자를 이용 화면을 보면서 방향을 적절하게 유지하고 바늘의 장축 방향(in plane) 혹은 단축 방향(out plane)으로 바늘 끝을 추적하고 확인하면 안전하게 시술을 시행할 수 있다(Fig. 4.8).[3]

장축 방향 접근법 (Longitudinal approach [in-plane])

장축 방향(longitudinal approach)으로 접근할 때에는 목표로 하는 혈관의 긴축을 따라 탐촉자를 세로로 놓는다. 탐촉자의 방향표지자는 시술자 쪽으로 오게 하는데 이 위치가 표적 혈관의 가까운 쪽 끝으로 바늘이 삽입될 위치이다. 바늘의 끝은 탐촉자의 가까운면(short side) 중앙에 놓이게 된다. 바늘과 주사기 궤적은 초음파 빔이 장축방향일 때 탐촉자의 중심과 정렬이 되어야 한다. 바늘이 삽입되는 각도는 보통 30-60도이다. 얕은 삽입 각도는 관절 및 표면 정맥과 같은 보다 표면에 가까운 구조에 사용되는 반면, 깊

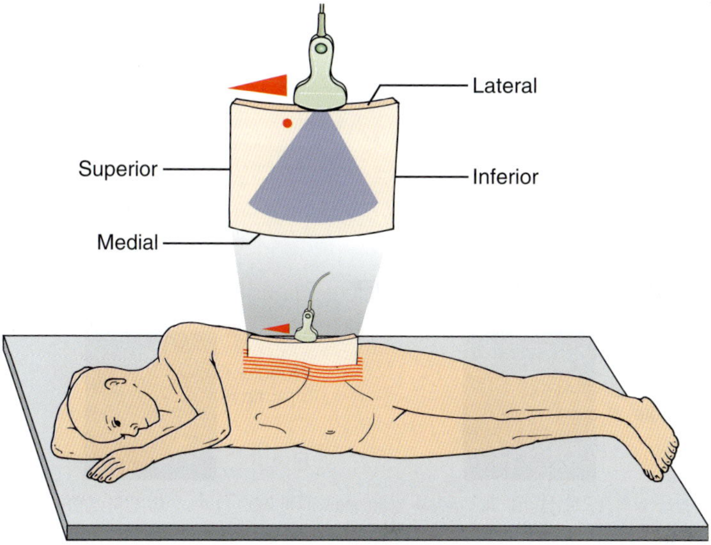

Figure 4.6 관상면(Coronal Plane).

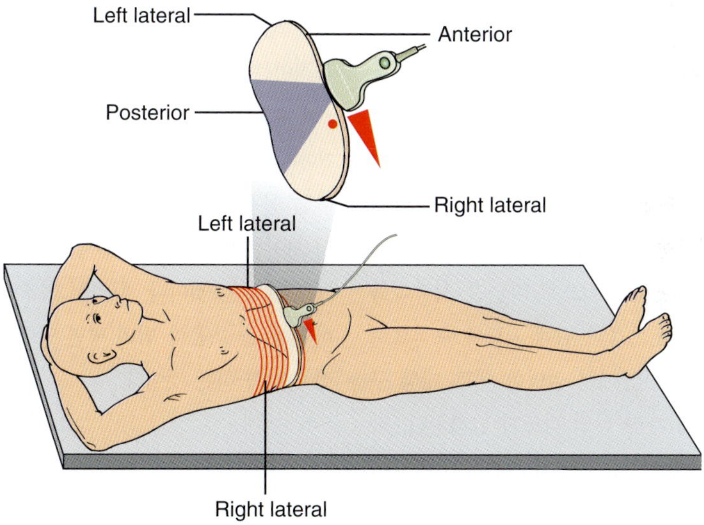

Figure 4.7 횡단면(Transverse Plane).

은 삽입 각도는 대퇴 정맥과 같은 깊은 구조에 사용하게 된다(Video 4.8).

장축 방향으로 접근할 때 가장 중요한 것은 바늘을 초음파 빔의 좁은 평면 안에 계속 위치시키는 것이다. 만약 바늘 끝이 초음파 빔의 평면 바깥에 있는 경우 바늘의 몸통만 보이게 되어 바늘 끝이 보이는 것처럼 잘못된 인지를 할 수 있고 정확한 바늘 끝 위치를 알 수 없게 된다. 삽입 각도가 깊어지면(60–90°) 바늘과 초음파 빔의 각도가 거의 평행하게 삽입하게 되어 초음파 반사가 적어지게 되고 화면에서 바늘이 잘 안 보이게 된다.

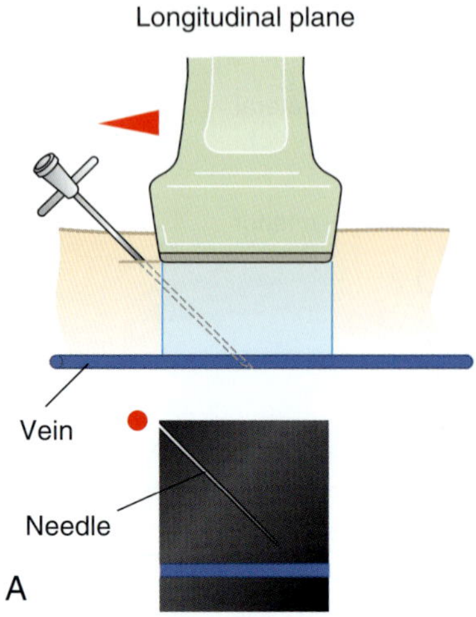

Figure 4.8 바늘을 실시간으로 삽입할 때 (A) 장축 방향(longitudinal 또는 in plane) (B) 단축 방향(transverse 또는 out of plane) 접근법

단축 방향 접근법 (Transverse approach [Out-of-plane])

대상 구조물의 단축면(transverse view)은 가로면은 탐촉자 방향 표시자가 검사자의 왼쪽을 가리키는 화면을 보게 된다. 보고 싶은 구조물을 화면 중앙에 위치하게 하며 검사자의 손은 제자리에 고정하도록 한다. 이상적으로 바늘은 시각화를 극대화하기 위해 초음파 빔에 되도록 수직으로 삽입되게 하는데 앞에서 설명한 대로 대상 구조물의 깊이에 따라 삽입 각도가 달라진다. 바늘은 탐촉자 중앙으로 삽입되도록 하며 바늘이 피부 아래에 있으면 바늘 끝이 표적 구조물 바로 위에 고에코 점으로 확인되어야 한다. 바늘이 대상 구조물을 향해 전진함에 따라 탐촉자의 초음파 빔으로 바늘 끝을 추적하기 위해 기울어가며 확인해야 한다(Fig. 4.9, Video 4.9).

실시간 초음파 유도 시술을 시행할 때 탐촉자 방향 표시자, 화면의 방향 표시자와 검사자의 위치를 올바르게 확인하는 것이 중요하다. 탐촉자 방향 표시자 또는 화면의 표시자를 뒤집게 되면 바늘 끝이 화면에서 반대 방향으로 움직이는 것으로 보인다(즉 바늘 끝이 환자의 왼쪽으로 움직이는 것이 화면에서는 환자의 오른쪽으로 움직이는 것으로 보인다). 또 다른 일반적인 실수는 바늘 몸통이 비스듬히 보이게 될 경우 화면에서 보이는 바늘 끝보다 실제 바늘 끝이 훨씬 깊게 위치하는 것이다. 따라서 가장 중요한 것은 바늘 끝을 초음파 빔의 평면 안에 유지하고 직접 시각화 하는 것이다.

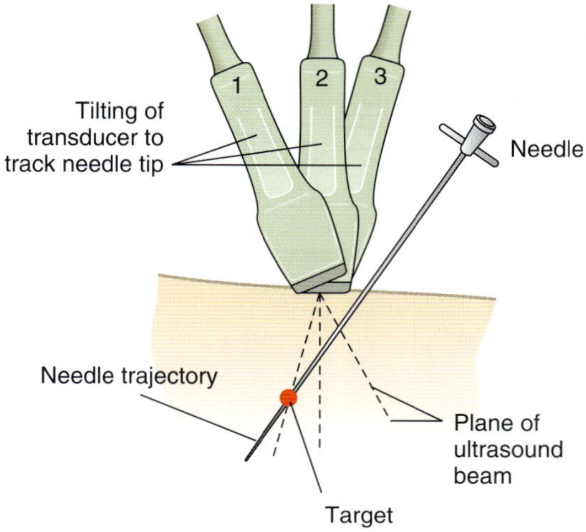

Figure 4.9 바늘 끝 찾기(Tracking the Needle Tip). 장축 방향(longitudinal 또는 in plane)으로 접근할 때 초음파 빔이 처음에는 시술자를 향하게 된다. (1) 바늘이 진행함에 따라 (2) 탐촉자는 기울여져서 초음파 빔은 시술자에서 멀어지면서 바늘 끝을 쫓아가게 된다 (3).

요점 정리

- 화면 방향에 대한 규칙 또는 관습은 전문 분야에 따라 다르지만 모든 방향을 사용하여 동일한 영상 결과를 식별할 수 있다. 중요한 결과를 놓치지 않도록 한 가지 규칙에 따라 초음파 영상을 확인하는데 체계적인 접근방식을 사용하는 것이 좋다.
- *탐촉자 표시자*(probe marker) 또는 *홈*(notch)으로 표현되는 방향 표시자(marker)는 탐촉자의 방향을 나타내며 초음파 회사 및 탐촉자 유형에 따라 모양이 달라질 수 있다. 바늘 방향 도우미(needle guides)로 불리는 플라스틱 부착부위는 종종 탐촉자 방향 표시자로 오인된다.
- 탐촉자의 방향을 확인하려면 탐촉자 한쪽 끝을 만져보면서 화면에 나타나는 움직임을 확인한다. 만져진 탐촉자의 한쪽 끝을 화면에 움직임이 표시되는 방향과 일치되도록 한다.
- 일반적으로 탐촉자 표시자 위치는 횡단면(transverse), 단축(short axis)의 화면에서는 검사자의 왼쪽에, 관상면(coronal plane) 또는 시상면(sagittal plane)에서는 환자의 머리 쪽에 위치하도록 한다. 관상면이나 시상면은 모두 다 장축면(long axis)이라고 한다.
- 실시간으로 시술 중 바늘을 추적하는 것은 종단(longitudinal) 또는 횡단(transverse) 접근방법을 사용할 수 있다. 두 가지 접근법 모두 초음파 빔의 평면 내에 바늘 끝을 유지하여 바늘 끝의 시각화를 유지하는 것이 필수적이다. 화면에서 바늘 끝이 사라지는 지점에서 탐촉자를 미세하게 기울여서 바늘 끝의 위치를 확인한다.
- 시술을 위한 실시간 초음파 유도방법을 시행할 때 탐촉자와 화면 사이의 정확한 위치를 확인하고 그에 따른 방향 설정을 꼭 확인해야 한다. 탐촉자가 실수로 화면 반대 방향으로 향하게 되면 바늘이 반대방향으로 향하게 되어 검사자가 탐촉자를 180도 회전해야 하는 것을 인식할 때까지 합병증 발생 위험성이 증가한다.

CHAPTER 5

초음파기기의 기본 조작법

Basic Operation of an Ultrasound Machine

Michel Boivin

:: 김한빛

핵심 포인트

- 휴대용 초음파 기기에서 사용할 수 있는 가장 일반적인 영상 모드에는 2차원 또는 명암 모드, 움직임 모드, 도플러 모드(색채, 분광 도플러)가 있다. 대부분의 현장 진단 초음파 활용은 2차원 모드를 이용해 이루어진다.
- 심도와 감도는 초음파 영상을 최적화하기 위해 가장 자주 조정해야 하는 두 가지 설정이다. 정확한 판독을 위해서는 고품질 초음파 영상을 획득하는 것이 필수적이다.
- 움직임 모드는 시간에 따른 구조물의 움직임을 표현하며 빠르게 움직이는 구조물을 평가하는 데 사용된다. 색조 및 분광 도플러는 혈류 방향과 속도를 표현한다. 도플러 영상을 최적화하려면 특정 기기 조정이 필요하다.

준비

환자와 의료진의 불편을 최소화하면서 최고 품질의 영상을 얻으려면 적절한 준비가 필요하다.

- 초음파 기기의 배터리는 사용하기 전에 완전히 충전하는 것이 이상적이다. 실시간 초음파 유도 시술을 수행할 때는 배터리 고장 또는 방전에 대비하여 기기를 전기 콘센트에 연결해 두는 것이 좋다.
- 현지 표준에 따라 승인된 일회용 항균 휴지로 초음파 기기, 특히 탐촉자와 키보드를 세척한다. 일부 일회용 항균 휴지에는 초음파 기기의 화면, 키보드, 및 탐촉자를 손상시킬 수 있는 알코올 또는 기타 세정제가 포함되어 있을 수 있다. 승인된 일회용 항균 휴지 목록은 제조업체의 사용 매뉴얼을 참고한다.
- 접촉 격리가 필요한 환자를 위한 선택은 일회용 투명 플라스틱 제품을 사용하여 초음파 기기 전체를 감싸는 것이다.
- 진단 검사 또는 초음파 유도 시술을 시작하기 전에 충분한 양의 젤이 준비되었는지 확인한다. 실시간 초음파 유도 시술에는 무균 젤이 필요하며 무균 탐촉자 커버 키트에 포함되어 있는 경우가 많다. 환자를 편안하게 해주기 위해, 젤을 따뜻하게 데우는 기기들이 시판되고 있다.
- 화면의 영상 이미지를 최적으로 볼 수 있도록 실내 조명을 어둡게 한다.
- 일반적인 초음파 스캔의 경우 환자의 오른쪽에 서서 기기를 검사자의 바로 앞에 위치시킨다. 심장 초음파 스캔의 경우, 일부 의료진은 환자의 왼쪽에 서서 하기도 한다(Chapter 4 참조).

- 초음파 장비의 전원을 켠 후 수행할 검사에 가장 적합한 탐촉자를 선택한다(Chapter 3 참조).
- 환자의 데이터(이름, 병원 등록 번호, 생년월일)와 의료진 이름을 입력하고, 수행할 검사 유형을 선택한다.
- 환자는 일반적으로 똑바로 눕는 자세를 하지만, 검사 유형에 따라 자세가 달라질 수 있다. 심첨부 또는 좌측 흉골연을 통한 심장 초음파 시에는 환자가 좌측 측와위 자세를 취할 때 시야를 더 잘 확보할 수 있는 경우가 많다. 좌상복부와 우상복부 스캔은 환자가 각각 좌측 측와위 또는 우측 측와위 자세를 취할 때 영상을 더 잘 얻을 수 있다. 폐, 흉막, 척추를 포함한 뒤쪽 흉곽의 스캔은 앉은 자세에서 가장 잘 이루어진다. 시작하기 전에 환자와 의료진의 편안함을 최적화해야 한다.
- 환자의 프라이버시를 존중하고 스캔할 신체 부위만 노출되도록 환자를 적절히 가린다. 바디 타월은 환자를 덮고 시술 후 젤을 제거하는 데 이상적이다. 방의 커튼과 문이 닫혀 있는지 확인하고, 보호자를 곁에 두는 것을 고려한다.
- 실시간 초음파 유도 시술에는 무균 탐촉자 피복을 사용해야 한다. 무균 젤을 탐촉자 위에 바르거나 무균 피복 안에 넣은 후 탐촉자를 무균 피복으로 덮는다. 무균 상태로 피복된 탐촉자는 시술이 이루어지는 소독된 영역에 놓아야 한다.

영상 획득법(Image Acquisition)

초음파 기기를 준비하고 환자의 자세를 정한 후 의료진은 가장 적합한 탐촉자 종류, 검사 사전 설정 및 영상 모드를 선택하여 영상 획득을 시작해야 한다. 정확한 해석을 위해서는 고품질의 초음파 영상 획득이 필수적이다. 영상 품질이 좋지 않거나 기계 설정이 부정확하면 진단을 놓치거나 부정확한 진단을 내릴 수 있다. 영상 최적화의 원리를 이해하면 의료진이 최고 품질의 영상을 얻을 수 있다. 의료진은 초음파 기기의 키보드에 있는 주요 조작법을 숙지해야 한다(Fig. 5.1).

영상 모드

휴대용 초음파 기기에서 사용할 수 있는 가장 일반적인 영상 모드에는 2차원(2D) 또는 명암 모드(B-모드), 움직임 모드(M-모드), 도플러 모

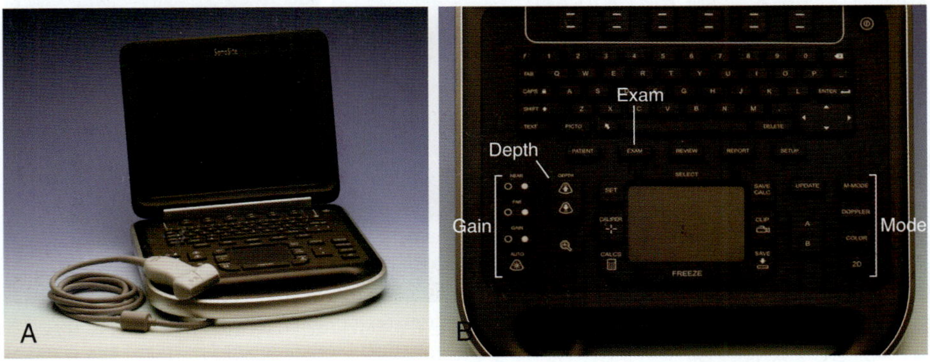

Figure 5.1 초음파 키보드. 휴대용 초음파 기기(A)와 키보드(B)가 있고, 주요 조작부가 표시되어 있다.

드(분광, 색조)가 있다. 현장 진단 초음파 활용의 대부분은 2차원 모드에서 이루어진다(Fig. 5.2).

2차원 모드

검사 사전 설정(Preset). 검사 사전 설정은 감도(gain), 파워(power), 그리고 프레임 속도 등을 포함한 초음파 기기 설정을 조정하여 다양한 구조를 최적으로 영상화 한다. 검사 사전 설정은 활성 탐촉자에 따라 달라진다. 일반적인 검사 사전 설정에는 복부, 심장, 혈관, 산부인과, 근골격계, 신경 및 작은 부위가 포함된다. 선형 탐촉자(linear transducer)에만 혈관 사전 설정이 있고 위상배열 탐촉자(phased–array transducer)에만 심장 사전 설정이 있다. 의료진은 스캔할 장기에 가장 적합한 검사 사전 설정을 선택한 다음 수동으로 미세 조정하여 영상을 최적화해야 한다.

심도, 깊이(Depth). 화면의 중앙에 관찰하고자 하는 구조물이 위치하도록 심도를 조절한다(Fig. 5.3). 특히 초음파 유도 시술이 필요한 경우, 주변 구조를 볼 수 있도록 보다 깊은 심도로 스캔

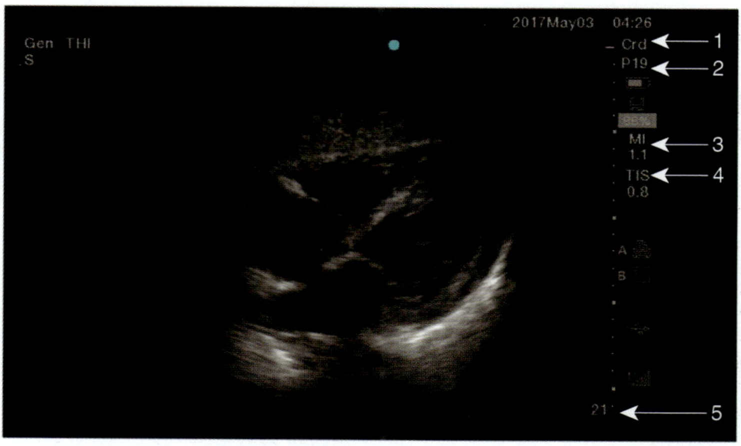

Figure 5.2 2차원 또는 B-모드. 정상적인 늑골하 4방 영상(subcostal four-chamber view). (1) 검사 프리셋, (2) 탐촉자 유형, (3) 기계 지수(mechanical index), (4) 열 지수(thermal index), (5) 심도(depth).

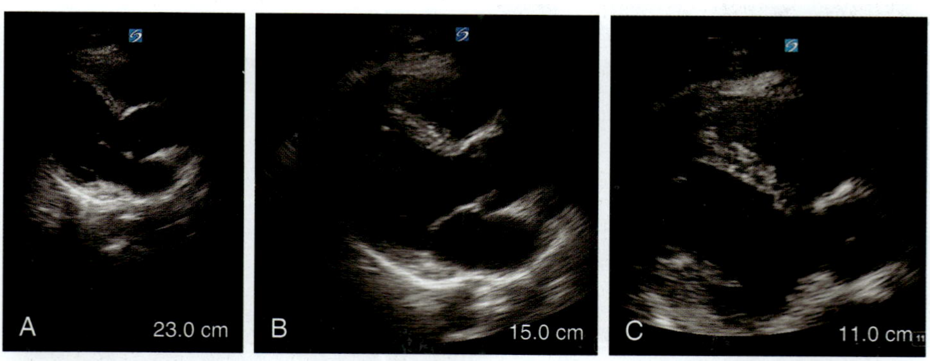

Figure 5.3 심도. (A) 심도가 너무 깊은 경우: 대상 구조물이 근위부에서만 보인다. (B) 심도가 적절한 경우: 대상 구조물이 화면 중앙에 있다. (C) 심도가 너무 얕은 경우: 대상 구조물이 화면을 넘어가며 일부만 시각화된다. 화면 오른쪽 하단의 이미지 심도에 주목한다.

을 시작하고, 이후에 대상 구조가 화면 중앙에 오도록 심도를 줄인다. 심도가 너무 얕으면 깊은 조직의 구조가 보이지 않을 수 있다. 반대로 심도가 너무 깊으면 표적 구조가 근거리 영역(near field)에 보이지만, 작고 해상도가 낮게 보인다(Video 5.4–5.3). 또한 많은 소형 휴대용 초음파 기기에는 초점 영역이 조절 가능하지 않아서 화면 중앙에 표적 구조가 있을 때 최상의 해상도를 얻을 수 있다.

감도(Gain). 초음파는 탐촉자에서부터 멀어지면서 감쇄 또는 약화되어 깊은 구조물에서 돌아오는 에코의 수가 줄어든다. 그러므로, 같은 구조물이라도 원거리 영역(far field)에서 근거리 영역(near field)으로 탐촉자에 가까운 쪽으로 옮기면, 근거리에서 음파의 감쇄가 적기 때문에 더 고에코성으로 나타난다. 초음파 기기는 심도가 깊어질수록 자동으로 감도를 증가시킴으로써 감쇄 현상을 보상하는데, 이를 *시간 감도 보상*(time gain compensation, TGC)이라고 한다. 대부분의 초음파 기기는 시행자가 시간 감도 보상의 정도를 조절 손잡이를 이용하여 심도별로 조절할 수 있다.

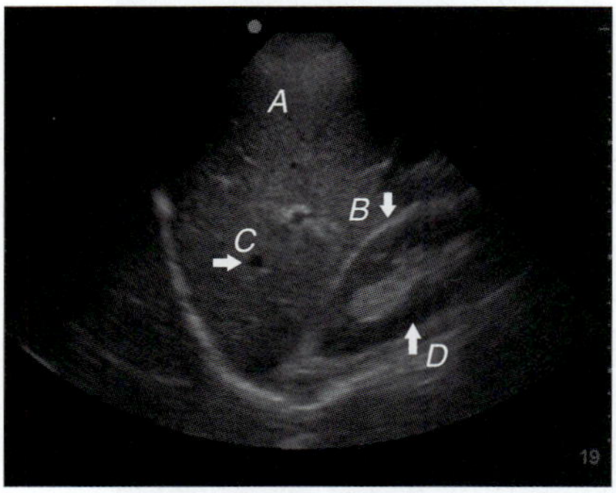

Figure 5.4 조직의 에코정도. 우상복부의 정상 뷰에서 간 실질(A)은 동일에코성, 신장과 간 사이 근막(B)은 고에코성, 간 내부의 혈관(C)은 무에코성이며, 신장 피질(D)은 간 실질에 비해 저에코성이다.

감도는 초음파 수신장치에 돌아오는 에코의 증폭 정도를 조절한다. 영상을 정확히 해석하기 위해서는 감도를 적절히 조절하는 것이 중요하다. 감도를 적절히 조절하면, 액체는 검게(무에코성), 고형(solid) 조직은 조직 특성에 따라 회색에서 흰색(저에코성, 동일에코성, 고에코성)으로 보인다(Chapter 2 참조) (Fig. 5.4). 감도를 증가시키면 영상이 더 밝아지고, 감도를 줄이면 영상이 어두워진다. *과소감도성*(undergained)과 *과다감도성*(overgained)이란 부적절한 감도 조절로 인해 영상이 각각 너무 어둡거나 너무 환한 경우를 일컫는다. 과소감도성 영상은 구조물이 평소보다 어둡게 나타나기 때문에 구조물을 놓칠 수가 있다(Fig. 5.5, Video 5.4–5.6).

확대(Zoom). 많은 초음파 기기에는 시행자가 보려고 하는 구조물을 확대해서 볼 수 있는 확대 기능이 있다. 확대 기능은 심장 판막(Video 5.7–5.8)과 같은 작은 구조물을 평가하거나 총담관 직경과 같이 정확한 측정이 필요할 때 특히 유용하다. 보통의 확대 기능은 해상도 변화 없이 영상을 확대하는 반면, 고해상도 확대 기능은 확대된 구역의 해상도를 향상시킨다.

초점(Focus). 초점 구역은 초음파 빔이 가장 좁고 측방향 해상도가 가장 좋은 지점이다. 일부 소형 휴대용 초음파 기기는 초점 영역이 화면 중앙에 고정되어 있지만, 많은 초음파 기기들은 시행자가 초점 영역의 수와 깊이를 조정할 수 있다. 시행자는 초점 영역을 대상 구조가 있는 근거리 영역이나 원거리 영역 쪽으로 옮길 수 있다. 초점 영역의 깊이를 증가시킴으로써 깊은 구조물의 측면 해상도를 향상시킬 수 있다.[1]

프레임 속도(Frame rate). 심장과 같이 빨리 움직이는 구조물을 스캔하는 경우, 초음파 기기의 프레임 속도 또는 초당 보여지는 프레임의 수를

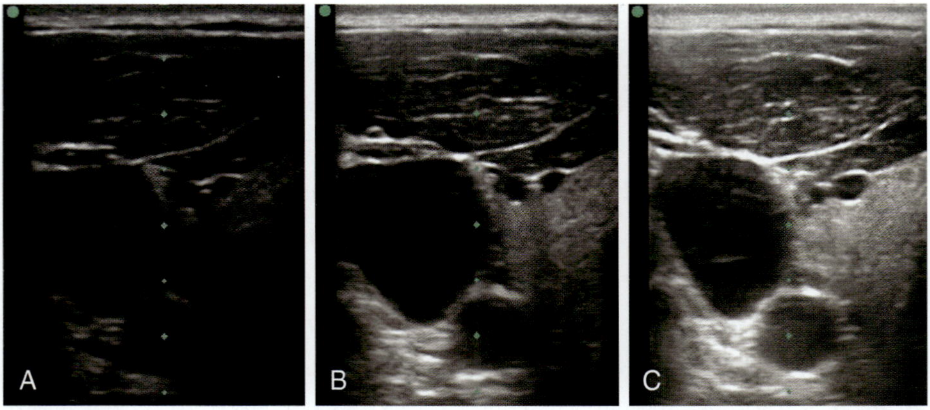

Figure 5.5 감도. 내경정맥과 경동맥의 과소감도(A), 적정감도(B), 과다감도(C)의 영상을 보여준다. 감도가 부족한 영상에서는 조직 간 구분이 불분명하고, 감도가 과도한 영상에서는 내경정맥 내의 허상성 에코가 나타난다.

높여야 한다. 시행자는 두 가지 설정을 조정함으로써 프레임 속도를 최대화할 수 있는데, 영상의 심도를 줄이거나, 화면의 각도(부채꼴 각)를 좁힘으로써 가능하다.[2,3]

M-모드

M-모드, 또는 움직임 모드에서는 한 면(스캔선)에서 시간에 따른 구조물의 움직임을 볼 수 있다(Fig. 5.6). M-모드의 주요 장점은 빠르게 움직이는 구조물의 샘플링 속도가 빨라서 순간적인 해상도가 높다는 점이다. M-모드를 사용하려

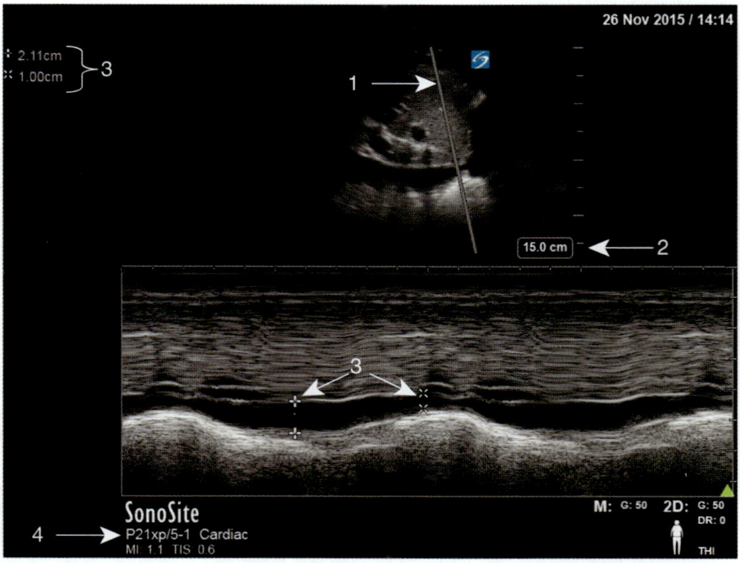

Figure 5.6 M-모드. 하대정맥(inferior vena cava, IVC)의 호흡 변화를 보여주는 M-모드 영상. 2차원 영상(*상단*)의 M-모드 스캔선(1)과 심도(2), M-모드 영상(*하단*)에서 IVC 허탈의 측정(3), 그리고 탐촉자 유형 및 검사 사전 설정(4)에 주목한다.

면 2차원 모드에서 화면의 중앙에 목표 구조물을 배치하고 M-모드 스캔선을 목표 구조물 위에 놓은 다음 M-모드를 시작하면 시간에 따른 구조물의 움직임을 볼 수 있다. 영상을 정지하면 측정을 할 수 있다. M-모드는 주로 흉막, 하대정맥, 심실 및 심장 판막과 같이 빠르게 움직이는 구조물의 시각화 또는 측정을 위해 사용된다. M-모드로 거리를 측정할 때 정확한 값을 얻으려면 M-모드 스캔선을 목표 구조물에 수직으로 배치하는 것이 중요하다.

도플러 영상

색조 도플러(Color Doppler). 색조 혈류 도플러(color flow doppler)와 파워 도플러(power doppler)는 혈액의 흐름을 시각화하기 위해 사용된다. 색조 혈류 도플러는 방향성이 있으며, 통상적으로 탐촉자를 향해 다가오는 혈류는 빨간색이며, 탐촉자에서 멀어지는 혈류는 파란색이다. 화면의 색상 지도(color map)에는 도플러 변위(doppler shift)에 해당하는 색상 코딩이 표시된다. 탐촉자 쪽으로 다가오는 혈류는 양성 도플러 시프트(눈금 위쪽)를 가지며, 탐촉자에서 멀어지는 혈류는 음성 도플러 시프트(눈금 아래쪽)를 가진다(Fig. 5.7, Video 5.9). 파워 도플러는 방향성이 없으며 유속이 낮을 때 더 민감하다. 유속은 흐름 방향에 관계없이 다양한 강도의 노란색-주황색 박동으로 표시된다. 파워 도플러는 갑상선, 관절의 활막, 고환, 방광 안의 요 분출(urinary jet) 등 유속이 낮은 조직을 평가하는데 사용된다(Video 5.10).

색조 혈류 도플러 또는 파워 도플러를 활용하려면 2차원 모드에서 목표 구조물을 화면 중앙에 배치하고 색조 도플러 상자를 목표 구조물 위에 배치한다. 관심 영역에 초점을 맞추려면 색조 도플러 상자의 크기를 줄인다. 색조 도플러 상자의 크기가 너무 크면 중첩된 2차원 이미지의 프레임 속도와 해상도가 낮아진다.[2,3] 초음파 빔은 혈류의 방향에 따라 기울어져야 하며, 0-60도의 절편각(intercept angle)이 가장 이상적이다. 초음파 빔이 혈류 방향에 수직이면 흐름이 감지되지 않는다(Fig. 2.10 참조). 혈관을 세로로 영상화 할 때는 색조 도플러 상자를 혈류와 평행하게 해야 한다.

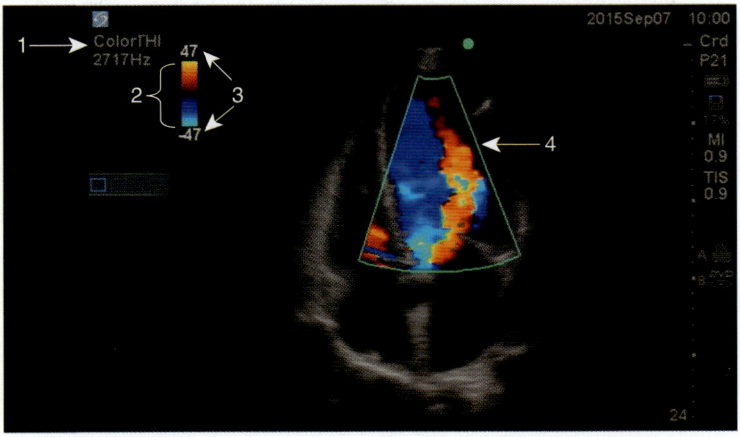

Figure 5.7 색조 혈류 도플러 모드. 심장의 심첨부 5방 영상에서 심한 대동맥판역류를 보여주는 색조 혈류 도플러 영상. 색조 혈류 도플러 모드(1)에서 색상 지도(2), 속도 범위 또는 펄스 반복 주파수(3), 색조 도플러 상자(4)가 나타난다.

색조 도플러의 감도는 2차원 영상 모드와 비슷한 방식으로 조절한다. 색조 도플러 모드를 활성화한 후 화면에 약간의 색깔 픽셀만 간헐적으로 나타나고 대부분의 색조 도플러 상자가 검은색으로 나타나도록 감도를 조절한다. 감도를 너무 높게 설정하면 영상이 임의의 색상 잡신호로 복잡해지고, 반대로 감도를 너무 낮게 설정하면 흐름이 감지되지 않는다. 또한 속도 척도(velocity scale)는 저유속, 중유속, 고유속에 맞게 설정해야 한다.[4] 속도 척도는 색상 지도(color map)의 펄스 반복 주파수(pulse repetition frequency)로 표시된다(Fig. 5.7). 속도 척도를 너무 높게 설정하면 저유량 상태를 감지하지 못할 수 있다. 반대로 고유량 상태에 대해 속도 척도를 너무 낮게 설정하면, 영상이 일그러지거나(aliasing) 모호한 신호(ambiguous signaling)가 나타날 수 있다.

분광 도플러(Spectral Doppler). 분광 도플러 영상은 압력 차이나 혈류량을 계산하기 위해 혈류 속도를 측정하는데 특히 유용하다. 분광 도플러 신호는 시간에 따른 속도 또는 면적을 추적하여 시각화 형식으로 표현된다(Fig. 5.8). 분광 도플러 영상에는 간헐파형(pulsed-wave)과 지속파형(continuous-wave) 도플러가 있다. 간헐파형 도플러는 특정 구역(표본 용적)에서 속도를 측정한다. 혈관 영상의 경우, 검체 부피 게이트(sample volume gate)를 시행자의 관심 영역의 흐름 중앙에 배치하고 각도 보정선(angle correction line)은 혈류와 평행하게 정렬한다. 심장 영상의 경우, 절편각(intercept angle)이 0도에 가까울 때 각도 보정 없이 검체 부피 게이트를 시행자의 관심 영역 위에 간단히 배치하면 된다. 나이키스트 한계(Nyquist limit)를 넘어서는 빠른 혈류에서는 영상이 일그러지거나(aliasing) 모호한 신호가 발생할 수 있으며, 이는 간헐파형 도플러의 주요 단점이다. 일그러짐(aliasing)을 극복하기 위한 기술로는 속도 척도 높게 설정, 기준선 이동, 더 낮은 주파수 사용, 공진 각도(angle of insonation) 증가(도플러 변위 감소)로 설정, 영상 심도 낮게 설정 또는 지속파형 도플러로 전환 등이 있다. 지속파형 도플러는 전체 빔에 걸쳐 속도를 측정한다. 최대 속도의 제한을 받지 않으며 조작 없이 전체 관심 영역을 따라 속도를 측정한다. 입사빔과 수신기 빔이 겹치는 곳에서 속도를 측정하기 때문에 범위가 모호하게 나타나는 것(range ambiguity)은 지속파형 도플러의 주요 단점이다. (도플러 초음파에 대한 자세한 내용은 Chapter 2 참조)

측정과 계산(Measurements and Calculations). 대부분의 초음파 기계는 거리를 측정하는 기능이 있다. 흔히 측정되는 구조들로는 하대정맥, 좌심실 유출로, 대동맥, 방광, 액체 고임 등이 있다. 대부분의 기기에는 측정값을 자체 소프트웨어를 이용하여 측정치들을 계산하여 실제 진료에 필요한 수치(예를 들어 방광 용적이나 심박출량 등)로 나타내 준다. 또한 도플러 모드를 이용하여 최대 속도를 계산하거나 속도 수치를 이용한 곡선하면적(area under the curve) 등도 계산할 수 있다. 측정치와 계산한 수치들은 저장 가능하고 영상과 함께 기록할 수 있다.

영상 저장(Image Storage). 초음파 기기는 내부 저장 공간이 있어서 정지 화면과 비디오 영상을 저장할 수 있다. 초음파 정지 화면과 비디오 영상은 환자에 대한 연속적인 모니터링, 의료진 간 의사소통, 초음파 사용에 대한 진료 비용 청구를 위해 보관해야 한다(Chapter 50 참조). 초음파 소견은 별도의 보고서 혹은 경과기록지 같은 의무기록으로 기록해 둘 수 있다.

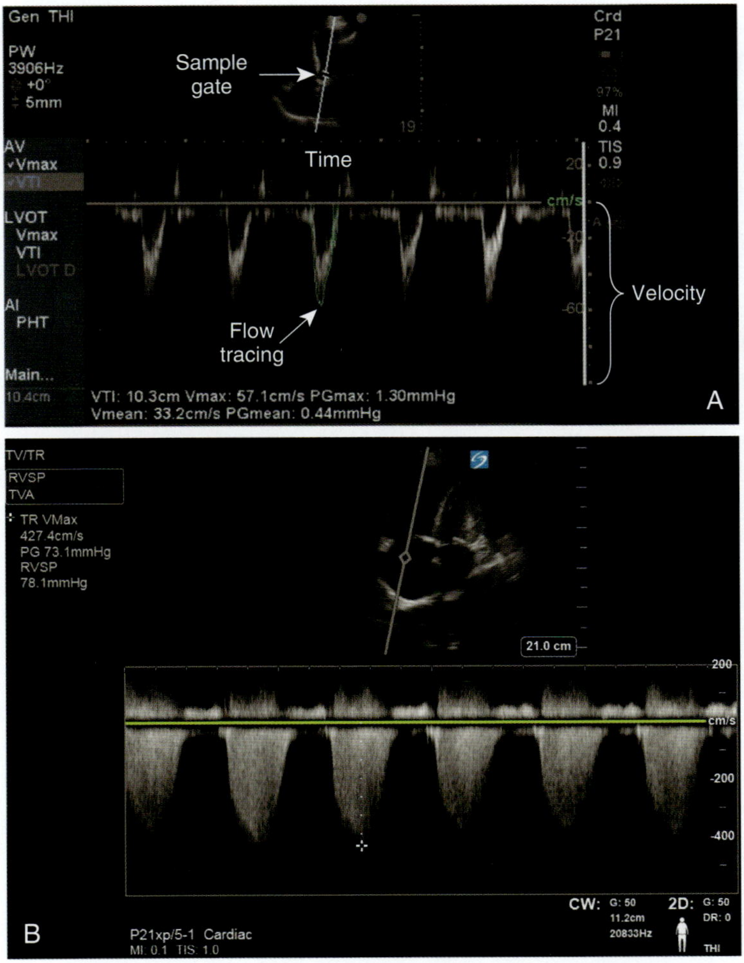

Figure 5.8 **분광 도플러 모드.** 좌심실 유출로의 혈류 속도를 측정하는 간헐파형 도플러(A)와 심한 삼첨판 역류 제트 속도를 측정하는 연속파형 도플러(B).

검사 후 정리

초음파 검사를 완료한 후에는 환자를 안전하고 편안한 자세로 위치시키는 것이 중요하다.

- 환자에게 묻은 젤을 닦아주고, 침대 난간을 올리고, 침대 높이를 조정하고, 조명을 다시 켠다.
- 환자에게 초음파 검사 결과를 설명한다. 평가된 구조물과 수행된 검사 범위 내에서만 설명하도록 주의한다. "모든 것이 정상으로 보이니 걱정하지 마세요."와 같이 광범위하고 지나치게 단순화한 표현은 피하도록 한다.
- 기기에서 초음파 검사를 종료하거나 닫아 환자 정보를 노출시키지 않도록 한다. 기기에서 검사를 종료하는 것은 실수로 다른 환자의 영상이 같은 파일에 저장되는 것을 방지할 수 있다. 또한 몇몇 시스템에서는 이 과정을 통해 기록이 보관되기도 한다.

- 초음파 탐촉자와 기기를 승인된 소독액이나 항균 휴지를 이용해 닦는다.
- 기기를 움직일 때는 탐촉자 연결선 위로 초음파 카트가 깔고 지나가지 않도록 주의한다. 초음파 기기를 본래 보관되던 장소에 되돌려 놓는다.

요점 정리

- 젤은 결합 중매로서 탐촉자로부터 나온 초음파가 신체로 투과될 수 있도록 해주는 역할을 한다. 충분한 양의 젤을 사용해야 하는데, 특히 넓은 구역에 걸쳐 탐촉자를 미끄러뜨릴(sliding) 때 충분히 사용한다. 만약 젤을 사용할 수 없을 때에는 물과 윤활 젤을 포함한 모든 액체 기반 매질도 사용할 수 있다.
- 심도(depth)가 증가하면 특히 원거리 영역에서 감도(gain)도 조절해야 할 수 있다. 감도를 조절하여 화면의 상단부터 하단까지 적절하게 균형을 맞춘다. 감도 조절 손잡이를 이용하여 미세하게 조절할 수 있다.
- 도플러 감도는 색조 혈류 도플러 스캔을 시작하기 이전에 조절한다. 잡신호를 최소화하려면 탐촉자를 환자에게서 떼어낸 상태에서 간간히 몇 가닥의 색 줄무늬만 보일 때까지 도플러 감도를 줄인다.
- 잘못된 감도 조정, 부적절한 심도, 또는 좋지 않은 해상도의 영상으로 진단하는 것을 주의한다. 영상을 해석하거나 임상적 의사 결정을 하기 전에 먼저 충분한 시간을 들여서 영상을 최적의 상태로 만들어야 한다.

CHAPTER 6

초음파 허상

Imaging Artifacts

Alfred B. Cheng ▪ Alycia Paige Lee ▪ Ben Goodgame ▪ Nitin Puri :: 이인혜

핵심 포인트

- 허상은 실재의 해부학적 구조를 보여주지 않는 거짓 영상 또는 영상의 일부분을 말한다.
- 음파의 속성 중 하나 이상이 위배되었을 때 허상이 발생한다.
- 실제 병변은 서로 다른 평면에서 동일하게 관찰되는 반면, 허상은 서로 다른 평면에서 일정하게 관찰되지 않고 사라지는 것을 확인할 수 있다.

소개

허상은 실재의 해부학적 구조를 보여주지 않는 거짓 영상 또는 영상의 일부분을 말한다.[1,2] 초음파 검사를 하는 사람들은 실제 진료 현장에서 초음파 영상의 획득과 해석 능력을 향상시키기 위해 초음파 허상의 물리학적 원칙에 대한 기본 이해를 갖고 있어야 한다. 장비 오작동을 제외하고 허상은 다음 중 하나 이상의 위반으로 인한 잘못된 초음파 신호 때문에 발생한다.[3-5]

- 음파의 속도는 모든 인체 조직에서 일정하다 (1,540 m/s).
- 초음파는 그 폭과 두께를 무시할 수 있는 균일한 단일 파다.
- 초음파는 항상 직선 경로로 이동하며, 반사된 초음파(에코)는 하나의 물체에만 반사된 후 동일한 경로로 돌아온다.
- 초음파 반사(에코)의 감쇄 또는 에너지의 감소는 일정하다.
- 되돌아오는 에코의 진폭은 반사 물체의 속성에 따라 달라지며 반사물체까지의 거리는 왕복 이동 시간에 비례한다.
- 이미지 처리 및 재구성에 소요되는 시간은 미미하여 무시할 수 있다.

허상은 조직을 구분하는 데 있어서 종종 단서를 제공하기도 하고, 담석이나 폐부종 같은 어떤 병변들에서는 진단에 도움이 되기도 한다. 대부분의 허상은 그 기본 메커니즘(음파의 전파, 빔 특성, 속도 오류, 감쇄)에 따라 4개의 범주 중 하나로 분류할 수 있다.[6] 이 장에서는 현장 초음파를 하면서 만나는 가장 흔한 몇몇의 허상을 살펴본다.

음파 전파의 허상

반향

음파는 두 조직 사이의 음속 차이가 큰 조직의 경계면에서 반사된다. 초음파가 조직을 통과하는 데 대한 저항을 *음향 임피던스*라고 한다. 조직 경계면에서 반사되는 음파의 양은 인접한 두 조직 사이의 음향 임피던스 *차이*에 정비례한다. 인접한 두 조직 사이의 음향 임피던스에 차이가 없으면 음파가 반사되지 않는다. 반대로 음향 임피던스의 차이가 크면 음파의 상당 부분이 반사된다.

반향 허상은 공기, 금속 및 칼슘을 포함하여 음향 임피던스의 큰 차이가 있는 조직 경계면에서 발생한다. 반향 허상은 두 개 이상의 고반사성의 구조물들이 서로 평행을 이룬 상태에서 초음파의 경로가 이 구조물들과 직각일 때 발생한다. 초음파 파동은 고반사성 구조물들 사이에서 여러 번 반사된다. 초음파 기계는 이러한 반사를 균일한 간격으로 밝고 평행한 선으로 보여주는데, 이는 깊이가 깊어짐에 따라 그 밝기가 점점 약해지게 된다(Fig. 6.1). 초음파 기계는 탐촉자로 돌아오는 반사파의 지연 시간에 따라서 구조물의 깊이를 정하게 된다. 한 번의 반사 후에 탐촉자로 돌아오는 반사파들은 실제 깊이로 정해지며, 이와 대조적으로 여러 번 반사된 반사파들은 점진적으로 더 깊은 곳에 있는 것으로 정해진다.[6]

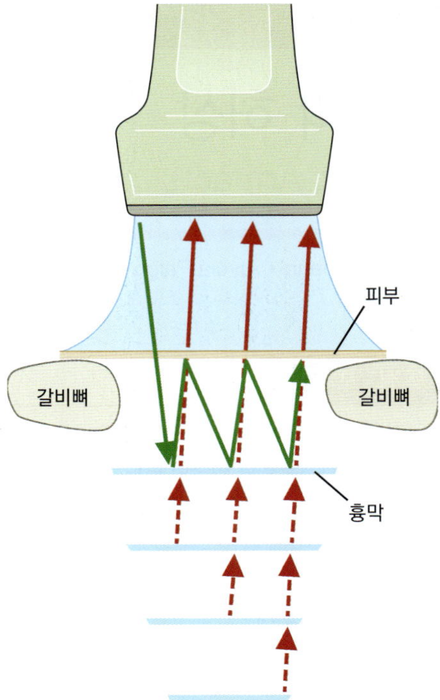

Figure 6.1 반향 허상. 반향 허상은 반사율이 높은 표면 사이의 반복적인 반사로 인해 발생한다. 흉막 표면에서의 반향 허상은 A-선(A-line)이라 불리는 일련의 평행한 선들을 만든다.

반향 허상의 대표적인 예는 폐의 흉막 표면에서 나타나는 A-선이다(Fig. 6.2, Video 6.1). 이 특이한 반향 허상은 고반사성 흉막과 피부-탐촉자 접점 구역 사이에서 일어나는 다중 반사에 의해 발생한다. A선은 정상 폐에서 볼 수 있지만 기흉에서도 볼 수 있다(자세한 내용은 Chapter 9 참조).[7] 반향 허상은 조직 특성을 평가하는 데 유용할 수 있지만, 더 깊은 곳에 위치한 구조물의 적절한 영상을 얻는 데 방해가 된다.

혜성-꼬리 허상이라고 알려진 특정 유형의 반향 허상은 음파가 매우 근접한 거리를 두고 위치한 두 고반사성의 표면 사이에서 반사될 때 생성된다. 촘촘하게 배치된 잔향의 "스택(stacking)"은 밝고 점점 가늘어지는 수직선, 즉 혜성 꼬리의 이미지를 만들어 낸다. 여러 번 반사된 후에는 되돌아오는 에코의 진폭이 감소하며 이는 종종 본래 에코보다 선이 점점 가늘어지는 현상으로 나타난다(Video 6.2).[2] 혜성-꼬리 허상은 정상 폐에서도, 비정상 폐에서도 보일 수 있으

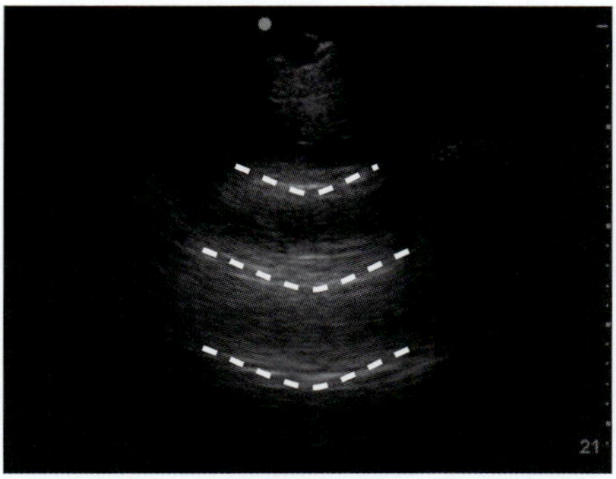

Figure 6.2 반향 허상. A-선은 흉막 표면과 피부-탐촉자면 사이의 반복적인 반사로 인한 반향 허상의 예다.

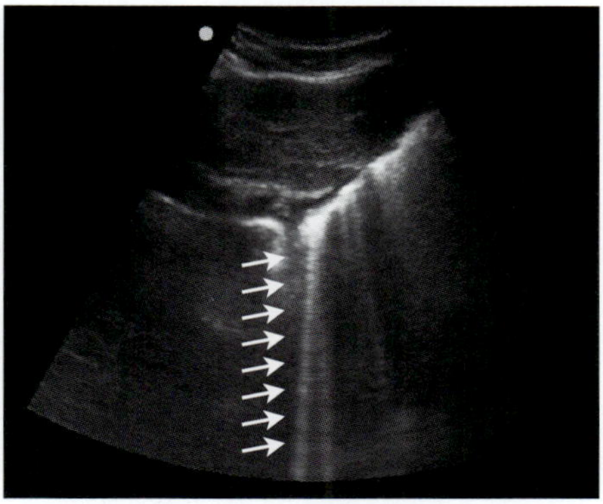

Figure 6.3 여운 허상. 여운 허상은 여기 대장의 간 만복부(hepatic flexure)에서 보이듯, 사면이 기포로 둘러싸인 사면체 내의 중앙부에 액체가 고인 상태에서 공명 진동(resonant vibration)이 있을 때 발생한다.

며 Chapter 9에서 더 자세히 다룬다.[8]

여운(ring–down) 허상의 모양은 혜성–꼬리 허상과 유사하지만 다른 메커니즘에 의해 생긴다(Fig. 6.3). 여운 허상은 공기 방울로 둘러싸여진 사면체 내의 중앙부에 액체가 고인 상태에서 공진이 있을 때 발생한다.[2,9] 초음파가 액체가 고인 공간을 지나가면, 음파는 액체 안에서 공명하고, 연속적으로 탐촉자 쪽으로 반사된 음파가 전달된다. 초음파 탐촉자에 의해 감지된 공명성 진동은 공기가 있는 중심까지 깊이 뻗는 밝은 수직선으로 표시된다Video 6.3). 여운(ring–down) 허상은 농양, 혈관(예: 문맥 정맥 가스), 조직 벽(예: 기종성 담낭염)에서 비정상적인 공기를 식별하는 데 유용할 수 있다. 여운 허상은 이물질이나 칼슘에 의해서 발생하는 혜성–꼬리 허상과는 달리 공기에 의해 발생한다는 점에서 이를 인식하는 것이 중요하다(Fig. 6.3).

몇 가지 기술을 사용하면 반향 허상의 영향을 최소화할 수 있다. 반향은 초음파 빔이 반사도가 높은 구조물에 수직일 때 가장 두드러지기 때문에 탐촉자를 기울여 초음파의 각도를 조절하여 영상면을 변경하면 반향이 줄어들 수 있다. 이와 비슷하게 관찰하고자 하는 대상과 초음파 탐촉자 사이의 거리를 줄이면 반향 허상을 줄일 수 있다. 조직 고조파 영상(tissue harmonic imaging, THI)은 사용되는 기본 주파수를 필터링하고 초음파 빔의 폭을 줄여 허상을 줄일 수 있다. THI는 반향 허상은 감소시키지만 혜성–꼬리 허상은 더 뚜렷하게 보이도록 한다.[10] 공간 합성 영상(spatial compounding imaging)은 여러 평면의 영상을 평균하여 여운 허상 및 혜성–꼬리 허상의 시각화를 줄인다. 따라서 혜성–꼬리 허상의 시각화를 향상하려면 THI를 켜야 하는 반면, 혜성–꼬리와 여운 허상의 시각화를 향상하려면 공간 합성 영상을 꺼야 한다.[2]

거울상

거울상 허상은 탐촉자, 강한 반사체 및 대상 구조물 사이의 음파 반사에 의해 생성되어 반사체 뒤에 가상의 영상이 발생하여 생긴다. 대상 구조물에서 직접 도달하여 반사되는 음파와 비교할 때, 탐촉자로 돌아오기 전에 강한 반

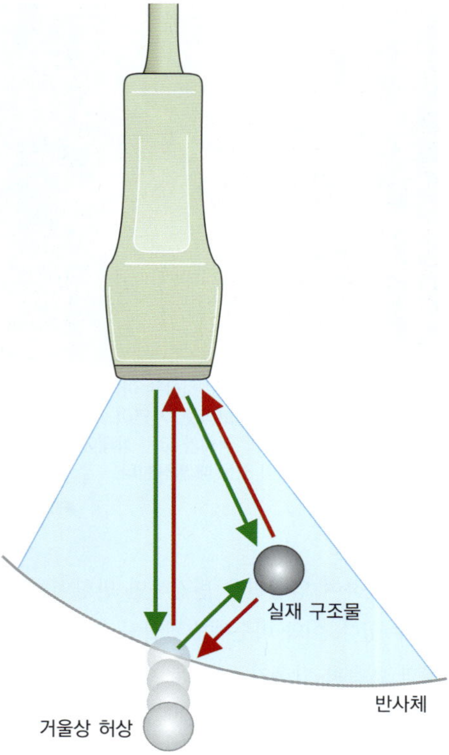

Figure 6.4 거울상 허상. 정반사체에서 반사되는 에코의 시간 지연으로 인해 초음파 기계는 반사체의 깊숙한 곳에 거울상 허상을 표시하게 된다.

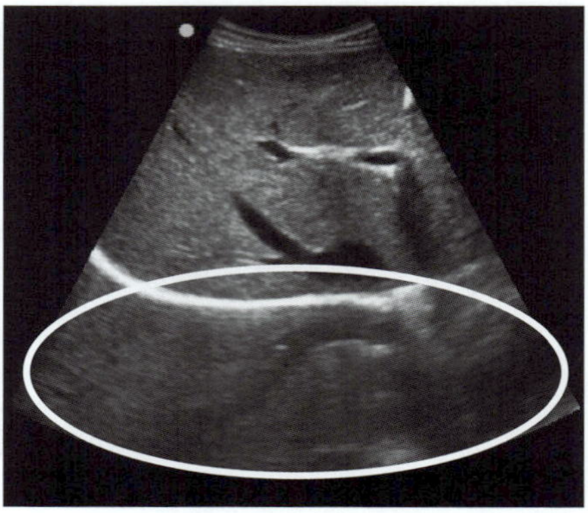

Figure 6.5 거울상 허상. 횡격막에서 반사된 후 탐촉자로 되돌아오는 에코의 시간 지연으로 인해 간의 거울상 허상이 횡격막 위로 관찰된다.

사체에서 반사되는 음파에는 음파의 지연이 있다. 이러한 지연으로 인해 초음파 기계는 더 깊은 깊이에서 대상 구조와 동일한 구조를 표시하게 된다(Fig. 6.4). 거울상의 모습은 반사체의 모양, 음파 투과성, 매끄러운 정도, 초음파 빔의 진동 각도에 따라 결정된다.[4] 반사되는 조직의 경계면이 반복적으로 반복되는 반향 허상과는 달리 거울상 허상은 전체 구조나 기관이 반사되어 보이는 것이다. 거울상은 횡격막, 심낭막(pericardium), 대동맥, 방광, 장으로 대표되는 강한 반사체로 알려진 구조물의 심부에서 보일 수 있다. 횡격막을 가로질러 보이는 간이나 비장의 거울상은 보통 허상이며, 폐의 하엽에 폐경화가 있는 것으로 착각하여서는 안 된다(Fig. 6.5, Video 6.4–6.5). 거울상 허상을 줄이는 테크닉으로는 초음파 각도를 변경하거나 게인(gain)을 줄이는 방법이 있다.[2]

속도 오류로 인한 허상

굴절

굴절은 음파가 한 조직에서 다음 조직으로 지나갈 때 음파의 방향이 비스듬한 각도로 변하는 것을 말한다. 굴절은 서로 다른 음파 성질을 가진 조직 사이를 지날 때 음파의 전달 속도 차이 때문에 생긴다. 편향 정도는 조직을 통과하는 음속의 차이와 초음파 빔의 입사각의 차이에 비례한다. 음속과 초음파 입사각의 차이가 커질수록 굴절의 크기도 커진다. 따라서 굴절은 음속의 차이로 인해 지방-연조직 경계면과 곡선 구조물의 가장자리와 같이 매우 경사진 경계면에서 가장 두드러진다.

굴절 허상에는 잘못된 등록(misregistration, 구

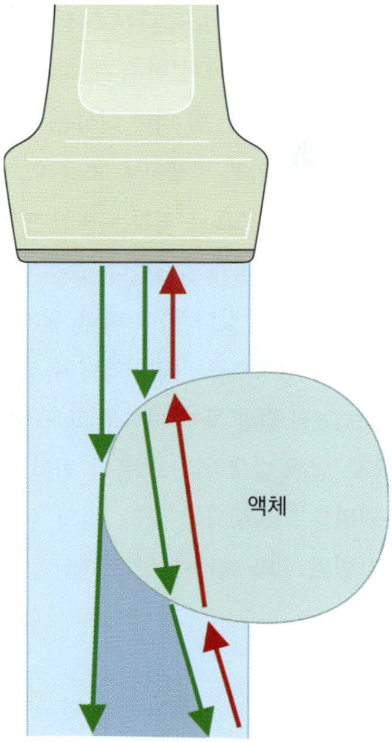

Figure 6.6 굴절 허상. 굴절 허상은 비스듬하거나 구부러져 있고 음속의 차이가 있는 조직의 경계면에서 발생한다.

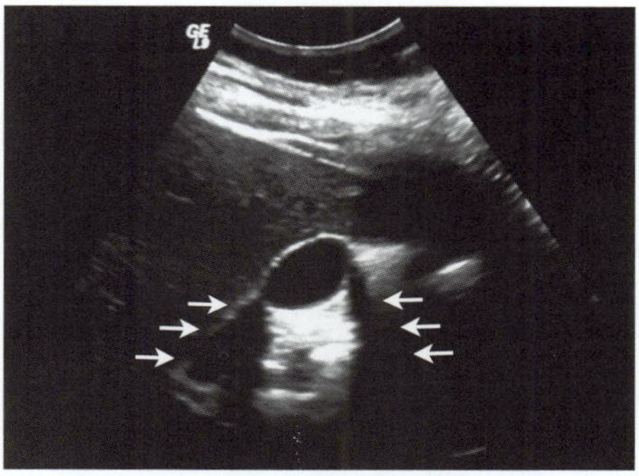

Figure 6.7 가장자리 허상. 굴절 허상의 한 종류인 가장자리 허상이 담낭의 굴곡진 가장자리를 따라 그림자처럼 보인다.

조 변위), 고스팅(ghosting, 구조물의 중복), 가장자리 그림자(edge shadowing)가 포함된다. 가장자리 허상 또는 측면 낭포성 그림자(edge artifact or lateral cystic shadowing)는 담낭, 간, 신장, 방광, 혈관과 같은 곡선형 거울상 반사체의 가장자리에서 발생하는 굴절 그림자이다(Fig. 6.6). 거울상 반사체는 음파를 잘 반사하고 상당한 비율의 음파를 초음파 탐촉자로 되돌려 보내는 표면이다. 거울상 반사체가 구부러지는 지점에서는 입사각에 큰 변화가 있고, 대부분의 음파는 반사되기보다는 굴절되어, 구부러지는 부위에서 먼 쪽에는 굴절 그림자인 가장자리 허상을 생성한다(Fig. 6.7, Video 6.6–6.7). 가장자리 그림자(edge shadowing)는 초음파의 각도를 변경하여 줄일 수 있으며, 돌로 인해 발생하는 진짜 그림자와는 구별되어야 한다.[2]

빔 특성으로 인한 허상

엽(Lobe) 허상

초음파 빔은 주엽(main lobe)과 여러 개의 2차 엽(secondary lobe)들로 이루어져 있다. 측엽(side)과 격자엽(grating lobe)은 메인 빔으로부터 다른 각도로 돌출되는 2차 엽이다(Fig. 6.8). 측엽은 메인 빔의 초음파 에너지의 1% 정도만 가지고 있어 일반적으로 이미지를 생성하지 않는다.[12] 측엽 허상은 강한 반사체가 엽 초음파 빔의 경로에 있을 때 생성된다. 기계는 반사된 음파를 메인 빔에서 나오는 것으로 해석하고 메인 빔 경로에 구조를 표시한다. 측엽 허상은 주로 담낭, 방광, 심장과 같이 굴곡진 벽을 가진 무에코성 구조의 근거리 영역이나 공기나 뼈와 같은 고반사성 표면과 관련하여 관찰된다(Video 6.8). 무에코성 또는 저에코성 영역이 근거리 영역에 없으면 엽 허상이 관찰되지 않을 수 있다. 위상배열

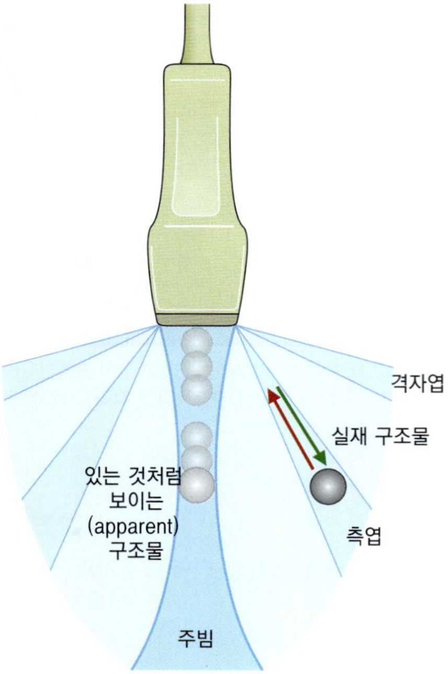

Figure 6.8 측엽허상. 측엽허상은 초음파의 측엽의 경로에 있는 구조물에서 반사된 음파가 주 초음파 빔에서 나오는 것처럼 표시되는 허상이다.

탐촉자로 영상을 촬영할 때 격자엽 허상이 나타날 수 있다.

보다 더 정확한 이미지의 획득을 위해서 다양한 기술로써 2차 엽 허상을 줄일 수 있다. 게인(gain)을 줄이면 에너지가 낮은 2차 엽이 줄어들고 THI (Tissue harmonic imaging)를 사용하면 측엽 허상이 줄어들 수 있다. 또한 환자의 체위를 변경하거나, 초음파 투사 각도를 변경하거나, 다른 영상 창을 사용하여 2차 엽 허상을 줄일 수 있다. 최신 휴대용 초음파 기계에 일반적으로 내장된 기능인 아포디제이션(apodization)은 외부 탐촉자 요소의 진동의 진폭(pulse amplitude)과 에코 증폭(echo amplification)을 줄여 측엽 허상을 줄인다.

빔 특성에 기인하는 또 다른 허상으로 빔 너비(beam-width) 허상과 절편 두께(slice-thickness) 허상 두 가지가 있다. 빔 너비 허상은 측면 해상도의 제한으로 인해 발생하며 초음파 빔이 근위 빔보다 더 큰 폭으로 퍼지는 초점 영역의 원위부에서 가장 흔하게 발생한다. 스캔하는 동안 빔이 좌우로 왔다 갔다 함에 따라 원거리 영역의 구조물이 선형으로 나타나거나 수평으로 늘어난다(Fig. 6.9). 절편 두께 허상은 고도 해상도의 제한으로 인해 발생한다. 초음파 빔이 초점 구역의 원위부로 진행됨에 따라, 빔의 두께가 증가하여 빔의 위와 아래에 있는 대상을 찍는다.

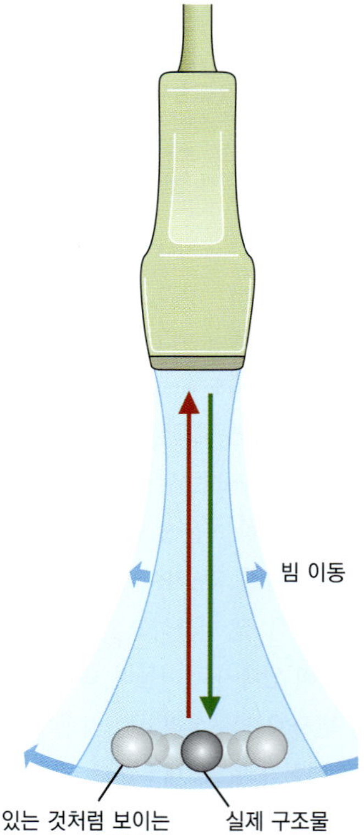

Figure 6.9 빔 너비 허상. 초음파 빔이 원거리 필드에서 넓어지면서 측면의 해상도가 감소하고 구조물이 수평으로 늘어난 것처럼 보인다.

초음파 기계는 수신된 초음파의 평균값을 계산하여 그 대상은 초음파 화면에 직선으로 보이거나 수직으로 융합되어 나타날 수 있다(이미지 해상도에 대한 자세한 내용은 Chapter 3 참조). 빔 너비 허상과 절편 두께 허상을 줄이는 테크닉으로는 초점 영역(들)의 깊이를 조정하거나 표면 구조물을 위해서는 패드(standoff pad)를 사용하여 대상 구조물이 있는 거리를 조절함으로써 초음파 빔을 좁히는 것이 있다.[2] THI는 영상 평면을 좁히고, 측면 해상도를 향상시키고, 절편 두께를 줄임으로써 이러한 허상을 줄일 수 있다.[4,10]

음향 감쇄로 인한 허상

음향 그림자

음향 그림자는 대부분의 초음파를 반사하거나 산란시키거나 흡수하는 감쇄가 심한 구조물의 원위부에서 나타난다(Fig. 6.10). 음향 그림자는 소리가 몸 전체에 동일하게 전파되고 감쇄된다는 가정이 위배됨으로 인한 결과이다. 감쇄가 심한 구조물의 먼 쪽에서는 음파의 진폭이 감소하고 탐촉자로 되돌아오는 에코가 거의 없어져 저에코성 영역 또는 그림자로 불리는 부분이 발생한다(Fig. 6.11, Video 6.9). 음향 그림자는 담석이나 신장 결석 진단에 도움이 되지만(Video 6.10) 심부 기관의 시각화에는 장애물로 작용한다. 더 높은 주파수와 THI를 사용하면 그림자를 더 잘 형성할 수 있다. 공간 합성 영상화, 과도한 빔의 너비, 부적절한 초점 영역 배치는 그림자를 감소시킨다.[2]

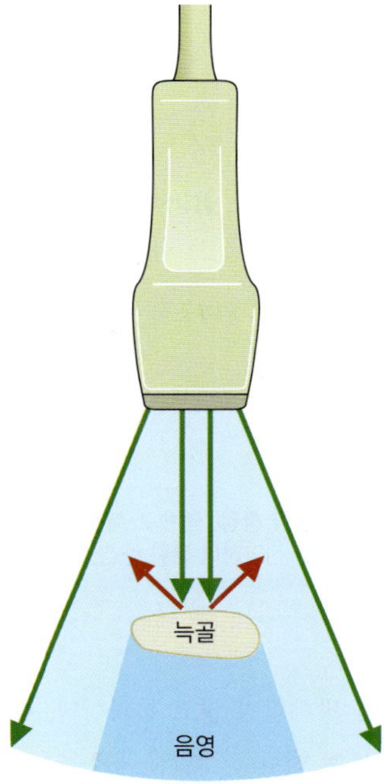

Figure 6.10 음향 그림자. 음향 그림자는 뼈, 돌, 이물질과 같이 감쇄가 심한 구조물의 심부에서 나타난다.

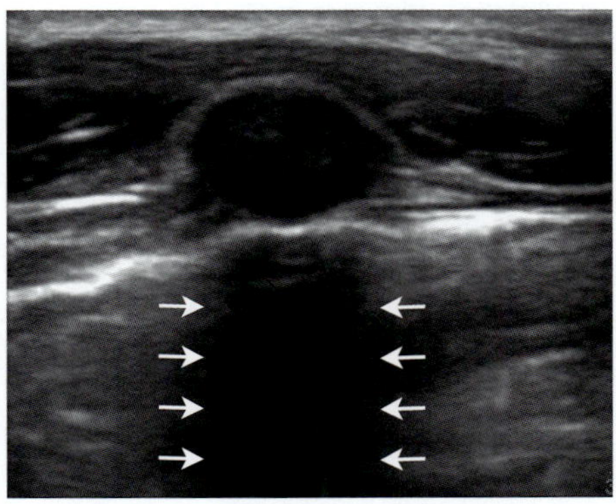

Figure 6.11 음향 그림자. 늑골 아래로 늑막 깊은 곳으로 음향 그림자가 보인다.

음향 증강

후방 음향 증강이라고도 불리는 음향 증강은 일반적으로 액체가 차 있는 구조물의 원위부에서 나타난다. 음파는 저감쇄성 액체로 채워진

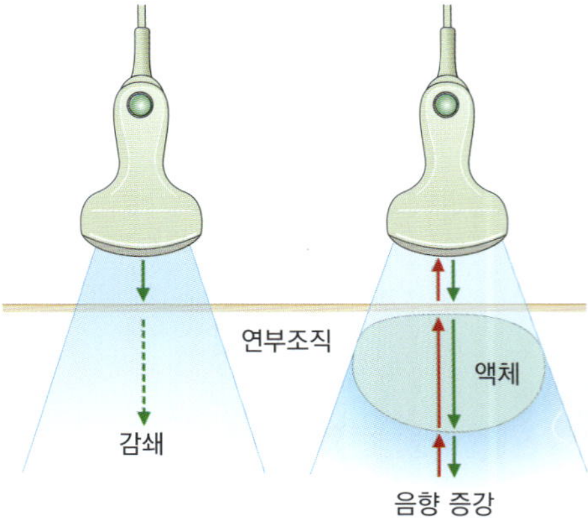

Figure 6.12 음향 증강. 액체로 채워진 구조물은 방해받지 않고 음파를 전달하여 음향 증강, 또는 고에코 발생을 유발한다.

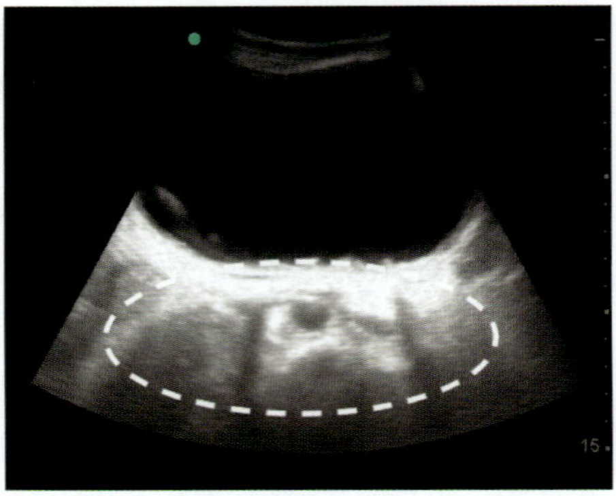

Figure 6.13 음향 증강. 방광의 심부에 있는 조직이 음향 증강으로 인해 고에코성으로(밝게) 보이게 한다.

구조물은 방해받지 않고 통과한다. 따라서 음파의 강도는 액체로 채워진 구조물을 빠져나갈 때 유지가 되며, 높은 진폭의 에코가 조직 깊은 곳에서 유체가 채워진 구조까지 탐촉자 쪽으로 반사된다. 탐촉자로 되돌아오는 고에너지의 에코는 심부 조직을 밝은 고에코성으로 보이게 한다(Fig. 6.12). 음향 증강은 정상적으로 방광(Fig. 6.13; Video 6.11), 담낭, 대형 혈관(Video 6.12). 등 액체가 채워진 구조물 뒤에서 나타난다. 원거리 게인(far-field gain)을 줄이면 음향 증강이 감소하는 반면, THI를 사용하면 음향 증강이 증가한다.[1,2]

요점 정리

- 구조물은 최소한 두 개의 평면에서 시각화되어야 한다. 한 평면에서는 보이고 다른 평면에서는 보이지 않는 구조물이라면 허상일 가능성이 높다.
- 반향은 폐에서 A-선(A-line)의 경우 진단적 의미가 있다. 반향 허상을 최소화하기 위해 탐촉자의 입사각을 조정하거나 관찰하고자 하는 대상물과 탐촉자 사이의 거리를 줄인다.
- 조직 고조파 영상(tissue harmonic imaging, THI)은 혜성 꼬리 허상의 시각화를 향상시키는 반면, 공간 합성 영상(spatial compounding imaging)은 여운(ring-down) 허상과 혜성 꼬리 허상(comet-tail artifact)의 시각화를 모두 줄인다.
- 가장자리 허상은 굴절로 인해 발생하며 담낭과 같은 구조물의 곡면을 따라 수직 그림자의 형태로 나타난다. 음파의 입사 각도를 변경하며 확인함으로써 가장자리 허상과 돌(stone)로 인한 음향 그림자를 구별할 수 있다.
- 빔 너비(beam-width) 허상과 절편 두께(slice-thickness) 허상은 초점 영역의 깊이를 대상 구조물의 수준으로 조정함으로써 최소화할 수 있다.
- 횡격막을 가로질러 간이나 비장의 거울상이 나타나는 것은 초음파 탐촉자의 입사 각도를 변경하거나 탐촉자를 머리쪽 방향으로 슬라이딩하여 폐의 하엽을 직접 시각화함으로써 폐 하엽의 경화(consolidation)와 감별해야 한다.
- 음향 그림자는 돌, 뼈, 이물질, 공기 등 고감쇄성 구조의 깊은 곳에서 나타난다. 깨끗하게 어두운 그림자는 돌과 뼈로 인해 만들어지는 반면 지저분한 그림자는 공기로 인해 만들어진다.
- 음향 증강은 유체가 채워진 구조물의 깊은 곳 어디에서든 발생하며 원거리 게인(far-field gain)을 줄임으로써 깊은 구조의 에코 발생을 줄여 최소화할 수 있다.

SECTION 2

폐와 흉막
Lungs and Pleura

CHAPTER 7

개요
Overview

Ken E. Lyn-Kew :: 정원준

핵심 포인트

- 초음파는 공기와 만나서 산란되는 특징이 있다. 정상 폐, 혹은 부분 무기폐는 기저 폐 질환에 따라 불연속적인 패턴의 반향 허상(reverberation artifact)을 만들어 낸다.
- 흉부 초음파는 전통적인 신체 검사나 흉부 방사선 검사에 비해 급성 호흡 곤란의 원인을 평가하는 데 더 우월하며 CT 검사와 정확도가 거의 비슷하다.
- 침상 옆 폐 초음파(lung ultrasonography, LUS) 사용을 뒷받침하는 문헌적 근거는 계속 나오고 있지만, 이에 대한 의료진의 교육이나 자격 인증은 이를 따라가지 못하고 있다.

배경

초음파를 이용하여 늑막 삼출액의 위치를 처음 기술한 것은 1960년대로 거슬러 올라가지만[1], 이후로도 영상의학과 의사들은 초음파가 공기와 만나면 반사되는 특징 때문에 폐 초음파의 유용성이 제한적일 것이라는 잘못된 인식으로 더 이상 폐 초음파에 대해 연구하지 않았다. 1980년대에 들어서 말의 폐에 초음파를 검사한 기록이 문헌에 등장했다.[2] 이후 다니엘 리히텐슈타인(Daniel Lichtenstein) 과 그의 동료들에 의한 혁신적인 연구를 통해 흉막에 의해 만들어지는 초음파 허상들이 중환자들의 폐 실질과 흉막에 있는 병변과 관련되어 있다는 것을 알게 되었다.[3–8] 이러한 초음파 소견들에는 벽측 흉막과 내장측 흉막 사이가 정상인 경우 관찰되는 폐 미끄러짐(lung sliding) 현상과 소엽간(interlobular), 혹은 소엽내 사이막(intralobular septum)이 두꺼워지는 질환에서 보이는 B-선 등이 있다.[3,5] 이러한 소견들을 토대로, 리히텐슈타인은 경화된(consolidated) (즉, 공기가 없는) 폐 실질은 쉽게 초음파로 볼 수 있다는 것을 알게 되었고 이를 통해 폐 초음파 검사의 잠재적인 응용 가능성을 확장시킬 수 있었다.[9] 휴대용 초음파 기기의 기술적인 발달과 더불어 쉽게 확인할 수 있는 이러한 초음파 허상들을 이해하게 되면서 폐 초음파는 의료진들에게 꼭 필요한 수단으로 자리잡게 되었다.

적응증 및 적용

현재 폐 초음파는 응급실에서부터 외래 진료실까지 거의 모든 의료 현장에서 사용되고 있다. 폐 초음파는 폐렴, 급성 폐부종, 기흉 등을 확인할 수 있어서 급성 호흡 곤란 환자의 감별 진단에 도움이 되며 또한 리히텐슈타인에 의해 제시된 BLUE 프로토콜(응급상황에서 침상 옆에서 시행하는 폐 초음파)을 이용하여 폐쇄성 폐질환이나 폐색전증을 강하게 의심할 수도 있다.[10] 외상 분야에서는 폐 초음파를 이용하여 기흉, 혈흉, 폐좌상 등의 진단을 환자 옆에서 빠르게 할 수 있고, 이는 신체검사나 흉부 방사선 검사를 종합한 검사와 비교하여 진단적 정확도가 같거나 더 높다.[11] 또한 폐 초음파를 이용하여 흉막삼출액의 특징을 파악하고 배액을 위한 바늘 삽입 위치를 미리 확인하여 시술 후 합병증의 발생 위험을 줄일 수 있다.[6,12–25]

폐 초음파는 기존의 흉부 방사선 촬영보다 우수하고 흉부 컴퓨터 단층촬영(computed tomography, CT)과 비슷한 진단 정확도를 가진다. **중환자들을 대상으로 시행된 폐 초음파는 간질성 증후군(interstitial syndrome) (민감도 94% vs. 46%)[9] 폐경화(민감도 100% vs. 38%)[9], 흉막삼출액(민감도 100% vs. 65%)[27], 기흉(민감도 88% vs. 52%)[27] 등의 질환들을 진단하는 데 전통적인 흉부 방사선 검사보다 진단적 정확성이 더 높은 것으로 보고되고 있다.** 폐렴을 진단하는 데 있어서 폐 초음파와 흉부 CT, 혹은 단순방사선사진을 비교한 2개의 메타 연구에서 폐 초음파는 민감도 85–88%, 특이도 86–93%에 달한다고 보고되었다.[28–29] 급성기 치료시에 특히 응급실과 중환자실에서 폐 초음파는 진단을 빠르게 하고 영상 검사의 횟수를 줄이는 것으로 나타났다.[30–31]

폐 초음파는 흉막삼출액의 양, 에코 정도 등을 확인하여 특징을 파악하고 치료의 방향을 설정하는 데 사용할 수도 있다.[12–14] 중격 형성 같은 복합 특징과 에코 정도를 기반으로 흉막액의 특징을 확인하면 삼출액(exudates)인지 여출액(transudates)인지 구분하는 데 도움을 줄 수 있다. 이러한 흉막액의 특징을 분석하여 흉수천자, 흉관삽입술, 혹은 외과적 수술 등의 배액 방법과 시기에 대한 결정을 내리는 데도 도움이 될 수 있다. 삼출액 양을 측정하는 것, 초음파 유도 하 흉막천자 및 술기 시행 후 합병증 확인 등은 모두 문헌적 근거를 통해 입증된 폐 초음파의 적용 영역으로 비용 절감, 방사선 노출 감소, 합병증 감소등에 대한 추가적인 이점이 확인되었다.[16–25]

또한 폐 초음파를 이용해 시술 후 기흉 발생을 실시간으로 즉각 배제할 수 있다.[32–35] 급성 호흡 곤란 증후군(ARDS)에서 폐동맥 카테터가 별로 유용하지 않다고 밝혀진 이래로[36], 폐 초음파를 이용하여 급성 폐부종과 ARDS를 감별하기 위한 다양한 연구들이 진행되어 왔다. 이 중 한 연구는 폐간질에서 정상적으로 보존된 부분(areas of interstitial sparing)이 있고 두꺼워지고 불규칙한 모양의 흉막이 보이면, ARDS와 급성폐부종을 거의 완벽하게 구별할 수 있다고 입증하였다.[37] 또한 기계 환기 중에 폐모집(lung recruitment)을 가이드하는 데 폐 초음파를 이용할 수도 있다.[38] 동물 모델[39] 및 울혈성 심부전 환자[40]에서 혈관 외 폐 수분량의 정량화, 폐모세혈관쐐기압(PCWP, pulmonary capillary wedge pressure)의 추정,[41] 이뇨제와 혈액 투석에 대한 효과 등을 폐 초음파를 통해 확인할 수 있다.[42]

폐 초음파의 유용성은 급성 질환에만 국한되지 않는다. 폐 초음파는 전신성 경화증 환자의 초기 간질성 폐질환을 감별하기 위한 선별검사로 사용될 수 있으며 이는 방사선 노출을 줄일 수 있다는 이점이 있다.[43] 중환자실에서처럼, 외래나 일반진료에서 악성 흉수를 검사하거나 배액 하기 위한 카테터를 거치할 때 폐 초음파를 이용할 수 있다.[44] 기관지내시경 이후에 폐 초음파를 시행하여 기흉 여부를 평가할 수 있는데, 이 또한 흉부 방사선 검사에 비해 민감도는 더 높고, 시간, 비용 및 방사선 노출을 줄일 수 있다는 장점이 있다.[32,33]

한계점

폐 초음파가 매우 유용한 수단임에도 불구하고 몇 가지 한계가 있다. 병적으로 비만한 환자나 수술용 드레싱을 크게 붙이고 있는 환자들에게서 고품질의 초음파영상을 얻기 어려운 경우가 가끔 생기는데 이러한 경우 저해상도의 영상은 해석이 제한되는 문제가 있다. 마찬가지로 대량의 기흉인 경우에 흉벽과 폐 사이의 공기로 인해 기흉이 빠질 때까지 폐 실질에 대한 평가가 어렵다. 보통 의료진의 관점에서 응급 현장초음파를 시행하는 데 있어서 가장 흔한 장벽은 휴대용 초음파 장비의 제한적인 가용성, 교육의 필요성, 초음파를 시행하는 다른 전문의들의 저항 등이 있다.[45–49]

특히 폐 초음파에 있어서 이를 일상적인 임상술기로 정착시키는 데 가장 큰 장벽은 숙련된 의료진이 부족하다는 것이다. 침상 옆 초음파에 대한 교육이 전공의 교육에 있어서 점점 필수적인 과정이 되고 있는 데 비해, 이러한 트레이닝을 담당하고 침상 옆에서 폐 초음파를 적용할 잘 훈련된 교수진들의 수는 여전히 부족한 실정이다. 또한 폐 초음파를 시행하는 의사에 대한 자격 인증은 여전히 어려운 문제로 남아 있는데 이는 초음파 수행 능력을 어떻게 입증하고 유지할 것인가에 대한 문헌적 근거가 매우 제한적이기 때문이다. 여러 전문 학회에서 폐 초음파를 시행하는 데 필요한 장비, 훈련, 기술 정도 및 자격인증과 교육에 관한 지침을 제시하고 있다.[50–53] 이러한 여러 장벽들에도 불구하고, 폐 초음파 분야는 더 많은 의사들이 일상적인 진료 영역에서 사용하면서 지속적으로 성장하고 있다.[37]

결론

휴대용 초음파 기기의 크기가 작아지고 소프트웨어가 발전하면서 이러한 기기를 더 쉽게 다룰 수 있게 되었으며 다른 영상 촬영 방식과 비교하여 폐 초음파의 민감도와 특이도가 더 높거나 동등하다는 것을 입증하는 문헌이 증가하고 있다. 현장 폐 초음파는 침상 옆에서 방사선 소견과 임상 양상을 종합하는 것과 더불어 임상의사가 환자 치료를 개선하고 치료 방침을 결정할 수 있도록 지원하는 강력한 진단 도구로서의 역할을 한다.

CHAPTER 8

폐, 흉막 초음파 테크닉

Lung and Pleural Ultrasound Technique

Daniel Fein ▪ Mohammed M. Abbasi :: 정원준

핵심 포인트

- 폐 초음파검사를 위해서는 저주파, 위상배열 탐촉자가 추천된다. 고주파, 선형탐촉자는 흉막 병변에 대한 평가와 폐 미끄러짐(lung sliding)에 대한 평가를 위해 사용된다.
- 검사자는 탐촉자를 늑골사이공간에 세로로 위치시킬 수 있어야 하며 반향 허상을 만들기 위해 초음파 탐촉자를 흉막을 향해 수직으로 놓아야 한다. 대부분의 임상 상황에서 적어도 좌우 양쪽 흉부마다 각각 3부위에서 검사를 권장한다.
- 폐 초음파의 해석을 위해 흉막선 근처 혹은 그보다 깊은 곳에서 생기는 영상과 허상에 대한 지식이 필요하다. 이러한 소견들을 통해서 각각의 공기 액체 비율에 따라 폐의 병변을 구분할 수 있다.

배경

일반적으로 *폐* 초음파라 부르지만, 실제로 흉막선에 의해 생기는 초음파 영상을 이용하기 때문에 *흉막* 초음파라는 말이 더 적합할 수 있다. 흉막선을 이용한 초음파가 진단적 유용성을 가지는 이유는 두 가지가 있는데 1. 급성 호흡부전의 경우, 90% 이상이 병리학적으로 흉막과 관련되어 있고, 2. 호흡 장애 각각의 원인과 연관되는 특이한 양상의 흉막선 패턴 혹은 "허상"이 있기 때문이다.[1,2]

한 장의 영상으로 흉부 전체를 볼 수 있는 흉부 방사선 영상과 달리 폐 초음파 검사는 각 흉강의 여러 곳에서 흉막 표면을 검사해야 한다. 폐 초음파로 검사하는 부위가 전통적인 검사 부위와 비슷하면서도 여러 가지 질병에 대해 신체검사나 흉부 방사선 촬영보다 민감도와 특이도가 더 높다. 여러 임상 연구에 따르면 폐 초음파는 급성 호흡기 병변을 진단하는 데 있어서 CT와 거의 비슷한 정확도를 보여주는 것으로 나타났다.[3,4] 의료진은 우선 표준적인 폐 초음파 검사 지점을 조사하여 흉막선 허상의 분포를 나타내는 'mental map'을 만들 수 있다. 이러한 분포의 패턴은 특정한 원인의 급성 호흡기 증상과 연관이 있다(chapter 9, TABLE 9.1 참조). 숙련된 의료진들이 폐 초음파의 진단적 유용성에 관한 다양한 논문들을 출간해 왔다.[5–7] 이 장에서는 흔히 할 수 있는 실수들을 피하면서 적절한 폐 초음파 영상을 얻을 수 있는 방법에 대해 기술하려고 한다.

정상 해부학(Normal Anatomy)

흉벽은 피부, 피하조직, 늑골과 그를 둘러싼 근

육으로 구성되어 있다(Fig. 8.1A). 늑골 밑으로는 벽측 흉막이 있고 호흡에 따라 벽측 흉막에 대하여 내장측 흉막이 미끄러지면서 움직이는데, 소량의 흉막액이 윤활유 역할을 한다. 벽측과 내장측의 흉막은 합친 두께가 5 μm 정도이지만 초음파상에서 고에코의 하나의 곡선 모양으로 잘 나타난다. 이 두 흉막들은 초음파상으로 구분할 수 없지만 기흉이 있거나 폐절제술을 받은 경우에는 벽측 흉막만이 초음파상에서 흉막선으로 보이게 된다.

내장측 흉막 밑으로는 공기로 채워진 수백만 개의 폐포로 구성된 소엽이 존재하며, 소엽은 소엽사이막(interlobular septa)으로 이어져 있다. 이러한 소엽사이막은 그 넓이가 초음파의 해상도보다 작기 때문에 정상적인 폐에서는 초음파상에서 보이지 않는다. 정상 폐 조직과 비정상 폐 조직을 구분하는 폐 초음파의 능력은 주로 소엽사이막이 정상인가 비정상인가를 구분하는 데서 비롯된다. 소엽 사이막이 정수압성 체액이나 투과성 체액이 늘어남에 따라 넓어지게 되면 초음파의 해상도 범위 안에 들어오게 되고 초음파가 폐로 투과되면서 B-선(B-line) (Chpater 9, Fig. 9.8 참조)라 불리우는 허상을 만들게 된다. 폐의 엽을 나누는 엽간열들은 2개의 흉막 표면이 합쳐지게 되므로 정상적으로 B-선(B-line)이 보이게 된다는 사실에 유의하자. 따라서 병변으로 생각되려면 하나의 늑간에서 최소한 3개의 B-선이 보여야 한다(Chapter 9 참조).

폐의 해부학적 구조와 흉벽의 위치에 따른 관계를 이해하는 것은 폐 초음파를 시행하는 데 있어서 필수적이다(Fig. 8.1). 해부학적으로 흉벽은 앞쪽(흉골과 전방 겨드랑선 사이), 옆쪽(전방 겨드랑선과 후방 겨드랑선 사이), 뒤쪽(후방 겨드랑선과 척추 사이)으로 나뉜다. 앞쪽 흉벽에서 상엽을 관찰할 수 있고 앞쪽옆쪽 흉벽에서 우중엽과 좌설소엽이, 뒤쪽옆쪽 흉벽에서는 하엽이 보이게 된다. 늑골횡경막각(costophrenic recess)은 뒤쪽옆쪽 흉벽에서 가장 깊은 곳에서 보이지만 늑골횡경막각 바로 위에 있는 늑골사이공간의 정확한 위치는 횡격막의 높이에 따라 달라진다.

영상 획득법(Image Acquisition)

탐촉자 선택(Transducer selection)

흉강내 깊은 곳의 구조물을 관찰하기 위해서는 저주파 탐촉자가 필요하다. 폐 초음파 검사에서 가장 일반적이고 다용도로 사용되는 탐촉자는 3.5–5.0 MHz 위상배열 탐촉자이다. 어떤 의료진들은 폐 초음파에서 곡선형(curvelinear)이나 미세곡선형(microconvex) 탐촉자를 사용하기도 한다. 고주파 선형 탐촉자도 사용할 수 있으나 앞쪽 폐 표면의 미끄러짐을 관찰하는 용도로 제한되며 이는 기흉, 혹은 간질성 증후군(acute respiratory distress syndrome, ARDS)의 염증성 원인과 정수압성 원인(심인성 폐부종)을 감별하기 위한 흉막의 이상 소견을 확인하기 위해 사용될 수 있다.[6] 또한 죽상판(plaque), 농양, 종양, 혈종, 늑골골절과 같은 특정한 흉막이나 흉벽의 이상을 평가하는 데도 유용하다.[8] 그러나 선형 탐촉자의 경우, 투과 깊이가 6–9 cm에 불과하여 폐 초음파 검사에 주요 장벽으로 작용하며 오직 소아에서만 전체적인 폐 검사에 이 탐촉자를 사용하는 이유가 된다. 특히 성인에서 흉막삼출이나 무기폐, 폐 경화를 확인하려고 할 때 이러한 투과 깊이의 제한이 큰 어려움으로 작용한다.

포켓형 초음파 기기들에 대한 임상의들의 접근성이 점점 높아지고 있다. 작은 포켓 사이즈의 초음파 기기와 스마트 기기에 직접 연결할 수

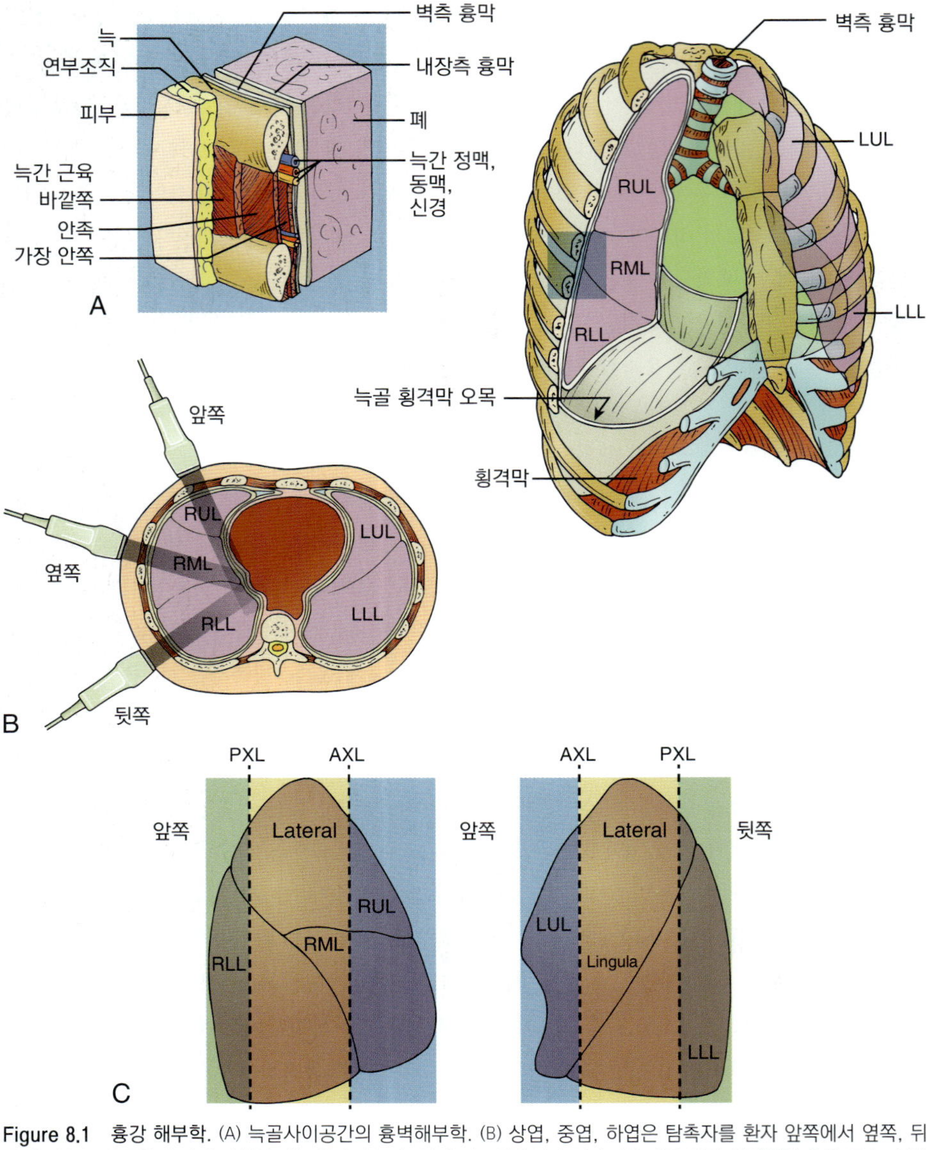

Figure 8.1 흉강 해부학. (A) 늑골사이공간의 흉벽해부학. (B) 상엽, 중엽, 하엽은 탐촉자를 환자 앞쪽에서 옆쪽, 뒤쪽 흉벽으로 이동함에 따라 관찰이 가능하다. (C) 전, 후방 겨드랑이선과 관련되어 폐의 엽과 엽간열의 측면 모습. 상엽은 주로 앞쪽, 중엽과 설소엽은 앞쪽옆쪽, 하엽은 뒤쪽옆쪽에 있다. *AXL*: Anterior axillary line(앞쪽 겨드랑이선), *LLL*: 왼쪽 lower lung(좌하엽), *LUL*: 왼쪽 upper lung(좌상엽), *PXL*: posterior axillary line(뒤쪽 겨드랑이선), *RLL*: right lower lung(우상엽), *RML*: right middle lung(우중엽), *RUL*: right upper lung(우상엽).

있는 특별한 형태의 탐촉자들은 실용화되어 현재 의료 현장에서 사용 가능하며 현장 폐 초음파를 편리하게 시행할 수 있게 해준다. 대부분의 연구에서 심장초음파 검사에 포켓형 초음파 기기를 사용하는 데 초점을 맞추었으나 입원환자에서 호흡곤란의 진단, 간질성 폐질환의 평가, 흉막삼출의 진단에 이러한 기기의 유용성을 보여주는 연구도 있다.[9–11] 여러 연구에도 불구하고 의료진들이 폐 초음파 검사를 위해 포켓형 초음파 기기를 사용할 때에는 이러한 기기의 제한점을 숙지해야 한다. 즉 근거리 해상도가 낮아서 흉막선에 대한 평가가 어렵고 이미지 해상도가 낮아서 복잡한 흉막삼출에 대한 평가도 어려워 시술 계획을 잡기 어려우며 영상 투과 깊이도 낮아서 비만한 환자에서의 사용이 제한된다는 것이다.

초음파 설정(Ultrasound settings)

최적의 이미지 해상도를 얻기 위해서는 적절한 '검사' 설정을 잘 선택하는 것이 중요하다. 대부분의 새로 나온 초음파 기기에서 '폐' 라고 이름 붙은 사전 설정된 검사 항목이 있지만 기기에서 다이나믹 필터를 끈다면 허상을 좀 더 잘 보이게 할 수 있다는 사실을 인지하자. 폐 초음파 검사 사전 설정에는 사전, 사후 영상 보정과 더불어 조직 하모니, 복합 이미징 기법이 설정되어 있는데 이러한 것들이 폐 초음파에서는 허상을 잘 안 보이게 만들 수도 있다.[12] 그래서 제안하는 우리의 표준적인 접근은 '복부' 초음파 검사 설정을 사용하는 것인데 이는 특정 폐 초음파 사전 설정보다 우월하진 않더라도 충분히 효과적인 설정이다. 화면이 너무 하얗게 보이지 않도록(overgain) 영상의 감도(gain)는 최소한으로 조정한다 마지막으로 복잡 흉막삼출을 검사하는 경우, 심장 검사 설정을 사용하면 삼출액 부분, 조직찌꺼기, 중격 등의 콘트라스트를 증가시켜 잘 보일 수 있다.

색조 혈류 도플러 검사는 흉막이나 혈관내의 혈류, 액체흐름의 속도, 방향을 확인하는 초음파 측정 방법 중의 하나이다. 색조 혈류 도플러는 외상성 흉막 교통, 폐내 단락, 폐렴, 무기폐, 악성 종양, 기흉 및 폐경색을 평가하는데 사용되어 왔다.[13–15] 이러한 잠재적인 적용 가능성에도 불구하고 색조 혈류 도플러가 현장 폐 초음파에서 일상적으로 사용되지는 않는다.

검사를 위한 환자의 자세(Patient positioning)

폐 초음파는 기본적으로 어느 자세(똑바로 누운 자세, 반좌위, 앉은 자세 등)에서도 시행 가능하다. 흉강 내 체액은 중력에 따라 움직이므로 환자의 자세에 따라 흉막액의 크기, 특징 들이 달리 보일 수 있다. 마찬가지로 소엽사이막이 넓어지면서 B–선이 보이는 간질성 증후군의 경우에도 똑바로 누운 자세에서 좀 더 잘 나타날 수 있다. 이러한 몇몇 예외들이 아니라면 대부분의 폐 병변 패턴은 환자 자세에 따라 실제로 변하지 않는다.

가장 뒤쪽옆쪽의 지점을 검사하거나 PLAPS 지점(posterolateral alveolar pleural syndrome)을 검사할 때 진단적 가치가 높은 경우가 많다(아래 참조). 대부분의 흉막삼출과 폐경화가 이곳에서 발견되는 것을 감안하면 의료진들은 탐촉자를 누워 있는 환자의 횡격막의 바로 위, 그리고 흉벽의 가장 뒤쪽옆쪽에 위치시키는 데 특별히 주의를 기울여야 한다. 이 방법은 종종 환자를 옆으로 살짝 돌려 눕히거나 들어 올려야 해서 중환자이거나 묶여 있는 경우, 진정제를 투여 받은 경우, 비만한 경우에 꽤 어려울 수 있다. 이러한 경우에 환자를 옆으로 굴려서 옆누운 자세로 만들거나 팔을 들어올려서 검사를 진행할 수 있다. 반누운 자세(recumbent)의 환자를 검사할 때 환자의 팔을 들어 가슴이나 배에 올려 놓거나 숨을 깊이 들이쉬는 방법 등을 사용하여 늑골 간격을 넓히고 좀 더 쉽게 영상을 얻을 수 있다.

탐촉자 조작(Transducer handling)

탐촉자는 펜을 쥐듯 잡는다. 흉벽에 직각이 되게 탐촉자를 위치시키며, 탐촉자 방향표식은 환자 머리 쪽을 향하게 한다(Fig. 8.2). 화면 표식은 화면의 좌상단에 위치하게 하는데 이 위치는 '복부' 검사 설정과 '폐' 검사 설정에서 기본이며 만일 흉수 검사를 위해 '심장' 설정을 사용한다면 화면 표식의 방향이 우상단으로 바뀌어야 한다. 그래서 흉강에 대한 초음파 검사 시에 화면의 왼쪽이 환자의 머리 쪽이고 화면이 우측이 다리 쪽이 된다. 이 방향에 따라 횡격막을 검사할 때 횡격막의 왼쪽은 흉강내에 있고 오른쪽은 복부에서 보이게 된다. 초음파 기기가 이전에 '심장' 설정으로 사용되었던 상태라면 화면 표식은 화면의 우상단에 있을 것이고 이는 내부 장기의 방향을 정하는 데 헷갈리게 할 수 있다.

정상 폐 형태(Normal lung pattern)

고품질의 영상을 얻기 위한 특정 테크닉에 대해 논의하기 이전에 폐와 흉막의 정상 소견을 아는 것이 중요하다. 폐와 흉막의 정상 소견은 늑골사이공간을 통해 확인하는데, 1. 폐 실질, 2. 늑

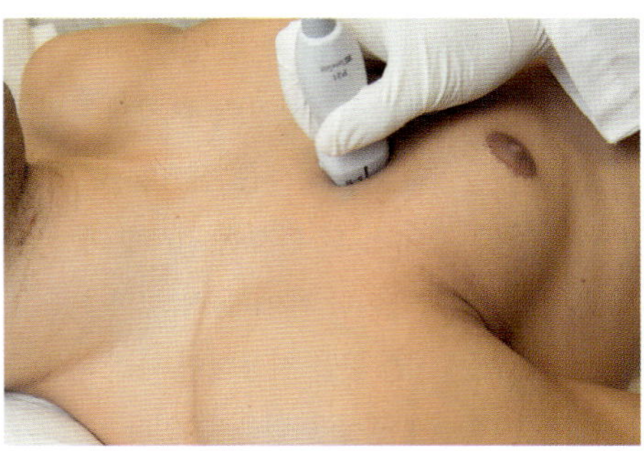

Figure 8.2 **탐촉자의 방향.** 탐촉자는 연필을 쥐듯이 잡고 탐촉자 방향표식이 환자의 머리 방향으로 향하게 한 후 늑골사이공간이 가운데에 위치시켜야 한다.

골횡격막각을 확인한다(Fig. 8.3). 다음의 두 가지 특징이 보이면 정상, 즉 건강한 폐로 정의한다. 1. 폐 미끄럼. 즉 호흡 중에 벽측 흉막에 내장측 흉막이 미끄러지거나 반짝이는 것(Video 8.1), 2. A 선(A-line). 흉막선에서 같은 거리마다 반복적으로 보이는 고에코의 수평한 라인, (Fig. 8.4, Video 8.2). A-선은 흉막과 탐촉자 사이의 반복되는 반사 효과로 인해 보이는 잔향 허상(reverberation artifact)이다. A-선은 폐의 곡면에 탐촉자를 수직으로 위치시킬 때 가장 잘 보이게 된다. A-선이 보인다는 것은 흉막삼출, 폐경화, 간질성 증후군 같은 초음파적 병변 소견이 없다는 것을 의미한다. 다음 장(Chapter 9)에서 폐 초음파 해석에 대해 자세히 기술할 것이다.

술기(Technique)

의료진은 탐촉자를 연필 잡듯이 쥐고서 우선 화면의 중앙에 종단면으로 보이게끔 하는데 탐촉자를 늑골사이공간에 두고 탐촉자 표식이 환자의 머리 방향을 향하게 해서 늑골 음영들이 화면의 양쪽으로 치우쳐 보이게 만든다. 늑골음영은 늑골을 초음파 빔이 투과할 수 없기 때문에 생기는 음영이다. 늑골음영은 그 밑에 있는 폐조직을 잘 안 보이게 하지만 의료진이 초음파 화면에서 방향을 잡을 수 있게 해주기도 한다. 늑골의 표면 가장자리는 *늑골선*(rib line)을 만드는데 이는 거의 2 cm 정도의 고에코의 곡선으로 보인다. *흉막선*(pleural line)은 처음 나타나는 수평이고 곡선으로 보이는 고에코의 선인데 늑골선에서 5 mm의 깊이에서 보이며 벽측 흉막과 내장측 흉막으로 이루어진다(Fig. 8.3).

같은 거리를 두고 반복되는 A-선과 폐 미끄럼은 정상 폐에서 보인다. 폐 미끄럼이 흉막선의 기본적인 특성으로 정의되어서는 안 되는 이

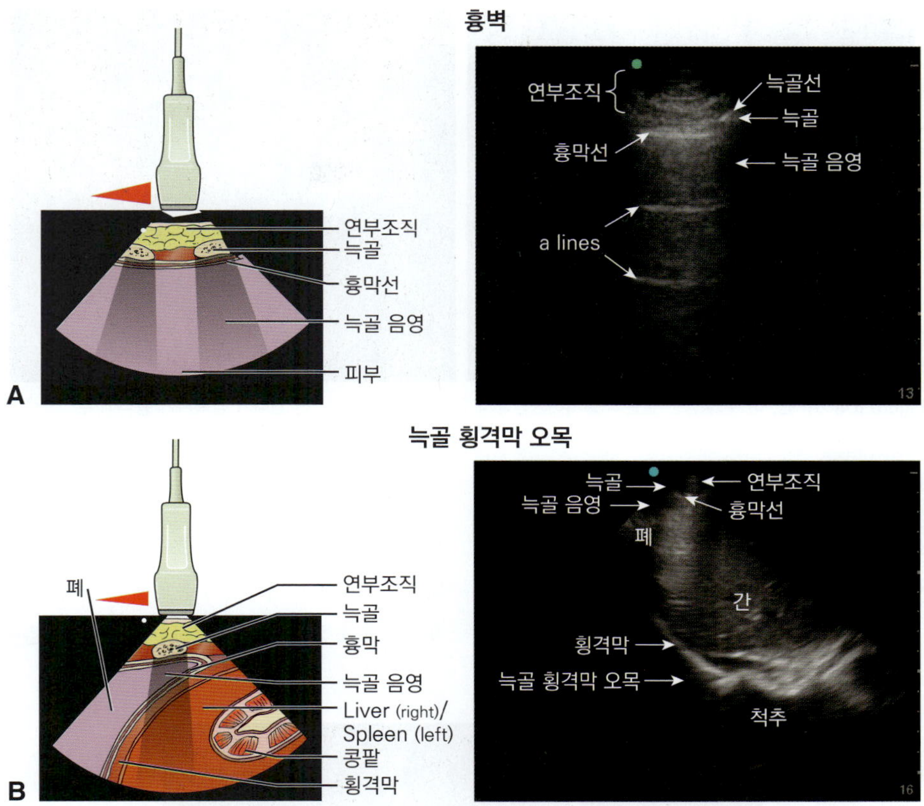

Figure 8.3 정상 폐와 흉막. (A) 화면 표식이 좌상단에 있고 탐촉자는 두개의 늑골 사이에 가운데에서 종단면을 보여준다. 흉벽-연부조직, 늑골, 흉막, A-선이 보인다. (B) 횡격막, 횡격막 밑 장기, 폐의 가장 아랫부분이 늑골횡격막각 부분에 보인다.

유가 기흉 같은 상황에서 폐 미끄럼은 사라지기 때문이다. 일반적으로 A-선 형태는 의료진이 흉막 표면에 수직으로 탐촉자를 정렬시킴에 따라서 '만들어지는' 것이다. 그렇지 않으면 진단할 수 없는 형태가 나타나는데 이를 non-A, non-B 형태라고 한다(Fig. 8.4, Video 8.2). 만일 흉막선이나 A-선도 안 보이고 다른 병변 소견(B-선, 폐경화, 흉막삼출)도 보이지 않는다면 의료진은 탐촉자를 흉벽을 따라 부드럽게 기울이거나 고정시키거나 미끄러뜨리면서 이러한 형태들이 나올 때까지 찾아야 한다.

만일 2D 초음파 모드에서 폐 미끄럼이 너무 미약하거나 잘 확인이 안 된다면 M-모드 혹은 움직임 모드(motion mode)라고 motion mode라고 불리우는 설정을 사용하여 내장측 흉막의 움직임을 평가할 수 있다. 우선 늑골사이공간의 가운데에 탐촉자를 위치시키고 M-모드 버튼을 누른다. 그 다음에 M-모드 커서 라인을 흉막에 수직으로 정렬시킨다. 그러고 나서 M-모드 버튼을 한 번 더 누르거나 시작 버튼을 누르면 커서 라인에 위치한 조직들의 시간에 따른 움직임이 화면이 나타나게 된다. 이때 나타나는 M-모드 형태 중 '바닷가 징후(seashore sign)'는 정상 폐 미끄럼을 시사하며 '바코드 징후(bar code

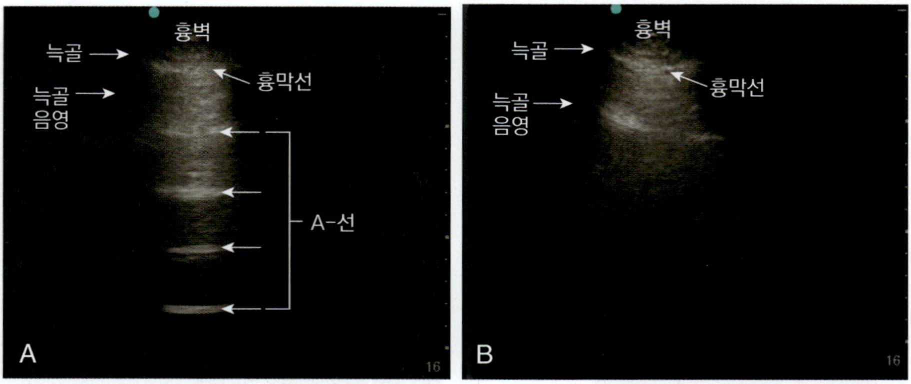

Figure 8.4 A-선. 이 두 영상은 같은 늑골사이공간에서 얻은 것이다. (A) A-선 형태가 탐촉자가 흉막에 수직으로 위치할 때 보인다. (B) 탐촉자가 수직에서 벗어날 때 비진단적인 형태가 보인다.

sign)', '성층권 징후(stratosphere sign)'는 폐 미끄럼이 없음을 시사한다(Fig. 8.5).

의료진은 각각 다른 병변을 검사하거나 흉강의 검사하는 부위에 따라 초음파 깊이 설정을 다르게 해야 한다는 것에 유의해야 한다. 주로 흉막선에 초점을 맞추어 검사할 때는 최대 깊이

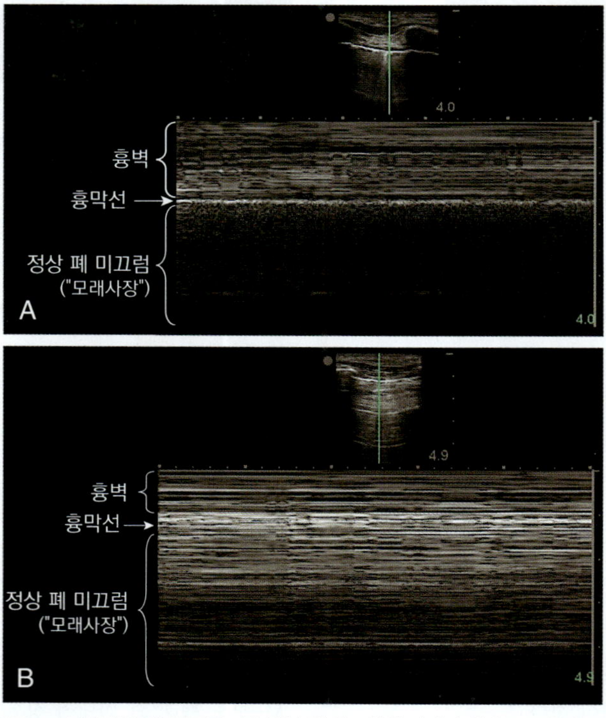

Figure 8.5 M-모드(M-mode)에서의 폐 미끄럼. (A) 정상 폐 미끄럼이 바닷가 형태로 보인다(흉벽=파도 혹은 수평선, 정상 폐=모래사장). (B) 폐 미끄럼이 없는 경우 바코드 형태로 보인다(영상 전체에 걸친 여러 개의 수평선들).

를 7.5–10 cm로 설정해야만 흉막선 부분의 해상도를 최대로 얻을 수 있고 진단에 필요한 허상들이 잘 보이게 된다. 폐 실질을 평가하려고 할 때, 특히 흉막삼출이나 폐경화가 잘 생기는 하부폐 부분을 검사할 때, 깊이는 최소한 13–16 cm로 설정해야 횡격막과 흉강내 구조물들을 적절히 잘 관찰할 수 있다. 선형 탐촉자로는 6–9 cm이 넘는 깊이에 있는 구조물들은 볼 수 없고 이런 경우에는 저주파 탐촉자(위상배열형[phased array], 곡선형[curvelinear], 미세곡선형[microconvex])가 필요하다는 사실을 기억하자.

진단 검사 프로토콜

폐 초음파는 체계적인 접근 방식을 사용할 때 가장 효과적이다. 이전의 연구들에 의하면 다양한 종류의 구조화된 검사 프로토콜(각각의 흉강에 3–16개의 늑골사이공간을 이용한 검사)을 적용할 시에 폐 초음파 검사가 임상적으로 유용하다는 결과를 보여준다.[2,16–18] 이러한 연구들을 통해 각각의 흉강에서 최소 3군데에서 검사하여 동일하고 많은 양의 진단적 정보를 얻을 수 있다는 것을 알 수 있었다.[1] 몇몇 전문가들은 환자에 대한 임상적 의문에 따라 검사 프로토콜을 달리 할 것을 권장한다. 예를 들어 기흉에 대한 빠른 평가가 필요하다면 의료진은 앞쪽 폐 표면(누워있는 환자의 아래쪽앞쪽 흉강 혹은 반좌위 환자의 위쪽앞쪽 흉강)의 한두 군데의 늑골사이공간을 영상을 확인하는 데 집중해야 한다. 만일 간질성 증후군이 의심된다면 앞쪽, 옆쪽 가슴의 여러 부위를 종합적으로 검사해야 할 것이다. 흉막삼출이나 폐 경화를 의심한다면 뒤쪽옆쪽 부위를 검사하는 것이 필수적이다.[19]

중환자에서 흉강 초음파 프로토콜에 대한 가장 강력한 근거는 다니엘 리히텐슈타인에 의해 이루어진 기념비적인 연구인 "급성 호흡 부전 환자의 진단에서 폐 초음파의 연관성(The Relevance of Lung Ultrasound in the Diagnosis of Acute Respiratory Failure)"에서 나온다.[2] 이 연구에서 BLUE 프로토콜(bedside lung ultrasound in emergency)이 소개되었다. 저자들은 각각의 흉강에서 6군데씩 폐 초음파를 시행했고 각 구역마다 2개의 공간(각 구역마다 위쪽, 아래쪽 공간)으로 이루어진 3개의 구역을 검사하였다. 3개의 구역은 앞쪽 흉벽, 옆쪽 흉벽, 뒤쪽옆쪽 흉벽을 각각 포함한다. 급성 호흡 부전 환자들의 A–선, B–선, 폐 미끄럼, 폐포 경화, 흉막삼출이 있는지 여부, 위치 등을 조사하였고 더불어 상지와 하지의 심부정맥 혈전 여부를 조사하였다. 환자들은 폐부종, 폐색전, 폐렴, 만성폐쇄성폐질환, 천식, 기흉 등의 진단을 받았고 이를 각 환자의 폐 초음파 형태와 연관시켰다(Chapter 9, TABLE 9.1 참조). 폐 초음파 소견에서 추정한 이러한 진단들은 검사 받은 환자들의 90.5%에 달하는 놀라운 정확도를 보였다. 리히텐슈타인은 더 나아가 이 검사 프로토콜을 더욱 단순화시켜서 3군데의 해부학적 위치 검사 – 즉 상엽, 중엽/좌설소엽, 하엽에서 각각 한 군데씩만 검사하여 종합하는 – 를 권장하게 된다.[1]

리히텐슈타인의 업적이나 우리의 경험에 비추어 보아도, 우리는 정확도, 간단함, 효율성 등을 감안할 때 각 흉강당 3개의 다른 해부학적 구역을 검사하는 단순화된 폐 검사 프로토콜을 권장한다. 3구역 검사와 가장 중요한 차이점은 우리는 흉벽이나 늑골사이공간의 특정 지점을 검사를 제한하지 않고 앞쪽, 옆쪽, 뒤쪽 구역의 영상을 확인하는 데 집중한다는 것이고 여기는 상엽, 중엽/좌설소엽, 하엽에 대체적으로 해당되는 구역이다(Fig. 8.6). 폐 구역을 검사할 때 검

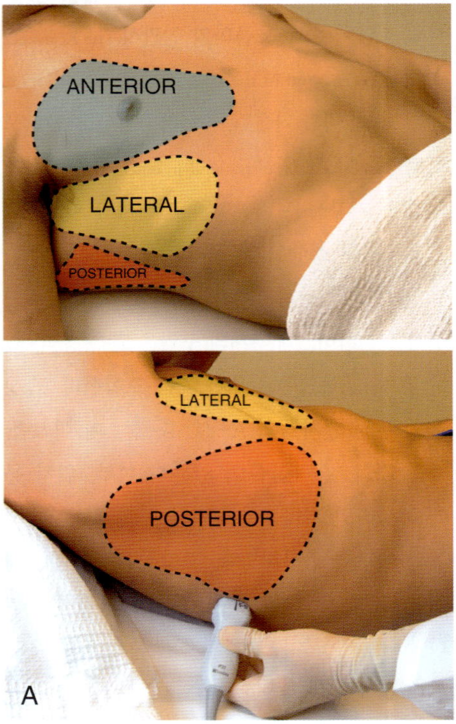

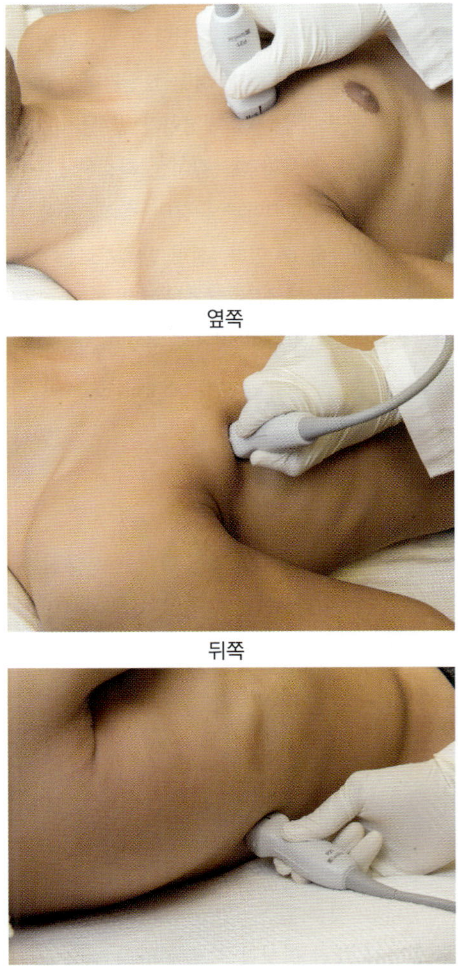

Figure 8.6 3구역 폐 초음파 검사. (A) 앞쪽, 옆쪽, 뒤쪽 폐 구역의 영상은 각각 상엽, 중엽/설소엽, 하엽에 대응된다. (B) 3구역 폐 초음파 검사시의 대략의 탐촉자의 위치를 보여준다.

사자는 폐엽의 중심부위, 혹은 병변 부위의 옆, 위, 아래 늑골사이공간을 빠르게 검사할 수 있고 검사한 구역에서 이상 소견이 가장 명확히 보이는 늑골사이공간의 영상을 저장할 수 있다. 환자가 뒤집어서 누워 있는 경우, 외과적 드레싱이 붙어 있는 경우, 피하 기종, 화상 같은 특정한 상황에서 폐 초음파 영상이 제한될 수 있고 이런 경우 검사 프로토콜을 수정될 수 있다. PLAPS 지점(posterolateral alveolar pleural syndrome)이라 불리우는, 가장 뒤쪽의 지점은 보통 가장 진단적 가치가 높은데 자칫 간과되기 쉬운 흉막 삼출이나 폐포경화 소견이 이곳에서 많이 확인된다.[2,7] 바로 누워 있는 환자에서 초음파 탐촉자를 손전등을 잡는 것처럼 손바닥으로 그러쥐고 환자의 등쪽의 가장 뒤쪽을 보는데 탐촉자 면의 방향이 수평면에서 하늘을 바라보게 한다. 환자와 침상 사이에 탐촉자를 집어넣으면서 탐촉자 면의 방향이 하늘을 향하게 하는 것이 무엇보다도 중요하다. 중환자, 비만환자, 진정제를 투여 받는 환자, 묶여 있는 환자들을 검사하는 것 자체가 어려운 일이기도 하지만 환자와 침대 사이에 탐촉자를 하늘 방향을 향하면서 집어넣지 못하는 것이 검사를 실패하는 주요 요인이다. 흉벽에 수직이 아닌 채로 탐촉자 면을 위치시켜서 만들어질 수 있는 피부와 겨드랑이 연부조직의 축을 벗어난 영상이 폐렴으로 오인될 수 있으며 이는 *가성경화*(pseudoconsolidation)라고 알려져 있다. 또한 가장 뒤쪽 영상에서 횡격막을 명백히 확인할 수 있어야 한다는 것도 무척 중요하다. 이 영상을 통해 횡격막 바로 옆의 하엽의 가장 낮은 위치의 병변을 확인할 수 있다. 횡격막은 화면의 우측에 위치한다(Fig. 8.7).

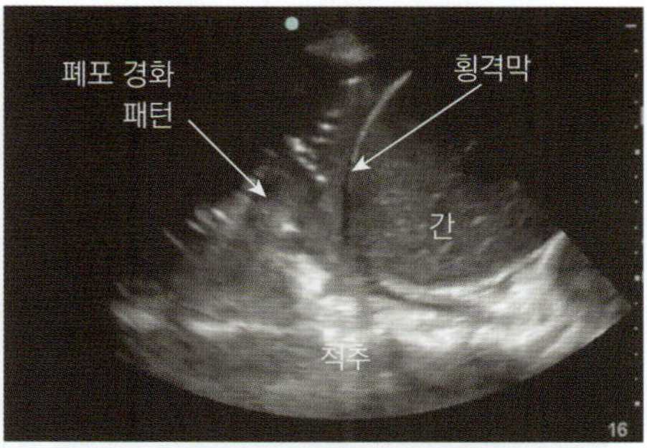

Figure 8.7 횡격막. 횡격막을 확인하는 것은 뒤쪽 폐를 확인하는 데 있어서 필수적인 단계이다. 흉강에서 가장 낮은 이 구역의 폐포경화가 횡격막 바로 위의 하엽에서 관찰된다.

간질성 증후군 프로토콜 (Interstitial Syndrome Protocols)

*간질성 증후군*이라고도 불리우는 양측성 다발성 B-선의 존재는 리히텐슈타인의 각 흉강의 6지점 BLUE 프로토콜에서 급성 호흡 부전을 호소하는 중환자실 환자에서 심인성 폐부종을 진단하는 데 97%의 민감도와 95%의 특이도를 보였다.[1]

폐 초음파에 관한 국제 회의(The International Consensus Conference on Lung Ultrasound)에서는 간질 증후군의 반정량적 평가에서 각 흉강 당 4구역 스캔 방법을 권장하는데 오직 진단에 한해서라면 2구역 프로토콜로도 충분한 것으로 보인다.[6,20,21] 각 흉강당 4구역 프로토콜을 사용하는 경우 오직 앞쪽, 옆쪽 폐 표면만 검사하는 것에 유의하자. 2개의 늑골사이공간에서 3개 이상의 B-선이 보인다면 양성 소견으로 판단하는데 이 양성 소견이 양측 흉강에서 2군데 이상에서 보인다면 간질성 증후군으로 정의한다.[6] 흉부 방사선 사진과 비교하여 폐 초음파를 이용한 폐포 간질성 증후군에 대한 진단에서 민감도는 85.7%, 특이도는 97.7%를 보인다.[12]

간질성 증후군을 감별할 수 있는 민감도는 좀 더 많은 구역을 스캔함으로서 더 높일 수 있다. Copetti 등에 의하면 10구역을 스캔할 때, 폐부종과 ARDS등의 간질성 증후군을 100%의 민감도로 확인할 수 있다고 하였다.[6] 12구역이나 28구역 등 좀 더 광범위한 프로토콜도 기술된 바 있다.[18,22] 28구역 방법은 투석 환자에서 체액 제거를 잘 예측하였으며 폐 초음파 소견이 신체 검사 소견보다 더 우월한 것으로 나타났다.[23,24] 울혈성 심부전 환자에서 퇴원 이전에 B-선의 정량적인 검사(28구역 검사에서 15구역 이상에서 나타나는지)를 시행했을 때 이런 환자에서 퇴원 후 6개월 이내에 심부전으로 재입원할 확률이 11배 이상 더 높은 것으로 나타났다.[25]

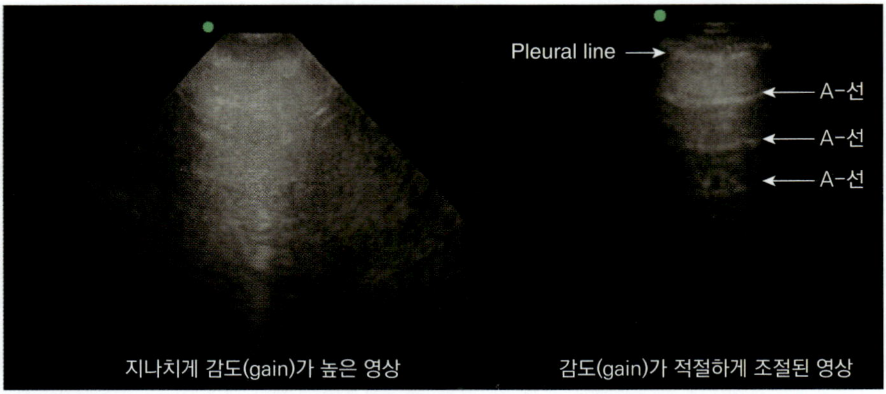

Figure 8.8 감도(gain) 조절. (A) 지나치게 감도가 높은 영상은 A-선을 확인하기 어렵게 만들어 폐부종으로 오인하게 될 수 있다. (B) 게인이 적절하게 조절된 영상은 같은 위치에서 A-선을 확인할 수 있다.

요점 정리

- 폐와 흉막 초음파검사에서 화면의 방향 표식은 좌상단에 위치하여야 한다. 심장 초음파(방향 표식이 우상단에 위치) 검사 후 폐 초음파 검사 시에는 반드시 방향 표식을 화면 좌측으로 변경해야 한다.
- 흉강 초음파 검사 시 깊이를 적절히 조절하여야 한다. 흉막검사에서는 7.5-10 cm가 적당하며, 횡격막과 뒤쪽옆쪽 폐를 따라 검사할 때 최소한13-16 cm로 설정하여야 폐실질을 확인할 수 있다.
- 탐촉자를 가슴에 위치시키고 만일 비진단적인 형태(non-A-line, non-B-line)가 보인다면 의료진은 제일 먼저 탐촉자가 늑골사이에 종단면으로 보이게 위치하고 있는지 확인해야 한다. 흉막선은 늑골 아래 5 mm 깊이에 있다. 그 다음으로 A-선이 보일 때까지 흉막 표면에 수직이 되도록 탐촉자를 기울여 보는 것이다.
- 화면이 너무 하얗게 보이지 않도록(overgain) 영상의 감도(gain)는 최소로 조정한다(Fig. 8.8). 감도가 너무 높은 영상은 간질성 폐질환이 있는 것처럼 보이거나 흉막액에 조직찌꺼기가 있는 것처럼 잘못 보이게 할 수 있다.
- 횡격막이 도달할 수 있는 가장 뒤쪽 부분을 반드시 검사해야 한다. 여기를 검사할 때 다른 의료진이 환자를 옆으로 돌리거나 들어 올리도록 도움이 필요할 수도 있다. 탐촉자 면을 어느 정도라도 하늘 방향으로 향하게 해야 가장 뒤쪽아래쪽의 폐를 확실히 확인할 수 있다.

CHAPTER 9

폐 초음파의 판독

Lung Ultrasound Interpretation

Irene Ma ▪ Vicki E. Noble

:: 김한빛

핵심 포인트

- 초음파에서 정상적인 폐 환기 패턴은 폐 전체에 걸친 흉막 미끄러짐(pleural sliding) 및 A-선(A-line)과 폐 기저부의 커튼 징후(curtain sign)로 정의된다. "정상 환기(normal aeration)"라고 불리지만 천식, 폐쇄성 폐 질환, 폐 색전증과 같은 질환에서도 볼 수 있다.
- 폐 미끄러짐(lung sliding)이 있으면 기흉을 배제할 수 있지만, 폐 미끄러짐 소실은 기흉 이외의 다른 원인에 의한 것일 수 있다.
- 폐포 경화(alveolar consolidation) 패턴에서 무기폐와 폐렴을 감별하려면 경화된 폐엽의 폐 용적 손실 또는 증가를 육안으로 평가하고, 다른 임상 결과들을 함께 고려해야 한다.

배경

흉벽 여러 지점에서의 초음파 평가를 통해 검사자는 폐 병리 상태에 대한 종합적이고 정확한 평가를 얻을 수 있다.[1-3] 폐 초음파 패턴을 해석하려면 정상 폐와 병적 폐 모두에서, 공기-체액 사이 표면에서 발생하는 초음파의 고유한 상호작용에 대한 지식과 이해가 필요하다. 이 장에서는 환자의 진료와 모니터링에 즉각적으로 적용할 수 있는 각각의 폐 초음파 특징을 알아볼 것이다.

정상 상태에서 폐는 주로 공기로 채워져 있다. 폐 실질은 호흡세기관지를 둘러싼 세밀한 폐 소엽 구조로 이루어져 있다. 흉막액이 내장측 흉막과 벽측 흉막 사이의 공간 사이에서 윤활 작용을 한다. 정상 폐의 공기는 내장측 흉막 바로 아래에 있어 초음파의 진행을 막는 차단벽 역할을 한다. 정상적인 소엽사이막 및 소엽내막은 일반적인 초음파 주파수의 해상도 아래에 있어, 정상적으로 환기된 "마른" 폐("dry" lung)와 미세한 두께의 막에서는 초음파가 전파되지 않는다. 정상 폐에서는 초음파가 전파되지 못하는 것은 폐 초음파를 정의하는 주요 특징이다. 모세혈관 투과성이 증가하거나 정수압이 상승하면 소엽사이막이 간질액에 의해 두꺼워지거나 팽창하는데, 이때는 초음파가 폐로 전파될 수 있으며, 폐의 액체 저류의 가장 초기 소견으로 B-선(B-line)이 나타난다. 간질, 폐포, 그리고 마침내 흉막에 체액이 계속해서 모이면 병적 소견은 공기/체액 비율 스펙트럼에 따라 B-선에서 폐포 경화, 그리고 흉수로 진행된다(Fig. 9.1).[1]

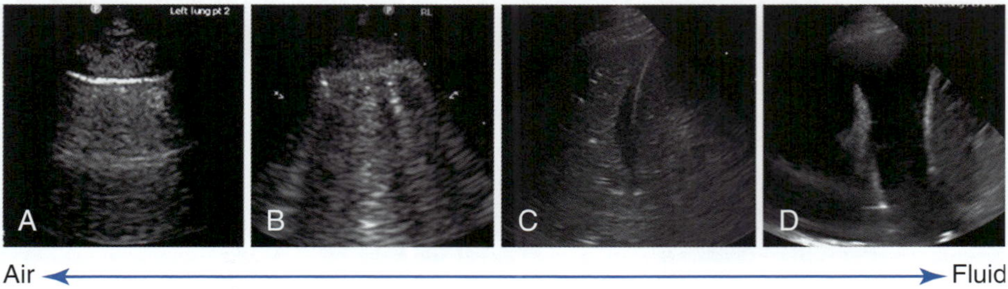

Figure 9.1 공기/체액 비율과 폐 허상. (A) 비후되지 않은 소엽사이막에 액체 저류가 없는 "마른(dry)" 폐에서 보이는 A-선. (B) 액체 저류에 의해 소엽사이막 비후 시 보이는 B-선. (C) 체액이 폐포를 채워 공기가 완전히 없는 상태에 보이는 폐경화 형태. (D) 흉막 공간 액체 저류가 보이는 압박성 무기폐에 의한 폐경화와 동반된 흉막삼출 형태.

이미지 해석(Image Interpretation)

정상 폐(Normal lung)

정상 폐는 A-선, 폐 미끄러짐(lung sliding), 그리고 폐 기저부의 커튼 징후라는 세 가지 초음파 특징을 가지고 있다.

A-선은 흉막선 아래에서 수평곡선 형태로 나타나며, 탐촉자와 흉막 사이에 갇힌 음파의 반사(reverberation)에 의해 생성된다. 연속적인 두 A-선 사이의 거리는 탐촉자와 흉막선 사이의 거리와 같다(Fig. 9.2, Video 9.1). 흉막의 조밀한 섬유소는 매우 반사적인 성질이 있다. 정상적으로 공기가 찬 폐 실질이 초음파로 보이지 않는 이유는 두 가지이다. (1) 흉막선 아래의 공기는 흉막을 통과하는 음파를 산란시키고, (2) 정상적인 흉막 아래 소엽사이막은 너무 얇아서 초음파 진행에 영향을 미치지 못한다. 따라서 A-line은 일정한 간격으로 반복되어 발생하는 흉막 아래 수평곡선으로, 흉막선 아래에 공기가 존재한다는 것을 나타내며, 정상적으로 공기가 찬 폐 실질에서 관찰된다.

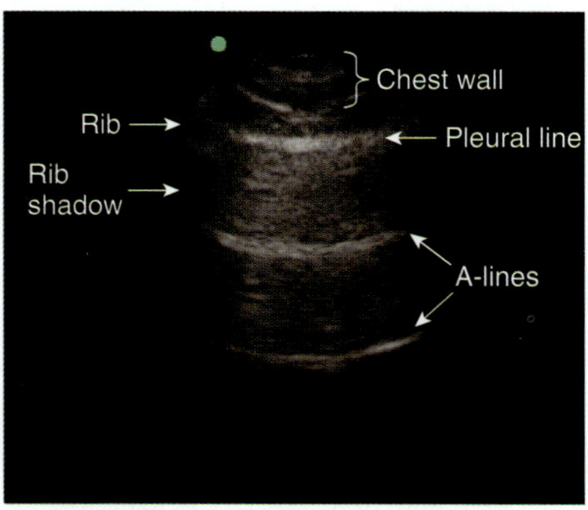

Figure 9.2 A-선(A-line). 흉막선 아래에서 평행한 고에코성 선으로 보이는 반사 허상의 한 종류로 탐촉자와 흉막선 사이 거리와 동일한 간격으로 반복해서 나타난다. *Rib*: 늑골, *Rib shadow*: 늑골 음영, *Chest wall*: 흉벽, *Pleural line*: 흉막선.

폐 미끄러짐은 건강한 폐에서 내장측과 벽측 흉막 사이에서, 호흡에 의해 만들어지는 내장측 흉막의 역동적인 움직임이다(Video 9.2–9.3). 이러한 흉막선의 역동적인 움직임은 희미하게 나타나기 때문에, 폐 첨부와 같이 폐 운동이 적거나, 환자가 얕은 호흡을 할 때 이 움직임을 인지하기 어려울 수 있다. 검사자는 2차원 모드로 폐 미끄러짐이 명확하지 않을 때 M-모드를 사용하여 폐 미끄러짐을 확증한다. M-모드는 한 스캔선에 있는 모든 조직의 움직임을 시간 흐름에 따라 관찰할 수 있다. M-모드에서 내장측 흉막의 정상적인 호흡 운동은 "해변(seashore)" 징후라고 불린다(Fig. 9.3).[4] 흉벽은 움직임이 적어 수평선의 연속으로 나타나는 반면, 폐 실질은 앞

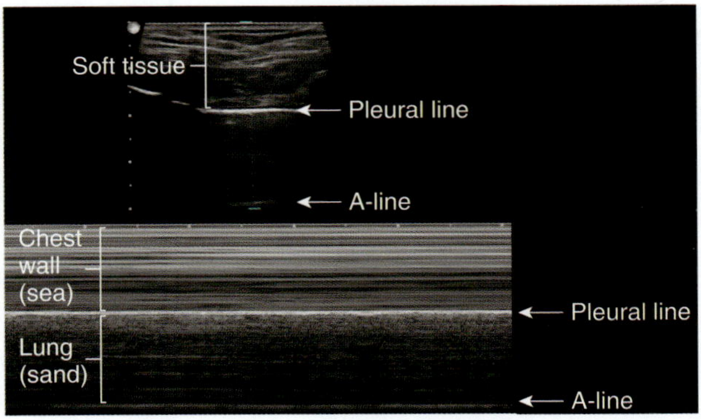

Figure 9.3 M-모드에서의 정상 폐("해변 징후[seashore sign]"). 흉막선 위의 수평선은 흉벽의 상대적으로 움직임이 적은 연조직이 구성하는 "바다"를 나타낸다. 흉막선 아래의 입자 모양 조직은 상대적으로 움직임이 많은 환기된 폐 실질이 구성하는 "모래"를 나타낸다. *Soft tissue*: 연조직, *Pleural line*: 흉막선, *Chest wall*(sea): 흉벽(바다), *Lung*(sand): 폐 실질(모래).

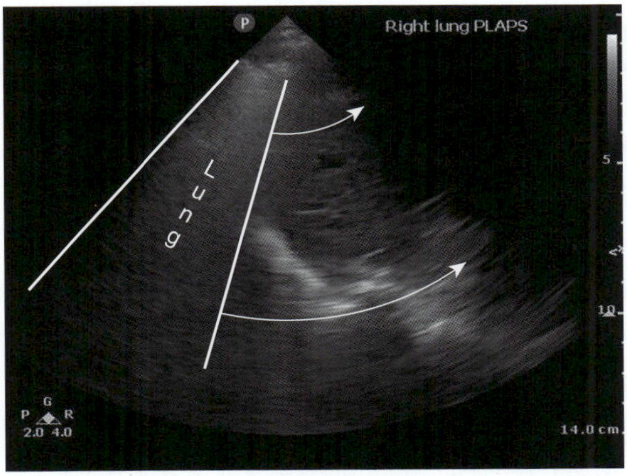

Figure 9.4 커튼 징후. 호흡에 따라 정상적으로 환기된 폐가 오르락내리락 하면서 횡격막 윗부분이 보였다 안 보였다 하는 현상. Right lung PLAPS: 우측 폐 PLAPS 지점, *Lung*: 폐 실질.

뒤로 더 많이 움직여 M-모드에서 입자 모양의 모습으로 나타난다. 흉벽은 "고요한 바다(calm sea)", 폐 실질은 "거친 모래(rough sand)"를 나타내어 해변 징후(seashore sign)로 표현된다. 또한 정상 흉막은 균일하게 얇아야 하며(< 0.3 mm) 불규칙성이 없어야 한다.[5] 흉막의 불규칙성을 더 잘 확인하기 위해서는 흉막을 확대해서 관찰하는 것도 도움이 된다.

횡격막에 인접한 정상적으로 환기된 폐 기저부는 투과할 수 없는 "커튼"처럼 작용하여 호흡 하강 전에 보였던 횡격막과 그 하부 구조물(예: 간/비장)을 가리게 된다(Fig. 9.4, Video 9.4).

정상 폐 초음파 검사에서는 양 폐 전체에 거쳐 얇은 흉막선과 폐 미끄러짐, A-선, 그리고 폐 기저부의 커튼 징후가 나타난다. 이러한 소견은 폐 실질이 정상적으로 환기되었거나, 건조하다(dry)는 결론을 내리는 데 도움이 된다. 이러한 정상 소견이 호흡곤란 환자에서 양 폐에서 나타날 때는 흉부방사선 사진이 정상인 호흡곤란 환자와 유사한 감별진단을 생각해야 한

TABLE 9.1 병적 폐 초음파 소견 요약

상태	초음파 소견
심인성 폐부종	• 확산된 양측성 B-선 • 정상 폐 미끄러짐 • 흉막삼출 있을 수 있음
폐렴	• 초기: 국소적인 단측 B-선, 정상 폐 미끄러짐 • 진행: B-line으로 둘러싸인 폐경화, 역동적 공기기관지조영상, 폐 미끄러짐 감소 또는 소실 • 흉막삼출 있을 수 있음
COPD 또는 천식	• 양측성 A-선과 정상 폐 미끄러짐 • 심한 COPD/천식에서는 폐 포인트 없이 감소/소실된 폐 미끄러짐
폐색전증	• 양측성 A-선 • 심부정맥혈전증
기흉	• 폐 포인트가 있는 폐 미끄러짐 • 앞쪽 B-선 없음

COPD, 만성폐쇄성폐질환(Chronic obstructive pulmonary disease).

다: (1) 만성폐쇄성폐질환(COPD) 혹은 천식 같은 기도폐쇄성 폐질환; (2) 폐색전증; 또는 (3) 폐 외 질환(신경학적, 신경근육성, 또는 산/염기 장애, 산소 운반 능력이 감소된 질환)

전반적인 정상 초음파 소견 확인의 주된 유용성은 상당한 정도의 폐부종, 폐렴, 기흉을 효과적으로 배제하는 것이다. 구별되지 않은 호흡 곤란 환자를 호흡곤란 환자를 더 평가하기 위해서는 심부정맥혈전증(deep vein thrombosis, DVT; Chapter 34 참고), 하대정맥(inferior vena cava, IVC; Chapter 17 참고), 그리고 좌심실 수축 기능의 평가(Chapter 15 참고)가 필요할 수 있다. 급성 호흡부전 환자에서 정상 폐초음파와 함께 DVT 스캔이 양성일 경우, 폐색전증에 대한 특이도와 양성 예측도는 각각 최대 99%, 94%에 이를 수 있다.

병적 폐(Pathologic lung)

병적인 폐는 일반적으로 폐 미끄러짐 소실, B-선 그리고 경화라는 세 가지 비정상적인 소견을 살펴봄으로써 확인할 수 있다(TABLE 9.1).

폐 미끄러짐 소실(Absence of lung sliding)

앞서 언급했듯이 폐 미끄러짐 현상은 호흡 운동에 의한 내장측 흉막의 움직임에 의해 발생한다. 이러한 현상이 보이지 않으면 병적 소견이며, 기흉의 가능성이 있다. 내장측 흉막과 벽측 흉막 사이에 공기가 축적되면, 축적된 공기에 의해 내장측 흉막이 벽측 흉막으로부터 밀려나게 되고 내장측 흉막의 움직임이 가려지게 된다(Video 9.5–9.6). 하지만 폐 미끄러짐의 소실은 기흉만이 원인이 아니며, 흉막유착(화학적 유착술, 감염 또는 염증성 질환, 또는 폐섬유화질환) 폐 용적 감소(완전 폐허탈, 점액 막힘[mucous plug], 폐엽 절제), 그리고 환기 감소 또는 무환기(무호흡, 한쪽 폐 기도 삽관) 등에서도 폐 미끄러짐이 소실된다 (Video 9.7).[6] 따라서 폐 미끄러짐의 소실은 기흉에 특징적인 소견은 아니지만, 폐 미끄러짐이 보인다면 검사를 시행한 그 부위에 기흉이 없는 것을 100% 담보할 수 있다.[7]

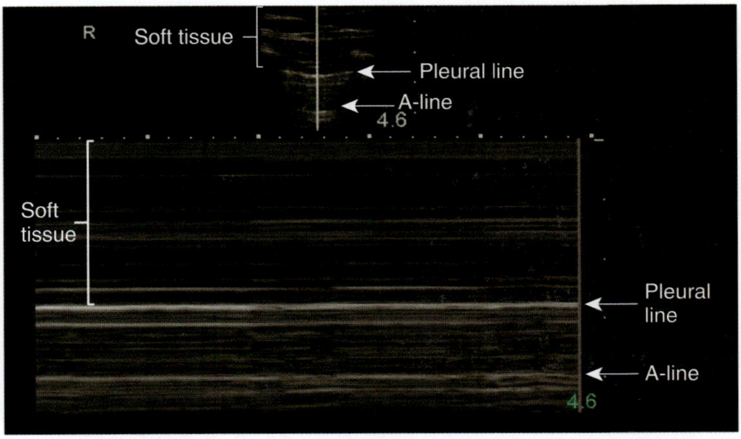

Figure 9.5 M-모드에서 폐 미끄러짐 소실("바코드 징후"). 흉막선 위와 아래의 수평선은 각각 상대적으로 움직임이 적은 흉벽과 벽측 흉막 바로 아래 움직임이 없는 것을 나타낸다. *Soft tissue*: 연조직, *Pleural line*: 흉막선.

기흉 이외의 원인으로 폐 미끄러짐이 소실되었을 때는 폐 미끄러짐이 실제로 소실된 것이다. 내장측 흉막은 정말로 움직이지 않지만 내장측 흉막과 벽측 흉막은 접촉되어 있다. 그러나 기흉에서는 내장측 흉막이 움직이지만, 내장측과 벽측 흉막 사이에 채워진 공기가 모든 초음파 파동을 산란시켜 이를 탐지하지 못하는 것이다. 따라서 움직이지 않는 벽측 흉막만 보이며, 결과적으로 폐 미끄러짐이 소실된 것처럼 보이는 것이다. 벽측 흉막 아래의 미끄러짐 소실은 M-모드를 통해 확증할 수 있다. 흉막선 위와 아래 모두에서 정적인 M-모드 패턴은 일반적으로 "바코드 징후" 또는 "성층권(stratosphere) 징후"라고 불리는 패턴으로 나타난다(Fig. 9.5).[2]

다행히도 기흉에 상대적으로 특징적인 징후가 있는데, 이를 *폐 포인트*(lung point)라고 한다. 이는 폐 미끄러짐이 없으면서 A-선이 보이는 공간으로 정상적으로 환기된 폐의 가장자리가 들어오는 것이 보이면서 발생한다. 정상 폐의 끝이 기흉으로 인해 공기가 채워진 흉막 쪽으로 미끄러지면서 내장측 흉막의 미끄러짐이 보일 수 있다(Fig. 9.6, Video 9.8). 폐 포인트 현상은 A-선이 있는 부위에 갑자기 폐 미끄러짐이 나타나는 것으로 정의되며, 이를 심장 경계나 폐 기저부에서 "커튼 징후"가 보이는 곳에서 폐의 하단 끝이 시야에 들어오는 것과 혼동해서는 안 된다(Fig. 9.7, Video 9.9). 폐 포인트는 기흉 진단에 100% 특이도를 가지며, 탐촉자를 가쪽으로 미끄러뜨려 위치를 정할 수도 있다. 기흉의 크기는 흉골과

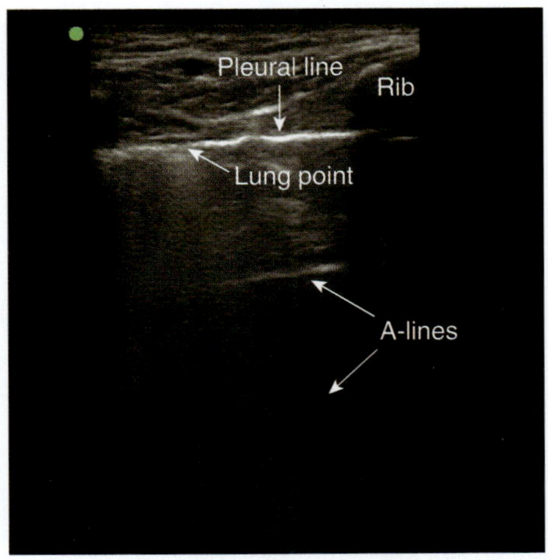

Figure 9.6 폐 포인트(lung point). 폐 포인트는 공기로 가득 찬 폐와 흉막 공간의 공기(기흉) 사이의 경계이다.

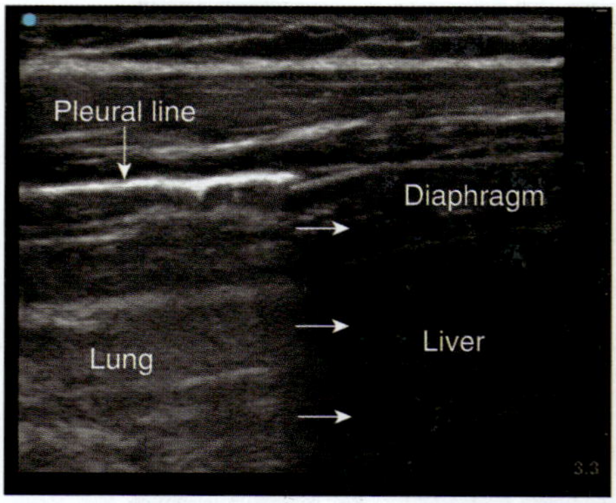

Figure 9.7 거짓 폐 포인트(pseudo-lung point). 횡격막과 간이 내려감에 따라 폐의 가장 아랫부분이 늑골횡격막각으로 미끄러져 들어가면서 거짓 폐 포인트와 같은 모습이 보인다. *Pleural line*: 흉막선, *Diaphragm*: 횡격막, *Lung*: 폐, *Liver*: 간.

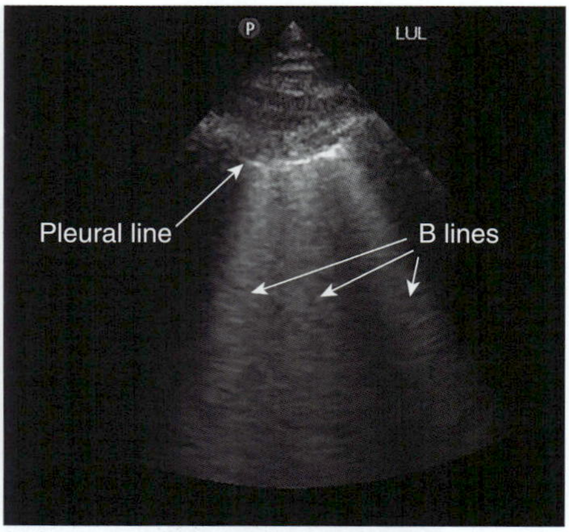

Figure 9.8 B-선. B-선은 폐 로켓(lung rockets)으로도 불리며, 체액 저류 또는 폐 질환에 의한 흉터로 인해 소엽사이막이 비후될 때 관찰된다. *Pleural line*: 흉막선.

폐 포인트 사이의 측면 거리를 평가함으로써 추정할 수 있다. 큰 기흉에서는 폐 포인트가 좀 더 가쪽에 위치할 것이다.[4,8,9]

기흉에 특이적인 징후는 "*폐 포인트*" 하나뿐이지만, 초음파 검사 부위에서의 폐 미끄러짐, B-선(아래 참고), 폐 박동(lung pulse)과 같은 여러 소견이 기흉을 배제할 수 있다. 폐 박동(lung pulse)은 심장 수축이 흉막으로 전달되어 발생하는 리듬감 있는 흉막의 박동으로 관찰된다. 폐 박동(lung pulse)은 내장측과 벽측 흉막이 접촉되어 있다는 것을 의미한다(Video 9.10).[10]

흉막의 특성은 폐 미끄러짐 소실의 기저 원인에 대한 단서를 제공할 수 있다. 흉막이 두꺼워지고 흉터가 있으며 불규칙하면 만성적인 폐 과정을 더 시사하며, 반면에 매우 얇고 균일하며 매끄러운 흉막은 자발기흉과 같은 급성 과정을 시사한다. 또한 수직 반사 허상 또는 혜성 꼬리 허상(comet tail artifact)은 내장측과 벽측 흉막이 접촉할 때에만 흉막선에서 발생한다. 따라서 혜성 꼬리 허상과 폐 미끄러짐 소실이 동시에 있는 경우는 대부분 흉막 유착이나 흉터로 인해 흉막 표면이 부착되어 있음을 의미한다.

B-선

정상적인 흉막 아래 소엽사이막은 초음파로 구별할 수 없다. 그러나 여러 병적 상태에서 소엽사이막이 두꺼워질 수 있다. 소엽사이막이 두꺼워지는 것은 정수압이 증가되거나(폐부종 등) 감염 상태로 인한 모세혈관의 투과성이 증가되어(폐렴, 급성 폐 손상, 또는 폐 출혈 등) 발생하는 액체 저류, 또는 콜라겐, 섬유 조직, 또는 세포의 침착(림프관 암종증, 간질성 폐 질환, 육아종증, 또는 기타 염증성 질환)으로 인한 것일 수 있다.

이런 상태에서 비후된 소엽사이막은 초음파 전달의 통로가 되어 혜성 꼬리 허상인 B-선을 만들어 낸다(Fig. 9.8, Video 9.11).[7,11] B-선은 종종 흉부 방사선 사진에서 보이는 Kerley B 라인과 유사하다고 생각된다.[12] 폐 기저부에서는 중력에 의한 체액으로 인해 격막이 비후되어 정상인에게서도 다수의 B-선이 나타날 수 있다.[11] 또한 엽사이 틈새(fissure)도 병적 원인 없이 단일 B-선을 만들 수 있는데 이는 정상적인 소견이다.

병적 소견으로는 한 늑간에서 3개 이상의 B-선이 나타날 때가 의미 있다.[7]

B-선의 분포를 지도화(mapping)하는 것은 흉부 방사선 사진에서 양쪽 대비 한쪽의 불투명도를 해석하는 것과 유사하게 감별 진단을 좁히는 데 도움이 될 수 있다. 양쪽 폐의 B-lines은 폐부종, 미만성 간질성 폐렴증/감염, 급성 호흡 곤란 증후군, 간질성 폐 질환과 같은 상태에서 나타난다.[7,13,14] 한쪽 또는 국소적인 B-lines은 국소 폐렴, 무기폐, 폐 타박상, 폐색전증, 또는 악성 종양과 같은 상태에서 흔히 보인다.[15]

B-선은 수직으로 보이는 다른 허상들과 흔히 혼동된다. 정확한 B-선의 구별을 위해 다음의 고유 특징을 알아야 한다.

- B-선은 광선처럼 나타나는 고에코성 수직선이며, 주위와 분명히 구분되는 형태이다.
- B-선은 흉막선에서 시작되는 선이며, 절대 흉막선 위에서부터 시작되지 않는다.
- B-선은 폐 미끄러짐과 함께 움직인다.
- B-선은 화면의 가장 먼 영역 끝까지 길게 나타난다.

B-선은 종종 Z-선과 E-선 등의 허상들과 혼동되는 경우가 있다. E-선은 B-선과 비슷한 모양을 가지고 있지만, 흉막선에서 시작되지 않는다.[6] 피하기종에서 관찰되는 E-선은 피하 조직의 공기 때문에 발생하는 허상이다. Z-선은 흉막선에서 시작되지만, B-선과 구분되는 다음의 특징을 가진다.[2]

- Z-선은 대개 흉막선에서 2–4 cm 진행 후 감쇄되기 시작하여 화면의 바닥까지 확장되지 않는다.
- Z-선은 흉막선에 비해 저에코로 나타난다.
- Z-선은 B-선에 비해 뚜렷하지 않고 흉막선과 함께 움직이지 않는다.
- Z-line은 병적 소견이 아니며 정상 환자에서도 흔히 나타난다.

경화(Consolidation)

폐포가 체액(폐렴)으로 채워지거나 허탈(무기폐)되었을 때, 폐 실질 내의 공기 소실로 인해 초음파가 잘 투과되어 폐 실질의 영상 획득이 가능해진다. 이때 폐 실질은 간과 비슷한 에코성을 보이는데, 이를 *간모양화*(hepatization)라고 한다(Fig. 9.9, Video 9.12). 간, 비장, 횡격막의 돔 부분에 의해 가려지는 다량의 기저부 폐경화는 이동식 흉부 방사선 사진으로는 종종 놓칠 수 있으나, 초음파로는 쉽게 진단할 수 있다.[16–19] "폐포경화(alveolar consolidation) 형태"는 단지 영상에 대한 표현일 뿐, 여러 가능한 원인이 있기 때문에 특정 진단을 의미하는 것은 아니다. 추가적인 임상 소견은 폐렴에 의한 경화인지 압박성 또는 흡수성 무기폐 환자인지 구별하는 데 도움이 될 수 있다.

폐렴(pneumonia)

흉부 방사선 사진과 비교할 때, 폐 초음파는 폐렴 진단에 더 높은 민감도를 가진다.[20,21] 체계적 문헌고찰에서, 폐렴진단의 골드 스탠다드는 흉부 컴퓨터 단층 촬영이었으며, 폐초음파의 민감도는 93%로 흉부 방사선 사진의 54%에 비해 높았다.[21]

엽성 폐렴는 초음파 검사에서 경화 형태로 보이며, 이는 용적 감소 없이 조직과 같은 밀도의 폐(간모양화) 형태로 나타난다(Video 9.13).[22] 엽 전체로 확장되지 않은 경화에서는 "찢어짐 징후(shred sign)"가 있을 수 있으며, 이는 경화된 엽 내에서 톱니 모양의 경계로 보인다. 찢어짐 징후는 액체 저류로 공기가 소실된 폐포와 부분적

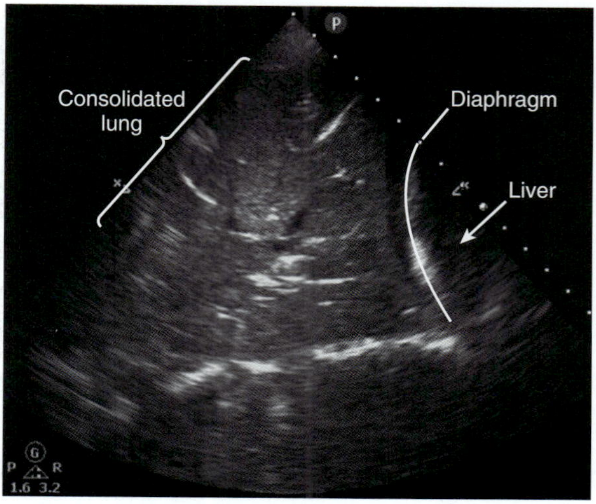

Figure 9.9 **폐포 경화.** 경화 패턴은 횡격막 바로 위에서 관찰된다(그림의 왼쪽 절반). 경화된 폐의 에코 정도는 간과 비슷하며, 이를 "간모양화(hepatization)"라고 한다. *Consolidated lung*: 경화된 폐, *Diaphragm*: 횡격막, *Liver*: 간.

으로 공기가 찬 폐포 경계면에서 나타나는 현상이다(Fig. 9.10, Video 9.14).[22] 폐렴에서는 추가적으로 두 가지 특징이 나타날 수 있다. 첫째, 염증이나 감염으로 인해 흉막선이 두께 증가와 불규칙성이 관찰될 수 있다.[7] 둘째, 역동적 공기기관지조영상(dynamic air bronchogram)이 나타날 수 있다.[23]

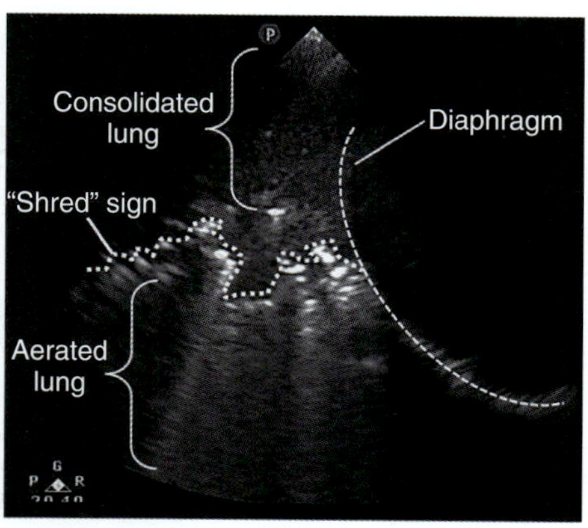

Figure 9.10 "찢어짐 징후(shred sign)". 환기되는 폐(원위부)와 경화된 폐(근위부) 사이의 경계로 나타나는 불규칙한 톱니 모양 고에코의 선이 폐를 가로지르며, 이를 "찢어짐 징후"라고 한다. *Consolidated lung*: 경화된 폐, *"Shred" sign*: 찢어짐 징후, *Aerated lung*: 환기된 폐, *Diaphragm*: 횡격막.

이는 호흡과 함께 폐 주변부로 움직이는 이동성, 고에코성, 점상의 입자(공기 방울)로 세기관지 내에서 나타난다(Video 9.15–9.16).[2] 역동적 공기기관지조영상은 무기폐 환자에서도 6%까지 보일 수 있지만, 폐렴에서 훨씬 더 흔하게 관찰된다.[2,23] 흉막하 경화(subpleural consolidation)가 있을 수 있다(Fig. 9.13, Video 9.21).

흉막삼출이 있는 경우, 삼출액의 특성을 구별해야 한다. 부유하는 파편이나 공기방울("플랑크톤 징후[plankton sign]")이 있는 것은 삼출액 내에 다수의 작은 에코가 떠다니는 영상으로 보이며 이는 부폐렴성 삼출액을 시사한다(Fig. 9.12, Video 9.18–20) (Chapter 10 참고). 폐렴이 있는 엽 내에서 경계가 분명한 저에코성 영역이 있다면 괴사 또는 폐농양 형성을 의심해야 한다(Fig. 9.13, Video 9.21).

무기폐(atelectasis)

폐 기저부의 흡수성 무기폐는 인공호흡기 환자에서 종종 나타나는데, 폐의 저환기나 근위부 기관지의 폐쇄에 의해 나타난다(Video 9.22). 무기

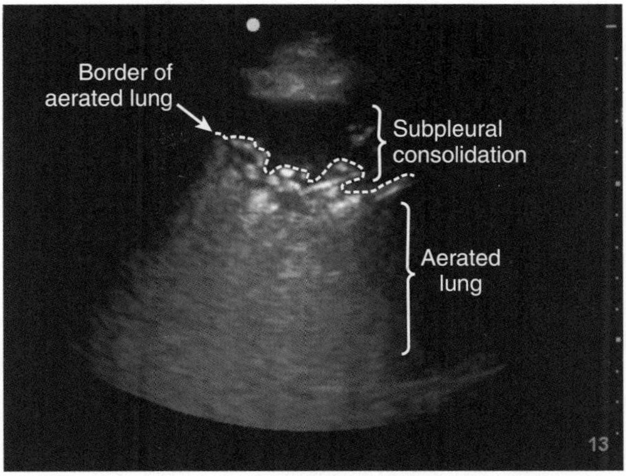

Figure 9.11 흉막하 경화(subpleural consolidation). 폐포 경화는 앞가슴벽을 따라 흉막선 바로 아래에 나타난다. Border of aerated lung: 환기된 폐의 경계, Subpleural consolidation: 흉막하 경화, Aerated lung: 환기된 폐.

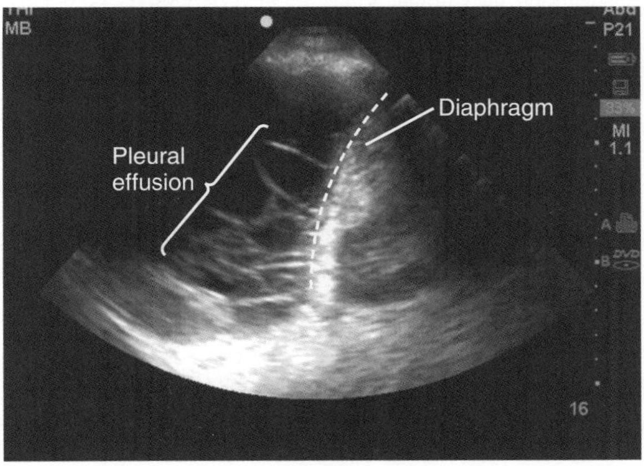

Figure 9.12 복잡한 격벽이 있는 흉수. 농흉을 앓고 있는 환자에서, 횡격막 위로 무에코 공간 및 내부의 고에코성 선으로 나타나는 격막 형성(sepatation).

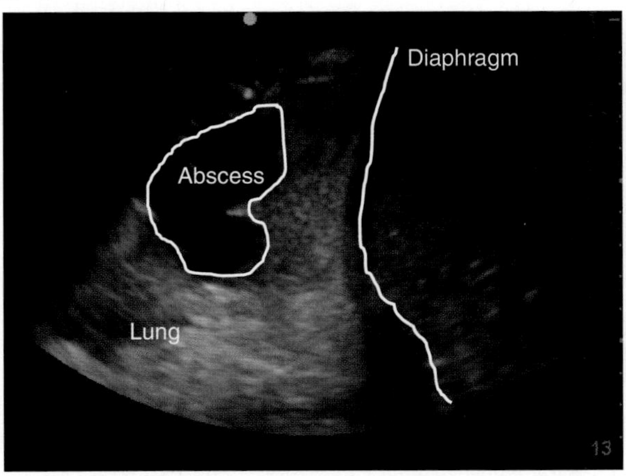

Figure 9.13 폐 괴사. 횡격막 바로 위 폐포 경화 영역 내에서 무에코/저에코 형태의 폐 괴사 영역이 보인다. *Abscess*: 농양, *Lung*: 폐, *Diaphragm*: 횡격막.

폐에서는 폐의 용적 감소 및 "정적(static)"인 공기 기관지조영상이 보인다(Video 9.23). 정적인 공기기관지조영상은 기관지 내에 갇힌 공기 방울을 나타내며, 폐렴 환자의 40%까지 보일 수 있다. 따라서 이러한 소견을 해석할 때는 환자의 임상양상을 종합하여 판단해야 한다. 압박성 무기폐의 경우 흉수로 인한 폐의 용적 감소에 의해 발생하며 폐는 흉수 내에서 떠다니며, 이때 폐 끝은 호흡에 따라 사인곡선 형태의 움직임을 보인다(Fig. 9.14, Video 9.24). 이러한 사인곡선 형태의 움직임은 단순 흉막삼출에서 잘 나타나며, 점성이 높은 부폐렴 삼출액(parapneumonic effusion)에서는 잘 보이지 않는다.

횡격막에 반사되어 음파가 탐촉자로 돌아오는 지연으로 인해 간이나 비장의 거울상이 횡격막 위로 보일 수 있다(Chapter 6 참고). 커튼 징후 양성, 척추 징후 음성, 그리고 횡격막 위의 간/비장 거울상은 모두 정상적인 소견으로 공기가 찬 폐가 횡격막에 접해 있음을 의미한다(Video 9.25). 그러나 하엽 폐렴이나 흉막삼출이 있는 경우, 척추체가 횡격막 위로 보이는 것이 일반적이다(척추 징후 양성[spine sign positive]) (Video 9.26) (Chapter 10 참고).

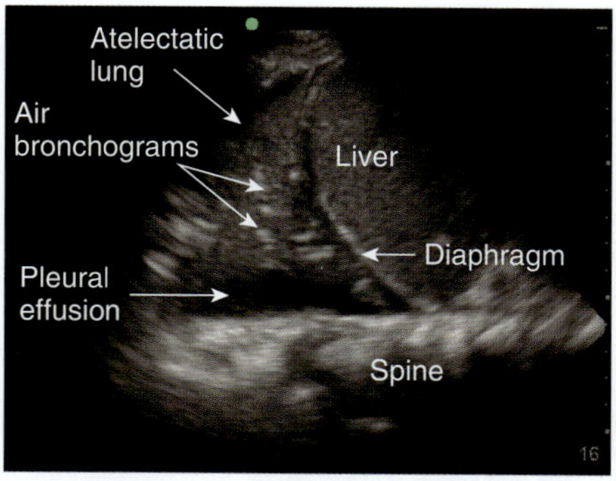

Figure 9.14 압박성 무기폐. 흉막삼출이 하부 폐엽을 압박하여 공기기관지조영상을 동반한 무기폐를 유발한다. *Atelectatic lung*: 무기폐, *Air bronchograms*: 공기기관지조영상, *Pleural effusion*: 흉수, *Liver*: 간, *Diaphragm*: 횡격막, *Spine*: 척추.

급성 호흡곤란의 진단적 접근(Diagnostic approach to acute dyspnea)

호흡부전으로 일으키는 대부분의 급성 호흡곤란은 주로 네 가지 과정 중 하나에 의해 발생한다. (1) 만성폐쇄성폐질환(COPD)/천식, (2) 폐렴, (3) 폐부종, (4) 폐색전증.[1,24,25] 다행히 앞서 소개한 폐 초음파 소견을 통해 급성 호흡곤란의 원인 진단을 90% 이상 정확하게 판단할 수 있다.[1] 따라서 불필요한 고가의 검사를 피하기 위해, 병력 청취 및 이학적 검사를 수행한 후 흉부 초음파 검사를 권장한다.[17,18,24] 만성 심부전과 같은 일반적인 상태에서 양쪽 폐의 B-선이 두 개 이상의 양쪽 폐 영역에서 양성일 경우 급성 심부전을 진단하기 위한 7 이상의 높은 양성 우도비(positive likelihood ratio)를 가진다.[26] 그러므로 폐 초음파 검사자는 앞서 설명된 다양한 초음파 및 임상 소견과 해당 폐 병리를 연관시킬 수 있어야 한다(Fig. 9.15).[27] 급성 호흡곤란 평가에서 초음파를 사용하는 사례 기반 일러스트레이션은 12장에서 확인할 수 있다.

일반적인 상태에서의 폐 초음파 소견 요약은 TABLE 9.2에서 볼 수 있다.

요점 정리

- 호흡곤란 증상이 있지만 정상적인 폐 초음파 패턴을 보이는 환자는 만성폐쇄성폐질환(COPD)/천식, 폐색전증, 또는 폐 외 질환으로 평가해야 한다.
- 폐 미끄러짐이 있으면 기흉을 배제하지만, 폐 미끄러짐이 없는 경우는 기흉 또는 흉막 유착, 폐 용적 감소, 환기 감소 또는 무환기와 같은 다른 원인일 수 있다.

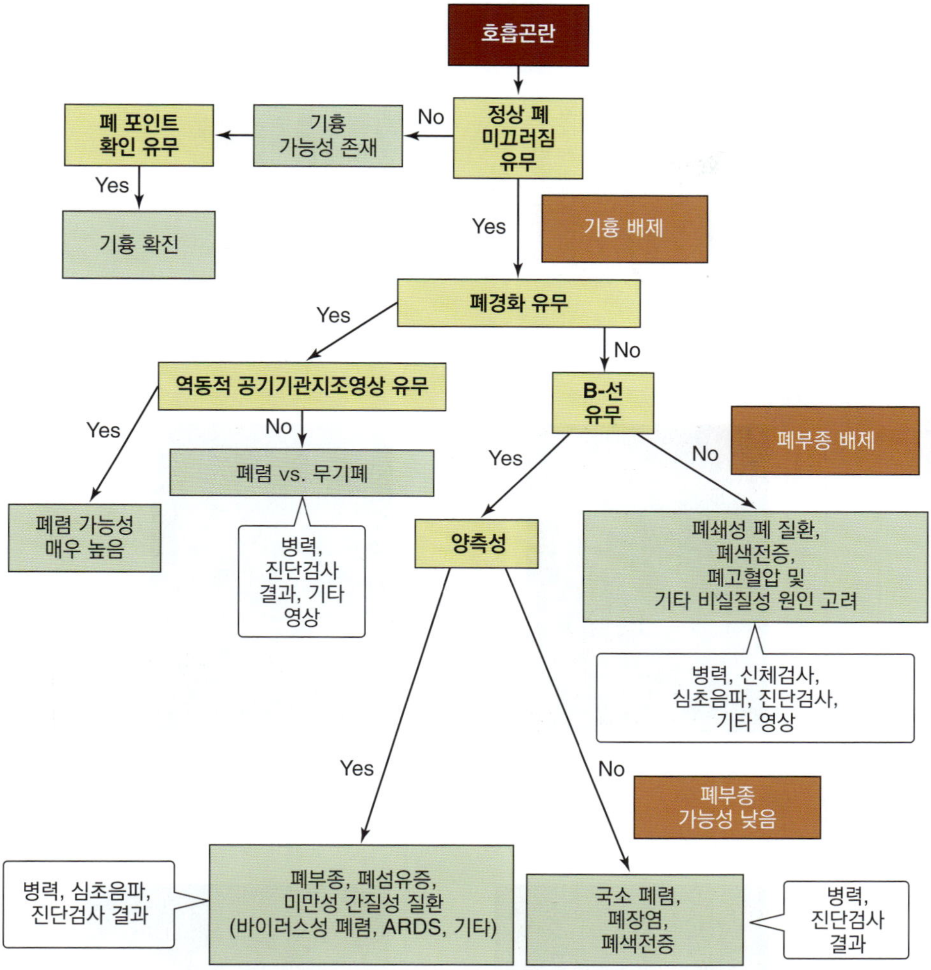

Figure 9.15 호흡곤란에 대한 알고리즘.

- B-선은 흉막에서 수직으로 생성되는 경계가 분명한 허상이며, 흉막과 함께 움직인다. B-선은 화면의 가장 먼 영역 끝까지 길게 나타난다. B-선은 한 늑간 스캔에서 3개 이상 보여야 진단적 가치가 있다.
- 폐 하부에서는 B-선이 정상에서도 나타나며, 이는 중력에 의한 부종에 의해 발생하며, 병적이지 않을 수 있다. 폐 상부에서 보이는 다수의 B-선은 항상 병적 소견이다.

- 폐렴에 의한 경화를 시사하는 소견으로는 간모양화, 역동적 공기기관지조영상, 찢어짐 징후, 폐 끝 사인곡선 움직임의 소실, 복합 특징(플랑크톤 징후, 중격 형성)을 포함하는 부폐렴 흉막삼출 등이 있다.
- 무기폐로 인한 경화를 시사하는 소견으로는 폐용적 감소, 흉막삼출액에 둘러싸인 폐 끝의 사인곡선 움직임, 정적인 공기기관지조영상을 들 수 있다.

TABLE 9.2 폐 초음파 소견 요약

상태	폐와 흉막 검사 소견 상엽(전면) 중엽(전측면)	하엽(후방 기저부)	비고
정상	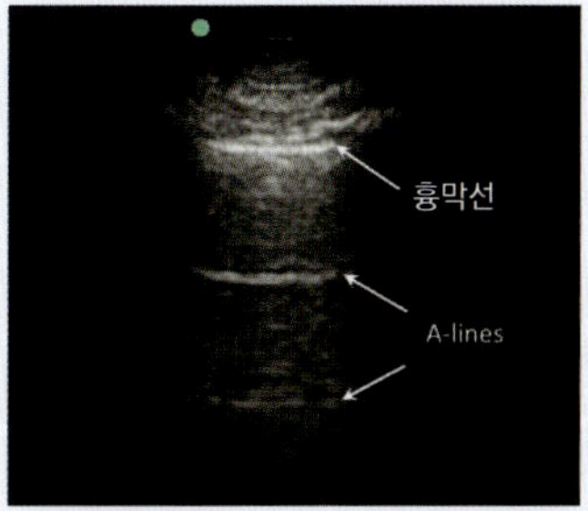 • 폐 미끄러짐 • A-선 • M-모드: 해변 징후	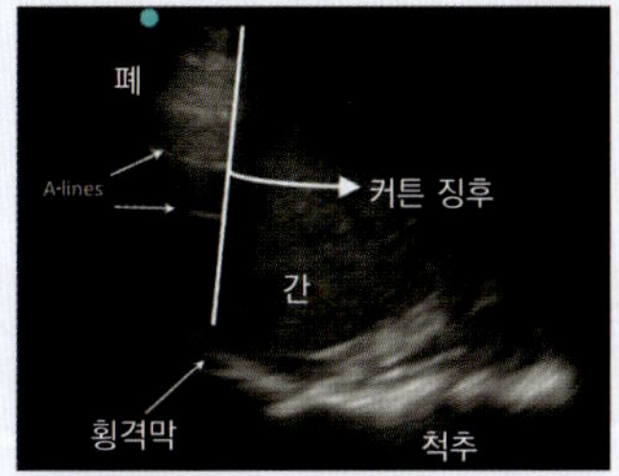 • 폐 미끄러짐 • A-선 • 커튼 징후 • 척추 징후 음성	• 폐 기저부에서 몇 개의 B-선이 정상적으로 관찰될 수 있다.
COPD, 천식			• 폐첨부 작은 공기집들로 인해 폐 미끄러짐이 소실된 것처럼 보일 수 있다. • 급성 COPD 악화 시 폐렴이 관찰될 수 있다.
폐색전증			• 폐 경색 부위에 국소적인 B-선이 관찰될 수 있다.
기흉	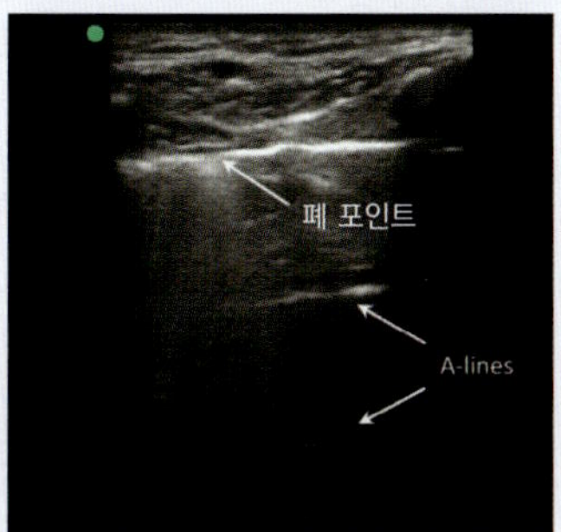 • 폐 미끄러짐 소실 • A-선 • M-모드: 성층권 또는 바코드 징후	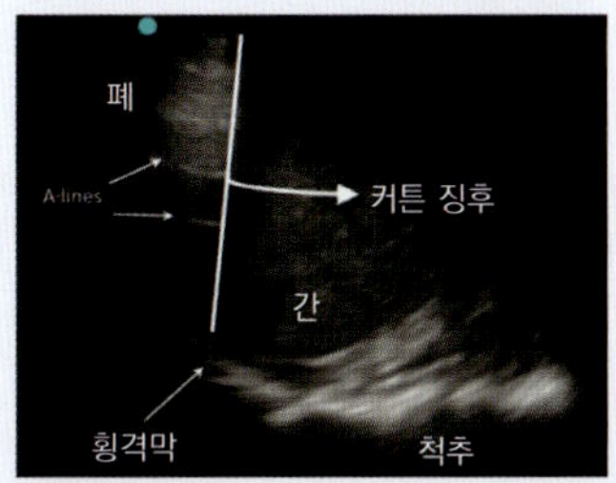 • 폐 미끄러짐 • A-선 • 커튼 징후 • 대량 기흉: 폐 미끄러짐 소실, A-선	• 폐 슬라이딩이 없는 기타 상태: 흉막유착술, 폐 용적 감소, 환기 감소 또는 무환기 • 폐 포인트는 기흉을 확진한다. • 누운 환자는, 공기가 전방 하부 늑골횡격각에 축적되므로 쇄골에서 횡격막까지 전방 가슴벽을 스캔한다.

Continued

폐와 흉막 검사 소견

상태	상엽(전면)	중엽(전측면)	하엽(후방 기저부)	비고
폐부종	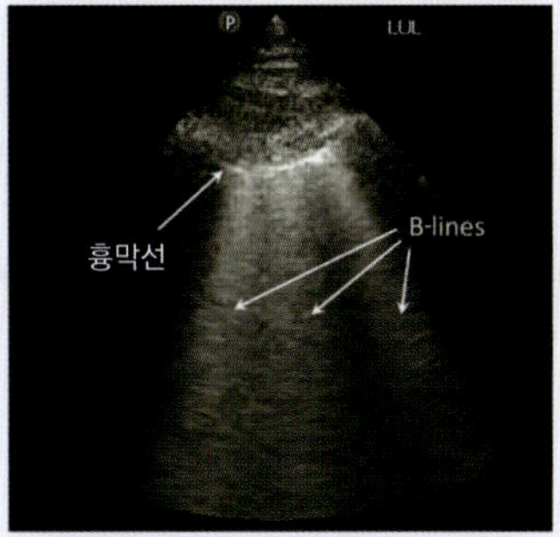 • 확산된 양측성 B-선 • 폐 미끄러짐 • 얇은 흉막선		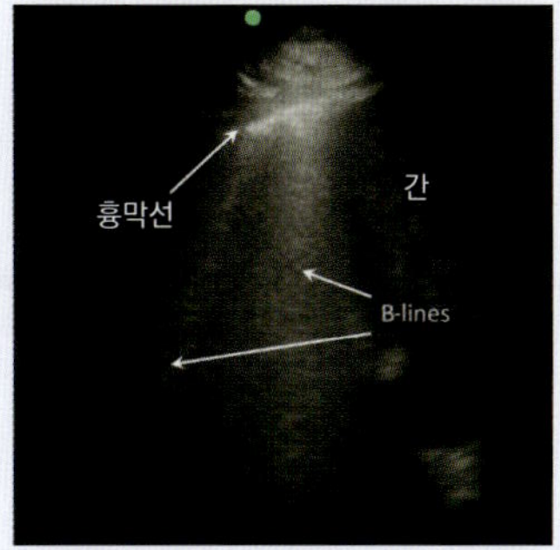 • B-선 • 흉막삼출이 다소 존재할 수 있다.	• 심하지 않은 폐부종은 A-선이 나타날 수 있다. • ARDS는 양측에 불규칙하게 분포한 B-선이 A-선과 섞여 있으며, 비후된 흉막선이 특징이다.
폐렴	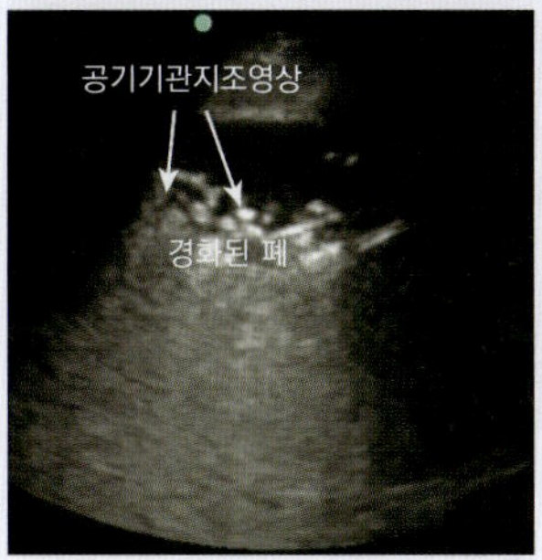 • 초기: 국소적인 단측성 B-선, 폐 미끄러짐 • 진행: 폐경화, 역동적 공기기관지조영상, 찢어짐 징후, 비후된 흉막선, 폐 미끄러짐 감소		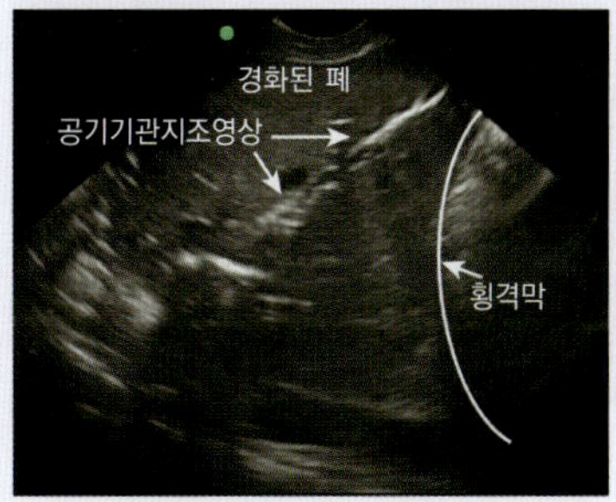 • 초기 및 진행: 상엽 소견과 동일 • 복합 흉막삼출이 존재할 수 있음	• 흉막하 경화가 있을 수 있다.

TABLE 9.2 폐 초음파 소견 요약—이어서

<table>
<tr><th rowspan="2">상태</th><th colspan="3">폐와 흉막 검사 소견</th><th rowspan="2">비고</th></tr>
<tr><th>상엽(전면)</th><th>중엽(전측면)</th><th>하엽(후방 기저부)</th></tr>
<tr><td>무기폐</td><td colspan="2">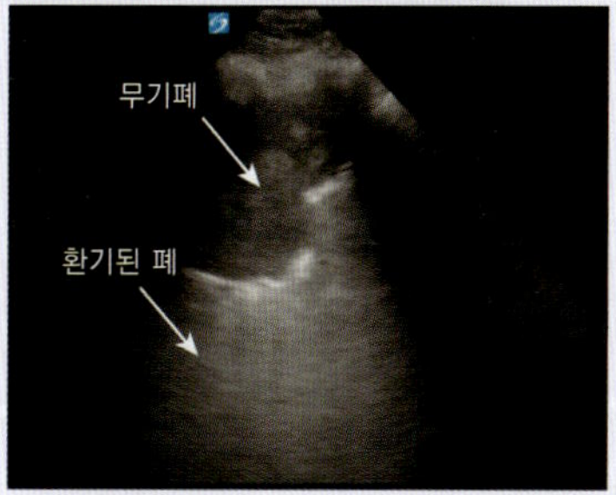
• 폐 미끄러짐의 감소/소실과 뚜렷한 폐 박동(흡수성)
• 폐경화
• 정적인 공기기관지조영상
• 국소적인 B-선</td><td>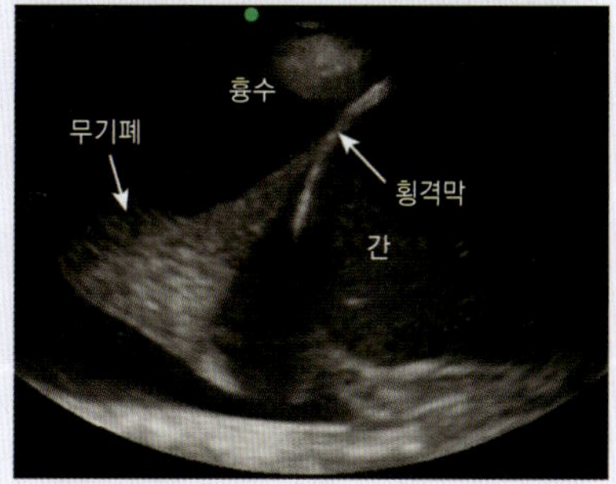
• 흉막삼출(압박성)
• 상승된 단측 횡격막(흡수성)
• 폐경화
• 정적인 공기기관지조영상
• 국소적인 B-선</td><td>• 무기폐는 하엽의 중력의존 부위에 가장 흔하다.</td></tr>
</table>

ARDS, 급성호흡곤란증후군(Acute respiratory distress syndrome); *COPD*, 만성폐쇄성폐질환(chronic obstructive pulmonary disease).

CHAPTER 10

흉막과 횡격막
Pleura and Diaphragm

Ria Dancel ▪ Xian Qiao ▪ Peter M. Lee :: 신승열

핵심 포인트

- 초음파는 흉막삼출, 폐렴, 무기폐, 횡격막 상승, 종괴 등 흉부 방사선 사진에서 하엽 불투명도(opacification)를 유발하는 질환을 빠르게 감별할 수 있다.
- 초음파는 최소 20 mL의 흉수(pleural fluid)를 감지할 수 있으며, 100 mL 이상의 흉막삼출(pleural effusion)에 대해서는 민감도가 100%에 달한다.
- 흉수 에코 발생 특성(echogenicity)과 중격의 존재 여부를 특성화하면 흉막 배액 시기와 방법에 대한 의사 결정에 도움이 될 수 있다.
- 2차원 또는 M 모드 초음파를 사용하여 횡격막의 편위(excursion)와 두께를 측정하여 횡격막 기능을 평가할 수 있다.

배경

흉막 초음파는 갈비뼈와 폐의 초음파 특성을 기반으로 한다. 갈비뼈는 초음파가 거의 완전히 반사되어 그림자를 만들어 더 깊은 구조물을 잘 안 보이게 한다. 공기가 차 있는 폐는 초음파를 완전히 산란시켜 특징적인 허상(artifact)을 만들어낸다. 기흉을 제외한 대부분의 흉막 질환은 흉막 공간에 체액이 축적되거나 연조직이 성장하는 것을 포함하며, 이는 초음파로 쉽게 볼 수 있다. 이 장에서는 흉막 병리와 횡격막을 평가하기 위해 초음파를 사용하는 방법에 대해서 알아보고자 한다.

흉막삼출(Pleural Effusion)

초음파는 흉막삼출을 식별하고 평가하는 데 매우 적합하다. 흉수(pleural fluid)는 음파를 전파하기 때문에 흉수로 가득 찬 공간과 그 안에 포함된 연조직 주변의 경계를 최적으로 보이게 할 수 있다. 초음파는 흉부 방사선 촬영보다 흉막삼출을 감지하고, 무기폐 또는 흉막 비후와 삼출을 구별하는 데 더 정확하다.[1,2] 정상적인 생리학적 양의 흉수(3–5 mL)도 감지할 수 있지만,[3] 최소 20 mL의 흉수가 있어야 초음파로 더 확실하게 보인다.[4] 100 mL 이상의 흉막삼출에 대해 초음파의 민감도는 100%에 달한다.[5] 반면, 후전방 흉부 방사선 사진(chest PA)에서 늑골 횡격막 오목(costophrenic recess)의 뭉툭해짐(blunting)과 횡격막의 소실은 각각 200 mL 및 500 mL 이상의 흉수가 축적된 후에야 나타난다.[6] 이동용 흉부 방사선 사진의 성능이 좋지 않아 기저부 불투명(basilar opacity)을 감별하기 어렵기 때문에 중환자실에서는 초음파가 특히 유용하다. 흉부 컴

퓨터 단층촬영(CT)을 표준으로 사용할 경우, 흉막 초음파는 중환자의 흉막삼출을 감지할 때 침상 흉부 방사선 촬영 및 청진(각각 47% 및 61%)에 비해 93%의 우수한 진단 정확도를 보였다.[7] 4개의 연구를 메타 분석한 결과 흉막삼출 검출에 대한 초음파의 민감도와 특이도는 각각 93%와 96%로 밝혀졌다.[8] 또한 초음파로 흉막삼출의 복잡성과 흉막 이상 유무를 흉부 CT보다 더 잘 파악할 수 있었다.[9]

술기(Technique)

폐 및 흉막 초음파 검사를 시행하는 완전한 기법은 8장에 설명되어 있다. 흉막 초음파 검사의 중요한 기술적 고려 사항은 다음 단락에 설명되어 있다.

흉막 초음파 검사에는 늑골 간격 사이에 맞는 탐촉자(transducer)가 필요하며, 일반적으로 위상배열(phased-array) (2–5 MHz) 또는 미세볼록(micro-convex) (4–10 MHz) 탐촉자가 사용된다. 고주파 선형 탐촉자(5–15 MHz)는 흉막 표면의 해상도가 더 우수하고 실시간 초음파 유도 흉막 시술이 가능하지만 침투(penetration) 깊이가 6–9 cm로 제한된다.

관례상, 화면 지향(screen orientation) 마커는 왼쪽 상단 모서리에 있으며, 흉곽에서 탐촉자는 마커가 머리 쪽을 가리키도록 위치시킨다. 이 방향을 유지하면 환자의 머리는 항상 화면의 왼쪽에 있게 된다.

보행이 가능한 환자의 흉막 초음파 검사는 일반적으로 환자가 똑바로 선 자세에서 시행하는 반면, 입원 환자나 중환자는 보통 누운 자세 또는 반누운 자세에서 검사한다. 흉수는 직립 환자의 흉부에서 가장 의존적인 부분(dependent portion)인 후외측 늑골 횡격막 오목(costophrenic recess)에 축적된다. **누운 환자의 경우 탐촉자를 뒤쪽 겨드랑이 선(posterior axillary line)에서부터 뒤쪽으로 견갑골 중간 선(midscapular line)까지 연장시켜**, 초음파 빔을 전방으로 조준하여 겹겹이 쌓인(layering) 흉막삼출이나 후측 흉막 병리를 놓치지 않도록 해야 한다. 특히 비만인 경우 환자를 굴리거나(roll) 들어 올리기(lift) 위해 추가 의료진이 필요할 수 있다. 심부 구조(deep structure)의 일반적인 스캔을 시행한 후에는, 폐와 흉막의 특정 부위에 초점을 맞추도록 깊이와 밝기(gain)를 조정해야 한다.

이미지 해석(Image interpretation)

반사율이 높은 흉막은 갈비뼈에서 약 0.5 cm 깊은 첫 번째 고에코 선으로 보인다. 흉막을 거의 완전하게 보려면 탐촉자를 앞쪽, 옆쪽, 뒤쪽 흉벽을 따라 세로(longitudinally)로 움직이며 각 공간을 순차적으로 평가하여 얻을 수 있다. 늑골 횡격막 오목(costophrenic recess) 부위에서 우측 횡격막 흉막(diaphragmatic pleura)은 특히 흉수가 없는 경우 좌측 횡격막 흉막보다 일반적으로 보기가 더 쉽다. 다음 세 가지 초음파 소견은 흉막삼출을 배제하는 데 도움이 될 수 있다: *커튼 징후(curtain sign)*, 거울 이미지 허상(mirror-image artifact)의 존재, 척추 징후(spine sign)가 없는 경우. 일반적으로 공기로 가득 찬 폐는 흡기 시 횡격막 부위에서 스캔 구역(scanning field)으로 내려와 더 깊은 구조의 시각화를 차단하는데, 이를 커튼 징후라고 한다(Video 10.1–10.2). 추가적으로, 횡격막 위에 거울 이미지 허상이 보이면 횡격막 위에 공기가 존재(즉, 병리가 없음)하는 것으로 확인된다(Video 10.3). 일반적으로 공기로 채워진 폐는 음파를 산란시키기 때문에 횡격막 위에서는 척추가 보이지 않는다(Video 10.4). 그러나 횡격

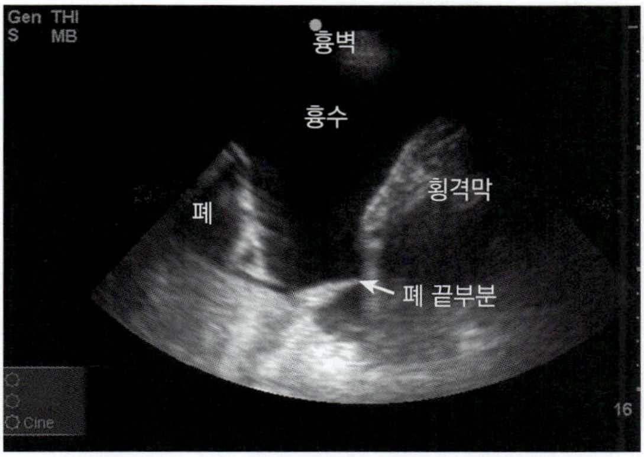

Figure 10.1 횡격막, 무기폐, 흉벽과 반대되는 단순 무에코 흉막삼출.

막 위에 체액이 있으면 횡격막 위로 척추가 잘 보일 수 있다. 이를 척추 양성 징후(positive *spine sign*)라고 하며 흉막삼출로 인한 경우가 가장 흔하지만(Video 10.5), 심한 하엽 폐렴에서도 볼 수 있다(Video 10.6).

흉막삼출이 있는지 진단하기 위해 다음 세 가지 특징을 확인해야 한다(Fig. 10.1).

1. 해부학적 경계: 횡격막과 횡격막 하(subdiaphragmatic) 장기(간 또는 비장), 흉벽, 무기폐를 확인. 폐엽의 무기폐는 간과 유사한 조직과 같은 에코 발생 특성(echogenicity)을 가지며 정적 공기 기관지 조영(static air bronchogram)을 보일 수 있다(Video 10.7).
2. 무에코(anechoic) 공간: 일반적인 해부학적 경계로 둘러싸인 비교적 무에코적인 공간은 대부분 흉막삼출이다.
3. 동적 변화: 다음 (1), (2)와 같은 무에코 공간의 특징적인 변화를 확인해야 한다. (1) 흉막삼출 안에서 폐의 전형적인 움직임, 즉 "폐 펄럭임"("lung flapping") 또는 "해파리 징후"("jellyfish sign")와 (2) 횡격막 움직임(Video 10.8).

색조 혈류 도플러(color flow Doppler) 및 M 모드 초음파를 사용하여 흉수(pleural fluid)가 자유롭게 움직이는지 확인할 수 있다. 자유롭게 움직이는 흉막삼출은 색조 도플러로 확산 혈류(diffuse flow)를 보이며(Video 10.9), 부유 폐(floating lung)가 흉벽을 향해 또는 흉벽에서 멀어지는 움직임은 M 모드를 사용하면 흔히 *사인파*(*sinusoid sign*)라고 불리는 높낮이(undulating)가 있는 패턴을 갖는다. 치밀한 흉막 병소(pleural loculation), 흉막 비후, 말초 폐 또는 흉막 종괴는 혈류(flow)가 없음을 보여준다(Video 10.10).

흉수(pleural fluid)의 부피를 계산하기 위해 다양한 공식이 도출되었다.[10-15] 중간 크기의 흉막삼출의 부피는 다음 공식을 사용하여 추정할 수 있다.

흉수 부피(mL) = 16 × 내장 흉막과 벽측 흉막의 흉막간 거리(mm)

늑막간 거리는 견갑골 중간 선(mid-scapular line)에서 세로 단면도(longitudinal view)로 폐 기저부와 횡격막 중간 사이에서 측정한 값이다. 실제적으로(pragmatically) 최대 흉막삼출 깊이가 10 cm 이상이거나, 앉은 환자에서 3개 이상의 늑간 공간 걸쳐있는 삼출은 1 L 이상의 배액량을

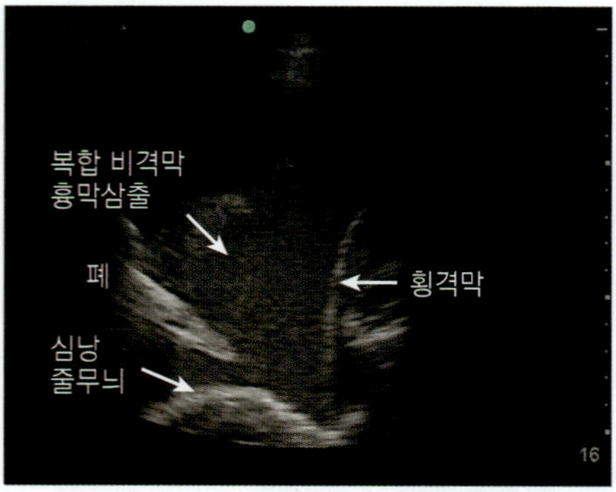

Figure 10.2 **복잡한 비격막성 흉막삼출.** 흉수 내에 균일하게 분포된 에코 발생 파편에 주목.

초래할 가능성이 높다.[13,14] 그러나 대부분의 환자에서 흉막삼출량을 작음, 보통 또는 많음과 같이 정성적으로 평가하여 임상적 처치(clinical management)에 도움을 주기에 충분하다.[16,17]

흉막삼출은 초음파 소견에 따라 질적으로 단순 또는 복합으로 분류된다. 단순 흉막삼출은 무에코이며 자유롭게 흐른다(free-flowing). 여출성 삼출(transudative effusion)은 만성적이지 않는 한 거의 항상 단순하다. 삼출성 삼출(exudative effusion)은 단순하거나 복잡할 수 있다.[18,19]

복합 흉막삼출은 균질(homogeneously) 또는 이질적(heterogeneously) 에코 발생 특성이며, 복합 비격막(complex non-septated) (Fig. 10.2, Video 10.11) 또는 복합 격막(complex septated) (Fig. 10.3, Video 10.12)으로 세분화된다.[18] 복합 삼출(complex effusion)은 거의 항상 삼출성(exudative)이다.[18,19] 흉막 초음파는 흉막삼출 내의 격막을 시각화하는 데 있어 CT 스캔보다 우수하다.[20] 격막이나 국소부위(loculation)가 있으면 삼출성 삼출(exudative effusion)을 시사할 가능성이 높다. 높은 에코 발생 특성(highly echogenic)이 있는 흉수는 삼출성일 가능성이 높지만, 만성 여출액은 복잡한 특징을 보이는 경우가 드물기 때문에 에코 발생 특성은 때때로 불완전한 감별법이다.[19] 에코 발생 특성은 균질(homogeneous)하거나 이질적(heterogeneous)인 것으로 특징지을 수 있다.[18] 이질적인 에코 발생 흉수는 종종 "플랑크톤 징후"("plankton sign") (Video 10.13)라고 불리는 소용돌이치는 파편이나 기포처럼 보인다. 균질 에코 발생 흉수는 일반적으로 세포 수가 많으며 혈흉 또는 농흉일 수 있다.[21] 혈흉은 처음에는 무에코이지만, 혈액이 응고되면서 혈전 형성 및 격막이 생성되어 에코 발생 특성이 증가할 수 있다(Video 10.14). 농흉은 대체로 균일한 에코 발생 특성을 가지며 때로는 얼룩덜룩한(speckled) 모양을 보인다(Video 10.15).

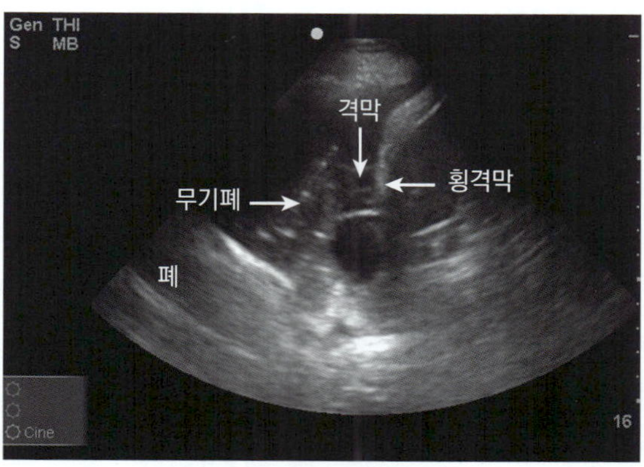

Figure 10.3 **복잡한 격막성 흉막삼출.** 횡격막과 폐의 하엽 사이에 수많은 격막이 보인다.

부폐렴성 삼출(parapneumonic effusion)은 가장 흔하게는 삼출성이다.[22] 첫 번째 단계에서는 초음파로 에코 발생 특성이 있는 삼출성 액(exudative fluid)이 흉막 공간으로 쏟아져 나온다. 두 번째 단계인 섬유 화농성(fibro-purulent) 단계에서는 흉수가 감염되어 점진적으로 국소화된다. 국소화된 흉막삼출은 일반적으로 비의존적인 부위(nondependent area)에 있으며, 신체 위치에 따라 변하지 않으며, 흉막 천자(thoracentesis)로 완전히 배출되지 않는 경우가 많다. 초음파상 중격이 존재하면 흉막 내 섬유소 용해 치료(intrapleural fibrinolytic therapy) (OR=2.79) 또는 외과적 개입(surgical intervention) (OR=3.92)이 필요할 가능성이 높아지므로 흉관 삽입을 다음 단계로 고려해야 한다.[21,23–27] 세 번째 단계에서는 내장 및 벽측 흉막의 흉수에서 섬유아세포(fibroblast)가 성장하여 두꺼운 흉막 껍질(peel)이 생긴다.

흉막–실질 경계(pleural–parenchymal interface)가 CT로 불분명할 경우 초음파가 농흉과 농양을 감별하는 데 도움이 될 수 있다. 농흉은 균일하게 두꺼워진 벽측 흉막과 함께 압박성 무기폐를 유발하는 경향이 있다. 실질 폐 농양은 균일하지 않고 불규칙한 가장자리(irregular margin)를 보이는 경향이 있다. 공동 주위 경화(pericavitary consolidation)를 따라 색조 혈류 도플러 신호의 검출은 진단 정확도가 높은 폐 농양의 가장 큰 특징인 것으로 나타났다(Video 10.16).[28]

고형 흉막 병리(Solid Pleural Pathology)

내장 및 벽측 흉막이 붙어 있는 경우에 정상 흉막 두께는 0.2–0.3 mm이다.[29] 최대 20%의 환자에서 고형 흉막 병변이 작은 흉막삼출로 오인될 수 있으며, 색조 혈류 도플러를 사용하여 89%의 민감도와 100%의 특이도로 이러한 병리를 감별할 수 있다.[30] 흉막 비후는 다양한 유형의 흉막 손상으로 인해 발생할 수 있다. 벽측 흉막 두께가 10 mm 이상이거나, 횡격막 흉막 두께가 7 mm 이상인 흉막삼출, 흉막 결절성(nodularity)은 악성 종양의 초음파 예측 인자이다.[20,31] 흉막 섬유화는 내장 흉막의 호흡성 움직임을 감소시키거나 없어지게 만든다.[17]

중피종, 지방종, 연골종 등과 같은 고형 흉막 이상은 흉막 공간 내 에코 발생 구조물(echogenic structure)로 보일 수 있다(Fig. 10.4, Video 10.17). 양성 종양은 뚜렷한 피막(capsule)을 가지고 있으며, 주변 조직을 침범하지 않는다. 흉부 CT 스캔은 흉막 종괴를 특징짓는(characterizing) 민감도와 특이도가 낮기 때문에[32] 고형 흉막 종괴를 더 잘 평가하기 위해 직접 볼 수 있는 의료용 흉강경(medical thoracoscopy)이 선호된다.[33,34] 악성 중피종은 불규칙하거나 불분명한 경계로 흉막 표면의 저에코 비후를 보이며, 횡격막이나 흉벽을 침범할 수 있다. 악성 중피종은 또한 결절성일 수도 있다. 흉막 전이는 종종 흉막삼출을 동반한다(Fig. 10.5, Video 10.18). 전이성 병변은 종종 다양한 에코 발생 특성과 함께 다발성이며, 흉벽 및 횡격막 침범이 분명하게 보일 수 있다.[35,36]

횡격막(Diaphragm)

횡격막 기능 평가는 기계 환기를 하고 있거나 수술 후 또는 신경근육 질환이 있는 환자에게 중요하다. 횡격막을 평가할 때 초음파는 형광투시 검사(fluoroscopy)에 비해 횡격막 상부 및 하부 구조의 시각화, 편위(excursion) 측정 능력, 방사선 촬영의 기하학적 오류 및 확대 오류 방지, 전리 방사선(ionizing radiation) 피하기 등 여러 가지 장점이 있다. 초음파는 이동성(portability)이 좋아 침대 옆에서 높은 재현성으로 연속적인 영

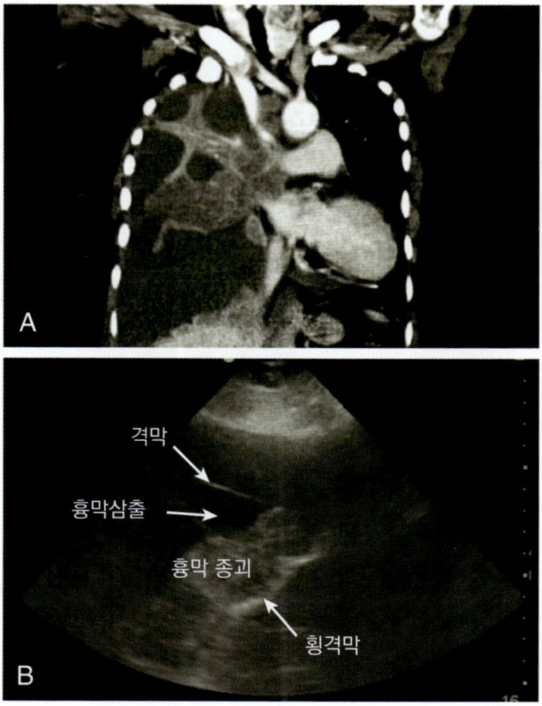

Figure 10.4 흉막 종괴. (A) 흉부 컴퓨터 단층 촬영 스캔에서 다수의 흉막 종괴가 보인다. (B) 불규칙한 모양의 흉막 종괴가 복잡한 격막 흉막삼출 내에서 보인다.

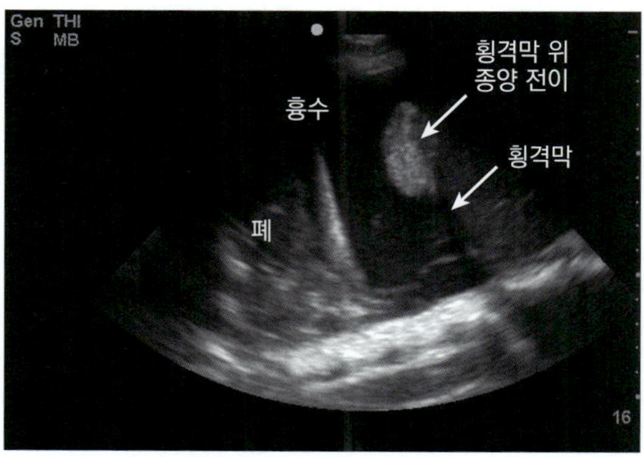

Figure 10.5 흉막 전이. 흉막 전이는 횡격막에 부착된 경계가 분명한 고초음파 종괴로 나타난다.

상 촬영이 가능하며, 이는 특히 기계 환기 환자에게 적합하다.[37–39] 횡격막 기능을 평가하는 두 가지 주요 초음파 기법은 횡격막 편위와 두께 측정이다.[40,41] 편위를 측정하기 위해 환자는 누운 자세 또는 반기립(semi-recumbent) 자세를 취한다. 위상배열 탐촉자(3.5–5 MHz)를 쇄골 중간선과 앞 겨드랑이 선 사이의 흉골연부(costal margin) 아래에 위치하고, 탐촉자 방향 마커를 머리 쪽으로 향하게 한다(Fig. 10.6). 위 가스가 횡격막을 자주 가리는 왼쪽에 비해 간은 좋은 음향 창

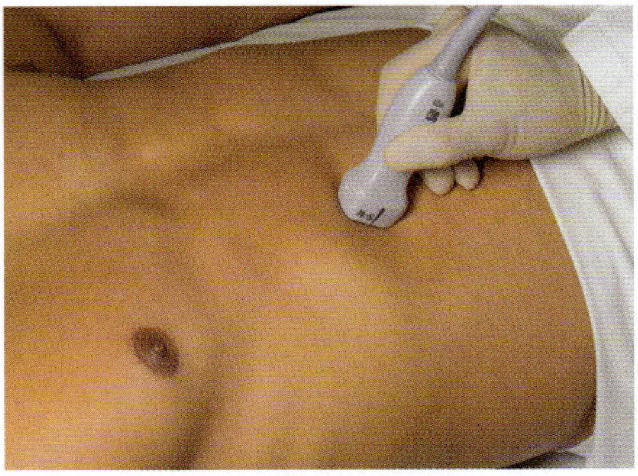

Figure 10.6 횡격막 편위를 측정하기 위한 탐촉자 위치.

(acoustic window)을 제공하기 때문에 오른쪽을 먼저 보는 것이 가장 일반적이다. 초음파 빔은 약간 내측과 머리 쪽을 조준하여 초음파 빔이 반횡격막(hemidiaphragm)의 후방 1/3을 향하도록 한다.[40,42] 탐촉자가 제 위치에 있으면 M-모드를 사용하여 흡기 횡격막 편위를 측정한다. 정확한 측정을 위해 M-모드 커서(cursor) 선은 중간 또는 후방 횡격막에 가능한 한 수직이어야 한다(Fig. 10.7, Video 10.19). 조용한 호흡, 깊은 호흡 및 자발적 냄새 맡기(voluntary sniffing) 동안 건강한 남성의 정상적인 횡격막 편위는 각각 1.8 ± 0.3, 7.0 ± 0.6 및 2.9 ± 0.6 cm로 보고되었다. 조용한 호흡, 깊은 호흡, 자발적 냄새 맡기 동안 여성의 경우 횡격막 편위는 각각 1.6 ± 0.3, 5.7 ± 1.0, 2.6 ± 0.5 cm로 측정되었다.[37] M 모드 추적(tracing)은 흡기 시간, 횡격막 수축 속도, 주기 지속 시간(duration of the cycle) 측정에도 사용할 수 있다.[41] 1.1 cm 이상의 횡격막 편위는 84%의 민감도와 83%의 특이도로 성공적인 발관(extubation)을 예측할 수 있다.[43]

자세가 횡격막 편위에 영향을 미칠 수 있다는 점은 주목할 만한 가치가 있다. 똑바로 선 자세에서 횡격막의 후방 및 측면 영역은 일반적으로 전방 및 내측 영역에 비해 운동 범위가 더 넓다. 그러나 누운 자세에서는 복강 내 압력의 변화로 인해 의존적 부위(dependent region)가 머리 쪽으로 이동하고 횡격막의 움직임이 줄어든다.[44,45] 최적의 영상을 얻기 위해서는 반기립 자세를 권장한다.

횡격막 기능을 평가하는 두 번째 기법은 횡격막 두께를 측정하는 것이다. 고주파 선형 탐촉자(6–13 MHz)를 부착 부위(zone of apposition)라

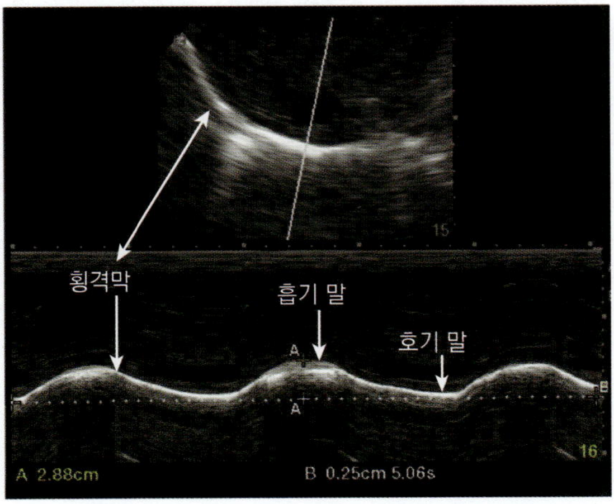

Figure 10.7 횡격막 편위. 흡기 횡격막 편위는 M 모드를 사용하여 횡격막의 후방 1/3에서 측정.

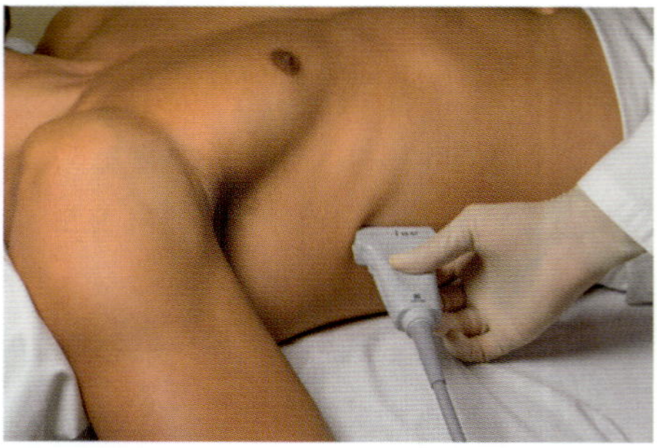

Figure 10.8 부착 영역(Zone of Apposition)에서 횡격막 두께를 측정하기 위한 탐촉자 위치.

고 알려진 횡격막이 갈비뼈와 만나는 중간 겨드랑이 선에 위치시킨다(Fig. 10.8). 고주파 선형 탐촉자를 사용하면 횡격막은 일반적으로 두 개의 고에코 층 사이(흉막과 복막)에 끼어 있는 근육의 동일 에코(isoechoic) 층 등 세 개의 뚜렷한 층으로 이루어진 얇은 고 에코 줄무늬(hyperechoic stripe)로 보인다. 횡격막 두께는 2차원 모드(two-dimensional mode) 또는 M 모드를 사용하여 측정한다(Fig. 10.9, Video 10.20). 대부분의 정상적인 건강한 사람의 호기말 두께는 1.8 mm에서 3 mm까지 달라진다.[42] 횡격막 비후 분율(fraction)을 계산하여 약화 여부를 평가한다([흡기말 두께−호기말 두께]/호기말 두께).[41,42] 20% 미만의 비후 분율은 중증 다발성 신경근병증, 근 위축성 측삭 경화증, 근이영양증 등 다양한 질병 상태에서의 횡격막 약화를 시사한다.[41,46]

만약에 흉막 돌기(process) (삼출, 흉벽 종괴), 횡격막 하 장기(간, 비장, 신장), 복부 병리(복수)가 있는 경우 이를 명확하게 식별해야 한다. 횡격막과 그 주변 구조를 명확하게 시각화하는 데 있어 주요 제한 사항은 체형, 늑골 그림자, 장가스, 공기로 차 있는 폐의 간섭(interposition), 초음파 빔의 각도이다.[40]

요점 정리

- 폐 및 흉막 검사를 완전하게 하려면 앞쪽, 옆쪽, 뒤쪽 흉벽의 세 가지 영역에 대한 시각화가 포함된다. 누운 환자의 흉막삼출을 발견하려면 후측 흉벽을 검사하고 초음파를 앞쪽, 즉 "하늘을 향해" 조준하는 것이 중요하다.
- 후전방 흉부 방사선 사진에서 늑골 횡격막 오목(costophrenic reces) 뭉툭해짐과 횡격막의 소실은 각각 200 mL 및 500 mL 이상의 흉수(pleural fluid)가 축적된 후에야 나타나지만, 의료진은 초음파를 사용하여 100 mL 이상의 흉수를 빠르게 배제할 수 있다.
- 비만 환자의 경우 흉막선은 피하 조직 깊숙한 곳에 있어서 식별하기 어려울 수 있다. 따라서 의료진은 먼저 갈비뼈를 확인한 다음 갈비뼈에서 0.5 cm 깊이의 흉막선을 찾아야 한다.
- 색조 혈류 도플러는 흉막 종괴와 흉막삼출을 구별하는 것과 흉수가 자유롭게 흐르는지 판단하여 배액에 대한 의사 결정을 내리는 데 사용할 수 있다.
- 흉막삼출은 일반적으로 작음, 중간 정도 또는 많음으로 정량화된다. 흉막간 거리가 10 cm 이상이거나 늑간 공간이 3개 이상인 삼출액은 흉막삼출이 1 L 이상인 경우에 해당한다.
- 삼출성 삼출은 단순하거나 복잡하게 보일 수 있지만, 높은 수준의 에코 발생 특성(echogenicity) 또는 격막의 존재는 삼출성 삼출 소견과 가장 일치한다.
- 일측성 흉막삼출이 동반될 때 결절이나 종괴와 같은 초음파상 흉막 이상 소견은 전이성 질환을 의심할 수 있다. 체액 분석 및/또는 흉강경 검사를 포함한 확진 검사가 필요하다.
- 횡격막 기능은 호흡 시 횡격막 편위 또는 두께를 측정하여 평가할 수 있다. 일반적으로 횡격막 두께는 호흡 중에 20% 이상 증가한다.

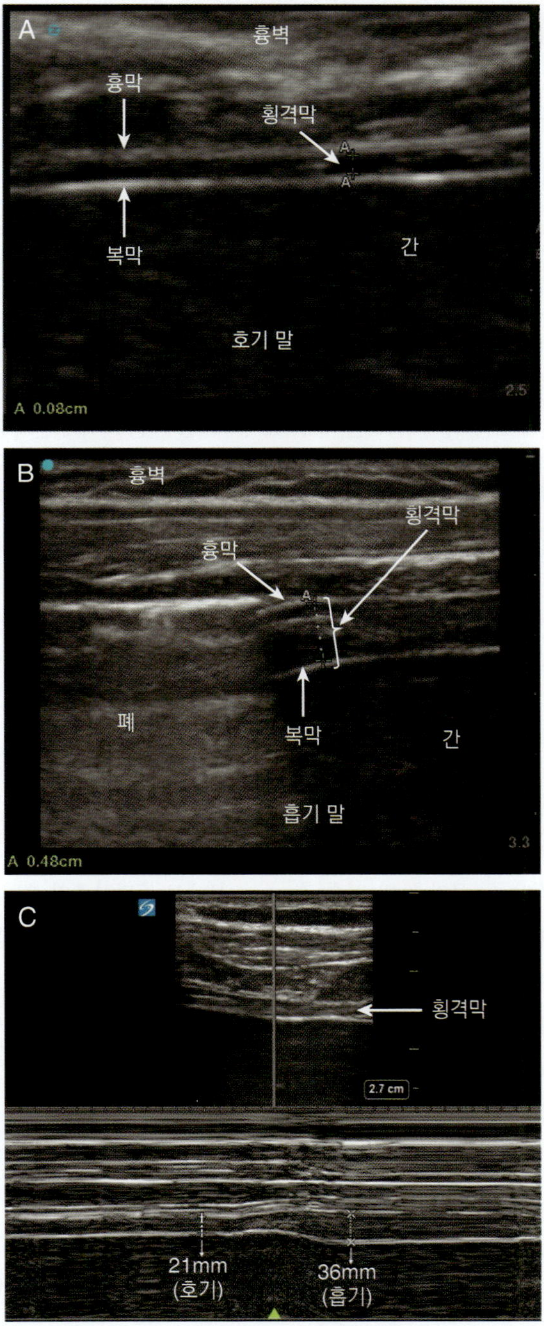

Figure 10.9 횡격막 두께. 부착 영역의 세 층은 흉막, 횡격막, 복막. (A) 호기 말(end-expiration) 횡격막 두께 측정. (B) 흡기 말(end-inspiration) 횡격막 두께 측정. (C) 흡기 말 및 호기 말. M-모드를 사용한 횡격막 두께 측정.

CHAPTER 11

폐와 흉막 술기

Lung and Pleural Procedures

Jose Cardenas-Garcia ▪ J. Terrill Huggins :: 신승열

핵심 포인트

- 시술 전 부위 표시에 초음파를 사용하면, 부위 표시와 시술 시행 사이에 환자 자세가 유지되는 한, 높은 안전성과 성공률을 달성할 수 있다.
- 진단적 흉강 천자를 시행하려면 초음파로 측정한 흉막삼출 깊이가 최소 1.5 cm 이상일 때 시행할 것을 권장한다.
- 초음파는 고형 조직과 체액을 쉽게 구별할 수 있기 때문에, 말초 폐 종괴의 초음파 유도 생검은 컴퓨터 단층 촬영 유도 생검보다 더 높은 조직학적 수율(yields)을 달성할 수 있다.

배경

이 장에서는 폐 및 흉막 시술을 유도(guide)하기 위한 초음파 사용의 주요 원칙을 알아보고자 한다. 시술 기법과 적응증, 금기증 및 시술 후 관리에 대한 자세한 내용은 다른 곳에 설명되어 있다.[1-3] 컴퓨터 단층 촬영(CT) 또는 투시 검사(fluoroscopy)에 비해 폐 및 흉막 시술을 유도하기 위해 초음파를 사용하면 방사선 노출 방지, 저렴한 비용, 사용 편의성, 이동성(portability), 전용 시술 공간이 필요 없다는 점 등의 장점이 있다. 흉막 시술을 할 때 초음파 유도를 사용하면 기존 방법에 비해 다음과 같은 몇 가지 장점이 있다.

1. 흉강 천자 또는 흉막 생검으로 인한 기흉(Video 11.1) 또는 혈흉(Video 11.2)과 같은 합병증에 대한 시술 완료 직후 평가.
2. 흉부 배액 후 흉막삼출 또는 기흉이 해결되었는지 모니터링하여 카테터 제거에 관한 결정을 신속하게 내릴 수 있다.[4]
3. 흉수(pleural fluid)의 특성을 분석하여 가장 적절한 배액 방법을 선택할 수 있다. 단순 무에코 흉막삼출의 흉막천자(Video 11.3), 복잡한 격막성(septated) 흉막삼출의 소구경 (small-bore) 흉관(Video 11.4), 혈흉의 대구경 (large-bore) 흉관(Video 11.5), 흉막 전이가 관찰되는 경우 연속 배액을 위한 터널식 흉막 카테터 (Video 11.6).

흉막 배액 장치 삽입에는 부위 표시(site marking)와 실시간 바늘 시각화라는 두 가지 기법이 사용된다. 대부분의 환자에서는 부위 표시만으로도 충분하지만, 흉막 또는 폐 생검을 시행하거나 소량의 흉수가 있는 경우, 손이 자유로운 기법(free-handed technique) 또는 바늘 유도와 함께 실시간 초음파 유도법을 사용하는 것이 좋다(Fig. 11.1).

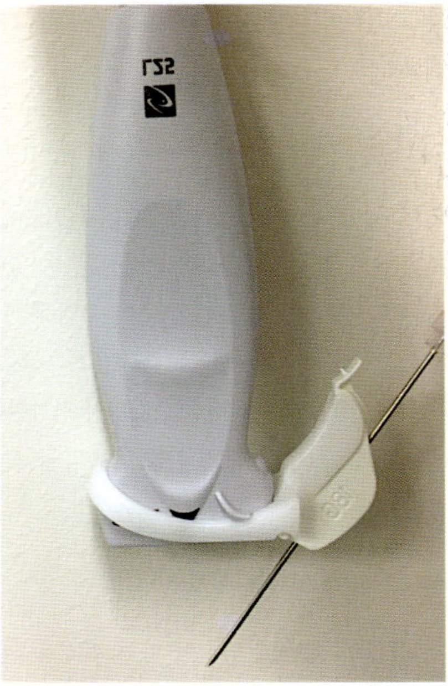

Figure 11.1 바늘 유도(Needle Guide). 변환기에 스냅(snap)으로 고정하고 측면 채널을 통해 바늘을 안정화하여 바늘이 조직에 삽입될 때 실시간으로 시각화할 수 있는 여러 일회용 바늘 가이드 시스템을 사용할 수 있다.

술기(Technique)

장비(Equipment)

고주파 선형 탐촉자와 저주파 위상 배열 또는 곡선형 탐촉자가 모두 장착된 이동형 초음파 기기를 사용할 수 있어야 한다. 고주파 선형 탐촉자는 다음 용도로 사용된다.

- 말초 폐 결절 또는 흉막 종괴 생검
- 흉막 선(pleural line)의 특성 평가
- 바늘 삽입 부위에서 색조 도플러로 혈관 구조 평가

위상 배열 탐촉자는 대부분의 흉막 배액 시술에 적합하다. 폐와 흉막을 처음 스캔하는 동안 탐촉자 방향 마커는 세로 단면도(longitudinal view)를 얻기 위해 머리 쪽 방향으로 가리키며, 추가 평가를 위해 반시계 방향으로 90° 돌려 가로 단면도(transverse view)를 얻을 수 있다. 목표 병변과 주변 구조물 사이의 공간 지각(spatial orientation)을 유지하기 위해 화면 표시기는 화면의 왼쪽 상단 모서리에 위치시킨다. 초음파 기기는 화면이 시행자의 시야에 직접 들어오게 하면서 시행자 옆에 위치시킨다.

검사를 위한 환자의 자세(Patient positioning)

초음파 유도 시술을 위해 부위를 표시(marking)할 때는 바늘 삽입 부위를 선택한 후 환자의 위치를 변경하지 않는 것이 중요하다. 부위 표시 후 환자의 위치가 변경되면 부위 선택 및 표시를 다시 시행해야 한다.

흉막삼출(pleural effusions)

방형성이 되지 않은(non-loculated) 흉막삼출은 후외측 늑골 횡격막 오목(costophrenic recess) 부위에 모이게 되므로, 안정된 환자는 침대 가장자리에 앉아 발을 지지하고 팔 아래에 베개를 받치고 이동식 침대 옆 탁자에 앞으로 기대어 몸통을 지지하여 편안하게 앉혀야 한다. 앉은 자세를 유지할 수 없는 흉막삼출이 있는 중환자의 경우, 거의 똑바로 세운 자세(침대 머리를 60–90° 올린 자세) 또는 동측 팔을 머리나 가슴 위로 올린 측와위 자세로 눕혀야 한다. 기관 내 튜브 및 기타 유치 장치(indwelling device)에 세심한 주의를 기울여야 한다.

기흉(pneumothorax)

환자를 반기립 자세(침대 머리를 45° 올린 자세)로 눕히면, 앞쪽 정점 부위(anterior apical area)로 공기가 잘 분포(distribution)하게 된다.

폐 및 흉막 생검(lung and pleural biopsy)

이러한 시술을 위한 환자 위치는 병변의 위치에 따라 달라진다. 엎드린 자세는 흉곽의 호흡 운동을 감소시키므로 후방 병변에 이상적이다.

부위 선택(Site selection)

흉막삼출

9장에서 설명한 대로 흉막삼출의 해부학적 경계, 동적 소견 및 내부 요소를 식별할 때 주의를 기울여야 한다. 시술자는 횡격막 하 장기에 바늘이나 튜브를 삽입하지 않도록 횡격막을 확실하게 확인해야 한다. 횡격막의 높이는 환자마다 크게 다르다. 일회 호흡량(tidal volume)이 적은 기계 환기 환자의 경우, 횡격막이 흉강 내에서 상승되어 있는 경우가 많다. 횡격막이 상승되어 있거나 복수가 동반된 환자의 경우, 먼저 세로 평면(longitudinal plane)에서 간신장 또는 비신장 오목 부위(hepatorenal or splenorenal recess)를 확인한 다음 탐촉자(probe)를 머리 방향(cephalad)으로 움직여서 횡격막을 찾는다.

기흉(Pneumothorax)

시술 후 폐 미끄러짐(lung sliding), B-선(B-line), 폐 박동(lung pulse) 또는 A-선이 아닌 패턴이 있으면 기흉을 배제할 수 있다.[5] 특히 시술 전에 폐 미끄러짐이 관찰된 경우, 폐 미끄러짐이 없는 A-선 패턴은 기흉을 강력하게 시사한다. 따라서 시술자는 폐 또는 흉막 시술 전후에 이러한 징후를 찾아야 한다. 폐 포인트(lung point)가 이 있는 경우에만 기흉을 시사하며,[6] 일반적으로 누운 환자의 전외측 흉벽에서 발견된다. 누운 환자의 경우, 시술자는 먼저 하흉곽의 쇄골중간 선에서 고주파 선형 탐촉자로 폐 미끄러짐을 확인하고, 탐촉자를 머리 방향으로 움직여서 폐 미끄러짐의 가장 정점 부위(apical area)를 확인해야 한다.

폐 및 흉막 생검(lung and pleural biopsy)

흉막에 접한 폐 실질 병변 만 경흉부(transthoracic) 초음파 유도 생검을 통해 접근할 수 있다. 시술 후 기흉 발생 가능성을 줄이기 위해 바늘 삽입이 가능한 부위에 국소 흉막유착(pleurodesis)을 시사하는 폐 미끄러짐이 없는지 평가한다. 흉막 생검을 시행할 때는 선형 탐촉자를 사용하는 것이 추천된다.

바늘 궤적(Needle trajectory)

폐 생검을 시행할 때 안전한 바늘 궤적을 위해서는 횡격막 하 장기, 심장, 혈관, 폐 내장 표면을 피해야 한다. 간 또는 비장 손상을 피하려면 횡격막을 확실하게 식별하는 것이 중요하다. 경험이 부족한 시술자에게서 발생할 수 있는 오류는 신장의 고에코, 곡선형 피막(capsule)을 횡격막으로 잘못 인식하는 것인데, 이를 "가성-횡격막(pseudo-diaphragm)"이라고도 한다. 이는 복수가 있는 상황에서 신장 피막(capsule)이 간이나 비장에서 분리되어, 간이나 비장이 흉막삼출 내에 있는 폐 조직처럼 보이는 경우에만 발생한다. 신장과 횡격막의 피막(capsule)을 구별하는 한 가지 방법은 횡격막의 하부 부분은 흉벽의 바깥쪽으로 뻗어 있는 반면, 하부 신장 피막은 내측으로 휘어져 있다는 점에 주목하는 것이다(Fig. 11.2, Video 11.7).

늑간 혈관(intercostal vessels)

예상되는 바늘 궤적을 고주파 선형 탐촉자로 색조 또는 파워 도플러를 사용하여 평가하여 구불구불하거나 부수적인(collateral) 늑간 혈관

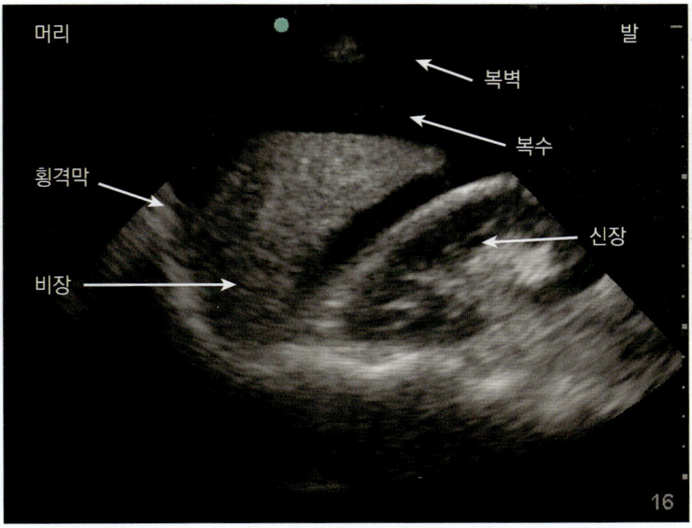

Figure 11.2 가성 횡격막(Pseudo-diaphragm). 곡선형 고에코 신장 피막(capsule)은 횡격막("가성 횡격막")으로 오인될 수 있다. 이 경우, 이 영상에서 볼 수 있듯이 비장이 폐로 오인될 수 있다. 횡격막과 신장 피막을 구별하는 주요 차이점은 신장 피막의 아래쪽 부분이 흉벽에서 멀어지는 반면, 횡격막은 흉벽을 향해 휘어진다는 점이다.

을 배제해야 한다(Fig. 11.3). 늑간 혈관은 일반적으로 척추 측면(lateral to the spine)에서 처음 6 cm 떨어진 공간과 노인 환자에서 잘 보인다(Fig. 11.4, Video 11.8–11.9).[7,8] 흉벽에서 탐촉자를 45–60° 기울여 초음파 빔을 늑간 혈관의 혈류 방향과 가능한 한 평행하게 정렬한다. 위음성(false-negative) 평가를 피하기 위해 색조 도플러 감도(gain)를 조정한다. 앞가슴 또는 척추뼈 주위 부위에 바늘을 삽입하기 전에, 특별히 심장 구조물과 큰 혈관의 위치에 중점을 두고, 이전 영상(CT 또는

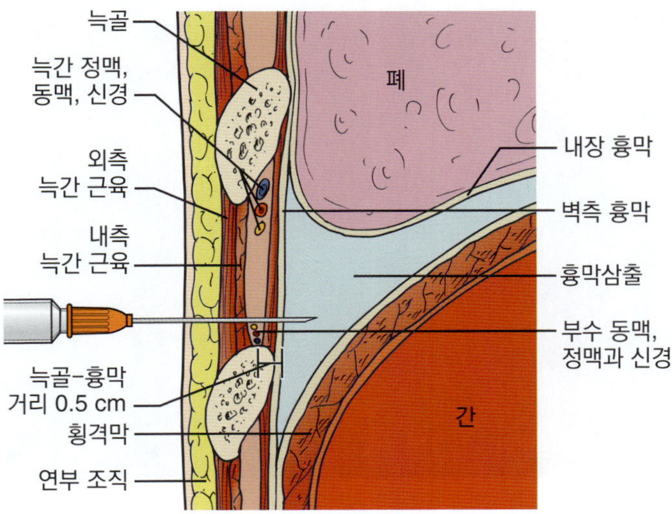

Figure 11.3 흉벽 해부학.

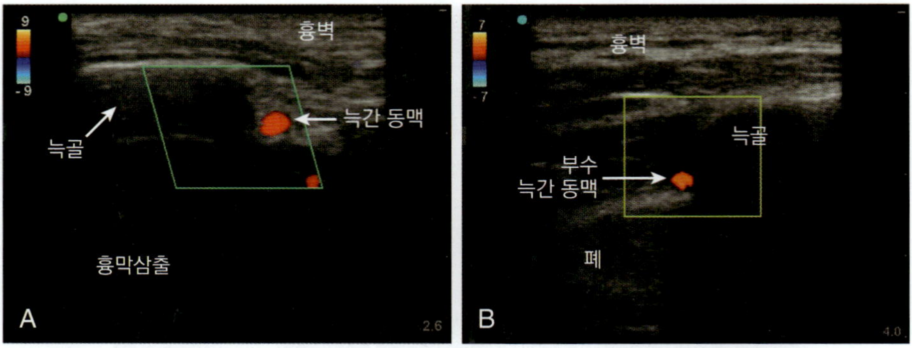

Figure 11.4 늑간 동맥. (A) 색조 혈류 도플러로 본 하부 늑골 가장자리의 늑간 동맥. (B) 색조 혈류 도플러를 사용하여 상부 늑골 가장자리에서 측부(collateral) 늑간 동맥이 감지됨.

자기공명영상[MRI])을 검토한다.

바늘 삽입 깊이(Depth of Needle Insertion)

피부 표면과 벽측 흉막 사이의 거리를 측정하면, 흉막 공간에 바늘을 삽입하기 전에 바늘 삽입 깊이를 예측할 수 있다. 흉강 천자를 안전하게 시행하려면, 최소 1.5 cm의 흉막삼출 깊이가 있을 때 시행할 것을 권장한다(Fig. 11.5).[9–11] 폐 또는 흉막 기반 병변의 생검을 시행할 때는 여러 평면에서 대상 병변의 직경을 측정해야 한다. 피부에 탐촉자 압력이 가해지면 흔히 압박 허상(compression artifact)이라고 불리는 깊이 측정값이 과소평가될 수 있다는 것을 시술자는 알고 있어야 한다. 따라서 영상을 멈추고(freezing) 깊이를 측정하기 전에 피부 압력을 해제해야 한다.[5]

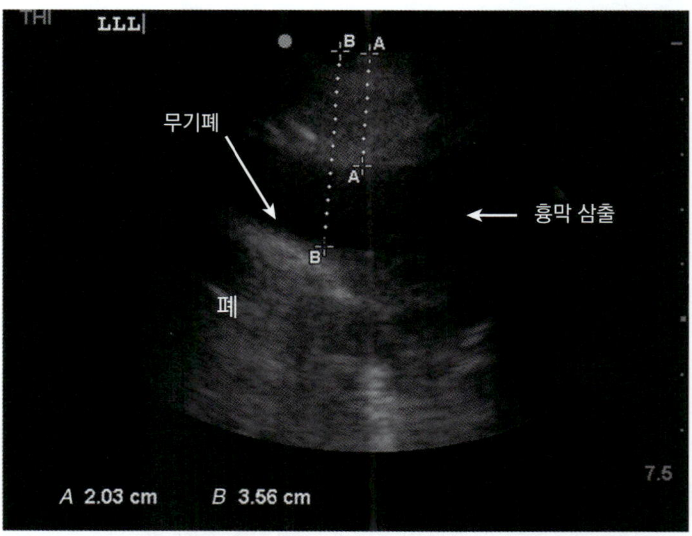

Figure 11.5 흉막삼출의 깊이. 벽측 흉막과 내장 흉막 사이의 거리를 측정. 흉강 천자 시 최소 1.5 cm의 흉막삼출 깊이를 권장.

바늘 삽입 각도(angle of needle insertion)

바늘 삽입 각도는 흉막 접근에 가장 적합한 궤적을 식별하는 데 사용되는 탐촉자의 각도와 일치해야 한다. 바늘 삽입 부위를 표시할 때, 시술자는 의식적으로 탐촉자 각도를 기억하기 위해 노력해야 한다. 원하는 궤적을 따라 바늘을 삽입하지 못하면, 예상 깊이에 시각화된 체액에 도달하지 못하는 일반적인 오류의 원인이 되며, 혈관 손상이나 장기 천공과 같은 중대한 합병증을 유발할 수 있다.

가이드 와이어 또는 카테터 위치 확인

삽입 위치가 불확실한 경우에는 초음파를 사용하여 흉막 공간에서 가이드 와이어 또는 카테터의 위치를 확인할 수 있다(Fig. 11.6, Video 11.10 –11.11).[12] 기흉의 경우 흉막 안에 공기가 존재하기 때문에 흉벽 너머로 카테터를 볼 수가 없다. 생검을 시행할 때, 시술 후 생검 부위를 평가하면, 시술 후

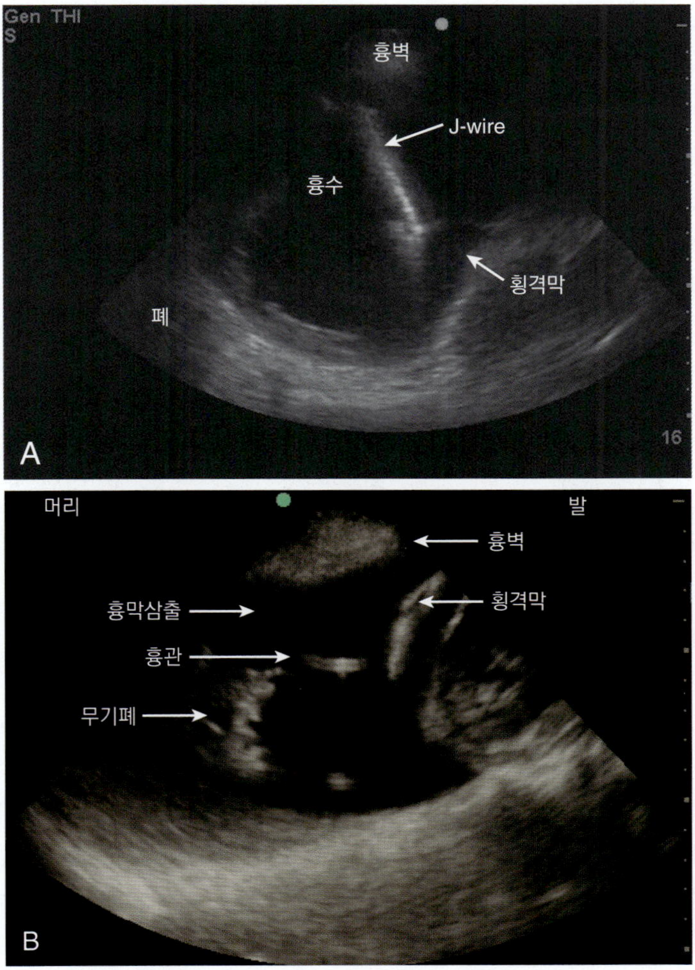

Figure 11.6 가이드 와이어(A) 및 흉관(B)을 흉막 공간에서 확인.

출혈이나 기흉을 배제하는 데 유용할 수 있다(아래 참조).[13]

흉강 천자(Thoracentesis)

흉강 천자 시 초음파 유도법을 사용하면 시술 성공률을 높이고 합병증 위험을 줄일 수 있으므로 추천된다.[14-23] 높은 성공률과 안전성은 체액이 없거나 최소한의 체액만 있을 때 무리하게 삼출액을 배출하려는 시도를 하지 않고 흉강 내 장기 및 혈관 구조를 적절히 식별하는 데 달려 있다.

흉강 천자술의 가장 흔한 합병증은 기흉, 통증, 호흡곤란, 기침, 출혈, 미주신경 반응 등이다. 다른 합병증으로는 재팽창성 폐부종, 의도치 않은 간 또는 비장 손상, 혈흉, 감염, 피하 기종, 공기 색전증, 흉벽 또는 피하 혈종 등이 있다. 가장 중요한 것은 초음파 유도법을 사용하면 위치 기반(landmark-based) 흉강 천자에 비교하여 교차 비(odds ratio) 0.3–0.8의 비율로 외상성 기흉의 발생률이 크게 감소한다는 점이다.[16-23] 치료적 흉강 천자를 위한 초음파 유도기법은 자발 호흡 및 기계 환기 환자에서 시술 후 기흉의 즉각적인 원인인 바늘 외상을 거의 없게 하는 것으로 보인다.[14,15,24,25] 이런 상황에서의 기흉은 종종 진공(ex vacuo) 기흉이라고 불리는 확장 불가능한 폐와 관련이 있는 것으로 보고되었다.[26] 흉강 천자 시 흉막 압력계를 사용하면 확장 불가능한 폐를 식별할 수 있다.

적절한 바늘 삽입 부위를 선택하려면 벽측 흉막 바로 옆에 흉수가 있는지 확인하고, 호흡 주기 내내 횡격막부터 폐까지 충분한 거리를 확보하는 것이 필요하다. 횡격막, 간, 비장을 명확하게 확인해야 한다. 흉강 천자를 안전하게 시행하려면 최소 1.5 cm의 흉막삼출 깊이가 권장된다.[9-11] 흉벽 두께에 관계없이 늑골 위쪽 가장자리에서 벽측 흉막까지의 거리는 약 5 mm이다. 배액 중 혈전이나 고형 물질에 의해 바늘 내강이 막힌 것으로 의심되는 경우, 소량의 멸균 식염수를 주입하여 바늘을 세척(flush)할 수 있다.

흉강 천자 시 바늘 삽입을 실시간으로 시각화(real-time visualization)하는 것은 복잡성을 가중시키고 적절한 바늘 삽입 각도를 유지하는 데 방해가 될 수 있으므로 일반적으로 시행하지 않는다.[9] 그러나 흉수 축적(pleural fluid collection)이 적거나 국소적 또는 접근이 어려운 경우 숙련된 의료진은 실시간 시각화를 사용하여 진단 검체(sample)를 확보할 수 있다.

흉수가 다시 차거나(return) 대량 배액이 필요한 경우, 가이드 와이어를 삽입한 후 바늘을 빼고 셀딩거 기법(Seldinger technique)을 사용하여 흉막 배액 카테터를 거치시킨다. 진단적 흉강 천자만 필요한 경우에는 카테터를 삽입하지 않고 18–20게이지 바늘을 사용하여 30–60 mL 주사기로 충분한 양의 흉수를 뽑을 수 있다. 치료 배액을 하는 동안, 배액 카테터를 제거하기 전에 초음파를 사용하여 잔류 흉수의 양을 평가할 수 있다(Video 11.12). 시술 전후에 폐 미끄러짐을 확인하여, 즉각적인 시술 후 기흉을 배제해야 한다(Video 11.13).

흉관 삽입(Chest Tube Placement)

초음파 유도 흉관 삽입의 적응증에는 흉막 감염, 혈흉, 악성 흉막삼출, 화학적 흉막 유착(chemical pleurodesis) 및 기흉이 포함된다. 수정된 셀딩거 기법(modified-Seldinger technique)을 이용한 소구경 카테터(14 Fr)의 삽입은 앞서 언급한 큰 구경 카테터(32 Fr)가 권장되는 혈흉을 제외한 임상 시나리오에 효과적이다. 악성 흉막삼출의 경우, 반복 배액을 위해 터널형 흉막 배액 카테터(15.5 Fr)를 사용할 수 있다. 흉관 삽입을 위한 부위 표시에는 앞에서 설명한 접근법이 사용된다(앞의 "기법" 참조).

기흉에 흉관을 삽입할 때는 특별한 주의가 필요하다. 초음파를 통해 폐 포인트(lung point)가 명확하게 보이면 기흉에 대한 카테터 삽입을 유도할 수 있다. 위치가 확인되면 폐 미끄러짐이 없는 부위에 셀딩거 기법을 사용하여 작은 흉관을 삽입하는 것이 안전하고 효과적이다. 흉막 내 공기가 있는 경우 벽측과 내장 흉막 사이의 거리를 시각화할 수 없다는 점을 인식하는 것이 중요하다. 따라서, 일반적으로 공기가 다시 들어오는(return of air) 즉시(보통 늑골에서 5 mm 깊이) 바늘 진행을 중단해야 한다. 고주파 선형 탐촉자를 사용하여 카테터 삽입 부위에서 폐 미끄러짐이 소실되는 것을 확인하여 카테터 삽입 부위를 확인하고, 흉관 삽입 후 기흉의 해결 여부를 모니터링하는 데 동일한 탐촉자를 사용할 수 있다.[27] 흉벽의 피하 기종은 초음파의 사용을 불가능하게 한다. 흉막삼출에서 배액 카테터 삽입과 달리, 흉막 내 공기로 인해 가이드 와이어가 초음파에서 보이지 않는다. 큰 수포가 의심되거나 작은 기흉이 있는 경우, 심각한 내장 흉막 손상을 피하기 위해 주의를 기울이는 것이 좋다. 이전 CT 흉부 영상을 검토하는 것이 다른 무엇보다 중요하다.

의료용 흉강경 검사(흉막경 검사) (Medical Thoracoscopy [Pleuroscopy])

초음파를 사용하면 흉강경 검사를 위한 안전한 투관침(trocar) 삽입 부위를 확인할 수 있다. 흉막삼출이 있는 환자의 경우 환자를 측와위 자세로 눕힌 후 저주파 탐촉자를 사용하여 최적의 투관침 삽입 부위를 확인한다. 앞서 설명한 원칙("기법" 부분 참조)을 적용하면 흉막강(pleural cavity)을 적절히 시각화할 가능성이 높아지고 장기 손상 위험이 최소화된다.[28] 흉수가 없거나 국소 흉막 유착이 있는 경우, 고주파 선형 탐촉자를 사용하여 폐 미끄러짐이 있는 흉막 공간을 식별하고 안전하게 투관침을 삽입할 수 있다.[29]

경흉부 생검 술기 (Transthoracic Biopsy Procedures)

초음파 유도 하 바늘 생검은 흉막에 인접한 말초 폐 병변, 전종격동 종괴(anterior mediastinal mass) 및 흉막 병변에 적합하다. 경흉부 생검 술기를 시행할 때는 실시간 바늘 시각화를 권장한다(Video 11.14). 적응증이 되면, 바늘 생검의 유형과 관련해서 동축(coaxial) 바늘을 사용하여 내장 흉막을 한 번만 천자하여 미세침(fineneedle) 흡인 및 절단 바늘 (Tru-Cut™ 코어 생검 바늘) 모두 여러 번 통과시킬 수 있다는 이점이 있다. 실시간 시각화 동안 바늘을 안정화하기 위해 바늘 가이드를 사용할 수 있지만(Fig. 11.1 참조), 바늘 가이드는 바늘 각도를 변경하는 데 제한이 있다는 단점이 있다.[10] 고주파 탐촉자의 색조 도플러를 사용하여 표적 병변의 혈관분포(vascularity)를 평가할 수 있다. 병변 내에서 증가된 혈관이 보이면 검체의 혈액 오염을 방지하기 위해 모세혈관 기법(capillary technique)을 사용하여 검체를 채취하는 방법과 혈관을 피하는 방법이 추천된다. 검체를 얻기 위해 흡입(suction)할 때는 바늘을 빼기 전에 음압을 해제하여 검체가 오염되거나, 생검 검체가 주사기로 흡인되는 것을 방지해야 한다.

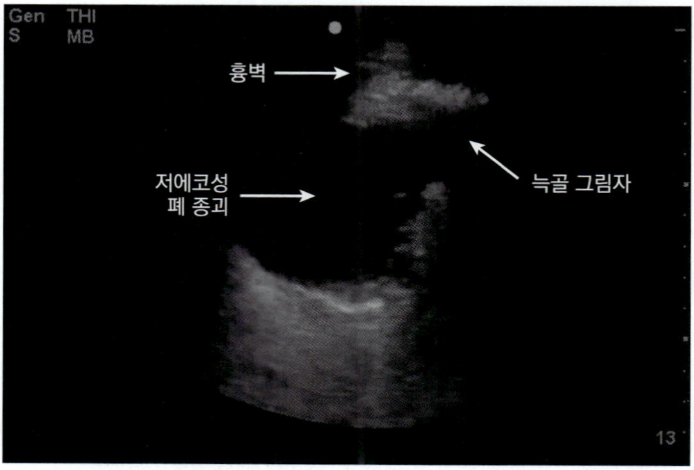

Figure 11.7 폐 종괴. 흉벽에 인접한 중간 크기의 저에코성 말초 폐 종괴가 보인다.

폐 생검(Lung biopsy)

흉막에 접해 있고 호흡 주기 내내 시각화 할 수 있는 폐 병변만 초음파 유도 생검으로 접근할 수 있다(Fig. 11.7, Video 11.15). 말초 폐 병변의 생검을 위한 CT 유도보다 초음파 유도를 사용하면 두 가지 장점이 있다. 첫째, 초음파는 부분적으로 괴사된 병변에서 고체 조직과 액체 조직을 쉽게 구별할 수 있다. 시술 중에 생검 바늘을 병변의 고형(에코 발생이 더 많은) 부위로 향하게 하여 조직학적 수율(histologic yield)을 향상시킬 수 있다.[30] 둘째, 초음파는 병변에 인접한 국소 흉막 유착 부위를 쉽게 식별하여 의인성(iatrogenic) 기흉의 위험을 줄일 수 있다. 초음파 유도 폐 생검에서 조영 증강을 사용한 사례는 광범위하게 보고되었다.[31,32] 이 기법은 무기폐 또는 폐렴(폐동맥 혈액 공급, 초기 조영 증강), 종양(기관지 동맥 공급, 후기 조영 증강), 조직 괴사, 체액 축적(fluid collection) 또는 색전증(조영 없음 = absence of contrast)등의 영역을 구별하는 데 도움이 된다(Fig. 11.8, Video 11.16).[33] 조영 증강을 사용하지 않은 영상과 비교하여 생검의 진단 수율(diagnostic yield)을 향상시킨다(94% vs. 78%).[31]

폐 농양 배액(Lung abscess drainage)

폐 농양의 보존적 치료(장기간 광범위 항생제 투여 및 기도를 통한 자연 배액)에 실패한 경우에만 보다 침습적인 치료 전략을 고려한다. 수술 대상자가 아니면서 흉막에 인접한 4 cm 이상의 폐 농양이 있는 환자의 경우 초음파를 이용한 경피적 경흉 배액(transthoracic drainage)이 치료 선택(option)이다.[34] 무균 흉막 공간의 오염, 기관지 흉막 누공 발생 등을 포함한 경피적 경흉 배액과 관련된 합병증은 낮은 수준이다. 고주파 선형 변환기를 사용하여 폐 미끄러짐이 없는 곳에 바늘 삽입 부위(즉, 폐 농양에 인접한 국소 흉막 유착 부위)를 선택하면 이러한 합병증의 위험을 줄일 수 있다.[35]

전종격동 생검(Anterior mediastinal biopsy)

전종격동(anterior mediastinum)의 종괴는 초음파 창(window)을 만들 수 있을 정도로 폐가 전 흉

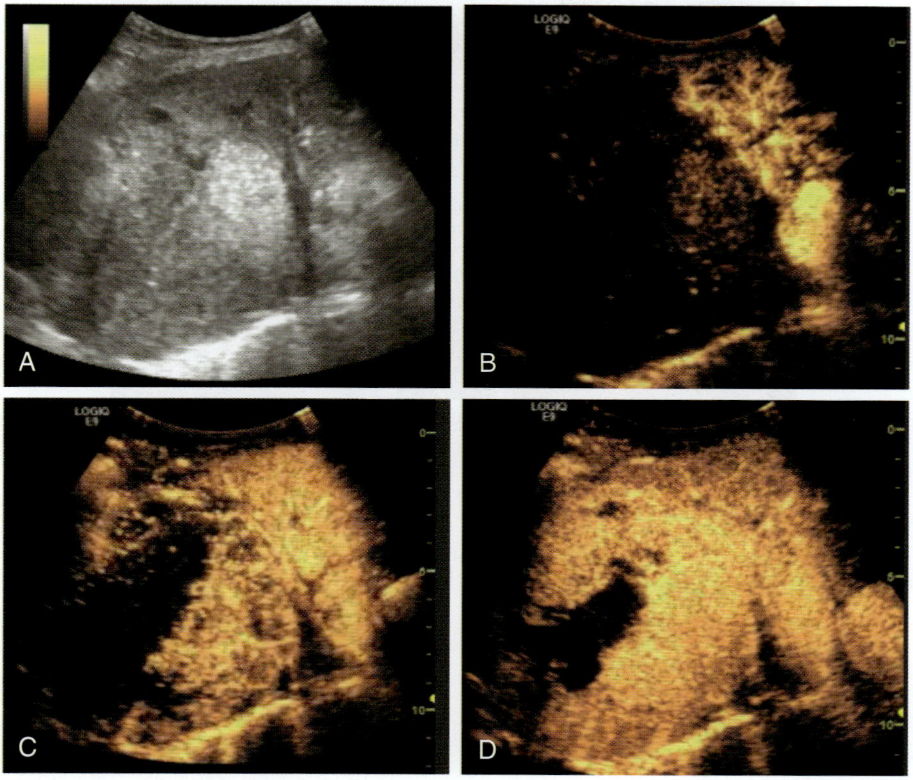

Figure 11.8 조영증강 폐 초음파 촬영. (A) 조영 증강되지 않은 2차원 초음파 영상. (B) 초기 조영증강은 무기폐에서 볼 수 있다. (C) 후기 조영증강은 폐 종양에서 볼 수 있다. (D) 조영증강이 되지 않은 부위는 괴사를 시사한다. (미국흉부학회의 허가를 받아 재인쇄. Copyright © 2016 미국흉부학회. 미국 호흡기 및 중환자 의학 저널은 미국 흉부학회의 공식 저널.)

곽(anterior rib cage)과 충분히 분리된 경우 초음파 유도 생검에 접근할 수 있다. 고주파 선형 변환기의 색조 도플러를 사용하여 바늘 궤적에 있는 혈관 구조를 배제시켜야 한다. 시술 전 준비 과정에서 이전 CT 스캔을 면밀히 검토해야 한다. 전이성 암이 의심되지 않는 한, 전종격동 종괴를 생검하기 위해서는 세침 흡인으로 충분할 수 있는 경우를 제외하고는 일반적으로 절단 바늘(cutting needle)을 이용한 중추 생검(core biopsy)이 필요하다.[36,37]

흉막 생검(Pleural biopsy)

고주파 선형 탐촉자는 흉막 비후 또는 결절과 같은 흉막의 비정상적인 부위를 찾아낼 수 있다. 초음파 유도 흉막 생검은 무작위 흉막 생검에 비해 진단 수율(diagnostic yield)이 더 높다.[38] 중피종(mesothelioma)의 경우 조직 침범을 입증하는 생검 검체가 필요하며, 환자가 흉강 내시경 검사(pleuroscopy)에 적합하지 않은 경우에 초음파 유도 생검을 초기 진단 시술로 고려할 수 있다.[39] 이러한 경우 흉벽 침범을 입증하기 위해 절단 바늘을 사용한 중추 생검이 매우 중요하

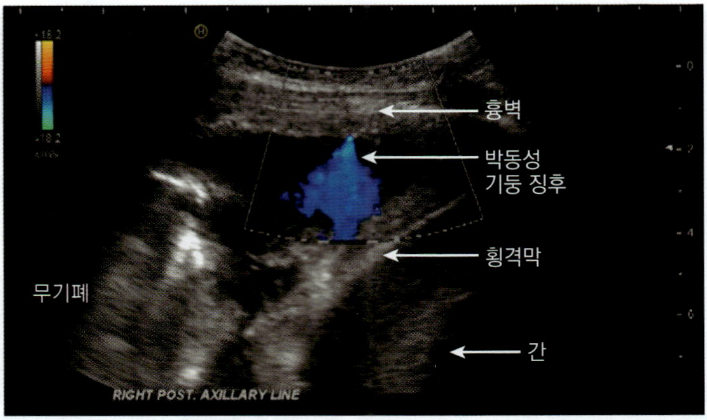

Figure 11.9 박동성 기둥 징후(pulsatile plume sign). 색조 혈류 도플러는 생검 부위에서 늑간 동맥 손상을 보여준다. (미국흉부학회의 허가를 받아 재인쇄. Copyright © 2016 미국흉부학회. 미국 호흡기 및 중환자의학 저널은 미국흉부학회의 공식 저널.)

다. 이는 절단 바늘을 빼기 전에 동축 바늘(coaxial needle)을 늑골 사이 공간으로 부분적으로 후퇴시켜(withdrawal) 이루어진다. 바늘의 절단면은 신경혈관 다발(neurovascular bundle)에서 멀리 떨어진 꼬리 쪽(caudally)을 향한다. 검체를 채취한 후 시술자는 고주파 선형 탐촉자의 색조 도플러를 사용하여 생검 부위를 재평가하여, 드문 합병증인 흉막 공간으로의 출혈과 함께 활동성 늑간 동맥 손상(active intercostal artery injury)이 발생했음을 나타내는 "박동성 기둥 징후"를 배제할 수 있다(Fig. 11.9, Video 11.17).[13]

요점 정리

- 침상옆 초음파 검사가 가능함에도 불구하고 심한 비만과 피하 기종이 있는 경우 흉막 및 폐 중재술이 불가능할 수 있다.
- 피부 표면에서 벽측 및 내장 흉막까지의 거리는 초음파로 쉽게 측정할 수 있다. 늑골 위에 바늘을 삽입하는 경우, 늑막 공간에 들어가려면 늑골 위쪽 경계의 약 5 mm 정도 위에서 바늘을 전진시켜야 한다. 흉강 천자를 시행하려면 흡기말에 측정한 흉막삼출 깊이가 최소 1.5 cm가 되어야 한다.
- 의도한 바늘 궤적을 따라 고주파 선형 탐촉자의 색조 도플러 평가는 늑간 혈관의 잠재적 혈관 손상 위험을 최소화하는 데 유용한 기법이다.
- 대구경 확장기(large-diameter dilator) 또는 카테터를 삽입하기 전에 가이드 와이어를 초음파로 시각화하여 적절한 배치를 확인하는 것이 좋다.
- 특히 큰 혈관이나 장기에 근접한 시술의 경우 초음파 소견과 이전 CT 스캔의 적절한 상관관계(correlation)가 필수적이다.
- 흉막에 인접한 폐 병변만(only lung lesion) 초음파 유도 생검에 적합하다.

CHAPTER 12

호흡곤란과 폐색전증

Dyspnea and Pulmonary Embolism

Christopher Dayton ▪ Lewis A. Eisen

:: 하영록

핵심 포인트

- 검사자는 폐 및 흉막 초음파에서 볼 수 있는 5가지 주요 소견들을 빠르게 인지할 수 있어야 한다: 폐 미끄럼 현상, A-선, B-선, 폐경화, 흉막삼출.
- 검사자는 폐 초음파 소견들의 유무를 이용한 알고리즘을 이용한 체계적인 접근을 통해서 급성 호흡곤란과 호흡부전 환자를 정확하게 진단할 수 있다.
- 응급 현장초음파는 급성 폐색전증의 진단과 중증도 판정에 결정적인 역할을 하는 침상옆 도구이다.

배경

급성 호흡곤란의 원인을 신체검사와 흉부방사선 촬영만으로 정확히 진단하기가 제한적이라는 것은 주지의 사실이다.[1] 흉부 초음파는, 폐포성/간질성 증후군,[2] 흉막삼출,[3] 기흉,[4-6] 및 폐경화[7-12] 등을 포함한 폐질환의 유무를 신속하게 감지해 낼 수 있는 침상옆 진단도구로서, 훨씬 더 정확한 방법으로 보고되고 있다. 호흡부전의 원인 중에 일부는 다장기에 영향을 미치기 때문에, 폐 이외의 초음파 검사를 추가하면 변별력이 강화될 수 있다. 즉, 폐, 심장, 하대정맥 및 사지의 심부정맥을 체계적으로 초음파 검사를 함으로써, 급성 호흡곤란 및 호흡부전 환자를 적시에 진단하고 치료할 수 있는 가능성이 의미 있게 향상된다는 것이다.[13-19] 이번 장에서는 우심실, 하대정맥, 하지 정맥의 평가에 대해 주로 다루고자 한다(Chapter 16, 17, 34 참조).

폐색전증(Pulmonary Embolism)

폐색전증은 급성 호흡곤란의 원인 중의 하나이며, 치료하지 않거나(30%) 치료가 지연된 경우 높은 사망률을 보인다.[20,21] 폐색전증의 진단 검사는 전형적으로 컴퓨터단층 혈관조영술이라고 할 수 있지만, 비용이 적지 않고 조영제와 이온화방사선 피해의 염려가 있다. 컴퓨터촬영에 대한 대안으로서 다장기 초음파 검사가 급성 폐색전증을 시사하는 소견들을(심부정맥혈전, 흉막하 경색, 우심실확장, 또는 이행성 혈전을[clot-in-transit]) 발견하면 진단에 도움이 될 수 있다.[22-29]

특히, 급성 폐색전증이 의심되는 환자에서 심부정맥혈전증을 초음파로 확인하게 되면, 진단적 특이도가 매우 높다.[17,22,26,27] 흉막하 경색은 초음파 검사에서 삼각형 또는 원형의 흉막하 폐경화로 관찰되며, 흉막삼출을 동반할 수 있다. 이들은 폐 하엽에서 가장 많이 발견되고, 폐색전증 진단을 보조해주는 소견이다.[23–25] 심장 초음파도 보조적 진단적 가치가 있으나, 급성 우심실확장이나 벽운동감소 소견이 있어도 급성 폐색전증에 대하여 특이적인 증거가 되지는 못한다.[30,31]

초음파 검사는 확진된 폐색전증의 중증도에 관한 정보를 줄 수도 있다. 우심실 수축기능 장애나 좌심실 대비 우심실 직경의 비가 0.9보다 큰 경우는(정상 〈 0.6) 폐색전증의 중증도가 심하다는(submassive) 증거가 된다.[32–37] 급성 우심실 기능부전이 동반된 중증 폐색전증은 사망률과 이환률이 증가하므로 혈전용해제의 투여를 반드시 고려해야 한다.[37] 드믈게 하대정맥이나 우심장에서 혈전 자체가 관찰되기도 한다. 이런 "clots–in–transit (이행성 혈전)"은 헤파린만으로 치료하면 예후가 불량하기 때문에 혈전용해제를 반드시 고려해야 한다.[28,29]

일반적인 원칙들(General Principles)

호흡곤란 환자에게 초음파를 이용한 체계적인 접근법은 9장에서 이미 기술된 바 있다.[17] 급성 호흡부전 상황에서 체계적인 다장기초음파 검사로 확인된 패턴들을 해석하는 알고리즘은 Fig. 12.1에 기술하였다. 초음파 소견을 판독할 때에는 항상 환자의 임상적 상황에 맞춰서, 그리고 다른 임상적 정보들을 통합하도록 해야 한다.

급성 호흡곤란을 위한 알고리즘

1 단계: 폐 미끄럼 현상이 있는가?

1. 그렇다 – 2단계로 이동.
2. 그렇지 않다 – B–선들을 찾는다. B–선들이 없다면, 그 다음에는 폐 박동(lung pulse)이 없는지 또는 성층권징후(바코드징후)가 M–모드에서 존재하는지를 찾는다. 그렇다면 기흉을 확진하기 위해 폐 포인트(lung point)를 찾도록 한다. 폐 포인트를 찾을 수 없다면, 흉부방사선촬영이나 컴퓨터단층촬영과 같은 부가적인 검사를 고려해야 한다.

2 단계: 주요 폐 초음파 패턴이 무엇인가?

1. A–선 패턴: 폐색전증이나 급성 기도 폐쇄(천식, 만성폐쇄성폐질환)를 암시한다. 폐색전증이 의심되는 상황이면 폐색전증 알고리즘을 따른다.
2. B–선 패턴: 다음과 같이 각각 특징을 구분한다.
   A. 양측으로 일률적으로 분포된 B–선들이 매끄럽고 얇은 흉막이 원활한 폐 미끄럼 현상과 함께 관찰된다: 폐부종.
   B. 한쪽 폐에만 조각 패턴의 B–선들, 불규칙하게 두꺼운 흉막, 감소된 폐 미끄럼 현상과 함께 관찰된다: 조기 또는 비전형적인 폐렴.
   C. 양측으로 나타나지만 B–선들이 없는 구역들이(areas of sparing) 있으며, 불규칙하게 두꺼운 흉막 및 감소된 폐 미끄럼 현상이 관찰된다: 급성호흡곤란증후군.
   D. 부가적인 초음파 영상들: 좌심실 수축 기능 평가. 중증 승모판 또는 대동맥판 역류를 배제. 하대정맥 직경과 호흡성 변이 평가. 폐경화 구역 유무를 확인하기 위한 폐 전체의 평가.
3. 폐경화: 다음과 같은 특징을 구분한다.
   A. 공기 기관지조영이 없거나 정적 공기 기관지조영이 관찰되는 폐 용적 소실 소견: 무기폐(atelectasis).

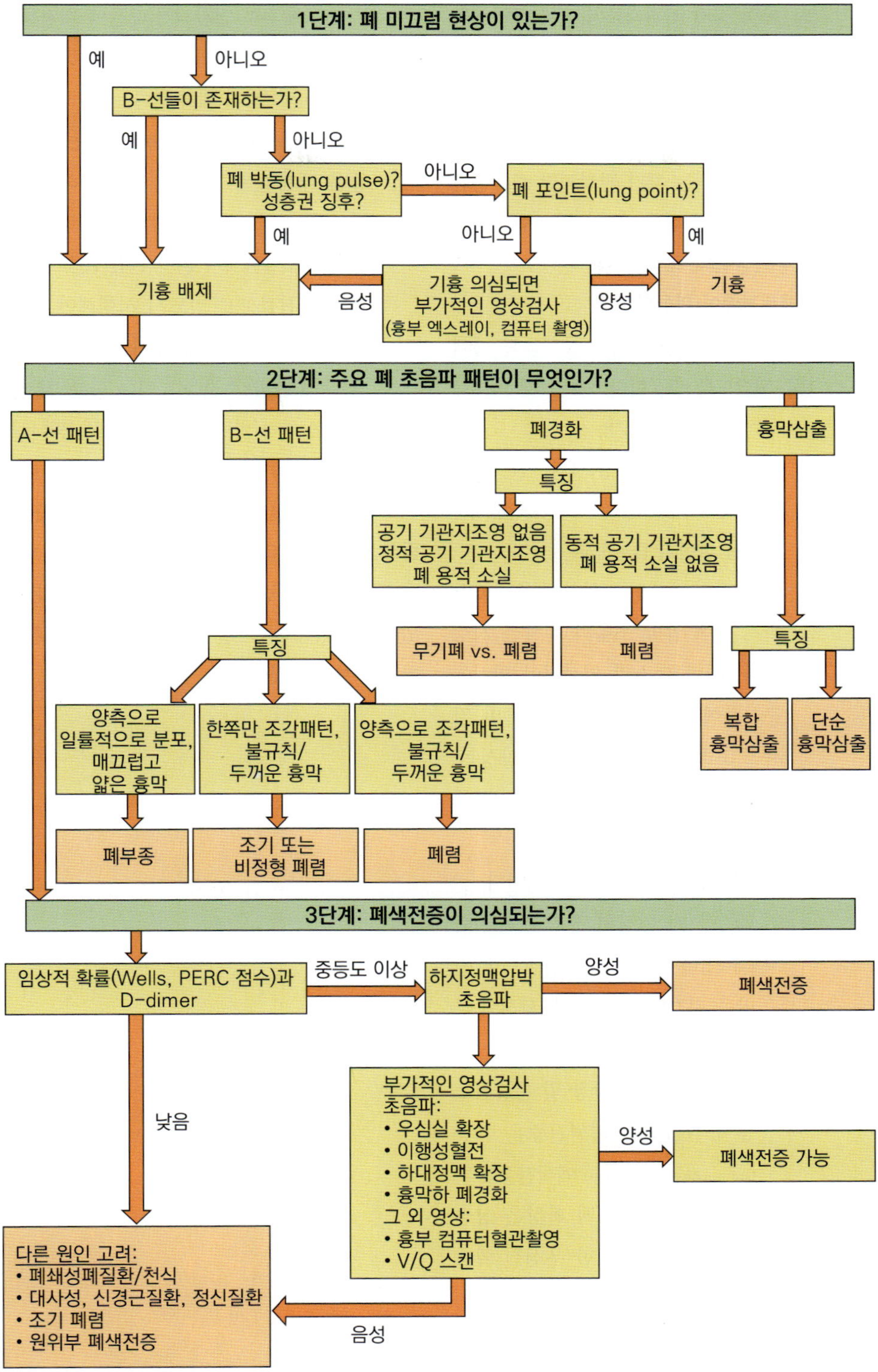

Figure 12.1 급성 호흡곤란 및 폐색전증의 알고리즘. *PERC*: Pulmonary Embolism Rule Out Criteria.

B. 동적 공기 기관지조영, 정상 또는 확장된 폐 용적, 폐의 흐느적거리는 움직임(flapping)이 없음: 폐렴.

4. 흉막삼출: 삼출양이 중등도 이상으로 많고 흐느적거리는 폐가 관찰되면 호흡곤란의 원인으로 의심할 수 있다. 복합 vs. 단순 흉막삼출의 특징을 구분한다.

3 단계: 폐색전증이 의심되는가?

1. 가용한 임상 정보와 예측 공식으로 폐색전증 위험도를 추정한다.
   A. 병력, 임상적인 평가.
   B. Wells 점수, 폐색전증 배제 기준 공식(pulmonary embolism rule-out criteria rule).
   C. 연령을 감안한 D-dimer.
2. 중등도 이상의 폐색전증 확률이 존재하면
   A. 하지 정맥 압박 초음파 검사를 시행한다. 위험 요소와 임상적인 의심에 근거하여 상지 정맥 압박 초음파 검사를 고려한다. 심부정맥혈전 양성 소견이면 심부정맥혈전증과 폐색전증에 대한 치료를 시작한다.
   B. 부가적인 초음파 검사를 시행한다.
      i. 폐: 한 개 이상의 흉막하 폐경화(흉막삼출 동반 가능)가 관찰되면 진단을 지지하기는 하지만 확진의 근거는 아니다.
      ii. 심장: 우심실의 확장 및 운동감소증이 관찰되는 폐색전증은 중증(submassive or massive) 폐색전증이다.
      iii. 하대정맥: 하대정맥 확장은 상승된 폐동맥압에 의한 우심실 확장 및 운동감소증의 보강 증거이다. 이행성 혈전이 하대정맥이나 우심장에서 발견될 수 있으며, 불량한 예후와 연관되기 때문에 혈전용해나 혈전절제술과 같은 최종치료를 신속하게 해야 한다.
   C. 응급 현장초음파(POCUS)만으로는 폐색전증을 배제할 수 없다는 것을 이해하기를 바란다. 그러므로 적응이 된다면 컴퓨터단층 혈관조영술이나 환기/관류(VQ) 스캔과 같은 확진검사를 반드시 시행해야 한다. 급성 호흡곤란의 원인 중에 상대적으로 정상 폐 초음파 소견을 보이는 다른 원인들을 감안하기 바란다. – 천식, 만성폐쇄성 폐질환, 횡격막 기능부전을 일으키는 신경근육질환들, 대사성 질환, 정신과 질환.

증례 연구: 다음의 다섯 개의 증례 시나리오들은 급성 호흡곤란이나 호흡부전 환자 평가에 있어서 흉부 초음파를 이용한 알고리즘 분석 방법을 보여줄 것이다.

CASE 12.1

증례 발표

신속대응팀이 원격감시방의 호흡곤란 환자를 평가하기 위해 출동하였다. 환자는 76세 여성으로 당뇨와 고혈압 병력이 있다. 그녀는 일주일 전에 NSTEMI 및 울혈성심부전으로 입원하였다. 우관상동맥과 좌회선동맥에 스텐트가 삽입되었다. 좌심실 박출률은 35%이었다.

활력징후: 체온 37°C, 맥박 110 (원격 모니터링에서 동성리듬), 혈압 103/55, 호흡수 34/min, 산소포화도 92% (비재호흡식 마스크). 신체 검진에서 중등도의 호흡곤란, 빠르고 얕은 호흡, 폐 하엽에서 건성수포음이 여기저기에서 청진되었다. 심장은 빈맥이었으나 규칙적이었고, 경정맥 팽대가 관찰되었고, 하지에 양측으로 함몰부종이 있었다.

평가

감별진단 목록에 폐부종, 폐색전증, 심장압전, 폐렴이 포함되었다. 병력 및 신체검진에 폐부종을 시사하는 경정맥팽대가 있었으나 흉부 청진에서 호흡곤란의 정도에 합당할 만큼 진단적이지 않았다. 흉부단순촬영을 기다리는 동안 폐 초음파를 시행하였다.

전흉부 초음파에서는 폐 미끄럼이 있는 A-선이 관찰되었다(Fig. 12.2, Video 12.1–12.2). 하지정맥을 빠르게 검사하여 우측 총대퇴정맥에 심부정맥혈전을 발견하였다(Fig. 12.3, Video 12.3). 심장 초음파에서는 심첨부 4방 영상에서 정상 우심실:좌심실 비율인 < 0.6이었고, 이행성 혈전의 소견도 없었다(Fig. 12.4, Video 12.4).

증례 해결

폐 초음파에서 양측으로, 특히 중엽과 상엽에, B-선이 없었다는 것은 임상적으로 의미 있는 폐부종이 존재하지 않다는 증거이다. 급성 호흡곤란의 다른 원인들이 고려되어야 한다. 양측에 A-선 패턴이라면 환자가 폐색전증, 만성폐쇄성폐질환이나 천식에 의한 기관지수축, 대사성 또는 신경근육 질환을 가지고 있을 가능성이 높아진다. 근위부 하지 심부정맥혈전을 발견했으므로 폐색전증의 가능성이 높은 상황이다. 하지만 임상적으로 중증 폐색전증의 징후가 없고 급성 우심실부전의 초음파 증거가 없었다. 환자에게 헤파린 일시용량을 투여한 후에 점적주입하였다. 그리고 초음파 소견에 근거하여 대량 이뇨제 투입은 피할 수 있었다.

증례 요약

- 급성 호흡곤란이 정상 폐 초음파 소견과 동반하는 경우에는 감별진단으로 반드시 폐색전증을 고려해야 한다.
- 대부분의 폐색전증은 하지 정맥으로부터 온다. 특히 흔한 곳은 총대퇴정맥-대복재정맥 경계와 오금정맥의 세 갈래 부위이다.
- 급성 호흡곤란이 저혈압과 동반되면, 우리는 대량 폐색전증의 의한 이차적인 혈류역학적 악화를 반드시 고려해야 한다. 이런 경우에는 언제나 우심실 확장을 동반한다. 대량 폐색전증은 절대적 금기가 아닌 이상 혈전용해제 치료의 적응증이다.
- 심인성 또는 폐쇄성 쇼크처럼 저혈류 상태에서는, 이행성 혈전을 진단할 때에 조심해야 한다. 저혈류 상태에서는 자연에코조영(spontaneous echo contrast) 또는 연기(smoke) 모양의 에코가 혈관 내에서 움직이는 것처럼 관찰될 수 있는데, 이는 조직화된 혈전을 의미하는 것이 아니다(Video 12.5).

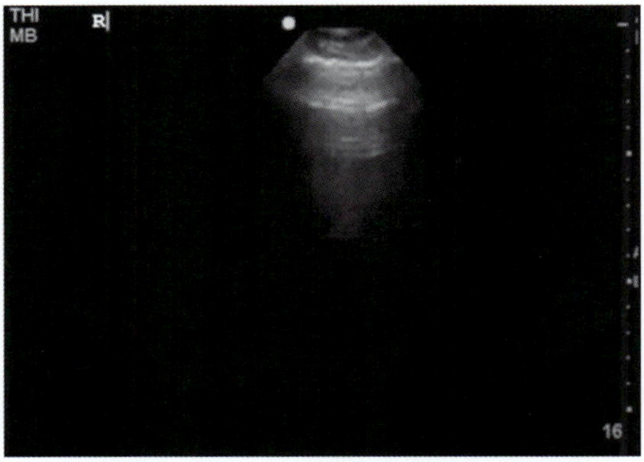

Figure 12.2 증례 1: 양측 폐 상엽에서 A-선들이 관찰된다.

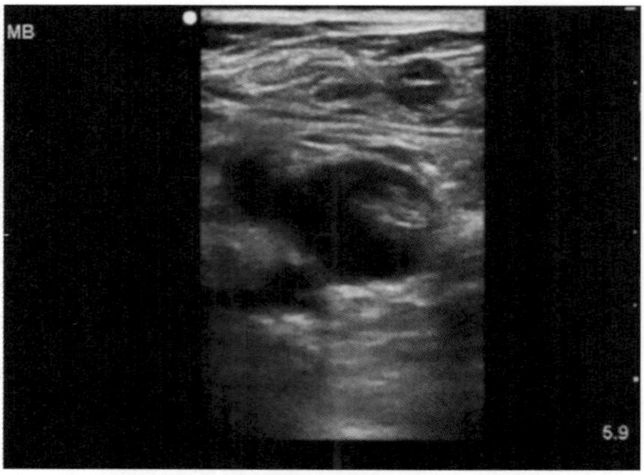

Figure 12.3 증례 1: 우측 총대퇴정맥의 심부정맥혈전.

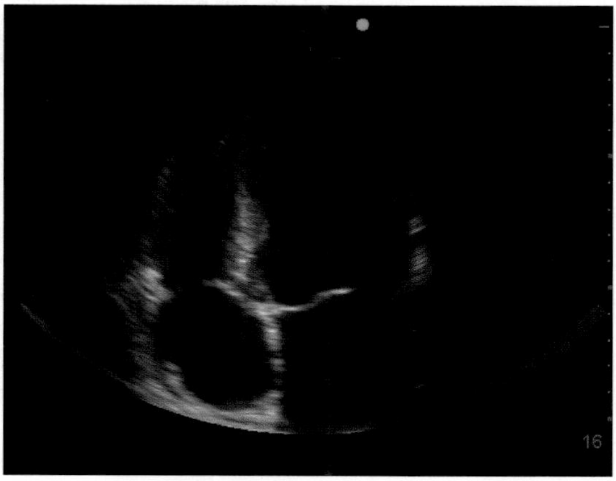

Figure 12.4 증례 1: 정상 우심실/좌심실 비율이 심첨부 4방 영상에서 관찰된다.

CASE 12.2

증례 발표

72세 남환이 호흡곤란으로 응급센터에 내원하였고 만성신부전(stage IV CKD) 및 급성신부전이 있었다. 니트로글리세린과 푸로세마이드 주사에 약간의 호전을 보였다. 신장내과에서 용적 과부하를 해결하기 위해 응급 투석을 권유하였다. 투석용 카테터를 삽입하기 위해서 우측 내경정맥에 성공적으로 카테터를 거치하기까지 세 번의 내경정맥 천공 시도가 있었다. 시술을 마무리하는 동안 환자가 갑자기 심한 호흡곤란을 호소하였다.

활력징후: 맥박은 규칙적이었고 144/분, BP 182/83, 호흡수 38회/분, 비재호흡마스크로 산소포화도 92%이었다. 신체검진에서 중등도 호흡곤란이 있어 보였다. 심음은 규칙적인 빈맥이었고, 경정맥이 팽대되었다. 호흡은 빠르고 얕었으며, 호흡음은 응급센터 소음때문에 청진하기 어려웠다. 하지는 양측 다 함요부종 1+ 정도 관찰되었다.

평가

투석용 카테터를 거치할 때에 어려움이 있었으므로 의원성 기흉의 가능성을 먼저 의심하였다. 다른 가능성 있는 원인으로 용적과부하에 대한 환자의 보상실패도 생각하였다. 이 두 가지 상태에 대한 처치는 크게 다르다. 흉막손상으로 인한 기흉이나 혈흉은 흉관 삽관이 필요한 것이고, 반대로 용적과부하가 악화된 경우는 비침습적 또는 인공호흡기 치료가 필요한데, 만약 진단되지 않은 기흉이 있는 상태에서 기계호흡은 환자 상태를 악화시킬 수 있다. 폐 초음파에서 양측 전흉부에서 폐 미끄럼 현상 및 다수의 B-선들이 관찰되었다. 흉막의 표면은 매끄러웠다(Fig. 12.5, Video 12.6–12.7). 좌심실의 대략적 평가에서 저하된 수축기 기능이 관찰되었다(Video 12.8). 하대정맥은 2.5 cm으로 확장되어 있고 호흡성 변이가 없었다(Video 12.9).

증례 해결

양측으로 폐 미끄럼 현상이 보이면, 즉각적으로 기흉은 배제된다. A-선이 아닌 패턴들이 관찰되어도 기흉은 배제된다. 양측으로 B-선들이 보이므로 간질증후군(interstitial syndrome)을 시사하며, 특히, 가늘고 매끄러운 흉막이 관찰된다면 가장 흔한 상황이 심인성 폐부종이다. 임상적으로 심인성 폐부종을 의심한 환자에서 좌심실 수축기능 저하와 다혈(plethoric) 하대정맥 소견이 동반되어 있으면, 그 가능성이 더욱 증가하게 된다. 환자는 앉은 자세를 취하게 하고 니트로글리세린 주입양을 증가시키면서 비침습적 양압환기를 시작하였다. 투석을 기다리는 동안 환자는 점점 증상이 호전되었다.

증례 요약

- 폐 미끄럼 현상이나 비 A-선 패턴(non-A lines pattern, B-선들, 폐경화, 또는 삼출), 둘 중 어느 하나가 앙와위 환자의 전흉부에서 관찰되면, 우리는 호흡부전의 원인으로서 기흉을 신속하게 배제할 수 있다.
- 흉막의 두께가 얇은 형태이고 양쪽 흉부의 전측부에 B-선들이 보이는 가장 흔한 원인은 심인성 폐부종이다.
- 중심정맥에 카테터 삽입을 시도하기 전에, 폐 초음파를 시행해서 양측으로 폐 미끄럼 현상이 존재하는지를 확인하는 것이 좋다. 시술 후에 폐 미끄럼 현상이 없어졌다면 기흉의 가능성이 매우 높은 것이다.

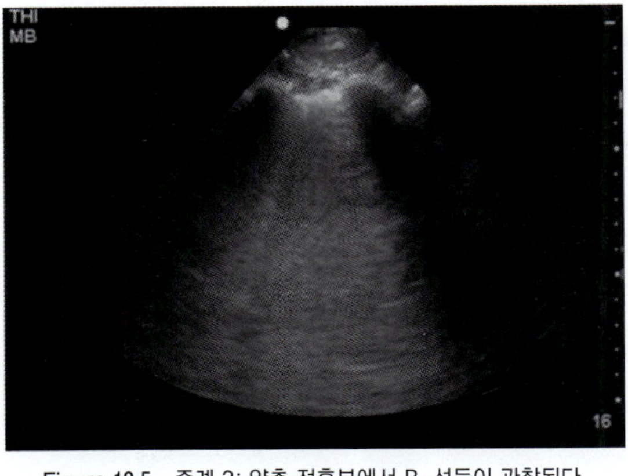

Figure 12.5 증례 2: 양측 전흉부에서 B-선들이 관찰된다.

CASE 12.3

증례 발표

68세 여환. 만성폐쇄성폐질환의 과거력. 만성폐쇄성폐질환의 악화에 의한 호흡곤란으로 중환자실에 입실. 비침습적 환기 치료에도 불구하고 고탄산혈증이 더욱 심해졌다. 빠른연속기관삽관 방법으로 성대 사이로 기관내 삽관이 시행되었고 날숨이산화탄소분압으로 확인되었다. 삽관 후에 호흡음은 양측에서 감소되긴 하였으나 들을 수 있었다. 100%의 산소를 주입해도 산소포화도는 85%이었다. 최대압력(peak pressure)이 40 mmHg이고 편평압력(plateau pressure)은 30 mmHg이었다. 인공호흡기 대신에 100% 산소를 연결하여 수동으로 환기를 시도해도 호전이 되지않았다.

활력징후: 맥박 102/분 규칙적, 혈압 120/67, 산소포화도 85% (삽관된 튜브를 통해 100% 산소로 수동 환기). 신체검진: 진정되고 마비된 상태. 규칙적인 빈맥. 호흡음은 약하지만 양측 비슷하게 청진됨.

평가

기관내삽관 후에 다양한 시도를 하였음에도 최대압력의 상승 및 낮은 산소포화도가 유지되었다. 감별진단으로 중증 흡인, 기흉, 적절하지 않은 기관내삽관 위치, 무기폐, 더 심해진 만성폐쇄성폐질환 악화 등을 들 수 있겠다. 어떠한 기도 폐쇄라도 도움이 될 수 있도록 기관지확장제 분무치료를 시행하였다. 흉부 방사선촬영을 기다리는 동안 폐 초음파를 시행하였다.

우측 폐 초음파 소견은 폐 미끄럼 및 A-선 패턴으로 정상적이었다(Fig. 12.6, Video 12.10). 좌측 폐 초음파에서 폐 미끄럼 현상이 소실되었으나, 폐 박동(lung pulse)이 존재하였고 A-선 패턴이었다(Video 12.11). 폐 박동이 관찰된다는 것은 내장쪽 및 벽쪽 흉막이 맞닿아 있다는 의미이므로 기흉을 배제할 수 있다. 폐 박동의 존재 및 폐 미끄럼 현상의 부재는 우측 주기관지 삽관을 의미한다. 흡기 시에 좌측 횡격막의 운동이 미약했던 것 역시 우측 주기관지 삽관을 확인시켜주는 소견이다.

증례 해결

기관내 튜브를 3 cm 빼내고 산소포화도가 100%로 호전되었고 최대기도압력이 25 mmHg로 감소되었다. 나중에 흉부 방사선촬영으로 기관분기부 위에 적절하게 거치된 기관내 튜브가 확인되었다.

증례 요약

- 폐 미끄럼 유무가 일차적인 확인 사항이라면 고주파수의 선형 탐촉자를 이용하면 흉막을 훌륭하게 관찰할 수 있다.
- 폐 미끄럼 현상이 없다고 모든 환자가 기흉이라고 할 수 없다(특이적인 징후가 아님). 기흉이 의심되는 상황에서 폐 미끄럼 현상이 없거나 애매할 때에는 폐 포인트(lung point)를 찾으려고 노력해야 한다. 폐 미끄럼이 보이지 않는 다른 원인들로는 흉막유착(화학적 흉막유착, 감염 또는 염증 상태, 또는 섬유성 폐질환), 폐 용적 소실(완전 무기폐, 폐절제술, 점액전색[mucus plugging]), 그리고 폐 환기의 부재 또는 감소(무호흡, 주기관지 삽관)가 있다.
- 다른 진단 검사들과 마찬가지로, 초음파 소견도 임상적인 맥락하에서 해석하는 것이 중요하다. 비록 폐 포인트를 발견해서 기흉을 확진하였다 하더라도, 기흉의 크기에 따라 임상적 징후가 다르다는 것을 알고 있어야 한다. 예를 들어, 작은 폐첨부 기흉은 무증상일 가능성이 높고, 초음파로도 감지하기 어렵다. 역으로 임상적으로 응급 상황인 긴장성 기흉은 광범위하게 폐 미끄럼 현상이 소실되어 있다. 따라서 돌연 심폐 허탈이 온 환자에서 작은 폐첨부 기흉이 발견된다면, 기흉은 이 갑작스런 변화의 주된 이유가 아닐 가능성이 높기 때문에 다른 원인들을 찾기 위해 노력해야 한다.

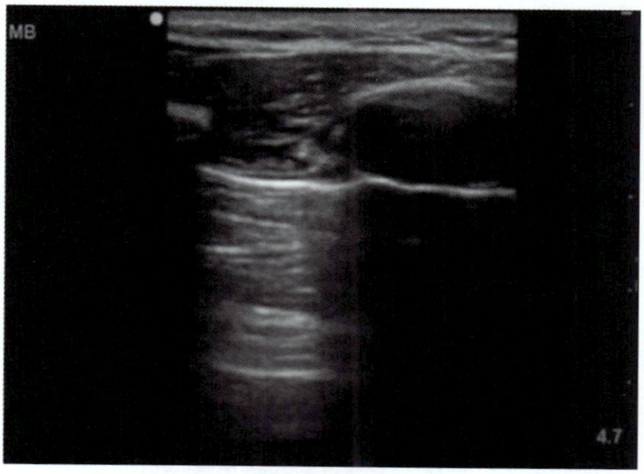

Figure 12.6 증례 3: 고주파수 선형 탐촉자로 관찰된 A-선들.

CASE 12.4

증례 발표

65세 남환. 최근 지역사회폐렴으로 치료받았으며, 다엽 폐렴이 의심되어 기계환기 상태로 중환자실에 입실하였다. 급성 호흡곤란과 호흡부전이 심하여 병력 청취는 힘들었다. 입원 당시 흉부 엑스레이의 영상의학과 판독은 "적절히 거치된 기관내삽관, 양측성 침윤 및 소량의 흉막삼출을 동반한 폐정맥충혈"이었다. 광범위 항생제와 혈압 유지를 위한 혈관수축제 치료가 시작되었다. 60% 흡입산소농도 및 호기말양압 14 cmH2O에서 동맥혈 산소 분압은 60 mmHg이었다. 흉부 컴퓨터촬영을 시행할 만큼 환자가 안정적이지는 않았다.

활력징후: 맥박 규칙적 124/분, 혈압 102/63, 산소포화도 95%. 신체검진: 진정된 상태로 기관내삽관. 심장: 규칙적인 빈맥. 폐: 우측 폐 기저부에 호흡음 감소. 전흉부에서 수포음. 좌측 폐 기저부에서 중간 폐야까지 수포음.

평가

이 환자는 확실한 저산소혈증 상태이다. 흉부 엑스레이에서 양측성 침윤 소견이 있다면 급성호흡곤란증후군(ARDS), 광범위 폐 부종, 또는 흉막삼출이나 무기폐에 의해 생긴 엽성 폐경화일 것이다. 이동형 앙와위 흉부 엑스레이의 제한점을 극복하기 위해 흉부 초음파를 시행하였다.

양측 상엽에서는 폐 미끄럼과 함께 A-선들이 관찰되었다(Fig. 12.7, Video 12.14-12.15). 좌측으로 흉막삼출이 있었고 다발성 격막들이 관찰되어 감염성 병인이 의심되었다(Fig. 12.8, Video 12.16). 우측 하엽에는 폐렴으로 보이는 폐 경화와 약간의 흉막삼출이 관찰되었다. 동적 공기 기관지조영이 흡기시에 관찰된다(Fig. 12.9, Video 12.17).

증례 해결

좌측에 흉강천자를 시행하였고 검사 결과는 농흉에 합당하여 흉관을 삽관하였으며, 항생제 치료를 유지하였다. 산소 요구량과 승압제 요구량이 차츰 감소하였다.

증례 요약

- 흉부방사선촬영은 횡격막을 따라 하엽 쪽의 음영증가를 만드는 폐 및 흉막 질환들을 정확히 구분하기 힘들다. 반면에 초음파는 대부분의의 흔한 병인을 빠르게 구분할 수 있다: 폐렴 vs. 흉막삼출.
- 초음파는 컴퓨터단층촬영과 비슷한 진단의 정확도를 보인다. 특히 흉막삼출의 특징, 단순인지 복합인지, 격막이 있는지를 쉽게 구분할 수 있다. 격막 형성 초기에는 초음파만 진단이 가능하다.

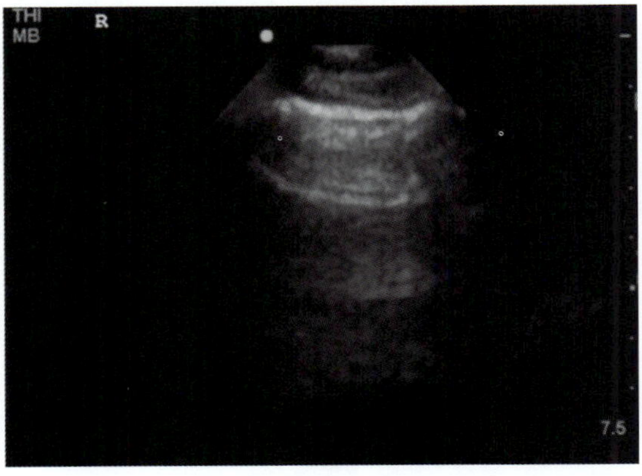

Figure 12.7 증례 4: 양측 전흉부에서 관찰되는 A-선들.

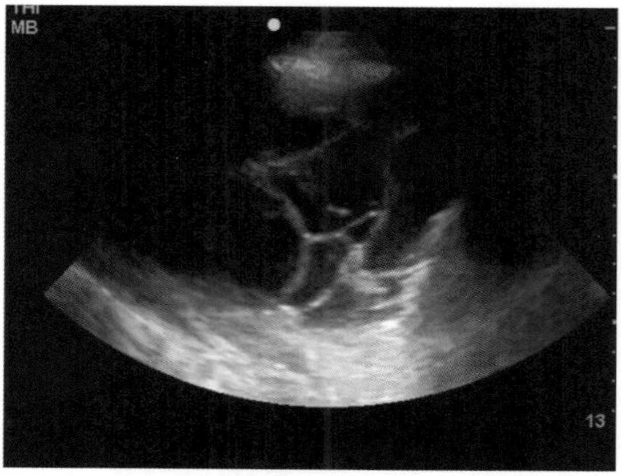

Figure 12.8 증례 4: 좌측 흉부에 격막 형성이 된 복합 흉막삼출.

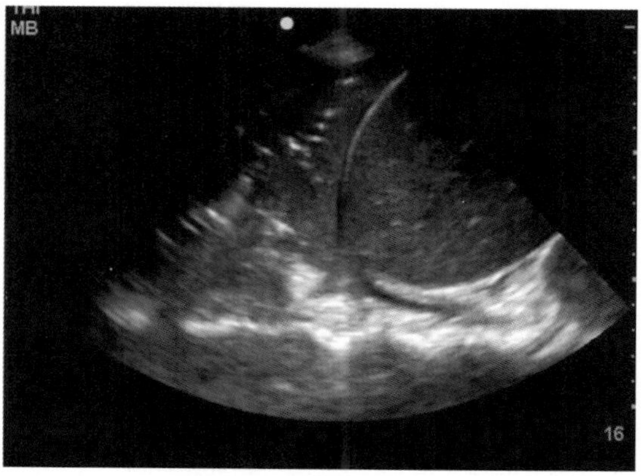

Figure 12.9 증례 4: 우하엽의 폐경화 및 공기 기관지조영상과 적은 양의 흉막삼출.

CASE 12.5

증례 발표

35세 남환. 당뇨 병력. 호흡곤란과 무력감으로 응급센터로 이송되었다. 환자의 부인에 의하면, 하루 동안 권태감, 상복부 통증과 구토가 있었다고 한다. 활력징후: 38.3°C, 맥박 132/분, 혈압 103/48, 호흡수 40/분, 5L/분의 코삽입관으로 산소포화도 100%. 신체 검진: 중등도에서 중증의 호흡곤란 상태. 자극에 눈을 뜨고 한 단어 답변만 가능함. 심음은 규칙적인 빈맥, 심잡음은 없었다. 폐음은 양측으로 잘 들렸다. 복부는 유연하였고 미약한 상복부 압통이 있었다. 하지에 부종은 발견되지 않았다.

평가

환자는 호흡곤란, 발열, 빈맥, 무력감, 그리고 약간의 저혈압(평균동맥압=66)인 상태였다. 이에 따른 감별진단은 꽤 다양할 것이다. 폐렴이나 다른 감염원에 의한 패혈증, 폐색전증, 당뇨성 케톤산증까지. 정맥로 확보 및 채혈이 이루어지는 동안에 침상옆 초음파를 시행하였다.

양측 모든 폐 초음파에서 폐 미끄럼 및 A-선들이 관찰되었다(Fig. 12.10, Video 12.18-12.19). 하나의 B-선이 하엽에서 관찰되었으나 이는 정상 소견으로 판단하였다. 폐색전증도 감별진단으로 고려되었기에 양측 하지의 심부정맥의 압박 초음파 검사를 하였으나 결과는 음성이었다(Video 12.20). 심장 및 하대정맥 초음파를 추가하였는데, 과활동성 좌심실, 우심실:좌심실 직경 비율 〈 0.6이었고 하대정맥은 흡기시에 완벽하게 압착되었다. 그리고 이행성 혈전의 증거도 관찰되지 않았다(Fig. 12.11, Video 12.21-12.23).

증례 해결

환자의 현장 혈당검사 결과는 〉 600 mg/dL로 매우 높게 나왔다. 동맥혈가스검사에서 pH 6.95, 혈청 중탄산염 14, 높은 음이온차이, 그리고 혈청 케톤이 양성이었다. 호흡성 PCR(중합연쇄반응) 검사에서 인플루엔자 B가 검출되었다. 환자는 과감한 수액요법과 인슐린 점적주사, 항바이러스제 치료를 받고 입실하였다.

증례 요약

- 호흡곤란 환자에서 초음파 검사로 폐렴, 무기폐, 폐부종, 흉막삼출, 기흉이나 폐색전증의 증거를 발견하지 못하였다면, 우리는 대사성, 신경근육성, 또는 정신과적 질환을 감별진단해야 한다.
- 침상옆 초음파 영상만으로 폐색전증을 배제할 수는 없다. 적절한 대체 진단명이 떠오르지 않는다면, 폐색전증을 배제하기 위해서 부가적인 진단 검사(흔히 컴퓨터 혈관촬영이나 환기/관류 스캔)를 반드시 시행해야 한다.

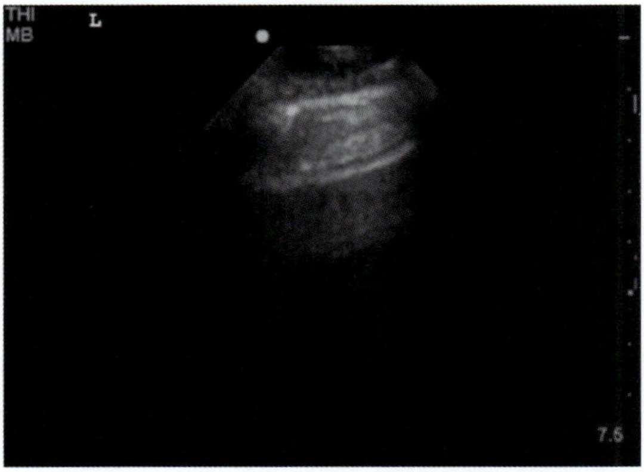

Figure 12.10 증례 5: 양측 전흉부, 측흉부, 후흉부에서 모두 A-선들이 관찰된다.

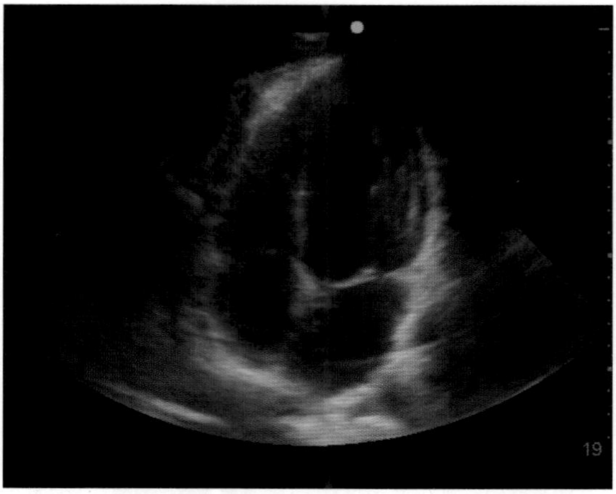

Figure 12.11 증례 5: 정상 우심실:좌심실 비율의 심첨부 4방 영상.

SECTION 3

심장
Heart

CHAPTER 13

개요
Overview

Kirk T. Spencer

:: 고찬영

핵심 포인트

- 목표 지향적 심장초음파(goal directed echocardiography)는 심부전이 있거나, 환자의 체액상태를 가늠할 수 없어서 불안정한 상태의 환자에게 의학적 의사결정이나 적절한 치료를 시작하는 시점을 변경하는 데 도움을 줄 수 있다.
- 제한된 훈련을 받은 후에 검사자들은 좌심실의 수축기능, 우심실의 크기와 기능, 심낭삼출, 하대정맥의 크기와 호흡에 따른 변화 등을 정확하게 평가할 수 있다.
- 현장 심장초음파의 훈련에는 실전교육, 영상실습, 영상해석 이 세 가지 핵심요소가 포함되어야 한다.

배경

초음파는 심장 영상을 얻을 수 있는 다른 장비(컴퓨터 단층촬영[CT], 자기공명영상[MRI], 핵관류영상)보다 휴대가 더 간편하고 저렴하다. 휴대용 초음파 장비가 작동이 간편해지고 크기가 매우 작아졌으며 가격이 낮아지면서 다양한 전문분야에 의사들에게 침대 옆에서 혈역학적 평가에 대한 답을 얻을 수 있는 장치로 널리 채택되고 있다.[1,2] 이러한 술기에 대하여 다양한 용어가 사용되고 있지만(TABLE 13.1), 핵심 개념은 전문적인 임상 중심의 질문에 답하기 위해 초음파를 사용하여 목표가 정해져 있는 심혈관계 검사를 침상옆에서 즉각적으로 수행한다는 점이다(TABLE 13.2).

적응증 및 적용

현장 심장 초음파는 추정진단과 적절한 치료를 결정하기 위해 신체검사와 혈액검사 등 침상옆에서 수행하는 다른 검사들과 병행하여 실시해야 한다.

임상적인 필요에 따라 획득해야 할 전문적인 심

TABLE 13.1 현장 심장 초음파를 위한 용어

용어	Acronym in Use
Basic Critical Care Echocardiography	BCCE
Bedside cardiac ultrasound	
Cardiac limited ultrasound	
Cardiopulmonary limited ultrasound exam	CLUE
Directed bedside echocardiography	
Focus assessed transthoracic echocardiography	FATE
Focused bedside echocardiography	
Focused echocardiography	
Focused cardiac ultrasound/ultrasonography	FoCUS, FOCUS, FCU
Focused rapid echocardiographic exam	FREE
Goal-directed echocardiography	GDE
Hand-carried cardiac ultrasound	
Hand-carried echocardiography	
Handheld cardiac ultrasound	HCU
Handheld echocardiography	
Pocket cardiac ultrasound	
Pocket echocardiography	
Point-of-care cardiac ultrasound/ultrasonography	PoCUS, POCUS
Point-of-care echocardiography	

TABLE 13.2 현장 심장 초음파 검사의 핵심 특성

- 침상 옆에서 수행
- 이학적 검사를 보조
- 문제 지향적
- 한정된 범위
- 간소화된 프로토콜
- 동적 프로토콜(임상적 문제와 수행자의 훈련에 따라 다양함)
- 시간에 민감함
- 반복적 수행
- 특정 변수의 해석(모든 소견에 대한 종합적 평가가아님)
- 실시간 해석
- 양분화된 정성적 해석(있다/없다, 정상/정상에서 보통 이상으로 편차가 있다)
- 임상적인 의사결정에 대하여 실행 가능한 결과
- 조기진단/분류/치료가 용이

장 영상이 다르다. 심장 이상을 신뢰할 수 있는 수준으로 찾을 수 있는지를 정의할 때 중요한 고려사항은 영상을 획득하고 해석하기 위한 장비에 역량과 검사자의 기술이다. 정규 심장초음파의 경우 60개의 영상이 필요하고 이를 위해 45분에 검사시간이 걸리며 적절히 수행하고 해석하기 위해 3–6개월의 훈련기간이 필요하다.[3,4] 반면에 응급 현장초음파는 가장 효율적인 몇 가지의 영상을 능숙하게 수행하는 정도를 요구하기 때문에 신속하게 수행할 수 있고 짧은 훈련기간만이 요구된다. 전통적인 심장초음파와 목표 지향적 심장초음파의 차이점을 인식하는 것이 안전하고 능숙하며 책임감 있는 심장초음파를 사용하기 위한 필수조건이다.

현장 심장 초음파는 침상에서 시행하는 신체검사에서 놓치게 되는 심낭삼출이나 좌심실 기능 장애 같은 기존의 진단 도구로 찾아내기 어려운 소견을 찾아낼 수 있게 해준다. 대부분의

연구들이 최적의 진단법과 비교하여 이상 소견을 찾아내는 진단 정확도에 초점이 맞춰져 있다. 이전 연구들에 따르면 집중치료실에서 목표지향적 심장초음파를 사용하였을 때 다른 영상검사를 시행하는 빈도가 감소하는 것으로 나타났다.[5,6] 향후 연구에서는 현장 심장 초음파가 건강 결과가 개선되는 데 긍정적인 영향을 주는지에 대한 판별이 요구된다.

불안정한 환자(Unstable patients)

현장 심장 초음파의 이점이 입증된 가장 최초의 보고사례는 개방성 흉부 손상 환자이다.[7,8] 혈역학적 불안정 상황에서 응급 현장초음파는 침상옆에서 신속하게 수행될 수 있으며 환자의 정통적인 임상평가에 꼭 추가되어야 한다.[9-11] 혈역학적으로 불안정한 환자의 초기 평가 때 목표지향적 심장초음파를 사용하는 것이 집중치료실에서 진료의 기준으로 빠르게 자리잡고 있다. 저혈압 환자의 평가를 표준화하고 신속하게 진행하기 위한 구체적인 초음파 프로토콜이 개발되었다.[12-14] 원인을 알 수 없는 저혈압 환자의 평가에서 목표지향적 심장초음파 프로토콜을 적용하면 최종진단에 대한 의사의 추정진단이 더 정확해지는 결과를 보인다.[15,16] 중증 환자에서 목표지향적 심장초음파는 용적 상태와 좌심실의 수축기능의 침상옆 평가를 향상시키는 것으로 나타났다.[17-21] 혈역학적으로 불안정한 환자에서 심장 평가는 용적 감소, 이뇨, 혈관 활성 약물의 투여개시와 조절에 대한 치료 방향을 안내해 준다.[22] 또한 심장 초음파는 치료 시점에서 혈역학적으로 중요한 폐색전증을 암시할 수 있는 소견을 확인할 수 있다.[23] 심폐소생술 동안 심장 초음파는 심폐소생 노력을 중단할지 지속할지 결정해야 할 때 심장 정지 상태 여부를 평가할 수 있다(Chapter 23 참조).[24-26] 심정지 상황에서 초음파를 사용할 때는 심폐소생술을 방해하거나 지연시키지 않아야 하며 기도를 안전하게 확보한 후에 맥박을 확인하거나 목표지향적 경식도 심장 초음파를 사용하여 검사하는 것이 중요하다(Chapter 21 참조).[25]

비보상성 심부전 (Decompensated heart failure)

급성 비보상성 심부전(급성 울혈성 심부전) 및 심인성 쇼크 환자에서 현장 심장 초음파가 훈련된 의사는 좌심실 수축기능이 정상인 환자와 저하된 환자를 쉽게 구분할 수 있다.[27,28] 급성 비보상성 심부전 환자에서 좌심실 수축기능 장애를 발견함에 있어 심장 초음파는 신체검사, 심전도, 가슴단순촬영, 혈액 검사보다 명백히 우수하다.[27] 비록 심부전 환자들은 결국 정규 초음파 검사를 통해 혜택을 보겠지만 응급 현장초음파는 적절한 치료를 시작할 수 있고 금지된 치료를 피할 수 있는 수축기능에 대한 즉각적인 지식을 제공해 준다. 급성 비보상성 심부전 환자가 입원하는 동안 조기에 시행한 현장 심장초음파는 신기능이나 BNP 보다 이뇨반응 예측이 뛰어나며[29] 퇴원시에 시행한 현장 심장 초음파는 다른 임상적, 검사적 변수들보다 재입원 예측이 뛰어났다.[30] 급성 비보상성 심부전으로 입원한 환자를 치료함에 있어 심장 초음파를 일상적으로 시행하였을 때 입원 체류기간과 재입원을 감소시킨다는 보고가 있다.[31,32]

용적 상태(Volume status)

심폐부전을 동반한 환자에서 용적상태 평가는 일상적이다. 저혈압 환자에서 용적 감소를 확인하거나 호흡곤란 환자에서 용적 과다를 확인하면 신속한 진단과 치료가 가능하다. 경정맥압으로 신체상태를 평가하는 데는 제한이 따르고 명백하게 관찰되는 경우에도 정확히 평가되지 않는 경우도 흔하다. 중심 정맥 압의 상승을 확인하는데 있어서 하대정맥의 초음파 평가가 신체검사보다 더 적합하고 정확하다.[33] 하대정맥의 직경과 호흡에 따른 허탈은 중심 정맥 압과 상관관계가 있으며 수액 투여나 이뇨치료 관리에 도움을 준다. 외래진료에서 용적 상태에 대한 임상과 초음파적인 평가 사이에 불일치가 일반적이긴 하지만 초음파는 주요심장사건을 예측하는데 우수한 것으로 나타났다.[34]

선별검사(Screening)

심장초음파는 신체 검사보다 더 정확하게 심장 병리를 파악할 수 있기 때문에 증상이 없는 심장 이상 여부를 선별하는 데 잠재적으로 활용할 수 있다. 좌심실 기능장애는 대표적인 선별검사로 용이하다. 좌심실 부전(일반인의 2–4%에서 발생하는)은 흔하게 마주하는 문제로 대부분 증상이 없고 신체검사에서도 비특이적인 경우가 많은데 초음파로 쉽게 확인이 가능하며 조기단계에서 효과적인 치료가 가능하다.[35,36] 몇몇 연구에서 증상이 없는 환자 군에서 선별검사를 시행했을 때 좌심실 기능 장애를 확인함에 있어 초음파를 사용하는 것이 타당하다고 밝혀졌다.[37-41] 비용 분석 연구에서도 모든 환자를 대상으로 즉각적인 선별검사 하는 것보다 BNP나 심전도에 이상이 있는 환자에서 증상이 없는 좌심실 기능장애를 확인하기 위해 심장 초음파를 적용하는 것이 더 효과적이라고 제안하였다.[42] 예후 평가에 매우 중요한 좌심실 비대나 좌심방 확대 같은 심장 소견이 현장 심장 초음파를 이용한 선별검사에서 성공적으로 발견되었다.[40,43,44]

최근 연구에서 다양한 전문분야와 환경에서 현장 심장 초음파의 가치와 임상적 영향이 입증되었다. 마취과의사들은 수술 전 단계에서 선별된 환자의 치료를 바꾸는 중요한 심장 소견 확인이 가능해졌고[45-47] 1차 의료기관에서도 유사한 일들이 가능해졌다.[48,49] 자원이 제한된 환경에서 심장 초음파는 청진과 비교하여 류마티스 심장 질환을 확인하는 진단 정확성에서 매우 유리한 것으로 나타났다.[50-55]

문헌 고찰(Literature Review)

검사자는 제한된 교육을 받은 후 신속한 침상옆 검사 프로토콜을 사용하여 특정 소견의 유무를 확인하기 위해 심장 초음파를 사용할 수 있다. 좌심실 수축기능을 평가하기 위한 현장 심장 초음파의 능력은 충분히 연구되었다. 제한된 초음파 교육을 받은 임상의가 좌심실 기능장애를 발견함에 있어서 73–100%의 민감도와 64–96%의 특이도를 보였다.[19,21,28,37,39,56-64] 몇몇 연구에서 비록 심첨부 이상을 확인하기에 적합하지 않지만 흉골연 영상 단독으로 좌심실 수축 기능을 주관적으로 평가하는 데 적합하다고 보고하였다.[27,39,65,66]

심장 검사를 위해 늑골하 4방, 늑골하 하대정맥, 흉골연 장/단축, 심첨부 4방 창을 포함한 영상이 진단적인 목표를 평가하기에 적합한 최소한에 영상이라는 부분에 일반적인 공감대가 형성되어 있다.[1,2,67-69] 흉골연 장/단축 영상은 심첨부나 늑골하부 영상보다 숙달하기 쉽다.[70] 흉골연 영상은 흉골연 기준점이 확실하고 환자의 자세나 신체상태에 영향을 덜 받기 때문에 심첨부 영상보다 더 해석이 용이한 영상을 일관적으로 얻을 수 있다. 경험이 부족한 검사자는 좌

TABLE 13.3 현장 심장 초음파 검사에서 근거 기반의 목표

목표	참고문헌	평가	근거의 단계
좌심실 수축기능	19,21,28,37,39,56–64	정상/감소/심각하게 감소	++++
좌심실 크기	72,74	정상/비대	++
좌심실 비후	75–77	정상/경도/중증도	++
우심실 크기	23,59,64,75	정상/비대(좌심실 대비 우심실 비율 증가)	+++
좌심방 크기	57,72	정상/비대	++
심낭삼출	57–60,64,72,75	없다/있다/대량이다	++++
하대정맥 크기/허탈	17,20,33,60,64,75,78,79	작다/허탈변화가 있는 크다/허탈변화가 없는	+++
전반적인 판막 구조의 이상	2	비정상	++
큰 심장내 종괴	2	비정상	++

심실 수축기능을 평가하기 위해 흉골연 영상을 선호한다. 비전문가 초음파 검사자는 적절한 심첨부 영상보다 거의 두 배 더 적절한 흉골연 영상을 얻을 수 있다.[72]

현장 심장 초음파 검사를 통해 가능한 심장 진단은 다음과 같다(TABLE 13.3).

검사자는 다음과 같은 이상을 확인하는 데 능숙해지려고 노력해야 한다. 1) 중환자 치료 의사로서 우심실의 크기를 평가하는 임상적 연습이 되어 있어야 한다. 2) 각각의 얻을 수 있는 영상 내에 있는 이상 유무를 파악하고 이를 해석하는 데 전문성을 갖춰야 한다. 3) 신체검사와 다른 임상적 자료를 함께 사용하여 그 가치를 높일 수 있어야 한다. 4) 시간에 민감한 임상양상을 파악하기 위해 이상 소견을 신속하게 식별할 수 있도록 능숙해져야 하며 2–5분 정도의 프로토콜이 이상적이다. 5) 드문 소견으로는 역량을 유지하기가 어렵기 때문에 임상실습에서 자주 마주치는 이상 사항을 파악하는 데 능숙해져야 한다. 6) 제한된 심장 초음파 교육을 받은 검사자가 근거 기반 데이터로 밝혀진 정확한 진단을 할 수 있도록 도와줄 수 있는 숙련도를 추구해야 한다.[1,2,67–69,73]

이러한 기준을 충족하는 심장 진단은 다음과 같다(TABLE 13.3). 현장심장초음파 검사의 범위를 넘어서거나 발견되지 않는 심장 이상이 의심되는 경우 이상 소견을 발견하기 위해 정규 심장 초음파 검사를 의뢰해야 할 환자가 있다는 점에 대해서는 일반적인 공감대가 존재한다.[2,10] 정량 파형 도플러 기법을 사용하기 위해서는 추가적인 교육이 일반적으로 요구된다. 일부 검사자는 이러한 교육을 추구하도록 동기 부여가 되겠지만 대다수에 검사자는 TABLE 13.3에 제시된 목표를 사용하면 임상적인 질문에 답을 할 수 있다. 공식적인 심장 초음파 훈련을 받지 않은 의료진이 응급 현장초음파를 사용하더라도 좌심실 확장, 좌심실 기능장애, 좌심방 확장, 좌심실 비대, 심낭삼출, 우심방 압력상승 등을 발견하는 데 신체 검진보다 우수하다.[27,33,74,75,80,81] 간단한 훈련 후 침상옆 초음파를 사용하면 신체검사,

병력청취, 심전도 소견을 이용해 진단하는 것보다 의대생과 수련의의 임상 진단이 크게 개선되는 것으로 나타났다.[61]

한계점

소형 초음파 장비는 콘솔 형태의 초음파 장비와 비교하여 동일한 화질을 만들 수 없다(Chapter 50 참조). 그러나 초소형, 휴대용 장비는 휴대성과 비용 가용성을 개선하기 위해 소형화되어 있다. 이러한 부분은 일부 기능과 화면 크기에 손실을 초래하여 보다 미묘하거나 상세한 결과를 해석하는 데 제한이 생길 수 있다. 작동을 단순화하기 위해 일부 장비는 깊이와 수신강도만 조절할 수 있고 고급 장비에서 존재하는 영상 향상 기능은 빠져있다. 현장 심장 초음파는 질적 평가에 초점이 맞춰져 있기 때문에 계산식이나 정량 분석 도구들이 없다는 점이 일반적으로 중요한 한계가 아니다.

선천성 심장질환이나 인공 판막 같은 일부 병리질환은 검사자의 훈련 수준에 관계없이 일반적으로 심장 전문의나 심장초음파 검사 전문가의 영역으로 간주된다.

훈련(Training)

몇몇 연구에서 비전문가 검사자들이 수행하는 심장 초음파 검사에서 받아들일 수 있는 정확도가 있는 것을 입증하였다.[17-21,23,27,28,33,37-39,56-61,63,64,73-78,82] 이러한 연구의 이질성이 교육에 대한 구체적인 결론 도출을 어렵게 만든다. 교육 프로토콜은 교육생의 경험, 초음파 장비, 교육 기간, 영상 프로토콜 과 임상 환경에 따라 차이를 보인다. 구조화된 교육 프로그램은 검사자가 필요한 지식과 기술을 습득하는 가장 좋은 접근법이다. 초보 검사자를 대상으로 한 연구에서 흉골연 영상으로 제한하여 영상을 획득하고 해석하는 것으로 국한하여 20-30회 반복한 후 심장 초음파 검사를 수행하고 해석하는 능력이 가능한 수준으로 나타났다.[70,83,84] 심첨부 영상을 위해서는 더 많은 훈련이 필요하며 충분한 역량을 갖추기 위해 45 사례 이상의 연습이 필요한 것으로 보고되었다.[64,70]

비록 환자 치료에 사용하기 전에 역량 기반 평가를 통해 수행 가능 여부를 평가해야 한다는 점에서는 일반적인 동의가 있지만 이를 검증할 수 있는 도구는 존재하지 않는다.[2] 대부분의 지침과 훈련 요구사항은 역량의 대체 수단으로 사용되는 훈련 시간(시간 또는 개월 수)과 초음파 검사 횟수를 기반으로 한다.[10,85-88] 안타깝게도 검사 횟수나 훈련 개월 수와 검사자의 해석 정확도 사이에 상관관계는 약하다.[89] 수행한 검사 횟수와 영상을 얻을 수 있는 기술 간에 관계가 더 뛰어나며 특별한 초음파 실습을 포함한 교육 프로그램이 도움을 줄 수 있다. 이러한 한계점에도 불구하고 역량 평가를 수행하기 전에 감독이 된 검사와 그렇지 않은 검사를 기록해야 된다는 점에 대한 일반적인 합의가 있다.[2] 감독이 된 검사 횟수는 검사자가 임상 상황에서 진단하고자 하는 질병의 수와 이러한 진단을 안정적으로 수행하는 데 필요한 영상의 수에 달려있다. 영상을 획득하는 기술은 영상을 해석하는 기술보다 더 천천히 학습된다.[64,70,83]

이론 교육은 표준화된 초음파 영상을 통해 초음파 물리학과 정상 심장 해부학을 다뤄야 한다. 검사자의 업무 범위 내에서 일반적인 이상을 나타내는 초음파 소견이 검토되어야 한다. 이론 교육 후 지식 습득에 해로울 수 있는 시간 지연을 막기 위해 적절한 시간 내에 실습교육을 시행해야 한다.[83]

기본 심장 영상 창, 영상 단면, 탐촉자 조작, 기본 해부학 등은 시뮬레이션과 표준환자를 대상으로 한 실습으로 배울 수 있다.[90,91] 하지만 환자를 치료하는 환경에서 모니터링이 되는 초음파 검사가 귀중한 경험을 제공한다. 의과대학생을 대상으로 한 무작위 연구에서 자기 주도하에 시뮬레이션 기반 연습보다 초음파검사자의 모니터링이 되었을 때 영상 습득 기술이 더 우수하다는 것이 입증되었다.[92] 비록 독립적인 영상 연습도 가치가 있지만 모든 연습생들에게 모니터링이 동반된 영상 검사 연습이 필요하다. 검사자는 현장에서 사용되는 동일한 장치 또는 유사한 기능을 가진 장치를 사용하여 술기를 연습하여야 한다. 따라서 높은 수준에 고급 초음파 기기를 사용하여 안정적인 외래 환자를 검사하는 연습은 소형 휴대용 초음파 장비를 사용하여 위중한 환자를 검사하는 준비에 도움이 되지 않는다.

실습 교육동안 연습생들에게 임상현장에서 만날 수 있는 모든 병리학소견이나 정상 변이를 보여줄 수 없기 때문에 영상 검토가 필수적이다. 선택된 영상은 이론 강의때나 자기주도적 교육 수업으로 검토가 가능하다. 검토된 사례의 범위는 임상 상황과 실습의 범위 마주칠 가능성이 높은 진단에 따라서 수정되어야 한다.

의학의 많은 기술과 마찬가지로 초음파 술기는 사용하지 않으면 그 능력치가 특히 감소한다.[93] 응급 현장초음파의 역량을 유지하기 위해서 환자에게 초음파 검사를 시행하고 영상을 해석하려는 지속적인 노력이 필요하다.

CHAPTER 14

심장 초음파 테크닉

Cardiac Ultrasound Technique

Scott Millington :: 고찬영

핵심 포인트

- 심장에 대한 응급 현장초음파를 수행하기 위해서 다섯가지 기본 *영상* – 흉골연 장축, 흉골연 단축, 심첨 4방, 늑골하 4방, 늑골하 하대정맥을 얻어야 한다.
- 검사자는 임상적 결정을 내리기 전 소견을 확정하기 위해 최소 2개의 영상 단면에서 심장 구조를 관찰해야 한다.
- 심장에 대한 응급 현장초음파의 핵심 기술은 영상 획득과 해석이며, 임상적으로 통합적 판단을 내리기 위해서 이 두 가지는 반드시 숙달해야 한다.

배경

심장에 대한 응급 현장초음파는 능숙하게 사용할 수 있는 의료인에게는 매우 유용하고 강력한 평가 도구가 될 수 있다. 심장 초음파는 구조와 기능 모두를 평가해야 하므로, 정확한 평가를 위해서는 반드시 고품질의 영상을 얻어야 한다. 심장 초음파 검사를 정확히 해석하기 위해서는 2개 이상의 이미지 단면에서 영상을 얻어야 한다. 상당한 시간의 투자가 필요하지만, 다양한 분야와 경험 수준이 다른 검사자들도 이 장에서 설명하는 기법들을 습득할 수 있을 것이다.[1-7] 초음파 초심자도 심장 초음파 검사의 기본적인 탐촉자 위치를 배우고 나면, 숙련도와 자신감이 빠르게 상승하게 된다. 적절하게 감독이 이루어지고, 잘 계획된 연습을 충분히 해본다면 비교적 빨리 심장 초음파에 익숙해질 수 있다. 일반적으로 다음의 5가지 핵심 심장 단면도 – 흉골연 장축(parasternal long-axis), 흉골연 단축(심실–중간 레벨)(parasternal short-axis [mid-ventricular level]), 심첨 4방(apical 4-chamber), 늑골하 4방(subcostal 4 chamber) 및 늑골하 하대 정맥(subcostal inferior vena cava, IVC) 단면 영상에 대한 숙련도를 높이는 데 중점을 두는 것이 좋다.[8-10]

해부학: 영상 창, 단면, 뷰(Anatomy: Imaging Windows, Planes, and Views)

*영상 창*은 특정 구조를 관찰하기 위해 초음파 검사를 할 때 환자 몸에 탐촉자를 대고 시작하는 해부학적 위치를 가리킨다. 경흉부 심장 초음파 검사의 경우 흉골연, 심 첨부, 늑골하부에 3가지 표준 영상 창이 있다(Fig. 14.1).

*영상 단면*은 해부학적 평면, 즉, 시상(sagittal), 관상(coronal), 또는 횡(transverse) 방향으로 초음파 빔이 정렬되는 것을 의미한다. 모든 해부학

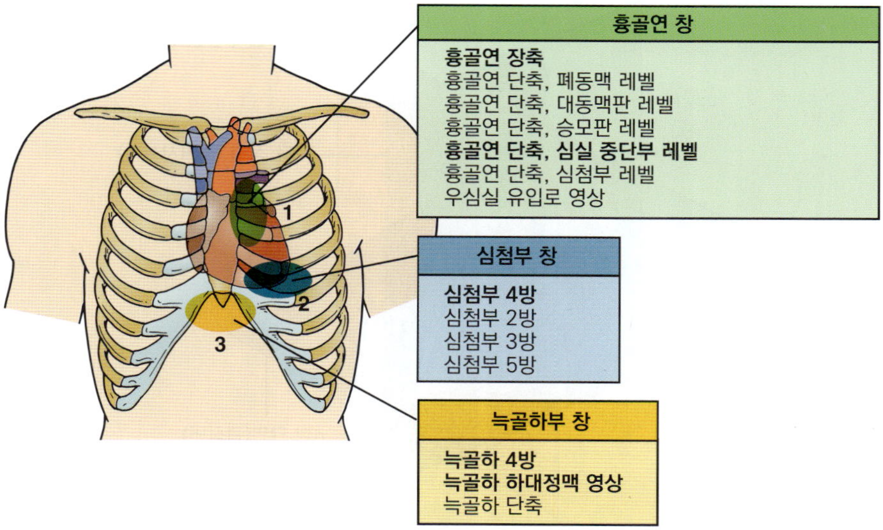

Figure 14.1 경흉부 심장 초음파의 기본영상 창. 경흉부 심장영상을 얻기 위해 세 가지 표준 심장 영상 창이 사용된다. (1) 흉골연, (2) 심첨부, 그리고 (3) 늑골하부. 각 영상창으로부터 단면 평면에 따라 이름이 지정된 여러 다른 영상을 얻을 수 있다. 다섯 가지 중점 심장 영상을 굵게 표시하였다.

적 구조물은 완벽하게 대칭적이지 않지만 장축과 단축이 있다.[11] 영상 단면은 심장의 축과 관련하여 이름이 붙여지며, 전통적으로 4개의 단면으로 나타낸다: 장축(long-axis), 단축(short-axis), 4방(4-chamber), 2방(2-chamber) 단면. 장축 단면은 좌심실 첨부에서 심장 기저의 대동맥 판막(aortic valve, AV)까지 심장을 수직으로 이등분한다. 단축 단면은 장축에 수직이며 심실의 횡단면을 만들어낸다. 장축 단면과 마찬가지로, 4방 단면은 심장 첨부에서 기저까지 뻗어 있으며, 삼첨판 막(tricuspid valve, TV)과 승모판(mitral valve, MV)을 이등분한다. 2방 단면은 4방 단면과 수직인 단면이다(Fig. 14.2). 심장의 장축과 단축 사이에는 일반화하여 명명하지 않은 무수히 많은 수의 단면들이 존재한다.

영상 창과 단면을 결합하면 *영상 단면도*(imaging view)가 만들어진다. 영상 단면도는 특정 창에서 얻은 심장의 표준 단면이다. 각각의 영상 창에는 서로 다른 영상 단면에 따라 획득할 수 있는 몇 가지의 다른 영상 단면도가 있다. 영상 단면도의 이름은 영상 창과 단면에 의해 만들어진다. 예를 들어, 흉골연 창에서 2가지 주요 영상은 흉골연 장축 영상(parasternal long-axis view)과 흉골연 단축 영상(parasternal short-axis view)이다.

사람의 흉부는 늑골과 공기로 채워진 폐로 되어 있어, 심장과 같이 깊이 있는 장기로 음파가 도달하기에 기본적으로 어려운 환경이다. 그럼에도 불구하고 경흉부 검사의 기본적인 영상은 흉골연 창, 심첨부 창, 늑골하부 창을 통해 대부분의 환자에서 얻을 수 있다. 이러한 각각의 창에 대해서 이 장에서 상세하게 살펴볼 것이다. 일부 임상 상황에서 가끔은 다른 영상 창(예: 대동맥활[aortic arch] 평가를 위한 흉골위 창[suprasternal window])이 필요한 경우도 있으나, 이러한 영상은 표준 현장 검사에는 포함되어 있지 않

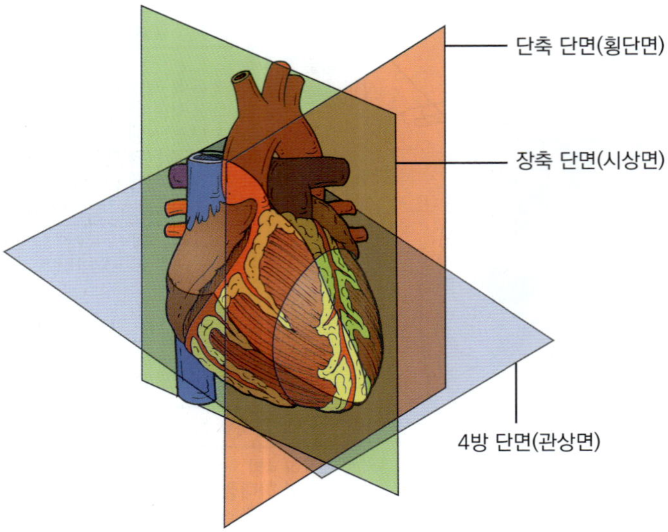

Figure 14.2 **심장 영상 단면.** 네 가지 표준 심장영상 단면이 기술되어 있다. 장축, 단축, 4방, 2방(미도시). 장축 단면은 좌심실 첨부에서 대동맥 판막까지 심장을 세로로 이등분한다. 단축 단면은 장축 단면에 수직이고 심장을 가로로 이등분한다. 4방 평면은 승모판과 삼첨판막을 이등분하여 심증의 심첨부에서 기저부까지 연장되어져 있다.

다. 몇몇 환자에서는 만족스러운 영상을 얻을 수 없는 경우도 있을 수 있으며, 이 경우 심장에 대한 적절한 평가를 위해 경식도 심초음파 검사가 필요할 수도 있다(Chapter 20 참조).[12]

탐촉자와 변환기 조작 (Transducer Movements)

다른 의료진이나 훈련중인 초심자들과 서로 소통하기 위해서는 탐촉자의 기본적인 동작에 대한 명칭을 이해하는 것이 중요하다. 탐촉자의 4가지 기본 동작은 다음과 같다: 미끄러짐(sliding), 회전(rotating), 기울임(tilting), 측면 기울임(흔들기)(rocking) (Fig. 14.3).[11,13]

1. *미끄러짐*은 피부 표면에서 탐촉자를 재배치하는 것을 의미한다. 이는 탐촉자와 피부 사이의 접촉점을 물리적으로 이동시키는 과정이다.
2. *회전*은 코르크 따개처럼 중심 축을 기준으로 탐촉자를 돌리는 것이다.
3. *기울임*은 피부 표면과 접촉점을 유지하면서 영상 단면의 각도를 변화시키는 것을 말한다. 기울임은 탐촉자를 심장 기저부부터 심첨부까지 기울여서 연속적인 흉골연 단축 영상을 얻는 것처럼, 단일 음향창에서 구조물의 연속적인 단면 영상을 관찰할 수 있게 해준다. 이러한 "cross-plane" 움직임을 통해 검사자는 보고자 하는 구조물을 왼쪽으로 오른쪽으로, 머리 쪽에서 다리 쪽으로 미끄러지듯이 관찰할 수 있다. 기울임은 sweeping or fanning이라는 용어로도 사용된다.
4. *측면 기울임*은 피부 표면과의 접촉점을 유지하면서 초음파 빔을 탐촉자의 방향표지자 방향이나 먼 방향으로 향하게 하는 것을 의미한다. 측면 기울임은 기울임과 비슷

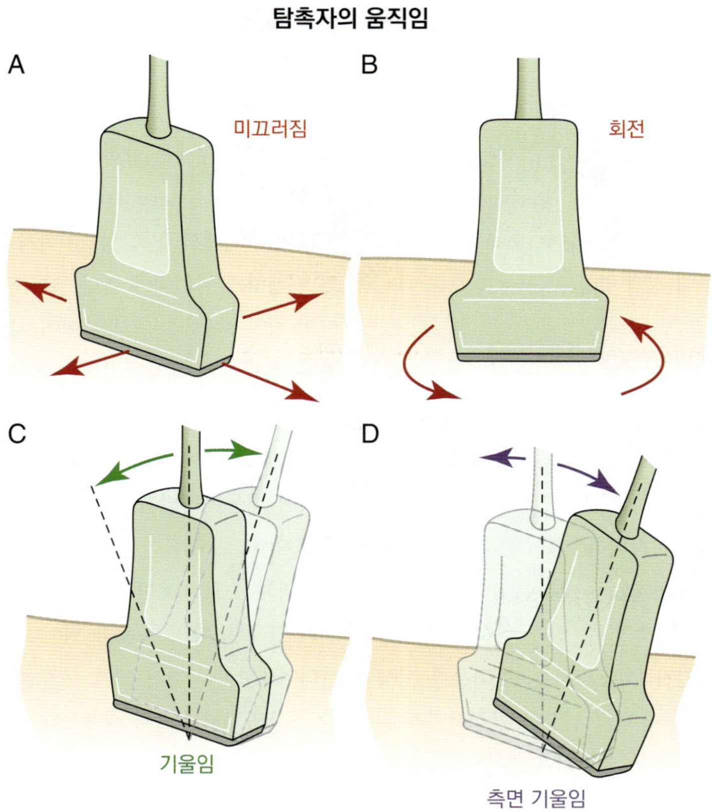

Figure 14.3 탐촉자의 움직임. 미끄러짐은 피부 표면에서 탐촉자를 재배치하는 것이다. 회전은 코르크 마개처럼 탐촉자를 중심축을 따라 돌리는 것이다. 기울임은 연속적인 단면영상을 얻기 위해 영상 평면의 각도를 변경하는 것이다. 측면 기울임은 초음파 빔을 탐촉차 방향 표지 쪽이나 반대쪽으로 움직여서 화면의 중앙에 영상이 오도록 하는 것이다.

하지만 움직이는 단면이 수직이라는 차이점이 있다. 이러한 "단면 내(in-plane)" 움직임을 통해서 화면의 중앙 부분에 보고자 하는 영상을 오게 하며, 특정 방향에서 현재 시야를 넘어선 부위를 시각화 하는 데 도움을 준다.

심장에 대한 응급 현장초음파 검사 (Point-of-Care Cardiac Ultrasound Exam)

심장 영상 단면도의 수는 무수히 많은 것처럼 보일 수 있지만, 일반적으로 정립된 영상의 수는 많지 않으며, 기본 영상 창에서 정규 경흉부 심장 초음파 검사에서 시행하는 16가지의 영상 단면도를 기본적으로 이용한다.

현장 검사 관점에서 볼 때, 수많은 임상 관련 의문에 대한 적절한 해답을 제시하기 위해서는 다음의 5가지의 영상 단면도를 반드시 익혀야 한다.

1. 흉골연 장축 영상(parasternal long-axis view, PLAX)
2. 흉골연 단축 영상, 심실 중간 영상(parasternal short-axis, mid-ventricular level view, PSAX)
3. 심첨부 4방 영상(apical 4-chamber view, A4C)
4. 늑골하 4방 영상(subcostal 4-chamber view, S4C)
5. 늑골하 하대 정맥 영상(subcostal IVC view)

흉골연 창(Parasternal window)

영상 창(Imaging window)

심장 초음파 검사는 기본적으로 흉골연(흉골 가장자리) 창에서 시작한다. 흉골연 창의 중요한 장점은 자세와 관계없이 대부분의 환자에게서 고품질의 영상을 얻을 수 있다는 것이다. 이상적인 영상을 얻기 위해 환자는 바로 누운 자세를 취해야 하며, 흉벽에 심장을 근접시키기 위해 부분적으로 또는 완전히 왼쪽 옆으로 누운 자세로 몸을 돌려야 할 수도 있다. 만성폐쇄성 폐질환 환자의 경우 조금 더 아래쪽으로 영상 창을 이동하여 검사하면 더 좋은 영상을 얻을 수 있다.

흉골연 창은 흉골 바로 왼쪽, 3번째 또는 4번째 갈비사이공간에 위상배열 탐촉자를 위치시켜서 검사한다. 최적의 창은 2번째와 5번째 갈비사이공간 어느 곳에서나 가능하며, 영상의 질이 좋지 못하다면 위 또는 아래의 갈비사이공간으로 탐촉자를 미끄러지듯이 움직여서 가장 적절한 영상이 보이는 지점을 찾아야 한다. 최적에 흉골연 창은 인접한 갈비뼈와 폐에 간섭이 가장 적은 부위이다. 최적의 창이 확인되면 탐촉자가 미끄러지지 않고 제자리에 있도록 유지해야 한다.

흉골연 장축 영상

흉골연 장축 영상에서 탐촉자의 방향표지가 환자의 오른쪽 어깨를 향하도록 탐촉자를 조정해야 한다(Fig. 14.4, Video 14.1). 초음파 빔은 환자의 오른쪽 어깨에서 왼쪽 엉덩이까지 이어지는 선과 평행하게 위치해야 한다. 획득된 영상은 심장의 심첨부에서 기저부로 이어지는 심장의 긴축을 통과하는 해부학적 단면을 나타낸다. 우심실은 화면 맨 위에 보인다. 탐촉자를 안정적으로 유지하면서 초음파 빔을 좌심실 위에 위치시켜서 대동맥판막과 승모판막이 보이면서 화면 중앙에 오도록 한다. 이상적인 영상은 대동맥판막과 승모판막이 명확하게 보이면서 좌심실의 장축을 따라 초음파 빔이 중심에 있어야 한다. 좌심실이 가장 크게 보일 때까지 탐촉자를 조금씩 회전시켜서 실제보다 좌심실이 작게 보이지 않게 한다. 이러한 오류는 좌심실의 수축기능이 과대평가되고 좌심실 크기가 과소평가될 수 있다. 만약에 좋은 영상을 얻을 수 없다면 위아래 갈비사이공간으로 탐촉자를 움직여 새롭게 시작해 보는 것이 좋다. 왼쪽으로 누운 자세가 되게끔 환자의 몸을 돌려 자세를 바꾸어 주는 것도 종종 도움이 된다. 마지막으로, 협조가 가능한 환자라면 호흡을 의식적으로 조절해 주도록 환자에게 부탁하거나 호기 말에 숨을 참아달라고 하는 것이 이상적이다.

흉골연 장축 영상에서 반드시 확인해야 하는 주요 구조물은 대동맥판막, 승모판, 좌심실, 심막(심장 앞쪽과 뒤쪽), 우심실 유출로(RVOT), 좌심실 유출로(LVOT), 상행 및 하행 흉부 대동맥의 일부이다. 깊은 부위에 위치한 하행 흉부 대동맥을 관찰할 수 있도록 초음파 깊이를 조절해야 한다.

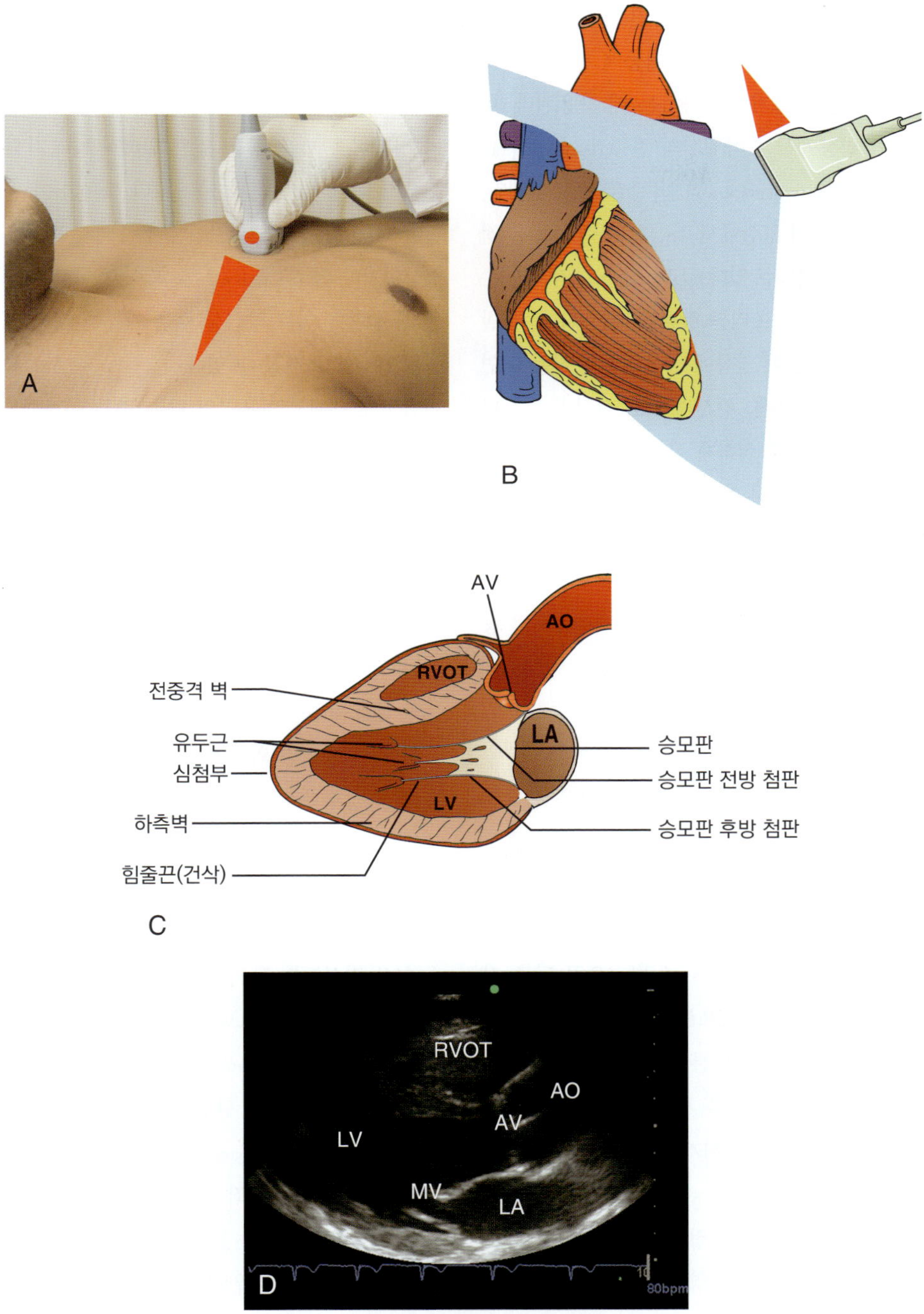

Figure 14.4 흉골연 장축 영상. (A) 탐촉자 위치, (B) 영상 단면, (C) 해부학적 단면, (D) 초음파 영상.

응급 현장초음파에서 흉골연 장축 영상은 주로 좌심실의 크기와 기능, 대동맥 판막과 승모판, 좌심실의 크기를 평가하는 데 사용된다. 비록 이 영상에서는 좌심실의 전중격(anteroseptal) 및 하측벽(inferolateral wall)만 관찰할 수 있지만, 일반적으로 이 영상에서 좌심실 수축 기능을 정확하게 평가할 수 있다. 심막 삼출도 감지할 수 있으며, 심장을 둘러싼 형태일 때는 더 쉽게 발견할 수 있다. 이 영상에서 우심실은 작은 단면만 보이기 때문에, 검사자는 우심실의 크기나 기능에 대해서 확실하게 평가를 할 수 없다. 다만, 심하게 확장된 우심실인 경우는 흔히 감지할 수 있다. 흉골연 장축 영상에서는 대동맥판막과 승모판의 평가와 관련한 기본적인 정보를 얻을 수 있으며, 좌심실 유출로 레벨에서의 동적 폐색(dynamic obstruction)도 평가할 수 있다.

흉골연 단축 영상

흉골연 창에서 고품질의 단축 영상을 신속하게 얻는 가장 효과적인 방법은 고품질의 흉골연 장축 영상에서 시작하는 것이다. 탐촉자를 흉골연 장축 영상에서 승모판이 가운데 위치하게 한 후, 환자의 왼쪽 어깨 방향으로 탐촉 자 방향표지를 시계 방향으로 90도 회전시킨다. 이때 탐촉자가 가슴의 다른 위치로 미끄러지지 않도록 주의한다. 양손을 사용하면 장축에서 단축으로 부드럽게 전환하기 쉬우며 한 손은 탐촉자를 회전시키고, 다른 손은 피부 표면의 탐촉자를 정해진 위치에 고정하는 형태로 시행한다(Fig. 14.5). 흉골연 단축 영상은 5가지 다른 영상 단면으로 구성된다. 응급 현장초음파에서 전반적인 좌심실 수축 기능을 평가할 때 신뢰할 만한 영상을 얻기 위해 대부분의 검사자는 심실 중간 레벨을 선호한다. 심실 중간 흉골연 단축 영상은 Fig. 14.5와 같이 양쪽 유두근(papillary muscle)이 횡단면에서 관찰되고, 대칭적으로 보일 때의 영상을 의미한다. 원형으로 보이는 좌심실의 정확한 단면 영상을 얻기 위해서 탐촉자를 충분히 회전시키는 것이 중요하다. 좌심실이 원형이 아닌 타원형으로 보인다면 축에서 벗어난 영상이거나 단축(foreshortening)되어 보여지는 것을 시사하며, 이는 좌심실 수축 기능에 대해 잘못된 해석을 초래할 수 있다.

심실 중간에서의 흉골연 단축 영상은 전반적인 좌심실 수축 기능과 좌심실 국소벽운동을 평가하는 데 이상적이다. 좌심실벽 구역에 대한 명명법은 Fig. 14.6에 나와 있다. 또한 이 영상은 우심실 확장이나 부전 시, 심실 중격의 모양과 기능을 평가할 때도 도움이 된다. 대량 또는 중간 정도 양의 심장을 둘러싸는 양상에 심막 삼출도 쉽게 확인이 가능하다.

심실 중간 단면 외에 다른 단축 단면들도 특정 임상 상황에서 유용하게 사용할 수 있으며, 심장 기저부부터 심첨부까지 해부학적인 순서대로 아래에 나열되어 있다(Fig. 14.7).

1. *폐동맥 레벨*: 심실 중간 레벨에서, 탐촉자를 심장 기저부를 향해 위쪽으로 기울인다. 단축에서 폐동맥판(pulmonary valve, PV), 주폐동맥(main pulmonary artery, MPA)과 상행 대동맥이 보일 때 정확한 단면을 얻을 수 있다. 급성 폐색전증(pulmonary embolism, PE)에서 드물게 주 폐동맥이나 좌 폐동맥 또는 우 폐동맥 근위부에서 혈전을 관찰할 수도 있다. 폐동맥 역류 속도는 이완기 폐동맥의 평균 및 이완기 압력을 추정하는 데 사용된다.
2. *대동맥 판막 레벨*: 폐동맥 레벨에서 탐촉자를 심첨부 쪽을 향해 약간 아래쪽으로 기울인다. 이 영상에서는 대동맥 판막의 단축 단

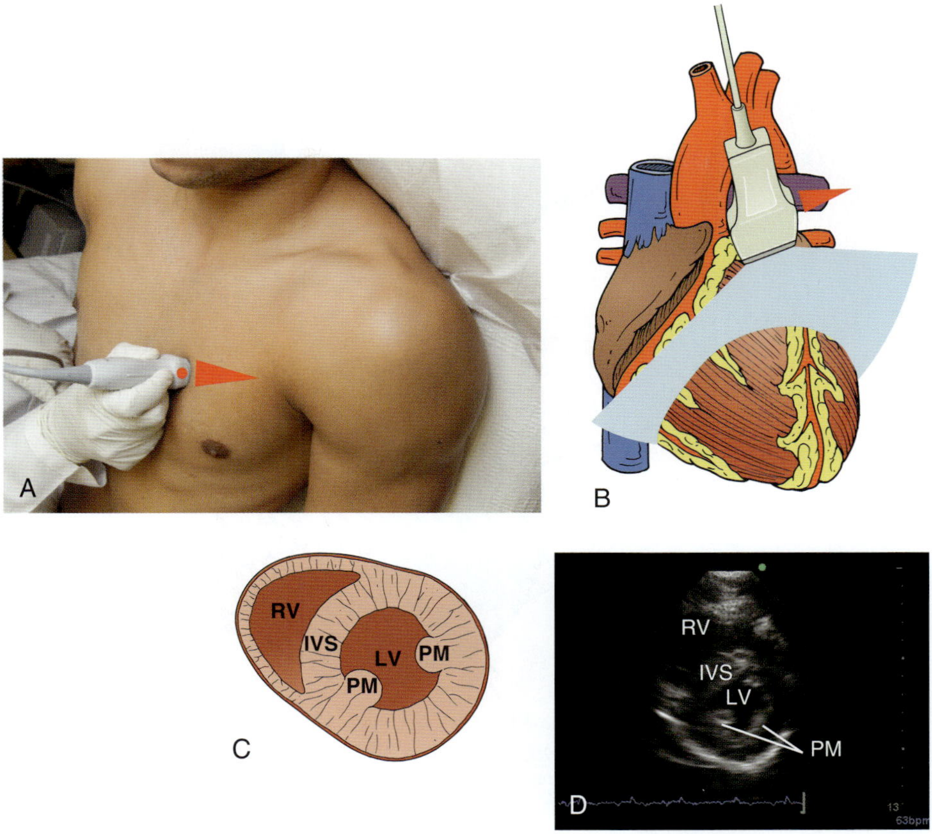

Figure 14.5 **흉골 단축 영상.** (A) 탐촉자 위치, (B) 영상 단면, (C) 해부학적 단면, (D) 초음파 영상.

면도가 관찰되며, 이상적인 영상을 얻기 위해 3엽의 대동맥 판막이 대칭적으로 보일 때까지 탐촉자를 약간씩 회전시켜야 할 수도 있다(Video 14.2). 이상적인 영상에서는 우심방, 삼첨판막, 우심실 유출로(right ventricular outflow tract, RVOT)와 좌심실이 관찰된다. 이 영상은 대동맥 판막과 삼첨판막을 평가하는데 사용된다.

3. *승모판 레벨*: 흉골연 장축에서 단축 영상으로 회전할 때, 승모판의 뚜렷한 "물고기 입(fish mouth)" 모양이 보통 먼저 보이게 된다(Video 14.3). 이 영상에서 승모판의 해부학적 구조에 대한 정보를 얻을 수도 있지만, 급성기 환자에서 이 영상은 효용성이 떨어진다. 승모판 고리(mitral annulus)로부터 제한이 생길 수 있기 때문에 좌심실 수축 기능이 심실 중간 레벨에 비해 과소 평가될 여지가 있다.
4. *심실 중간, 유두근 레벨*: 이 영상 단면은 급성기 환자의 대다수에서 가장 유용한 임상 정보를 제공한다. 양측 유두근은 원형 좌심실 중심의 횡단면에서 대칭적으로 보인다(Video 14.5). 전체적인 좌심실 수축 기능뿐만 아니라 좌심실 국소벽운동도 이 위치에서 가장 잘 관찰할 수 있다.

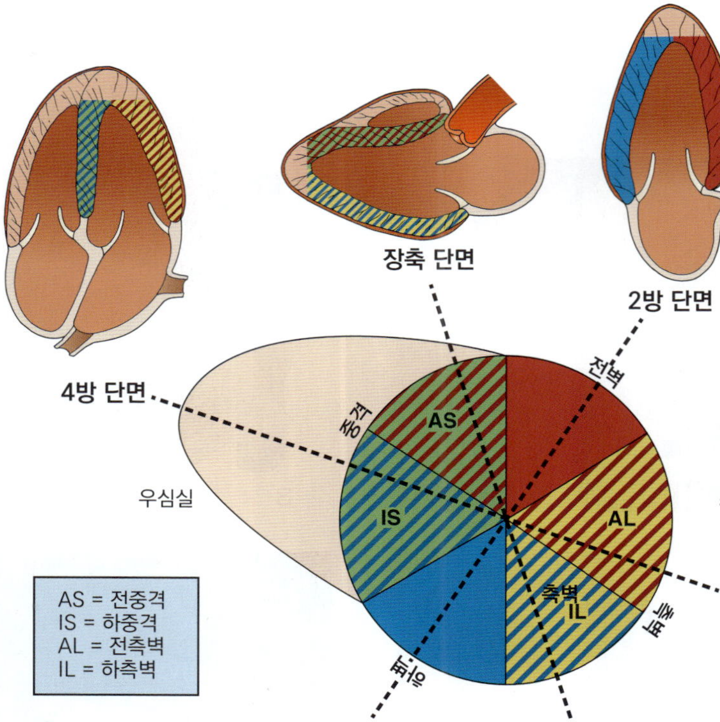

Figure 14.6 좌심실 벽 분절과 영상 단면. 좌심실은 장축에 따라서 3개(기저부, 중단부, 첨부)의 구획으로 나뉜다. 기저부와 중단부 구획은 6개(전벽, 전측벽, 전중격벽, 하벽, 하측벽, 하중격벽)의 분절이 있는 반면, 첨부 구획은 4개(중격, 하벽, 측벽, 전벽)의 분절이 있다.

5. *심첨부 레벨*: 이 단축 영상은 탐촉자를 심첨부 쪽을 향해 아래쪽으로 기울여서 얻을 수 있다. 좌심실 심첨부는 중간–유두근 레벨에서 시작하여 탐촉자를 하방으로 이동하면서 순서대로 본다(Video 14.6). 좌심실 수축 기능이 심실중간 레벨에 비해 과대평가될 수 있다. 드물게 좌심실 심첨부 혈전을 관찰할 수도 있다.

심첨부 창(Apical Window)

영상 창

전통적인 심장 초음파를 시행하는 순서상, 심첨부 창은 흉골연 창 이후에 시행한다. 일반적으로 흉골연 창이나 늑골하부 창보다 심첨부 창에서 적절한 영상을 얻기가 더 어렵다. 환자가 좌측와위나, 또는 최소한 약간은 왼쪽으로 돌아누워 있는 자세에서 좋은 영상을 얻을 수 있다. 자세를 변경하기 어려운 중환자의 경우 화질이 일부 감소하지만 심첨부 영상 검사가 가능하다. 환자가 비만이거나 기계 호흡을 시행중이라면 적절한 심첨부 영상을 얻는 것이 가끔은 불가능 할 때도 있다.

심첨부 4방 영상

좌심실 심첨부에 탐촉자를 위치시키는 것이 심첨부 창에서 적절한 영상을 얻는 데 매우 중요하며, 심첨부의 위치는 환자들마다 상당한 차

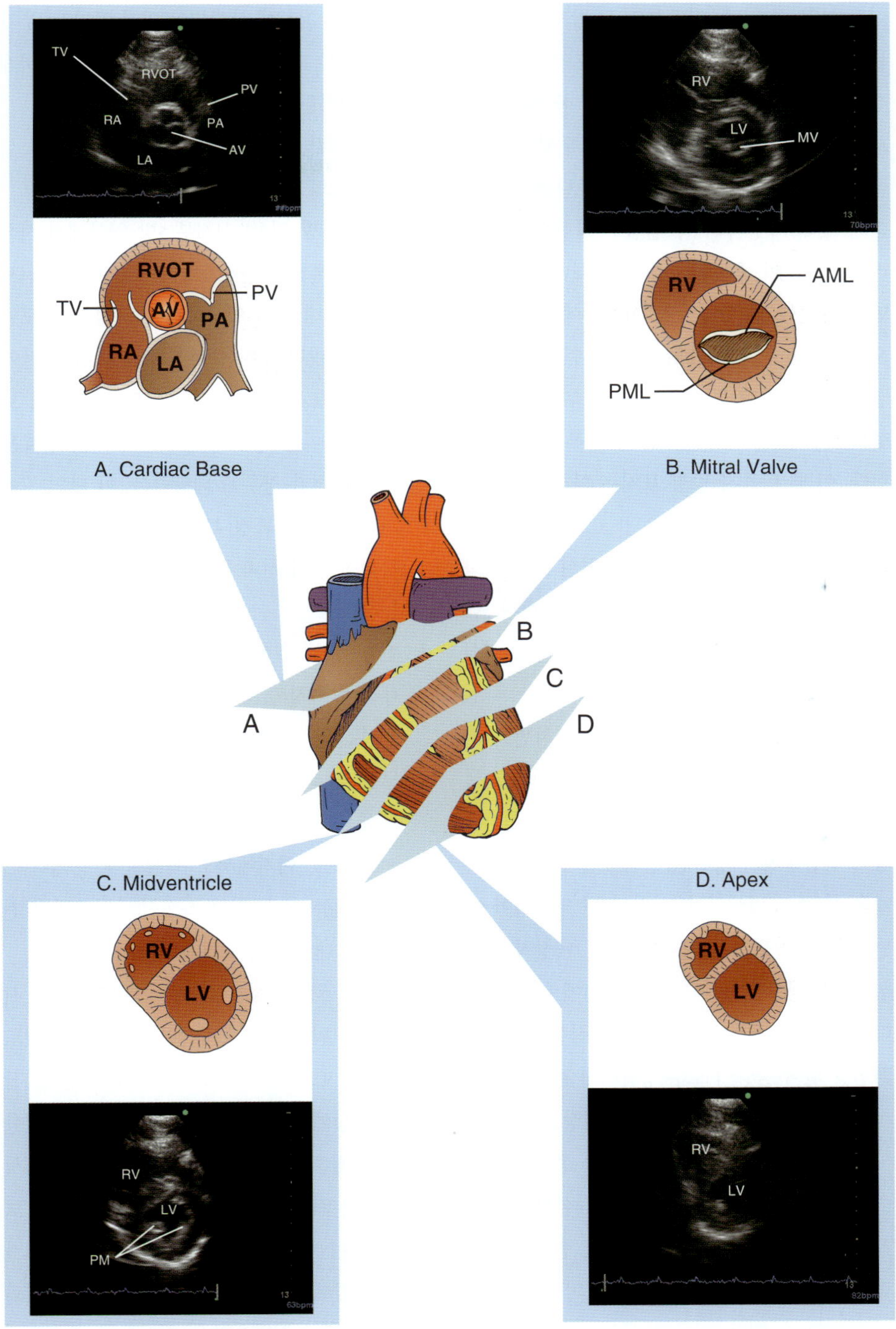

Figure 14.7 각각 다른 수준에서 흉골연 단축 영상 단면과 해부학적 단면. (A) 심장 기저부 – 폐동맥과 대동맥 판막 수준, (B) 승모판, (C) 심실 중단부, (D) 심첨부. *AML*: 승모판 전방 첨판, *AV*: 대동맥 판막, *PML*: 승모판 후방 첨판, *PV*: 폐동맥판.

이를 보일 수 있다. 일반적으로, 남자의 경우에는 왼쪽 젖꼭지의 바로 아래 가장자리 쪽에, 여성의 경우에는 왼쪽 유방의 아래 바깥쪽 사분의 일 구역의 바로 밑에 심첨부가 위치한다. 흉골연 단축 영상을 잡는 위치에서 탐촉자를 가슴의 아래 가장자리 쪽 심첨부 방향으로 미끄러뜨리는 것이 좋은 접근법이다. 때때로 비장을 먼저 확인한 후 탐촉자를 심첨부에서 머리 쪽으로 이동하는 방식으로 접근할 수도 있다. 좌심실 심첨부가 관찰되면, 환자의 우측 어깨 방향으로 초음파 빔이 향하도록 탐촉자를 확 눕힌다. 이 때 탐촉자 방향 표지는 환자의 왼쪽을 향하도록 해야 한다(Fig. 14.8).

탐촉자를 움직이면서(rocking) 심실 중격이 화면의 중앙에 수직으로 위치하게 해야 한다. 탐촉자를 약간씩 회전시키면서 좌심실과 우심실의 실제 세로 단면이 잘 관찰되도록 한다. 좌심실이 단축(foreshortening)되는 것을 피하면서 최적의 영상을 얻기 위해 탐촉자를 미세하게 조정해야 할 수도 있다. 단축(foreshortening)은 심첨부 창에서 탐촉자가 정확한 심첨부에 위치해 있지 않을 때 주로 발생하며, 심장이 긴 타원형이 아닌 짧은 구형으로 나타나게 된다. 이상적인 심첨부 4방 영상은 Fig. 14.8과 Video 14.7에 나타나 있다. 승모판과 삼첨판막 외에도 좌심실, 우심실, 좌심방 및 우심방이 모두 명확하게 관찰된다.

심첨부 4방 영상은 표준 현장 심장 초음파 검사의 한 부분이며 많은 양의 임상 정보를 얻을 수 있다. 우심실의 수축 기능과 좌심실과의 크기 비교를 이 단면에서 할 수 있다. 승모판과 삼첨판막을 평가할 수 있고, 심낭액의 존재 여부도 확인할 수 있다. 비록 좌심실의 전측벽과 하중격만 보이지만, 전반적인 좌심실 수축 기능에 대한 적절한 평가가 가능하다. 비록 표준 응급 현장초음파 검사에 포함되어 있지 않지만, 추가적인 심첨부 단면 영상을 통해 좀 더 완벽하게 심장을 평가할 수 있다(Fig. 14.9).

1. *심첨부 4방 영상*: 위에서 설명한 것처럼 심첨부 창의 기본 영상이다(Video 14.7).
2. *심첨부 2방 영상*: 심첨부 4방 영상에서 시작해서 탐촉자를 반시계방향으로 90도 회전시킨다. 제대로 된 영상에서는 좌심실, 승모판 및 좌심방만 보여야 하는데(Video 14.8), 만약 우심실 또는 좌심실 유출로의 일부분이 보인다면, 이는 각각 탐촉자를 너무 많이 혹은 적게 회전한 경우에 해당한다. 이 단면 도에서는 좌심실 특정 부위에 대한 기능 평가, 특히 좌심실 전벽 및 하벽에 대한 평가가 가능하다.
3. *심첨부 3방 영상*: 심첨부 2방 영상에서 시작해서 탐촉자를 반시계방향으로 30도 더 회전시킨다. 잘 잡은 영상에서는 좌심실, 승모판 및 좌심방이 관찰되고 5시 방향에서 좌심실 유출로와 대동맥 판막이 나타난다(Video 14.9). 여기에서도 좌심실 특정 부위에 대한 기능 평가, 특히 좌심실의 하측벽과 전중격에 대한 평가가 가능하다.
4. *심첨부 5방 영상*: 심첨부 4방 영상에서 시작해서 탐촉자가 흉벽쪽을 바라볼 수 있도록 20–30도 정도 앞쪽으로 기울인다. 잘 잡은 영상에서는 심첨부 4방 영상처럼 동일한 4방(좌심실, 우심실, 좌심방 및 우심방) 외에, 7시 방향에 좌심실 유출로와 대동맥 판막이 보인다. 이 영상에서 대동맥 판막에 대한 추가적인 정보와 파형 도플러를 사용해서 일회박출량이나 심박출량을 측정할 수 있다(Chapter 21 참조).

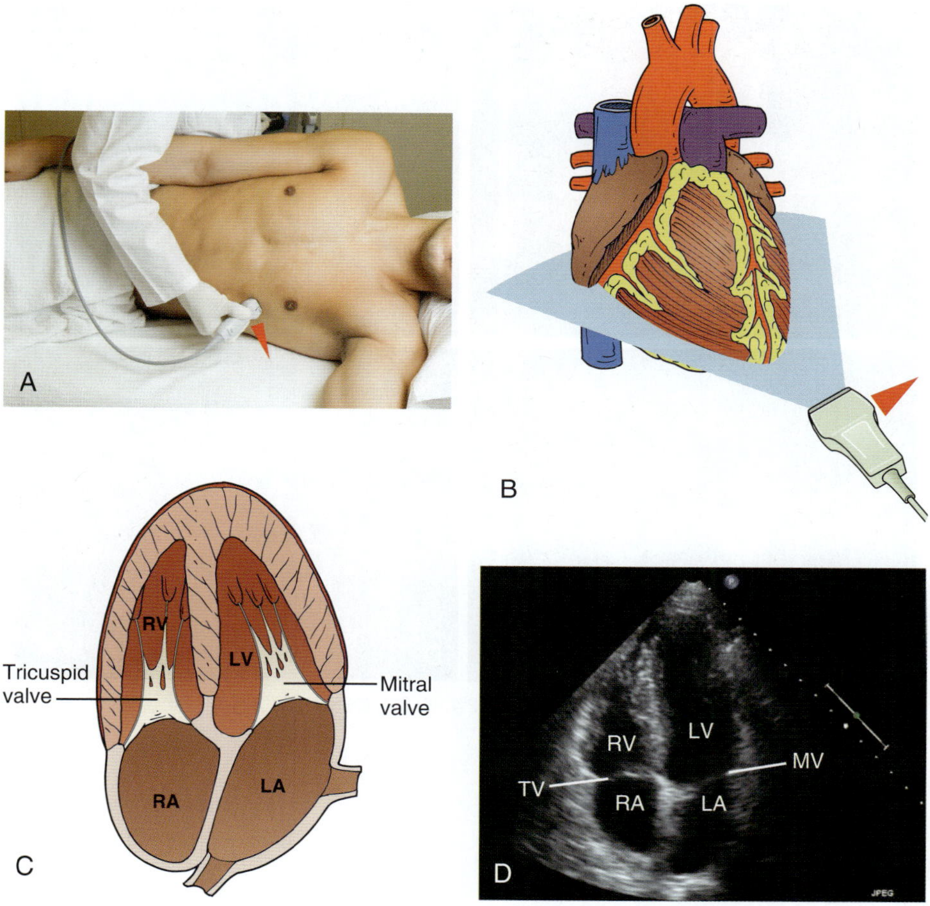

Figure 14.8 심첨부 4방 영상. (A) 탐촉자 위치, (B) 영상 단면, (C) 해부학적 단면, (D) 초음파 영상. Tricuspid valve: 삼첨판막, Mitral valve: 승모판막.

늑골하부 창(Subcostal Window)

영상 창

응급 현장초음파에서 늑골하부 창은 특히 급성기 환자에서 많은 정보를 빠르게 얻을 수 있게 해 준다. 늑골 하부 창은 다음과 같은 장점들이 있다.

1. 바로 누운 자세에서 영상을 얻기 쉽다.
2. 표면 해부학적 구조물들을 통해 영상 창의 위치를 결정하며 대부분의 경우 신속한 영상 획득이 가능하다.
3. 심정지와 같은 응급 상황에서 늑골하 부위가 일반적으로 노출되어 있으며 소생술에 방해를 최소화하면서 영상을 얻을 수 있다.
4. 만성 폐질환이나 기계 호흡으로 인해 폐가 과 팽창되어 있거나 심장이 아래쪽으로 편위되어 있는 환자에서 늑골하부 창으로부터 영상 화질을 높일 수 있다.
5. 응급 중재술이 필요할 수 있는 심장눌림증과 심한 우심실 기능 부전의 경우 늑골하부

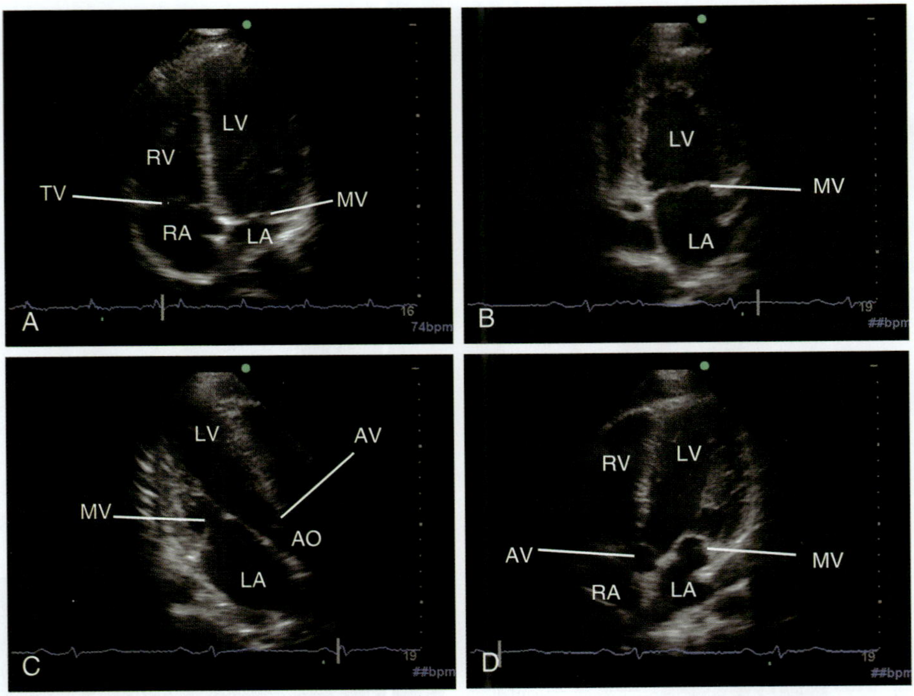

Figure 14.9 다른 단면에서의 심첨부 영상. (A) 4방, (B) 2방, (C) 3방, (D) 5방. *AV*: 대동맥판막

창을 통해 효과적으로 진단할 수 있다.

6. 저혈량증 및 좌심실 수축 기능 부전과 같은 임상 상황에서 늑골하부 창을 통해 효과적으로 진단할 수 있다.

탐촉자는 정중선의 검상돌기(xiphoid process) 바로 아래에 위치하게 하고, 탐촉자 방향 표지는 환자의 왼쪽을 향하게 한다. 칼돌기 아래가 거의 편평해지도록 탐촉자를 아래로 힘주어 눌러야 한다. 일부 환자에서는 상당한 압박이 필요하며, 환자가 잠재적으로 불편함을 느낄 수 있는 부분에 대해 미리 이야기해 주도록 한다. 초음파 탐촉자가 심장과 왼쪽 어깨 쪽을 향할 수 있게 위쪽으로 위치시켜야 한다. 검사자가 이 창에서 심장을 관찰하기 어려운 경우에는 환자의 복벽 근육을 이완시키기 위해 무릎을 굽히거나, 심장을 일시적으로 아래쪽으로 이동시키기 위해 흡기 후 잠시 숨을 멈추도록 시킨다. 장이나 위의 가스가 영상 획득을 방해하는 경우, 검사자는 탐촉자를 검상돌기와 인접한 오른쪽 늑골 가장자리로 더 이동시키면 간을 음향창으로 더 많이 사용할 수 있다.

늑골하 4방 영상

늑골하부 창에서 심장이 보이면, 탐촉자를 움직여서 4방 영상이 가장 잘 보이는 지점을 찾는다. 이상적으로 우심실, 좌심실, 우심방, 좌심방과 심장의 장축을 따라 심막이 단면으로 관찰되어야 한다(Fig. 14.10, Video 14.11).

늑골하 4방 영상에서는 다른 영상에서 관찰하기 어려운 우심실 외벽(free wall)의 관찰과 우심실 수축 기능의 평가가 가능하다. 우심실과 좌심실의 크기를 비교할 수도 있지만 영상 평면이 우심실의 중단보다 아래 부분을 통과하기 때문에 크기가 과소평가될 수 있다. 늑골 하부 창은 심장눌림증이 있을 때 심막 삼출과 우심실의 이완기 허탈을 관찰하는 데 높은 민감도를 가진다. 많은 환자에서 심첨부 4방 영상과 비슷한 수준으로 좌심실에 대한 좋은 영상을 얻을 수 있다. 늑골하 4방 영상은 전반적인 좌심실 수축 기능을 신속하게 평가하는 데 용이하며, 응급 상황에서 초기 처치를 결정하는 데 있어 충분한 정보를 제공한다.

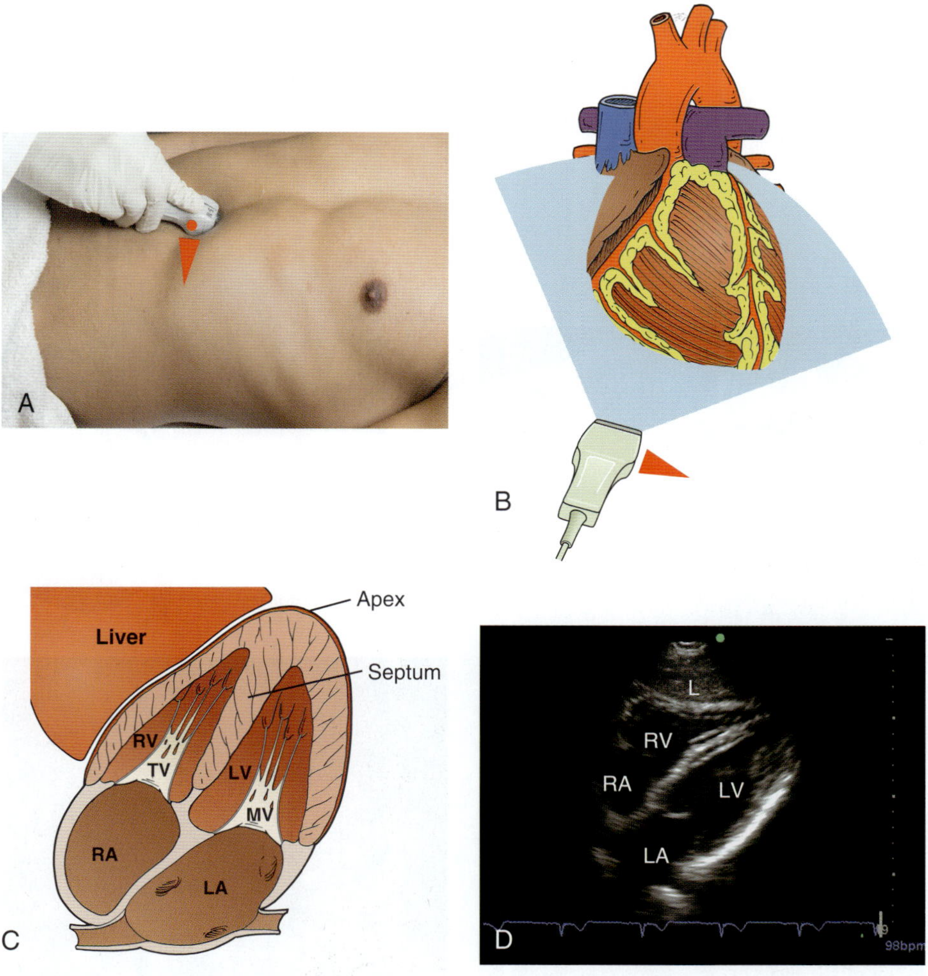

Figure 14.10 늑골하 4방 영상. (A) 탐촉자 위치, (B) 영상 단면, (C) 해부학적 단면, (D) 초음파 영상. *Liver*: 간, *Apex*: 심첨부, *Septum*: 심실중격.

하대 정맥(Inferior vena cava view)

늑골하부 창에서 하대 정맥의 장축 영상을 얻을 수 있다(Chapter 17 참조). 늑골하 하대정맥 영상은 늑골하 4방 영상에서 시작해서 탐촉자 방향 표시자를 머리 쪽을 향해 반시계 방향으로 90도 회전시킨 후, 탐촉자 면이 뒤쪽으로 향하게 탐촉자를 이동시킨 후 초음파 빔이 하대정맥과 정렬하도록 기울여서 영상을 얻는다(Fig. 14.11, Video 14.12). 초음파 빔을 하대정맥 중앙에 두고 하대정맥과 우심방-하대정맥 접합부위의 진정한 종단면이 나타날 수 있도록 탐촉자를 미세하게 조정하는 것이 필요하다. 하대정맥의 최대 직경과 호흡에 따른 변화는 간정맥-하대정맥의 접합부 직하방이나 하대정맥 우심방 접합부에서 2 cm 원위부에서 관찰한다.

이상적인 늑골하 하대정맥 장축 영상에서는 하대정맥에서 우심방으로, 간정맥에서 하대 정맥으로 정맥 환류가 이루어지는 것이 관찰된다 우심방과 하대정맥 접합부위를 관찰하는 것이

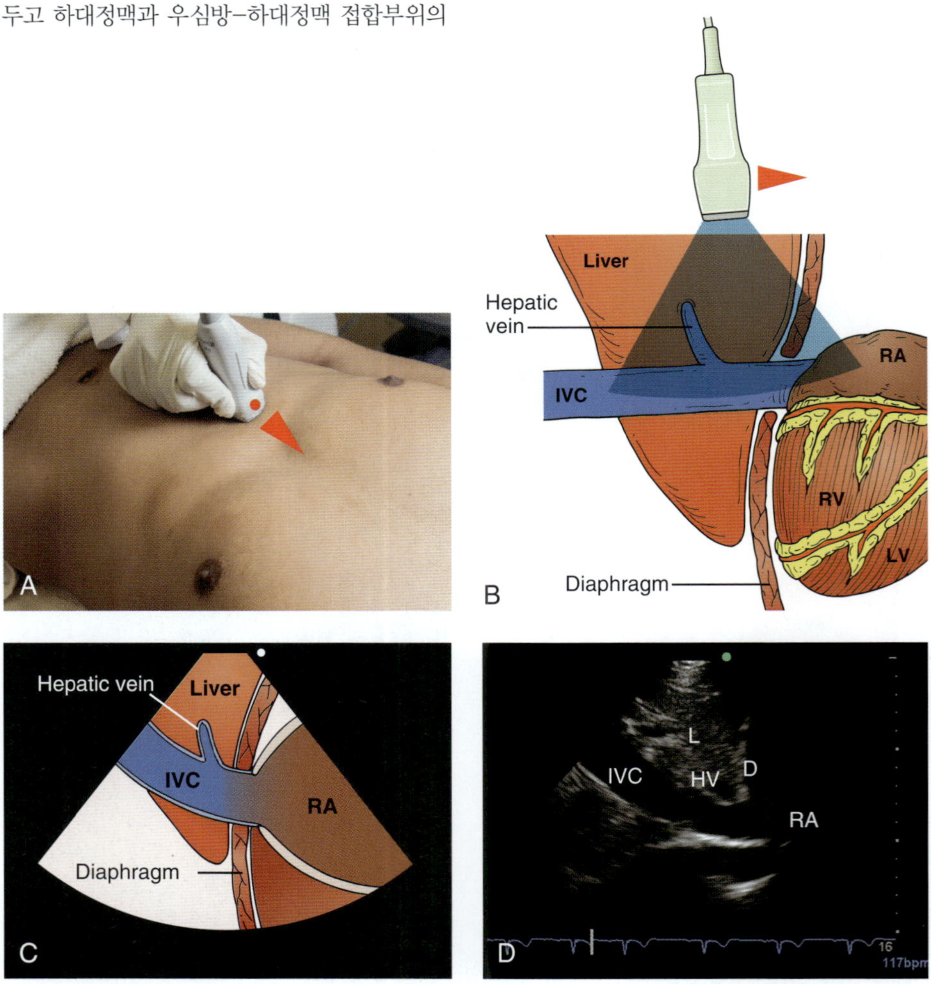

Figure 14.11 늑골하 하대정맥 영상. (A) 탐촉자 위치, (B) 영상 단면, (C) 해부학적 단면, (D) 초음파 영상. Hepatic vein: 간정맥, Liver: 간, Diaphragm: 횡격막.

하대정맥을 복부 대동맥으로 오인하는 실수를 줄일 수 있다. 비록 복부대동맥이 일반적으로 석회화가 더 많이 되어 있고, 박동성이 있으며, 후 복막 지방에 둘러싸여 하대정맥보다 왼쪽에 위치하고 있지만 초심자들이 침상옆에서 급하게 확인하는 경우 하대정맥으로 쉽게 오인될 수 있다.

부수적인 심장 영상

흉골연 우심실 유입로 영상

흉골연 장축 영상에서 탐촉자면을 환자의 우측 엉덩이 쪽으로 바라보게 탐촉자를 기울이면 우심실 유입로 영상을 얻을 수 있다. 이상적인 우심실 유입로 영상은 좌심실에 어떤 부위가 없이도 우심실, 우심방, 삼첨판막을 관찰할 수 있다(Fig. 14.12, Video 14.13). 이 영상은 삼첨판의 후엽을 관찰할 수 있고 삼첨판 역류를 평가할 수 있다. 좌심실의 일부가 보이는 경우 격소엽(septal leaflet)이 후엽(posterior leaflet)으로 오인될 수 있다. 삼첨판 역류가 있는 환자의 경우 파형 도플러를 사용하여 판막 사이 압력 기울기를 측정하면 폐동맥 수축기 압력을 추정할 수 있다.

늑골하 단축 영상 (Subcostal short-axis view)

늑골하 단축 영상은 흉골연 단축 영상과 모양과 임상적인 유용성이 유사하다. 완벽한 혈역학적 평가를 위해서는 흉골연 또는 늑골하 창에서 단축 영상을 얻는 것이 좋다. 늑골하 단축 영상은 흉골연 영상보다 화질이 떨어지는 경향이 있기 때문에 폐쇄성폐질환 환자나 기계환기를 적용하는 환자에게서 특히 유용하다.

늑골하 4방 영상에서 탐촉자 방향 표시자를 머리 쪽으로 향하게 시계 반대방향으로 90도 회전한다. 탐촉자가 회전하면 흉골연 창에서 폐동맥 레벨이나 대동맥 레벨과 유사한 심장의 기저부가 확인된다. 심실 중간 유두근 레벨의 영상을 얻기 위해서 탐촉자 면이 심첨부 쪽으로 향할 수 있도록 기울인다(Fig. 14.13, Video 14.14).

흉골연 단축 영상과 마찬가지로 늑골하 단축 영상에서 좌심실에 전반적인 수축기능이가 국소벽운동을 평가할 수 있다. 심실중격의 움직임과 둘러싸여져 있는 심낭삼출도 관찰할 수 있다.

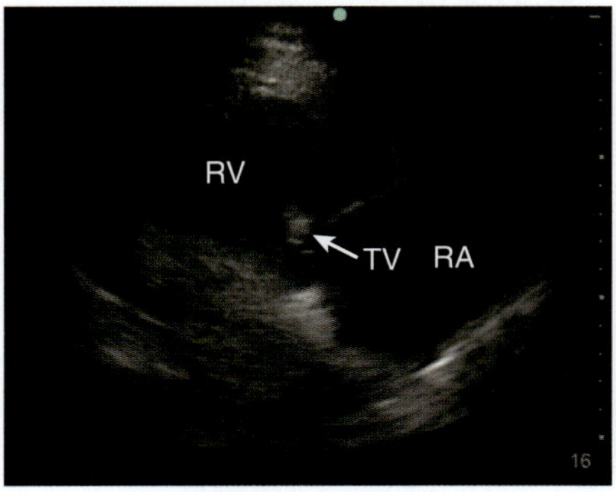

Figure 14.12 흉골연 우심실 유입로 영상. *RV*: 우심실, *TV*: 삼첨판막, *RA*: 우심방.

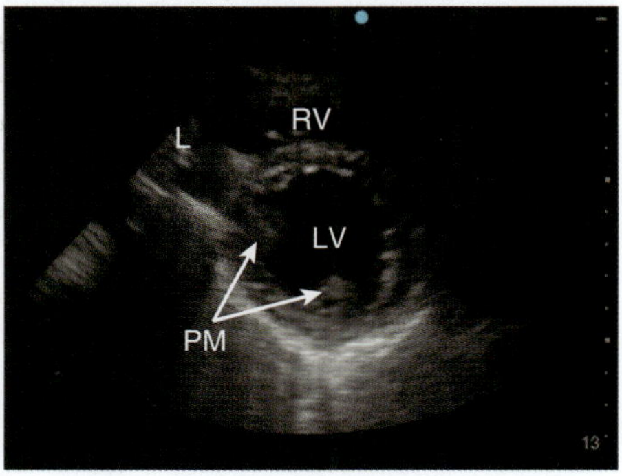

Figure 14.13 늑골하 단축 영상. *L*: 간, *LV*: 좌심실, *PM*: 유두근, *RV*: 우심실.

흉골위 창(Suprasternal window)

흉골위 영상이 일상적으로 시행되지는 않지만 흉골위 창은 대동맥 궁을 관찰할 수 있으며 이는 현장 처치 분야에서 급성 대동맥 질환을 신속하게 발견할 수 있게 해준다. 환자는 반드시 누운 상태에서 목을 쭉 편 자세를 취한다. 탐촉자 방향표지자를 환자의 왼쪽 어깨 쪽으로 향하게 한 상태로 목 아래 패임 부위에 탐촉자를 위치시킨다. 탐촉자면이 종격동쪽을 향하게 아래쪽으로 기울인다. 이때 초음파 빔이 대동맥과 종적으로 정렬할 수 있게 시계 반대방향으로 10–20도 회전시킨다. 흉골위 장축 영상에서 대동맥 궁과 상행 및 하행 대동맥의 일부를 관찰할 수 있다. 오른쪽 폐동맥이 대동맥 궁 아래쪽에 단면으로 확인된다(Fig. 14.14, Video 14.15). 장축 검사에서 보이는 소견을 확증하기 위해 탐촉자를 시계방향으로 90도 회전시키면 흉골 위 단축 영상을 얻을 수 있고 이를 통해 대동맥 궁에 단면을 관찰할 수 있다.

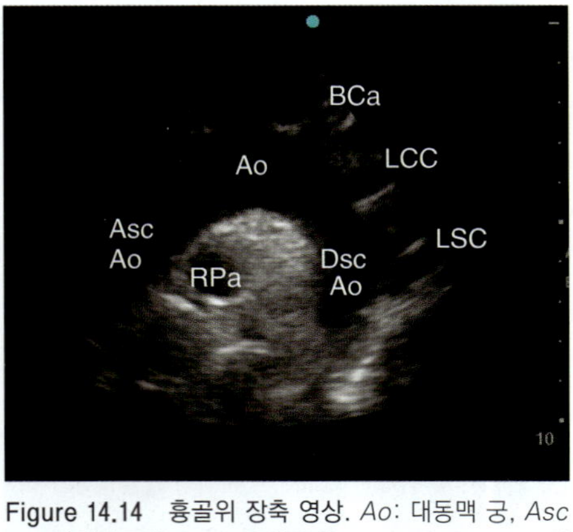

Figure 14.14 **흉골위 장축 영상.** *Ao*: 대동맥 궁, *Asc Ao*: 상행대동맥, *BCa*: 무명동맥(팔머리동맥), *Dsc Ao*: 하행대동맥, *LCC*: 왼쪽 총경동맥(온목동맥), *LSC*: 왼쪽 쇄골하 동맥, *RPa*: 오른쪽폐동맥.

요점 정리

심장 초음파 영상과 관련된 거의 무한한 자유도가 압도적으로 보일 수 있지만 일반적인 임상 질문에 대다수는 다섯 가지 핵심 영상으로 답을 얻을 수 있다. 흉골연 장축 및 단축, 심첨부 4방, 늑골하 4방, 늑골하 하대정맥 영상이다. 검사자가 심장 영상 획득에 숙련되면 환자의 임상적 처치를 결정하는 데 필요한 임상 소견과 검사 소견을 통합할 수 있다. 공통적이고 중요한 소견에 대한 해석과 통합이 15–19장까지 강조되어 있다.

- 초심자는 5가지 핵심 심장 영상을 숙련되게 수행하는 것에 집중해야 한다. 특정 환자군에서 발생할 수 있는 공통적인 임상 질문에 기초하여 경험을 쌓고 추가적인 영상을 학습할 수 있다.
- 고품질에 영상을 비교적 쉽게 얻을 수 있는 비만이 아니고, 안정적이며 협조가 가능한 환자들에게 기본 심장 영상을 획득하는 연습을 시작해야 한다.
- 환자의 자세가 심장 초음파 영상에 중요하다. 흉골연 또는 심첨부 창에서 해석 가능한 영상을 얻는 가장 좋은 방법은 왼쪽으로 돌아누운 자세인 반면 늑막 하 창에서는 반드시 누운 자세가 필요하다.
- 일단 심장이 처음 화면에 포착되면 영상을 최적화하기 위해 최소한에 탐촉자 조작이 필요하다. 너무 빠른 탐촉자 움직임은 종종 전체 시야를 잃게 만들며 초심자들이 흔하게 하는 일반적인 오류이다.
- 심장초음파 검사전문가가 초심자들에 심장 영상 획득 기술을 향상시키는 유용한 자원이 될 수 있다. 5개에 핵심 심장 초음파 영상을 숙련되게 수행하는 데 어려움을 겪고 있는 초심자는 숙련된 심장 초음파 검사 전문가와 함께 실습을 하는 것을 고려해야 한다.
- 현장에서의 심장초음파를 실제 환자의 임상진료에 통합하는 것이 가장 어려운 단계이며 숙련된 검사전문가의 관리 감독하에 점진적으로 이루어져야 한다. 환자의 안전을 보호하기 위해 품질 보증이 필수적이다.

CHAPTER 15

좌심실 기능
Left Ventricular Function

Robert Arntfield ▪ Stephen D. Walsh ▪ Pierre Kory ▪ Nilam J. Soni :: 최욱진

핵심 포인트

- 좌심실수축기능의 정성적 평가는 진료현장에서 결정에 충분히 도움이 되며 심초음파검사에 대한 간략하고 집중적인 교육을 받은 자가 이를 정확하게 수행할 수 있다.
- 좌심실수축기능의 정성적 평가는 심내막 운동, 심근 비후, 승모판 전방 첨판의 중격 운동 평가에 기초하여 과역동성, 정상, 감소 또는 심각한 감소로 분류된다.
- 좌심실이완기능, 국소벽 운동 이상 및 혈류역학적 계산을 결정하는 것은 병상에서 수행할 수 있지만 좌심실수축기능의 전체적인 해석에 필요한 것 이상의 추가 교육이 필요하다.

배경

좌심실(LV) 수축기능장애는 급성 질환을 유발하거나 기존 질환을 더욱 복잡하게 만들 수 있다. 원인미상의 쇼크에서 좌심실기능 평가는 좌심실수축기능을 분류하기 위한 질적 접근 방식을 사용하여 진단 및 치료 결정과정의 정확도를 높이는 것으로 나타났다. 다양한 의료 전문 분야의 의사는 심장영상획득 및 해석에 대한 관련 교육을 받은 뒤 좌심실의 초음파 검사를 실시할 수 있다.[1–12]

좌심실수축기능

정상적인 조건에서 좌심실은 심장에서 가장 크고 가장 근육이 많은 부분이며 표준 흉벽경유 심초음파검사를 통해 쉽게 평가할 수 있다. 가장 일반적인 영상에는 흉골연 장축 영상(PLAX), 흉골연 단축 영상, 심첨부 4방 영상 및 늑골하 4방 영상이 포함된다. 현장 진료에서 효율적으로 적용하려면 심장 영상 획득에 대한 체계적인 접근 방식이 필요하다(Chapter 14 참조).

심슨의 이중 평면 방법(biplane Simpson method) 또는 부분 변화 영역(fractional area of change)을 포함하여 좌심실 기능을 결정하는 전통적인 정량적 방법은 현장 심초음파검사에서 일반적으로 활용되지 않는다. 이러한 방법은 추가 교육이 필요하고, 시간이 오래 걸리며, 오류가 발생하기 쉬워, 좌심실수축기능을 평가할 때 반드시 더 높은 정확도로 이어지지는 않는다.[13] 따라서 현장 심초음파검사는 좌심실수축기능을 결정하기 위한 질적 접근 방식을 채택한다.

수많은 연구에서 급성질환자에서 정성적 접근 방식을 사용하여 현장 심장초음파검사의 타당성과 정확성이 입증되었다.[1–7] 많은 연구에서 시각적으로 추정된 좌심실박출률(LVEF)이 정량

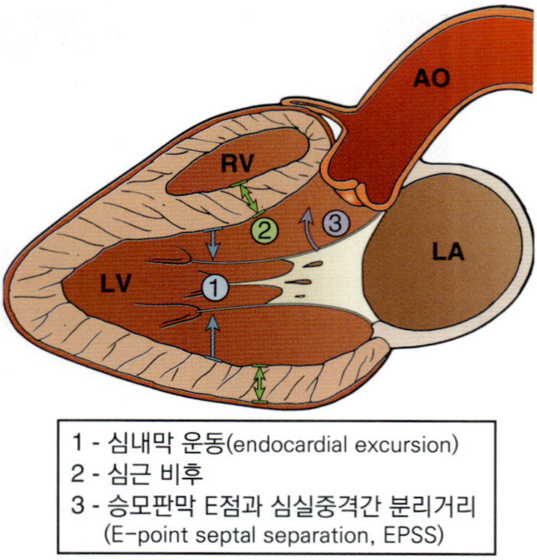

Figure 15.1 **전체 좌심실 수축기 기능 결정.** 좌심실 수축기 기능은 심내막 운동, 심근 비후 및 승모판막 E점과 심실중격간 분리거리(E-point septal separation, EPSS)를 평가하여 시각적으로 추정한다. 심내막 운동은 수축기 동안 심내막이 좌심실 중심을 향해 움직이는 것이. 심근 비후는 모든 좌심실 분절의 최소 40% 이상 대칭적인 근육 비후를 의미한다. 승모판 전방 첨판은 일반적으로 격막의 1 cm 이내에 접근한다. *AO*: Aorta, *LA*: 좌심방, *LV*: 좌심실, *RV*: 우심실.

적 측정과 유사하다는 사실이 입증되었다. 포괄적인 심장초음파검사를 표준으로 사용하여 좌심실박출률을 계산했다. 좌심실수축기능을 시각적으로 평가할 때 세 가지 기본 특성에 특히 중점을 두고 모든 좌심실 구성요소(segment)에 주의를 기울인다(Fig. 15.1).

1. *심내막 운동*(endocardial excursion). 심장내막은 수축기 동안 좌심실의 중심을 향해 대칭적으로 이동하는가?
2. *심근비후*. 수축기 동안 모든 좌심실 부분에서 심근의 두께가 약 40% 증가하는가?
3. *승모판막 E점과 심실중격간 분리거리*(E-point septal separation, EPSS). 승모판막 E점과 심실중격간 분리거리가 1 cm 이내인가? 이는 LVEF가 40% 이상에 해당하는가?

이 접근 방식을 사용하면 좌심실수축기능을 (1) 정상, (2) 과역동성, (3) 감소, (4) 심각하게 감소된 좌심실수축기능의 4가지 범주로 쉽게 분류할 수 있다. 좌심실수축기능의 광범위한 단계에 초점을 맞춘 이 정성적 모형은 사용이 직관적이며 환자 치료에 통합하기 위해 임상적으로 유용한 고유한 이점을 가지고 있다.

정상적인 좌심실수축기능

정상적인 좌심실수축기능을 가진 환자의 경우 심내막이 수축기 동안 좌심실의 중심을 향해 이동하면서 모든 부분에서 심근이 두꺼워지는 것을 볼 수 있다. 승모판이 보이는 곳에서는 첨판 끝이 좌심실 벽에 접근하는 것을 볼 수 있다(Fig. 15.2). 정상적인 조건에서는 좌심실이 완전히 비워지지 않는다는 점을 기억하는 것이 중요하다. 심내막 경계에서 측정된 좌심실 중앙의 직경은 수축기 동안 약 30–40% 감소하여, 수축기말에 좌심실 혈액량의 평균 30–50%를 남긴다(Fig. 15.3, Video 15.1–15.2).

과역동성 좌심실수축기능 (Hyperdynamic left ventricular systolic function)

과역동성 좌심실을 식별하는 것은 설명할 수 없는 저혈압이나 급성 호흡곤란을 평가하는 데 유용할 수 있으며, 가장 흔히 저혈량증이나 심각한 말초 혈관 확장(예: 패혈성 질환)을 나타낸다. 이러한 환경에서는 좌심실의 심장내 이동과 심근 비후가 증가하여 좌심실 공간의 전체 또는 거의 전체 수축기 소멸이 발생한다(Fig. 15.4, Video 15.3–15.4). 과역동적 좌심실은 종종 저혈량증 및/또는 혈관 확장을 암시하지만, 전부하 또는 후부하를 심각하게 감소시킬 수 있는 다른

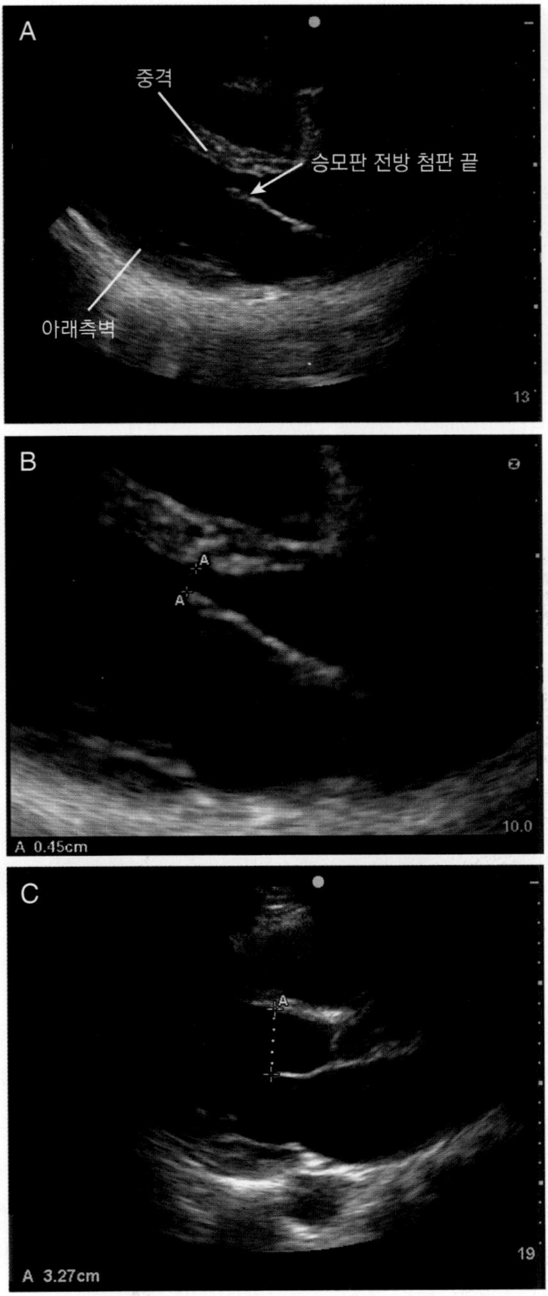

Figure 15.2 승모판 전방 첨판의 정상적인 중격 운동. (A) 심실 중격을 향한 승모판 전방 첨판의 정상적인 이동값은 흉골연 장축 영상에서 초기 이완기에 표시되고 (B) 확대 보기에서 측정한 거리(이 경우 0.45 cm) (C) 좌심실 수축기 기능(이 경우 3.27 cm)이 심각하게 감소하면서 승모판의 움직임 감소가 나타난다 .

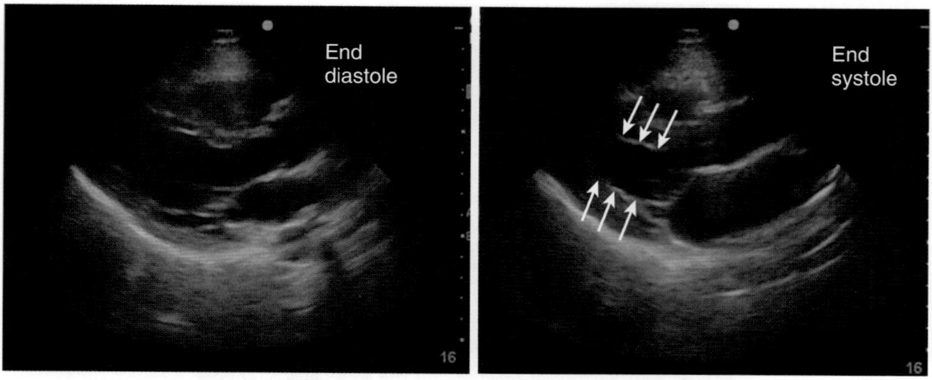

Figure 15.3 정상적인 심내막 운동과 심근 비후. 수축기 동안 심내막의 정상적인 운동(화살표)과 중격 및 하부 좌심실 벽의 심근 비후가 관찰된다. End diastole: 확장말기, End systole: 수축말기.

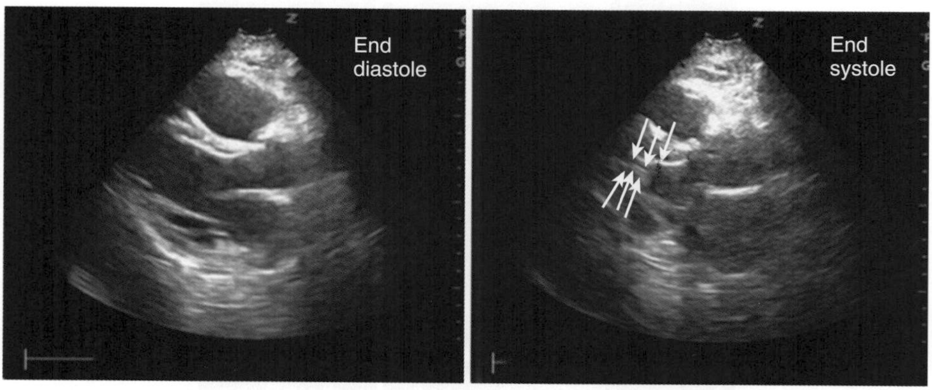

Figure 15.4 역동적 좌심실 수축기능. 흉골연 장축 영상에서 수축 중에 심근 비후와 심내막 운동(화살표)이 증가하고 좌심실공간이 폐쇄된다. End diastole: 확장말기, End systole: 수축말기.

원인도 고려해야 하며, 그중 다수는 다중 시스템 응급 현장초음파(POCUS) 검사에서 쉽게 수집한 비정상적인 소견을 동반한다. 예로는 대규모 폐색전증, 심한 승모판 역류 또는 심장눌림증이 있다. 또한 갑상선중독증, 빈혈, 감염 등 다양한 원인으로 인한 고박출성 심부전도 고려할 수 있다.

좌심실수축기능 감소 및 심각하게 감소

위에 설명된 대로 좌심실수축기능의 등급 지정은 응급 현장초음파에서 일반적이며 좌심실 기능의 개별 등급을 사용한 질적 접근 방식에 중점을 둔다. 기능 장애가 있는 좌심실의 경우 기능 감소는 일반적으로 감소하거나 심각하게 감소된 것으로 설명되며 (1) 심내막 이탈, (2) 심근 비후 및 (3) 승모판 이탈의 세 가지 주요 매개변수를 평가하여 파악할 수 있다.

심내막 운동 감소 및 심근 비후는 좌심실수축기능 감소를 나타내는 것으로 비교적 쉽게 해석할 수 있지만 좌심실수축기능 평가(*E-점 중격 분리거리*)에서 승모판 운동은 일부 설명이 필요하다. 개념적으로, 병적으로 좌심실이 확장됨에 따라 승모판 첨판은 부착된 건삭건의 고정된 길이에 의해 제한된다. 수축기 말기에서의 이러한 제한은 확장기에서 좌심실의 충전을 감소시키는 낮은 일회박출량과 연계되어 승모판 전방 첨판의 개방이 제한된다. 이는 흉골연 장축 영상(Fig. 15.5, Video 15.5)에서 가장 잘 나타난다. 완전 개방 시 승모판 전방 첨판 끝에서 중격벽까지의 거리가 1 cm 이상인 정성적 평가는 민감도, 특이도 및 정확도가 각각 69%, 91%, 89%로 좌심실박출률이 40% 미만인 좌심실수축기능 감소를 진단할 수 있다.[14] 이러한 유형의 평가는 간단한 훈련 후에 병상에서 쉽게 시행할 수 있는 것으로 나타났다.[6,14] 응급 현장초음파로 좌심실수축기능 장애를 감지하려면 임상에 대한 신중한 통합이 필요하다. 특정 환자나 질병 상태에 대한 영향과 관련성은 개인마다 다르기 때문에 관리가 중요하다.

감소된 좌심실수축기능은 정상에 비해 심내막 이동이 적고, 심근 비후가 적으며, 승모판 전방 첨판 끝이 격막에 접근하는 정도가 감소한다(Video 15.6). 좌심실수축기능이 심각하게 감소되면 심내막 운동이 매우 제한되고 심근 비후가 심각하게 감소한다. 승모판은 좌심방에서 매우 제한된 내부 흐름과 확장된 좌심실에 의한 승모판의 묶임에 의해 최소한으로 열린다(Video 15.7).

일반적인 영상을 통한 좌심실 기능 평가 (Assessment of Left Ventricular Function [From Common Views])

흉골연 장축 영상 (Parasternal long-axis view)

심초음파검사 영상은 전통적으로 흉골주위 스캔에서 시작된다. 흉골연 장축 영상은 일반적으로 심첨부가 보이지 않는 상태에서 전중격벽과 아래기저벽을 통해 좌심실을 시각화한다(Fig. 15.6). 흉골연 장축 영상은 쉽게 학습되고 안정적으로 획득될 수 있으며 이 단면은 신속한 선별 검사의 일부로 사용된다.[7,12] 심장 내막에 수직인 이 단면은 심근비후 및 좌심실 벽의 심내막 이동을 평가하는 데 적합하다(Video 15.8). 승모판 전방 첨판의 운동, 좌심실수축기능이 정상일 때 전방 첨판 끝은 이완기 중 격벽과 거의 맞닿아야 한다. 그러나 대동맥 역류나 승모판 협착증과 같은 구조적 판막 질환이 있는 경우, 상대적으로 드문 상황에서 승모판 전방 첨판의 운

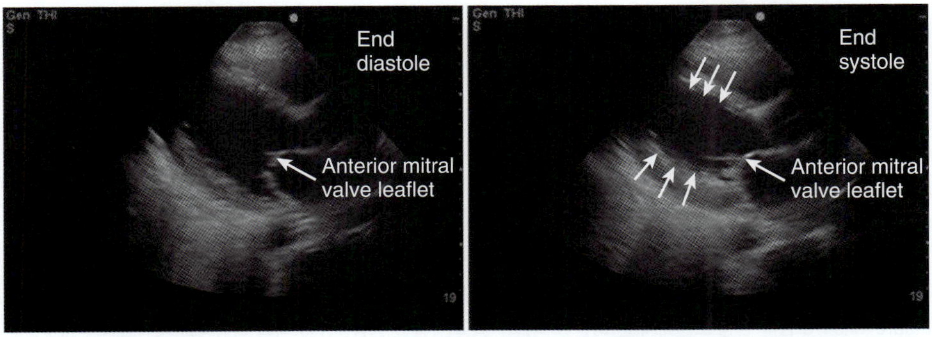

Figure 15.5 **좌심실 수축 기능 감소.** 승모판 전방 첨판과 중격 사이의 거리가 증가했고, 심내막 운동이 감소했으며(화살표) 심근이 두꺼워진 것이 흉골연 장축 영상에서 보인다. End diastole: 확장말기, End systole: 수축말기, Anterior mitral valve leaflet: 승모판 전방 첨판.

동으로 좌심실수축기능을 평가할 수 없다. 좌심실수축기능이 감소하면 좌심실이 확장되고 확장기 충만이 감소함에 따라 중격벽과 승모판 전방 첨판 사이의 거리가 증가한다(Fig. 15.5).

흉골연 장축 영상을 볼 때 중요한 주의사항은 축을 벗어나지 않도록 하는 것이다. 좌심실이 비스듬하게 스캔되면 좌심실의 직경이 좁게 잘못 측정될 수 있으며, 과역동적 좌심실기능으로 잘못 평가될 수 있다(Video 15.9). TABLE 15.1에는 다양한 관점에서 좌심실수축기능을 평가할 때 흔히 발생하는 주의 사항들이 요약되어 있다. 흉골연 장축 영상에서 정상(Video 15.1, 15.8), 과역동성(Video 15.3, 15.10), 감소(Video 15.6, 15.11) 및 심각하게 감소된(Video 15.7, 15.12) 좌심실수축기능의 예시가 제시되어 있다.

흉골연 단축 영상 (Parasternal short-axis view)

흉골연 단축 영상은 흉골연 장축 영상에서 탐촉자를 90도 회전하여 영상을 얻는다. 흉골연 장축 영상은 기저부에서 첨부까지 좌심실의 단면이 보인다(Chapter 14 Fig. 14.7 참조). 다른 영상과 달리 흉골연 장축 영상은 4개의 좌심실 벽 모두를 동시에 관찰할 수 있어 좌심실수축기능의 실제 근사치를 직관적으로 추정 가능하다(Fig. 15.7, Video 15.13). 일반적으로 4개의 좌심실 벽은 모두 흉골연 장축 영상에서 좌심실의 중심을 향해 수축하는 것으로 보여야 한다. 좌심실수축기능을 평가할 때 승모판 레벨에서 좌심실수축기능을 평가하는 것은 과소평가될 수 있지만(Video

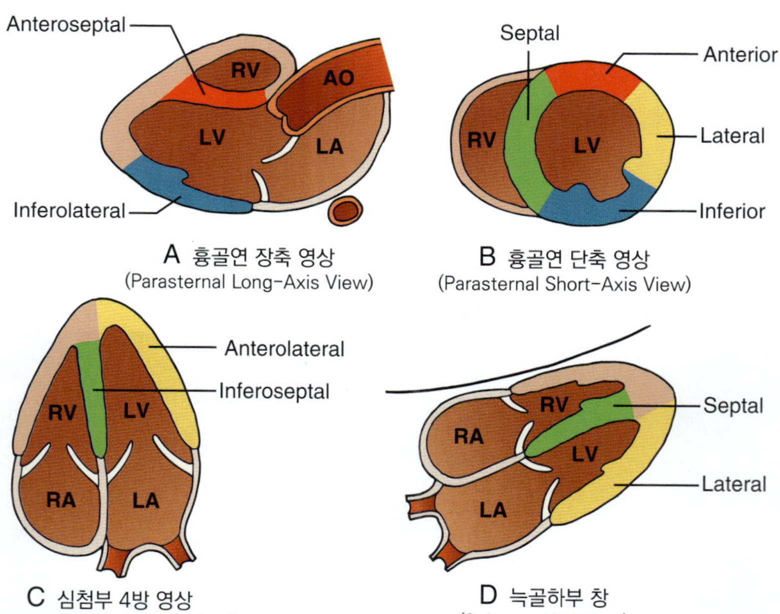

Figure 15.6 초음파 심장 스캔에서 본 좌심실 벽. (A) 흉골연 장축 영상은 전중격과 하측벽을 시각화한다. (B) 흉골연 단축 영상은 좌심실의 원주적 시각화를 통해 중격, 하측, 측방 및 전벽의 국소 벽 운동을 평가할 수 있다. (C) 심첨부 4방 영상은 하중격과 전측벽을 시각화할 수 있다. (D) 늑골하부 창의 영상 평면은 다를 수 있지만 일반적으로 중격과 측방벽이 시각화된다. *AO*: Aorta, *LA*: 좌심방, *LV*: 좌심실, *RA*: 우심방, *RV*: 우심실.

TABLE 15.1 좌심실 수축 기능 평가 시 주의사항

스캔뷰	함정: 좌심실 수축기능의 잠재적 과대평가	함정: 좌심실 수축기능의 잠재적 과소평가
흉골연 장축 영상	축을 벗어남, 좌심실을 통과하는 사선면 S자 모양의 중격 심한 비대/비대심근병증	국소벽운동장애 판막 질환(심각한 대동맥판부전이나 승모판 협착증으로 인한 승모판 이동 감소)
흉골연 단축 영상	심첨부 레벨 영상	승모판 레벨 영상
심첨부 4방 영상	축을 벗어난 영상으로 인한 단축된 좌심실	국소벽운동장애
늑골하 4방 영상	축을 벗어난 영상으로 인한 단축된 좌심실	국소벽운동장애
모든 영상	저혈압/후부하 감소	빈맥성 부정맥

LV: 좌심실

15.14) 심첨부 레벨에서는 좌심실수축기능을 과대평가할 수 있기 때문에 심실중앙(유두근) 레벨의 흉골연 장축 영상이 선호된다(Video 15.15). 단축에서 좌심실의 원형 특성으로 인해 좌심실의 중앙에 눈을 집중하고 중심을 향한 모든 좌심실 벽의 움직임을 평가할 수 있다. 어떤 이는 시각적, 정성적 평가를 수행하는 동안 화면의 좌심실 중심부에 손가락을 두어 기준점을 삼기도 한다. 흉골연 단축 영상에서 정상(Video 15.13), 과역동성(Video 15.16), 감소(Video 15.17), 심각하게 감소된(Video 15.18) 좌심실 수축 기능의 예가 제시되어 있다.

응급 현장초음파를 사용하는 검사자는 흉골연 장축 영상에서 총 국소벽운동장애를 감지할

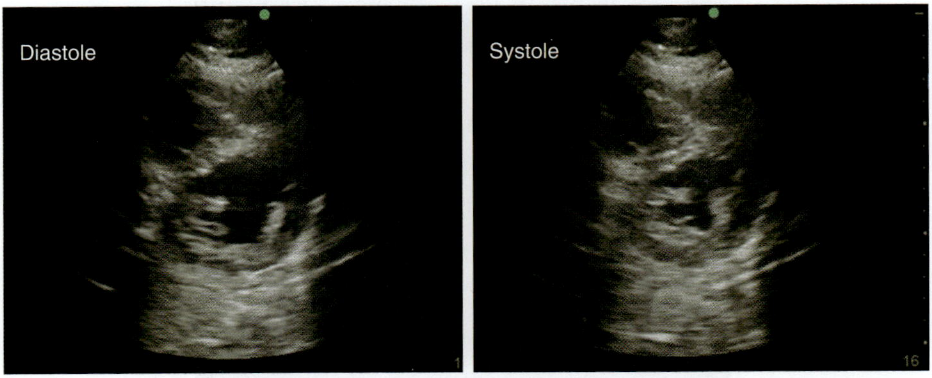

Figure 15.7 흉골연 단축 영상(Parasternal Short-Axis View). 심실중앙수준에서 흉골연 단축 영상 원주형태 특징은 이완기 말과 수축기 말의 좌심실 벽으로 확인할 수 있고, 이를 통해 전반적인 좌심실 수축 기능을 해석할 수 있다. Diastolic: 이완기, Systole: 수축기.

수 있지만(Fig. 15.6, Video 15.19), 이러한 결과의 정확성과 통합에는 일반적으로 추가 경험이 필요하다. 검사자들은 검사의 목표와 개인적인 술기 수준을 명심해야 한다.

심첨부 4방 영상 (Apical 4-chamber view)

심첨부 4방 영상은 또한 심첨부에서 좌심실의 하부중격과 전측부벽을 가로질러 스캔하므로 좌심실수축기능에 대한 정보를 제공한다(Fig. 15.6). 초음파 빔은 이러한 벽의 축에 더 평행하기 때문에 흉골연 영상의 더 수직인 초음파 빔 정렬에 비해 해상도가 감소할 수 있다. 너무 환자 머리 쪽으로 심첨부 4방 영상을 얻는 경우 심장과 좌심실이 축소되어 좌심실수축기능이 과대평가될 수 있다. 흉골연 장축 영상과 유사하게 좌심실의 벽 두 개만 볼 수 있기에 국소적인 벽 움직임 이상을 평가하기 위해 여러 영상에서 보는 것이 항상 권장된다. 덜 흔하게 스트레스 유발 심근병증(takotsubo 심근병증)으로 인해 심첨부 4방 영상에서 또 다른 비대칭 수축 패턴이 나타날 수 있다. 이러한 수축 패턴은 확장된 심첨부와 좌심실 기저부의 정상에서 역동적 움직임까지를 보여준다. 병상에서 즉각적으로 발견하면, 점점 더 중요하게 부각되고 있는 진단과 치료를 더 효율적으로 할 수 있다.[15] 정상(Video 15.20), 과다역동성(Video 15.21), 감소(Video 15.22) 및 심각하게 감소된 좌심실수축기능(Video 15.23)의 심첨부 4방 영상의 예이다.

늑골하부 창(Subcostal window)

늑골하 4방 영상(S4C)은 탐촉자를 늑골밑 공간에 배치하고 간을 활용하여 음향창(acoustic window)을 제공함으로써 비교적 쉽게 획득할 수 있다(Chapter 14 참조). 원거리 필드에서는 중격 및 측면 좌심실벽만 보이므로 늑골하 4방 영상은 좌심실 기능을 확실하게 분류하는 데 어려운 경우가 많다(Fig. 15.6). 다른 스캔 없이 늑골하 4방 영상만 볼 경우는 심각한 저혈압이나 심장마비와 같은 응급 상황에서 좌심실수축기능을 전체적으로 평가하기 위해서만 사용해야 한다. 늑골하 4방 영상에서 정상(Video 15.24), 과다역동

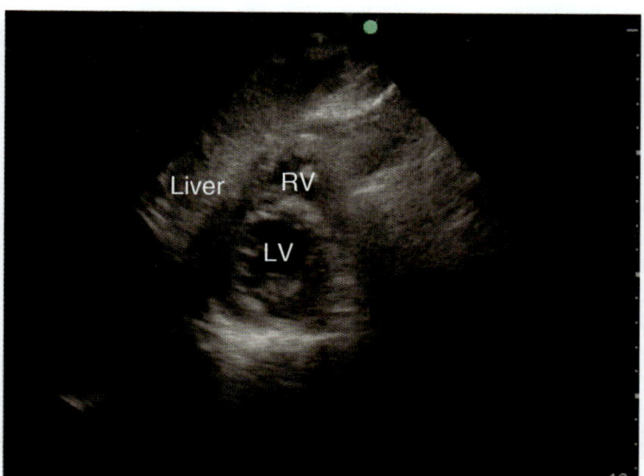

Figure 15.8 늑골하부 창(심실중심부). 늑골하부 창은 늑골하 4방 영상(S4C)과 더불어 좌심실 수축기능을 반영하는 이미지를 제공한다. Liver: 간, *LV*: 좌심실, *RV*: 우심실.

성(Video 15.25), 감소(Video 15.26) 및 심각하게 감소된(Video 15.27) 좌심실수축기능의 예시는 영상을 참고한다.

중증 환자, 특히 폐가 과도하게 팽창했거나 현재 심폐소생술을 받는 환자에서 흔히 볼 수 있듯이 시행자가 늑골하부에서 영상을 촬영하기에 제한되는 경우 늑골하 단축 영상이 좌심실 영상을 확실하게 제공하는 데 필요할 수 있다. 이 영상을 얻으려면 탐촉자를 시계 반대 방향으로 회전하여 탐촉자의 표시(marker)가 환자의 머리를 향하도록 한다. 유두근 레벨에서 좌심실 단축 영상은 위에서 설명한 흉골연 단축 영상과 유사하게 스캔하고 해석이 가능하다(Fig. 15.8, Video 15.28).

요점 정리

- 영상 해석의 정확도는 고품질 영상의 획득에 달려 있다. 스캔 시 중심축을 벗어난 영상의 해석은 종종 급성질환환자의 임상적 처치에 부정적인 영향을 미칠 수 있는 좌심실수축기능의 과대평가를 초래한다.
- 흉골연 장축 영상 및 심첨부 영상은 각각 좌심실 전중격벽(anteroseptal)과 하외측벽(inferolateral), 전외측(anterolateral)벽과 하중격벽(inferoseptal)만 스캔할 수 있으므로, 국소벽운동장애가 있는 경우 좌심실수축기능이 과소 평가될 수 있다. 따라서 흉골연 단축 영상은 모든 좌심실 벽의 원주 영상을 제공하므로 다른 심장 영상을 보완할 수 있다는 점이 특징적이다.
- 여러 흉골연 장축 영상이 있으나 심실중앙, 유두근 레벨은 치료과정에서 전반적인 좌심실수축기능을 결정을 위한 가장 신뢰할 만한 스캔단면이다.
- 승모판 움직임(mitral excursion)은 좌심실수축기능 평가에 포함할 훌륭한 대안이며 흉골연 장축 영상에서 가장 잘 평가된다. 승모판 전방 첨판 끝이 중격의 1 cm 이내에 오는 경우 좌심실 박출량은 40% 이상으로 추정할 수 있다.
- 승모판협착 또는 대동맥 역류를 포함하여 좌심실수축기능과 관련 없는 이유로 인해 승모판 전방 첨판 끝의 움직임이 떨어질 수 있다. 반대로 급성 좌심실기능장애(예: 심근경색)에서는 승모판 움직임이 보존될 수 있다. 따라서 좌심실수축기능을 추정하기 위해 승모판 움직임만 사용하는 것은 오해의 소지가 있으며 심근 비후 및 심내막 움직임을 함께 해석해야 한다.
- 늑골하부 영상만이 유일하게 이용할 수 있는 부위일 때, 늑골하 4방 영상에 단축 영상을 추가로 스캔하는 것은 좌심실수축기능 측정에 크게 도움이 될 수 있다. 늑골하 4방 영상으로부터 탐촉자 표지가 머리 쪽을 가리키는 방향으로 탐촉자를 반시계 방향으로 회전시켜 단축 영상을 획득한다.

CHAPTER 16

우심실 기능

Right Ventricular Function

James F. Fair III ▪ Robert Arntfield :: 최욱진

핵심 포인트

- 현장 우심실 평가의 목적은 폐동맥 압력의 증가 또는 직접적인 우심실 손상으로 인한 급성 우심실부전을 평가하는 것이다.
- 우심실부전은 응급 현장초음파를 사용하여 우심실 크기, 기능 및 심실중격 역학에 대한 정성적 분석을 통해 신속하게 인식할 수 있다.
- 삼첨판륜 수축 이동(tricuspid annular plane excursion) 및 우심실 수축기압을 포함한 정량적 측정을 사용하여 치료에 대한 효과 또는 반응을 객관적으로 파악할 수 있다.

배경

좌심실은 역사적으로 심장의 혈류역학적 및 심초음파검사 평가의 초점이었다. 보다 최근에는 우심실 기능의 중요성이 부각되고 정상 우심실 치수 및 기능을 평가하는 표준 방법을 설명한 지침이 등장했다.[1,2]

우심실기능의 평가는 급성 질환 환자의 쇼크 및 호흡 부전을 진단하고 관리하는 데 필수적이다. 임상 상황에 따라 갑작스러운 폐 고혈압(예: 폐색전증, 기계환기, 급성호흡장애증후군[ARDS]) 또는 1차 우심실부전(예: 외상 또는 경색)을 통해 급성 우심실부전을 유발할 수 있는 조건을 고려해야 한다.

우심실기능의 평가와 급성 우심실부전의 조기 식별은 쇼크 환자를 관리할 때 필수적이다. 수축촉진 및 수액 소생술에 대한 결정을 도움을 주는 것 외에도 우심실 구조 및 기능은 좌심실부전,[3] 급성 폐색전,[4] 급성호흡곤란증후군,[5] 및 중증 패혈증 환자에서 예후 결정과 연관이 있는 것으로 나타났다.[6] 패혈성 쇼크 환자의 경우 우심실 크기가 수액 소생술의 판단 기준이 될 수 있다. 기능장애를 동반한 심실중격굴곡(interventricular septal bowing)과 우심실의 용적부하는 좌심실 충전을 방해하여 좌심실 심박출량을 악화시키고 진행성 쇼크 상태를 초래할 수 있다.[7]

순환 부전이 있는 폐색전으로 의심되는 환자의 경우, 쇼크의 원인으로 폐색전이 있는 환자의 90% 이상이 현장 심초음파검사에서 우심실부전의 특징을 보인다.[8] 쇼크가 없는 폐색전이라도 초음파로 우심실부전의 징후가 확인되면 지속적인 폐고혈압을 포함한 심각한 부작용의 위험도가 높음을 의미한다. 따라서 우심실부전을 특정하는 것은 폐색전이 의심되거나 확인된 환자의 치료 결정에 중요한 요소이다.[9]

호흡 부전이 있는 환자의 경우 현장 심장초음파를 통해 폐고혈압의 중증도를 진단하고 평가하여 인공호흡기 적용에 대한 결정을 내릴 수 있다. 예를 들어, 급성호흡부전 환자의 경우 호기말양압(PEEP)이 무분별하게 증가하면 우심실 후부하가 상승하여 잠재적으로 전체 심박출량이 감소한다. 이러한 심장–폐 상호작용은 우심실기능이 손상된 사람들에게 쇼크상태를 악화시킬 수 있다. 양압 환기를 조절하는 동안 의료진은 폐포동원 증가의 이점과 우심실 과부하 증가로 인한 잠재적인 위험 사이의 균형을 맞춰야 한다. 호기말양압 혹은 기도압이 높은 환자의 인공호흡기 조정 중 우심실 크기 및 형태에 대한 연속 심장초음파 모니터링이 가능하며 그 특성이 잘 알려져 있다.[10]

해부학(Anatomy)

우심실은 흉골의 중간에서 아랫부분 뒤의 종격동에 위치한다. 이는 좌심실 앞쪽에 위치하며 우심실은 해부학적으로 유입로(sinus), 유출로(infundibulum) 및 심첨부의 세 부분으로 나뉜다. 심첨부는 섬유화되어 있기는 하나 우심실 수축기능에 대한 주요 기여자는 유입 및 유출로이다 (Fig. 16.1–16.2). 수축기 동안 유입로의 근육은 주로 우심실 압력을 높이기 위해 수축하고, 유출로의 근육은 압력을 조절하고 수축기를 연장하기 위해 늘어난다.

우심실 수축은 복잡하며 단계적으로 발생한다. 첫째, 섬유질화된 유입로가 세로로 수축하여 기저부에서 심첨부까지의 거리가 짧아진다. 둘째, 우심실 자유벽은 심실중격을 향해 방사형으로 수축하여 심실의 둘레가 짧아진다. 마지막으로, 좌심실 기저부와 심첨부의 수축으로 인한 비틀림이 우심실도 비슷하게 수축하도록 당긴다.[11]

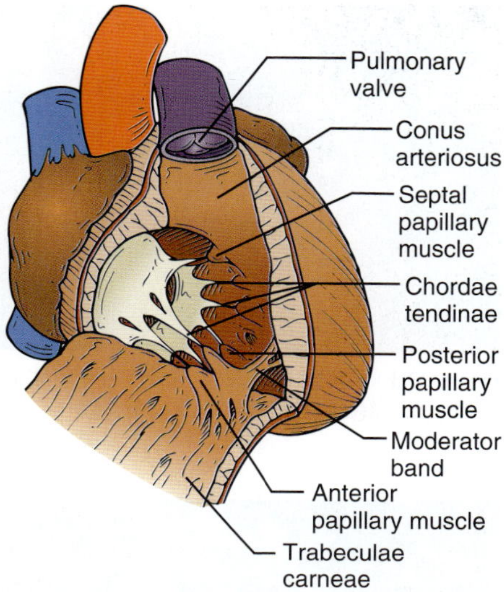

Figure 16.1 우심실의 해부학. Pulmonary valve: 폐동맥판, Conus arteriosus: 동맥원뿔, Septal papillary muscle: 중격 유두근, Chordae tendinae: 힘줄끈, Posterior papillary muscle: 후방 유두근, Moderator band: 조절대, Anterior papillary muscle: 전방 유두근, Trabeculae carneae: 근육기둥

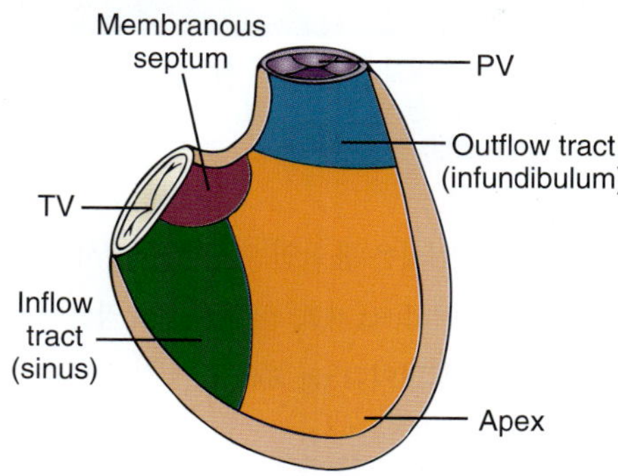

Figure 16.2 우심실의 단면. *PV*: 폐동맥판(Pulmonic valve), Outflow tract (infundibulum): 유출로(깔때기), Membranous septum: 막성 중격, *TV*: 삼첨판, Inflow tract (sinus): 유입로(굴), *Apex*: 심첨부.

우심실은 전신 순환에 비해 저항이 낮은 폐혈관계로 혈액을 펌프질하기 때문에 일반적으로 우심실 자유벽은 좌심실 자유벽보다 얇다. 정상적인 우심실 크기는 좌심실 크기의 약 3분

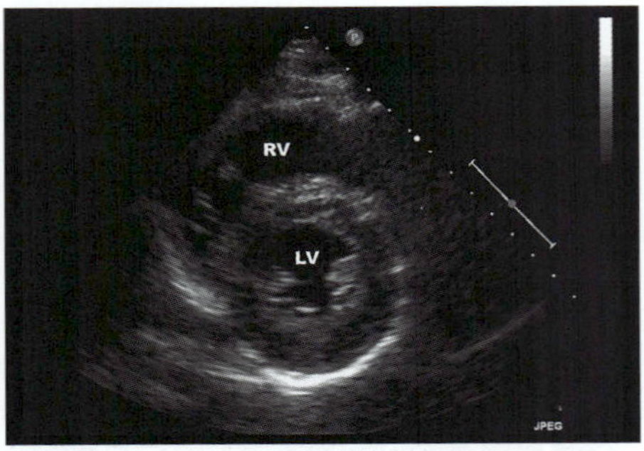

Figure 16.3 **우심실(RV)의 모양.** 흉골연 단축 영상에서 본 정상적인 초승달 모양의 우심실. *LV*: 좌심실.

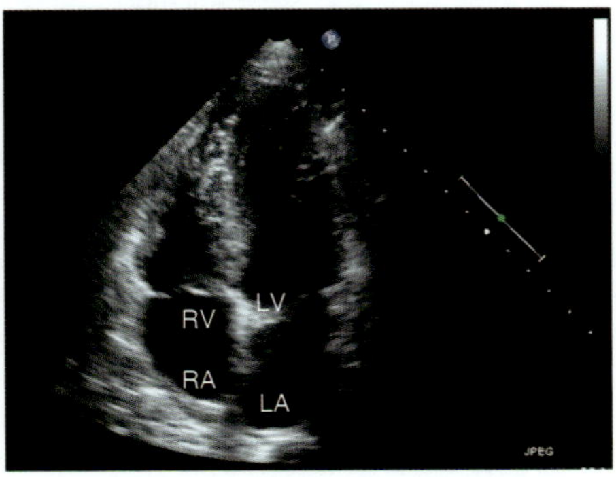

Figure 16.4 **우심실(RV)의 모양.** 심첨부 4방 영상에서 본 정상적인 삼각형 모양의 우심실. *LA*: 좌심방, *LV*: 좌심실, *RA*: 우심방.

의 2이다. 우심실은 흉골연 단축 영상에서 보면 초승달 모양이고(Fig. 16.3), 심첨부 4방 영상에서 보면 삼각형 모양이다(Fig. 16.4).[11]

일반적인 관점에서 우심실 평가

우심실은 14장에서 기술된 표준 심장초음파 영상을 이용하여 잘 관찰할 수 있다. 구조와 기능의 복잡성으로 인해 우심실은 사용할 수 있는 모든 심장 스캔 뷰에서 평가되어야 한다. 가장 일반적인 심장 영상에서 우심실 크기와 기능을 해석하는 방법은 다음과 같다(Fig. 16.5).

1. *흉골연 장축 영상*(PLAX): 근위부 우심실 유출로와 우심실 자유벽의 시각화가 탐촉자와 가까운 거리에서 보인다(Fig. 16.5A 참조). 정상적인 심장에서 우심실은 상행 대동맥 및 좌심방과 대략 동일한 크기로 나타난다("3분의 1의 법칙"으로 알려짐). 이 영상에서는 최소 우심실 박출양으로 인해 혈액이 덜 충만한 좌심실이 나타날 수 있다(Video 16.1). 이 영상에서 우심실 크기 또는 기능의 심한 왜곡이 의심될 수 있어 중요한 임상 결정을 내리기 전에 추가 영상을 통해 확인해야 한다.
2. *흉골연 단축 영상*(PSAX): 일반적으로 이 보기에서는 초승달 모양의 우심실이 원형 좌심실 옆에 위치한다. 이 영상을 통해 좌심실 크기를 기준으로 우심실 크기를 직접 비교할 수 있다(Fig. 16.5B 참조). 심실중격과 그 동역학에 대한 평가는 특히 중요하다. 중격벽의 움직임 변화는 튀어 오름에서 편평한 정도에 이르기까지 우심실 압력 과부하에서 나타난다(아래 "해석" 참조).
3. *심첨부 4방 영상*(A4C): 이는 전체 우심실 평가에 대한 가장 유익한 단일 뷰이다. 우심실과 좌심실을 나란히 비교하면 축방향으로 이미지를 얻을 때 상대 우심실 크기를 쉽게 해석할 수 있다(Fig. 16.5C 참조). 심실중격도 시각화되어 중격 역학을 해석할 수 있다. 우심실 수축기 기능은 일반적으로 정성적으로 추정되나 정량적 추정도 계산할 수 있다(아래 삼첨판륜 수축 이동 [TAPSE]에 대한 논의 참조). 이 영상에서 혈류를 초음파 빔과 평행하게 정렬하면, 삼첨판의 도플러 흐름을 평가하여 폐압(pulmonary pressure)을 측정하는 데 이상적이다.
4. *흉골하 4방 영상*(S4C): 우심실은 근거리 시야에서 간에 인접한 삼각형 방으로 보인다(Fig. 16.5D 참조). 심첨부 4방 영상과 마찬가지로 늑골하 4방 영상은 우심실과 좌심실의

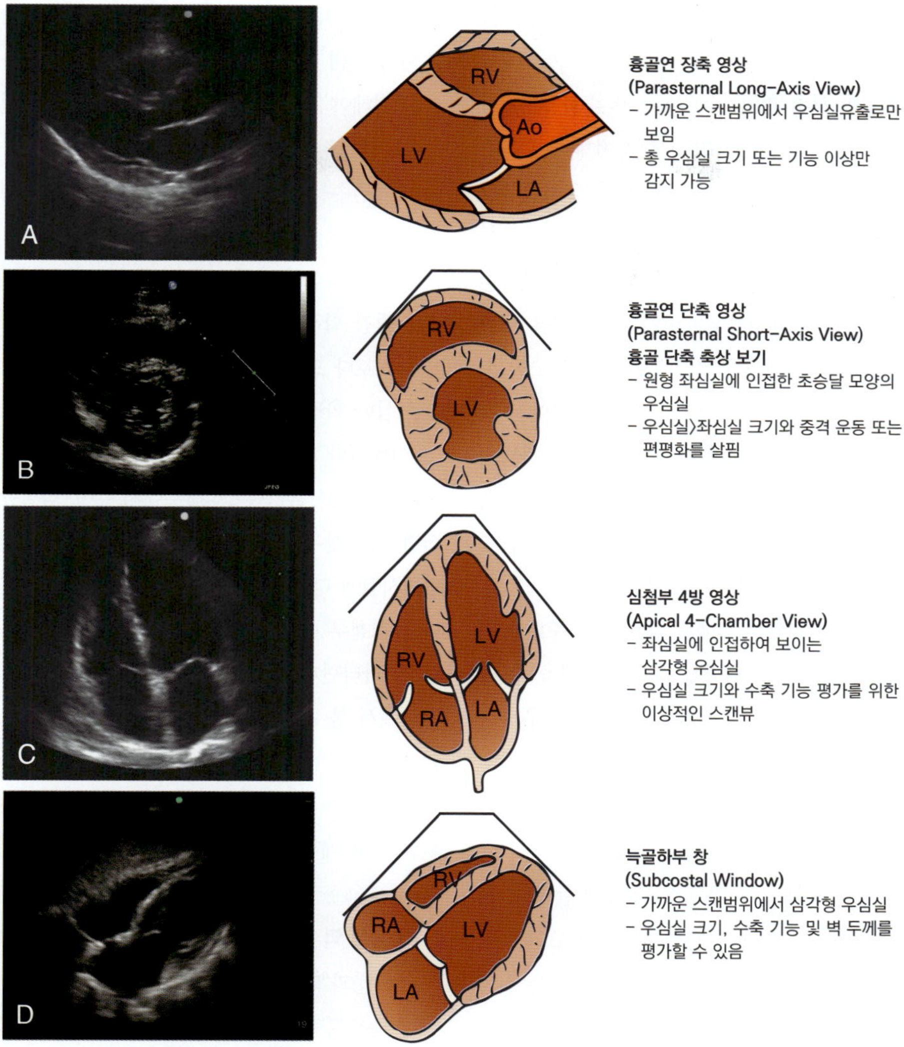

Figure 16.5 **표준 우심실 영상** (A) 흉골연 장축 영상. (B) 흉골연 단축 영상. (C) 심첨부 4방 영상. (D) 늑골하 4방 영상. *Ao*: 대동맥, *LA*: 좌심방, *LV*: 좌심실, *RA*: 우심방, *RVOT*: 우심실 유출로.

크기와 기능을 나란히 비교한다. 시행자가 늑골하 4방 영상에서 흔히 발생하는 함정인 축을 벗어나는 스캔을 하지 않을 수 있으면 심첨부 4방 영상을 얻을 수 없을 때 우심실을 평가하는 데 유용할 수 있다. 우심실 자유벽은 초음파 빔에 거의 수직이기 때문에 이 영상은 우심실 심내막의 탁월한 영상을 제공할 수 있으며 우심실 벽 두께를 평가하는 데 이상적이다. 이는 급성 우심실 질환과 만성 우심실 질환을 구별하는 데 도움이 될 수 있다.

우심실 크기 및 기능 해석

우심실의 현장 평가는 종종 급성 순환 기능 장애 또는 호흡기 장애가 있는 환자에게 수행된다. 이러한 환자의 경우 우심실 평가는 우심실부전의 유무를 평가하는 데 중점을 둔다. 급성 우심실부전은 일반적으로 직접적인 우심실 조직 손상 또는 폐 순환(급성 폐성심)의 갑작스러운 저항 증가로 인해 발생한다. 직접적인 우심실 조직 손상은 일반적으로 경색 또는 외상성 둔상에서 발생하는 반면, 급성 폐성심은 일반적으로 광범위 또는 아광범위 폐색전, 급성호흡곤란증후군, 심각한 저산소증, 대사 장애 또는 높은 기도 압력을 가진 기계적 환기로 인해 발생한다.[12,13]

급성 우심실부전 외에도 많은 다른 중요한 진단 결과를 상세한 우심실 평가에서 얻을 수 있다. 삼첨판 역류(TR) 심각도의 특성화, 우심실 수축기 압력의 결정 또는 심내막염 평가와 같은 일부 응용 분야에는 미묘한 차이가 있으며 숙련도를 얻기 위해 추가 교육이 필요하다.

우심실의 평가는 우심실 부하 또는 부전의 특징적인 징후를 찾기 위해 체계적으로 수행되어야 한다. 아래에 설명된 일련의 소견은 질병의 원인과 만성화 정도, 생리적 적응 및 시작된 치료법에 따라 환자마다 다르다.

1. **우심실 크기**: 우심실 자유벽 근육 구조는 상대적으로 약하고 급성 우심실부전 때 심실이 확장된다. 우심실 확장을 진단하는 가장 일반적이고 실용적인 접근법은 우심실과 좌심실 크기를 직접 나란히 비교하는 것이다. 우심실 크기 평가는 심첨부 4방 영상에서 가장 직관적으로 수행되지만, 늑골하 4방 영상에서도 이해할 수 있다. 심첨부 4방 영상에서 탐촉자를 이용하여 우심실의 측면 자유벽을 적절하게 시각화하고 가능한 최대 우심실내 직경을 측정할 수 있도록 방향을 결정해야 한다(Fig. 16.6, Video 16.2–16.3). 우심실 크기의 정성적 평가는 이완기말에서 다음 매개변수를 사용하여 가장 일반적으로 수행된다(Fig. 16.7):
   a. 일반 우심실 크기: 2/3 좌심실 크기 미만.
   b. 중간 확장: 우심실 크기가 2/3 좌심실 크기보다 크다.
   c. 심한 확장: 우심실 크기가 좌심실 크기보다 크다.[14]

   다른 중요한 발견은 심첨부에서 주요 심실을 식별하는 것이다. 우심실은 좌심실을 확장 및 변위시킴에 따라 심첨부에서 주요 심실이 되며, 이는 심첨부 4방 영상(Fig. 16.8, Video 16.4)에서 가장 잘 나타난다. 우심실이 확장됨에 따라, 단축 영상에서 볼 수 있듯이, 보다 원형의 형상을 보인다(Fig. 16.9, Video 16.5). 심첨부 4방 영상에서, 우심실 확장은 심실을 정상적인 삼각형 형상으로부터 보다 계란형(ovoid)의 형상으로 왜곡시킨다(Fig. 16.10, Video 16.6).
2. **우심실 벽 두께**: 급성 우측 심부전(예: 광범위 폐색전)과 만성 우측 심부전(예: 만성 폐쇄성 폐질환)을 구별하는 것은 종종 진단 및 관리에 임상적으로 중요하다. 폐색전은 흉부 CT 혈관 조영술 또는 심장초음파에서 이행성 혈전(clot-in-transit)이 보이는 것으로 진단할 수 있지만 우심실 벽 두께는 우측 심부전의 만성정도에 대한 중요한 정보를 제공할 수 있다. 우심실 압력이 증가함에 따라 시간이 지남에 따라 우심실 비대증과 증가한 우심실 벽 두께는 더 만성적인 과정을 시사한다. 벽 두께를 측정하는 것은 늑골하 4방 영상에서 이완기 끝에서 가장 잘 수행되며, 섬유화부

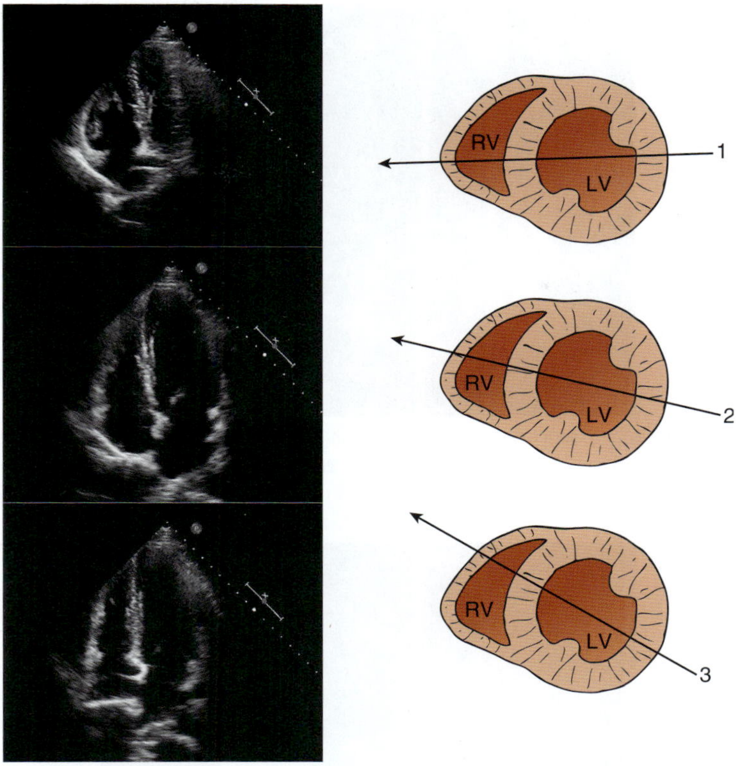

Figure 16.6 축을 벗어난 우심실(*RV*) 영상. 최적의 심첨부 4방 영상(Apical 4-Chamber View)은 화면 중앙에 중격이 수직으로 있는 동일한 평면에 모든 4방이 보여야 한다. 우심실 크기는 탐촉자를 중앙에 두고 우심실과 좌심실을 동등하게 이등분하여 평가해야 한다(선 2). 심첨부를 넘어서 탐촉자를 돌리면 우심실 크기가 왜곡으로 확대되거나(선 1) 왜곡으로 축소될 수 있다(선 3). *LV*: 좌심실.

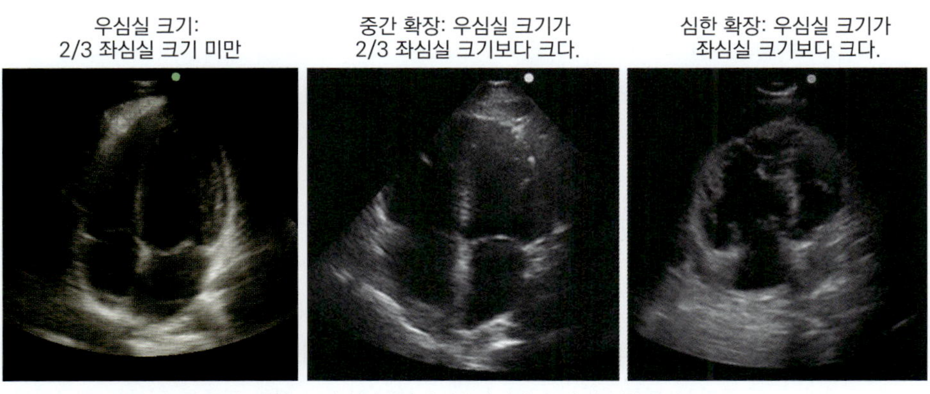

Figure 16.7 우심실(*RV*) 확장. 심첨부 4방 영상에서 우심실의 정상, 중간 및 심한 확장.

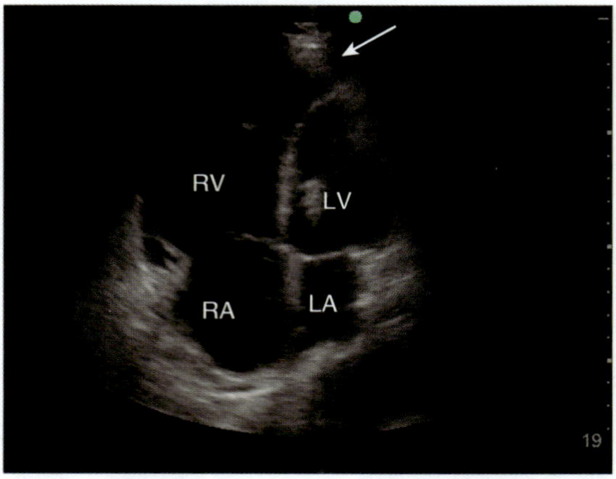

Figure 16.8 심첨부 4방 영상. 확대된 우심실(*RV*)은 좌심실(*LV*)을 밀어내 심첨부를 차지하는데, 이는 심첨부 4방 영상(화살표는 RV가 심첨부를 차지하는 것을 나타냄)에서 볼 수 있다. *LA*: 좌심방, *RA*: 우심방, *LV*: 좌심실, *RV*: 우심실.

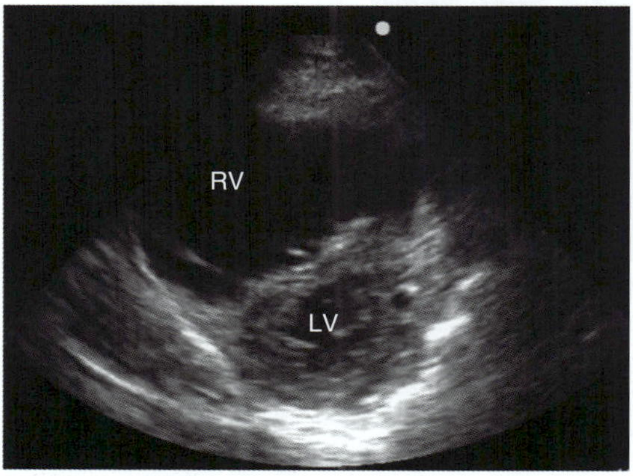

Figure 16.9 확장된 우심실(*RV*). 흉골연 단축 영상에서 전형적인 초승달 모양이 아닌 둥근 모양의 확장된 우심실. *RV*: 우심실. *LV*: 좌심실.

분(trabeculation)을 포함하지 않도록 주의해야 한다. 우심실 자유벽의 두께의 일반적인 폭은 5 mm 미만이어야 한다.[1,15] 우심실 벽 두께가 1 cm를 초과하면 만성적인 과정을 강력히 암시한다(Fig. 16.11, Video 16.7). 주목할 점은, 만성 우심실 질환이 있다고 해서 만성 우심실부전과 겹쳐지는 급성 악화의 가능성이 배제되지 않는다는 것이다. 또한 우심실 벽 두께의 급성 증가는 폐동맥압의 급격하고 갑작스러운 증가(예: 급성 폐색전) 후 48시간 이내에 발생할 수 있으며, 심초음파검사는 이러한 상황에서 급성과 만성 증가를 구별할 수 없다. 따라서 우심실 벽 두께를 평가하는 것은 우심실부전이 있고 벽 두께가 정상(5mm 미만)인 환자의 급성 과정을 진단하는 데 가장 도움이 될 수 있다.

3. **심실중격:** 심실중격의 모양과 움직임은 우심실의 압력에 대한 귀중한 정보를 제공한다.

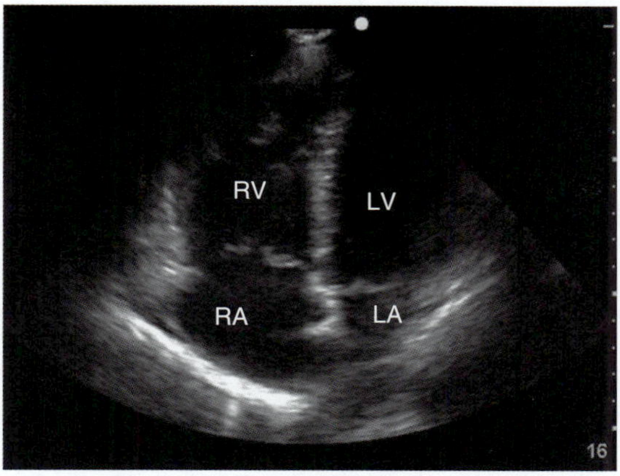

Figure 16.10 확장된 우심실(*RV*). 심첨부 4방 영상에서 전형적인 삼각형 모양이 아닌 타원형 모양의 확장된 우심실. *LA*: 좌심방, *LV*: 좌심실, *RA*: 우심방, *RV*: 우심실.

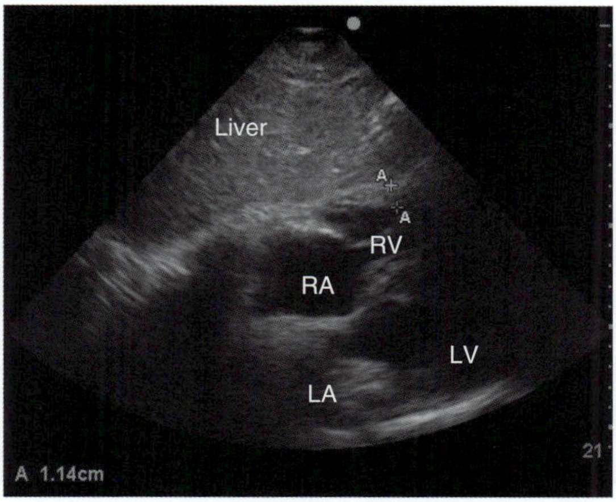

Figure 16.11 우심실 비대(*RV*). 만성 폐 고혈압 환자의 늑골하부 창에서 이완 말 우심실 벽 두께가 1.1 cm 증가(정상 <5 mm)한다. *LA*: 좌심방, *LV*: 좌심실, *RA*: 우심방.

중격은 흉골연 단축 영상 및 심첨부 4방 영상에서 가장 잘 볼 수 있다. 일반적으로 좌심실은 수축기 및 이완기에서 심실중격이 좌심실 내쪽으로 오목한 원형이다(Fig. 16.12A, Video 16.8). 우심실에서 압력이 상승하면, 정상적으로 둥근 중격이 평평해지고 좌심실 쪽으로 밀려난다. 중격 평탄화는 우심실의 압력이 심장 주기의 그 지점에서 좌심실보다 크다는 것을 의미한다. 이것은 수축기, 이완기, 또는 둘 다에서 발생할 수 있다. 중격 평탄화는 수축기 동안 우심실이 전신 범위 압력을 생성할 수 있도록 만성적이고 심각한 폐고혈압이 필요하기 때문에 이완기에서만 더 흔하게 볼 수 있다. 이완기 동안 중격의 평탄화를 역설적 중격 운동이라고 하며, 튀어 오르는 듯한 움직임이 나타날 수 있다(Video 16.9–16.10). 압력이 점진적으로 증가하면 심장 주기 전반에 걸쳐 지속적인 압력 상승으로 중격이 평탄화된다.[16] 중격 평탄화는 일반적으로 원형인 좌심실이 "D" 모양이 되는 흉골연 단축 영상에서 특히 잘 관찰할 수 있다 (Fig. 16.12B, Video 16.11 참조).

4. **우심실 수축기 기능**: 우심실 수축기 기능을 평가하는 2차원 심초음파검사 방법은 새로운 3차원 심초음파검사 또는 MRI 기술에 비해 상대적으로 미흡하다.[17] 우심실은 주로 좌심실의 방사형, 동심원 수축과 대조적으로 수직 이동으로 기저부에서 정점까지 세로로 수축한다(Fig. 16.13, Video 16.12). 우심실 수축기 기능은 심첨부 4방 영상 혹은 늑골하 4방 영상에서 가장 잘 볼 수 있는 우심실 자유벽과 삼첨판 고리의 역학을 조사하여 평가된다. 좌심실 수축기 기능의 확인과 유사한, 정성적 방법은 우심실 수축기 기능의 현장 평가에 일상적으로 사용된다. 시각적 추정(visual estimation)은 주관적 평가에 기초하여 우심실 수축기 기능이 정상 또는 경증(Video 16.13), 중등도(Video 16.14) 또는 중증(Video 16.15–16.16) 감소로 분류하는 데 사용된다.

우심실 수축기 기능을 평가하기 위해 일

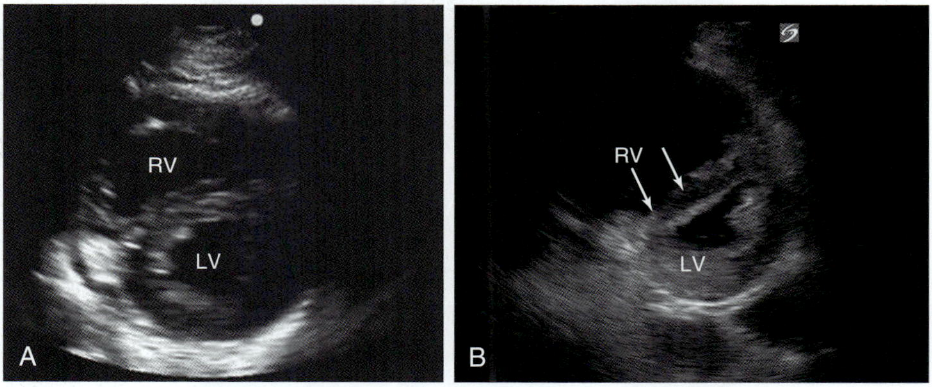

Figure 16.12 심실중격. 흉골 옆 단축 축에서 본 우심실 기능 부전 환자의 좌심실로 휘어진 편평한 중격(B)과 정상적인 심실중격(A)을 비교한 것이다. *LV*: 좌심실, *RV*: 우심실.

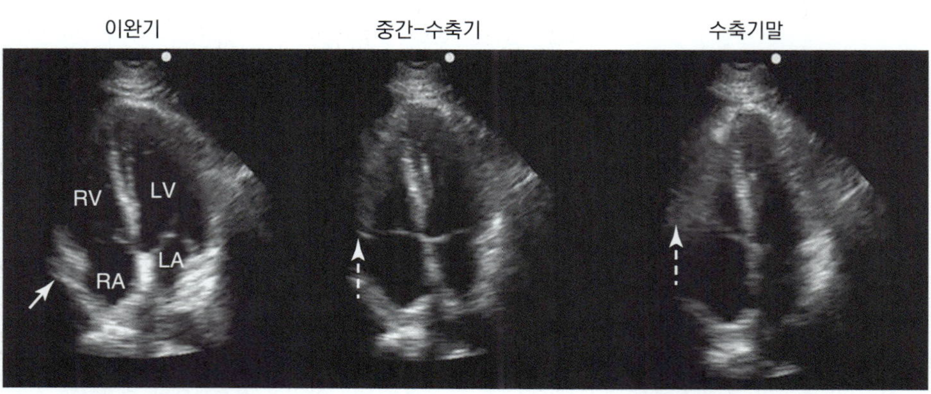

Figure 16.13 우심실(*RV*) 수축 기능. 우심실은 주로 세로로 수축하는데, 이는 수축 동안 삼첨판륜이 심첨부 4방 영상에서 심첨부으로 이동함에 따라 나타난다(화살표). *LA*: 좌심방, *LV*: 좌심실, *RA*: 우심방.

반적으로 허용되는 정량적 방법은 없지만, 삼첨판륜 수축 이동(TAPSE)으로 알려진 방법은 가장 널리 사용되는 심초음파검사 방법이다. 삼첨판륜 수축 이동을 결정하는 용이성과 스캔속도 때문에 널리 채택되었다. 삼첨판륜 수축 이동은 심첨부 4방 영상에서 수축기 동안 측면 삼첨판륜 면(lateral tricuspid annular plane)의 종방향 이동을 측정한다. 삼첨판륜 수축 이동을 측정하기 위해 M-모드에서 커서 라인을 정렬하여 측면 삼첨판륜을 절단한 영상을 얻는다. 이에 따라 수축기의 특징적인 삼첨판륜 움직임의 시간에 따른 움직임 이미지가 생성된다(Fig. 16.14). 삼첨판륜 수축 이동의 정상 범위는 22–24 mm보다 크고 우심실 수축기 기능 감소는 17 mm[1,2] 미만의 삼첨판륜 수축 이동으로 정의된다. 삼첨판륜 수축 이동은 우심실 평가의 모든 경우에 필수적이라고 간주하지 않을 수 있지만, 비교적 쉽게 혈역학적 중재 후 수축기 기능의 정량적 추세를 파악할 수 있으며, 폐색전증으로 인한 급성심부전 발생 시 예후를 평가할 수 있다.[18]

5. **폐동맥 압력 추정**: 폐 고혈압의 존재와 심각도를 결정하는 것은 우심실의 전반적인 평가에 중요한 정보를 추가할 수 있다. 우심실 후부하 증가는 급성 생리학적 과정(예: 광범위 폐색전), 만성 과정(예: 만성폐쇄성폐질환 또는 수면 무호흡) 또는 폐혈관계의 주요 장애(예: 특발성 폐동맥 고혈압)로 인한 것일 수 있다. 폐동맥 압력을 추정하기 위해 가장 널리 채택된 심초음파검사 방법은 우심실 수축기 압력(RVSP)을 결정하는 것이다. 스펙트럼 도플러 기술을 사용하면 어느 정도 편리하게 측정할 수 있으며 우심실 수축기 압력은 가장 우수한 진단 방법인 오른쪽 심장 카테터 삽입에 비해 비침습적이고 반복 가능하기 때문에 널리 사용되고, 치료 개입에 대한 반응 추세를 모니터할 수 있다. 우심실 수축기 압력은 중환자실(ICU)의 인공호흡기 설정에서 폐 고혈압 클리닉의 혈관 확장제 투여에 이

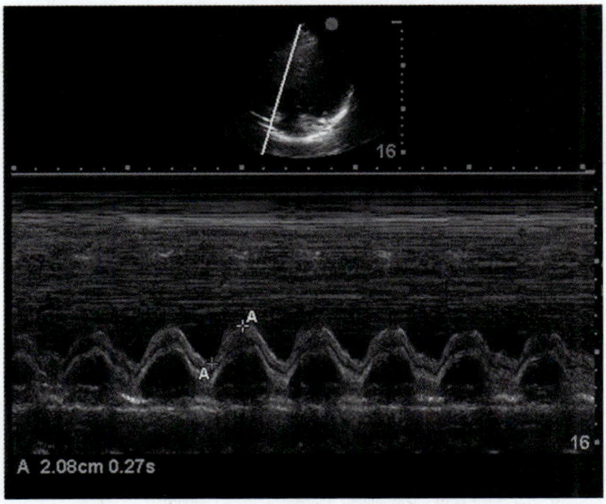

Figure 16.14 삼첨 판륜 수축 이동(TAPSE). 심첨부 4방 영상에서 TAPSE 측정의 M-모드 이미지. 반복되는 톱니 모양 패턴은 삼첨판륜의 수축기 운동을 나타낸다. TAPSE는 밀리미터 단위의 높이(이 경우 20 mm)이다.

르기까지 우심실 후부하 관리 전략을 수립하는 데 도움이 된다.

우심실 수축기 압력을 결정하는 것은 '우심실 수축기 압력 = (우심실과 우심방 사이의 압력차 [*PG*]) + 우심방 압력' 공식을 사용하는 두 단계로 진행한다. 먼저 우심실–우심방 압력 차를 계산한다. 이를 위해서는 삼첨판역류(TR) 측정이 필요하며 현장 심초음파에서 가장 일반적으로 심첨부 4방 영상에서 삼첨판역류 제트를 최대로 측정하는 영상에서 컬러 도플러를 사용하여 식별한다. 그런 다음 연속파 도플러 샘플체적(sample volume)을 삼첨판역류 제트 가운데 위치시켜 스펙트럼 도플러 파형을 생성한다(Fig. 16.15, Video 16.17). 그런 다음 삼첨판역류 제트의 최대 속도가 측정되고 수정된 Bernoulli 방정식(pressure = $4V^2$)을 사용하여 초음파기기가 압력 차를 계산한다. 이 프로세스의 두 번째 단계는 우심방 압력을 추정하고 우심방 압력을 압력 차 값에 추가하는 것이다. 우심방 압력은 호흡 중에 하대정맥(IVC)을 긴 축으로 시각화하여 자발적 호흡 환자에서 추정할 수 있다(Chapter 17 참조). 하대정맥이 2.1 cm보다 크고 호흡으로 수축할 수 있는 50% 미만인 경우 상대적으로 높은 압력을 가지며 15 mmHg의 값이 할당된다(Video 16.18). 하대정맥이 2.1 cm보다 작고 50%보다 큰 경우 상대적으로 낮은 압력을 가지며 3 mmHg의 값이 할당된다(Video 16.19). 그 사이의 조합이 있는 경우 8 mmHg의 값이 제공된다.[19] 양압 환기를 받는 사람의 경우 하대정맥 직경은 우심방 압력과 선형적으로 상관관계가 있지만 하대정맥 크기에 따른 인공호흡기의 변화는 미미하다.[20] 실질적으로 하대정맥이 작지 않은 한(< 1 cm), 대부분의 의료진은 기계 환기 환자의 우심실 수축기 압력을 결정하기 위해 10에서 20 mmHg의 넓은 우심방 압력 범위를 더해준다.

우심실을 평가할 수 있는 목적으로는 심박조율기 또는 이식형 제세동기의 유치 카테터 및 리드의 위치를 확인하는 것이 포함된다(Fig. 16.16, Video 16.20). 우심실의 시각화는 응급 상황에서 폐동맥 카테터 또는 임시 심박조율기의 배치를

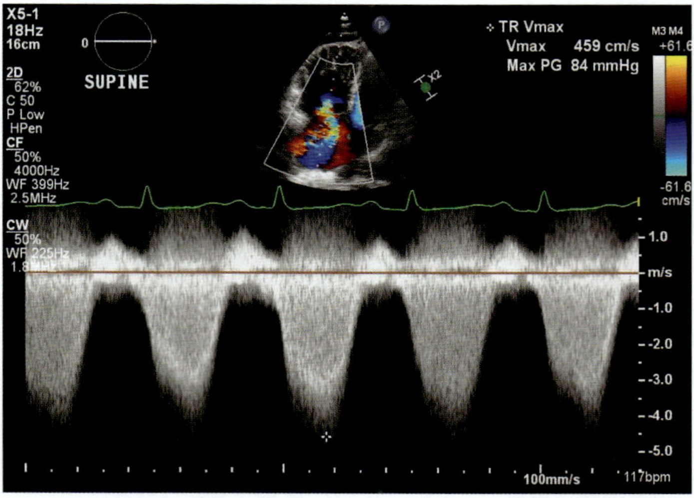

Figure 16.15 삼첨판 역류 측정. 피크 속도와 압력 기울기 측정을 보여주는 연속파 스펙트럼 도플러 파형.

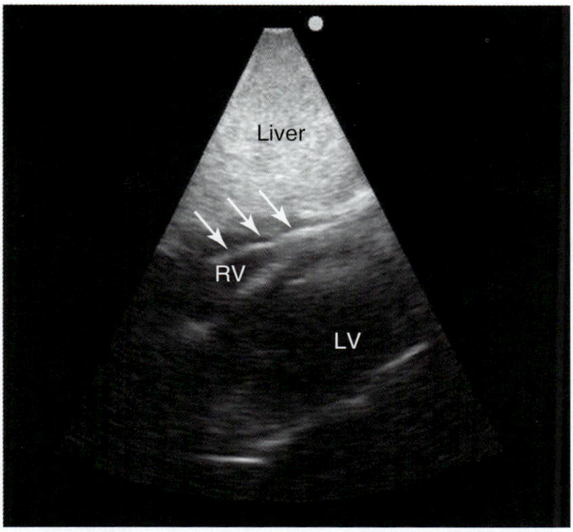

Figure 16.16 심장박동조율기. 고에코성 심장박동조율기 와이어(화살표)는 늑골하부 창에서 우심실(RV)에 보인다. *LV*: 좌심실.

TABLE 16.1 우심실 평가 요약

특징	우심실부전의 소견들	최적 영상	주의 사항
우심실 크기	우심실 〉 좌심실 크기의 2/3(중간 확장) 우심실 〉 좌심실 크기 및 심첨부가 우심실에 의해 지배됨(심각한 확장)	심첨부 4방 영상 혹은 늑골하부 창	축을 벗어난 스캔은 우심실 크기를 과소평가할 수 있다 (Fig. 16.6, Video 16.2 참조)
우심실 모양	초승달 모양(단축도)과 삼각형 모양(4방 영상)의 상실	흉골연 단축 영상 심첨부 4방 영상 혹은 늑골하부 창	축을 벗어난 스캔으로 인해 결과가 가려질 수 있다.
우심실벽 두께	일반적으로 급성 상실의 경우 〈 0.5 cm, 만성 상실의 경우 〉 1 cm일 수 있다.	늑골하부 창	만성 우심실부전 시 급성을 배제할 수 없다. 잔기둥(trabeculation) 측정을 피한다.
심실중격	역설적 중격 운동(경미) 중격 편평화(중간~심각)	흉골연 단축 영상	역설적인 중격 운동은 우심실부전에만 국한되지 않음 축을 벗어난 스캔은 편평한 중격의 모습을 잘못 나타낼 수 있음
우심실 수축기능	우심실 또는 삼첨판륜 수축 이동(TAPSE)의 종방향 수축 감소 〈 17 mm	심첨부 4방 영상 혹은 늑골하부 창	우심실 자유벽의 불량한 이미지가 일반적이다.
우심실 압력	〉 35 mmHg는 병리학적이지만 기능상실 중에 압력이 떨어질 수 있다.	심첨부 4방 영상	흐름과 평행하지 않은 측정은 속도를 과소평가한다.

LV: 좌심실, *RV*: 우심실, TAPSE: 삼첨판륜 수축 이동(tricuspid annular plane systolic excursion).

안내하는 데 도움이 될 수 있다(Video 16.21). 우심실은 좌심실에 비해 많이 섬유화되어 있다. 조절기 밴드(moderate band)라고 알려진 두드러진 선형 구조를 포함하여 추가적인 근육 밀도가 나타나는 것은 좌심실 심첨부에서 나타나는 정상적인 소견이므로 병적인 소견으로 오인해서는 안 된다. TABLE 16.1에는 우심실 평가의 결과와 주의 사항이 요약되어 있다.

요점 정리

- 우심실(RV)은 흉골 아래에 위치하기 때문에 스캔이 어려울 수 있다. 흉골연 또는 심첨부영상을 확보하기 어려운 경우, 늑골하 영상이 훌륭한 대안이 될 수 있다.
- 초승달 또는 삼각형 모양의 우심실은 원형의 난형(ovoid) 모양의 좌심실(LV)과 구별된다. 우심실은 좌심실을 감싸고 있으며, 어떤 평면에서든 축을 벗어난 우심실을 스캔하면 우심실 크기가 잘못 증가 혹은 감소한 것으로 측정할 수 있다. 크기나 기능을 평가하기 전에 항상 탐촉자를 우심실로 기울이거나 부채꼴 모양으로 펴서 가장 큰 우심실 직경을 캡처한다.
- 기계식 인공호흡기를 사용하는 환자의 경우 높은 기도 압력, 특히 과도한 양압말환기는 급성 우심실부전을 악화시키거나 유발할 수 있다.
- 우심실부전이 있고 벽 두께가 0.5 cm 미만인 환자의 경우, 우심실 기능 장애가 급성일 가능성이 높다.
- 우심실 수축기 압력(RVSP)을 정확하게 측정하려면 충분한 삼첨판역류(TR)가 있어야 하고 연속파 도플러(continuous wave doppler) 커서 선이 역류성 제트와 평행하게 정렬되어야 한다.
- 쇼크 환자에서 급성 심실부전이 확인되면 의료진은 초음파를 사용하여 수액 소생술 또는 이뇨제 및 이뇨제 투여가 임상 관리의 다음 단계로 가장 적절한지 결정할 수 있다.

CHAPTER 17

하대 정맥
Inferior Vena Cava

Matthew D. Tyler ▪ Robert Arntfield ▪ Aviral Roy ▪ Haney Mallemat :: 이원웅

핵심 포인트

- 하대정맥(IVC)은 응급 현장초음파(POCUS)를 사용하여 쉽게 시각화할 수 있으며, 심장 및 폐의 초음파소견을 함께 고려해 수액요법을 결정하게 된다.
- 하대정맥의 변화를 바르게 해석하려면 혈역학 및 호흡 생리학에 대한 완전한 이해가 필요하다.
- 심장눌림증(cardiac tamponade)이 있는 환자는 과대하게 확장된 하대정맥 다혈색(IVC plethora)을 보이는데, 심낭삼출만 있고 이런 소견이 없다면, 심장눌림증을 빠르게 배제할 수 있다.

배경

하대정맥(IVC)의 응급 현장초음파(point-of-care ultrasound, POCUS) 검사는 우심방의 압력을 비침법적으로 빠르게 판단하고, 용적 상태 및 용적 반응성을 결정하는 데 도움이 될 수 있다. 간단하고 집중적인 교육 후 이미지 획득 및 해석이 가능하고, 다양한 교육 프로토콜들이 다양한 의료 전문가들에게 효과적임이 입증되었다[1]. 그러나 이미지 획득이 비교적 쉽더라도, 하대정맥 소견의 해석은 미묘한 차이가 있어, 표준화된 영상 획득을 위한 검증된 사용법과 한계점을 알고, 그리고 다른 임상 데이터 자료와의 통합할 줄 아는 완전한 지식이 요구된다.

해부학(Anatomy)

하대정맥(IVC)은 대동맥의 오른쪽에 위치하며 후복막 공간에서 간과 횡격막을 거쳐 우심방(RA)과 연결된다(Fig. 17.1). 늑골하 심장 창(subcostal cardiac window)을 통해 하대정맥을 관찰하게 되면 얇은 벽을 가진 큰 간내 혈관으로 나타나며, 정상적인 생리 조건에서 직경은 일반적으로 호흡 주기에 따른 변화를 보인다(Video 17.1). 하대정맥은 수용혈관(capacitance vessel)이므로 흉강 내 및 복강내 압력의 변화에 민감하다. 자발 호흡 환자의 경우 흡기 중 흉강 내압이 음압이 되면 하대정맥 직경이 감소하는 것을 볼 수 있다. 수동적으로 양압 인공호흡을 받는 환자의 경우, 호흡이 전달되면서 흉강 내 압력이 증가하여 하대정맥 직경이 증가한다(Fig. 17.2, 17.3). 만성 폐고혈압, 우심부전, 삼첨판막 역류와 같은 질환은 하대정맥의 정상적인 크기 및 호흡 시 변화에 영향을 줄 수 있다.[2,3] 또한, 하대정맥의 크기는 비장 순환에서 정맥 복귀, 호흡 중 횡격막 이탈, 복강내 압력 상승 등 비심장 요인에 의해

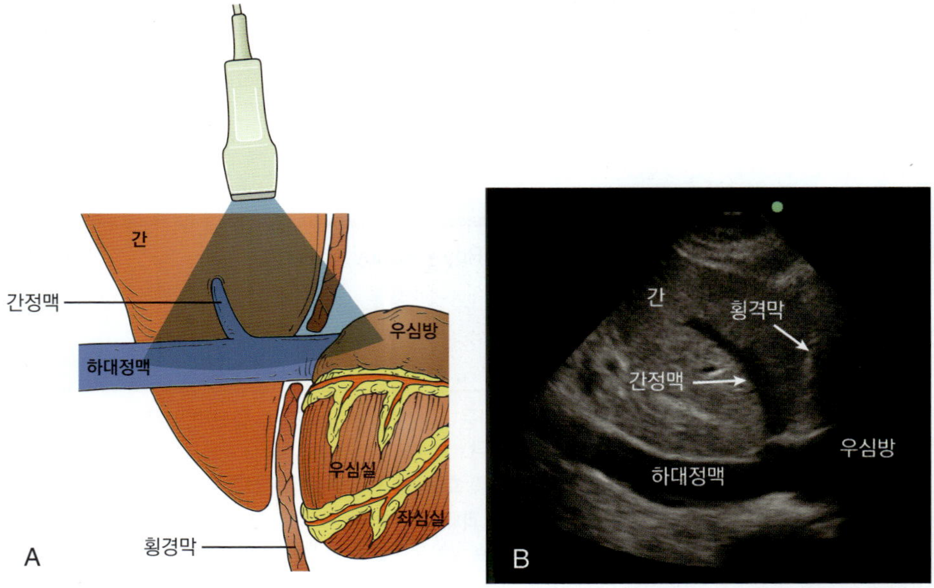

Figure 17.1 **하대정맥(IVC) 해부학. 늑골하 심장 창**에서의 하대정맥의 장축 시야(A) 및 이미지(B)는 우심방, 횡격막, 간을 횡단한다.

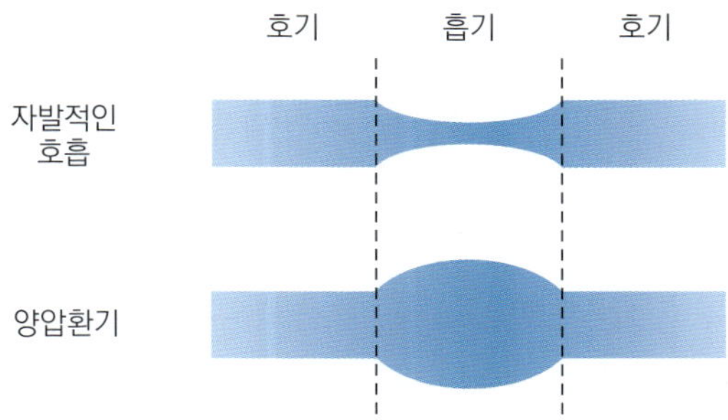

Figure 17.2 **하대정맥의 호흡주기 변화.** 흡기 시에 자발적으로 호흡하는 경우 하대정맥은 수축되지만 양압환기를 하고 있는 경우에는 팽창되어 보인다.

서도 영향을 받을 수 있다.[4,5]

적응증 및 적용

초음파로 하대정맥을 평가하는 가장 흔한 임상 적응증은 TABLE 17.1에 요약되어 있다.

전통적으로 하대정맥 초음파는 소생 중인 저혈압 환자의 수액 치료의 결정을 내리는 데 도움이 된다.[6–8] 특히 하대정맥 최대 직경과 호흡 주기 동안의 수축 정도는 임상의가 수액을 더 주입하거나, 보류하는 결정에 도움을 줄 수 있다. 이 방법은 널리 사용되고 있지만, 문헌들에는 이러한 기술의 정확성과 일반화 가능성에 대한 상반된 증거가 있다(뒷부분의 "이미지 해석" 참조).

하대정맥 초음파는 중심 정맥압(CVP)을 추정

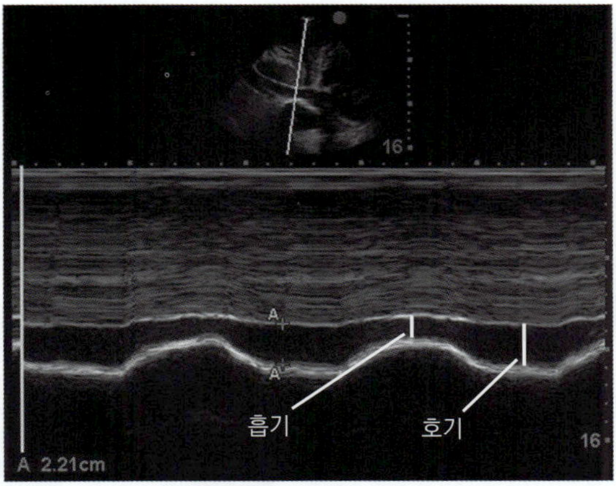

Figure 17.3 호흡변화에 따른 M-모드. 자발적으로 호흡하는 환자에서 M-모드를 사용 시에 하대정맥(IVC)의 정상적인 호흡 주기 변화가 관찰된다.

TABLE 17.1 하대정맥 초음파의 적응증

표시	참고
중심정맥압	자연호흡 환자에서의 근사치
심낭삼출	심낭삼출비확장성 하대정맥은 심장눌림증을 배제
우심부전	우측 심부전폐동맥 및 심한 삼첨판 역류에서 보이는 확장된 하대정맥은 하대정맥으로 중심정맥압 또는 수액치료의 반응성을 평가못함
장치위치의 확인	하대정맥에 위치하는 장치들의 올바른 위치를 확인 체외막산소화(ECMO) 카테터 및 대퇴 정맥 맥박조율기
용적 반응성 확인	제한적인 사용

하는 데 사용할 수 있다.[9,10] 많은 임상 환경에서 자주 사용됨에도 불구하고 중심 정맥압 자체로는 용적의 반응성을 예측하지 못한다.[11] 중심정맥압은 폐동맥압 평가 등을 포함한 고급 심초음파 검사에서는 어느 정도 적용 가능하다.

심낭눌림증의 심초음파적 특징(우심방 및 우심실 허탈, 스펙트럼 도플러로 혈류의 유입(inflow) 변화 측정, M-모드 기법)을 정확하게 획득하고 해석하려면 경험이 필요하다(Chapter 18 참조). 그러나 혈역학적으로 의미가 있을 정도의 심낭삼출로 인해 중심 정맥압이 상승하는 시나리오에서는 하대정맥의 평가가 중요할 수 있다. 심장눌림증으로 인하여 혈액량이 증가하는 다혈성(plethoric) 상태가 되어 하대 정맥이 확장된다. 호흡 주기 동안 하대 정맥이 허탈되면 심낭눌림증은 배제할 수 있다.[12]

하대정맥(IVC)의 크기와 허탈성은 혈액투석을 받는 환자나 급성 보상성 심부전 환자에서 제거해야 할 적절한 체액량을 판단하는 데 도움이 된다. 이런 소견은 체액의 제거량이 적절했는지를 판단하는 데 도움이 되고, 환자의 마른 체중(dry weight) 평가에 유용한 보조 도구가 될 수 있다.[13–17]

영상 획득법(Image Acquisition)

성인의 경우 위상배열(phased-array), 곡선(curvilinear), 미세볼록(micro-convex) 탐촉자 등 모든 종류의 낮은 주파수의 초음파 탐촉자를 사용하여

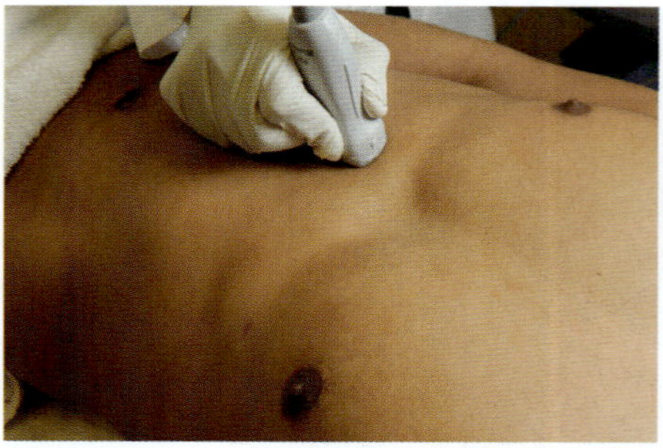

Figure 17.4 늑골하 하대정맥 영상에서 탐촉자의 위치. 탐촉자의 방향 표지자(마커)를 머리 쪽으로 향하여 늑골하 하대정맥의 장축 영상을 얻을 수 있다.

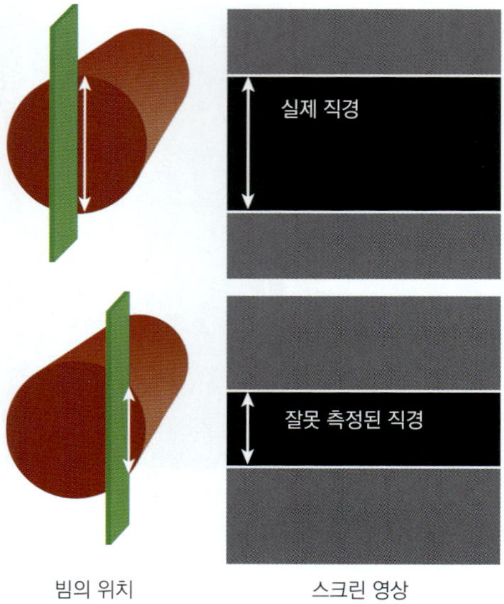

Figure 17.5 실린더 효과. 실린더 효과는 하대정맥 같은 많은 원통형 구조물에서 관찰될 수 있는데, 비정렬된, 경사진 평면에서 영상화할 경우 직경이 정상보다 좁게 보인다.

하대 정맥을 시각화할 수 있다. 위상차배열 탐촉자는 하대정맥를 영상화하는 데 가장 일반적으로 사용된다. 하대정맥을 영상화하는 두 가지 기술이 설명되어 있다.

1. 늑골하 심장 창

하대정맥의 오른쪽 심방 접합부에서의 장축 영상은 신뢰성과 재현성을 고려하여 늑골하 심장 창에서 권장된다(Chapter 14 참조).[18,19] 위상배열 탐촉자(phase-array probe)는 갈비밑 심장 창에 배치하고 탐촉자의 방향 표시자(marker)가 상향을 가리키도록 한다(Fig. 17.4). 하대정맥을 시각화하려면 늑골하 4방 영상에서 시작하여 우심방에 초점을 맞추고, 그런 다음 탐촉자를 반시계 방향으로 회전하여 하대정맥의 경로를 따라 초음파 빔을 정렬한다. 하대정맥의 이상적인 장축 영상은 하대정맥이 우심실에 들어가고 간정맥의 일부가 하대정맥에 연결되는 것이 보여야 한다. 우심방-하대정맥 접합부와 간정맥을 모두 식별하는 것은 하대정맥을 이웃하는 대동맥으로 잘못 인식하는 것을 방지하는 데 도움이 된다(Video 17.2). 맥박성이 있고 벽이 두꺼운 대동맥은 초음파 탐색기를 내측으로 기울여 시각화할 수 있다(Video 17.3). 실제 직경과 접히는 정도를 정확하게 평가하려면 탐촉자를 장축을 중심으로 하여 하대정맥을 세로로 보는 것이 필수적이다. 축을 벗어난 영상은 "실린더 효과"라 불리는데 혈관을 기울어진 단면을 측정하는 오류로, 실제보다 작은 직경을 측정하게 된다(Fig. 17.5). 우심방-하대정맥 접합부가 있는 하대정맥의 장축 영상을 얻은 뒤에 탐촉자를 기울이고 회전시켜 빔이 최대 직경의 하대 정맥에 정렬되도록 매우 미세하게 조정해야 한다.

2. 간경유 관상 영상(Transhepatic coronal view)

간 실질은 하대정맥을 시각화하기 위한 탁월한 음향 창을 제공하며, 늑골하 하대정맥 시야를 얻을 수 없을 때(예: 임신, 수술 후 상처, 드레싱, 장가스, 환자의 불편감) 사용할 수 있다. 초음파 탐촉자는 중간겨드랑이선(mid-axillary line)에 위치시키고, 탐촉자 방향 표지를 상향으로 가리키도록 한다. 초음파 탐촉자를 후방으로 기울이면

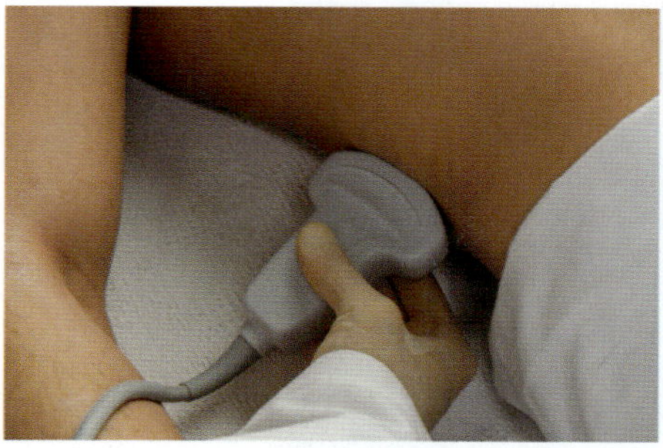

Figure 17.6 **간경유 하대정맥(IVC) 영상에서의 탐촉자의 위치**: 하대정맥의 간경유관상영상은 중간겨드랑이선(mid-axillary line)에서 탐촉자의 방향 표시자는 머리 쪽을 향하게 한다. 위상차 또는 곡선의 탐촉자가 사용된다.

(즉, 초음파 빔을 후방으로 조절), 간과 횡격막을 통과하는 하대정맥의 장축 영상을 캡처할 수 있다. 이 보기에서 대동맥은 하대정맥 깊숙이 보인다(Fig. 17.6–17.7, Video 17.4–17.5).

하대정맥의 직경과 호흡에 따른 변화를 정량적으로 측정하려면, 이미지를 정지시키고 캘리퍼를 사용하여 우심방–하대정맥(RA–IVC) 접합부에서 약 2 cm 떨어진 정맥의 장축에 수직인 직경을 측정해야 한다.[20] 이 위치가 평가자 간에 신뢰도가 높고, 쉽게 재현할 수 있음이 확인되었다.[21] 하대정맥의 가장 큰 직경이 측정되면 시네(Cine) 기능을 사용하여 프레임 단위로 스크롤하여 동일한 호흡 주기 내에서 가장 작은 하대정맥 직경을 찾을 수 있다. M모드를 사용하여 호흡주기 동안 하대정맥이 직경의 변화를 추적하는데도 사용될 수 있다(Fig. 17.8). M–모드 샘플링 평면이 하대정맥에 수직인지 확인하여 하대정맥의 길이가 오류로 증가되는 것을 방지한다.

이미지 해석(Image Interpretation)

하대정맥(IVC)의 크기와 허탈성(collaspsibility)은 임상 상황에 따라 다양하게 해석된다. 하대정맥 초음파는 다음 네 가지 일반적인 임상 질문에 대답하는 데 사용될 수 있다.

1. 용적 반응성(volume responsiveness)
2. 심장눌림증 생리(tamponade physiology)
3. 중심정맥압(CVP) 추정
4. 장치 배치(device placement)

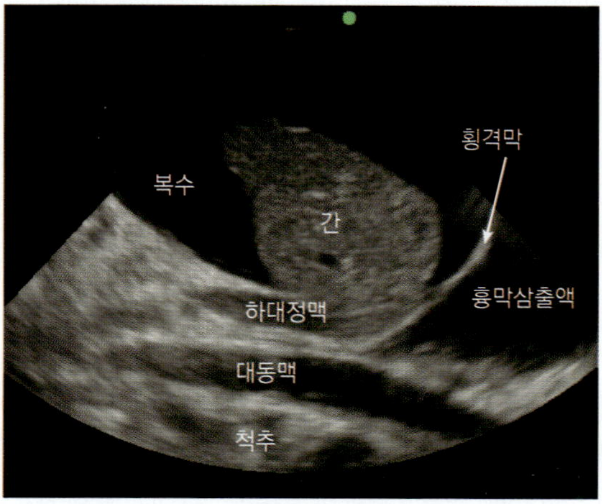

Figure 17.7 **하대정맥(IVC)의 간경유 장축 영상.** 복수와 오른쪽 흉막삼출이 있는 환자로 간경화된 간 아래에서 하대정맥, 대동맥 및 척추를 관찰된다. 주의점: 방사선표식자의 위치가 화면 표시기의 왼쪽에 사용되었다.

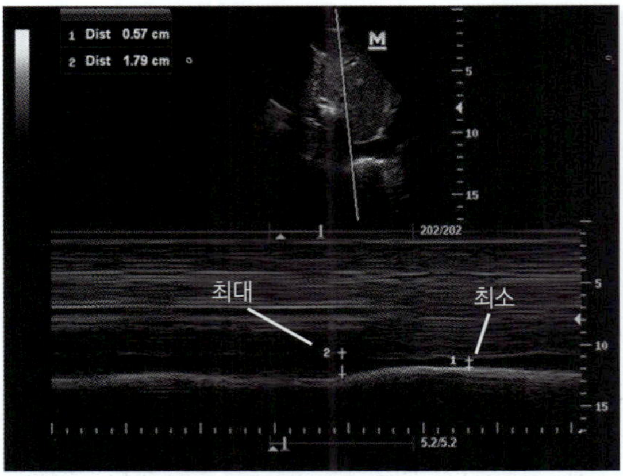

Figure 17.8 하대정맥의 호흡에 의한 변화. 이 M-모드 영상은 자발 호흡하는 환자의 호흡에 따른 하대정맥 직경의 변화를 보여준다. 최대 및 최소 직경은 캘리퍼를 사용하여 측정한 값이다.

용적 반응성(Volume responsiveness)

용적 반응성, 즉 수액 치료의 반응성을 평가할 때 중요한 고려 사항은 환자가 호흡하는 작용 원리인데, 이는 크게 다음과 같이 분류할 수 있다:

1. 자발적 환기 – 침습적 또는 비침습적 인공호흡기의 도움 유무에 관계없이 자발적으로 호흡하는 경우
2. 수동적 환기 – 자발적인 호흡 노력 없이 기계적으로 인공호흡을 하는 경우

자발적 환기(spontaneous ventilation)

자발적으로 호흡하는 환자의 하대정맥(IVC)으로 전부하 반응성을 평가하는 것의 유용성은 매우 불확실하다. 몇몇 소규모 연구에서는 하대정맥 지수($Diameter_{max}$ – $Diameter_{min}$ / $Diameter_{max}$), IVC_{max} 직경 또는 IVC_{min} 직경을 측정하는 것이 비록 정확도는 낮지만 어떤 환자가 수액 치료에 반응성이 있는지 판단하는 데 사용될 수 있다고 하였다.[1,22–26] 그러나 하대정맥 직경의 변화와 수액 치료의 반응성 사이에 상관관계가 없음을 보여주는 여러 연구도 있어, 많은 연구자들은 자발 호흡 환자에서 이를 단독으로 사용해서는 안 된다고 믿는다(Fig. 17.9).[27–33]

문헌에서 제시된 상반된 데이터를 고려하면, 하대정맥 초음파로 측정된 허탈의 비율에 따른 심박출량을 증가시키기 위한 수액 주입의 기준으로 권장할 만한 기준점 합의가 없다. 반면, 많은 전문가들은 하대정맥 직경의 극단적인 값만으로도 치료 지침에 유용할 수 있다고 믿지만, 심박출량에 영향을 미치는 다양한 변수의 이질성으로 인해 이 가설을 고품질 연구방법으로 테스트하는 것이 어렵다. 따라서 쇼크 상태에서 거의 완전한 허탈되거나 또는 1 cm 이하의 작은 하대정맥의 크기는 전부하(preload)와 민감하게 관련이 있음을 시사하지만, 이는 심장과 폐의 다른 임상 데이터 및 초음파 소견과 통합하여 고려해야 한다.

수동적 환기(passive ventilation)

수동적(즉, 호흡을 유발하지 않는) 기계식 인공호흡 환자는 하대정맥의 부하 조건이 표준화되어 있

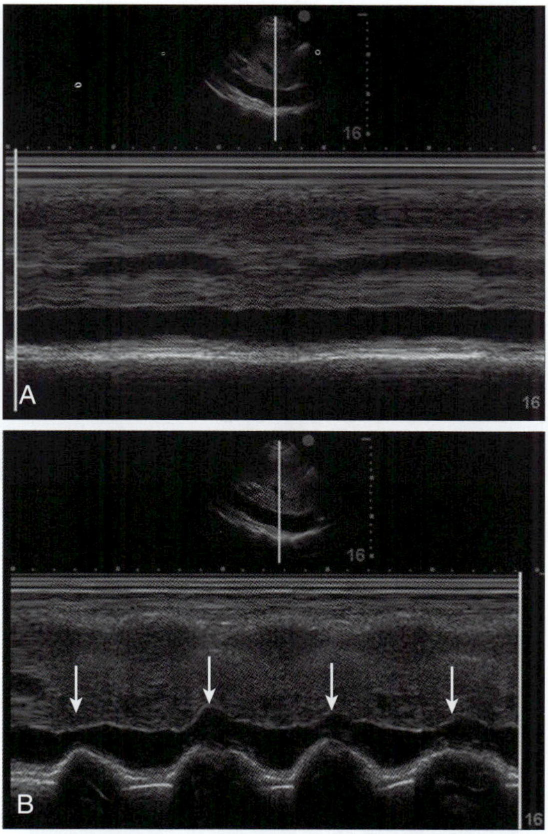

Figure 17.9 자발적 환기를 동반한 하대정맥(IVC) 변화. 이 M-모드 이미지는 동일한 환자에게서 서로 다른 호흡 노력으로 몇 분 간격으로 촬영했다. (A) 빠르고 얕은 빠르고 얕은 호흡으로, 하대정맥의 크기에 거의 영향을 미치지 않는다. (B) 빠르고 깊은 호흡으로 인해 하대정맥 크기가 다양하게 변하고, 확연하게 허탈되는 모습을 보여준다(화살표). 이런 예시는 자발호흡 환자에서 하대정맥 평가를 표준화하는 것이 얼마나 어려운지를 잘 보여준다.

으므로 하대정맥을 사용하여 수액반응성을 평가하는 데 이상적인 환자로 오랫동안 간주되었다.(Fig. 17.10, Video 17.6). 이 환자군에 대한 오래된 소규모 연구에서 수액 반응성과 하대정맥 팽창성 지수(하대정맥 최대 직경 – 하대정맥 최소 직경/하대정맥 최대 직경) 사이의 상관관계가 12%에서 18% 이상으로 나타났다.[34–37] 또한, 이러한 환자들은 ≥ 8 cc/kg의 일회호흡량과 규칙적인 심장리듬을 포함하여 엄격한 등록 기준을 충족해야 했다. 최근 일부 연구들에서는 수액 반응이 가능한 환자를 판별하는 데 있어 하대정맥 팽창성 지수가 과거에 생각했던 것만큼 신뢰할 수 없다는 사실이 입증되었다.[29,33,38–41] 또한, 수술실 환자는 최대 39%를 충족하는 것에 비해 중환자실 환자 중 이러한 기준을 모두 한번에 충족하는 경우(2%)는 거의 없다.[42,43] 그럼에도 불구하고 하대정맥의 팽창성은 생리학적으로 타당하며 임상적으로도 특별한 개념이다.

하대정맥 허탈성 지수(IVC collapsibility index)와 팽창성 지수(distensibility index)는 저혈압 환자의 전반적인 평가에 중요한 요소이다. 이 지수들은 정맥으로 수액 투여가 필요한지 여부를 판

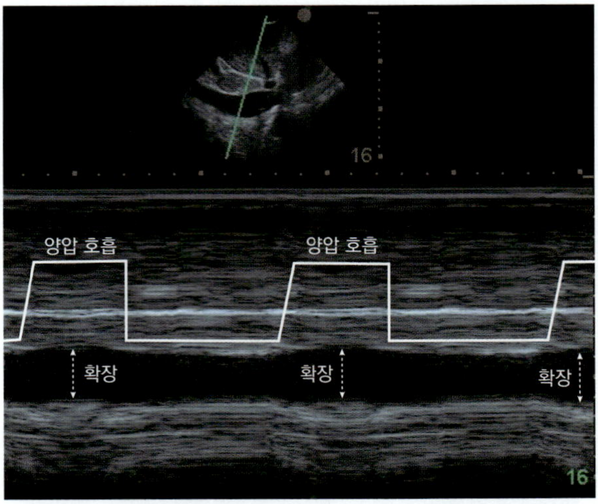

Figure 17.10 **수동적 환기를 동반한 하대정맥 변형.** 인공호흡기를 수동적으로 사용하는 환자의 인공호흡기를 수동적으로 사용하는 기계식 인공호흡기 환자의 호흡기 변형을 보여주는 M 모드 영상.

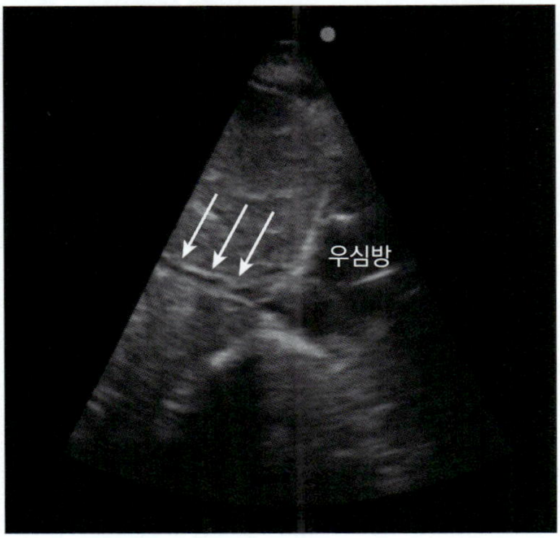

Figure 17.11 **하대정맥(IVC) 허탈(collapse).** 작고 허탈된 하대정맥(화살표).

단하는 데 도움이 된다.

하대정맥 팽창성 지수가 12% 이상 18% 미만인 경우, 환자들은 정맥 수액으로 이득을 볼 수 있다. 그러나 이 지수가 12% 미만인 환자들은 정맥 수액으로 효과를 보지 못할 수 있다. 또한, 하대정맥의 직경이 1 cm 미만이거나 호흡과 함께 완전히 허탈된 경우, 대부분의 환자에서 수액 소생술이 임상적으로 정당화될 수 있다(Fig. 17.11, Video 17.7–17.8).

하대정맥과는 달리 상대정맥(SVC)은 인공호흡에 대한 반응에 따른 호흡기 변화를 통해 용적 반응성을 예측하는 데 신뢰성이 높아지고 있다.[41,44] 상대정맥의 평가는 경식도 심초음파로 제한되며, 진료 현장에서의 사용과 가용성이 증

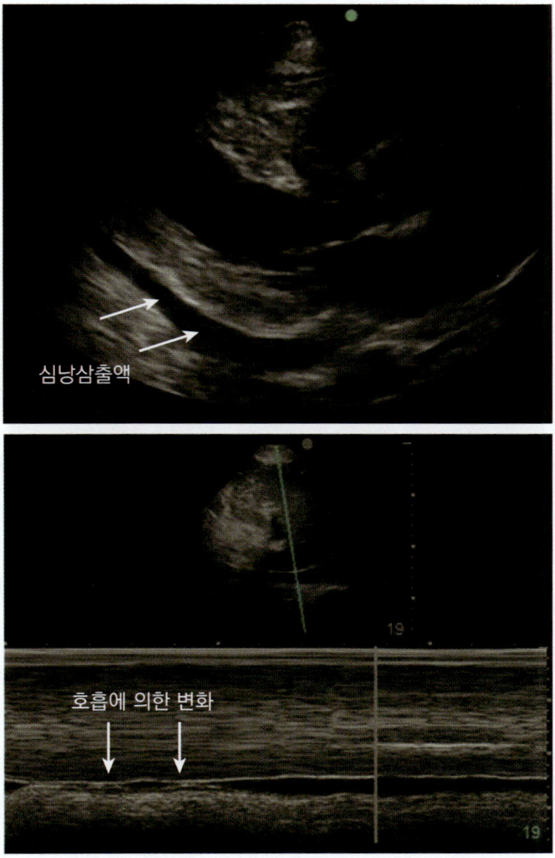

Figure 17.12 심장눌림증이 없는 심낭삼출. 중등도의 심낭삼출이 작고 허탈 되는 하대정맥과 함께 나타난다. 드문 상황 (시술 후 또는 국소 심낭삼출물 삼출액)을 제외하고, 이러한 소견의 조합은 심장눌림증을 배제 가능하다.

가하고 있지만(Chapter 20 참조), 아직 일상적으로 적용되지는 않고 있다.

마지막으로, 수동적 다리 올리기 동작(passive leg raise maneuver)과 좌심실 유출로에서의 일회박출량(stroke volume) 변화는 전부하 민감도 평가에 있어 강력한 보조 수단이다. 이 방법은 측정하기 위해 노력이 많이 요구되지만, 이러한 임상 시나리오를 일상적으로 접하는 의료진은 개념을 숙지하는 것이 좋다(Chapter 21 참조).

심장눌림증(Tamponade)의 생리

심낭삼출과 하대정맥의 다혈색(IVC plethora, 깊은 호흡 후 축소율이 50% 미만인 경우로 정의됨)을 가진 환자는 심장눌림증 진단의 민감도가 97%이지만 특이성은 40%에 불과하다(Video 17.9).[12] 따라서, 심장눌림증 진단을 고려하는 경우에 정교한 초음파 기술을 적용하지 않고도 깊은 호흡 후 하대정맥의 축소율이 50% 이상인지를 보여줌으로써 효과적으로 심장눌림증에서 배제할 수 있다(Fig. 17.12). 확장된 하대정맥과 심낭삼출액의 조합은 심장 눌림이 있을 수 있음을 나타내지

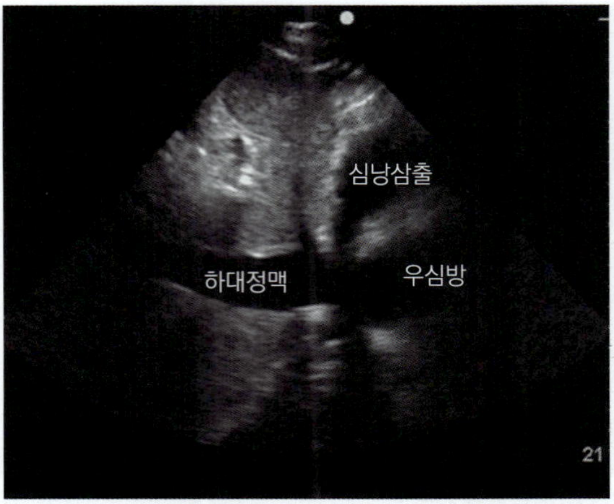

Figure 17.13 **확장된 하대정맥(IVC) 및 심낭삼출.** 심낭삼출(PEFF)이 동반되어 확장된 하대정맥은 심장압전과 관련되어 있지만, 특이적인 것은 아니다.

만, 확장된 하대정맥이 심장눌림증에 특이적이지는 않다(Fig. 17.13, Video 17.10). 만약 임상 진단을 내릴 수 없는 경우 전문가 협진 또는 종합적인 심장 초음파 검사가 진행되어야 한다.

중심정맥압 추정(Estimating central venous pressure)

중심정맥압을 추정하기 위해 하대정맥 직경(IVC diameter)과 허탈성(collapsibility)을 순환기내과 의사들이 오랫동안 사용해 왔었다. 폐동맥압을 계산하기 위해 다른 고급 심초음파 측정치와 함께 사용할 경우 중심정맥압을 결정하는 것이 유용할 수 있다(Chapter 16 참조). 그러나 볼륨 상태를 평가하고 수액 치료를 결정하는 데 있어 중심정맥압의 유용성은 논란의 여지가 있으며 한계가 있다.[45–47] 하대정맥 직경 및 허탈성을 기반으로 중심정맥압을 추정하는 지침은 TABLE 17.2에 제시되어 있다.[48–50] 이러한 측정은 인공호흡이 아닌 깨어 있고 자발 호흡하는 환자에서 검증되었다는 점에 유의해야 한다.

TABLE 17.2 하대정맥의 직경과 호흡에 따른 변화값과 중심정맥압

하대정맥과 허탈(%)	중심정맥압(mmHg)
정상: ≤ 2.1 이면서 > 50%	0–5 (mean 3)
중간: ≤ 2.1 cm 이면서 < 50% 허탈 또는 > 2.1 cm 이면서 > 50% 허탈	5–10 (mean 8)
고: > 2.1 이면서 < 50%	10–20 (mean 15)

참고 문헌 48, 49, 50.

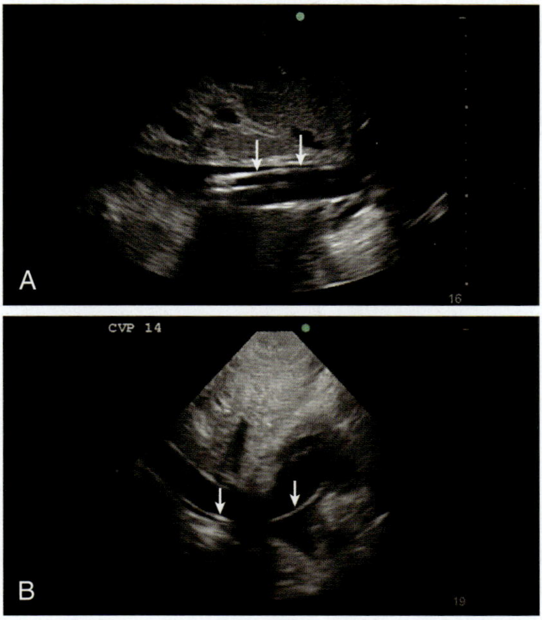

Figure 17.14 (A) 아발론 카테터(화살표)는 정맥-정맥 정맥 내 체외막 산소 공급에 사용된다. 카테터는 오른쪽 내경정맥에 삽입되어 상대정맥, 우심방, 대정맥을 거쳐 상대정맥, 우심방을 거쳐 대정맥으로 들어간다. (B) 오른쪽 심장으로 들어가는 대퇴정맥에 대퇴부 삽입된 경정맥 박동조율기 와이어가 보인다(화살표).

장치 배치(Device placement)

중환자 치료에 사용되는 다양한 장비들(예: 대퇴동맥에 삽입된 임시 심박조절기, 체외막산소 이산화[ECMO]를 위한 양대정맥-정맥 카테터, 하대정맥 필터 등)은 하대정맥을 통해 삽입된다(Fig. 17.14). 위에서 설명한 동일한 기술을 사용하여 의료진들은 시술 중에 삽입이 성공적으로 이루어졌는지, 또는 시술 후 의도치 않은 이탈 또는 이동이 발생했는지 평가할 수 있다(Video 17.11–17.12).

요점 정리

- 하대정맥(IVC)과 복부 대동맥을 구별할 줄 안다. 간을 통과한 후 우심방까지 위치한 하대정맥을 찾을 수 있다. 대동맥은 정중선의 왼쪽에 위치하며 혈관벽은 두껍고 박동성이 있으며 지방층으로 둘러싸여 있다.
- 하대정맥의 직경을 평가할 때는 가장 넓은 직경을 확보하고 실린더 효과(정맥을 축에서 벗어나 비스듬히 스캔하면 최대 직경이 과소평가되는 현상)에 유의하는 것이 중요하다.
- 우심방 하대정맥 접합부 또는 간정맥 삽입부에서 다리방향으로 2 cm 떨어진 곳에서 하대정맥 직경과 호흡 변화를 평가한다. M 모드를 사용하는 경우 초음파 추출선이 하대정맥 벽에 수직인지 확인한다.
- 환자의 체액 상태와 수액 치료의 반응성을 평가할 때는 하대정맥 초음파를 신중하게 사용해야 한다.
- 확장되고 허탈되지 않는 하대정맥은 심장눌림증에 대한 민감도가 높으며, 하대정맥의 허탈이 있는 경우 하대정맥 초음파를 사용하여 심장눌림증을 배제할 수 있다.
- 중심정맥압(CVP)의 추정치는 하대정맥 직경과 허탈 가능성에 의해 결정될 수 있다: 50% 미만의 허탈을 동반한 2.1 cm 이상의 IVC = CVP 10–20 (평균 15) mmHg; 50% 이상의 허탈을 동반한 2.1 cm 이하의 IVC = CVP 0–5 (평균 3) mmHg.

CHAPTER 18

심낭삼출

Pericardial Effusion

Shane Arishenkoff ▪ Maili Drachman ▪ John Christian Fox :: 이원웅

핵심 포인트

- 심낭삼출은 응급 현장초음파 검사에 대한 집중적인 교육을 받은 의료진이 빠르고 정확하게 감지할 수 있다.
- 심장눌림증의 2D 심초음파 소견은 일반적으로 확장된 하대정맥에서 우심방 수축기 허탈(collapse), 우심실 이완기 허탈에 이르는 혈역학적 손상이 연속하여 보여지게 된다.
- 심낭천자(pericardiocentesis) 시 초음파 유도법을 사용하면 합병증 위험을 줄이고 시술 성공률을 높일 수 있다.

배경

심장 응급 현장초음파(cardiac POCUS)의 사용이 증가함에 따라 심낭삼출이 더욱 쉽고, 자주 진단이 된다. 심장 초음파를 사용하는 임상의는 심장 초음파로 심낭삼출을 식별하고 영상소견의 혈역학적 중요성을 평가하는 데 숙련되어야 한다.

심낭삼출은 심낭 공간에 50 mL를 초과하는 체액이 존재하는 것으로 정의되며, 악성 종양, 요독증, 외상, 감염 및 류마티스 질환으로 인해 발생할 수 있다. 일반 인구에서 심낭삼출의 유병률은 알려져 있지 않지만, 자료에 따르면 응급실에 내원한 원인 불명의 호흡 곤란 환자의 최대 13.6%가 다양한 임상적 의미를 지닌 심낭삼출을 가지고 있는 것으로 나타났다.[1]

심낭삼출이 생명을 위협하는 심장눌림(tamponade)의 상황에서, Beck의 삼대 증후군(Beck's triad: 저혈압, 경정맥 확장 및 심잡음)과 같은 신체 검사 소견은 특이하지 않으며, 빠르게 체액이 축적되는 외상 환자에서 더 신뢰할 수 있다.[1,2] 응급 현장에서 심장 눌림을 진단하는 데 심장 초음파만큼 빠르고, 잠재적으로 생명을 구할 수 있는 검사는 드물다.[3]

적절하고 다양한 진료범위의 교육을 받은 경우 비심장 전문의가 시행하는 심장 초음파도[4–6] 종합적인 흉부 초음파 심초음파와 비교하여 95% 이상의 정확도로 심낭삼출을 안정적으로 진단할 수 있었다.[7,8] 심낭삼출이 확인되면 현장 초음파의 재현성이 특히 중요하므로 크기와 혈역학적 영향의 변화를 자유롭게 재평가할 수 있다. 심낭삼출이 발견되면 다음 단계는 삼출의 크기, 혈역학적 중요도 및 연관된 질환을 평가하는 것이다.[9]

이미지 해석(Image Interpretation)

심낭은 심장과 근위 대동맥 및 폐동맥의 수 센티미터를 완전히 둘러싸고 있는 조밀하고 섬유질로 된 이중 막이다. 치밀한 심낭 조직은 고에코성으로 심장의 초음파 경계로 쉽게 인식할 수 있다. 심낭은 내장쪽 심막과 벽쪽 심막 사이에 위치한 공간이다. 정상 심장은 심낭에 약 10 mL의 장액을 함유하고 있다. 이 소량의 액체는 초음파에서 보이지 않으며, 심장근에 인접한 심막의 벽쪽 층과 내장쪽 층은 하나의 고에코성 층으로 보인다. 심낭삼출은 대부분 무에코성으로 나타난다. 심장을 둘러싸고 있으며 이질적인 회색 심근으로부터 심낭을 분리한다. 일반적으로 심낭삼출액이 수축기에만 보이는 경우 삼출액은 50 mL 미만이며 임상적으로 중요하지 않은 삼출액이다.[9] 아주 적은 양의 삼출액은 정상일 수 있지만, 초음파로 삼출액의 원인(생리적 질환과 심낭 질환)을 구별하는 것은 쉽지 않다. 사소한 삼출액이 중요하고 진행 중인 심장 주위 질환의 전조일 수 있는 고위험 임상 상황(예: 관통성 외상 또는 심장 시술 후)에서는 아주 작은 삼출액이라도 달리 입증될 때까지 병적인 것으로 간주해야 하며 삼출액을 자주 재평가하는 것이 필수다.

유동성 있는 심낭액은 처음에 후방에 축적되며, 심낭의 가장 아래쪽에 위치한 부위에서 확인된다. 늑골하 4방 영상 삼출액은 우심실 자유벽과 간에 인접한 심낭 사이의 무반향 줄무늬로 보인다(Fig. 18.1, Video 18.1). 심낭 장축 및 단축 영상에서 심낭삼출은 좌심실 후방에 있지만 하행 흉부 대동맥 전방에 보인다(Fig. 18.2, Video 18.2). 심낭액의 부피가 증가함에 따라 삼출액은 원주 모양이 된다(Fig. 18.3). 심장 수술 또는 경피적 심장 시술 후 또는 재발성 심낭 질환이 있는 환자의 경우 심낭액이 국소화되거나 응고될 수 있으며, 환자 위치의 변화에 따라 자유롭게 흐르지 않는다. 직접 챔버 압박을 통해 소량의 체액으로도 혈역학적 손상이 발생할 수 있으므로 국소 심낭삼출을 인식하는 것이 중요하다(Video

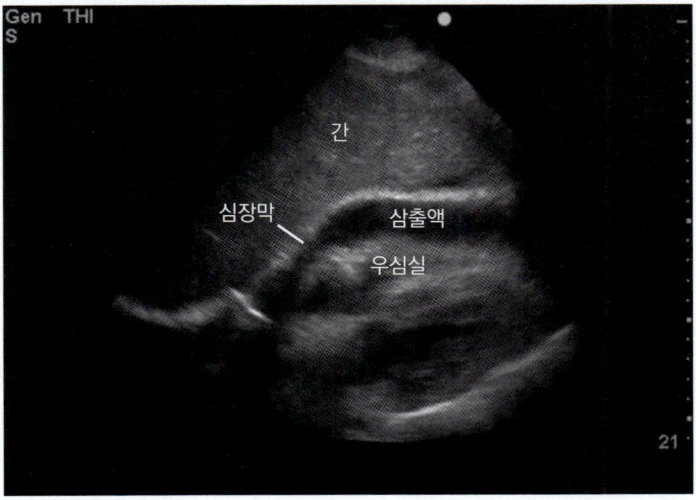

Figure 18.1 심낭삼출(늑골하 영상). 늑골하 4방 영상에서 간과 우심실(*RV*) 벽 사이의 심낭층을 분리하는 작은 심낭삼출액이 보인다.

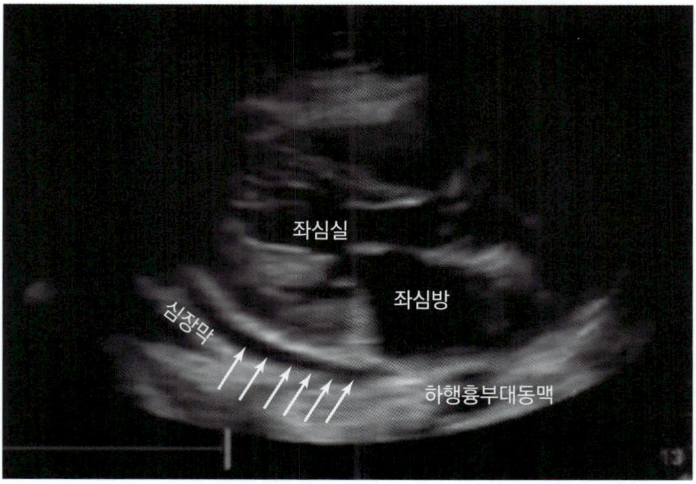

Figure 18.2 심낭삼출액(심낭 주위 시야). 흉골연 장축 영상에서 원거리 시야(화살표)에서 보이는 작은 심낭삼출액의 후방 축적.

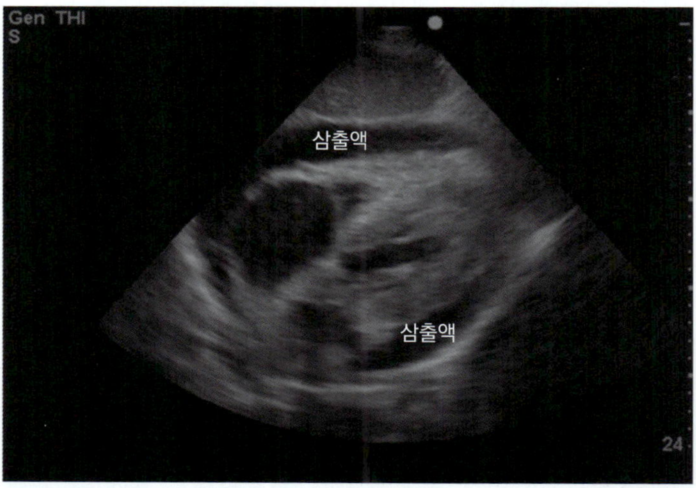

Figure 18.3 원주상 심낭삼출. 늑골하 4방 영상에서 중등도에서 큰 원주 심낭삼출액.

18.3). 또한, 심낭삼출은 종종 감염성 삼출과 연관된 격벽(septations)을 일으킬 수 있다(Fig. 18.4, Video 18.4).

심낭삼출과 비슷한 경우

다양한 상황들이 심낭삼출을 모방할 수 있으며 진짜 삼출과 구별되어야 한다. 첫째, 심막의 두 층 사이에 끼어 있는 심외막 지방은 심낭액으로 오진될 수 있는데, 이는 액체와 지방 모두 심낭 내에서 무에코성 또는 저에코성으로 나타날 수 있기 때문이다. 지방과 진짜 심낭액을 구별하는 데 도움이 되는 세 가지 중요한 특성이 있다. 첫째, 액체와 비교했을 때, 지방은 무에코성보다

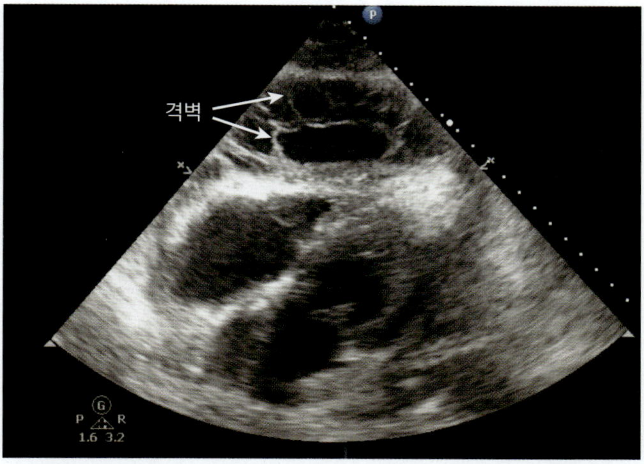

Figure 18.4 격막성 심낭삼출액. 메티실린 내성 황색포도상구균(*MRSA*) 패혈증 환자의 늑골하 4방 영상에서 패혈증을 동반한 큰 심낭삼출을 볼 수 있다.

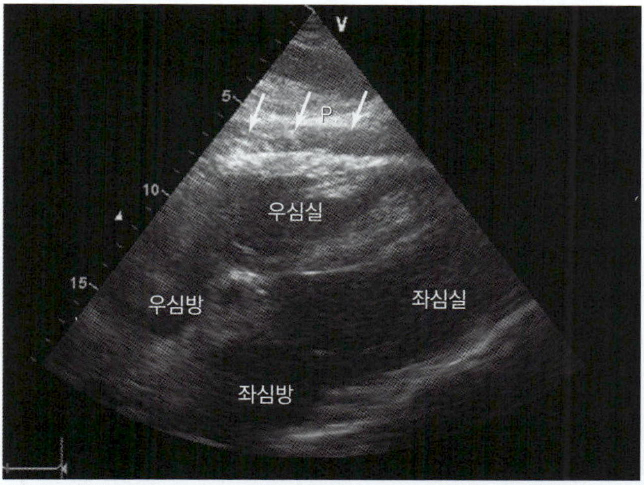

Figure 18.5 심외막 지방 패드. 늑골하 4방 영상에서 심외막 지방 패드(화살표)가 표시된다. 주요 특징으로는 지방층에서 보이는 증가된 초음파 밀도, 주변부 액체 저류의 없음 등이 있다.

는 회색 또는 에코성으로 나타난다.(Video 18.5). 둘째, 고립된 경우가 아닌 한(이는 비교적 드물지만) 심낭액은 일반적으로 가장 아래쪽에 위치한 심낭 공간(누운 환자의 경우 후방)에 모이게 된다. 따라서 앞쪽에 고립된 심낭 분리는 지방 패드일 가능성이 가장 크다(Fig. 18.5, Video 18.6). 마지막으로, 지방은 우심실–심방 고리(arterioventricular sulcus)와 오른쪽 심실 자유벽을 따라 가장 많이 분포하며, 좌심실에는 거의 존재하지 않는다.[9]

고름, 섬유소, 혈전, 또는 악성종양으로 인한 세포 파편을 포함한 심낭액은 고에코성으로 나타날 수 있으며, 심근이나 인접한 폐 조직으로 오인될 수 있다(Fig. 18.6, Video 18.7). 둘째, 흉막 삼출액을 심낭삼출액으로 오인할 수 있다. 흉골연

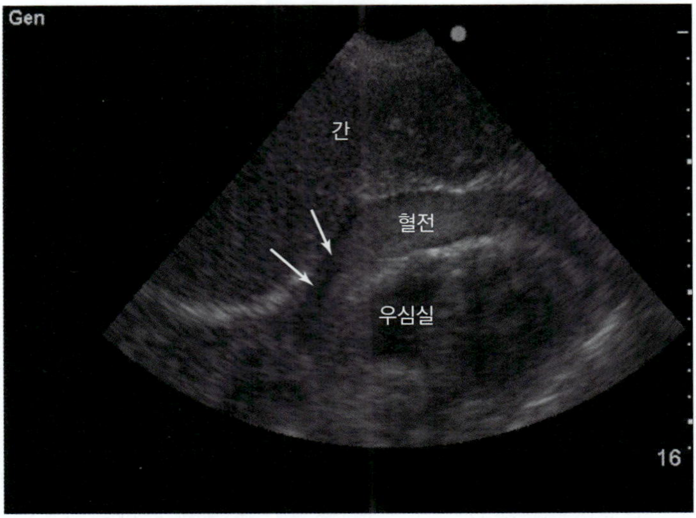

Figure 18.6 심낭 혈전. 심낭 혈전은 늑골하 4방 영상에서 볼 수 있다. 혼합된 심초음파 밀도는 복잡한 삼출액에서 흔하다. *화살표*는 응고되지 않은 일부 저에코의 삼출액(혈액)을 가리킨다.

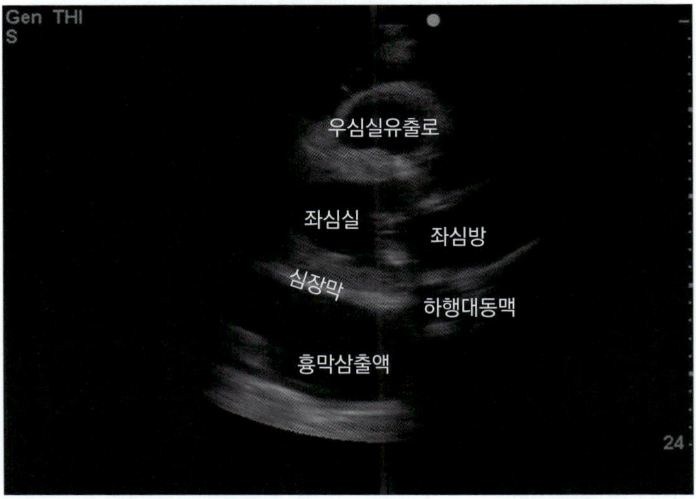

Figure 18.7 심낭삼출액과 흉막삼출액. 심낭삼출액 없이 좌측 흉막삼출액이 큰 것은 흉막 장축 영상에서 볼 수 있다. 흉막액을 나타내는 무반향 공간은 하행 흉부 대동맥(*DTA*) 앞쪽을 주행하지 않으므로 심낭삼출액과 구별할 수 있다.

장축 영상에서 좌심방과 좌심실 뒤에 무에코성 영역으로 보이지만, 하행 흉부 대동맥(DTA)과의 관계에 따라 구별할 수 있다. 심낭삼출은 하행 흉부 대동맥 앞쪽을 가로지르는 반면, 좌측 흉막삼출은 하행 흉부 대동맥 뒤쪽에서 볼 수 있다(Fig. 18.7–18.8, Video 18.8–18.9). 하행 흉부 대동맥이 잘 보이지 않는 경우, 흉골연 단축창 및 갈비밑 심장창에서 삼출을 확인하거나 좌측 흉막 전용 시야를 확보할 수도 있다. 마지막으로, 특정 시야에서 복막액을 심낭액으로 착각하지 않

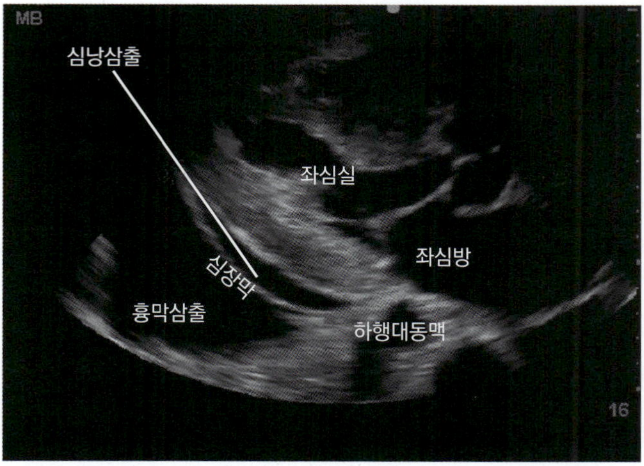

Figure 18.8 **심낭 및 흉막삼출액.** 심낭 장축 영상은 심낭삼출과 좌측 흉막삼출을 모두 보여준다. 심낭삼출은 하행 흉부 대동맥(DTA)의 앞쪽으로 주행하는 반면 좌측 흉막삼출은 DTA의 뒤쪽에만 위치하기 때문에 구별된다.

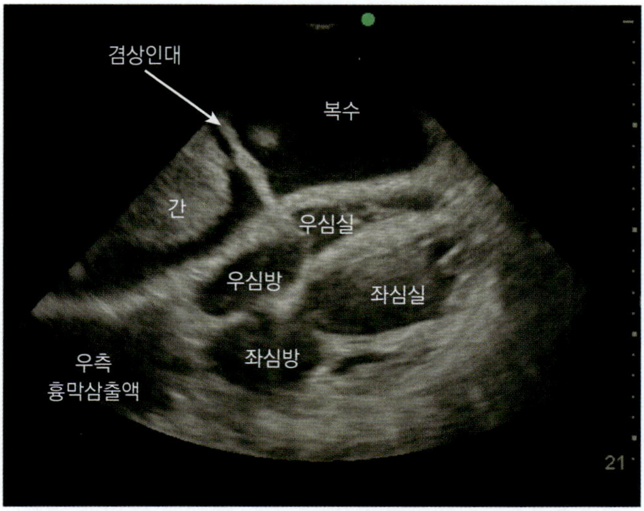

Figure 18.9 **심낭삼출과 복수 비교.** 심낭삼출액이 없는 복수는 늑골하 4방 영상에서 볼 수 있다. 겸상인대(falciform ligament)에 주의를 기울이고 심장 주위에 심낭액이 없는지 확인하면 이러한 함정을 피할 수 있다. 우측 흉막삼출액도 존재한다.

도록 의료진은 주의해야 한다. 늑골하 심장 영상 평면이 상복부를 가로지르기 때문에 이 시야에서 복수가 심낭액으로 잘못 해석될 수 있다(Fig. 18.9, Video 18.10). 심장 주위에 심낭액이 없고 확증적인 심장 및 복부 초음파 영상을 확보하면 이러한 함정을 피할 수 있다.

병리학적 소견(Pathologic Findings)

심낭 공간 내 체액의 혈역학적 영향은 체액 축적의 양과 속도, 환자의 혈관 내 체적 상태에

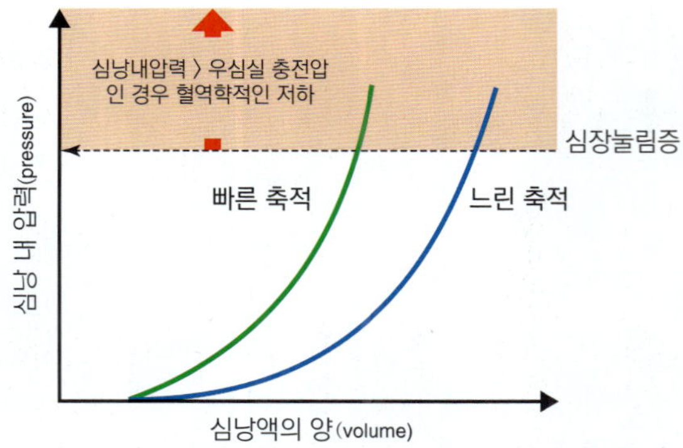

Figure 18.10 심낭액 축적. 심낭 내 압력 대 심낭삼출액 부피의 관계. 심낭삼출액이 빠르게 축적되면 심낭 압력이 갑자기 상승하여 작은 부피에서 심장눌림증이 발생하고, 삼출액이 천천히 축적되면 심낭 압력이 점진적으로 상승하여 훨씬 큰 부피에서 심장눌림증이 발생한다.

따라 달라진다. 천천히 팽창하는 심낭삼출액(예: 악성 삼출액)은 심낭압의 증가가 거의 없이 상당히 커질 수 있지만(Video 18.11), 소량의 체액(50–100 mL)이 빠르게 축적되면 심낭압이 현저하게 증가할 수 있다(예: 심박 조율기 리드 삽입 중 심근 천공)(Fig. 18.10). 심낭액 축적의 혈역학적 결과를 결정하는 다른 중요한 요인으로는 심낭액 특성(장액 대 혈액), 해부학적 분포(국소 대 원주), 심낭층의 완전성(염증, 종양, 침범, 섬유성), 환자의 체적 상태, 기저 심실의 크기, 두께 및 기능(폐고혈압)이 있다.[10]

심낭삼출 크기(Pericardial effusion size)

다양한 심낭삼출액의 용적을 측정하는 몇 가지 척도가 제시되었다. 크기가 일반적으로 혈역학적 중요성을 예측하지는 않지만, 큰 삼출은 예후가 나쁜 주요 위험 요인이며 일반적으로 더 세심한 주의와 더 빈번한 개입을 필요로 한다. 게다가 심낭삼출의 크기는 그 원인을 식별하는 데 도움이 될 수 있다. 예를 들어, 염증 반응이나 눌림증(Tamponade) 증상이 없는 큰 삼출액은 만성적이고 특발적일 가능성이 더 높으며, 가능성 비율은 20% 정도이다.[11] 이를 위해, 삼출액 크기를 설명할 때 공통된 언어를 사용하는 것이 중요하다. 아래에 설명된 분류법이 가장 일반적으로 사용되며, 이완기 말기에 측정된 심낭액의 가장 큰 치수를 반영한다(Fig. 18.11).

1. 소량: 〈 1 cm (Video 18.12)
2. 중간: 1–2 cm (Video 18.13)
3. 대량: 〉 2 cm (Video 18.14)

심장눌림증(Cardiac tamponade)

심장눌림증 환자를 평가할 때 눌림증은 임상 진단임을 고려해야 한다. 심장눌림증의 생리는 심낭 내 압력이 하나 이상의 심장실의 압력을 초과하여 심장 이완 장애와 그에 따른 심박출량 감소를 초래할 때 발생한다(Fig. 18.12). 심장눌림증은 다량의 원주형 심낭삼출이 있고 혈역학적으로 불안정한 환자에서 임상적으로 의심해야 한다(Video 18.15). 활력 징후가 악화되기 전에 초음파에서 심장눌림증 생리가 나타날 수 있으며 혈역학적으로 불안정해지기 전에 상태가 악화될 수 있다는 점을 인식하는 것이 중요하다. 심장 초음파 소견으로는 심실 수축기 동

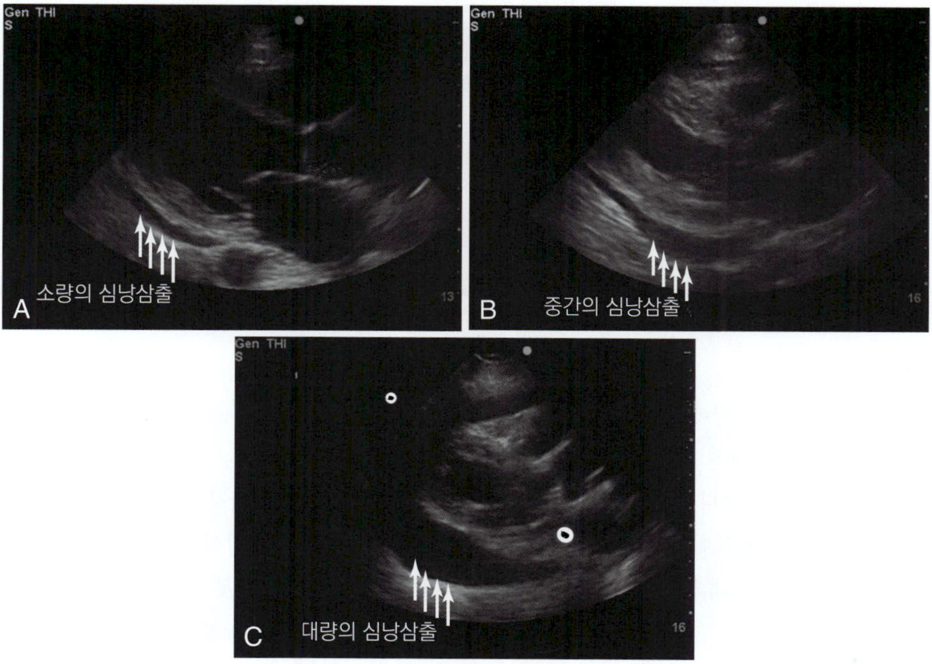

Figure 18.11 심낭삼출의 크기에 따른 분류. 소형(A), 중형(B), 대형(C)의 심낭삼출(화살표)이 흉골연장축 영상에서 관찰되고 있다.

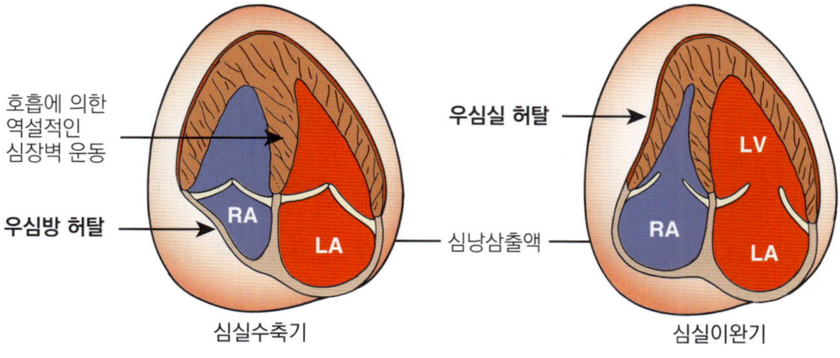

Figure 18.12 심장챔버의 허탈(collapse).: 심낭압 상승은 우심방 및 우심실 양쪽에 영향을 준다. 각 챔버는 챔버의 압력이 가장 낮은 이완기 동안 허탈될 수 있다. *LA*: 좌심방, *LV*: 좌심실, *RA*: 우심방, *RV*: 우심실.

안 우심방(RA)의 허탈, 심실 이완기 동안 우심실(RV)의 붕괴, 우측 이완 감소로 인한 하대정맥(IVC) 확장이 있다(TABLE 18.1). 의미 있는 심낭삼출이 확인되면 가장 간단한 다음 단계에서의 심초음파 검사는 하대정맥의 직경과 수축 여부를 검사하는 것이다. 확장된 하대정맥은 심장눌림증에 대해 97%의 민감도를 보인다.[15] 따라서 하대정맥이 확장되지 않았거나 호흡 변화가 양호한 경우 심장눌림증이 존재할 가능성은 매우 낮다. 삼출액은 존재하지만 다른 질병의 원인인

TABLE 18.1 심장눌림증의 심장 초음파 소견

- **원주형의 심낭삼출액**: 대개 보통에서 많은 정도의 삼출액을 의미한다. (국소적인 삼출액은 제외)
- **우심방 수축기의 허탈**: 심실수축기의 3분의 1 이상에 대한 우심방 자유벽의 반전은 심장눌림증 진단에 민감도 94%, 특이도 100%를 갖는다.[11]
- 우심실 이완기 허탈의 민감도 60-90%, 특이도 85-100%[12]
- **심실 용적의 상호 호흡 변화**: 심첨부 4방 영상에서 흡기호흡 시 우심실 용적이 증가함(이완기에는 중격 운동이 좌심실 방향으로, 수축기에는 우심실 방향으로 이동) 및 호기호흡 시 감소함(중격 운동 정상화)[13]
- **하대정맥(IVC)의 다혈색(plethora)**: 하대정맥-우심방 접합부부터 1-2 cm 아래에서 측정한 직경이 호흡 시 50% 미만으로 확장된 하대정맥(민감도 97%, 특이도 40%)[14]

경우가 있는 임상 상황에서 정상 하대정맥의 이러한 부정적 예측 값은 심장눌림증을 배제하는데 매우 유용할 수 있다. 반면에 확장된 하대정맥은 심장눌림증에 특이적이지는 않지만, 심장눌림증이 우려되는 경우 이 진단의 가능성을 뒷받침해 준다.

맥박없는 전기 활동(pulseless electrical activity, PEA)을 보이는 심정지 원인 중 심장눌림증은 응급 심장 초음파로 찾아 내어 잠재적으로 가역적으로 바꿀 수 있는 질환이다.[16] PEA 이지만 심장의 수축은 있는 경우에서 심낭삼출의 발생률은 많게는 67%까지 보고되었다.[17] 심장초음파는 심정지에서 PEA같이 심장을 직접 시각화하지 않으면 구별이 없는 전기리듬에서 확인 시 특히 유용하다(Chapter 23 참조).

심낭삼출액이 매우 많을 때 심낭강 내부의 "흔들리는 심장(swining heart)" (Video 18.16)이 발견되는데, 이는 유명한 심전도(ECG) 소견인 전기적 교대맥(electric alternans)의 원인으로 알려져 있다. 심장눌림증과 일치하는 다른 초음파 소견으로는 맥파 도플러를 이용한 판막 내 유입 변화(삼첨판의 경우 60% 이상, 승모판의 경우 30% 이상)의 호흡 변화, 호기 중 간정맥의 과장된 이완기 혈류 역전,[9] 그리고 초기 이완기 조직 도플러 속도 감소 등이 있다. 이러한 심초음파 소견은 일반적으로 숙련된 심장 초음파 전문의들이 주로 시행하게 된다.

심낭삼출이 있는 환자 중 어느 정도의 우심방/우심실(RA/RV) 허탈이 있는 경우 특정 소견이 심장눌림증으로 잘못 해석될 수 있다: (1) 심낭삼출액이 있는 경우 정상 심실 또는 심방 수축기가 더 쉽게 관찰되어 우심방/우심실 허탈로 잘못 해석될 수 있고, (2) 심낭삼출액에서 흔히 나타나는 우심실벽의 경미한 이완기 "Notching", (3) 우심방 허탈은 심장눌림증에서 확장된 하대정맥과 달리 하대정맥의 허탈이 동반된 저혈량 상태에서도 발생할 수 있다.

심낭 배액(Pericardial Drainage)

심장눌림증은 실제 심장 응급 상황으로 신속한 진단과 치료가 필요하다. 임상적 징후가 혈역학적으로 유의한 삼출을 시사할 때, 치료는 즉시 시작하여 혈관 내 용적을 확대하고 환자가 저혈압인 경우 일시적으로 혈관 활성 약물의 사용을 고려해야 한다.[18,19] 이러한 임시적인 시술은 단지 결정적인 처치 치료의 전단계일 뿐이다. 심낭삼출액의 제거는 수술적 개입과 경피적 개입으로 나눌 수 있다. 외과적 배액은 외상성 혈심낭 및 화농성 심낭염[20]에서 선호되며 전통적으로 심낭창의 생성, 심낭막 누공 또는 심낭 절제술과 관련이 있다. 그러나 관통성 외상 및 수술 후 심장눌림증을 포함한 국소적 삼출을 제외하고는 지난 20년 동안 심장눌림증의 표준 치료법은 경피적 기법으로 전환되었다.[21]

심장눌림증을 유발하는 삼출액 외에도 초음파로 20 mm 이상의 삼출액이 심낭 배액의 적응증이 되며[22] 심낭액 세포 검사 및 심외막 또는 심낭 생검과 같은 진단 목적으로 더 작은 삼출액인 경우에도 시행될 수 있다. 응급 심낭천자를 제외하고, 교정되지 않은 응고 병증, 항응고제 치료, 혈소판 감소증(혈소판 < 50,000/mm3), 소량의 삼출액, 후방 또는 국소 삼출액은 상대적인 금기 사항이다. 소수의 몇 사례에서는 대동맥 박리로 인한 혈성 심낭의 경우 심낭천자가 예후를 악화시키는 것으로 나타나 주의해야 한다.[23]

초음파 유도 심낭천자의 시술 성공률은 97%이며 전체 합병증 발생률은 4.7%이다.[24] 초음파 유도하 심낭천자가 심낭천자의 표준치료임을 강조해야 한다. 표적 기반의 심낭천자의 합병증률은 이환율이 20%[25]에 달하고 사망률은 6%까지 보고되는 등 상당히 높다.[26–28] 심낭천자에 초음파 유도법을 사용한 경우 사망 또는 즉각적인 심장 외과적 개입을 초래하는 심장 천공, 기흉, 늑간 동맥 열상을 포함한 주요 합병증 발생률은 1.2%이다. 일시적 심실 관통 및 상심실 빈맥을 포함한 경미한 합병증 비율은 3.5%이다. 초음파 유도를 통한 성공률은 전방 삼출액이 10 mm 이상인 환자의 경우 93%로 높은 반면, 적은 량의 후방 삼출액이 있는 경우 성공률은 58%에 불과하다.[24] 심낭천자를 유도하기 위한 기관지 내 및 내시경 초음파 사용을 포함한 혁신적인 기술이 최근에 소개되었으며 앞으로 보편화될 수 있을 것이다.[29,30]

초음파 유도 심낭천자는 엄격하게 정의되거나 표준화되지 않았으며, 늑골하, 심첨부 또는 흉골연을 사용하여 심낭 공간에 접근할 수 있다. 늑골하 접근법이 가장 일반적이며 대부분의 환자에서 가장 쉬운 방법이다. 안전을 고려하여 주사 바늘의 진입 부위와 궤적은 초음파로 결정해야 한다. 체액이 가장 많이 모여 있고, 흉벽이 가장 얇은 위치를 표시해야 한다. 바늘 끝을 추적하는 실시간 초음파 가이드는 까다로워서 한 명의 의료진이 탐촉자를 잡고, 다른 의료진이 늑골하 접근을 통해 바늘을 전진시키는 2인 기법이 필요한 경우가 많다.

심장 초음파는 최적의 바늘 삽입 부위를 찾는 것 외에도 시술 중 심낭삼출액을 배출하고 배액을 모니터링하기 위한 바늘 삽입 깊이를 결정하는 데 도움이 된다. 늑골하 접근법에서는 16–18 게이지의 긴 혈관 카테터를 검상돌기와 좌측 늑골연골 사이에 얕은 각도(30도 미만)로 삽입하여 늑골연골 아래로 통과시킨다. 주사바늘은 왼쪽 어깨를 향하고 주사기를 계속 흡인하면서 천천히 전진한다. 심낭을 뚫고 체액을 흡인한 후에는 한번 치료 배액을 실시하거나 장기간 배액을 위해 가이드 와이어 위로 피그테일 카테터를 삽입할 수 있다.[23] 관을 확장하고 심낭 배액관을 삽입하기 전에 심낭 공간 내 바늘 위치를 확인하는 것이 중요하다. 식염수와 공기를 빠르게 섞어(agitated saline) 투여하거나 3방향 멈춤꼭지(three-way stopcock)를 사용하여 몇 CC의 유출액을 재주입하여 확인한다. 심낭 공간 내의 난류 또는 기포를 초음파로 육안 확인하게 된다(Fig. 18.13, Video 18.17). 좌심실 내 기포가 육안으로 확인되면(Fig. 18.14, Video 18.18) 주사바늘을 빼고 다시 각도를 조정하고 외과적 전문가 상담을 받는다.

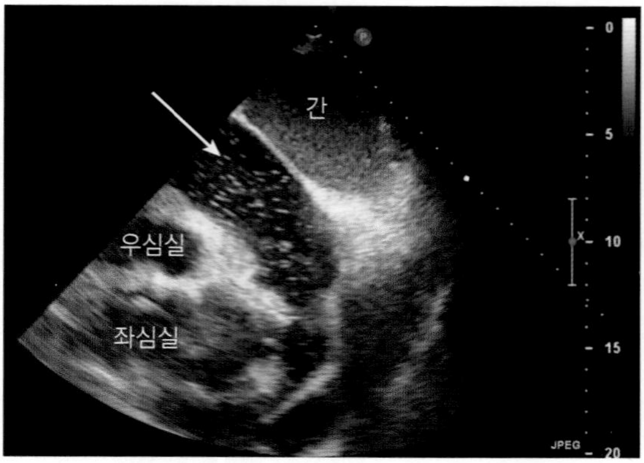

Figure 18.13 심낭천자에서의 주사바늘의 확인. 늑골하 4방 영상에서 심낭공간(화살표)에 식염수와 공기를 섞은 교반 식염수를 주입하여 바늘의 위치가 적절한지 확인하고 있다.

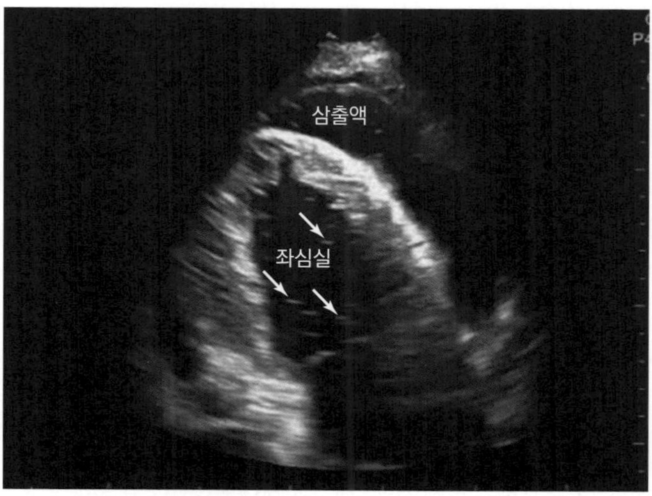

Figure 18.14 좌심실로의 바늘이 천공됨. 심낭천자에서 의도하지 않게 바늘이 깊게 찔리게 되었고, 교반된 식염수가 좌심실에서 유출되는 것(화살표)이 보인다.

장기간 배액을 위해 24시간 동안 25–30 mL 미만의 액체가 배액되기 전까지는 심낭 공간에 유치용 피그테일 카테터를 남겨둘 수 있다. 장기간의 배액을 위해 심낭에 카테터를 삽입하는 것이 치료의 표준이 되었다. 심낭 카테터를 삽입할 때 심낭액은 심낭천자만 하는 것보다도 재발률이 낮다(23% vs. 65%). 외과적 개입의 재발률도 비슷하게 낮다.[24]

요점 정리

- 심낭삼출액과 흉막삼출액 구별하기: 심낭삼출액은 일반적으로 원주형이다. 흉골연의 장축에서보면 심낭삼출은 하행 흉부대동맥(DTA)의 전방에 있는 반면, 흉막삼출은 흉부대동맥의 후방에 있다. 흉막삼출이 의심되는 경우 왼쪽 흉막이 잘 보이는 영상을 얻어야 한다.
- 심낭삼출과 심외막 지방 패드 구별하기: 지방조직은 저에코로 보이지만 대부분의 삼출액이 무반향(anechoic)인 것보다는 에코음영이 살짝 더 높게 보이는 경우가 많다. 삼출액은 거의 항상 초기에는 후방부터 차게 되는데, 전방에 비슷한 에코음영이 발견되면 심외막 지방 패드일 가능성이 높다. 의심스러운 경우, 다른 심장 창을 통해 추가 영상을 얻어야 한다.
- 국소 심낭삼출: 수술 또는 경피적 시술 후 또는 재발성 심낭 질환이 있는 환자에서 심낭액이 국소적으로 모여 있을 수 있다. 소량의 국소 삼출액으로도 혈역학적 손상이 발생할 수 있고 추가 평가를 위해 경식도 심초음파 검사가 필요할 수 있으므로 국소 삼출액을 인지하는 것이 특히 중요하다.
- 에코성 심낭삼출: 심낭액에 고름, 섬유소, 혈액 또는 세포 파편이 많이 포함되어 있는 경우, 심근이나 인접 조직으로 오인될 수 있다.
- 심장눌림증은 임상 진단이다: 심장눌림증 진단을 내릴 때는 환자의 병력, 활력 징후, 신체 검사 및 심장 초음파 소견을 모두 고려해야 한다.
- 확장된 하대정맥(IVC)은 심장눌림증에 대한 민감도(97%)가 높다: 하대정맥이 확장되지 않거나(2.5 cm 미만) 호흡 변화를 보이는 경우, 의료진은 심장눌림증이 없다고 확신을 가질 수 있다.
- 저혈량증으로 인한 우심방 허탈: 심장눌림증이 없는 저혈량증 환자에서 우심방이 허탈될 수 있다. 중요한 구별점은 저체적혈량증 환자에서도 하대정맥이 허탈될 수 있다.

CHAPTER 19

판막

Valves

Ahmed F. Hegazy :: 윤 희

핵심 포인트

- 기본적인 심장 판막 평가는 2-D (2-dimensional) 초음파와 색조혈류 도플러(color flow Doppler)를 통해 가능하다.
- 중증 대동맥판 역류 또는 승모판 역류는 침상옆 초음파로 평가할 수 있으며, 급성 순환부전 및 호흡부전 환자에서 판막 역류를 찾아내는 것은 매우 중요하다.
- 판막의 정확한 평가를 위해서는 심화 훈련이 필요하며, 종합적인 심초음파 검사를 하기 위해서는 전문가 협진이 필요하다.

배경

현장 심초음파(point-of-care cardiac ultrasound)로 판막 질환을 발견하는 것은 중요하다. 특히 원인을 알 수 없는 심폐부전이 동반된 환자들은 현장에서 급성 판막 질환에 대한 평가를 받아야 한다. 기본 심초음파 판막 평가에는 2-D 검사와 색조 혈류 도플러 검사가 포함되며, 심방 및 심실의 크기와 기능도 함께 평가해야 한다. 응급 현장초음파를 이용한 판막 평가가 환자 치료에 유용한 경우는 설명이 불가능한 폐부종, 심부전, 패혈성 쇼크 및 인공호흡기 의존 등의 경우가 있다. 또한 응급 현장초음파의 판막 평가는 체외순환보조 금기증(예: 정동맥체외막산소공급[venoarterial extracorporeal membrane oxygenation, VA-ECMO]이나 대동맥 내 풍선 펌프 대위박동[intra-aortic balloon pump counterpulsation, IABP])을 확인하는 데에도 도움을 줄 수 있다.

미국심장초음파학회와 유럽심장초음파협회의 지침은 자연 판막 역류, 협착, 그리고 인공 판막 기능부전의 심초음파 소견을 상세히 기술하고 있다.[1-7] 원발성 판막 역류의 전문 평가는 중증도를 분류하기 위해 여러 정량적, 준정량적, 정성적 검사들을 활용한다. 그러나 승모판의 정량적 평가가 보다 정확한 예후와 사망률을 반영한다 할지라도,[8] 이러한 평가를 위해서는 시간과 전문성이 모두 필요하다. 심지어 경험 있는 심초음파 검사자 사이에서도 정량적 변수 측정에 대한 관찰자간 일치도(interobserver agreement)가 낮다.[9] 그러므로, 일부 전문가들은 판막역류증의 정량적 평가 과정은 과학보다 예술에 가깝다고 평가한다.[10] 또한, 급성 악화 상태에서 중증 판막 역류는 정성적 평가만으로도 충분히 평가될 수 있으며, 정량적 평가를 통해 얻는 추가적인 이점은 매우 제한적이다.[11] 따라서 전문적인 판막 평가를 수행하기 위해 필요한 전문 지식, 장비 및 시간은 응급 현장초음파의 범위를 벗어난다.

중환자 치료에서 현장 심장초음파의 기본 및 고급 술기를 요약한 문헌이 출간되었다.[12] 심장 판막 평가를 할 때는 일차적으로 중증의 대동맥판 역류 또는 승모판 역류를 선별하기 위해 2-D 초음파와 색조혈류 도플러를 사용한다. 치료받지 않은 급성 중증 판막 역류는 매우 높은 사망률을 보인다. 판막 역류가 처음 발견된 경우, 이전 영상 없이 만성적인 것인지 평가하는 것은 어렵다.[11] 현장 판막 평가의 핵심은 환자에게 혈역학적 영향을 줄 수 있는 판막 이상을 신속하게 식별하는 것이므로, 역류의 중증도를 분류하는 것이 중요하다. 중증의 판막 역류가 발견된다면 전문적인 심초음파를 응급으로 의뢰하거나 기계적 보조 또는 수술과 같은 빠른 치료가 필요하다. 따라서 급성 악화 및 합병증을 유발할 수 있는 "중증인 경우(severe)"와 그 외의 "중증이 아닌 경우(nonsevere)"로 판막 질환을 구분하는 것이 필요하다. 만약 중증 판막 역류인지 그렇지 않은 경우인지 판단하기 어렵다면 즉시 전문적인 심초음파 검사를 의뢰해야 한다. 또한, 일부 중증 판막 역류는 만성적인 것이어서 긴급한 중재술이 필요하지 않는 상황도 있다.

일반적 고려사항

2-D 심초음파(Two-dimensional imaging)

판막과 그 주변의 해부학적 구조에 대한 2-D 심초음파 검사는 다양한 각도에서 시행되어야 한다. 비정상 소견이 발견되면, 검사자는 해당 소견의 정확한 위치(판막엽 관련성), 추정 질환(예: 심내막염, 허혈성, 확장성), 그리고 기능 부전의 기전(예: 탈출[prolapse], 동요[flail], 제한[restriction], 천공[perforation]) 등을 파악해야 한다.[5,6] 인공 판막의 기능과 병변에 대한 평가는 심초음파 전문가 수준의 기술이 필요하다.

판막의 석회화, 증식물(vegetation), 비후, 동요 판막, 그리고 판막의 테더링(tethering)은 모두 2-D 검사로 식별할 수 있다.[1] 주요 구조적 결함은 중증도일 가능성을 고려하여 신속히 검사해야 한다. 감염성 심내막염은 현장 심초음파로 배제할 수 없으며, 정밀한 심초음파 검사를 해도 15% 정도의 위음성 결과가 나타날 수 있다.[7] 증식물은 전형적으로 판막의 낮은 압력 부위에서 발생하며, 구조적 이상이나 크기 증가 시 발견될 수 있다.

마지막으로, 판막 이상으로 인한 심장의 적응 과정을 인지하는 것이 중요하다. 심방과 심실 크기 평가는 만성 여부뿐만 아니라 중증도 판단에 도움을 줄 수 있다. 좌심실과 좌심방은 급성 판막 역류 시 일반적으로 확장되지 않는다. 그러나 급성과 만성 역류를 감별하는 것이 어려우므로, 전문 심초음파 검사와 이전 심초음파 영상을 통해 확인하는 것이 필요하다.

검사의 범위(Scope of examination)

현장 심초음파의 판막 평가는 다른 영역(예: 우심실, 좌심실, 하대 정맥, 심낭) 평가에 비해 상대적으로 적게 시행되고 있으며, 중증의 승모판 또는 대동맥 판막의 역류를 확인하는 데 목표를 두고 있다. 이러한 소견이 발견되지 않아 치료받지 못할 경우, 중증 질환 또는 사망으로 이어질 수 있다.[12] 급성 중증 대동맥판 역류를 유발하는 대동맥 박리, 심내막염 또는 외상, 심근경색 또는 심내막염에 의한 급성 중증 승모판 역류는 반드시 적시에 진단되어야 한다. 또한 삼첨판 역류도 쉽게 식별할 수 있으며, 폐 고혈압, 폐색전증, 또는 심내막염과 같은 기저 질환의 진단을 뒷받침하는데 도움이 될 수 있다.

판막 협착은 2-D 초음파 검사를 통해 의심될 수 있지만, 중증도를 정확하게 평가하는 것은 전문가의 숙련된 기술이 필요하다. 일반적으로 판막 협착은 진단 시간에 덜 민감하다. 협착 판막의 특성을 파악하기 위해서는 주로 분광 도플러(spectral Doppler) 검사가 필요하고, 이는 전문적인 심초음파 검사자에게 의뢰하는 것이 바람직하다.

색조 혈류 도플러(Color flow doppler)

색조 혈류 도플러 검사는 판막 역류의 신속한 평가를 위한 주요 방법으로 사용되며, 이를 사용할 때는 몇 가지 주의사항과 흔히 발생할 수 있는 오류들을 알아두는 것이 중요하다. 이 검사를 사용하기 전에, 펄스반복주파수(pulse repetition frequency, PRF), 나이키스트 한계(nyquist limit) 및 에일리어싱(aliasing)과 같은 주요 개념들을 이해하는 것이 필수적이다(Fig. 19.1, TABLE 19.1. Chapter 2, 5).

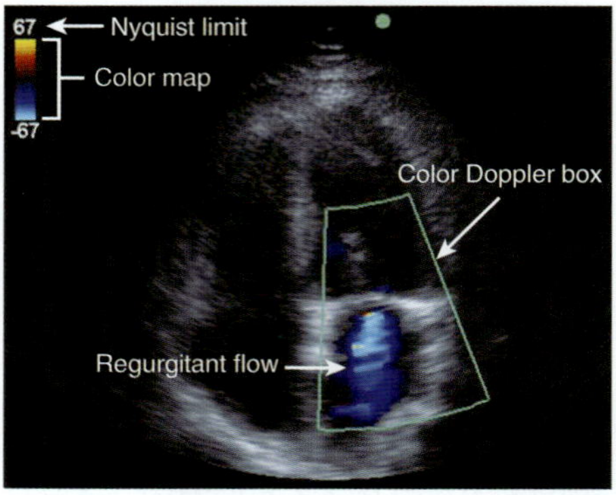

Figure 19.1 색도플러. 나이키스트 한계, 컬러 맵 및 컬러 박스(승모판과 역류 혈액을 받는 방인 좌심방을 덮고 있는)가 보인다.

색조 혈류 도플러를 활용한 역류 평가의 정확도와 성능을 향상시키기 위한 권장사항은 다음과 같다.[1,6,13]

- 영상 깊이의 최소화
- 좁은 영상 영역(narrow image sector size) 사용
- 색조 감도(gain)의 적절한 조절
- 영상 단면(imaging plane)을 혈류 방향과 평행하게 맞추기
- 나이키스트 한계를 40-70 cm/s으로 조절
- 검사하려는 판막과 혈류를 받는 방(chamber)을 포함하는 가장 작은 컬러 박스(color box)의 의 사용

TABLE 19.1 색조 혈류 도플러 용어 정리

용어	정의
펄스반복주파수 (Pulse repetition Frequency, PRF)	펄스반복주파수(초당 파동 수)는 탐촉자가 신호를 보내고 받는 빈도이며 유속과 파를 받는 깊이(interrogation depth)에 의해 결정된다. 첫 번째 펄스가 수신되기 전에 두 번째 펄스가 전송되면 탐촉자는 두 펄스의 반사 신호를 구별할 수 없으며 에일리어싱이 발생한다.
나이키스트 한계 (Nyquist limit)	나이키스트 한계는 에일리어싱이 발생하기 전에 기계가 색조 혈류 도플러로 정확하게 표시할 수 있는 혈류의 상한 속도이며, PRF를 2로 나눈 값이다.
에일리어싱 (Aliasing)	혈류 속도가 나이키스트 한계를 초과하면 기계는 혈류의 방향 또는 속도를 정확하게 표시할 수 없다.
컬러 맵 (Color map)	컬러 맵은 혈류의 방향과 해당 속도에 대해 정의한다. 일반적으로 탐촉자로부터 *멀어지는* 혈류를 청색으로 하고 탐촉자로 *향하는* 혈류를 적색으로 한다. 속도는 파란색 또는 빨간색의 색조로 표현된다. 더 밝은 색조는 더 빠른 속도를 나타내며, 더 어두운 색조는 더 느린 속도를 나타낸다.

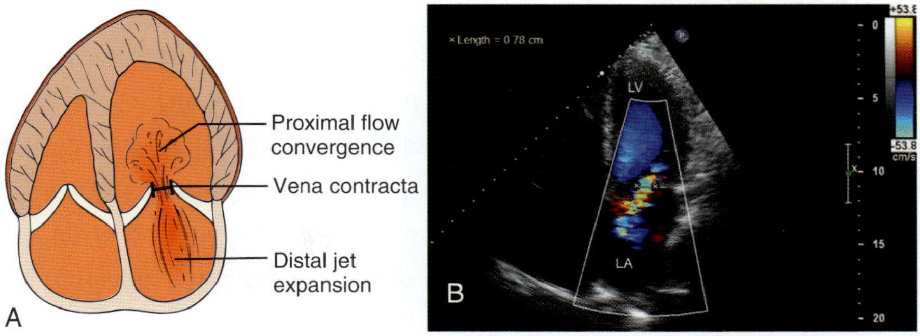

Figure 19.2 역류 혈류의 가장 좁은 부위(Vena Contracta Width, VCW). (A) VCW 측정 위치를 보여주는 개략도. (B) 중증 승모판역류를 나타내는 0.78 cm의 VCW를 보여주는 심첨부 4방 영상. *LA*: 좌심방, *LV*: 좌심실.

색조 혈류 도플러로 역류되는 혈류를 찾아내고, 역류 혈류 색조 분사의 크기를 통해 그 중증도를 평가한다. 역류의 중증도를 더 정확하게 평가하기 위한 추가적인 방법으로, 색조 혈류 도플러 제트의 가장 좁은 부분인 역류 분사의 폭(vena contracta width, VCW) 측정이 있다. VCW는 역류되는 색조 혈류 도플러의 가장 좁은 직경을 말하며, 이는 유효 역류 개구면적(effective regurgitant orifice area, EROA)을 반영한다. VCW는 근위부 혈류 수렴 지점(proximal flow convergence, PFC)과 원위부 역류 혈류 확대(distal jet expansion) 사이의 좁은 부위(neck)에서 역류 색조 분사에 수직으로 측정한다(Fig. 19.2, Video 19.1). 이는 고정된 입구(fixed orifices)에서는 추진력(driving pressure)과 유속에 대체로 영향을 받지 않는 측정값이지만, 여러 개의 역류 혈류들이 있는 경우 이 방법의 정확도는 감소할 수 있다.[5,6,13]

분광 도플러(Spectral doppler)

분광도플러는 간헐파형 도플러(pulsed-wave Doppler) 및 연속파형 도플러(continuous-wave Doppler)를 포함하는 기술로, 판막과 혈역학적 평가에 정량적인 방법을 제공한다. 이 기술은 시간이 다소 소요되지만, 추가적인 교육을 통해 응급현장초음파에 적용될 수 있다. 혈류 역전(flow reversal), 선행 혈류 밀도(antegrade flow density), 속도, 압력반감시간(pressure half-time, PHT), 감속시간(deceleration time, DT)과 같은 분광 도플러에서 측정하는 여러 변수들은 판막 질환의 중증도를 평가하는 데 도움이 될 수 있지만, 이 장에서의 논의 범위를 넘어선다.[1,2,5,6,14]

병리학적 소견(Pathologic Findings)

승모판 역류(Mitral regurgitation, MR)

승모판 역류는 수축기에 승모판막이 불완전하게 폐쇄되어 혈액이 좌심방으로 역류하는 현상이다. 이 역류의 정도는 역류개구면적에 주로 영향을 받는다. 또한, 수축기의 지속 시간과 좌심방과 좌심실 사이의 압력 차이에 의해서도 영향을 받는다.[12] 승모판 역류는 승모판 자체의 병리학적 문제(원발성 MR) 또는 구조적으로 정상인 승모판이 기능적 문제(이차성 MR)를 일으킬 때 발생할 수 있다.[13]

2-D 심초음파 소견 (Two-dimensional findings)

판막 평가의 첫 단계는 2-D 모드에서 판막의 형태를 시각적으로 평가하는 것이다. 승모판의 형태학적 평가는 주로 흉골연 장축(PLAX), 심첨부 4방(A4C), 늑골하 4방(S4C) 영상에서 이루어진다. 정상적인 승모판 판막엽은 얇고 유연하며, 이완기에는 완전히 열리고, 수축기에는 판막이 닫혀 엽 끝이 서로 완전히 맞닿는 것이 관찰된다. 2-D 검사에서 관찰되는 형태학적 이상에는 판막엽의 두께 증가, 석회화, 증식물, 판막엽의 천공 등이 포함된다(Video 19.2).[1] 판막엽의 교합 이상에는 판막엽 제한, 엽 탈출(prolapsed) 또는 동요 판막엽이 포함된다(Fig. 19.3, Video 19.3). 좌심실의 확장과 판막끈의 늘어남(chordal stretch)으로 인해 기능적 승모판 역류가 발생할 수 있으며, 이는 엽의 텐팅과 교합 장애로 나타난다(Video 19.4).[6] 비대해진 중격은 좌심실 유출로(LVOT)에서 혈류의 흐름을 가속시키고, 수축기 동안 승모판 전단지 끝을 잡아당겨 동적 좌심실 유출로 폐쇄(dynamic LVOT obstruction)를 일으킬 수 있다. 이러한 포착 현상은 수축기 전방 운동으로 알려져 있으며, 패혈증 쇼크 환자에서 높은 사망률과 관련되어 있다. 이 경우 적절한 수액 보충 또는 베타 차단제를 통한 치료가 필수적이다(Video 19.5–19.6).[15] 승모판 전방 엽의 포착 현상은 2-D 검사에서 관찰될 수 있으며, 중격이 비정상적으로 두꺼워 보일 경우 반드시 평가되어야 한다.[16]

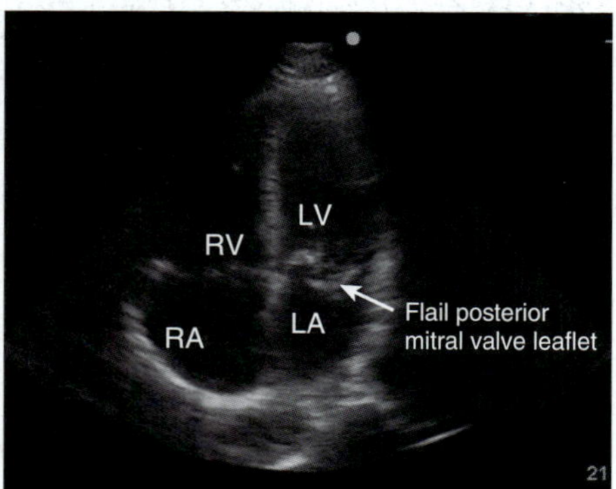

Figure 19.3 동요 승모판막. 심첨부 4방 영상에서 뒤쪽 승모판막 엽이 앞쪽 승모판막 엽 뒤에서 닫히는 것을 볼 수 있으며, 중증 승모판 역류를 보여준다. *LA*: 좌심방, *LV*: 좌심실, *RA*: 우심방, *RV*: 우심실.

승모판막 질환을 시간 경과에 따라 이해하기 위해서는 좌심방과 좌심실의 크기와 기능을 평가하는 것이 중요하다. 만성적인 MR이 오래 지속될 경우, 좌심방의 크기와 순응성이 천천히 증가하여 역류하는 혈류를 수용하게 된다. 만성적인 혈액 과부하에 의해 좌심실이 확장될 수 있다. 급성 또는 아급성 MR의 경우, 심방의 크기와 순응성이 점진적으로 증가할 시간이 충분하지 않다. 따라서 급성 MR은 대부분 정상적인 좌심방 및 좌심실 크기를 가진 상태에서 급성 폐부종을 일으키게 되며, 이는 2-D 평가에서 확인할 수 있다(Video 19.7).[6]

색조 혈류 도플러 소견 (Color flow doppler findings)

색조 혈류 도플러는 승모판 역류(MR)를 탐지하는 기본적인 방법이며, 표준화된 정성적 및 정량적 지표들은 MR의 중증도를 결정하는 데 도움을 준다(TABLE 19.2).[1,17] 이 중에서, 제트 면적 측정이 상대적으로 간단하여 자주 사용된다. 하지만 이는 좌심방 크기, 부하 상태, 좌심실 기능에 영향을 받아 완벽하지 않다.[4,12] 중증이 아닌 MR은 일부 환자들에게 혈역학적으로 영향을 미칠 수 있으나(Fig. 19.4, Video 19.8), 중증 MR은 모든 환자에게 중요하며 즉시 식별되어야 한다(Fig. 19.5, Video 19.9).

TABLE 19.2 중증 승모판 역류의 소견

2-D 초음파	색조 혈류 도플러	분광 도플러(전문)
• 중증 판막 질환 소견 (일차성: 동요 판막엽, 유두근 파열, 심한 판막 수축[retraction], 큰 천공; 이차성: 중증 텐팅, 엽의 부적절 교합)	• 중심 역류 혈류 면적 〉좌심방의 50% • 역류 분사의 폭(VCW) ≥ 0.7 cm (〉0.8 for biplane)[a] • 좌심방 편심성의 역류 혈류 소용돌이(Eccentric jet swirling)	• 역류량 ≥ 60 mL • 역류 분획 ≥ 50% • 폐정맥 수축기 혈류 역류 • E-파 우세(〉1.2m/sec) • 유효 역류 개구면적(EROA) ≥ 0.4 cm^2

[a]심첨부 4방 영상과 심첨부 2방 영상의 평균.

From Zoghbi WA, Adams D, Bonow RO, et al. Recommendations for Noninvasive Evaluation of Native Valvular Regurgitation: A Report from the American Society of Echocardiography Developed in Collaboration with the Society for Cardiovascular Magnetic Resonance. *J Am Soc Echocardiogr.* 2017;30(4):303–371. doi:10.1016/j.echo.2017.01.007.

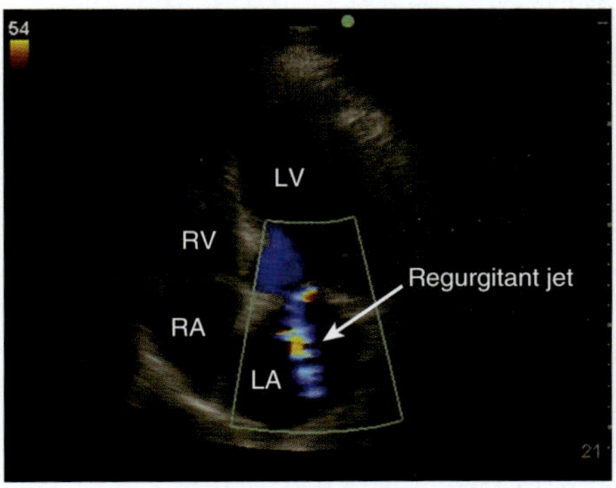

Figure 19.4 **비중증 승모판역류.** 심첨부 4방 영상에서 좌심방에서 보이는 작은 역류 제트가 비중증 승모판역류를 보여준다. *LA*: 좌심방, *LV*: 좌심실, *RA*: 우심방, *RV*: 우심실.

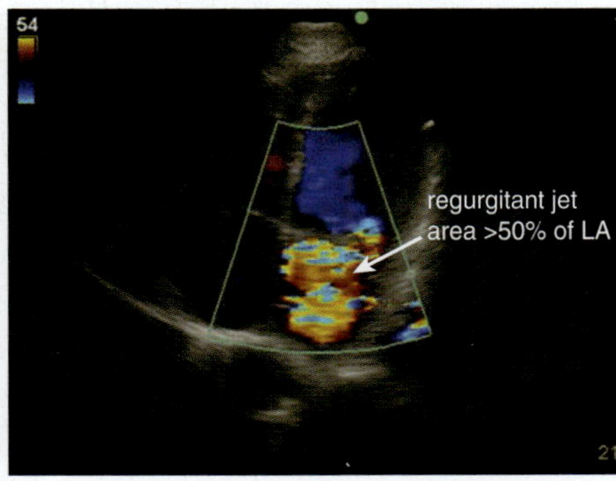

Figure 19.5 **중증 승모판역류.** 심첨부 4방 영상에서 좌심방의 50% 이상을 차지하는 역류 혈류 제트가 보이며, 중증 승모판역류를 나타낸다. *LA*: 좌심방.

역류 혈류 제트의 방향은 MR의 병리와 원인에 대한 단서를 제공할 수 있다. 중앙으로 향하는 제트는 기능적 또는 이차성 MR에서 주로 관찰되며(Fig. 19.1, Video 19.10), 이차성 MR의 일반적인 원인은 좌심실 수축 기능 장애와 좌심실의 확장이다. 편심성 제트(eccentric jets)(Fig. 19.6, Video 19.11)는 주로 원발성 MR에서 비대칭적인 판막엽 기능 장애 시 발생한다. 일반적으로 과도하게 움직이는(탈출 또는 동요) 판막엽은 해당 엽에서 멀어지는 방향으로 역류 제트를 일으키는 반면, 움직임이 제한된 판막엽은 영향을 받은 쪽

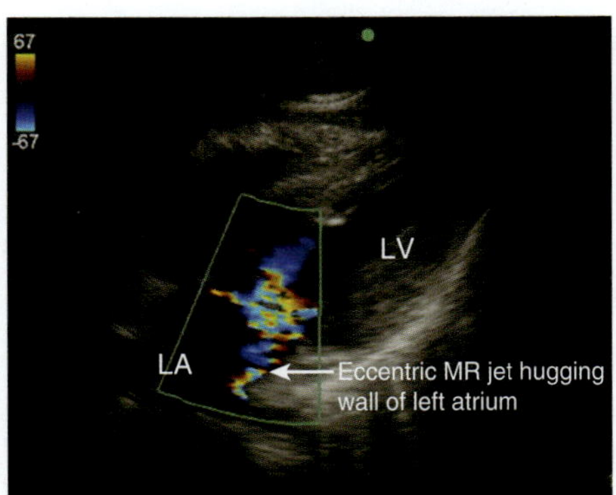

Figure 19.6 **편심성 승모판역류.** 늑골하 4방 영상에서 좌심방 주위를 둘러싼 편심성 승모판역류 제트가 보인다. 역류 제트 면적에 관계없이, 편심성 제트는 중증 승모판역류의 징후다. *LA*: 좌심방, *LV*: 좌심실.

으로 제트를 일으킨다.[6] 승모판의 점액종성 변성과 관련된 판막엽 탈출은 흔하며, 동요 판막엽은 일반적으로 심근 경색에서 유두근 파열 시 관찰된다. 영향을 받은 판막엽 쪽으로 편심성 제트를 동반한 판막엽 움직임 제한은 부분 좌심실 허혈과 류머티즘 승모판 질환에서 발생하는 유두근 기능 장애 등 다양한 상태에서 나타날 수 있다. 그러나 류머티즘 질환이 두 판막엽에 동등하게 영향을 미치면 제트는 중앙으로 향할 수 있다.[4] 심내막염으로 인한 판막엽 손상 시에는 역류 제트의 방향을 예측하기 어려울 수 있다(Video 19.12, 19.13).[7]

대동맥판 역류(Aortic Regurgitation, AR)

대동맥판 역류는 대동맥 판막 또는 대동맥 뿌리(root) 병변으로 인해 발생한다. 급성 대동맥판 역류의 원인은 감염성 심내막염, 흉부외상, 급성 대동맥 박리가 있다. 대동맥판 역류의 다른 원인들은 염증성 질환들, 결합조직질환(connective tissue disease), 그리고 선천성 질환들(이엽 대동맥판막) 등이 있다.[1]

2-D 심초음파 소견

대동맥판막의 해부학적 구조와 대동맥판 움직임은 보통 흉골연 장축 영상(PLAX)와 대동맥판막 수준에서 본 흉골연 단축 영상(PSAX)에서 가장 잘 볼 수 있다. 이러한 영상들을 통해 검사자는 확장된 대동맥 뿌리(Video 19.14), 이엽 대동맥판막, 큰 증식물(Video 19.15)을 찾아낼 수 있다. 드물게 대동맥 박리의 판(flap)이 보일 수 있지만, 경흉부 심초음파를 통한 대동맥 박리의 진단 민감도는 낮다.[18] 심내막염으로 인한 대동맥 판막의 증식은 정상적인 소견인 Lambl 돌출(Lambl's excrescence) (Video 19.16) 또는 Arantius 결절(Arantius' nodules)과 혼동되어서는 안 된다.[19]

대동맥판 역류(AR)에 따른 좌심방과 좌심실의 적응 정도를 평가하는 것도 필수적이다. AR에 의한 만성적인 용적 과부하는 좌심실 확장을 일으키며(Video 19.17), 심실 기능은 초기에는 정상이나 점진적으로 좌심실 기능 장애가 발생한다.[4] 급성 AR 환자의 경우 좌심실 확장기말 혈압이 급격히 상승하며, 적응되어 있지 않은 심실에서는 급성 용적 과부하가 발생한다(Video 19.18). 만성 AR의 급성 악화에서도 유사한 소견이 나타나며, 증상이 더 심할 수 있다.[11]

색조 혈류 도플러 소견

색조 혈류 도플러 검사는 AR을 인지하고 중증도를 평가하는 데 도움을 준다. 색조 혈류 도플러 검사를 위한 기본 영상은 대동맥 판막과 도플러 축이 잘 맞는 심첨부 5방 영상(Apical 5-chamber view, A5C) (Fig. 19.7)와 대동맥 판막, 좌심실 유출로, 대동맥의 축방향 해상도가 좋은 흉골연 장축 영상(Fig. 19.8)이 있다. 중증 AR의 기준은 TABLE 19.3에 있다.[1]

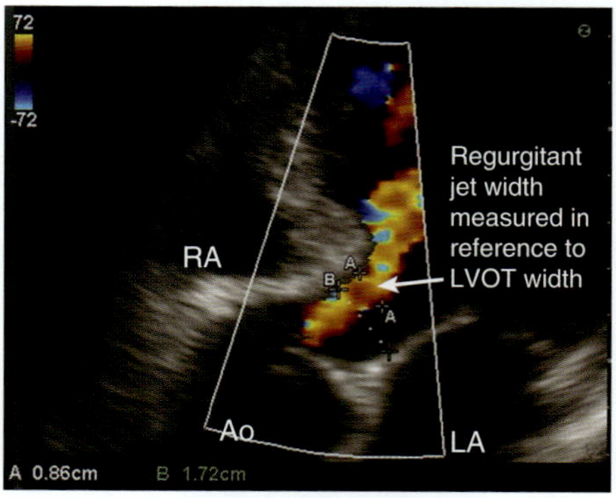

Figure 19.7 대동맥판 역류 제트 폭. 심첨부 5방 대동맥판막 부위 확대 영상에서, 좌심실 유출로의 역류 제트가 좌심실 유출로 폭의 50%를 차지하는 것을 보여준다. *Ao*: 대동맥. *LA*: 좌심방, *LVOT*: 좌심실 유출로, *RA*: 우심방.

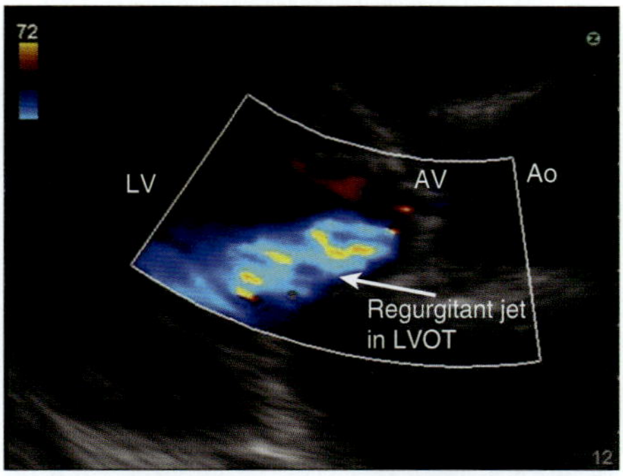

Figure 19.8 대동맥판 역류. 흉골연 장축 영상에서 대동맥 판막(*AV*)과 좌심실 유출로(*LVOT*)로의 역류 흐름이 보인다. *Ao*: 대동맥, *LV*: 좌심실.

삼첨판 역류(Tricuspid Regurgitation, TR)

삼첨판막의 앞쪽 판막엽은 셋 중에 가장 크며, 일반적으로 삼첨판막은 승모판막보다 얇다. 삼첨판막의 평가는 우심실의 크기와 기능과 함께 이루어져야 한다. 우심실 압력 과부하에 의한 기능적 삼첨판 역류는 판막의 병변에 따른 구조적 삼첨판 역류보다 흔하다(Video 19.19). 구조적 삼첨판 역류의 원인은 심내막염, 류마티스성 심장 질환(승모판과 대동맥판막과 동반된), 점액성 퇴화, Ebstein 기형, 카르시노이드증후군(carcinoid syndrome), 외상 등이 있다(Video 19.20).[4]

이면성 심초음파 소견

삼첨판막의 평가는 승모판과 유사하다. 2-D 늑골하 영상과 심첨부 4방 영상에서 기능적 TR을 일으키는 중증의 팽만(tenting)과 판막의 교합 결함뿐만 아니라, 판막엽의 동요, 증식, 탈출 등을 관찰할 수 있다.

색조 혈류 도플러 소견

색조 혈류 도플러는 중증의 TR을 탐지할 수 있다(Fig. 19.9, Video 19.21–19.25).[1] 중증 TR을 나타내는 소견에는 우심방 면적의 50% 이상을 차지하는 중심 부위 제트, 0.7 cm 이상의 역류 분사의 폭(VCM), 우심방 벽을 따라 흐르는 편심성 제트의 존재 등을 포함한다. TABLE 19.4에는 중증 TR의 특징이 정리되어 있다.[1]

판막 협착성 질환 (Stenotic Valvular Lesions)

판막 협착은 2-D 초음파 검사에서 다양한 이상 소견을 보여준다. 형태학적으로 정상적인 판막은 임상적으로 중증 협착을 배제할 수 있다. 일반적으로 판막 협착 시에는 판막 운동이 감

TABLE 19.3 중증 대동맥판 역류 소견

2-D 심초음파	색조 혈류 도플러	분광 도플러(전문)
•중증 판막 질환 소견 (비정상/동요 판막, 또는 큰 교합 부전)	• 큰 중심성 역류 혈류; 다양한 편심성 역류 혈류 • 역류 혈류 폭/LVOT 직경 ≥ 65% • 역류 혈류 면적/LVOT 단면 ≥ 60% • 역류 분사의 폭(VCW) 〉 0.6 cm	• 압력반감시간(PHT) 〈 200 m/s • 뚜렷한 이완기 역류 역류량 ≥ 60 mL • 역류 분획 ≥ 50% • 유효 역류 개구면적(EROA) ≥ 0.3 cm^2

LVOT, 좌심실유출로.
From Zoghbi WA, Adams D, Bonow RO, et al. Recommendations for Noninvasive Evaluation of Native Valvular Regurgitation: A Report from the American Society of Echocardiography Developed in Collaboration with the Society for Cardiovascular Magnetic Resonance. *J Am Soc Echocardiogr.* 2017;30(4):303–371. doi:10.1016/j.echo.2017.01.007.

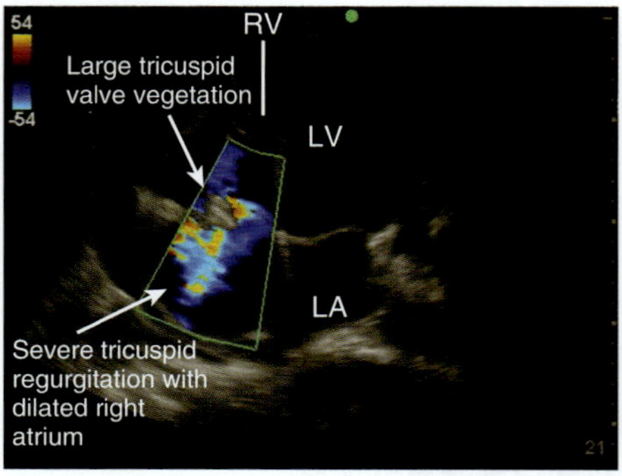

Figure 19.9 중증 삼첨판 역류. 심첨부 4방 영상에서 감염성 심내막염으로 인한 중증 삼첨판 역류를 보여준다. 큰 증식물, 심한 우심방 확대, 소량의 심낭삼출을 주목해야 한다. *LA*: 좌심방, *LV*: 좌심실, *RV*: 우심실.

소하며, 판막이 두껍고 석회화 되어 있다(Fig. 19.10–19.11, Video 19.26). 또한, 협착으로 인한 증가된 부하에 대응하여 상류 심실이 확장되거나 비대해질 수 있다.[2] 응급 현장 심초음파 검사에서는 협착을 시사하는 소견을 정성적으로 평가하는 것이 적절하다. 정성적인 응급 현장초음파 판막 검사는 중증 대동맥판 협착을 선별하는 데 진단적으로 유용한 정보를 제공할 수 있다. 만약 판막이 정상 형태를 보이며 정상적으로 움직인다면, 중증 대동맥판 협착을 배제할 수 있다.[20] 판막 협착이 의심된다면 도플러를 이용한 전문

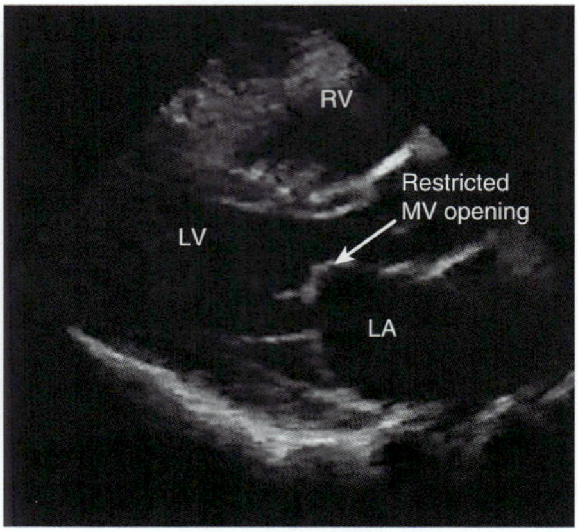

Figure 19.10 류머티즘성 승모판 협착. 흉골연 장축 영상에서 볼 수 있는, 특징적인 "수축기 돔 형태" 또는 "하키 스틱" 패턴을 보이며 류머티즘성 승모판 협착을 시사하는 감소된 승모판 판막 개방. *LA*: 좌심방, *LV*: 좌심실, *MV*: 승모판막, *RV*: 우심실.

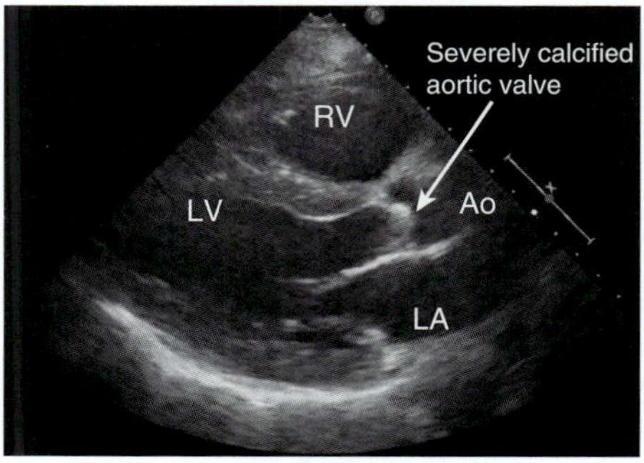

Figure 19.11 심한 대동맥 협착. 흉골연 장축 영상에서 볼 수 있는 중증 대동맥판 협착 환자의 석회화가 심한 대동맥 판막. *Ao*: 대동맥, *LA*: 좌심방, *LV*: 좌심실, *RV*: 우심실.

TABLE 19.4 중증 승모판 역류 소견

2-D 심초음파	색조 혈류 도플러	분광 도플러(전문)
• 중증 판막 질환 소견(동요 판막엽, 큰 천공, 또는 엽의 수축으로 인한 부정 교합)	• 큰 중심성 제트 또는 다양한 크기의 편심성 제트 • 우심방의 50% 이상을 차지하는 중심성 제트[a] • 역류 분사의 폭(VCW) ≥ 0.7 cm[a]	• 역류량 ≥ 45 mL • 간정맥 수축기 역류 혈류 • 삼첨판 유입 E파 우세 (>1 m/sec) • 효과적인 역류 구멍 면적 > 0.4 cm^2

[a]나이키스트 한계(nyquist limit)를 50~70 cm/sec으로 설정.

From Zoghbi WA, Adams D, Bonow RO, et al. Recommendations for Noninvasive Evaluation of Native Valvular Regurgitation: A Report from the American Society of Echocardiography Developed in Collaboration with the Society for Cardiovascular Magnetic Resonance. *J Am Soc Echocardiogr.* 2017;30(4):303–371. doi:10.1016/j.echo.2017.01.007.

적 심초음파 검사와 정량적 측정 방법이 시행되어야 한다.

요점 정리

- 응급 현장초음파에서 판막 평가는 특히 중증 승모판 역류 또는 대동맥판 역류를 찾아내는 데 중점을 두어야 한다.
- 2-D 검사를 통한 판막 형태의 전반적인 관찰은 판막 이상 평가의 중요한 첫 단계이다.
- 판막의 형태와 움직임이 정상이라면, 임상적으로 중증 판막 협착을 배제할 수 있다.
- 색조 혈류 도플러는 역류를 찾아내고 중증도를 결정하는 가장 기본적이고 널리 사용되는 방법이다.
- 색조 혈류 도플러의 원리와 한계점을 이해하는 것은, 이 영상기법을 안전하고 효과적으로 사용하기 위해 필수적이다. 최적의 색조 혈류 도플러 영상을 얻으려면 얕은 깊이, 적절한 감도, 좁은 영상 영역, 좁은 섹터, 혈류의 흐름과 평행하게, 가능한 가장 작은 색조 혈류 도플러 박스로, 초음파 설정을 조정해야 한다.
- 명백한 심실 확장이 없는 경우 급성, 만성 환자에게 발생한 급성 악화, 또는 만성 판막 역류를 구별하기 위해 이전 심초음파 결과를 검토하는 것이 필요하다. 좌심방 및 좌심실의 확장은 각각 승모판 및 대동맥 판막의 만성 역류를 시사한다.
- 판막 병변의 혈역학적 중증도가 심초음파 검사의 중증도와 항상 일치하는 것은 아니다.
- 이미지 해상도가 우수할 경우, 역류 분사의 폭(vena contracta width, VCW)은 중증 승모판 역류(중증 〉 0.7 mm)와 대동맥판 역류(중증 〉 0.6 mm)를 평가하는 데 유용한 반정량적인 검사이다.

CHAPTER 20

경식도 심초음파

Transesophageal Echocardiography

Brian M. Buchanan ▪ Hailey Hobbs ▪ Robert Arntfield :: 윤 희

핵심 포인트

- 경식도 심초음파(transesophageal echocardiography, TEE)는 경흉부 심초음파(transthoracic echocardiography, TTE)보다 더 높은 품질의 선명한 이미지를 제공할 수 있다.
- 현장 심초음파(point-of-care cardiac ultrasound)를 숙련되게 사용할 수 있는 전문가는 TEE 이미지를 빠르게 학습하여 해석할 수 있다.
- 종합적인 TEE의 28가지 영상은 목표 지향적, 현장 중심의 TEE에서 일반적으로 필요하지 않다. 네 가지 영상 뷰가 TEE의 시작으로 적합하며, 이는 혈역학적으로 불안정한 환자에서 생명을 위협하는 질환을 신속히 식별하는 데 충분하다.
- 경식도 현장초음파(point-of-care transesophageal echocardiography, POC-TEE)는 심정지 상황에서 특히 유용하며, 가슴 압박을 방해하지 않으면서 심정지 환자의 진단, 치료, 예후 평가에 도움을 줄 수 있다.

배경

경식도 현장심초음파(POC-TEE)는 해부학적 또는 임상적 상태로 경흉부 접근이 제한적인 경우, 특히 비만, 폐 과팽창, 피하 기종, 또는 심정지와 같은 상황에서 특히 유용하다.[1-3]

POC-TEE는 고품질의 이미지를 신뢰성 있게 획득할 수 있게 하며, 혈역학적 불안정성, 용적 반응성 예측, 심내 션트, 흉부 대동맥 박리, 심장 수술 후 상황 등 다양한 임상 시나리오에서 TTE보다 진단적 우수성이 입증되었다.[4-8]

비록 중증 질환에서 진단적 가치와 신뢰성이 높음에도 불구하고, POC-TEE의 사용은 여전히 새로운 것으로 간주되며, 그 도입에는 몇 가지 장벽이 존재한다. 이러한 장벽으로는 TEE 탐촉자의 비용 및 학제 간의 정치적인 이슈, POC-TEE에 대한 표준 교육의 부재 등이 있다.

훈련(Training)

POC-TEE 교육에는 여러 특수한 고려 사항들이 있다. 과거에 TEE는 주로 심장 전문의들이 사용하는 도구였으나, 최근 발표된 지침과 합의들은 마취과학, 응급의학, 중환자 치료를 전문으로 하는 의사들의 검사를 지지하며, 특히 소생술에 있어서 그러하다.[3,6,9-13] 국제적으로 중환자 심초음파의 교육 기준은 POC-TEE를 기본 및 고급 중환자 심초음파로 추가하여 세분화하였다.[14] 심장 마취과 전문의에 의해 수행되는 수술 중 TEE는 POC-TEE와는 구별되는 전문 지

식, 철저한 교육, 그리고 인증이 필요하다.

이미지 해석은 일반적으로 TTE와 TEE 모두 연결되지만, TEE는 공간 지향성, 탐촉자 삽입 및 조작 기술에 따른 추가적인 교육이 필요하다. TTE와 달리, TEE의 침습적 특성은 TEE 훈련을 어렵게 한다. 이를 극복하기 위한 대안으로, 고성능 모형을 이용한 시뮬레이션 교육은 탐촉자 삽입 및 조작 연습을 위한 보충적 기회를 제공한다.[9,15] 시뮬레이션은 여러 분야에서 학습자의 숙련도를 빠르게 높이는 것으로 나타났다.[16–19]

POC-TEE에서 숙련도를 달성하기 위해 필요한 스캔의 수는 전문 분야에 따라 다를 수 있다. 중환자 치료에서의 한 전문가 합의는, 고급 중환자 심초음파에서 숙련도를 얻기 위해 35건의 완전히 감독된 TEE 훈련이 필요하다고 제안하지만, 시뮬레이션을 교육을 이용하면 이 숫자를 줄일 수 있다.[16,19,20,21]

적응증(Indications)

POC-TEE의 주요 적응증은 TTE와 유사하며, 심장의 용적 상태, 양측 심실 기능, 심낭, 그리고 좌측 심장 판막의 평가가 포함된다. 특정 사례에서, 추가 훈련을 받은 검사자들은 더 전문적인 스캔을 할 수 있다(TABLE 20.1). POC-TEE를 사용할 때는 일반적으로 POC-TTE 검사 영상 품질이 떨어지거나 불충분한 정보를 얻게 될 때, 또는 TTE가 여러 임상적인 상황으로 실행하기 어려운 경우, 예를 들어 심폐소생술(CPR)이나 수술 중에 시행된다.

금기증(Contraindications)

TEE 사용에 있어 절대적 금기 사항에는 식도나 위의 천공, 식도 종양, 협착증 또는 식도게실, 활동성 위장관 출혈, 최근 식도 또는 상부 위장관 수술력 등이 있다. 상대적 금기 사항은 TABLE 20.2에 자세히 기술되어 있다.[22] 환자나 가족이 신뢰할 수 있는 병력 정보를 제공하지 못하는 경우, 의무 기록을 검토하여 금기 사항이 있는지 확인해야 한다. 최종적으로, 위험과 잠재적인 이익을 고려한 후 시행해야 한다.

TABLE 20.1 POC-TEE 적응증

기본 적응증	전문 적응증
쇼크 심정지 체액량 평가 심낭삼출 중증 판막 질환	전문 혈역학*(심폐 상호작용, 심박출량, 이완기 평가)* 술기 지도*(ECMO, 심박동기, 카테터 삽입)* 심내막염 전문 판막 평가 급성 대동맥 병리*(대동맥 박리)* 천공된 동맥중격 결손/단락 심인성 색전*(좌심방귀)*

ECMO, Extracorporeal membrane oxygenation

TABLE 20.2 TEE 금기증

TEE 금기증	
절대적 금기	1. 위소화기계 병리*(장천공, 활동성 상부 위장관 출혈, 최근 상부 위장관 수술)* 2. 식도 병리*(협착, 종양, 천공, 게실, 식도 절제술, 식도-위 절제술, 최근 식도 수술)*
상대적 금기	1. 위소화기계병리*(최근 상부 위장관 출혈, 소화성 궤양 질환, 식도염, 연하곤란, 위장관 수술, 증상이 있는 횡격막 탈장)* 2. 식도 병리*(말로리-바이스 누공, 경화증, 식도 정맥류)* 3. 경추 질환*(축추관절 질환, 심한 관절염)* 4. 과거 두부/목/가슴 방사선 치료 5. 응고 장애, 혈소판 감소

TEE, Transesophageal echocardiography.
From Hilberath JN, Oakes DA, Shernan SK, et al. Safety of transesophageal echocardiography. *J Am Soc Echocardiogr*. 2010;23(11):1115–1127. doi:10.1016/j.echo.2010.08.013.

합병증(Complications)

TEE는 합병증 발생률이 낮고, 검사의 안전성이 잘 확립되어 있다.[4,21-24] TEE의 부작용 및 합병증은 주로 기도 확보 여부, 약물에 의한 진정, 금기증, 그리고 검사자의 숙련도에 따라 달라진다. 전체 합병증 비율은 중증 식도 손상의 경우 0.03%에서부터, 항응고제를 사용하는 환자들에게 발생하는 경미한 구강 인두 출혈의 경우 2.3% 미만의 범위에 이른다.[21,24-26]

POC-TEE의 경우, 시술 받는 대부분의 환자들이 중증 질환을 앓고 있으며 보통 기관 삽관이 되어 있어, 기도 안전성과 관련된 위험이 상당히 감소된다. 진정 약물 사용으로 인한 저혈압과 호흡 정지는 일시적인 혈관 수축제의 사용과 인공호흡 세팅 조절이 필요할 수 있다. 탐촉자 삽입이나 조작과 관련된 구인두 및 식도 손상은 드물게 발생하며,[4,22] 경미한 것(구강 인두 출혈)부터 주요 합병증(식도 천공)에 이르기까지 다양하다. 식도 천공의 위험은 일부 환자에게 검사 시행을 주저하는 원인이 될 수 있지만, 그 발생 빈도는 매우 드물다(0.01–0.03%).[21,22] TEE 합병증은 TABLE 20.3에 있다.

TABLE 20.3 TEE 합병증

합병증	
구인두	입술 찢어짐, 치아 손상, 하인두 천공, 실수로 기관 삽관, 주요 출혈
식도	연하통, 연하곤란, 식도 열상 또는 천공
위	위 열상 또는 천공, 출혈
기타	기도 합병증, 열상, 압력 괴사, 기관지 경련, 후두경련, 부정맥, 마취 유발 저혈압

참고 문헌 6, 21, 22, 24, 25.

해부학: 영상 창, 단면, 뷰

식도는 심장과 대혈관을 따라 넓은 음향 창을 제공한다. 이 위치는 뼈, 근육 또는 연조직과 같은 중간 장애물 없이, 심장에 매우 가까이 위치한다. 이러한 심장과의 근접성은 높은 품질의 이미지를 생성할 수 있는 고주파 초음파 탐촉자의 사용을 가능하게 한다. TEE의 두 가지 주요 음향 창은 중간 식도(midesophageal, ME) 창과 경위 창(transgastric, TG)이다. ME 창은 대략 삽입 30–35 cm 깊이에 위치한다. 좌심방은 식도에 매우 가까워 ME 뷰의 모든 근거리에서 쉽게 볼 수 있다. 탐촉자를 위식도관 접합부를 지나 더 전진시키면 TG 창이 나타난다. 개인별 해부학적 특징으로 인해, 표준 탐촉자 삽입 깊이와 변환기 각도에 무조건 맞추기보다는 획득한 이미지에 집중하는 것이 중요하다. TTE와 마찬가지로, 심장과 대혈관의 해부학적 관계를 장축과 단축에서 이해하는 것이 특정 영상을 획득하는 데 필수적이다. 표준 심장 영상 단면에 대한 자세한 내용은 14장을 참조할 수 있다.

표준 TEE 영상 뷰는 음향 창과 영상 단면에 따라 명명된다(Fig. 20.1). 탐촉자를 대략 30–35 cm 삽입하고(ME 위치) 변환기 각도를 0도로 설정하면, 심장을 관상면에서 볼 수 있다. 이 위치는 TEE에 의한 4방 영상을 나타내며, TTE의 심첨 4방 영상의 거울 이미지이다. 이 하나의 음향 창 내에서, 전체 180도 스펙트럼을 따라 다양한 구조물의 무수한 이미지를 생성할 수 있다. 따라서, 검사자는 POC-TEE를 사용할 때 검사의 목적과 얻고자 하는 이미지에 집중해야 한다.

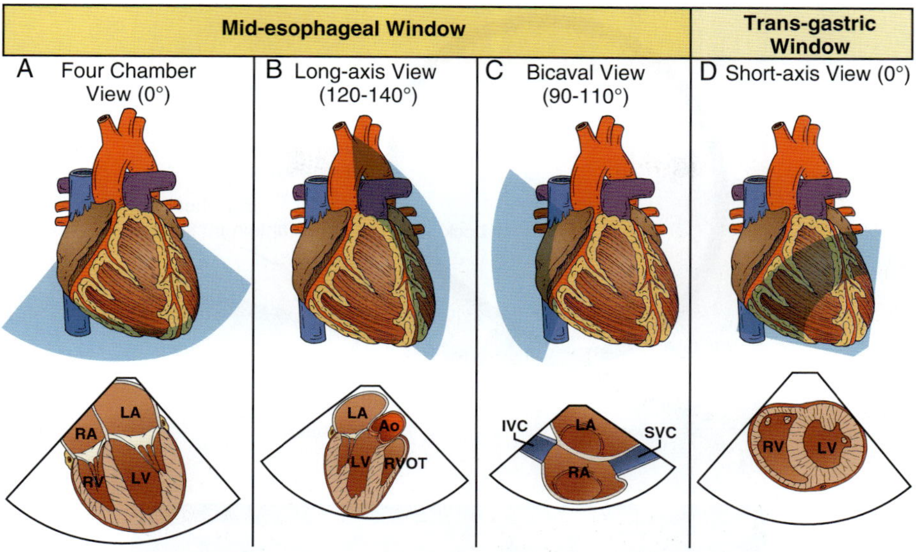

Figure 20.1 **경식도 심초음파 영상.** TEE 영상을 획득하기 위한 표준 영상이 제시되어 있다. 주요 POC-TEE 영상은 중간식도 4-방(A), 중간식도 장축(B), 양대정맥(C) 및 경위 단축(D) 영상이다. *Ao:* 대동맥, *CS:* 관상동맥 정맥, *IVC:* 하대정맥, *LA:* 좌심방, *LV:* 좌심실, *RA:* 우심방, *RV:* 우심실, *RVOT:* 우심실 유출로, *SVC:* 상대정맥. (Modified from Otto, CM. *Textbook of Clinical Echocardiography*. 6th ed. Philadelphia, PA: Elsevier; 2018; Figures 3-1 ~ 3-17.)

영상 획득법(Image Acquisition)

탐촉자 삽입 기술

TEE 탐촉자 삽입은 내시경적 기술을 필요로 한다. 대부분의 경우 POC-TEE는 기도가 확보된 환자에게 진정제를 투여한 상태에서 사행하게 된다. 탐촉자는 잠금 해제된 상태에서 삽입해야 하며, 결코 강하게 조작해서는 안 된다. 탐촉자 끝에는 고온에 대한 경고를 위해 설계된 온도계가 있어, 열 손상의 잠재적 위험을 검사자에게 알려주도록 되어 있다. 충분한 윤활제를 바른 후, 수동적 또는 능동적 조작으로 탐촉자가 전굴된 상태로 인두와 하인두를 통과시키며 삽입된다. 가장 흔한 삽입 과정의 문제는 중앙에서 벗어나는 것으로, 이는 탐촉자가 이상와(pyriform fossa)에 걸리게 할 수 있다. 삽입을 용이하게 하기 위해 일반적으로 턱밀어올리기 방법을 권장한다. 드물게는 후두경이 필요할 수도 있다.

탐촉자와 변환기 조작

TEE 검사 시, 특수한 탐촉자 조작 방법이 필요하다. 탐촉자 머리는 위장관 내에 위치해 있으며, 검사자는 체외에서 탐촉자 조작기를 사용하여 탐촉자를 조작해야 한다(Fig. 20.2). 탐촉자와 변환기 조작은 네 가지 다른 동작으로 설명할 수 있다(Fig. 20.3, Video 20.1).

1. 삽입과 뒤로 빼기: 탐촉자는 식도에서 위장관 방향으로 전진하거나 후퇴할 수 있다. TEE 뷰 명칭은 ME 장축 또는 TG 단축 뷰와 같이, 모두 위장관 영상 창으로 시작한다. 탐촉자를 전진하거나 후퇴시킬 때, 탐촉자는 중립적을 유지하고 잠금 해제된 상태여야 한다.
2. 전굴과 후굴: 큰 조절 바퀴는 탐촉자 끝을

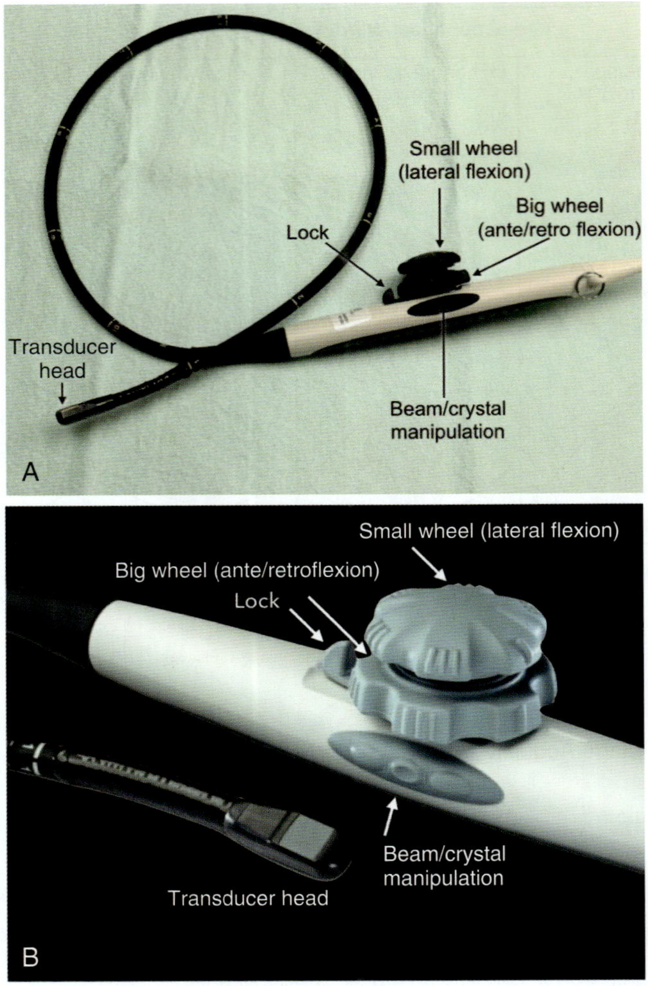

Figure 20.2 경식도 심초음파 탐촉자. (A) 경식도 초음파(TEE) 프로브는 손잡이, 몸체, 그리고 끝 부분으로 구성되어 있다. (B) 프로브 조절 장치는 손잡이에 위치한다. 큰 바퀴는 전방굴곡/후방굴곡을 조절하며, 작은 바퀴는 측방 굴곡을 조절한다.

전후축을 따라 앞쪽(전굴)이나 뒤쪽(후굴)으로 구부린다.

3. 탐촉자 회전: 탐촉자의 앞면을 기준점으로, 탐촉자 자체를 식도 내에서 회전할 수 있다. 중심 흉부 외부의 구조물, 예를 들어 하행 흉부 대동맥과 대정맥을 보여주기 위해서는 큰 회전 동작이 필요하지만, 특정 영역에 초점을 맞추기 위해서는 미세한 회전이 필요하다.
4. 측굴: 조절기 바깥쪽 작은 조절 바퀴를 조작하면 탐침 끝이 오른쪽 또는 왼쪽 측면으로 굽혀진다. 실제로 이 조작은 거의 사용되지 않지만, 때때로 영상 또는 도플러 평면을 최적화하는 데 유용하게 쓸 수 있다.
5. 영상 평면: 거의 모든 TEE 탐침에는 탐침 손잡이 옆면에 두 개의 작은 버튼이 있어, 전자적으로 영상 평면을 중립 위치인 0도에서

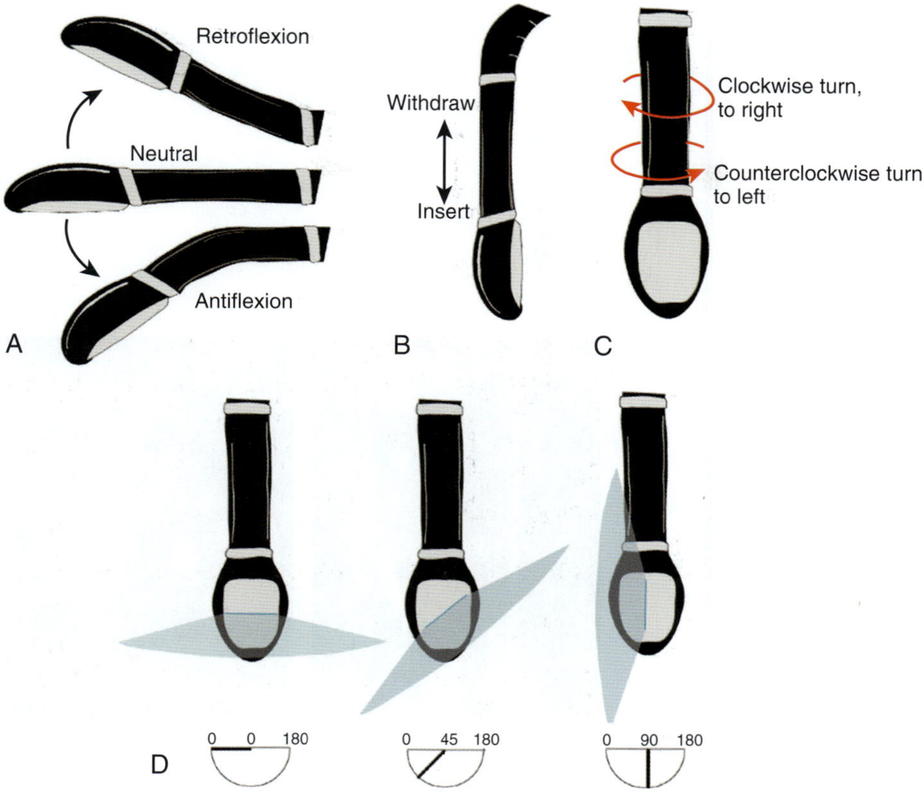

Figure 20.3 경식도 심초음파 탐촉자 조작. TEE 조작의 네 가지 주요 움직임은 (A) 전방굴곡 및 후방굴곡, (B) 삽입 및 뒤로 빼기, (C) 회전, (D) 변환기 평면 각도 조절이다. (From Lang et al. ASE's Comprehensive Echocardiography Second Edition, Saunders/Elsevier, 2016. Fig. 11-1.)

축 평면에서 180도까지 조정할 수 있다.

영상 프로토콜(Imaging Protocol)

POC-TEE는 목표 지향적 검사이며, 전문적인 TEE의 28가지 뷰를 모두 검사해야 하는 경우는 드물다. 제시된 임상적 질문과 검사자의 교육 정도가 획득하는 영상을 결정한다. 몇 가지 TEE 프로토콜이 있지만,[27-29] POC-TEE검사자는 처음에 네 가지 기본 뷰를 배우는 것이 권장된다. 이 네 가지 영상은 기본 POC-TEE(좌심실 기능, 우심실 기능, 심낭, 용적 상태)의 평가와, 검사자에게 TEE의 작동 원리 및 기계 조작 기술을 익힐 수 있게 한다. 이 집중된 네 가지 영상 프로토콜은 TTE의 기본 뷰와 밀접하게 대응된다(TABLE 20.4).

중간 식도 4방 영상 (Midesophageal 4-chamber view)

탐침이 ME 위치에 있고 영상 평면이 0도일 때, ME 4방 뷰를 얻을 수 있다(Video 20.2). 영상 평면은 식도 뒤쪽(근거리)에서부터 종격동 앞쪽(원거리)으로 이어진다. 좌심실의 끝단이 단축된 경우(foreshortened), ME 내에서 탐침을 부드럽게 후굴시켜 좌심방이 타원형으로 보이도록 한다.

TABLE 20.4 기본 TEE 영상, 대응되는 TTE 영상, 공통적인 적응증

TEE 영상		대응되는 TTE 영상		적응증
중간식도 4방	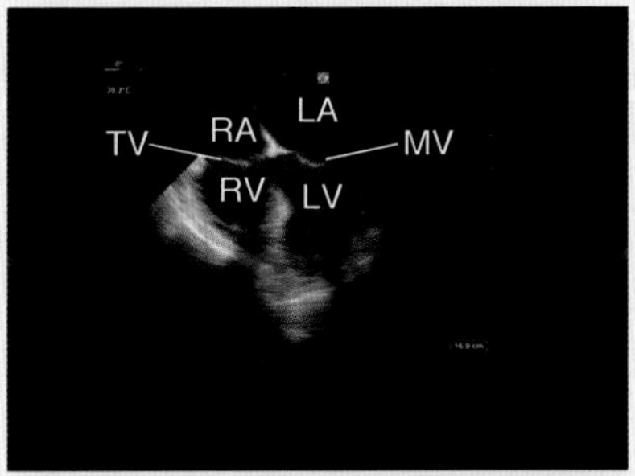	심첨4방	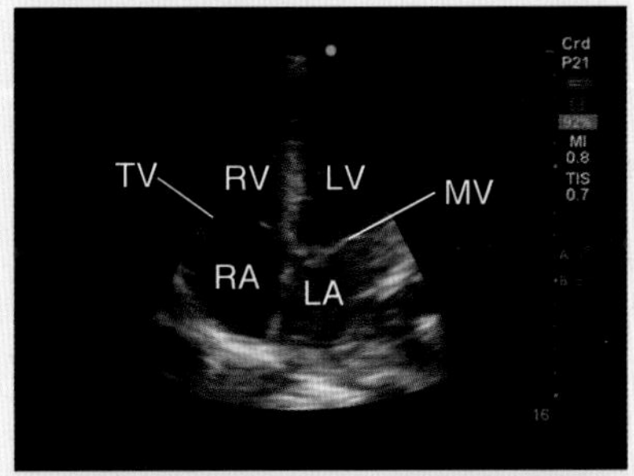	• 좌심실 기능 • 우심실 크기 및 기능 • 대동맥, 승모판, 삼첨판막 • 심낭삼출
중간식도 장축	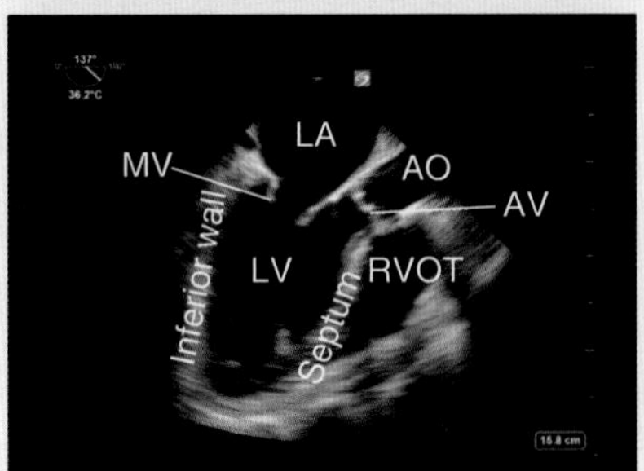	흉골연 장축	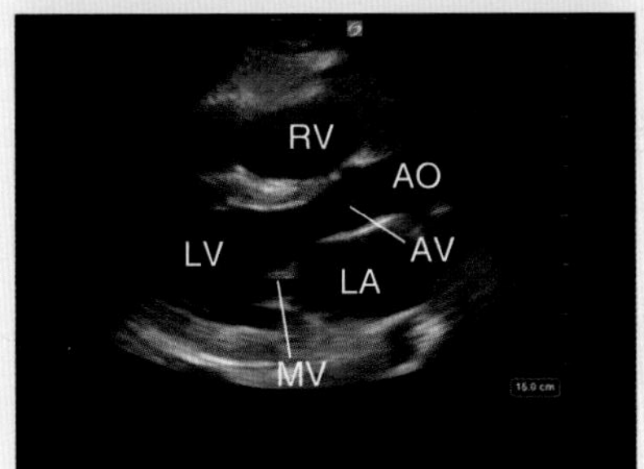	• 좌심실 기능 • 대동맥 및 승모판 • 좌심실 유출로 및 상행 대동맥 • 심낭삼출

중간식도 양대정맥	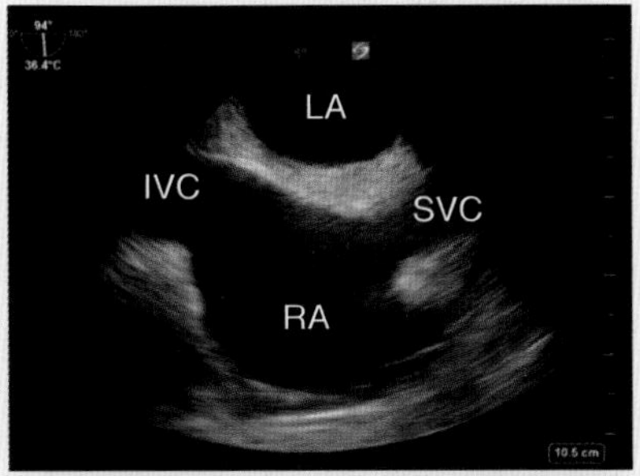	늑골하 하대정맥	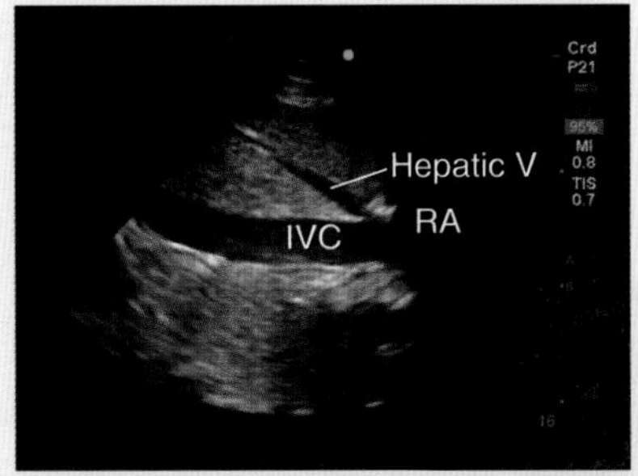	• 상대정맥/하대정맥 변화 • 술기 지도
경위 단축	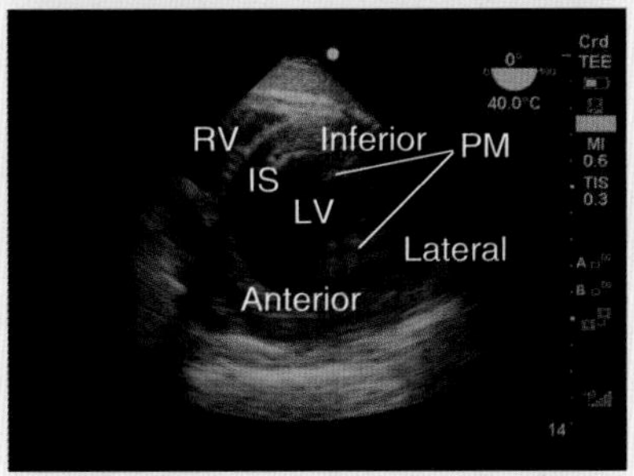	흉골연 단축	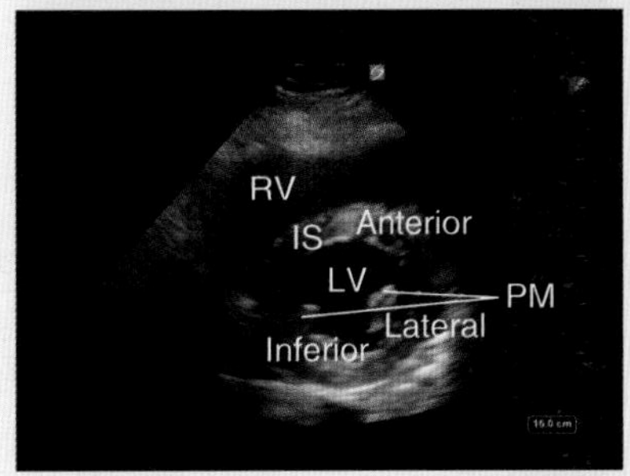	• 좌심실 기능 • 우심실 크기 • 심실 중격 모양 및 운동성 • 심낭삼출

Ao: 대동맥, *IS*: 심실사이막, *IVC*: 하대정맥, *LA*: 좌심방, *LV*: 좌심실, *LVOT*: 좌심실 유출로, *MV*: 승모판막, *PM*: 유두근: *RA*: 우심방, *RV*: 우심실, *SVC*: 상대정맥, *TEE*: 경식도 심장초음파, *TTE*: 경흉부 심장초음파, *TV*: 삼첨판막..

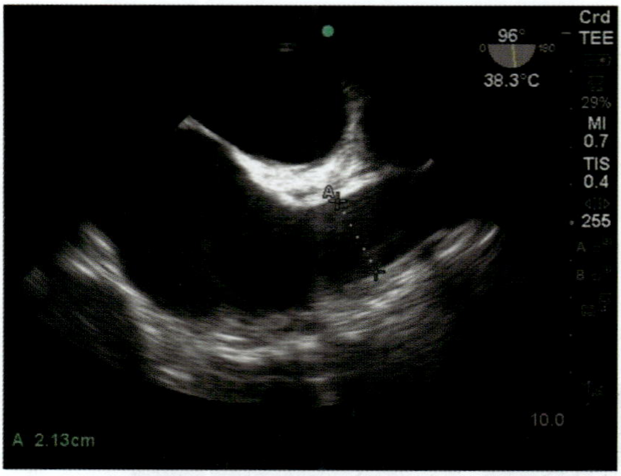

Figure 20.4 상대정맥 평가. 중간식도 양대정맥 영상으로, 상대정맥의 지름이 2.13 cm로 측정된다.

중간 식도 장축 영상 (Midesophageal long-axis view)

120–140도로 영상 평면을 설정한 ME 창에서 중간식도 장축 뷰를 얻을 수 있다(Video 20.3). 중간식도 장축 영상은 흉골연 장축도에 해당하는 TEE 영상이다.

중간 식도 양대정맥 영상 (Midesophageal bicaval view)

상대정맥과 하대정맥의 장축은 ME 창에서 90–110도의 이미징 단면에 해당한다. 대정맥이 중앙에서 오른쪽에 위치하기 때문에, 탐촉자를 시계 방향으로 수동으로 회전(rotation)시켜야 한다(Video 20.4).

경위 단축 영상(유두근 위치) (Transgastric short-axis view [papillary muscle level])

0도로 이미징 단면이 설정된 ME위치에서 시작하여, 탐촉자를 아래로 전진시킨다. 탐촉자가 위에 들어가면, 유두근 수준에서 TG단축 영상을 얻기 위해 탐촉자를 전방굴곡시킨다(Video 20.5).

선택적 응용(Selected Applications)

현장 심초음파의 핵심은, TTE나 TEE를 막론하고, 혈역학적 또는 호흡곤란을 겪는 환자들에게서 좌심실 기능, 우심실 기능, 심낭삼출, 그리고 체액 상태를 평가하는 것이다. TEE의 우수한 영상 품질, 체내 위치, 그리고 새로운 시야는 TTE로는 답할 수 없었던 임상 질문에 대한 답을 제공할 수 있다.

체액 상태 평가(Volume status assessment)

TEE는 TTE에서 보이지 않는 대혈관들(특히, 상대정맥[superior vena cava, SVC])의 영상을 제공한다(Fig. 20.4). ME 양대정맥 영상을 사용하여, M-모드 커서를 SVC에 수직으로 배치하여 가능한 한 가장 넓은 직경을 측정한다(Fig. 20.5, Video 20.6). SVC의 호흡에 따른 변화 정도는 SVC 허탈정도 [SVCCI(%) = 최대 – 최소 / 최대 직경 × 100]를 사용하여 판단될 수 있다.[30] 중환자실 환자군에서, SVC의 호흡에 따른 변화는 하대정맥(IVC)이나 맥박압 변화보다 체액 반응성 예측에 진단 정확도가 더 높다.[7,30,31]

호흡주기에 따른 SVC 21% 변화는 중환자실

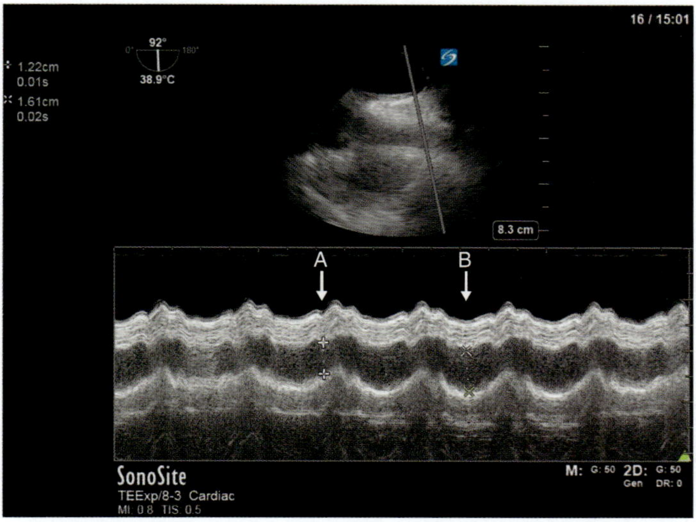

Figure 20.5 **상대정맥 M-모드 변화.** 흡기(A)와 호기(B) 동안 SVC는 24%의 변화를 보인다(1.61 cm – 1.22 cm) / 1.61 cm × 100 = 24%.

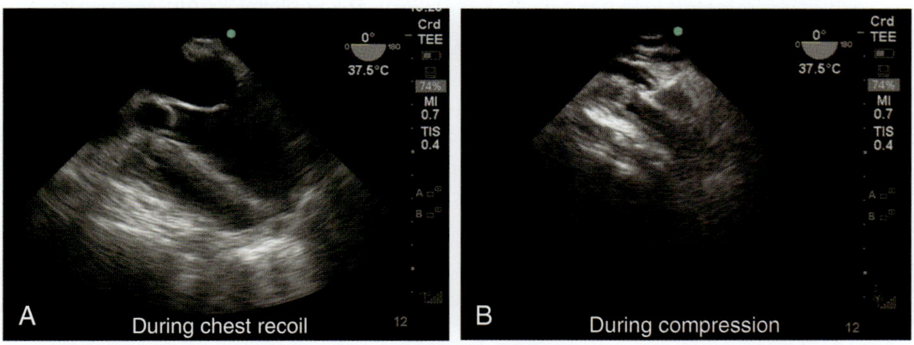

Figure 20.6. **심정지 환자의 중간 식도 4방 영상.** 가슴 반동(A)과 가슴 압박(B) 중인 심장이 보인다.

환자군에서 체액 반응성의 동적 지표로 사용될 수 있으며, 이는 81-84%의 특이도를 가진다(Fig. 20.5). 변화의 기준값을 31%로 적용하면, 90%의 높은 특이도를 보여준다. 반면에, 체액 반응성이 없는 경우는, 호흡주기마다 4% 미만의 SVC 변화로 보는 것이 민감도가 가장 적절하다.[1,7]

심폐소생술(Cardiopulmonary resuscitation)

심정지 시, POC-TEE는 진단, 치료 및 예후 관련 정보를 제공하여 치료 방향을 안내하는 데 특히 유용하다. 심정지 중 목표 지향적 POC-TEE는 심폐소생술 방해를 최소화하면서 심정지 원인을 신속하게 식별할 수 있다. 특히, 경흉부 영상을 사용하지 않음으로써 가슴압박에 대한 직접적인 방해를 방지한다.

심정지 시, 초기에 획득되는 ME 4방 영상은

좌심실, 우심실, 심낭, 그리고 심폐소생술의 품질 평가를 가능하게 한다(Fig. 20.6). TEE는 심정지 역학에 대한 종합적인 혈역학적 평가를 가능하게 하며, 맥박 확인 중 발생 원인 및 심장 활동의 평가하는 데 사용된다. 연구들에 따르면 TEE가 31–67%의 경우에서 심정지 치료 방향을 변경하도록 영향을 주는 것으로 보고되었다.[5,9,32]

마지막으로, 맥박 확인 중 TEE로 심장의 움직임을 평가하는 것은 예후 추정에 유용하다. 맥박 확인 중 초음파로 관찰되는 심장 움직임은 즉각적인 생존과 자발적 순환 회복(ROSC)의 가능성이 높으며, 심장 활동이 전혀 없는 경우는 예후가 좋지 않을 가능성이 높다(Video 20.7–20.8, Chapter 23 참조).[33]

술기 지도(Procedural guidance)

TEE로 얻어진 고품질 영상은 다양한 술기를 지도하는 데 사용될 수 있다. 체외막 산소화(ECMO) 캐뉼라, 대동맥 내 풍선 펌프, 폐동맥 카테터, 경정맥 심박동기 등의 침습적 시술은 TEE를 통한 직접 시각화로 실시간으로 술기를 가이드 할 수 있다.[34–36]

중식도 양대정맥 영상은 술기 시행 시 특히 도움이 된다. 이 영상은 SVC의 장축 영상을 제공하며, 가이드 와이어, 카테터, 캐뉼라 등을 직접적으로 시각화할 수 있다. 동일한 90도 시상면(sagittal) 영상 평면에서 탐촉자를 전진시켜, 하대정맥(IVC)을 TG 창에서 장축 평면으로 시각화할 수 있다(Video 20.9).[34,35]

흉골절개 후 쇼크(Post-sternotomy shock)

흉골절개를 했던 환자들은, 대부분의 경흉부 심장 창이 붕대, 가슴 튜브, 양압 환기로 인해 가려져 있기 때문에 쇼크 상태 평가에 TEE가 일반적으로 사용된다. 흉골절개 후 평가와 관련된 독특한 해부학적 및 수술 관련 평가를 위해서 종종 전문적인 심초음파 검사를 필요로 하지만, 기본 POC-TEE 검사에서도(특히 심낭압전), 이러한 환자들의 쇼크 원인을 밝혀내고 즉각적인 치료를 안내할 수 있다(Video 20.10).

미래 방향성(Future directions)

POC-TEE의 접근성 향상은 응급 상황에서 순환부전 치료 방식에 일련의 변화를 가져왔다. 향후 성장 분야에는 POC-TEE 프로토콜의 확장, 병상에서 ECMO 카뉼라 삽입의 일상적 채택,[36] 응급실에서 대동맥 박리의 신속한 식별,[8,37] 경식도 폐 초음파의 적용,[38] 그리고 연속 모니터링을 위한 소형 경식도 TEE 프로브의 개발[39–42]이 포함된다.

요점 정리

- 비위관과 경위 체온계는 TEE 탐촉자와 식도 점막 사이에 공기를 유입시켜 고품질 영상의 획득을 방해할 수 있다. 탐촉자 삽입 전에 이러한 장치들의 제거를 고려해야 한다.
- 검사자는 TEE를 수행하기 전에 환자의 의무기록을 검토하여 금기 사항을 확인해야 한다. TEE의 절대 금기 사항으로는 식도 병리(협착, 종양, 게실, 식도 절제술, 식도위장 절제술, 최근 식도 수술)와 위장관 병리(천공된 내장, 활동성 상부 위장관 출혈, 최근 상부 위장관 수술)가 있다.
- 특정 급성 환자에서는 상대 금기 사항이 있더라도 POC-TEE의 잠재적 진단 이점이 이를 능가할 경우 시행할 수 있다.
- POC-TEE가 제공하는 방대한 해부학적 정보는 이 술기를 배우는 초보자에게 과도할 수 있다. 4개 영상 프로토콜로 시작함으로써 검사자는 생명을 위협할 수 있는 특정 병적 소견에 집중하는 것이 좋다.
- 심정지 시, 중간식도 4방 영상은 가역적 원인을 평가할 수 있게 하며, 환자의 치료 및 예후 추정을 가이드할 수 있다.

CHAPTER 21

혈류역학

Hemodynamics

Gulrukh Zaidi ▪ Vincent I. Lau ▪ Paul Mayo

:: 하영록

핵심 포인트

- 중환자 심초음파는 순환부전 상태의 환자들의 진단과 처치에 도움이 되는, 최일선의 의사들에게 필수적인 기술이다.
- 몇 가지 도플러 기법들이 중환자들의 혈류역학의 정량 평가를 수행하기 위해 사용될 수 있다.
- 전부하 감수성 평가를 위해 흔히 사용되는 혈류역학 기술이 일박출량 측정이다.

배경

침상옆 심장 초음파 또는 중환자 심초음파(critical care echocardiography, CCE)는 최일선의 의사들에게 유용한 진단 및 모니터링 도구이다. 중환자심초음파의 유용성에 대한 증거들은, 교육수련을 위한 지침을 포함하여, 매우 풍부하며 계속 늘어나고 있는 추세이다. 기본 중환자심초음파는 2-D 경흉부 영상을 사용하여 흔한 임상 질문에 답하는 것을 목표로 목표-지향 검사를 시행하는 것이다. 기본 중환자심초음파는 침상옆 초음파 중에서 중요한 부분으로서, 심기능을 즉각적으로 또는 연속적으로 정성 평가를 가능하게 해준다. 정량적인 혈류역학 평가는 심장내압력과 유속의 측정을 포함하는데, 여기에 분광 도플러(spectral doppler) 기술이 필요하다. 하지만, 도플러를 사용하기 위해서는 부가적인 수련이 필요하다. 정량 평가 속성과 중대한 오류의 잠재성이 있기 때문이다. 혈류역학 평가의 소개를 위해서 이 장에서는 두 개의 가장 흔한 토픽에 집중하고자 한다. 좌심실 일박출량의 측정과 전부하 민감도의 식별이 그것이다.

도플러 원칙(Doppler Principles)

도플러 초음파는 도플러 효과를 이용하여 심장 방들 및 혈관에서 혈류의 방향과 속도를 측정하는 데 이용된다. 혈류역학의 정량적 측정을 위해 필수적인 도플러 원칙에 대한 자세한 지식은 2장에서 언급하였다. 도플러 초음파를 사용하기 전에 우리는 간헐파형도플러와 연속파형 도플러에 대해 숙지하고 있어야 한다. 펄스반복주파수(pulse repetition frequency, PRF)와 에일리어싱(aliasing), 혈류 방향의 효과와 도플러 검사(doppler interrogation).

좌심실 일박출량 (Left Ventricular Stroke Volume)

순환부전을 치료하는 데에 있어서 일박출량과 심박출량에 대한 지식은 담당 의사에게 매우

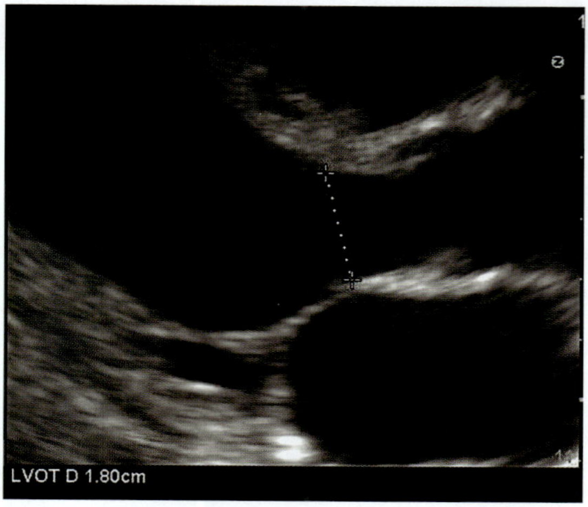

Figure 21.1 좌심실유출(LVOT)로 직경. 흉골연 장축 영상의 대동맥판 기저부의 확대영상(zooming)에서 좌심실유출로 직경을 측정한다. 좌심실유출로 면적 = $(1.8\ cm/2)^2 \times 3.14 = 2.5\ cm^2$.

유용한 정보이다. 일박출량을 측정할 수 있으면 적절한 진단, 치료 의사결정, 치료 방법의 효과를 판단하는 데에 도움이 된다. 고전적으로 일박출량은 침습적 방법에 의해서만, 중환자실이나 수술실에서 제한적으로 얻을 수 있었다. 하지만 침상옆 초음파의 가용성이 증가하면서 훈련받은 치료자가 어떠한 상황에서도 정량적 혈류역학 평가를 시행할 수 있게 되었다. 좌심실 일박출량을 측정하기 위해서는 고품질의 2-D 심장 영상을 획득해야 하고 도플러 초음파 사용의 잠재적인 함정들에 대한 지식이 있어야 한다.

1단계: 좌심실유출로 측정

좌심실유출로의 정확한 측정이 두 가지 이유에 있어서 매우 중요하다. 첫째, 경흉부 심초음파를 이용하면 측정값이 과소평가되는 경향이 있다.[1,2] 둘째, 일박출량을 계산할 때에 좌심실유출로의 반지름을 제곱하기 때문에 정확하지 않은 측정값을 얻으면 훨씬 더 큰 오류가 발생한다.

좌심실유출로 직경을 측정하기 위해서 가장 중요한 것은 좌심실유출로와 대동맥판에 초점을 맞춘 고품질의 흉골연 장축 영상을 얻는 것이다. 앞쪽으로는 우관상동 첨판의 경첩 지점을 양분하고, 뒤쪽으로는 좌관상동 첨판과 비관상동 첨판 사이의 삼각형 지점을 담고 있는 화면을 얻는 것이 이상적이다. 가장 정확한 측정을 위해 대동맥판을 확대한 후에 대동맥판이 최대로 개방되는 중간-수축기에서 정지영상을 확보한다. 대동맥판 기저부에서 좌심실유출로의 직경을 측정한다(Fig. 21.1). 좌심실유출로 직경의 절반으로 반지름을 구하고 아래와 같이 좌심실유출로 단면적을 계산한다.[4]

$$\text{좌심실유출로 면적} = 3.14 \times (\text{좌심실유출로 반지름})^2$$

성인의 정상 좌심실유출로 직경은 1.8–2.2 cm이고, 어느 정도 체형과 비례한다. 참고로 측정된 좌심실유출로 직경은 체표면적에 근거한 예

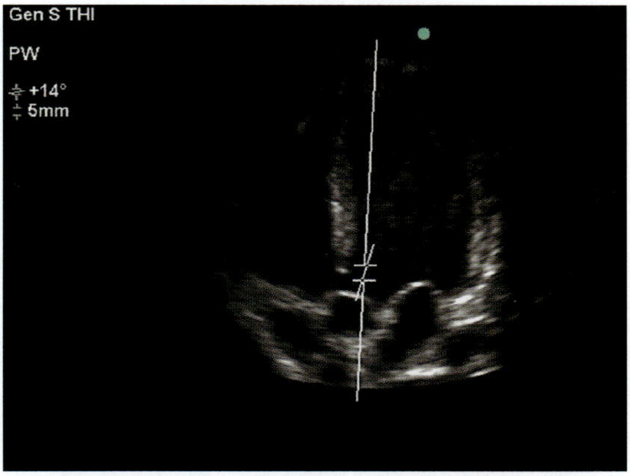

Figure 21.2 좌심실유출로(LVOT) 속도. 심첨부 5방 영상에서 간헐파형도플러 표본용적이 좌심실유출로 중앙에 위치하게 하여 속도시간적분(VTI)을 측정하여 일박출량을 얻는다.

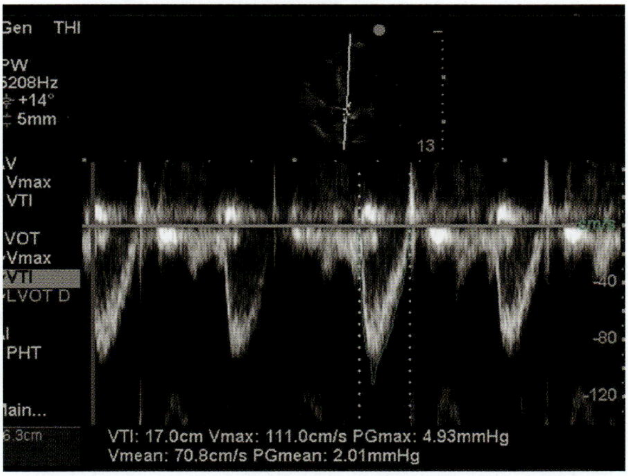

Figure 21.3 속도시간적분(VTI). 심첨부 5방 영상에서 좌심실유출로 속도 곡선 아래 면적을 초음파 기계의 소프트웨어가 자동으로 계산해준다.

상 좌심실유출로 직경의 2 mm 이내의 오차범위에 있다.

예상 좌심실유출로(mm)
= (5.7 × 체표면적) + 12.1.[3]

2단계: 속도시간적분 (Velocity time integral)의 측정

첫째, 측정자는 고품질의 심첨부 5방 영상을 획득해야 한다. 심첨부 4방 영상에서 탐촉자를 10–20도 정도 초음파 빔을 전흉벽 쪽으로 기울이면 좌심실유출로와 대동맥판이 관찰된다. 좌심실유출로에 초점을 맞춰서 좌심실유출로를 최적의 상태로 관찰해야 한다. 이때에 심첨부 5방 영상의 축이 약간 무너질 수도 있다. 간헐파형도플러의 표본용적을 좌심실유출로의 중앙에 위치시킨다(Fig. 21.2). 결과적으로 그려지는 기록이 좌심실유출로의 수축기 유속이다(Fig. 21.3).

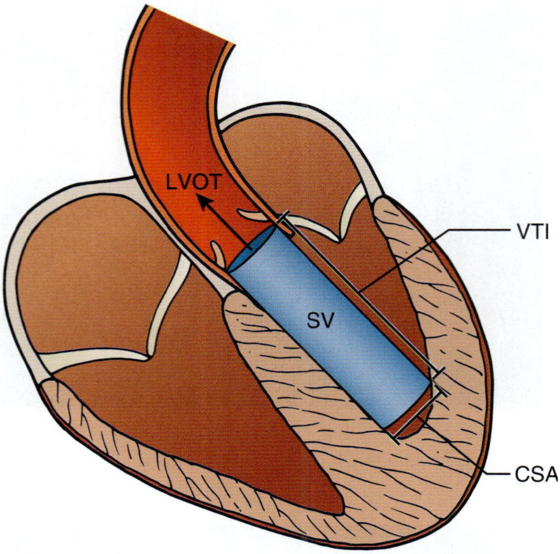

Figure 21.4 일박출량(SV). 일박출량은 원통 모양의 혈액의 용적이다. 원통의 높이는 '속도시간용적(VTI)'이고 밑면의 넓이는 '좌심실 유출로(LVOT)의 단면적(CSA)'이다. 이 두 값을 곱하면 일박출량이 계산된다.

수축기 유속 곡선을 따라 그리면, 초음파 기계의 심장 소프트웨어가 곡선 아래 면적을 계산하여 속도시간적분을 알려준다. 이 속도시간적분 값은 센티미터로 측정되고, 매 심장수축마다 좌심실유출로에서 대동맥으로 방출되는 혈액의 이동한 거리를 나타낸다.

3단계: 일박출량의 계산

좌심실 일박출량을 계산하는 공식은 다음과 같다.

좌심실 일박출량(cm^3) = 좌심실유출로 면적(cm^2) × 좌심실유출로 속도시간적분(cm)

이 공식은 수축기에 좌심실유출로에서 대동맥으로 나가는 혈액의 용적 모양이 원기둥이라는 개념에 근거한다. 일박출량은 바닥이 좌심실유출로의 단면적이고 높이가 좌심실유출로의 속도시간적분인 원기둥의 용적이다(Fig. 21.4). 속도시간적분은 매 좌심실 수축으로 인해 원기둥 모양의 혈액이 여행한 거리를 의미한다. Fig. 21.5와 Video 21.1에 일박출량을 계산하는 세 단계가 잘 설명되어 있다. 대부분의 초음파 기계에는 심장 소프트웨어가 있어서 좌심실유출로의 직경과 속도시간적분을 측정하면 자동으로 좌심실 일박출량이 계산된다. 이 기술로 측정된 좌심실 일박출량은 열희석법(thermodilution) 측정값만큼 정확하다고 알려져 있다.[5] 하지만 검사자들은 이 기술의 몇 가지 흔한 함정들에 대해 숙지하고 있어야 한다.

1. 좌심실유출로 직경을 정확하게 측정하기 위해서 반드시 고품질의 좌심실유출로 2-D 영상을 얻어야 한다. 일박출량 계산을 할 때에 좌심실유출로의 반지름을 제곱해야 하기 때문에 오차가 훨씬 커지게 된다. 두세 번 측정하여 평균값을 사용하면 이 오차를 완

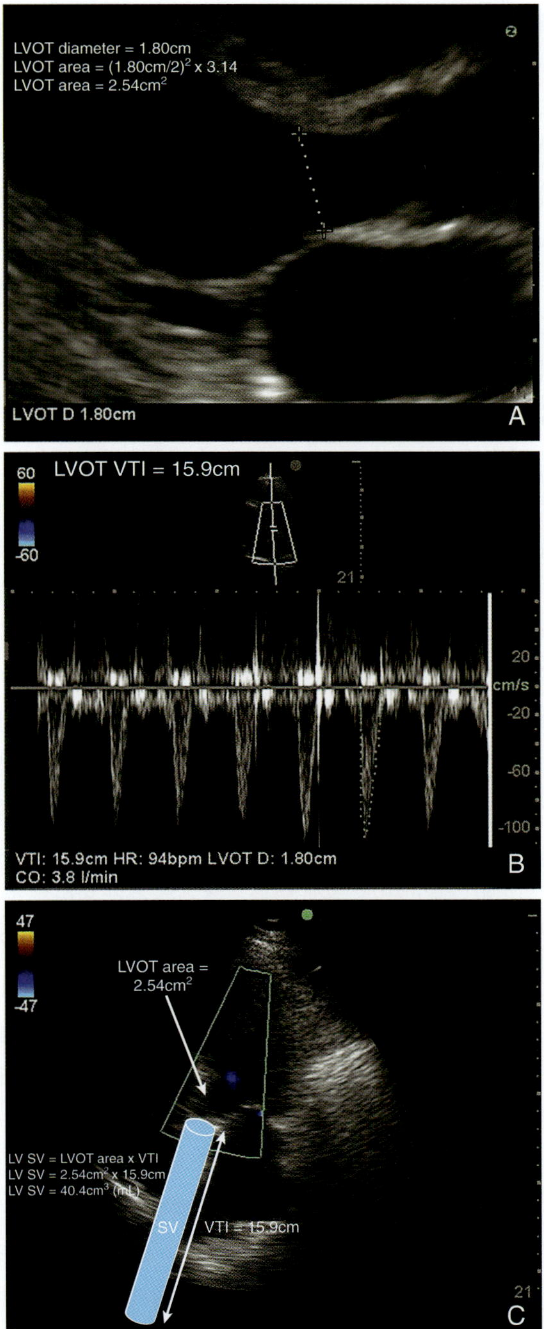

Figure 21.5 일박출량 계산. (A) 첫째, 흉골연 장축 영상을 확대하여 좌심실유출(LVOT)로 직경을 측정한다. (B) 둘째, 간헐파형도플러의 표본용적을 대동맥판 아래의 좌심실 유출로 중앙에 위치시킨 후 속도시간용적(VTI)을 측정한다(15.9 cm). (C) 셋째, 속도시간적분과 좌심실유출로 면적을 곱하여 일박출량을 계산한다: 좌심실 일박출량 = 2.54 cm^2 × 15.9 cm = 40.4 cm^3 or mL.

화할 수 있다. 일반적으로 좌심실유출로 직경은 경흉부 심초음파로 측정한 경우에 흔히 과소평가된다고 한다.

2. 다른 모든 도플러 측정과 마찬가지로, 좌심실유출로 속도시간적분은 각도 의존적이어서 좌심실유출로를 잘 노출해 놓아야 한다. 검사자는 적절한 도플러 각도를 얻기 위해서 2-D 영상 조작을 잘 해야 한다. 환자의 호흡에 의해서 심장이 움직이면 이상적인 영상면에서 벗어날 수 있어서 도플러 측정에 오차가 발생할 수도 있다.
3. 도플러 표본용적을 대동맥판 쪽으로 너무 깊은 곳에서 측정하면 가속 효과에 의해 좌심실유출로 속도시간적분 과대평가될 수 있다. 대동맥판 폐쇄 신호가 보이면 표본용적이 너무 대동맥판과 가까운 위치에서 측정된 것이다(Fig. 21.6).
4. 심방세동과 같이 불규칙한 심율동인 경우에는, 좌심실 충만시간이 고르지 않아서 좌심실 일박출량이 일정하지 않다. 여러 개의 측정값들(심방세동인 경우에는 5개 이상)을 측정하고 평균값을 계산하여 평균 좌심실 일박출량으로 사용한다.

좌심실 일박출량 계산 외에도 좌심실유출로 속도시간적분은 반정량적(semi-quantitative) 도구로서 다음과 같이 이용될 수 있다.

1. 일박출량 감소의 신속한 진단. 좌심실유출로 속도시간적분의 측정이 감소된 좌심실 일박출량을 감지하는 용도로 사용될 수 있다. 속도시간적분이 정상 범위(18-22 cm)이면 혈류역학적 기능부전이 좌심실 일박출량의 감소와 연관이 없다는 것이다. 만약 속도시간적분이 크게 감소된 경우라면, 산소전달(DO2)이 위험한 정도로 감소되었는지 결정하기 위해서, 좌심실 일박출량의 정량적 계산이 필요하다.
2. 전부하 감수성. 좌심실유출로 속도시간적분과 최고속도가 일박출량과 연관되어 있어서 둘 다 전부하 감수성을 판단하는 데에 이용될 수 있다.

좌심실 일박출량 측정의 임상적 적용

1. 좌심실 박출률은 좌심실 일박출량과 연관성이 제한되어 있다. 환자의 좌심실이 작으면서 과활동성인 경우는 박출률은 높지만, 일박출량은 감소되어 있다. 반대로 중증 확장성 심근병증으로 박출률이 감소된 경우에서도 정상 좌심실 일박출량을 보일 수 있다. 혈류역학적 기능부전인 환자에서, 우리는 박출률과 일박출량을 모두 측정할 수 있어야, 올바른 임상적 의사결정을 할 수 있다.
2. 좌심실 일박출량의 연속 측정. 좌심실 일박출량을 증가시키기 위한 치료가 시작되면, 연속으로 일박출량을 측정하여 그 치료의 효과를 즉각 알아챌 수 있다. 예를 들어, 심박출량을 증가시키기 위해 심근수축촉진제를 사용한다면, 치료자가 연속으로 좌심실유출로 속도시간적분을 측정해서, 기대 효과에 적정한 약물 조절을 할 수 있다.
3. 심박출량의 계산. 심박출량을 계산하는 데에 좌심실 일박출량이 필요하다. 일박출량에 맥박수를 곱하면 심박출량이 된다. 심박출량 = 일박출량 × 분당 맥박수.
4. 판막 평가. 좌심실 일박출량, 속도시간적분, 및 최고속도는 흔히 판막 협착과 역류의 정량적 평가에 사용되는 측정 항목이다.
5. 전부하 감수성. 좌심실 일박출량은 전부하 감수성 평가에 사용된다.

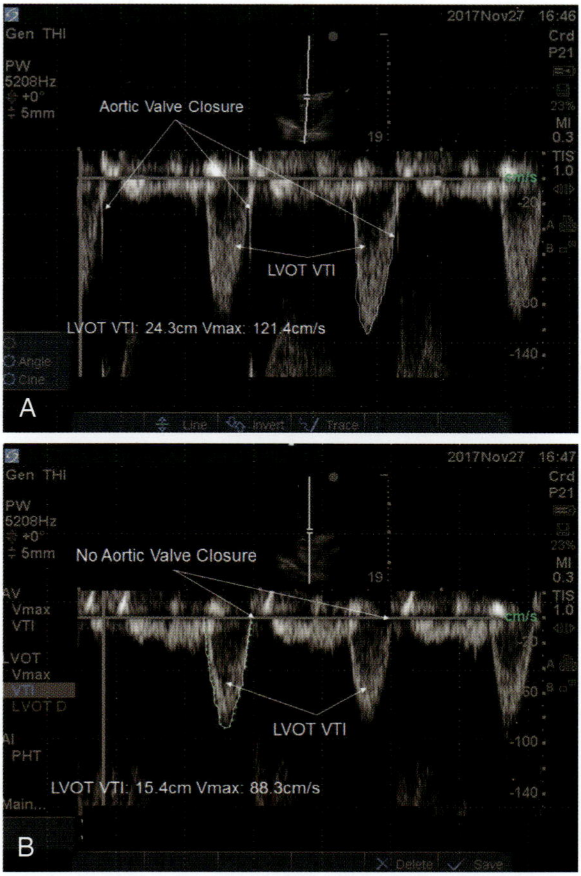

Figure 21.6 정확한 간헐파형(PW)도플러 표본용적 위치. (A) 간헐파도플러 표본용적을 대동맥판(AV)에 너무 가까운 곳에 위치시키면, 대동판을 통하여 혈류 가속이 발생하여 좌심실유출(LVOT)로 속도시간적분(VTI)이 과대평가될 수 있다. 대동맥판 닫힘 신호가 관찰되면 표본용적이 대동맥판과 너무 가깝다는 것을 의미한다. (B) 좌심실유출로에 표본용적이 정확하게 위치시킨 경우에는 대동맥판 닫힘 신호가 관찰되지 않는다. 이 환자에서 대동맥판 혈류 가속이 반영된 좌심실유출로 속도시간적분 값은 24.3 cm이었지만, 제대로 측정하면 15.4 cm이었다.

전부하 감수성 평가 (Assessment of Preload Sensitivity)

전부하 감수성(또는 용적 반응성) 평가는 소생 환경에서 일상적으로 하는 질문이다. 이 임상적 질문은 최근에 더욱 중요하게 인식되고 있다. 과하게 용적 소생을 하는 경우 중환자에서 사망률이 증가하는 것으로 보고되었기 때문이다.[4,6]

임상적 소견으로 용적 소생이 필요한 상황(출혈, 혈량 저하 소견 등)에서는 빠른 의사결정을 위한 초음파의 역할이 크지 않을 것이다. 임상적으로도 진단검사로도 애매한 경우가 더 흔한 시나리오이고, 침상옆 초음파와 심초음파가 임상적 의사결정에 도움이 되는 상황일 것이다. 초기 초음파 결과에 근거해서 용적 부하의 금기 소견이 없다면(우심실 확장, 좌심실 수축기능 감소, 폐 초음파에서 양측 B-선들), 검사자는 용적 투여가 좌심실 일박출량과 심박출량을 증가시킬 것인지를 결정할 수 있는 고급기술을 사용해야 한다. 세 가지 결과가 가능하다.

1. 높은 가능성의 전부하 감수성: 용적 소생이 적응된다.
2. 낮은 가능성의 전부하 감수성: 용적 소생이 적응되지 않는다.
3. 애매한 결과: 용적 소생의 결정을 위해서 부가적인 정보가 필요하거나 임상적 형태에 근거하여 결정한다.

불행하게도 초음파 검사는 고급기술로도 애매한 결과를 보일 수 있다. 문헌들을 리뷰해보면 어떠한 기술을 활용해서 컷오프를 확립하더라도, 의미 있는 숫자의 가양성과 가음성이 나온다고 보고하고 있다.[7] 치료자들은 "회색지대(gray zone)" 접근법을 사용할 수 있다. 즉, 양 극단의 값만이 진단적 가치가 있는 것이고 그 외의 값은 애매하므로 임상적 판단이 필요하다. 이전 문헌에서는 절대 컷오프 값이 표준이었지만, 최근 문헌들은 이러한 접근법을 반대한다.[7]

일박출량, 좌심실유출로 속도시간적분, 또는 최고 속도의 호흡에 따른 변화를 분석하는 방법도 전부하 감수성의 평가에 유용하다. 이는 동맥 파형으로 측정된 맥압의 호흡성 변화를 이용한 잘 검증된 방법에 근거한다.[8,9] 동맥 맥압의 호흡성 변화의 평가는 일박출량의 호흡성 변화로 대신할 수 있다. 도플러 심초음파를 이용하여 일박출량의 변화를 직접 측정하도록 한다. 심장주기 내내 좌심실유출로 직경이 일정하다고 가정하면, 좌심실유출로의 속도시간적분이나 최고 속도가 직접적으로 일박출량과 비례하기 때문에, 일박출량을 정량 계산할 필요는 없다. 일박출량의 호흡성 변화가 12%보다 크면 환자는 전부하 민감성이 있을 확률이 높은 것이다(즉, 일박출량 및 심박출량이 용적 소생으로 증가할 것이다).[10] 이 방법을 유용하게 이용하려면 몇 가지 중요한 점들을 알고 있어야 한다.

1. 환자는 최소한 8 cc/kg(이상적인 체중, ideal body weight)의 일회호흡량으로 인공호흡기에 연결되어 있어야 한다. 전부하 민감성을 평가할 때에는, 표준 일회호흡량인 6 cc/kg에서 잠깐 동안 올려야 한다.
2. 환자는 완전히 인공호흡기에 수동적이어야 한다. 환자의 자연 호흡 노력이 있으면 안 된다.
3. 환자는 규칙적인 동 율동이어야 하고 맥박수/호흡수 비율이 3.6보다 커야 한다.
4. 비록 초기 문헌들은 전부하 감수성에 대한 컷오프 값을 12%라고 보고하였지만, 호흡성 변화를 "회색지대" 접근법으로 해석하는 것이 더 좋다고 여겨진다. 즉, 일박출량, 좌심실유출로의 속도시간적분이나 최고 속도가 큰 폭으로 변화할수록 환자의 전부하 감수성일 확률이 더 커진다는 뜻이다.
5. 치료자는 일박출량의 호흡성 변화 분석에서 우심실 기능의 평가를 포함해야 한다. 우심실 기능부전이 있다면, 위에 열거된 변수들의 호흡성 변화가 의미 있다 하더라도 용적 소생에 금기가 될 수 있다.
6. 일박출량의 호흡성 변화는 일회호흡량과 호기말양압(positive end-expiratory pressure, PEEP)의 변화와 연관되어 있다. 일회호흡량과 호기말양압을 증가시키면 일박출량의 호흡성 변화량도 증가한다. 그러므로 동일한 일회호흡량과 호기말양압을 유지한 상태로 연속 측정(모니터링)을 해야 한다.
7. 실제 임상에서, 인공호흡기 치료를 받는 많은 환자들이 위에 언급된 1–6의 요구를 만족하지 않는다는 것을 알아야 한다.[11]

전부하 감수성을 결정할 수 있는 대체 방법

으로 수동하지거상(passive leg rasing, PLR) 방법이 있다. 침대 머리부분을 30도 올린 상태에서 시작한다. 좌심실유출로 속도시간적분을 측정한다. 이후에 환자의 양측 하지를 45도 올린 앙와위 자세를 취하게 한다. 이 자세로 인하여 빠르게 혈액이 흉부 구획으로 재분배된다. 1분 후에 좌심실유출로 속도시간적분을 다시 측정한다(Fig. 21.8). 속도시간적분이나 일박출량이 의미 있게 증가하면 전부하 감수성이 있다는 의미이다. 초기 문헌에서는 전부하 감수성에 대한 컷오프값으로 14%를 보고했지만,[11] 최근에는 "회색지대" 접근법이 더 적합하다고 여겨진다. 수동하지거상법의 이점은 자연 호흡 노력이 있는 환자에서도 타당성이 있고, 몇 개의 속도시간적분들의 평균을 사용한다면 심방세동 환자에서도 적용할 수 있다는 것이다.[12] 심초음파 영상을 얻기 불가능하다면, 다양한 비침습적 모니터 장비들을 이용해서 일박출량의 변화를 측정할 수 있다. 상완동맥의 최고 속도의 호흡성 변화가 요골동맥 맥압 변화와 관련되어 있다는 보고가 있었다.[13] 비록 좌심실유출로 속도시간적분 측정과 동일한 제한점이 있지만, 전부하 감수성을 판단하는 추가적인 방법이다.

그 외에 전부하 민감성을 평가할 수 있는 몇 가지 다른 심초음파 기술들도 있다.[14] 상대정맥의 호흡성 변화도 동일하게 효용성이 있다.[15] 하지만 경식도 심초음파를 사용해야 얻을 수 있는 정보이다(chapter 20 참조). 인공호흡기 환자의 좌심실유출로 최고 속도의 호흡성 변화 〉 18% 그리고 상대정맥 변화 〉 31% 이면 용적 반응성 예측에 매우 특이적이었다는 연구가 있다.[7]

도플러 기법이 없는 초음파밖에 없거나 도플러에 대한 수련을 받지 못하였다면 하대정맥의 크기와 호흡성 변화를 이용하여 전부하 민감성을 평가할 수 있다(Chapter 17 참조).[16]

훈련(Training)

우리는 기본 중환자심초음파에 대한 역량이 최전방 진료자들이 갖춰야 할 필수 기술이라고 단언한다. 고급 중환자심초음파에 대한 역량이 반드시 필요하지 않을 수 있지만, 이는 담당 의사의 실무 요구도에 따라 결정되어야 한다.

담당 의사는 좌심실유출로 속도시간적분 등의 제한된 도플러 측정에만 기술을 갖는 것을 선택할 수도 있다. 일부는 고급 중환자심초음파의 포괄적인 전문지식에 관심이 있어서, 심장내과 수련을 마친 심초음파 검사자와 동일한 수준의 기술을 얻고 싶어할 수도 있다. 도플러 측정은 잠재적 오류를 수반하는 검사이기 때문에, 고급 중환자심초음파 역량을 위해서는 도플러 초음파 검사에 대한 포괄적인 이해가 필요하다. 반면 기본 수준의 심초음파 숙련은 상대적으로 수월한 편이다.

심초음파 국가위원회(National Board of Echocardiography)와 주요 중환자의학 전문학회들이 고급 중환자심초음파의 국가차원의 인증 시스템을 개발하였다.[17] 인증 시험은 필기시험 뿐만 아니라, 침상 옆 영상 획득, 영상 판독 및 고급 중환자심초음파에 상응하는 임상적 접목을 위한 역량 평가 과정들을 포함하고 있다. 인증에 요구되는 내용은 고급 중환자심초음파의 수련 기준(유럽중환자의학회가 개발한 유럽 심초음파 면허의 기초)에 대한 국제 합의 성명에 근거하여 개발되었다.[18]

요점 정리

- 좌심실 일박출량을 측정하면, 혈류역학 부전인 환자에게 수액 소생을 결정하는 열쇠가 되는 심박출량과 말초산소전달 등 여러 가지 변수들을 계산할 수 있다.
- 일박출량, 좌심실유출로 속도시간적분, 또는 최고속도의 호흡성 변화를 측정함으로써 쇼크 환자의 전부하 감수성을 확인할 수 있다. 전부하 감수성을 판정할 때에, 특정 컷오프 값을 사용하는 대신에 "회색지대" 접근법을 사용해서 호흡성 변화를 판독하도록 한다.
- 전부하 민감성 판정을 위해 좌심실유출로 속도시간적분을 사용할 때에는 몇 가지 조건들이 요구된다.
- 환자는 자발호흡 노력 없이 인공호흡기 보조를 받고 있어야 하고, 일회호흡량은 8 cc/kg(이상적 체중)으로, 호기말양압은 낮게 설정해 놓아야 한다.
- 환자는 정상동율동, 맥박/호흡수가 3.6보다 커야 하고 우심실기능부전이 없어야 한다.
- 수동하지거상 기법은 환자가 자발호흡이나 심방세동이 있는 경우에, 전부하 민감성을 평가하기 위해 사용될 수 있다.
- 도플러 표본용적과 혈류 방향의 정렬이 불량하다면 좌심실 일박출량은 과소평가된다. 좌심실유출로 속도시간적분은 경흉부 심초음파(심첨부 5방 영상 또는 심첨부 3방 영상) 또는 경식도 심초음파(120도의 경위장축 영상 또는 0도의 경위장축 영상)에서 측정 가능하다. 어떠한 영상을 이용하든 도플러 각도가 가장 잘 나오는 것을 골라서 측정하는 것이 가장 정확하다. 간헐파형도플러 표본용적을 너무 대동맥판에 가깝게 위치시키면 혈류 가속으로 인하여 일박출량 측정값이 과대평가될 수 있으니 주의해야 한다.
- 좌심실유출로 직경 측정이 부정확하면 좌심실 일박출량 값의 오류가 훨씬 더 커진다. 반지름을 제곱해서 계산하기 때문이다. 두세 개를 독립적으로 측정하여 평균하면 정확도가 증가한다.

CHAPTER 22

저혈압과 쇼크

Hypotension and Shock

Mangala Narasimhan ▪ Viera Lakticova :: 조영순

핵심 포인트

- 응급 현장초음파는 침상옆에서 혈역학적으로 불안정한 환자를 빠르고 정확하게 진단할 수 있는 비침습적이고 신뢰할 수 있는 도구다.
- 잘 만들어진 응급 현장초음파 프로토콜을 이용해서 저혈량성(hypovolemic), 심장성(cardiogenic), 폐쇄성(obstructive), 분배성(distributive) 쇼크를 쉽게 감별 진단할 수 있다.
- 목표-지향(goal-directed), 순차적(serial) 응급 현장초음파를 시행하여 쇼크 상태에 있는 중환자를 모니터링할 수 있다.

혈역학적으로 불안정한 환자를 치료할 때, 의료진은 응급 현장초음파를 이용하여 침상옆에서 쇼크의 원인을 빠르게 감별하고, 치료에 대한 반응을 모니터링할 수 있다. 쇼크를 치료하고 생명을 구하는 중재시술을 하기 위해서는 쇼크의 원인 질환을 감별하는 것이 중요한데, 예를 들어, 급성 폐심장증(cor pulmonale) 환자가 저혈량성 쇼크일 때 일반적으로 하는 것처럼 많은 양의 수액을 투여하면 보상작용이 실패하여 환자 상태가 악화될 수 있다. 또한 체액이 부족한 환자에게 심근 수축 촉진제(inotropic)를 사용하면 사망할 수도 있다. 중증 쇼크 환자를 위한 대부분의 현장 심장 초음파는 정확한 분류와 적절한 치료 시작을 위한 5가지 표준 검사법으로 구성되어 있다.[1]

1. 좌심실의 크기와 기능
2. 우심실의 크기와 기능
3. 심낭 삼출
4. 혈관내 볼륨 상태
5. 전반적인 판막 이상

쇼크 환자를 위한 다양한 형태의 현장초음파 검사법이 발표되었다. 위에서 설명한 5가지 표준 검사법은 목표 지향 심초음파(goal-directed echocardiography, GDE)뿐만 아니라, 쇼크 신속 초음파(rapid ultrasound in shock, RUSH), 저혈압 및 심정지 초음파(sonography in hypotension and cardiac arrest, SHoC) 프로토콜에서도 핵심 구성 요소이다.[1-3] RUSH와 SHoC 프로토콜은 GDE와 같은 원칙에 몇 가지 다른 진단 초음파 검사법을 결합하였다. RUSH와 SHoC 프로토콜은 심장(흉골연 장축과 늑골하 4방 영상, 늑골하 하대정맥 영상)을 포함하여, 흉부, 복부, 하지를 초음파로 검사하여, 폐렴, 흉막삼출, 기흉, 복강내 저류액, 복부 대동맥류, 신장과 방광 질환, 하지 심부 정맥

혈전증 여부를 진단한다.[2,3] 발표된 다른 프로토콜들도 GDE, RUSH, SHoC 프로토콜과 비슷한 심장 검사를 포함한다.[3,4] TABLE 22.1에 쇼크 환자 평가 주요 초음파 소견이 정리되어 있다.

TABLE 22.1 응급 현장초음파를 이용한 쇼크의 평가

	저혈량성 쇼크	심장성 쇼크	폐쇄성 쇼크	분배성 쇼크
심장 검사	**좌심실:** - 과수축 - 수축기말 소실 (PLAX, PSAX) **우심실:** - 정상 / 작은크기 (A4C)	**좌심실:** - 심각한 기능 감소 (모든 영상) - 방실의 확대 **우심실:** - 방실 확장의 가능성 *판막:* - 칼라 도플러에 심한 승모판 역류 또는 대동맥판 역류 가능성 - 2D 검사에 대동맥판 협착 가능성	**좌심실:** *심장눌림증:* - 과수축 - 우심방 수축기 또는 우심실 이완기 허탈을 동반한 심낭삼출 **우심실:** *폐색전증:* - 확장 및 긴장된 우심실(A4C, S4C) - D-모양 중격(PSAX)	**좌심실:** - 과수축 또는 정상 기능(초기 패혈증) - 수축력 감소 (후기 패혈증) **우심실:** - 정상/작은 크기
폐 검사	**폐:** - 현저한 A-선 **흉막:** - 흉막삼출 없음	**폐:** - 현저한 B-선 **흉막:** - 양측 흉막삼출 가능성	**폐:** *기흉:* - 폐 미끄러짐 소실 - 현저한 A-선 **흉막:** *폐색전증:* - 약간의 흉막삼출 가능성, 작은 흉막밑 경화(경색)	**폐:** - 폐렴 가능성 (경화 형태 또는 국소적인 B-선) **흉막:** - 흉막삼출 가능성 (폐렴, 농흉)
하대 정맥 검사	하대 정맥 허탈	하대 정맥 확장	하대 정맥 확장	하대 정맥 정상/허탈
추가 검사	**복부:** - 복부 대동맥류 - 대동맥 박리 - 복강내 출혈 (FAST 검사) **혈관:** - 정맥 허탈 (속목정맥, 대퇴정맥)	**복부:** - 만성 우측 또는 좌측 심장 부전에서 복강내 삼출액	**혈관:** *심장눌림증:* - 속목정맥 확장 *폐색전증:* - 하지 심부혈전 검사	**복부:** - 복강내 삼출액 가능성(복막염)

2D: 2차원, A4C: 심첨 4방 영상, FAST: 외상 표적초음파, PLAX: 흉골연 장축 영상, PSAX: 흉골연 단축 영상, S4C: 늑골하 4방 영상.

CASE 22.1

증례 발표

관상동맥질환과 심근경색의 과거력이 있는 59세 남자 환자가 어지러움과 실신할 것 같은 증상으로 응급의료센터에 왔다.

활력징후: 체온 30도, 맥박수 분당 122회, 혈압 86/40 mmHg, 호흡수 분당 28회, 산소포화도 88%.

신체검사: 기면상태, 중등도 호흡 곤란, 마른 점막, 문장 전체 완성 불가능, 심잡음 없는 빈맥, 양측 폐 기저부에서 들리는 약한 수포음, 말초 부종 없음.

최초 진단 검사에서 백혈구 증가, 젖산염 증가, 농뇨를 확인하였다. 흉부 X-선 촬영에 양측 간질 음영증가 있었고, 100% 비-재호흡 마스크 사용 후 산소포화도는 88%였다. 심전도에서는 좌각차단소견이 보였고, 초기 트로포닌은 정상이었다.

평가

발열과 농뇨가 있어서 환자의 저혈압과 기면상태의 원인으로 패혈증이 의심되었다. 흉부 방사선 촬영으로는 말초 부종이 없고 환자의 체액이 부족한 상태로 보아 급성 호흡곤란증후군의 가능성이 의심되었다. 정맥 수액 투여를 시작하였으나 2 L의 수액을 주입한 후에도, 혈압이 오르지 않고, 임상 증상도 호전되지 않았다. 중증 치료팀이 협진을 하고, 현장 심장 초음파와 폐 초음파를 시행하였다.

- 좌심실 크기 및 기능: 좌심실 확장 및 심한 기능 부전(심내막 운동 감소, 심근 두께 감소, 승모판막 앞첨판의 중격 방향 움직임 감소)(Fig. 22.1, Video 22.1).
- 우심실 크기 및 기능: 평가에 제한. 흉골연 장축 영상에서만 관찰되며 약간 확장되어있고, 수축력 감소의 가능성 있음.
- 하대 정맥 크기 및 허탈 정도: 3 cm 정도로 확장, 허탈되어 있지 않음(Fig. 22.2, Video 22.2).
- 심낭삼출: 없음.
- 판막기능: 컬러 혈류 도플러에 중등도 승모판 역류 관찰됨(Fig. 22.3, Video 22.3).
- 폐초음파: 앞쪽 폐 검사 구역에 B-선이 여러 개 있고, 폐 미끄러짐이 관찰됨(Fig. 22.4, Video 22.4).

심한 좌심실 기능 감소 소견은 저관류의 원인이 심장일 가능성을 시사한다. 양측 앞쪽 폐 검사 구역에 B-선이 여러 개 있고, 매끈하고, 얇으며, 미끄러지는 흉막선이 보이는 것은 폐동맥 폐쇄압이 18 mmHg가 넘는 정수압 폐부종을 의미한다.[5] 하대 정맥의 확장은 심장 충만압이 증가했다는 또 다른 증거이다. 심한 승모판 역류가 없다면, 일차 원인으로 좌심실 부전에 의한 급성 심장성 쇼크를 확진할 수 있다. 도부타민 투여, 이뇨제, 항응고제를 시작하고, 호흡곤란이 호전되고, 소변량, 의식이 좋아졌다. 반복 검사한 트로포닌 값이 상승해 있었고, 응급 심혈관 조영술에서 좌측 전하행 동맥이 막혀 있어 혈관 성형술과 스텐트 삽입술을 시행하였다.

증례 해결

심장성 쇼크는 낮은 심장 박출량의 징후를 보이는데, 대개 소변감소, 축축한 팔다리의 피부, 의식 저하, 정수압 폐부종으로 나타난다. 울혈성 심부전의 과거력이 없는 환자일지라도 갑자기 발생한 이벤트가 있다면 병변을 확인하기 위한 추가 검사가 필요하다. 심장성 쇼크는 원인 질환 치료에 중점을 두어야 하는데, 허혈, 경색, 급성 만성 좌심실 부전이 가장 흔하다. 관류 보조를 위해서는 이뇨제와 함께 도부타민을 이용한 심근 수축을 늘리는 치료를 해야 한다. 반복적인 침상 옆 초음파 검사를 이용한 비침습적인 방법으로 좌심실 수축 기능과 간질성 폐부종 여부를 평가하여 치료 반응을 확인하고 모니터링할 수 있다.

증례 요약

- 앞과 옆 폐 검사 구역에서 양측으로 B-선 양상과 매끈하고, 얇으며, 미끄러지는 흉막선이 보이면 정수압 폐부종을 진단할 수 있다.
- 정수압 폐부종과 쇼크가 있는 환자는 심한 승모판 역류를 확인하기 위한 승모판 컬러 도플러 선별 검사를 시행해야 한다.

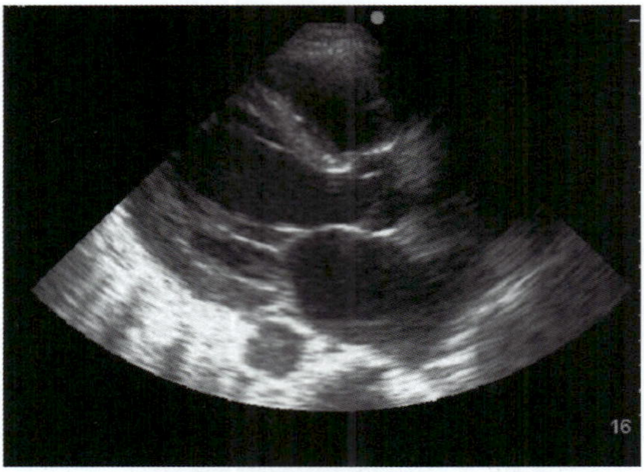

Figure 22.1 Case 22.1—흉골연 장축 영상.

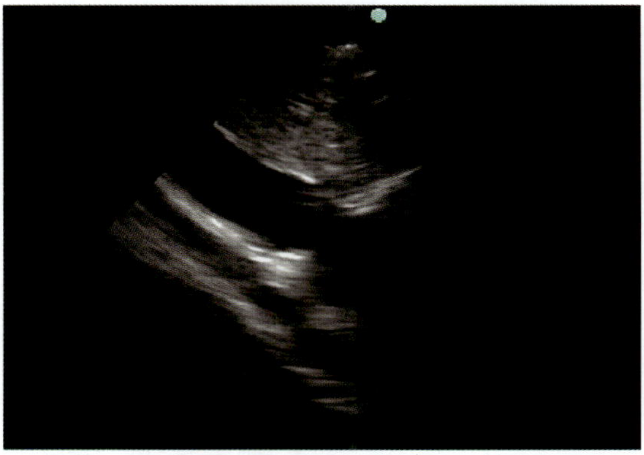

Figure 22.2 Case 22.1—늑골하 영상에서 관찰되는 확장된 하대정맥.

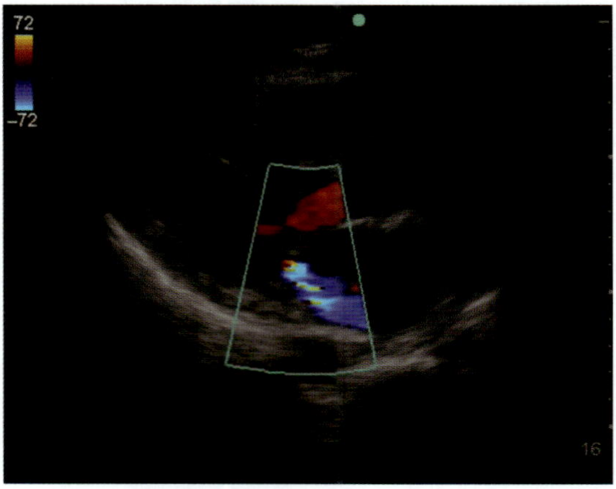

Figure 22.3 Case 22.1—컬러 도플러 흉골연 장축 영상에서 관찰되는 중증도의 승목판 역류.

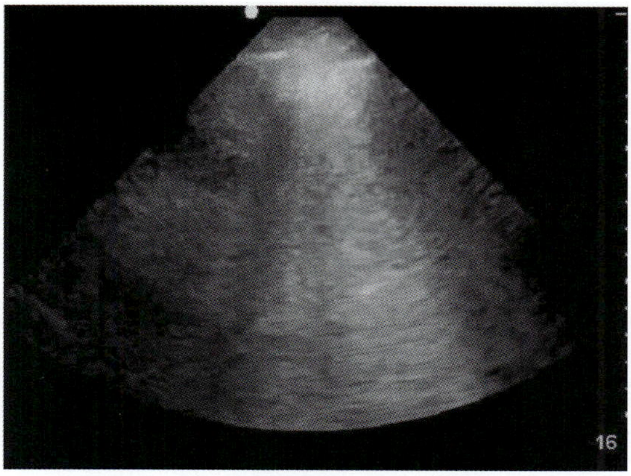

Figure 22.4 Case 22.1—폐초음파(상엽)에서 관찰되는 양측 융합성 B-선.

CASE 22.2

증례 발표

천식의 기왕력이 있고 최근 발목 수술을 받은 43세 여자환자가 2주 전부터 점점 심해지는 호흡곤란으로 응급의료센터에 왔다. 새로 처방받은 기관지확장제는 효과가 없었다고 했다.

생체 징후: 맥박수 분당 130회, 혈압 80/42 mmHg, 호흡수 분당 30회, 비-재호흡 마스크로 산소포화도 94%

신체진찰: 환자는 피곤해 보였고, 숨쉬기 약간 힘들어 하며 지쳐 있었다. 앞쪽에서 청진한 폐음은 깨끗했고, 뒷쪽 폐에서 간간히 약한 천명음이 청진되었다. 왼쪽 종아리 원위 부근이 부어 있는 것 외에 다른 이상 소견은 없었다.

최초 동맥혈 가스 분석에서 약간의 호흡성 알칼리증이 동반된 심한 저산소증을 보였다. 흉부 X-선은 정상이었다.

평가

심한 저산소증과 정상 흉부 X-선 소견을 근거로 쇼크와 호흡 곤란의 원인으로 폐색전증이 강력하게 의심되었다. 흉부 혈관 전산화 단층촬영을 기다리는 동안, 호흡 부전의 원인을 감별하기 위해 침상 옆 초음파를 시행하였다. 초음파 검사 중에 환자의 혈압이 더 떨어져서 결국 심정지가 발생했다. 침상옆 초음파 결과는 다음과 같다.

- 좌심실 크기와 기능: 흉골연 단축 영상에서 과수축(hyperdynamic) 보이는 "D" 모양의 중격과 좌심실 충만부족을 보이는 급성 폐심장증에 일치하는 소견(Fig. 22.5, Video 22.5).
- 우심실 크기와 기능: 심첨부 4방 영상과 흉골연 단축 영상에서 우심실의 심한 확장. 우심실의 심첨부는 움직이지만 우심실벽은 움직이지 않는 소견(McConnell's 징후)(Fig. 22.6, Video 22.6).
- 하대정맥 크기와 허탈 정도: 지름이 거의 3 cm으로 확장, 허탈되지 않음.
- 심낭 삼출: 없음.
- 판막 기능: 판막 구조 대체로 정상: 컬러 도플러에 승모판 역류 없음.
- 폐 초음파: 양쪽 앞 흉벽에 폐 미끄러짐이 있으면서, 현저한 A-선 관찰됨(Figure 22.7, Video 22.7).
- 심부 정맥 혈전증을 찾기 위한 압박 초음파 검사: 총 대퇴동맥 내에 심부 정맥 혈전증에 부합되는 고에코의 혈전이 관찰됨(Figure 22.8, Video 22.8).

양측 폐에서 관찰되는 정상 환기 형태로 미루어 호흡곤란의 원인으로 간질성 폐질환은 배제할 수 있었다. 급성 호흡 부전 환자가 폐 미끄러짐이 있는 A-선 형태가 양측 폐에 보인다면 가능성이 두 가지 질환으로 좁혀진다. 폐쇄성 기도질환(천식/만성 폐쇄성 폐질환 COPD) 또는 폐색전증.[5,6] 환자는 천식과 폐색전증 두 가지 위험 인자를 다 가지고 있었다. 심장 초음파 검사에서는 중격이 밀린 D-모양의 좌심실과 확장된 우심실을 확인할 수 있었다. 우측 심장의 부피와 압력이 함께 증가했거나 폐심장증을 시사한다.[7,8] 급성 압력 과부하는 우심실 확장을 유발하는데, 정상 두께 5 mm 이하의 상대적으로 얇은 우심실벽이 관찰된다. 반면에 압력 증가로 인한 만성 우심실 긴장은 종종 우심실 벽의 두께가 1 cm 이상이 되는 우심실 비대가 동반된다. 이 환자는

Continued

CASE 22.2—이어서

우심실 확장이 있고 우심실 벽이 얇으므로 급성 경과를 의미한다. 심첨부 4방 영상에서 심첨부의 대부분이 우심실이었는데, 이는 매우 비정상적인 소견으로 급성 우심실 압력 과부하를 의미하였다. 게다가, 우심실 첨부는 잘 수축하는 반면에, 우심실의 중간벽은 움직이지 않았는데(McConnell's 징후), 이 역시도 우심실 경색 및 급성 폐색전을 강하게 시사하는 우심실 압력 과부하의 지표이다.[9,10]

폐색전증의 가능성이 매우 높아서 다음으로 하지 압박 초음파 검사를 하였다. 좌측 총 대퇴정맥의 일부분이 혈전을 의심할 수 있는 고에코의 물질로 막혀 있었다.

증례 해결

환자의 임상 병력과 응급 현장초음파 결과로 볼 때, 환자는 급성 폐색전증으로 진단할 수 있었다. 심폐소생술을 시작하고, 조직 플라스미노겐 활성제(t-PA)를 투여하였다. 소생술 시작 후 4-5분 만에 자발순환이 회복되었다.

증례 요약

- 벽측 흉막 바로 밑에 공기가 있거나(기흉의 경우) 내장측 흉막보다 깊은 곳에 공기가 있으면(정상 환기), A-선이 관찰된다. 폐 미끄러짐이 있으면 정상 환기 상태이고, 없으면 기흉으로 추정할 수 있다.
- 급성 우측 심장 압력 과부하는 우심실 벽이 정상 두께인 5 mm 미만일 정도로 상대적으로 얇으면서 우심실이 확장된다. 만성 우심실 압력 과부하의 경우에는 우심실 벽의 두께가 종종 1 cm를 넘는다.

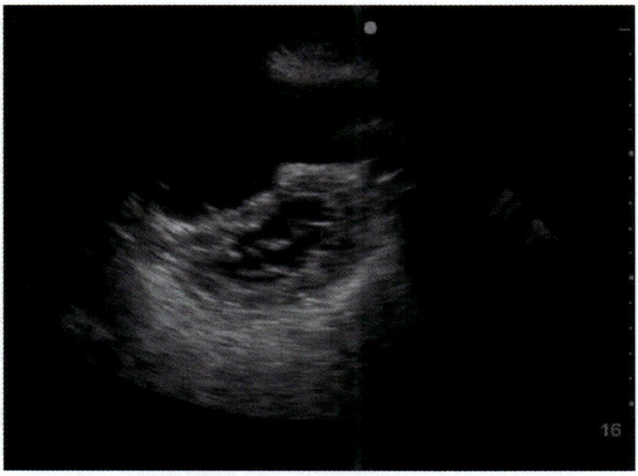

Figure 22.5 Case 22.2—흉골연 단축 영상에서 보이는 우심실의 확장과 D-모양 중격.

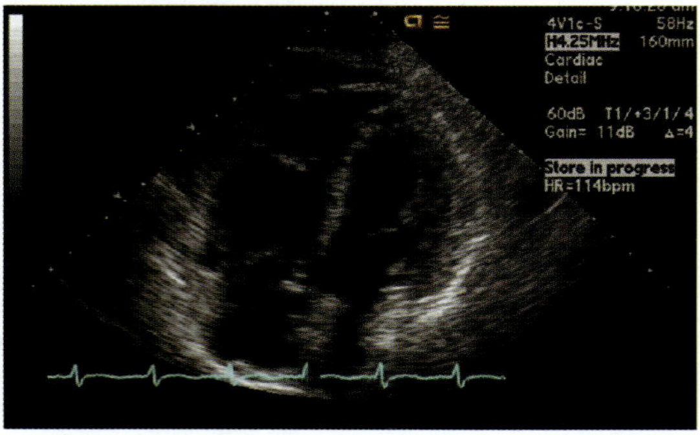

Figure 22.6 Case 22.2—심첨부 4방 영상에서 보이는 우심실 확장.

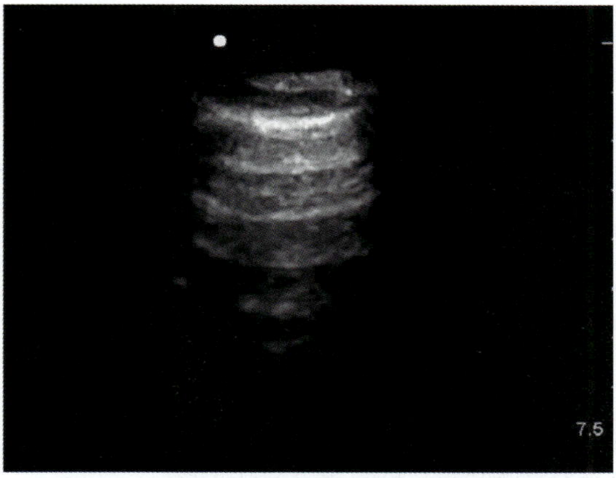

Figure 22.7 Case 22.2—폐초음파(상엽)에서 보이는 양측 A-선.

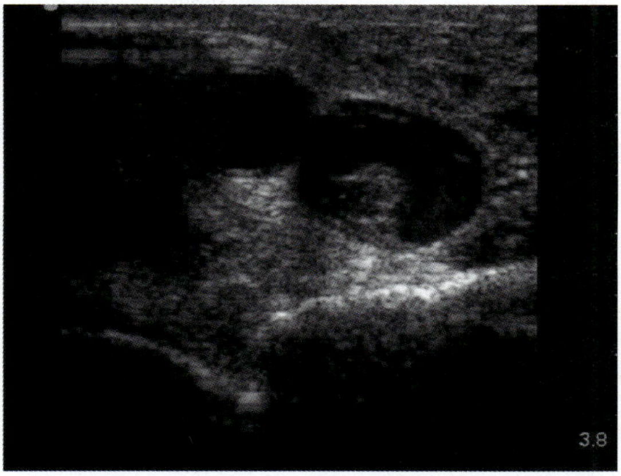

Figure 22.8 Case 22.2—대퇴정맥의 좌측 하지 초음파 검사에서 고에코의 혈전이 정맥 내에 관찰됨.

CASE 22.3

증례 발표

10년 전 원인 미상의 심정지로 체내 삽입 제세동기 시술을 받은 49세 남자가 3일간의 전신 쇠약, 무력감, 호흡곤란으로 응급의료센터에 왔다. 환자는 2주 전에 주말 도보 여행을 다녀왔다고 했다.

생체징후: 체온 37.7도, 맥박수 분당 150-160회, 혈압 88/40 mmHg, 호흡수 분당 30회, 비-재호흡 마스크로 산소포화도 92%.

신체진찰: 힘들게 호흡하면서 땀을 약간 흘리고 있음. 호흡음은 양측 다 거칠게 들린다. 심첨부에서 수축기 심잡음이 크게 들리고, 빈맥이 있다. 양쪽 다리에 부종이나 청색증은 보이지 않음. 다리에 약간의 긁힌 자국이 있고, 사지는 차갑게 만져진다.

초기 심전도 검사는 허혈성 변화가 없는 심실상성 빈맥을 보였다. 이동식 흉부 방사선 촬영 검사에서 약간의 폐 혈관 울혈 소견이 보였고, 흉막삼출이나 음영 증가는 없었다. 전해질과 혈액가스분석은 급성 젖산 산증을 보였고, 백혈구 수치가 11,400으로 약간 상승되어 있었다.

평가

낮은 혈압, 심상실성 빈맥 , 백혈구증가증, 경도의 발열을 고려하였을 때, 패혈증이 의심되어 3 L의 수액을 투여하였다. 수액 치료에도 혈압은 90/60 mmHg이

Continued

CASE 22.3—이어서

었다. 환자의 쇼크 상태를 평가하기 위해 침상옆 초음파를 시행하였다.

- 좌심실 크기와 기능: 모든 심장 초음파 영상에서 수축기말 좌심실 내강 소실과 과수축 관찰됨(Fig. 22.9-22.10, Video 22.9-22.11).
- 우심실 크기와 기능: 정상 우심실 모양과 기능, 확장 소견 없음(Fig. 22.11, Video 22.11).
- 하대 정맥 크기와 허탈 정도: 박동성 변화를 보이는 작은 하대 정맥(Fig. 22.12, Video 22.12).
- 심낭 삼출: 없음.
- 판막 기능: 정상 소견, 컬러 혈류 도플러 검사에서 승모판 역류 없음.
- 폐 초음파: 좌측 폐 우엽 여러 구역에 흩어져서 보이는 B-선, 두껍고 불규칙한 흉막 관찰. 흉막삼출 또는 경화소견은 보이지 않음(Fig. 22.13-22.14, Video 22.13-22.14).

불규칙하고 두꺼워진 흉막과 흩어져서 보이는 합쳐지지 않은 B-선은 염증성 또는 감염성 질환을 의미하며, 이와 달리 정수압 폐부종일 때는 전형적으로 일정하고, 합쳐지는 모양의 B-선과 얇고, 매끈한 흉막이 관찰된다. 흉막삼출이 없다는 것 역시 정수압 이외의 다른 요인이 B-선을 만들었음을 의미한다.[5,6] 모든 심초음파 영상에서 좌심실 기능이 과수축 상태를 보였고, 가장 흔한 원인은 좌심실이 충만되지 않았거나 혈액양이 부족한 경우이다. 혈역학적 불안정 환자의 수축기말 용적 소실은 저혈량성 쇼크, 패혈성 쇼크 또는 두 가지 모두가 존재함을 의미한다. 이 두 가지 쇼크는 하대 정맥 크기와 허탈정도를 측정해서 감별할 수 있다. 이 증례에서 보이는 허탈된 하대 정맥은 심한 혈액량 부족을 의미한다. 심장 초음파 영상에서 보이는 박출률이 75% 이상일지라도, 일회 박출양이 매우 적기 때문에 심장 박출량은 심각하게 감소된다. 심낭 삼출이 없으므로 쇼크 상태의 원인으로 심낭 압전을 배제할 수 있다. 우심실의 크기, 모양과 기능은 정상이므로 쇼크의 원인으로 우심실 부전은 배제할 수 있다.[7]

이 환자에서 "박동성"이 있는 하대 정맥 허탈이 관찰되는데, 이것은 호흡에 따른 변화 이상으로 나타나는, 심한 혈액량 부족 환자에게서 볼 수 있는 소견이다. 비디오에서 가끔은 하대정맥이 거의 보이지 않는데, 이것으로 저혈량성 쇼크와 분배성 쇼크를 구별할 수 있다. 저혈량성 쇼크에서는 하대 정맥이 거의 소실되어 보이지만, 분배성 쇼크에서는 하대 정맥의 직경이 작거나 정상, 또는 클 수도 있다.[11,12]

증례 해결

국소 부위에 불규칙한 흉막과 B-선이 있고, 흉막삼출이 없으면, 감염성 폐질환을 시사한다.[13] 거의 소실된 하대정맥과 좌심실 과수축 상태는 혈량 저하증을 의미하므로 추가적인 수액요법(fluid resuscitation)이 필요하다. 좀 더 적극적인 수액 요법(추가 3 L) 후에 좌심실 기능이 정상으로 돌아왔고, 하대 정맥 직경이 증가하고 허탈 정도도 감소하였다. 12시간 후에 혈액 배양에서 그람 양성 구균이 동정되었다. 며칠 뒤 경식도 심초음파에서 우심실 안에 독립적으로 진동하는 양상의 고에코 구조물이 제세동기 전선에 붙어 있는 것을 발견하여, 이것이 감염원임을 확인했고, 폐초음파 소견이 염증성/감염성 원인에 의한 것임을 추가적으로 검증했다. 초음파에서 각각 구분되는 작은 흉막밑 경화는 혈전성 또는 패혈성 색전증에 특이적이다. 그렇지만, 이 환자는 폐 초음파에서 그러한 양상이 보이지 않았다. 이후의 전산화 단층촬영에서 폐 첨부에 패혈성 색전을 시사하는 국소적인 경화성 병변이 발견되었다(Fig. 22.15).

증례 요약

- 흩어져 있는 B-선 및 두껍고 불규칙한 흉막은 감염성 또는 염증성 원인을 시사한다.
- 수축기말 좌심실 내강 소실과 거의 소실된 하대정맥이 보이면 심한 저혈량성 쇼크를 진단할 수 있다.

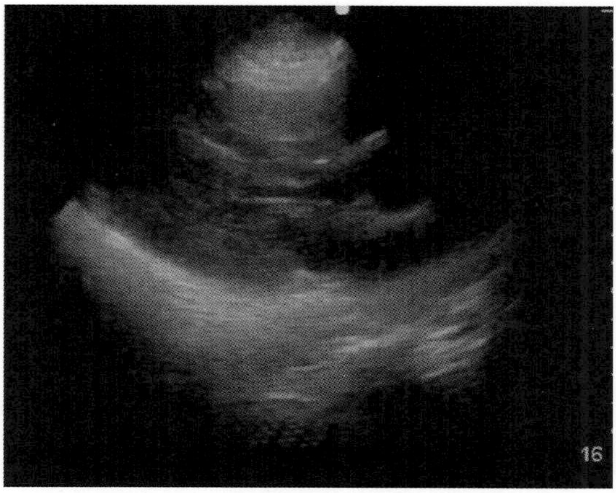

Figure 22.9 Case 22.3—흉골연 장축 영상에서 좌심실 내강의 수축기말 소실.

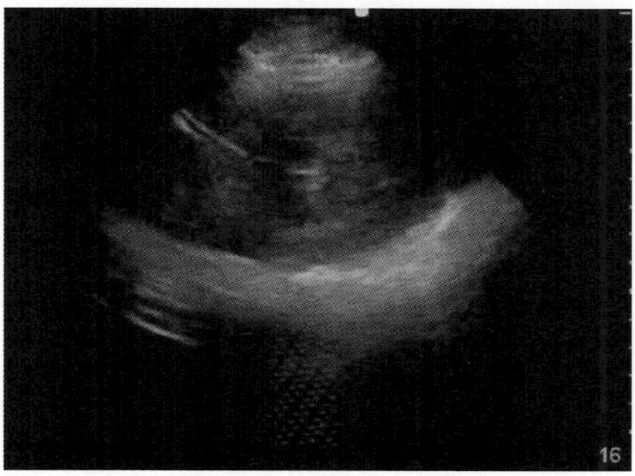

Figure 22.10 Case 22.3—흉골연 단축 영상에서 좌심실 내강의 수축기말 소실.

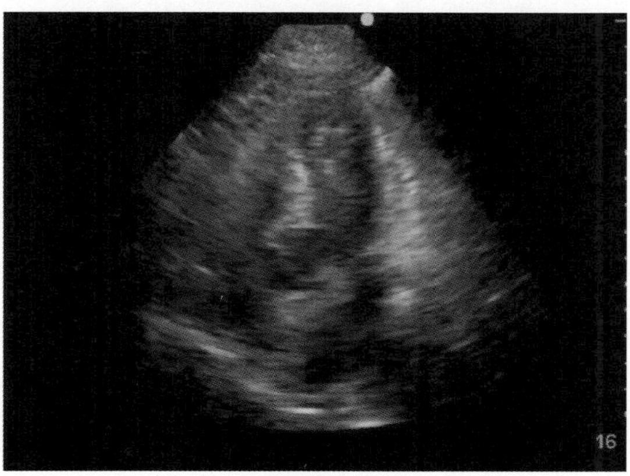

Figure 22.11 Case 22.3—심첨부 4방 영상에서 정상 우심실 크기 및 모양.

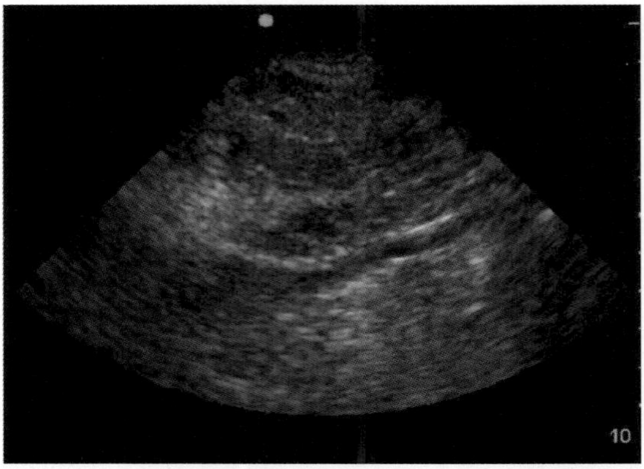

Figure 22.12 Case 22.3—하대 정맥 영상(복부 설정)에서 작고, 쉽게 납작해지는 하대정맥.

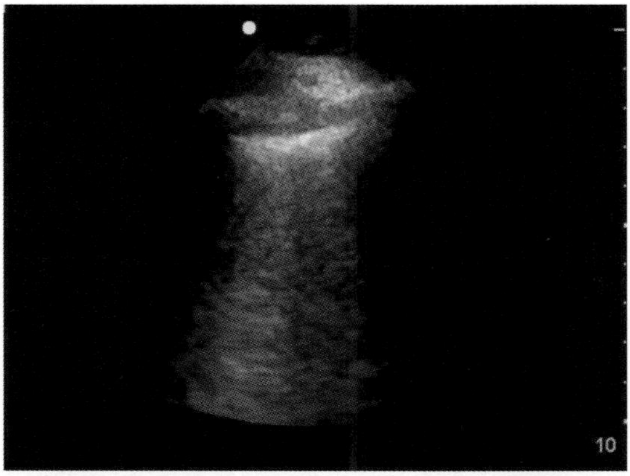

Figure 22.13 Case 22.3—폐초음파(왼쪽 상엽)에서 보이는 합쳐지지 않는 B-선과 두꺼워진 흉막.

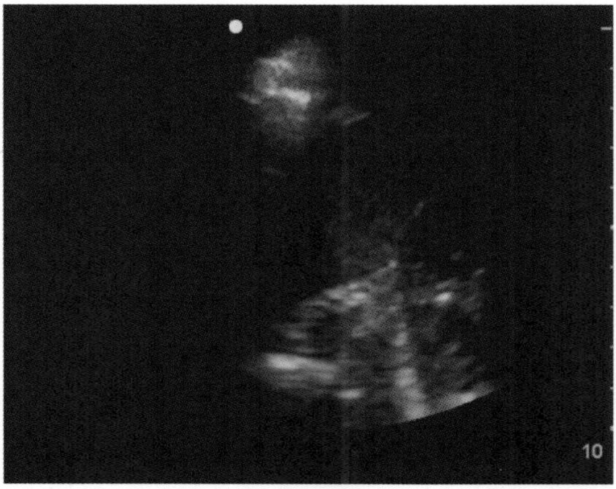

Figure 22.14 Case 22.3—폐초음파(좌측 하엽)에서 흉막삼출 없음.

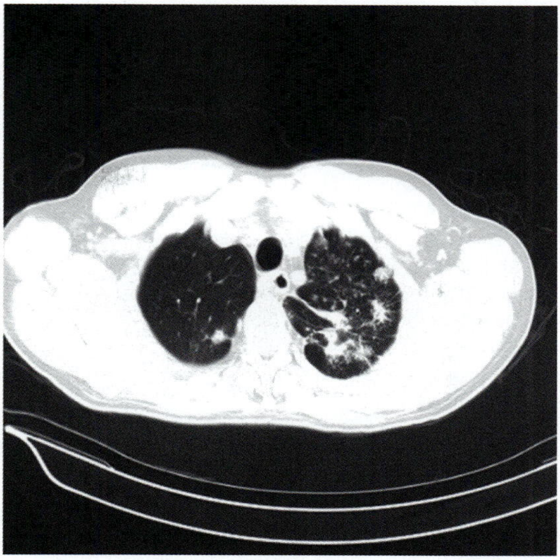

Figure 22.15 Case 22.3—폐 전산화 단층촬영에서 왼쪽 위 폐엽에 패혈성 색전으로 인한 작은 경화가 보임.

CASE 22.4

증례 발표

관상 동맥 질환이 있는 72세 남성이 최근 관상 동맥 우회 이식 수술 후 5일째 저혈압 (70/40 mmHg)이 발견되었다. 수술 후 3일째에 심방 세동이 발생하여 항응고제를 사용한 것 이외에는 특별한 일은 없었다. 환자는 숨찬 증상이 점점 심해지고, 약간의 기침과 노란색 가래가 나온다고 하였다. 오한과 발열은 없었고, 전신 쇠약이 있다고 하였다. 의식상태가 점점 악화되었고, 혈압(60/40 mmHg)이 감소하여 입원하였다.

생체 징후: 체온 37.5° C, 맥박수 분당 120회, 혈압 60/40 mmHg, 호흡수 분당 24회

신체 진찰: 전반적으로 기운이 없어 보이고, 빈호흡. 왼쪽 폐 기저부의 호흡음이 감소되어 있으나, 건성 수포음, 수포음, 천명음은 들리지 않음. 심장 검사에서 빈맥, 목정맥 팽대 없음. 심잡음 없음.

심전도는 정상 전압이고 동성 빈맥이며 허혈성 변화는 없었다. 이동식 흉부 방사선 촬영에서 심장 음영이 증가되어 있고 좌폐 기저부 음영이 증가하여 흉막 삼출이 의심되었다. 백혈구 수치는 정상이었으나 약간의 빈혈이 있었다. 동맥혈 검사 결과 급성 호흡성 산증과 대사성 산증이 동반되었고, 젖산 수치가 증가하였다.

평가

갑자기 발행한 저혈압과 호흡곤란의 원인으로 압전을 동반한 심낭 삼출, 혈흉, 폐렴, 폐색전증에 의한 흉막 삼출을 생각해 볼 수 있다. 환자에게 3 L의 생리식염수를 투여해도 혈압이 80/40 mmHg로 낮아서, 노르에피네프린 투여를 시작하였다. 침상옆 초음파 검사를 시행했다.

- 좌심실 크기와 기능: 좌심실 크기는 정상 범위, 심근은 정상두께, 심내막 운동도 정상(Video 22.15).
- 우심실 크기와 기능 : 정상(Fig. 22.16, Video 22.16).
- 하대정맥 크기와 허탈 정도: 크기 변화 없이 2 cm 이상.
- 심낭 삼출: 없음.
- 폐 초음파: 양측 앞 위쪽 폐에서 미끄러짐이 있는 A-선 형태를 보임(Fig. 22.18, Video 22.18). 좌측 아래쪽 지점에 많은 양의 폐포 경화, 역동 공기기관지조영상(dynamic airbronchogram), 약간의 흉막삼출이 있음(Fig. 22.19, Video 22.19). 우측 아래 쪽은 대다수의 환자들에서 보이는 정상 소견인 여러 개의 B-선을 동반한 커튼 징후가 보임(Video 22.20).

Continued

CASE 22.4—이어서

증례 해결

쇼크 증상을 보이는 환자에서 집중 심장 초음파상 정상 소견이 보인다면 수액 치료 후의 '분배성' 또는 '혈관 확장성' 쇼크를 시사한다. 이러한 초음파 결과는 적절한 수액 치료로 치료한 패혈증 환자에서 흔히 볼 수 있는데, 하대 정맥이 정상 크기이고 허탈되지 않으며, 좌심실 기능의 과수축이 관찰되지 않는 소견이 이에 해당된다. 이러한 형태가 보이면 의료진들은 다른 심각한 원인, 예를 들면, 심낭 압전이나 우심실 부전을 동반한 심각한 폐색전증을 배제할 수 있다. 심낭 삼출이 없고, 정상 우심실을 보여서 의료진은 좌하엽의 폐렴 치료에 집중하였다. 폐 초음파를 통해 방사선 사진에서 비특이적으로 보이던 좌폐 기저부 음영증가를 많은 양의 흉막삼출이 아닌 적은 양의 흉막삼출을 동반한 폐렴으로 구별할 수 있었다. 광범위 항생제를 시작하였고, 혈압 상승제는 2일 후에 끊을 수 있었다.

증례 요약

- 분배성 쇼크를 동반한 패혈증 환자에게 적절한 수액 소생술을 한 경우에는 집중 심장 초음파 소견상 '정상' 소견이 보이고 확장되고 허탈되지 않는 하대정맥이 관찰된다.
- 쇼크 환자에게 초음파 검사를 연속적으로 하면서 하대 정맥 크기와 허탈 정도, 좌심실 크기, B-선의 존재 유무를 모니터링하여 투여하는 수액량을 조절할 수 있다.

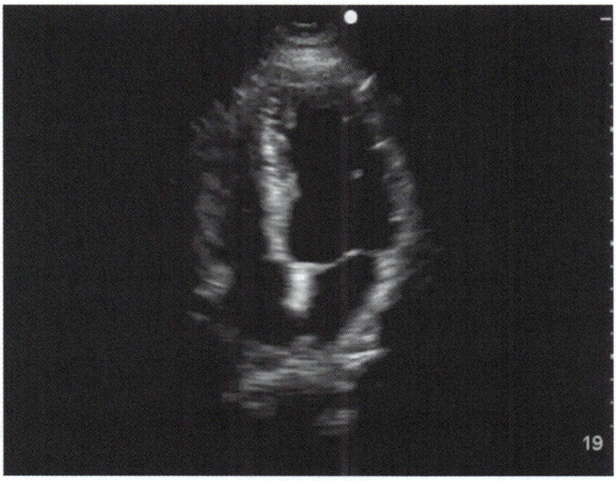

Figure 22.16 Case 22.4—심첨부 4방 영상에서 보이는 정상 좌심실과 우심실의 크기와 기능.

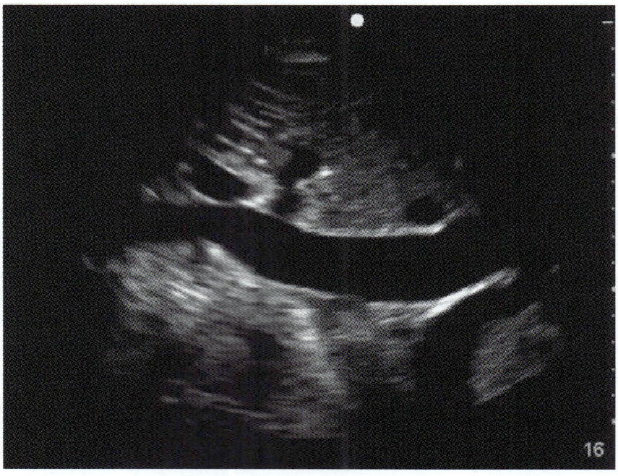

Figure 22.17 Case 22.4—하대정맥 영상에서 보이는 확장되고 납작해지지 않는 하대정맥.

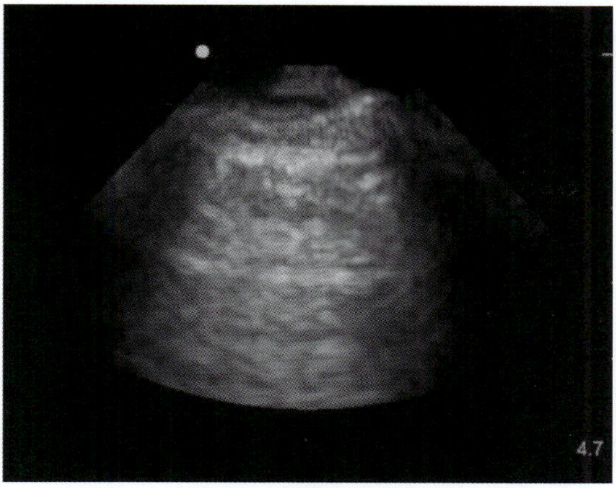

Figure 22.18 Case 22.4—폐초음파(상엽)에서 보이는 양측 A-선.

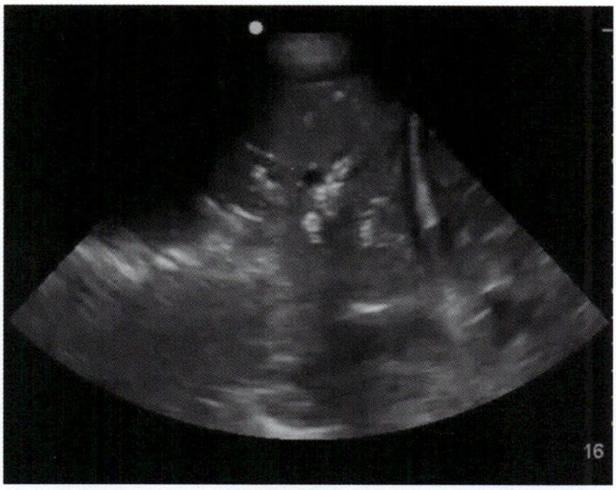

Figure 22.19 Case 22.4—폐초음파(좌측 하엽)에서 보이는 공기 기관지 조영상과 약간의 흉막삼출이 동반된 경화 소견.

CASE 22.5

증례 발표

63세 여성이 만성 폐쇄성 폐질환 악화로 인한 이차성 호흡곤란으로 입원했다. 입원 당시 양측 호흡음이 감소하고 경미한 쌕쌕거림이 있는 과탄산혈증으로 확인되었다. 그녀는 호흡량을 늘리기 위해 비침습적 이중 양압 호흡 보조기를 착용했다. 입원 몇 시간 후, 갑작스러운 호흡곤란과 흉통이 악화되어 응급 연락이 왔다.

생체징후: 체온 37.5°C, 맥박 분당 116회, 혈압 80/50 mmHg, 호흡수 분당 30회, 비재호흡 마스크를 사용하여 산소 포화도 90%.

신체 진찰: 환자는 깨어 있고, 명료하며, 지남력이 있다. 비침습적 인공호흡기를 사용하고 있다. 환자는 빈호흡이 있고 오른쪽 호흡음이 감소했다. 신체 진찰에서 다른 이상은 발견되지 않았다.

심전도 검사 결과 동성 빈맥을 보였으며 다른 이상 소견은 없었다. 환자는 저산소성 호흡 부전으로 내과 중환자실에 입원했다.

평가

침상옆 초음파 결과는 다음과 같다.

- 좌심실 크기와 기능: 좌심실 크기는 정상 범위, 승모판과 대동맥판은 대체로 정상(Video 22.21).
- 우심실 크기와 기능 : 정상(Video 22.22).
- 하대 정맥 크기와 허탈 정도 : 정상 크기 및 허탈 정도(Video 22.23).
- 심낭 삼출: 없음(Video 22.24).

Continued

CASE 22.5—이어서

- 폐 초음파: 좌측 앞 폐에서 정상 미끄러짐이 있는 A-선 형태를 보임(Video 22.25). 우측 앞 폐에는 A-선 형태는 보이지만 미끄러짐이 없음(Video 22.26). 우측 전외측 흉벽에 대한 추가 초음파 검사에서 동일한 부위에서 미끄러짐과 미끄러짐이 없는 전이 지점(transition point)을 발견하여 폐점(lung point)를 확인했다(Video 22.27).

이러한 소견은 심인성 쇼크, 심한 저혈량성 쇼크, 우측 심부전 및 심장압전을 배제할 수 있다. 초음파로 우측 폐를 면밀히 검사한 결과, A-선은 있지만 폐가 미끄러지지는 않았고 우측 전외측 흉벽에서 폐점이 발견되었다. 폐점은 하나의 늑골 간극 내에서 폐 미끄러짐의 유무가 나타나는 전이 지점 또는 내장측 흉막과 벽측 흉막 사이에 공기가 있거나 없는 전이 지점이다. 폐점은 기흉 진단에 100% 특이도를 가진다.

증례 해결

휴대용 흉부 x-선에서 우측 기흉이 확인되었다(Fig. 22.20). 쇄골 중간 선의 우측 두 번째 늑간에 흉관을 긴급히 삽입했고 산소 포화도가 바로 개선되었다.

증례 요약

- 폐 초음파에서 미끄러짐이 *없는* A-선 패턴을 보이는 경우, 적절한 임상 상황에서 기흉을 의심해 볼 수 있다. 폐점이 보이면 기흉이 확실하며 환자의 생체징후가 불안정할 경우 즉시 흉관을 삽입해야 한다.
- 폐 초음파에서 미끄러짐이 *있는* A-선 패턴이 나타나면 기흉을 배제할 수 있다.

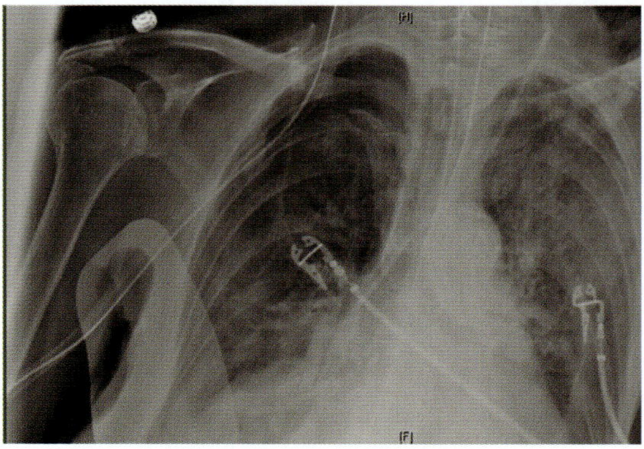

Figure 22.20 Case 22.5—이동형 흉부 X-선 검사에서 우측 기흉이 보임.

CASE 22.6

증례 발표

당뇨병, 고혈압, 관상동맥 질환을 앓고 있는 74세 남성이 의식 상태 변화로 중환자실에 입원했다. 기도 유지를 위해 기관 삽관을 시행하였다. 뇌염이 의심되었고 요추 천자 검사 결과 바이러스성 뇌염 진단이 확진되었다. 중환자실 재실 중에 *칸디다* 진균증이 발생하였고, 항진균제 치료를 시작했다. 중환자실 입원 15일째 침상옆에서 기관절개술을 시행하였다. 기관절개술은 별다른 문제없이 진행되었지만, 시술 후 45분이 지나자 생체 징후가 갑자기 변했다. 혈압은 62/42 mmHg로 떨어지고 맥박은 분당 120회로 증가했으며 산소 포화도는 94%로 감소했다. 시술 후 기흉이 의심되어 응급 현장초음파 검사를 실시했다.

평가

병상옆 초음파 검사 결과는 다음과 같다.

CASE 22.6—이어서

- 좌심실 크기 및 기능: 좌심실 크기는 정상이었지만 좌심실의 수축기 말기 소실이 있는 과수축상태였다 (Video 22.28, 22.29). 컬러 도플러에서 판막 기능 장애가 관찰되지 않았다.
- 우심실 크기 및 기능: 정상(Video 22.30).
- 하대정맥 크기와 허탈 정도: 작고 납작하게 허탈됨 (Video 22.31).
- 심낭 삼출: 없음(Video 22.32).
- 폐 초음파 : 좌측 및 우측 앞쪽 폐는 정상. 미끄러짐을 보이는 A-선 패턴(Video 22.33).

심첨 4방 영상에서 정상 크기의 우심실이 보이므로 환자의 악화 원인으로 혈역학적으로 유의미한 폐색전증의 가능성이 떨어진다. 양측 폐 미끄러짐이 보이므로 심혈관계의 불안정을 유발할 수 있는 큰 기흉의 가능성도 떨어진다. 그러므로 혈관 내 체액 손실로 인한 급성 저혈량 쇼크가 의심되었다. 외부적인 요인에 의한 체액 손실(예: 많은 양의 소변, 기관 절개 부위 출혈 등)이 없으므로 복부 또는 흉부 출혈을 확인하기 위한 초음파 검사를 시행했다. 외상 초음파(FAST) 검사 프로토콜을 사용하여 복부를 확인한 결과 복강내 액체 저류가 발견되었다(Video 22.34). 복강 내 존재하는 에코 발생 액체는 복강 내 출혈이었다.

증례 해결

혈액 제제를 사용하여 즉시 체액을 늘리기 위한 소생술을 시작했다. 흉부 및 복부 혈관 전산화 단층촬영을 응급으로 시행하고 수술 또는 중재시술을 위해 해당과 진료를 의뢰했다. 전산화 단층촬영 결과 비장동맥 동맥류가 발견되었고 그 부위에 출혈이 있었다. 동맥류에 대해 코일링을 시행하였다. 코일링은 성공적이었지만 환자는 24시간 후 다시 출혈이 발생하여 수술적 치료가 필요했다.

증례 요약

- 심장 초음파에서 혈관 내 용적이 부족한 것이 확인되는 경우, 광범위하게 폐, 복부 및 기타 장기를 평가하기 위한 응급 현장초음파를 적용하면 근본적인 원인을 파악할 수 있는 경우가 많다.
- 혈역학적으로 불안정한 환자의 경우, 응급 현장초음파를 통해 환자를 신속하게 평가하면, 이후 필요한 추가 검사 및 치료를 진행할 수 있다.

CHAPTER 23

심정지

Cardiac Arrest

Phillip Andrus ▪ Felipe Teran :: 이인혜

핵심 포인트

- 응급 현장초음파는 심정지 상황에서 유사 무맥성 전기 활동(PEA) 및 심실 세동이 있는 환자를 포함하여 생존율이 더 높은 환자를 식별할 수 있다.
- 심실세동, 심낭압전, 긴장성 기흉을 심정지 중 응급 현장초음파 검사로 발견하여 치료하면 생명을 구할 수 있다.
- 초음파상으로 확인된 심정지는 나쁜 예후를 나타내며 소생술의 중단의 결정을 도울 수 있다.
- 심정지 중 현장 경식도 심장초음파를 통해 효율적인 흉부 압박이 되고 있는지에 대한 실시간 피드백을 얻을 수 있다.

배경

미국심장협회(American Heart Association)와 유럽소생협회(European Resuscitation Council)는 모두 심장마비 시 초음파 사용을 권장한다.[1,2] 심정지 상황에서 급성기 치료 의료진은 정기적으로 초음파를 사용하여 소생의 노력이 시작과 중간 전달이 잘 되고 있는지, 한계에 이르렀는지를 알려준다. 응급 현장초음파는 중요한 진단 및 예후에 대한 정보를 제공하고, 심정지 중 진행할 과정들을 안내하는 역할을 한다.

심정지 치료의 복잡성으로 인해 소생술의 흐름에 초음파를 통합하는 정제된 전략이 중요하다. 의료 제공자는 병상 옆에 전략적으로 위치를 잡고, 적절한 탐촉자(transducer)를 선택하고, 심폐소생술(CPR)을 방해하지 않고 잘 정제된 알고리즘을 적용해야 한다. 이번 장에서는 심정지 상황에서 응급 현장초음파의 전략과 경험적 방법을 검토한다. 특정 초음파 검사에 대한 기술 및 세부 사항은 이 교과서의 해당 장기별 장을 참조하라.

진단적 접근법(Diagnostic Approach)

심정지 환자의 소생술 시 전문심장소생술(ACLS) 지침에 따라 환자의 심전도 리듬이 치료의 방향을 안내할 것이다. 초점화된 초음파 검사를 통해 의료제공자는 CPR이 진행되는 동안 신속하게 교정 가능한 심정지 원인을 수색할 수 있다. 체외 생명 유지 장치(extracorporeal life support, ECLS)와 같이 심정지 환자를 지원하는 데 사용할 수 있는 도구가 많아짐에 따라 현장 초음파를 이용한 심정지의 병인을 식별하는 것이 훨씬 더 유익할 수 있다.[3–5] 심정지 상황에서 현

TABLE 23.1 무맥성 전기 활동(pulseless electrical activity)과 무수축의 감별 진단

H's	T's
저혈량증저혈량증 (Hypovolemia)	**긴장성 기흉** (Tension pneumothorax)
저산소증(Hypoxia)	**심낭압전** (Tamponade [cardiac])
H^+ 이온(산증)	독소(Toxins)
저혈당/고칼륨혈증 (Hypo/hyperkalemia)	**혈전증(폐색전증)(Thrombosis [pulmonary embolism])**
저체온증 (Hypothermia)	**혈전증(심근경색)(Thrombosis [myocardial infarction])**[a]

[a]자발순환회복(ROSC) 후.
초음파로 확인할 수 있는 병인은 굵게 표시함.

장 초음파의 역할과 범위는 심전도 리듬에 따라 달라진다.

심실세동(Ventricular fibrillation)

심전도상 심실세동(또는 무맥성 심실빈맥)인 경우에는 즉시 제세동이 필요하며, 초음파검사를 하기 위해 제세동을 미루어서는 안 된다. 경우에 따라 초점화된 심장 초음파를 통해 너무 미세하여 무수축으로 오인되었던 잠복(occult) 심실세동을 감지할 수도 있다.[6] 이러한 상황은 드물지만, 심실 세동의 심장 초음파 소견을 알고 있으면 바람직하지 않은 제세동 지연이나 보류를 피할 수 있다(Video 23.1–23.2).

무맥성 전기 활동(Pulseless electrical activity)/무수축(Asystole)

환자의 심전도 리듬이 무맥성 전기 활동(PEA) 또는 무수축일 때 초음파는 큰 역할을 한다. 이러한 심정지 리듬에는 감별 진단해야 할 광범위한 질환들이 있으며 일반적으로 TABLE 23.1에 나열된 각 5개의 H와 T의 목록으로 정리해 볼 수 있다. 이들 임상 증후군 중 다수는 응급 현장초음파를 통해 신속하게 식별할 수 있다.

저혈량증(hypovolemia)

응급 현장초음파 검사에서 전부하가 낮은 상태(충분히 채워지지 않은 하대정맥[IVC] 또는 빈 좌심실[LV]) 또는 용적 손실의 근거(복강 내 또는 골반 내 유리액[free fluid] 또는 복부 대동맥류)가 보이는 경우 저혈량성 심정지를 고려해야 한다. 흉부 압박, 양압 환기, 심정지 중 IVC로의 이들 압력 전달 간의 복잡한 상호 작용으로 인해 심정지 중 IVC의 역학을 정확하게 해석하는 것은 일반적으로 불가능하다. 따라서 심정지에서 납작하거나(collapsed) 작은 직경의 IVC가 확인되는 경우 많은 양의 용적 보충이 이루어져야 한다(Video 23.3). IVC 소견으로 저혈량증이 뒷받침되는 경우, CPR이 진행되는 와중에도 복강 내 체액에 대한 초음파 검사를 쉽게 수행할 수 있다(Video 23.4–23.5). 복부 유리액(free fluid), 골반강 내 체액(pelvic fluid) 또는 복부 대동맥류가 가능한 심정지의 원인으로 확인되면(Video 23.6) 즉각적인 수술적 협진 및 혈액 제제의 투여를 고려할 수 있다. 하지만 수술적 개입이 필요한 경우 환자는 이미 심정지 상태이므로 예후는 좋지 않다.

긴장성 기흉(tension pneumothorax)

긴장성 기흉은 외상 환자에서 더 흔하게 나타나지만 만성 폐질환이 있거나 시술 후 환자에게서도 가끔 발생할 수 있다. 폐 미끄럼(sliding)에 대한 흉막 초음파 스캔은 심전도를 확인함과 동시에 진행해야 하며 백 밸브 마스크(BVM) 또는 인공호흡기에 의한 호흡 전달과 동기화시켜 신속하게 확인해야 한다. 폐 미끄럼의 존재는 초음파가 감지하는 부위에서 기흉의 존재 여부를

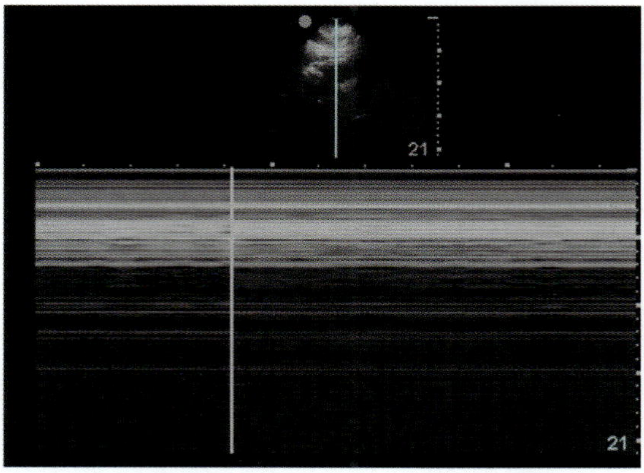

Figure 23.1 심정지(Cardiac Standstill). 늑골하 4방 영상에서 심장 정지 상태를 보여주는 M-모드 영상.

확실하게 배제하는 반면, 폐 미끄럼의 상실은 기흉의 존재를 의심할 수 있지만 기흉이 진단되는 것은 아니다(Video 23.7, Chapter 10 흉막 초음파 해석 파트 참조). 심정지 상황에서 기흉이 초음파로 뒷받침되거나 임상적으로 강하게 의심되는 경우 바늘 감압술(needle decompression)이나 흉강 삽관(thoracostomy)이 필요하다.

심장눌림증(cardiac tamponade)

심낭삼출(pericardial effusion)은 심장을 둘러싸고 있는 무에코성 또는 저에코성 액체로 나타난다. 심정지 환자의 경우 CPR이 진행 중이더라도 의료 제공자는 심낭삼출의 유무를 확인할 수 있다(Video 23.8–23.9). 심정지 중 심낭삼출이 있으면 달리 증명될 때까지 심장눌림증(tamponade)이 심정지 원인으로 간주된다. 소생 노력은 심낭천자를 통한 삼출액의 즉각적인 배출에 초점을 맞춰야 한다.

폐색전증(pulmonary embolism)

폐색전증(PE)의 증거는 소생술 중 응급 현장초음파 검사를 통해 확인될 수도 있다. 원인이 되는 폐색전증이 있는 환자에서 순환이 회복되면 급성 우심 긴장(Rt. heart strain)은 일반적으로 확장된 하대정맥과 함께 우심실(RV)이 전체적으로 확대되는 것으로 보이는 것이 전형적이다. 그러나 심정지 기간 동안 이러한 우측 심장의 소견은 특이적이지 않다. 심정지로 인한 심박출량의 갑작스러운 감소와 소생술 중 정맥 수액의 주입으로 인해 RV가 상대적으로 커지고 IVC가 증폭되며 LV가 부족하게 채워질 수 있다.[7] 그러나 심방이나 심실(Video 23.10), 대퇴정맥이나 슬와정맥에서 혈전이 관찰되는 경우 PE를 심정지 원인으로 의심해야 한다. 하지 정맥에서 혈전의 유무를 확인하는 것은 지속적인 흉부 압박 중에 쉽게 수행될 수 있다(Video 23.11, Chapter 34 하지 DVT 참조). 임상적 상황이나 초음파상으로 폐색전증에 대해 의심이 강하게 된다면 소생술 중 혈전용해술을 시작하는 것을 고려해야 한다.[2,8]

심폐소생술 지침

심정지 동안 제세동이 불가능한 심전도를 보이는 환자에게 가장 중요한 치료 개입은 고품질의 흉부압박을 실시하는 것이다. 전문심장소생술(ACLS) 인증을 받은 의료 제공자들 중에서도 권장 기준에 따라 흉부압박을 실시하지 않는 경우

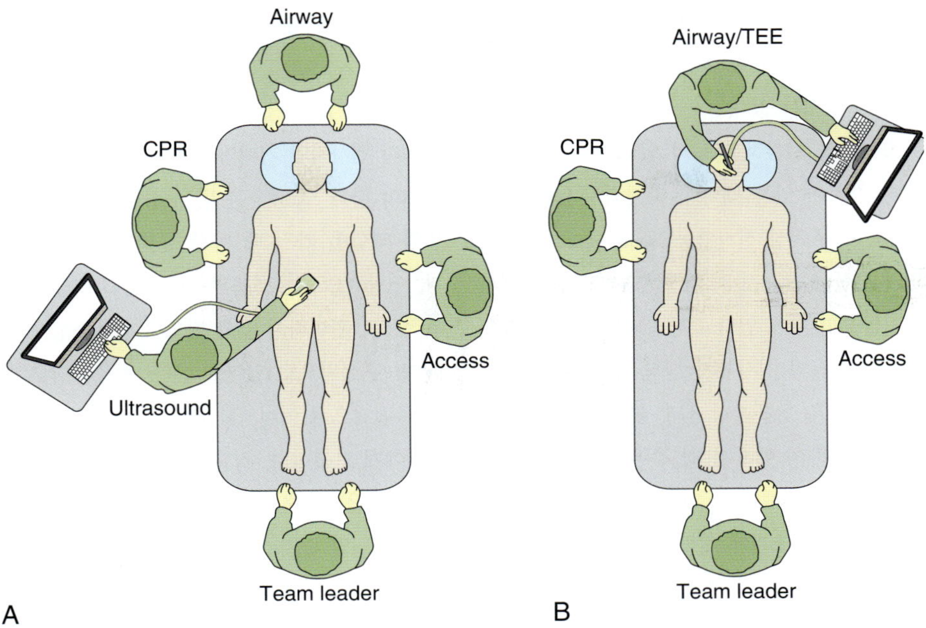

Figure 23.2 팀원 위치. 경흉부 심장초음파(A) 또는 경식도 심장초음파검사(B)를 시행하는 동안 소생술 중 팀원의 위치 지정. *CPR:* 심폐소생술.

가 많다.[9,10] 제공자 피드백을 통해 CPR의 혈역학적 효능을 향상시키려는 노력은 흉부 압박 깊이와 속도에 중점을 두어 왔다. 응급 현장초음파는 흉부 압박 중 심실을 시각화하여 CPR 품질에 대한 직접적인 피드백을 제공한다.[11,12]

심장 펌프 이론에 따르면 심박출량은 심폐소생술 중 심실의 압박에 의해 생성된다. 현재 지침에서 권장하는 기준점을 사용하여 흉부 압박을 실시할 때, 최대로 압박을 받는 부위는 대부분의 경우 상행 대동맥, 대동맥 뿌리 또는 좌심실 유출로 위에 놓이는 것으로 나타났다.[11,13,14] 이러한 구조를 압박하면 실제로 심박출량이 감소할 수 있다. 그러나 좌심실을 최대한 압박하도록 압박 부위를 조정하면 혈역학이 개선되는 것으로 보이며 관상 동맥 관류압이 높아지고 자발순환 회복(ROSC) 및 생존율을 높일 수 있다.[15,16] 경흉부 심장초음파검사는 압박의 적절성을 적절하게 평가하는 데 이상적으로 적합하지 않다. 그러나 경식도 심장초음파검사(TEE)는 원하는 압축 축을 따라 심장의 연속적인 고해상도 이미지를 안정적으로 제공할 수 있다. 응급실과 중환자실에서 현장 경식도 심장초음파를 사용함으로써 CPR 품질에 대한 인식이 높아졌고 이러한 환경에서 CPR이 전달되는 방식에 영향을 미쳤다(Chapter 20; 경식도 심장초음파검사 참조).[17]

예후(Prognosis)

심정지 상황에서 초음파가 가장 흔히 사용되는 용도는 예후를 결정하는 용도이다. 심근 활동이 없거나 초음파상 심내막 운동이 없는 것으로 정의되는 심정지(cardiac standstill)는 예후가 매우 나쁘다(Fig. 23.1, Video 23.12).[18–20] 체액 이동이나 외부 압력으로 인해 나타날 수 있는 판막의 조동(valve flutter)만으로는 심장 활동의 지표가 될 수 없다. 기록된 소수의 심정지(cardiac stanstill) 생존자 중에서 신경학적으로 손상되지 않은 생존자에 대한 보고는 없다.[21,22]

모니터상 전기적 활동이 있고 초음파상으로 심장 활동이 있는 맥박이 촉지되지 않는 환자는 유사-무맥성 전기활동(pseudo-PEA) 상태에 있다고 한다(Video 23.13). 임상 평가만으로 무맥성 전기활동(PEA)에 있다고 생각되는 환자의 80% 이상이 초음파 검사에서 심장 활동을 보인다.[23] 이 환자들은 초음파상 심장 활동이 없는 PEA 환자에 비하여 예후가 더 좋은 것으로 보이므로 상당히 달리해야 할 것으로 보인다.[24–26] 심정지 중 초음파 소견에 대한 대규모 관찰 연구에서 유사-무맥성 전기활동(pseudo-PEA)은 생존과 가장 높은 연관성을 갖는 것으로 나타났다.[22] 응급 현장초음파를 심정지 소생술에 통합할 때 이 집단을 식별하는 것이 분명히 우선적으로 필요할 것이다.

술기(Technique)

탐촉자의 선택(Probe selection)

심정지 동안 경흉부 초음파를 보는 데에는 몇 가지 제약이 있지만 효율적이어야 하기 때문에 다기능을 가진 한 가지의 탐촉자가 선호된다. 현재의 초음파 기술에서는 작은 접촉면을 가진 위상 배열 탐촉자가 가장 일반적으로 사용되지만, 마이크로 볼록형(micro-convex) 또는 곡선형 탐촉자(curvilinear transducer)도 대안이 될 수 있다. 환자 몸통의 영상을 위해 선택한 탐촉자와 달리 심부정맥혈전증(DVT)을 확인하는 데에는 고주파 선형 배열 탐촉자가 필요하며 기흉 평가에도 선호된다.

자세 취하기(Positioning)

한 가지 종류의 탐촉자를 선택하는 것 외에도 초음파 검사자와 기계의 위치 역시 신중하게 선정해야 한다. 소생술은 팀 구성원이 지정된 직위와 역할을 가질 때 가장 효율적으로 실행된다. 이상적으로는 초음파검사자는 소생술에 직접적으로 관여하지 않고 별도의 심폐소생술 전담 팀 구성원으로 있어야 한다. 초음파 검사자는 독립적으로 이미지를 획득하고 해석하여 팀 리더에게 보고한다. 경흉부 심장초음파를 사용할 때 초음파 검사자의 가장 좋은 위치는 심장, 폐, 복부 및 하지 정맥의 영상을 쉽게 촬영할 수 있는 환자의 우측 둔부 쪽이다. 경식도 초음파(TEE)를 사용할 때에는 초음파 기계를 침대 머리의 왼쪽에 배치하고, 시행자는 영상 화면을 잘 볼 수 있도록 침대 머리 쪽 또는 환자의 왼쪽에 서서 화면을 보고 해석하는 데 용이하도록 한다(Fig. 23.2).

영상 획득법(Image acquisition)

초음파 영상은 흉부 압박이 진행 중인지 혹은 소생술 중 맥박 확인을 위해 흉부 압박을 중단하고 있는지에 따라 그 품질이 달라진다. 심장, 하대정맥(IVC), 복부, 대동맥, 심부 정맥 영상은 흉부 압박 중에도 어려움 없이 촬영할 수 있다. 심장은 늑골하(subcostal) 또는 심첨부 4방 영상(apical 4-chamber view)에서 영상을 가장 잘 얻을 수 있다. 심장 초음파 영상을 확인하는 것을 이 창에서만 보는 것으로 제한하면, 초음파 젤(gel)이 제세동 패드로 번지는 것, 기계적 흉부 압박 장치나 흉부 압박을 시행하는 것을 방해하는 것을 방지할 수 있다.

심장 초음파 영상은 흉부 압박을 하는 동안

이든 맥박 확인을 위해 흉부 압박이 중단되고 있든 상관없이 얻어야 한다. 검사자는 흉부 압박 주기가 거의 끝날 때 흉부 압박이 중단되는 시간 동안 영상을 최대한 얻기 위해 미리 탐촉자를 심장이 가장 잘 보이는 자리에 위치시켜 초음파를 시행함으로 인해 흉부 압박의 재개가 지연되는 위험을 줄이도록 주의한다. 맥박 확인 전에 전체 무압박 기간 동안 심장 이미지를 캡처하려면 비디오 녹화 설정 시간을 10초 이상은 늘리는 것을 고려해야 한다. 필요시 흉부 압박이 재개되는 동안 저장한 비디오 클립을 자세히 검토할 수 있다.

심정지가 확인되고 소생술이 종료되면 2차원 모드(Video 23.12) 또는 M-모드(Fig. 23.1)를 사용하여 심정지를 기록하도록 비디오 클립을 얻어야 한다. 맥박 검사 중에 비디오 클립을 녹화하는 경우 영상 획득에 주의가 집중되어 흉부 압박 재개가 지연되는 것을 피하기 위해 후향적 녹화 모드가 선호될 수 있다.

프로토콜 및 알고리즘

응급 현장초음파를 심폐소생술에 통합하여 여러 가지 프로토콜과 알고리즘이 제안되었다.[27–29] 일부 프로토콜은 미분화된 저혈압의 평가에서 파생되었으며 심정지에서 실현이 불가능할 개괄적인 접근 방식이 포함되어 있다. 소생술 중에는 심장압박이나 기흉과 같은 효과적인 개입이 가능한 고효율 병인에 초점을 맞춰야 한다. 자발 순환 회복이 되면 쇼크 및 저혈압에 대한 신속 초음파(RUSH) 프로토콜과 같은 포괄적인 초음파 접근 방식을 통해 아직 발견하지 못한 심장 마비의 원인이 밝혀질 수 있다.[30]

심정지 초음파 프로토콜은 심정지의 생리를 설명할 수 있어야 한다. 흉부 압박은 심폐소생술 동안 최소한으로 중단되어야 하기 때문에 심정지 환자의 소생술에 초음파 프로토콜을 통합하려면 흉부 압박 중에 수행할 수 있는 부분과 맥박 확인 중에 수행해야 하는 부분을 나누어 프로토콜화 해야 한다. 더불어 경식도초음파(TEE)는 흉부 압박 깊이가 적절한지 평가하고 압박을 전달하기 위한 손(압박 부위)의 위치를 선정하는 데 사용될 수 있을 것이다.

심정지 초음파 프로토콜을 설계할 때는 기관에서 동원 가능한 자원, 인력, 장비를 고려해야 한다. 이 접근법을 통합한 알고리즘을 Fig. 23.3의 예시로 들었다.

요점 정리

- 심실세동의 식별
  - 매우 미세한 심실세동이 있는 환자는 심전도 모니터상 무수축이 있는 것처럼 보일 수 있다.
  - 이러한 환자의 응급 현장초음파는 미세한의 심근 벽의 이동과 함께 빠른 수축을 보인다.
- 심정지로 오인할 수 있는 교란요인을 피해야 한다.
  - 기계환기로 인한 폐 확장으로 인한 움직임은 심근으로 전달될 수 있다. 감지된 심근의 움직임이 환기와 일치하는 움직임만 있는 것은 아닌지 확인해야 한다.
  - 판막 운동만으로는 심근 수축이 있다고 간주되어서는 안 된다. 심박출량이 없는 환자의 혈관계통 내의 체액 이동으로 인해 판막이 움직일 수 있다.
  - 마찬가지로 심장이 완전히 정지된 환자에게서도 심실 내에 체액의 소용돌이가 보일 수 있다. 정맥 내 약물을 주입하면서 발생한 거품은 심근의 수축이 없을 때에도 심장 내에서 상당한 움직임이 있다는 느낌을 줄 수가 있다.
- 심장눌림증(cardiac tamponade)의 식별
  - 심정지에서 심낭의 삼출이 보이면 환자가 심장눌림증이 있다고 가정하고 응급 심낭천자를 시행해야 한다. 심정지 환자의 우심방 및 심실 운동과 심장 주기의 상관관계를 확인하기 위해 심낭천자를 지연시키지 말아야 한다.

- 심정지 상태에서 심장을 이미지화하기 위한 창의 선택
  - 흉부 압박이 흉골 옆 위치에서 초음파를 보는 것을 방해한다는 것을 생각해 보면 늑골하 또는 심첨부에서 초음파를 보는 것이 선호된다. 또한 흉벽이 초음파 젤 때문에 미끄러워지면 소생술을 방해할 수가 있다.
  - 더불어 제세동 패드는 흉벽의 앞쪽에 배치가 되는데, 초음파 젤은 전도성이 있으므로 흉부를 관통하지 않고 흉벽을 따라 전류가 전도되어 제세동의 효율을 감소시킬 수 있다.
  - 전문심장소생술(ACLS)은 늑골 하연을 통해 초음파를 시행하는 검사자로 인해 진행이 방해받지 않고 독립적으로 이루어져야 한다. 이 창에서 심장 초음파가 잘 보이지 않는 경우 심첨부 4방 영상을 시도할 수 있다. 경식도 심장초음파 검사는 늑골하 및 심첨부 초음파보다 우수한 품질을 보인다.

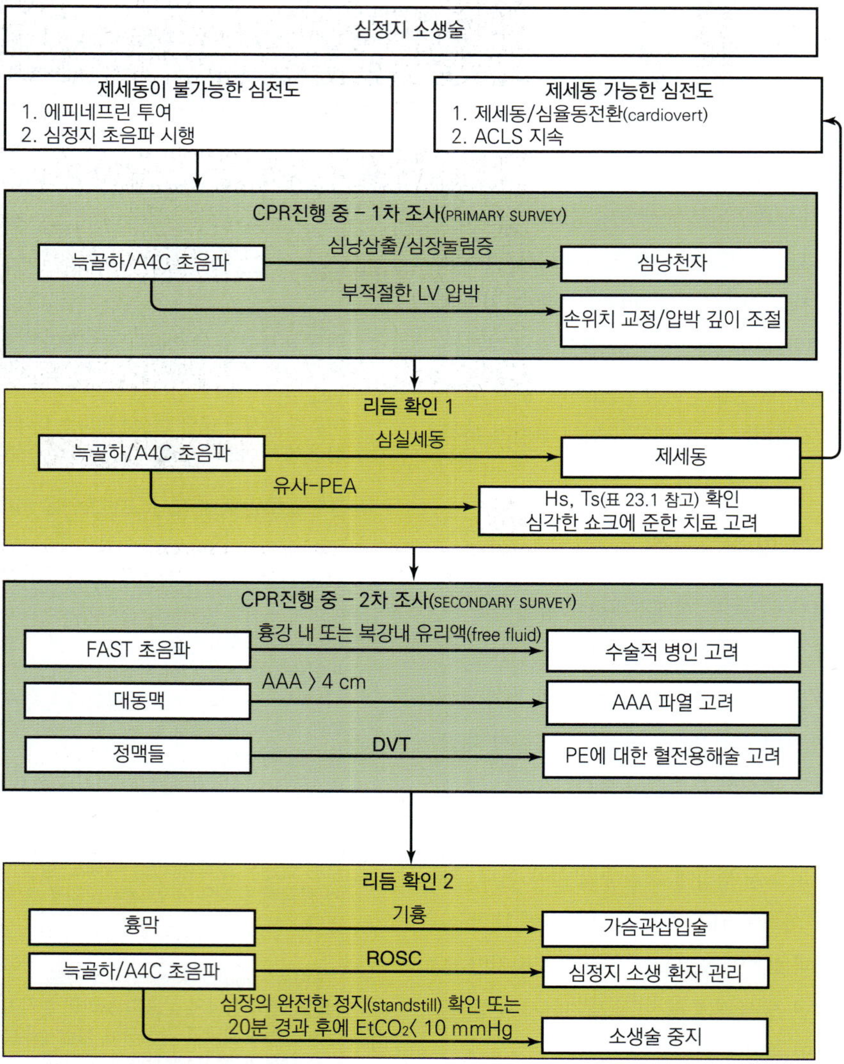

Figure 23.3 심정지 중 초음파 알고리즘. *AAA*: 복부 대동맥류, *ACLS*: 전문심장소생술, *A4C*: 심첨 4방 영상, *CPR*: 심폐소생술, *DVT*: 심부 정맥 혈전증, *EtCO2*: 호기말 이산화탄소, *FAST*: 외상 표적초음파, *LV*: 좌심실, *PE*: 폐색전증, *PEA*: 무맥성 전기 활동, *ROSC*: 자발순환 회복.

CASE 23.1

프레젠테이션

심장 카테터 삽입 후 야간동안 관찰을 위해 입원한 55세 남자가 갑자기 무반응 상태가 되었다. 간호사는 환자가 발작을 한 것 같다고 했으며 현재는 둔감하고 반응이 없다고 보고했다. 확인하니 그는 맥박이 없고 모니터상 무수축이 확인되었다. 심폐소생술(CPR)을 시작했고, 전문심장소생술(ACLS) 프로토콜에 따라 한 주기로 약제가 투여하였고, 당신은 초음파 검사를 시작한다.

초음파 소견

CPR이 진행되는 동안 위상차배열탐촉자를 늑골연 접근연에 위치하여 심장 영상을 확인한다(Video 23.14). 흉부 압박으로 인해 시야가 다소 제한되지만 확인한바 심낭 삼출은 확인되지 않는다. 다음으로 탐촉자를 90도 회전시켜 하대정맥(IVC, Video 23.15)을 확인한다. 하대정맥은 확장되어 보인다. 오른쪽 위사분면으로 이동하여 모리슨 주머니를 확인하니 유리 체액은 보이지 않으며(Video 23.16) 외상 초음파 검사(FAST)를 통한 평가에서도 정상소견이다. 대동맥을 빠르게 스캔하여 평가했을 때 정상적인 직경이 확인된다(Video 23.17). 늑골연 창으로 돌아가서 초음파 탐촉자로 대기하고, 팀은 맥박 확인을 준비한다. 맥박 확인을 위해 심장 압박이 일시 중지되는 동안 초음파에서는 심장의 세동이 뚜렷이 나타난다(Video 23.18). 모니터에서는 여전히 무수축처럼 보이지만 환자가 심실 세동 상태에 있는 것은 분명하다. 제세동을 시행하고 동율동이 모니터에 나타나고 자발 순환이 회복되며 초음파로 세동이 해소되었음을 확인한다(Video 23.19).

증례 해결

환자는 제세동 후 심실 기외수축이 간헐적으로 나타나다가 동율동을 유지한다. 환자는 중환자실(ICU)로 이송되어 이식형 심장 제세동기를 이식한 후 별다른 일 없이 회복되었다.

미세심실세동은 무수축으로 오인될 수 있으며, 응급 현장초음파에서 맥박 확인 중 심실세동이나 무맥성 심실빈맥이 발견되면 즉시 제세동이 필요하다. 자발 순환 회복(ROSC)이 되면 의료 제공자는 쇼크 및 저혈압에 대한 급속 초음파(RUSH) 프로토콜과 같은 쇼크 프로토콜을 사용하여 체계적인 초음파 평가를 수행할 수 있다.

CASE 23.2

프레젠테이션

37세 여성에게 심폐소생술이 몇 분 동안 진행되었다. 맥박 확인 중 모니터상 조직적인 전기활동이 산재해 보이지만 경동맥에서 맥박 촉지는 되지 않는다. 그녀는 무맥성 전기 활동이 있는 것으로 확정되었고, 심폐소생팀은 고품질의 흉부 압박을 수행하는 데 중점을 둔다. 지속적인 흉부 압박과 함께 집중 초음파 검사가 수행된다.

초음파 소견

심장의 늑골하 4방 영상에서는 약하지만 규칙적인 수축이 있는 심장이 드러났고(Video 23.20), 이는 유사(pseudo)-무맥성 전기 활동(PEA)이다. 심장 주위에는 무에코성 줄무늬가 없으므로 심낭 삼출은 배제하였다. 추가적으로 시항한 초음파상에서 심부 정맥 혈전증을 의미하는 압축되지 않는 좌측 대퇴 정맥이 확인되었다(다른 추가 초음파 영상은 공개되지 않았다)(Video 23.21). 간호사가 혈전용해제를 주사하고 헤파린 주입을 시작하는 동안 흉부 압박을 계속한다. 팀은 호기말 이산화탄소가 감소하는 것을 확인함에 점점 피로감을 느끼고 있으며, 맥박 확인 중에 초음파 늑골하 4방도에서 심장이 전혀 움직이지 않는 심정지(cardiac standstill)가 확인되고(Video 23.22) M-모드를 확인하여 심장 활동이 전혀 없음을 확실히 한다(Fig. 23.4).

증례 해결

이 환자는 대량 폐색전증 의증으로 사망한 것으로 선언되었다. 응급 현장초음파 덕에 유사-무맥성 전기활동과 심부정맥혈전증이 발견되어 혈전용해제 투여를 함으로써 환자에게 생존 기회가 주어졌다. 장기간의 소생 노력 끝에 심장 정지(standstill) 상태가 초음파로 기록되었고, 팀은 환자가 더 이상 생존할 수 없다고 판단하여 소생술을 종료할 수 있었다.

현장 진료 초음파는 "5H 5T" 로 알려진 전문심장소생술(ACLS) 훈련에서 전통적으로 심정지의 잠재적 가역적 원인 중 기흉, 심장 압전, 저혈량증, 심부정맥혈전증/폐 색전증을 식별할 수 있다. 이러한 상태 중 하나라도 확인되면 팀의 소생 노력의 방향을 지도하고 잠재적으로 생존 가능성을 높일 수 있다.

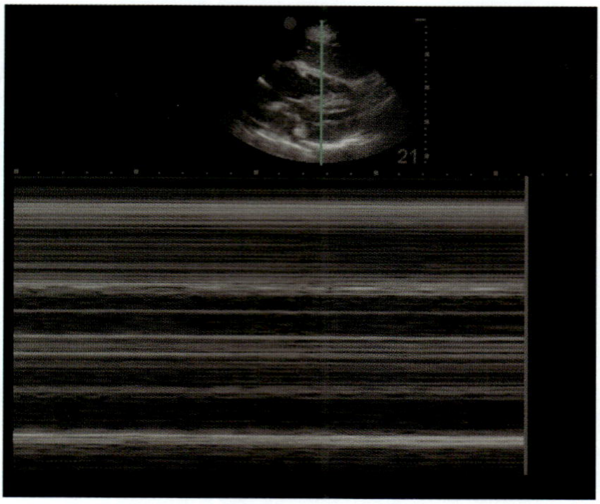

Figure 23.4 심정지(Cardiac Standstill). 늑골하 4방 영상에서 본 심정지의 M-모드 영상.

CASE 23.3

프레젠테이션

46세의 고등학교 과학 교사가 가슴 통증을 느끼며 쓰러졌다. 그녀의 학생들은 즉시 심폐소생술(CPR)을 시작하고 911에 전화하였다. 구급대원은 정맥 주사를 확보하고 삽관을 한 후 그녀를 신속하게 병원으로 이송하였다. 응급실(ED)에 도착하자마자 CPR을 계속했지만 10분 후에도 호기말 이산화탄소 수치는 9 mmHg로 낮게 유지되었다. 심폐소생술팀은 경식도 초음파 탐촉자를 갖추고 있고, 신속하게 탐촉자를 삽입하여 확인함으로써 심정지 중 치료방향을 정하도록 한다.

초음파 소견

중식도 장축단면도(Video 23.23)는 흉부압박의 깊이를 정확하게 보여준다. 그런데 최대 압박 지점이 좌심실 유출로의 상방에 있는 것으로 확인되고, CPR을 통해 발생시키고자 하는 혈액의 유출을 방해할 가능성이 있다. 초음파 검사자는 팀에게 이를 알리고, 팀 리더는 심장 압박 부위를 심장의 장축을 중심으로 바깥쪽 아래쪽으로 이동하도록 지시한다. 다시 시행한 경식도 심장초음파검사(TEE)는 좌심실 유출로가 아닌 좌심실(LV)이 압축되면서 흉부 압박이 개선되는 것을 보여준다(Video 23.24).

증례 해결

이러한 조정이 이루어진 직후 호기말 이산화탄소가 30 mmHg까지 상승한 것으로 확인된다. 심전도 리듬 확인을 하니 경동맥 맥박이 만져지는 동성 빈맥이 나타났다. 환자는 심정지 후 치료를 받고 중환자실로 이송된다.

흉부압박은 권장 기준에 따라 수행되지 않는 경우가 많아 CPR의 효과를 위태롭게 할 수 있다. 최대 압박 부위는 좌심실 유출로나 상행 대동맥 상방인 경우가 많아 유출로를 방해할 수 있는 경우가 많다. 경식도 초음파검사(TEE)는 흉부 압박의 깊이와 부위를 평가하는 데 사용되어 흉부 압박의 품질에 대해 의료제공자에게 즉각적으로 피드백을 제공할 수 있다.

CASE 23.4

프레젠테이션

중증 고칼륨혈증과 급성 폐부종으로 ICU에서 기관 삽관과 기계 환기를 받고 있던 63세 만성 혈액 투석을 받는 남성이 심장 마비가 발생하여 신속대응팀이 소집되었다. 도착 시 환자는 삽관된 상태를 유지하고 있고, 간호사는 자발 순환 회복(ROSC)이 이루어지기 전에 에피네프린, 칼슘 및 중탄산나트륨을 1회씩 투여했다고 보고했다. 모니터상 혈압은 76/44로 여전히 저혈압 상태를 보인다. 당신은 심장의 늑골하 4방 영상으로 그를 평가하기 시작한다.

초음파 소견

탐촉자를 가슴에 올려놓자마자 환자에게 대량의 심낭 삼출이 있음을 알게 되고, 우심방 및 우심실의 자유벽(free wall)이 비정상적으로 움직이는 것을 발견하였다(Video 23.25). 탐촉자를 90도 회전시켜 확장된 다혈적(plethoric) 하대정맥(IVC)의 영상을 얻는다(Video 23.26). 팀 리더에게 환자의 심낭 삼출액이 많고 심낭 압전 소견과 일치하는 다혈적 하대정맥이 있음을 알린다.

증례 해결

초음파 유도하에 흉골연 접근 방식을 사용하여 심낭 카테터를 넣고 심낭에서 300 mL의 혈액을 배액시킨다. 자발순환회복(ROSC)이 되었다. 흉부외과 의사에게 이를 알리고 환자를 수술실로 이송한다.

심폐소생술(CPR) 중 심낭삼출이 발견되면 심장 압전이 심정지의 원인으로 간주되며 응급 심낭천자를 시행해야 한다. 심낭천자는 생명을 구할 수 있고 심정지 중 자발순환회복(ROSC)으로 빠르게 이어질 수 있는 몇 안 되는 중재 방법 중 하나다.

SECTION 4

복부와 골반
Abdomen and Pelvis

CHAPTER 24

복강 내 액체 저류
Peritoneal Free Fluid

Craig Sisson ▪ Jessica Solis-McCarthy

:: 최한조

핵심 포인트

- 표적 복부 초음파는 복막액의 종류를 정확히 구별하기는 어렵지만 현장에서 복강 내 액체 저류를 찾아내는 데는 민감하고 믿을 만한 검사이다.
- 초음파는 불안정한 활력 징후를 가진 둔상(blunt trauma) 환자의 복강 내 액체 저류를 찾기 위한 초기 선별 검사법이다.
- 초음파 유도하에 복막 천자 시행은 성공률을 높이고 부작용을 줄여 준다.

배경

복강 내 액체 저류는 복막내액과 복막외액으로 구분된다. 복강내액은 복막강 내에 위치하며, 복강외액은 복막강 외부에 위치하며 일반적으로 후복막액이라고 한다. 이 장에서는 복강 내액을 지칭하기 위해 *복강 내 액체 저류*라는 용어를 사용한다.

최근 1세기에 걸쳐서, 복막액은 우선적으로 중력 방향의 의존적인 해부학적 부위에 모인다는 것을 알게 되었다.[1-3] 복부 신체 검진은 복강 내 병적 상태를 진단하기에는 민감도가 매우 낮은 것으로 알려져 있다.[4-8] 의료진은 복강 내 액체 저류를 찾고 복막 천자 같은 술기를 시행하기 위해 초음파를 사용할 수 있다. 초음파에서 복강 내 액체 저류는 검정색 또는 무에코(anechoic)로 보인다(Video 24.1). 초음파를 이용하면 복강 내 액체 저류를 민감하게 찾을 수 있지만, 액체의 성분이나 특성을 정확하게 구별할 수는 없다. 그러므로 양성 소견을 해석할 때는 외상력, 수술력 그리고 이전에 존재하였던 의학적 상태 같은 의무 기록을 반드시 고려해야 한다.

초음파로 복강 내 액체 저류를 탐지하기 위한 최소 용량은 조건(환자 자세, 복막 액의 병적 특성, 복막 액의 누적된 시간, 환자 체질, 영상의 질 그리고 의료진의 초음파 숙련도)에 따라 다르다.[9-13] 초음파로 탐지할 수 있는 복강 내 액체 저류의 최소 용량은 약 100−620mL 정도로 알려져 있다.[14]

복강 내 액체 저류의 병적 특성은 외상과 비외상적 원인으로 나눌 수 있다. 외상 환자에서 복강 내 액체 저류의 존재는 고형 장기의 손상을 의미한다. 둔상으로 인한 복강 내 출혈은 대부분 상복부의 비장과 간의 손상을 의미한다.[15] 간콩팥오목(hepatorenal recess)은 둔상에 의한 2차적인 복강 내 출혈을 찾을 수 있는 가장 민감한 부위이다.[16] 비외상성으로 발생하는 복강 내 액체 저류는 자궁 외 임신이 터진 경우처럼 응급인 것도 있으며, 간경화로 인하여 발생하는 만성 복수 같은 비응급인 것도 있다.

초음파는 진단 또는 치료적 복수 천자를 위한 천자 위치를 선택하는 데 도움을 주고, 복수 천자의 성공률을 높이며 부작용과 입원 비용 그리고 입원기간을 줄이는 역할을 한다.[17-19]

정상 해부학(Normal Anatomy)

초음파로 복강 내 액체를 찾아내기 위해서는 복강 내 액체가 잘 모이는 해부학적 위치를 이해해야 한다. 복강은 큰주머니(greater sac)와 작은주머니(lesser sac)로 나눌 수 있다. 큰 주머니는 가로방향 결장간막(transverse mesocolon)에 의하여 상위 창자(supracolic)와 하위 창자(infracolic)로 나뉜다. 복강 안의 비정상적인 액체는 상행결장(ascending colon)과 하행결장(descending colon) 바깥쪽 복막공간인 결장 옆 고랑(paracolic gutter)을 지나서 상위 창자와 하위창자 사이를 통과할 수 있다.

서 있거나 누워 있을 때, 복강과 골반을 포함한 범위에서 가장 중력에 의존적인 부위는 골반이며, 특히 꼬리뼈부터 천골돌기(sacral promontory)까지다. 복부만 생각한다면, 누워 있는 자세에서 간콩팥오목 또는 모리슨 오목(Morison's pouch)이 골반 입구 위쪽 부위에서 가장 중력에 의존적인 부위이다. 누워 있는 자세에서 복강 내 액체가 간콩팥오목으로 모이게 되는 이유는 다음의 해부학적인 3가지 특징 때문이다. 첫 번째, 간콩팥의 복강 내 위치는 다른 복강 내 구조물보다 상대적으로 후방에 있다. 두 번째, 요추부의 척추전만 굽이(lordotic curvature)와 간콩팥오목보다 상대적으로 앞에 있는 천골 돌기는 액체가 골반으로 흘러가는 것을 막는 다. 세 번째, 좌상복부에 있는 가로막 잘룩창자 인대(phrenicocolic ligament)는 좌상복부에서 우상복부의 간콩팥오목으로 액체를 이동시킨다.[20] 그러나, 만약 환자가 서 있는다면, 복강 내 액체는 원래 위치와 상관 없이 중력에 의해서 골반에 모일 것이다.

영상 획득법(Image Acquisition)

복부와 골반을 검사하기 위해서는 저주파 곡선형 또는 위상 배열 탐촉자가 필요하다. 복강 내 액체 저류를 찾기 위해서는 우상복부, 좌상복부 그리고 골반을 반드시 검사를 해야 한다. 간, 비장 그리고 소변이 차있는 방광을 우상복부, 좌상복부 및 골반의 주요 음향창(acoustic window)으로 활용해야 한다(Fig. 24.1). 비었거나 찢어진 방광, 피하 공기층(subcutaneous emphysema), 창자 또는 위장의 공기, 상처 소독 그리고 무비장증(asplenia)의 경우 초음파를 이용하여 위 세 가지 창으로 접근해도 복강 내 액체 저류를 찾아내지 못할 수 있다. 환자를 트렌델렌부르크 (tren

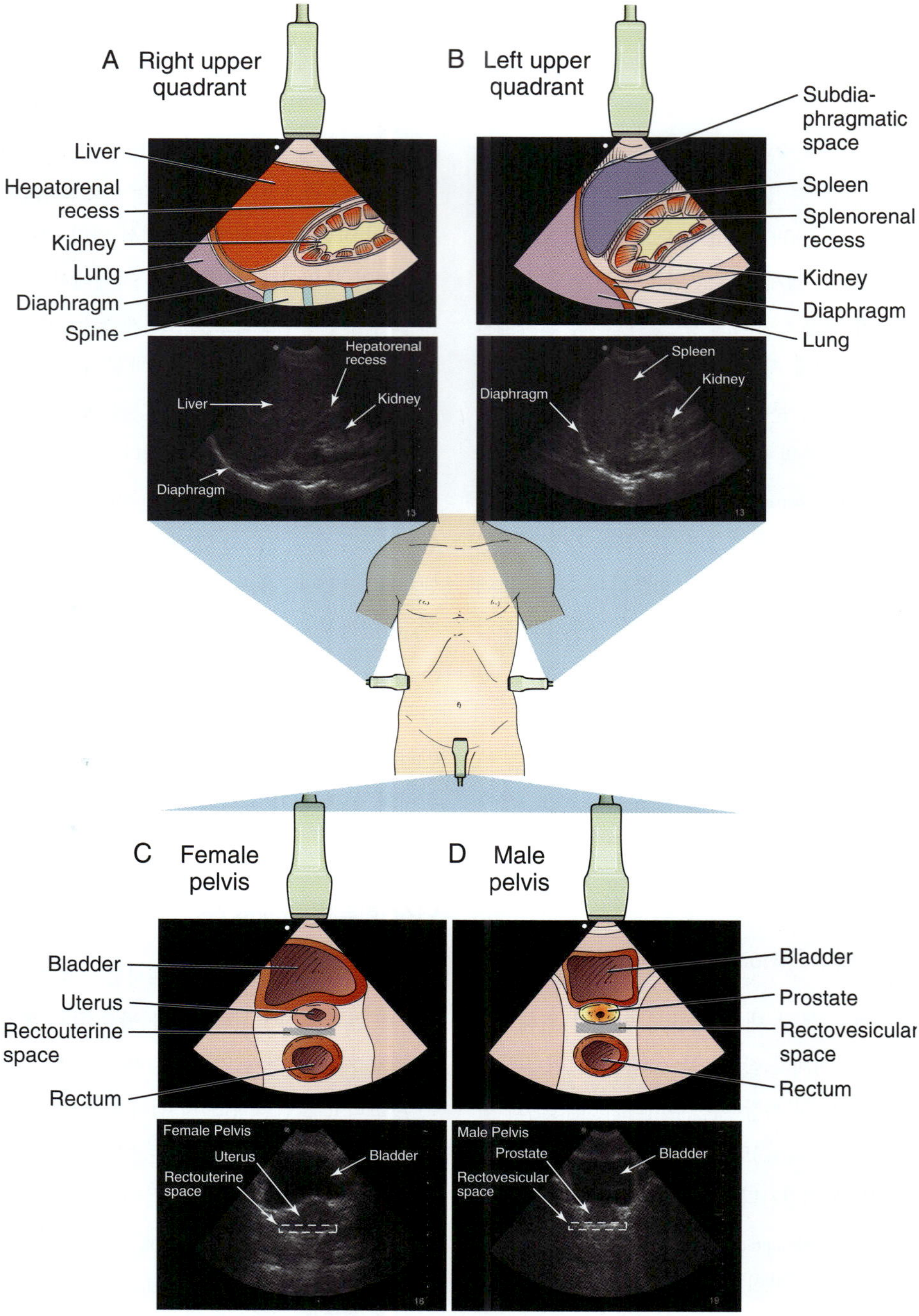

Figure 24.1 **복강 내 액체 저류 탐지.** (A) 우상복부. 우측 횡격막 아래 공간, 간과 콩팥 사이 공간(우상복부에서 가장 중요한 영역인 모리슨 오목)과 오측 콩팥의 아래 끝을 영상화. (B) 좌상복부. 좌측 횡격막 아래 공간(좌상복부에서 가장 중요한 영역), 비장과 콩팥 사이 공간, 그리고 좌측 콩팥 아래 끝 부위 영상화. (C) 여성에서 직장자궁 공간 영상화. (D) 남성에서 직장방광 공간 영상화.

delenburg) 자세 또는 역 트렌델렌부르크 자세로 배치 하면 중력에 의하여 복강 내 액체가 모이게 되어 소량의 체액을 감지하는 데 도움이 된다.[13,14,21]

우상복부(Right upper quadrant)

우상복부에는 우측 횡격막 아래 공간(subdiaphragmatic space), 간과 콩팥 사이 공간(hepatorenal space), 그리고 우측 콩팥의 아래 끝(inferior pole of the right kidney) 공간을 꼭 확인해야만 한다. 세 공간을 모두 체계적으로 확인한다면 적은 양의 복강 내 액체를 확인 할 수 있다. 9번째와 11번째 갈비뼈 사이의 중간겨드랑이 선에 탐촉자 포인트를 머리 쪽으로 향하게 하여 탐촉자를 놓는다(Fig. 24.2). 간과 콩팥 사이 공간(간콩팥 오목 또는 모리슨 오목)에 초점을 맞추면서 상복부를 보기 위하여 탐촉자의 위치와 각도를 조절한다(Fig. 24.3). 복강 내 액체 저류를 찾으면서, 간의 아래 끝 간콩팥 오목을 전반적으로 스캔하면서 탐촉자를 앞에서부터 뒤로 돌린다. 우측 콩팥의 아래 끝 부위는 우측 결장 옆 고랑과 함께 반드시 봐야 한다. 우측 횡격막 아래 공간을 보이기 위하여 위쪽 방향으로 탐촉자 각도를 조절 한다(Fig. 24.2, Video 24.2–24.3).

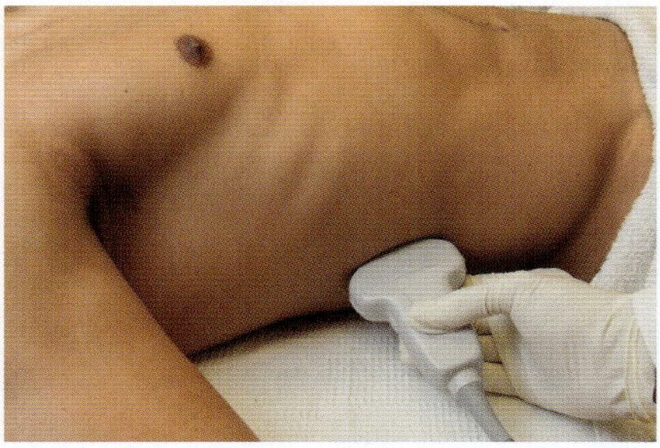

Figure 24.2 우상복부에서 탐촉자 위치. 9번째와 11번째 갈비뼈 사이의 중간겨드랑이 선에 탐촉자 포인트를 머리 쪽으로 향하게 하여 탐촉자를 놓는다.

좌상복부(Left upper quadrant)

좌상복부에는 3부위를 꼭 확인해야 한다. 비장 주변 공간 중 횡격막 아래 공간, 비장과 콩팥 사이 공간 그리고 좌측 결장 옆 고랑과 함께 좌측 콩팥 아래 끝 부위이다. 우상복부 스캔과 달리 좌상복부 스캔은 비장의 위치 때문에 탐촉자를 좀 더 후상방에 놓아야 잘 볼 수 있다. 탐촉자를 6번째와 9번째 갈비뼈 사이 공간의 뒤겨드랑이 선에 두고, 탐촉자 표시는 머리 쪽을 향하게 한다(Fig. 24.5). 검사자는 일반적으로 누워 있는 환자에게 "손가락 마디(knuckles to the bed)"를 침대에 올려놓은 상태에서 탐촉자 표시를 약

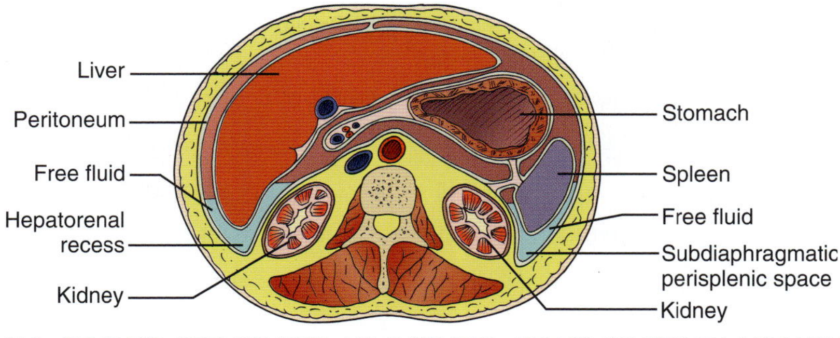

Figure 24.3 우측 및 좌측 상복부 단면 해부학. 복강 내 액체 저류는 간과 콩팥 사이 공간(모리슨 오목)과 비장 주위 공간에 모인다.

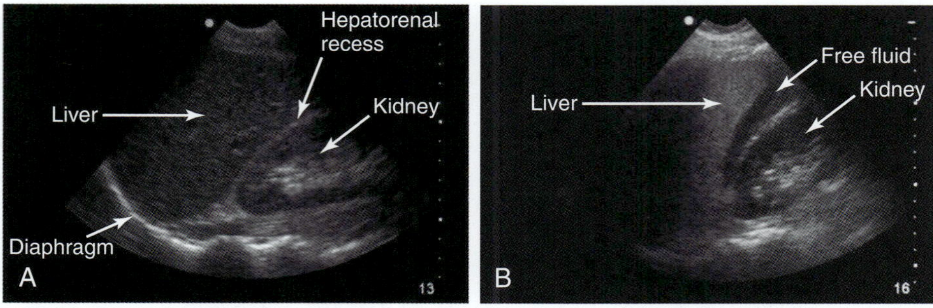

Figure 24.4 (A) 정상 우상복부. (B) 둔상을 당한 환자에서 간과 콩팥 사이 공간에 발생한 복강 내 액체 저류.

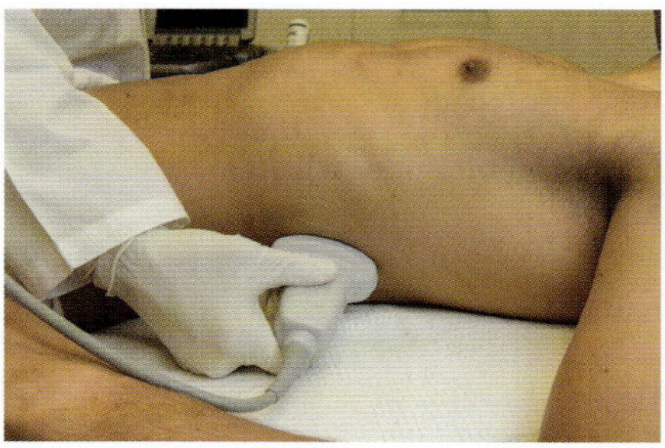

Figure 24.5 좌측 복부에서 탐촉자 위치. 탐촉자를 6번째와 9번째 갈비뼈 사이 공간의 뒤겨드랑이 선에 두고, 탐촉자 포인트는 머리 쪽을 향하게 하면서 약간 뒤쪽으로 회전하여 놓는다.

간 후방으로 향하게 하면서 탐촉자를 시계방향으로 10–20도 돌리면, 보다 좋은 영상을 얻을 수 있다. 복강 내 액체 저류의 징후를 찾기 위해 좌측 횡경막 아래와 비장콩팥 공간을 확인해야만 한다(Fig. 24.6, Video 24.4). 우상복부와 비슷하게 비장콩팥 공간을 앞쪽부터 뒤쪽까지 부채질하듯 전체를 봐야 한다. 간콩팥 사이 공간과 달리 비장과 콩팥 사이 공간은 비장, 왼쪽 신장, 그리고 췌장 꼬리를 연결하는 비장인대 때문에 복강 내 액체가 잘 모이는 위치는 아니다. 검사 시, 좌측 콩팥의 아래 끝 부위와 비장을 좌측 결장 옆 고랑의 위쪽과 함께 꼭 봐야 한다.

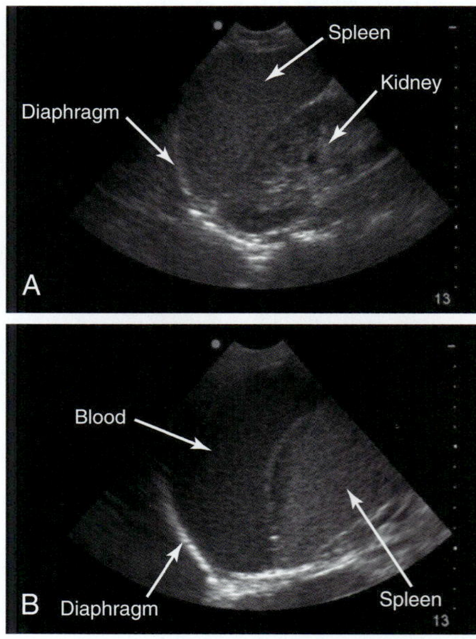

Figure 24.6 (A) 정상 좌상복부. (B) 좌측 횡격막 아래 공간에 복강 내 액체 저류.

골반(Pelvis)

골반에서 복강 내 액체 저류는 남성에서는 직장방광(rectovesicular) 공간에, 여성에서는 직장자궁(rectouterine) 공간과 더글라스 오목(pouch of Douglas)에 잘 모인다(Fig. 24.7). 초음파로 골반을 보기 위해서는 탐촉자 표시를 환자의 우측으로 두면서 치골 결합 바로 위에 가로 방향으로 놓는다. 방광이 보일 때까지 탐촉자를 골반 위에

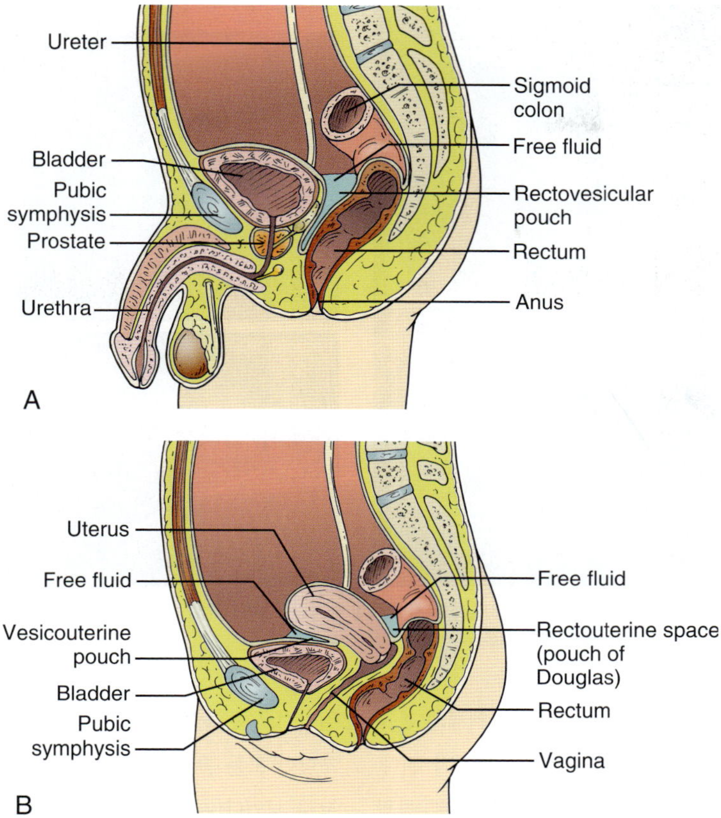

Figure 24.7 (A) 남성 직장방광 공간에 골반 액체 저류. (B) 여성 직장방광 공간(더글라스 오목)에 골반 액체 저류.

서 아래쪽으로 이동한다(Fig. 24.8, Video 24.5–24.7). 복막 액체 저류를 탐지하기 위하여 직장방광 또

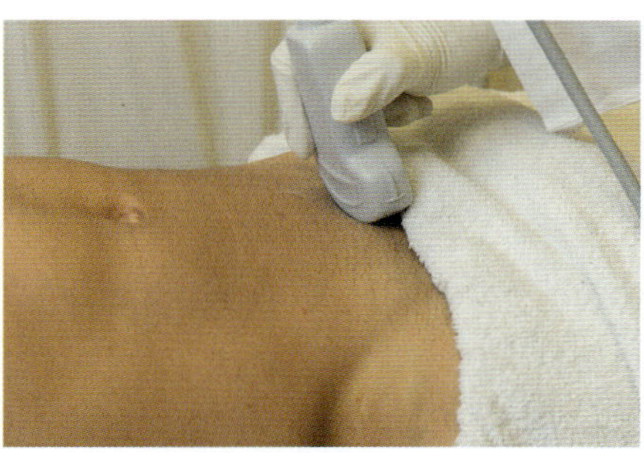

Figure 24.8 골반에서의 탐촉자의 위치. 치골 결합 바로 위에 탐촉자를 놓고 초음파 빔을 골반 쪽으로 아래쪽으로 기울이면서 놓는다.

는 직장자궁 공간을 전체적으로 평가하고 방광 기저부에서 목까지 전체적으로 보여주기 위하여 탐촉자를 움직이는 것이 아주 중요하다(Fig. 24.9, Video 24.8–24.9). 좌측에서 우측으로 방광 전체를 스캔하고 방광의 시상면을 보기 위해서 탐촉자를 시계방향으로 90도를 회전한다. 방광이 비워져 있으면 도뇨관을 삽입한 상태에서 도뇨관 주입구를 통해 따뜻한 생리식염수로 방광을 채워 다시 스캔해 볼 수 있다.

이미지 해석(Image Interpretation)

외상 환자의 경우에는 간 또는 비장 손상은 초

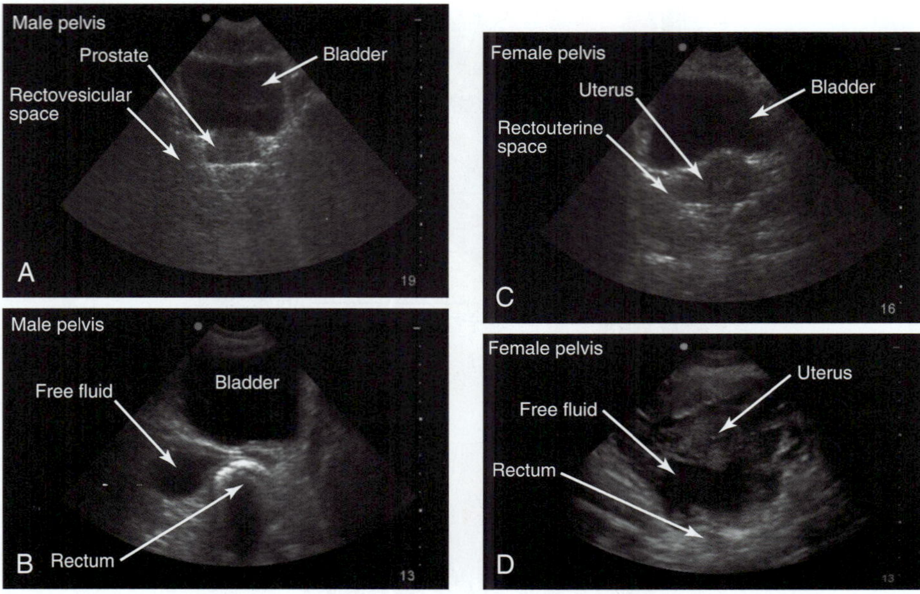

Figure 24.9 (A) 남성 정상 골반 영상. (B) 남성에서 직장방광 공간에 액체 저류. (C) 여성 정상 골반 영상. (D) 여성 직장방광 공간(더글라스 오목)에 골반 액체 저류.

음파로 확인이 어려우며, 복강 내 액체의 존재는 고형 장기 손상의 대표적인 표지자가 된다. 출혈의 원인이 상복부에 있는 경우, 간과 콩팥 사이 공간은 누워 있는 환자에게서 복강 내 액체 저류를 확인하는 데 가장 민감한 위치가 된다.[16] 좌상복부에서는 좌측 횡격막 아래 공간에 첫 번째로 액체가 모이며, 우상복부에서는 첫 번째로 간과 콩팥 사이 공간에 액체가 모인다.[20] 해부학적인 문제가 없는 상태라면, 비장 주위의 액체는 결과적으로 중력에 좀 더 의존적인 부위인 우상복부의 간과 콩팥 사이 공간으로 흐르게 된다.

정상적인 남성의 복강과 골반에서는 복강 내 액체 저류를 볼 수 없다. 여성은 골반에 생리학적으로 작은 양의 액체가 있을 수 있다. 여성 골반에 이보다 많은 자유 액체가 있다면 비정상으로 간주해야 하며, 원인을 찾아 봐야 한다. 안의 액체 저류를 응급으로 확인해야 한다.

일반적으로 복수, 혈액, 담즙, 림프액과 소변을 포함한 모든 종류의 액체는 검게 보이거나 무에코로 보인다(Video 24.1). 그러나 응고된 혈액, 고름 또는 조직파편 같은 부스러기가 포함된 복강 내 액체는 단백질 함량이 높기 때문에 좀 더 높은 에코성을 띈다(Video 24.10–24.11).

찢어진 장에서 흘러 나온 고체 이물은 불균질한 에코를 보인다. 복강 내 액체가 모이는 위치(Video 24.12–24.13)와 복벽에 대한 장 유착(Video 24.14)도 초음파로 확인할 수 있다.

복부에 복수가 모이면, 소장은 물에 쉽게 떠다니게 되며 창자간막(mesentery)에 의해 줄에 묶인 것처럼 보인다(Fig. 24.10, Video 24.15). 복막강은 복부의 점진적인 확장과 함께 수 리터의 복수를 담을 수 있다. 복수를 제거하지 않으면, 복압이 높아 지면서 횡격막의 운동을 떨어뜨리고 복막의 구역 증후군을 유발할 수 있다.

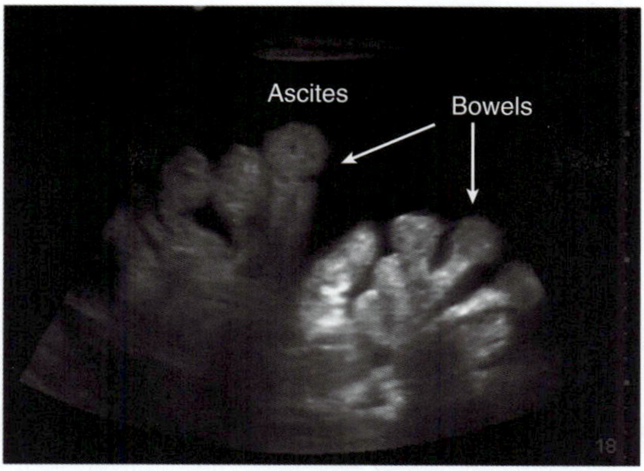

Figure 24.10 장간막에 의해 후방으로 묶여 소장이 자유롭게 떠다니는 모습을 보이며, 함께 대량의 복수 관찰된다.

병리학적 소견(Pathologic Findings)

혈복강(Hemoperitoneum)

EFAST (extended focused assessment with sonography for trauma) 검사는 복부 둔기 외상이 있는 혈역학적으로 불안정한 환자에 대한 표준 선별 도구로 발전했다(Chapter 33; 외상 참조). 적은 양의 혈액을 감지하기 적절한 아주 민감한 공간은 다음과 같다. 우상복부에서는 간콩팥 오목, 좌상복부에서는 횡격막 아래 공간, 그리고 골반에서는 직장방광 또는 직장자궁 공간이다. 적은 양의 액체가 모일 수 있는 간, 비장, 그리고 콩팥의 아래 끝 부위를 전체적으로 보는 것이 굉장히 중요하다.

복수(Ascites)

복수는 간경화 환자가 병원에 입원하는 흔한 합병증 중의 하나이며,[22] 복수의 악화는 간경화 환자의 사망률 지표이기도 하다. 1년 내 사망률은 15%이며, 5년 내 사망률은 44%이다.[23] 초음파는 복수를 지방 조직, 복벽 부종(Video 24.16) 및 가스가 찬 장 고리(gas-filled loops of bowel) (Video 24.17)와 같은 복부 팽만의 다른 일반적인 원인과 구별이 가능하다. 복수의 양은 질적으로 소량(Video 24.18), 중간 또는 대량(Video 24.19)으로 분류될 수 있다. 간경화가 많이 진행된 단계에서는 간의 크기가 작아지고 또한 섬유화되어 에코발생이 증가하며(Video 24.20), 우연히 재생성 결절이나 종괴가 보일 수 있다(Video 24.21).

다른 병리학적 소견(Other Pathologies)

비외상성 복강 내 액체 저류의 주요한 원인 중에 하나는 간경화로 인한 복수이다. 다른 원인들은 심부전, 신부전, 췌장염 그리고 복막투석이다. 여성에서는 난소와 연관된 병적 상황이 복강 내 액체 저류 축적의 중요한 원인이다. 자궁 내 정상 임신이 확인되지 않은 상태에서 임신 양성 반응이라면, 최종 진단이 되기 전까지는 자궁 외 임신을 항상 고려해야 한다(Chapter 29; 첫 삼 분기 임신 참조). 여성의 경우 복강 내 액체 저류가 있을 수 있는 다른 원인들로 파열된 출혈성 난소낭(ruptured hemorrhagic ovarian cysts)과 악성 난소 종양이 있다. 남녀 불문하고 암 환자의 경우 악성 복수가 있을 수 있다. 발병 빈도가 낮은 복강 내 액체 저류 발생 원인으로 간문맥이나 간정맥 또는 하대 정맥의 혈전증이 있다.

복수천자(Paracentesis)

초음파는 복수 천자할 때 발생하는 부작용을 줄이고 성공률을 높인다.[17-19] 초음파는 진단 또는 치료 복수천자를 시행하기 전에 바늘 삽입 부위를 표시하는 데 가장 자주 사용된다. 복수천자 전에, 환자 스스로 소변을 보게 하든지 도뇨관을 삽입하여 방광을 비우면 방광의 손상을 줄일 수 있다. 환자를 눕힐 때, 침상의 머리부분을 30에서 45도 정도 올리면 복수를 복부 아래 부위로 이동시킬 수 있다. 저주파 곡선형 또는 위상배열 탐촉자를 이용하여 복부 아래 부위를 세로방향으로 스캔을 한다. 이때, 탐촉자 표시는 머리 방향을 향하게 한다.

복수가 가장 많이 모인 곳을 찾기 위해 복직근(rectus abdominis) 외측 방향으로 스캔한다. 이상적인 천자 부위는 복직근의 외측 근육건막을 따라 위치해 있다(Fig. 24.11). 복직근의 내측 근육건막 부위의 천자는 하부 배벽(inferior epigastric) 혈관 손상의 위험이 더 크고, 복벽 외측은 근육이 더 두껍고 또한 혈관 손상의 위험도 존재한다(Fig. 24.12). 만약 하부 복부에 복수가 보이지 않으면, 골반 또는 좌우 상복부의 중력 의존 공간을 스캔해야 한다. 만약 소량의 복수가 하부 복부에만 있다면, 안전하게 복수 천자를 시행할 수 없다(Video 24.22).

복벽에는 몇 개의 피부 근처 혈관 및 깊은 혈관이 있어서 복수 천자할 때는 이러한 혈관들을 피해야 한다. 하부 배벽, 갈비밑(subcostal), 엉덩휘돌이(circumflex iliac) 동맥과 정맥 그리고 가슴 배벽(thoracoepigastric) 정맥들은 복벽의 주요 혈관들이다(Fig. 24.12). 하부 배벽(inferior epigastric) 혈관의 위치와 크기 그리고 분지들의 다양성이 존재할 수 있지만, 복직근(rectus abdominis) 외측

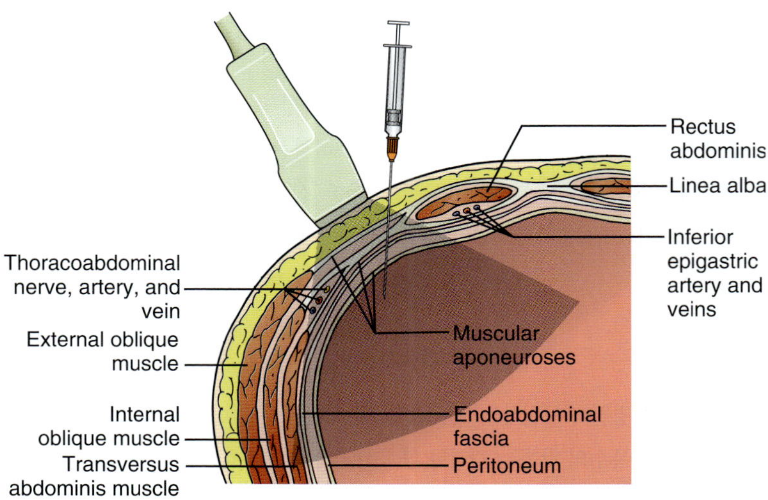

Figure 24.11 복벽 단면. 복벽의 외측 근육건막은 복수천자를 위한 이상적인 창이다. 전방 복벽(하부 배벽 혈관)과 외측 복벽(흉복부 혈관)의 혈관은 피해야 된다. 외측 복벽에는 지방 조직과 근육 조직이 더 많아 복수 천자에 적합하지 않다. 복부 중앙선의 혈관이 없는 백선(linea alba)은 대체 부위이지만 복수천자 전에 방광을 비워야 한다.

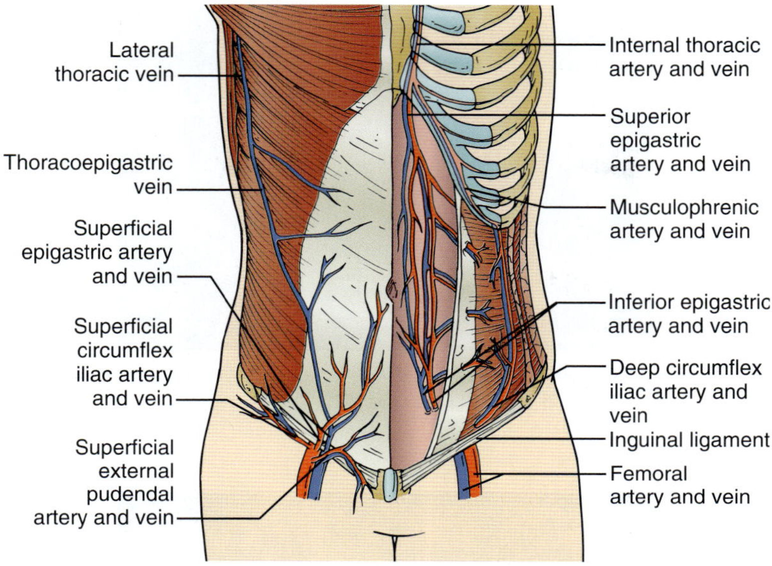

Figure 24.12 **복벽 혈관 해부학.** 복수천자 중에 피해야 하는 하부 배벽, 갈비밑, 엉덩휘돌이, 가슴배벽 혈관의 위치에 유의해야 한다.

으로 복수 천자 위치를 정한 경우에 하부 배벽 혈관 천자를 피해야만 한다. 고주파 선형탐촉자와 색조 혈류 도플러나 파워 도플러를 이용하여 다른 주요한 혈관들은 확인한 후 천자 위치를 정해야만 한다(Video 24.23). 만약 천자 위치에서 혈관들이 확인되면, 혈관이 없는 위치로 탐촉자를 약간 옮겨 확인 후 천자를 시행해야 하며, 실시간 초음파 유도를 통한 복수 천자를 고려해야 한다.

실시간 초음파 유도로 바늘의 피부와 복강 통과를 확인할 수 있다. 실시간으로 바늘 끝을 확인하면서 큰 혈관 또는 소장을 관통하는 것을 막고, 복강 깊숙이 들어가는 것을 방지해야 한다. 실시간 초음파를 보면서 복수 천자를 할 때에는 탐촉자를 소독하고 무균으로 된 비닐 커버로 탐촉자를 잘 감싸야 한다. 가로면(out-of-plane) 또는 세로면(in-plane) 접근법으로 바늘의 끝을 확인하면서 천자할 수 있다. 천자 위치가 확인되면, 피부를 국소 마취한다(Video 24.24). 비슷한 원리로, 큰 직경의 바늘과 바늘 카테터 역시 복강을 통과할 때 초음파로 확인 가능하며, 진단 및 치료적 복수 천자를 할 수 있다(Video 24.25).

요점 정리

- 긴급 또는 응급 검사 시, 환자의 위장 안에 액체가 있을 수 있으며 이를 위양성으로 해석할 수 있다(Fig. 24.13).[24]
- 복부 수술의 과거력이 있으면 복강 내 액체가 모이는 위치가 달라질 수 있다. 복부초음파 시행하고 해석할 때에 수술 흉터를 확인하는 일은 중요하다.
- 콩팥 주변의 액체가 있고 이것이 복강으로 연결되지 않았다면, 요관 손상 또는 복부 대동맥류에 의해서 발생한 후복막 액체 저류를 의심해야 한다. 초음파는 후복막강을 검사하기에는 민감도가 떨어지며, CT 검사가 꼭 필요하다.

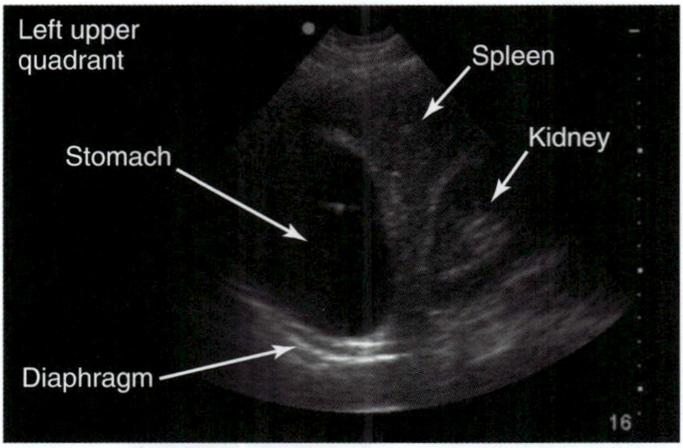

Figure 24.13 좌상복부 영상에서 체액이 체워진 위를 보여 준다. 체액은 횡경막 아래에 층을 이루지 않지만 잘 보이며, 일반적으로 비장의 둥근 가장자리가 날카롭거나 뾰족해 보인다.

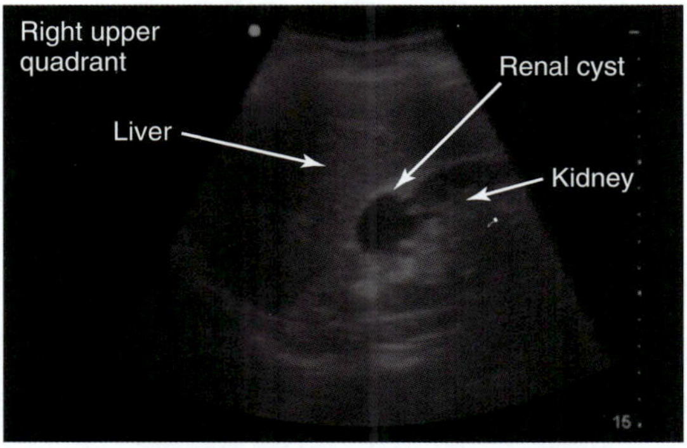

Figure 24.14 간콩팥 공간에 위치한 우상복부의 콩팥 낭종은 복강내 체액으로 오해될 수 있다.

- 복막에 병적인 유착이 없다면, 복강 내 액체 저류는 중력에 의존적인 공간으로 퍼지며 한 구역에 국한된 형태로 나타나기는 힘들다. 복부 해부학에 대한 지식과 초음파 기술이 있어야 콩팥낭(renal cyst), 음식물이 채워진 위, 정낭(seminal vesicle), 콩팥주위 지방(perinephric fat)과 같은 복강 내 액체로 가득찬 장기와 병적인 복강 내 액체 저류를 구별할 수 있다(Fig. 24.14).
- 위 안의 가스, 대장 또는 소장도 복강 내 초음파 검사를 방해하는 요인이다. 때로는 적절한 압박과 부드러운 탐촉자 움직임으로 소장을 움직여 복강 내 구조물을 잘 볼 수 있다.

CHAPTER 25

신장

Kidneys

Behzad Hassani :: 조영석

핵심 포인트

- 신장 응급 현장초음파 검사의 가장 일반적인 적응증은 수신증의 평가이다.
- 신장 초음파 검사에는 반드시 방광 초음파 검사가 포함되어야 한다. 방광 유출로 폐쇄로 인한 방광의 팽만이 수신증의 흔한 원인 중 하나이기 때문이다.
- 응급 현장초음파에서 종괴가 의심되거나 병변이 발견되는 경우는 추가 진단 영상 검사를 시행해야 한다.

배경

신장 초음파는 컴퓨터 단층 촬영에 비해 방사선 노출이 없고 효율적이다. 그래서 진단이 내려지지 않은 비특이적 복통부터 통증이 없는 혈뇨에 이르기까지 다양한 급성 증상으로 응급실에 내원한 저위험 환자군의 초기 검사로 활용된다.[1] 또한 초음파는 전리 방사선 노출을 피해야 하는 임산부와 소아에서 폐쇄성 요로병증을 검사할 때 사용할 수 있는 일차적인 영상 기법이다. 최근 한 다기관 무작위 효과 비교 연구에서 신결석증이 의심되는 환자의 응급실 초기 평가 수단으로 응급 현장초음파, 컴퓨터 단층촬영, 영상의학과 초음파를 비교하였는데, 세 군간에 임상 결과(고위험군의 진단, 합병증, 중대한 이상반응, 통증점수, 응급실 재방문 또는 입원 등)에 있어서 유의미한 차이를 보이지 않았다. 그러나 현장 초음파 또는 영상의학과 초음파를 초기 영상 검사로 선택한 군이 컴퓨터 단층촬영군에 비해서 누적 방사선 노출이 적었고, 더불어 현장 초음파군은 영상의학과 초음파군에 비해 응급실 체류시간도 조금 짧은 것으로 나타났다. 그래서 이 연구는 초음파가 신결석증이 의심되는 응급실 환자의 초기 영상 검사가 되어야 한다고 주장하였다.[2]

신장 응급 현장초음파는 폐쇄성 요로병증에서 수신증(hydronephrosis) 유무와 심각한 정도를 정확하게 평가할 수 있고[3] 폐쇄를 유발한 큰 결석을 확인할 수 있으며[4] 신장 낭종이나 종괴의 특징도 파악할 수 있다.[5] 임상적으로 신장 결석이 강하게 의심될 때, 초음파에서 일측성 수신증이 관찰된다면 결석으로 인한 폐쇄성 요로병증의 실제 증거로 생각할 수 있다. 복부 단순 영상 검사(신장, 요관, 방광, 또는 KUB)를 초음파 검사와 병행하면 석회화된 결석을 찾는 데 있어서 민감도를 더 높일 수 있다.[6] 수신증 정도는 요로 폐쇄 기간과 연관되며[7] 폐쇄를 유발한 결석의 크기와 관련될 수 있다.[8] 임상적으로 신장 결석의 가능성이 낮거나 복부 대동맥류, 담낭 질환, 난소 염전, 자궁외 임신 같은 다른 질환까지 고려해야 하는 경우, 초음파에서 수신증 소견이 보이지 않았다면 의료진은 신속하게 다른 기관 계통으로 검사 방향을 돌려야 할 수 있다.

정상 해부학(Normal Anatomy)

신장은 후복막 장기로서 양쪽 신장 아래쪽 끝이 위쪽 끝에 비해 더 앞쪽, 바깥쪽으로 벌어진 비스듬한 장축면에 놓여져 있다(Fig. 25.1). 그래서 신장 영상을 얻기 위해서는 탐촉자를 신장의 장축을 따라서 비스듬하게 위치시켜야 한다. 좌측 신장은 우측 신장에 비해 좀 더 위쪽, 뒤쪽에 위치하고 우측 신장은 간 때문에 더 아래쪽, 바깥쪽에 놓이게 된다. 좌측 신장은 위나 장내 가스로 간섭을 받기 때문에 보통 비장을 음향창으로 이용하여 관찰하고 우측 신장은 간을 음향창으로 이용하여 관찰한다. 우측 신장이 좌측 신장에 비해 크기가 약간 크지만 어떤 면에서 보든 양쪽 신장의 차이는 정상적으로 2 cm 범위 안에 존재한다.

신장은 신장 실질(renal parenchyma)과 신장동(renal sinus), 두 개의 특징적인 부분으로 나누어진다(Fig. 25.2). 신장 실질은 신장 피질(renal cortex)과 수질(medulla)로 세분화되고 수질은 원뿔-모양의 피라미드(pyramids)로 구성된다. 신장 실질은 신장문(hilum)을 제외하고 신장동 전체를 둘러싸는 구조를 이루고 있다. 신장문은 신동맥, 신정맥, 그리고 근위 요관이 신장동으로 들어가는 입구이다. 신장동은 특징적인 지방 침착으로 인해 고에코로 보이게 되며 이는 저에코의 신장 실질과 구별된다. 이러한 에코발생정도의 차이에 의해 신장의 초음파 이중 음영(sonogra-phic double density)이 나타난다.[5,9]

영상 획득법(Image Acquisition)

신장 영상을 얻기 위해서는 위상배열 탐촉자나 곡선형 탐촉자 같은 저주파 탐촉자가 적절한 투과도를 제공할 수 있다. 위상배열 탐촉자는 좁은 초음파 빔으로 늑골사이공간에서 영상을 얻기에 이상적이다. 반면 곡선형 탐촉자는 넓은

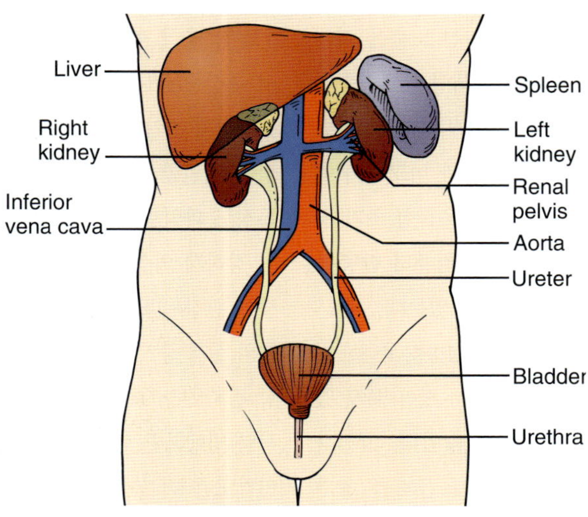

Figure 25.1 비뇨계통의 해부학.

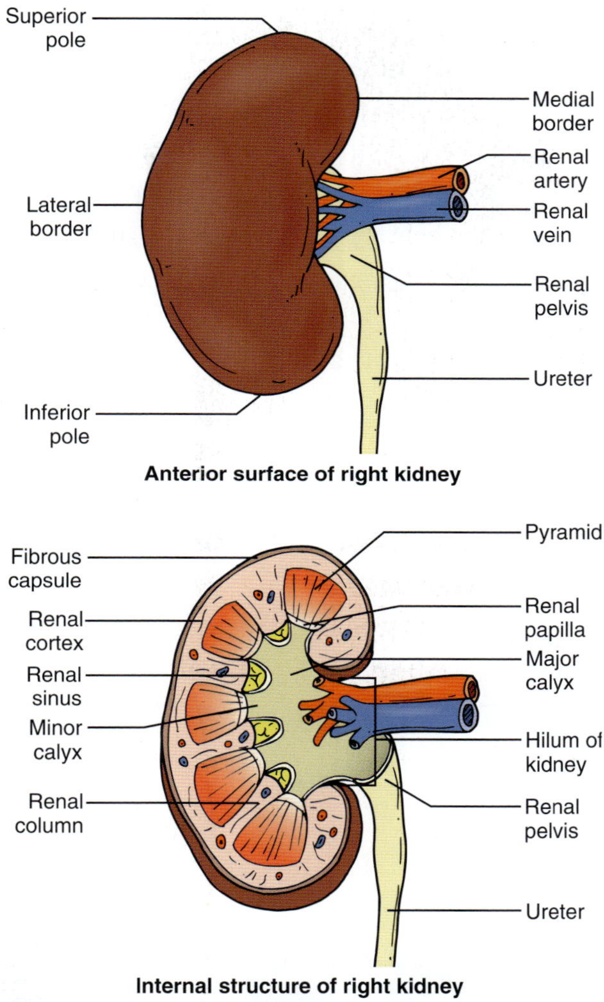

Figure 25.2 신장의 단면 해부학. 우측신장의 전면(위), 우측신장의 내부구조(아래).

초음파 빔으로 신장 전체를 한 화면에서 볼 수 있다는 장점이 있다.

신장 병변이 의심되는 환자를 검사할 때는 증상이 없는 쪽을 먼저 스캔해서 기준 영상을 얻은 후에 의심되는 쪽과 비교하는 것을 추천한다. 우측 신장을 보기 위해서는 환자를 앙와위 자세로 취하게 한 후 탐촉자를 관상면의 중간겨드랑선(midaxillary line)에 칼돌기(xiphoid process) 높이 정도로 위치하게 한다. 신장을 화면의 중간에 위치하게 하고 탐촉자를 15–30도 반시계 방향으로 회전시켜 탐촉자의 표지자("notch")가 약간 뒤쪽 방향을 향하게 하면 우측 신장의 세로면(장축면) 영상을 얻을 수 있다. 탐촉자를 동일한 위치에 대고 신장의 가장 앞쪽부터 뒤쪽까지 전체를 관찰하기 위해서 앞뒤로 기울이거나 펼치듯이 움직여 본다. 세로면 영상에서 탐촉자를 90도 반시계 방향으로 회전시키면 신장의 가로면(단축면) 영상을 확인할 수 있다. 마찬가지로 탐촉자를 기울이거나 펼치듯이 위아래로 움직여 신장의 위쪽 끝과 아래쪽 끝을 확인한다(Fig. 25.3).

좌측 신장은 우측 신장에 비해 좀 더 뒤쪽, 위쪽에 위치한다. 관상면의 뒤겨드랑선(posterior axillary line)에 탐촉자를 위치하여 좌측 신장을 확인한다. 좌측 신장을 좀 더 잘 관찰하기 위해서는 (1) 탐촉자를 최대한 뒤쪽으로 이동시키고 ("검사자의 주먹결절이 침대에 닿을 정도로") (2) 환자를 우측으로 모로 눕도록 하거나 (3) 환자에게 신장이 아래쪽으로 이동하게 하기 위해 숨을 참도록 요청한다. 그 다음에 탐촉자의 표지자가 약간 뒤쪽을 향하도록 탐촉자를 15–30도 시계방향으로 회전시키면 세로면 영상을 얻을 수 있

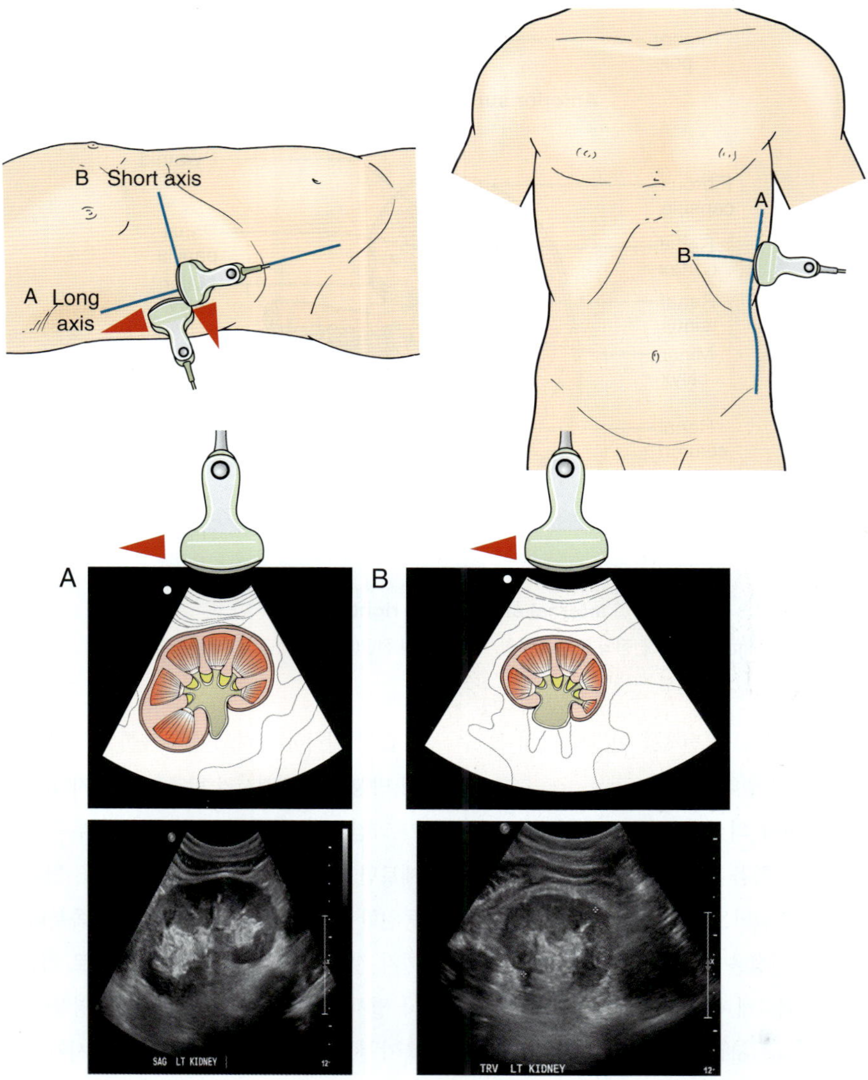

Figure 25.3 신장 초음파에서의 탐촉자 위치와 영상. 세로면(장축면)(A)과 가로면(단축면)(B).

다. 그리고 세로면 영상에서 탐촉자를 90도 반시계 방향으로 회전시키면 가로면 영상을 확인할 수 있다.[5,9]

비뇨기계를 완전하게 평가하기 위해서는 방광의 세로면과 가로면 영상까지 반드시 확인해야 한다(Chapter 26 방광 참조).

이미지 해석(Image Interpretation)

제로타 근막(Gerota's fascia)과 신장 주위 지방(perinephric fat)은 신장을 둘러싼 고에코의 밴드로 보이고 각 신장의 섬유 피막(fibrous capsule)은 고에코의 윤곽선으로 관찰된다. 정상적인 신장 피질은 인접한 간이나 비장에 비해 상대적으로 균질한 저에코를 보인다. 액체로 차 있는 수질 피라미드는 신장동 주위에 반원으로 배열된 저에코 또는 무에코의 삼각형 융기이다. 신장 수질은 주변을 둘러싼 피질에 비해서 상당히 저에코를 나타낸다.

신장동은 내부의 지방 때문에 정상적으로 고에코를 보이는데, 수신증이 없는 경우라면 작은 무에코의 소변 주머니가 포함된 균질한 고에코 소견으로 나타난다(Fig. 25.4, Video 25.1). 요관은 보통 장내 가스로 잘 보이지 않으나 확장되어 있는 상태라면 신우(renal pelvis)에서 아래쪽으로 이

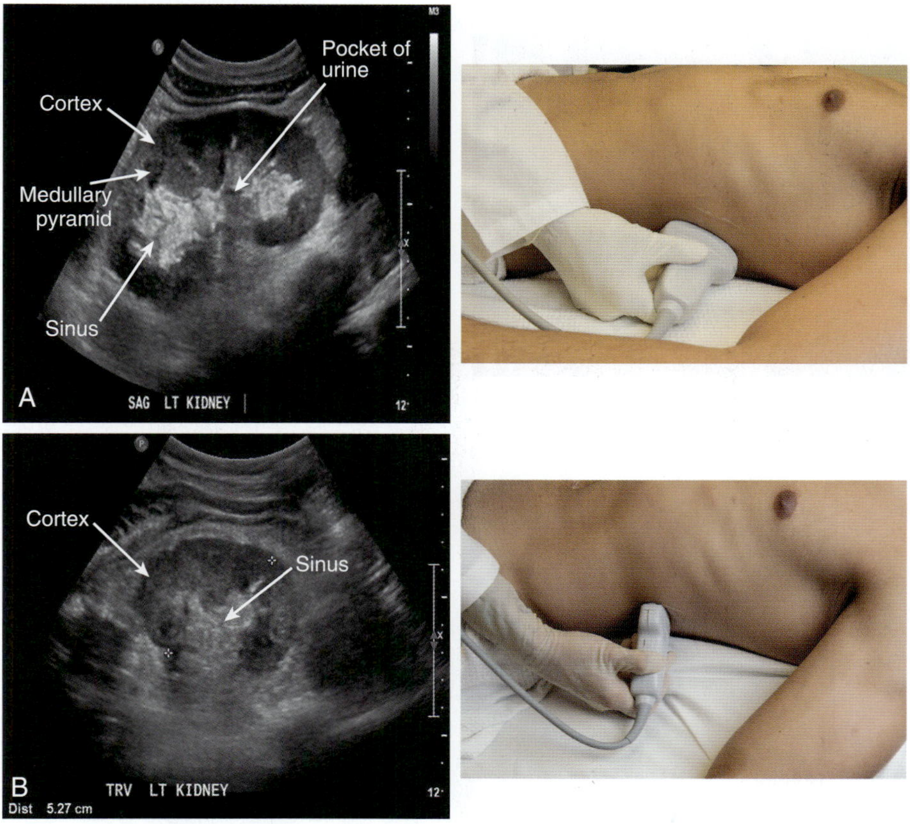

Figure 25.4 신장의 정상 세로면(A)과 가로면(B) 영상. 두드러진 저에코의 수질 피라미드(medullary pyramids)와 고에코의 신장동.

어지는 관 모양 구조로 관찰될 수도 있다.[5, 9]

병리학적 소견(Pathologic Findings)

크기(Size)

정상 신장은 길이 9–13 cm, 너비 3–7 cm, 두께 3–6 cm의 크기를 보이고 실질의 두께는 정상적으로는 1.1–2.3 cm이다.[10] 위축된 신장은 만성 콩팥병을 시사하며 실제 크기를 측정하지 않아도 쉽게 구별할 수 있다. 심각하게 위축된 신장은 말기 신장병에서 관찰되고 흔히 5 mm 미만의 작은 피질 또는 수질의 단순 낭종이 자주 동반되기도 한다(Fig. 25.5, Video 25.2).[11, 12]

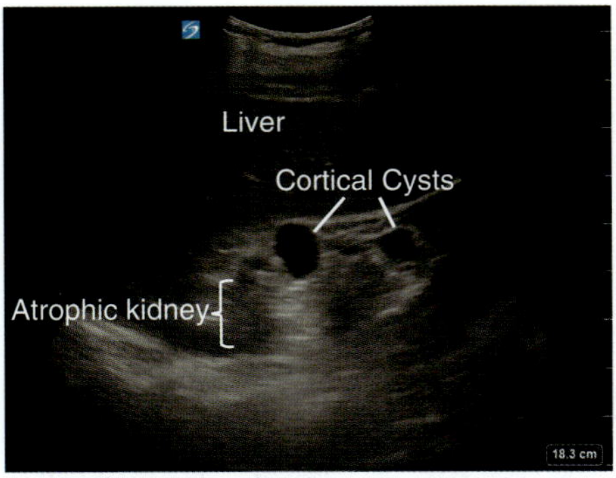

Figure 25.5 **위축된 신장.** 말기 신장병 환자에서 관찰되는 심각하게 위축된 신장과 다발성 소형 낭종.

수신증(Hydronephrosis)

수신증은 고에코의 신장동 내에 무에코의 액체가 수집된 형태(fluid collection)로 관찰된다. 수신증의 정도는 경증(mild), 중등도(moderate), 중증(severe)으로 구분할 수 있고(Fig. 25.6)[13] 원위부를 폐쇄하는 신장 결석의 크기와 관련될 수 있다. 많은 진단 알고리즘에서 수신증 정도를 임상 의사–결정 과정에 적용하고 있다.[1,8,13]

경증 수신증은 신장 유두(renal papillae)는 유지되고 신배(calices)만 확장된 것으로 정의된다. 신장동은 정상에서는 고에코를 보이지만 경미한 수신증에서는 중앙 부위가 확장되면서 무에코를 나타낸다(Fig. 25.7). 경증 수신증이 진행되면 신장동 중앙 부위의 확장이 심해지지만 수질 피라미드 구조는 보존된다(Fig. 25.8). 신우의 확장 정도가 중요한 것이 아니라 수질 피라미드 구조가 보존된다는 것이 경증 수신증의 특징이고 이것이 경증과 중등도를 구분하는 기준이 된다(Video 25.3, Video 25.4).

중등도 수신증은 신배가 둥글게 변하고 신장 유두는 소실되며 수질 피라미드는 뭉툭해지는 특징을 보인다. 신배가 점차 확장되면 신장동이 장갑 모양으로 벌어져서 전통적으로 곰 발바닥

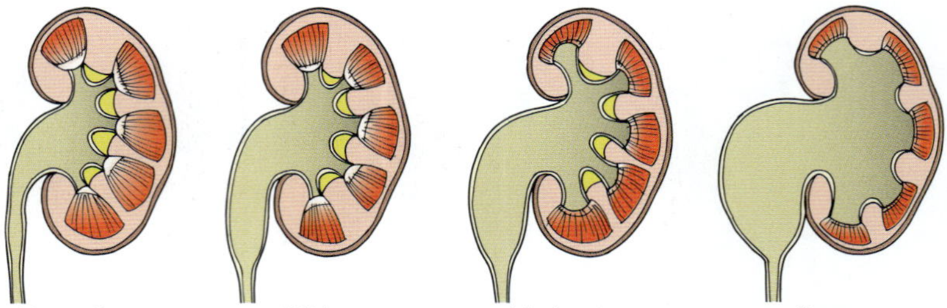

Figure 25.6 **수신증의 정도.** 경증 수신증: 신장 유두와 피라미드는 유지되고 신배만 확장된 상태. 중등도 수신증: 신배는 확장되고 신장 유두는 소실되며 피라미드는 뭉툭해지는 상태. 중증 수신증: 신배가 부풀어서 신장 유두와 피라미드가 완전히 소실되고 피질이 얇아진다.

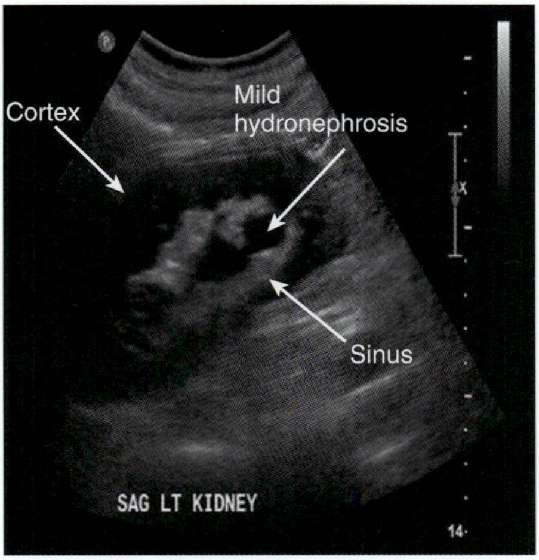

Figure 25.7 경증 수신증(mild hydronephrosis).

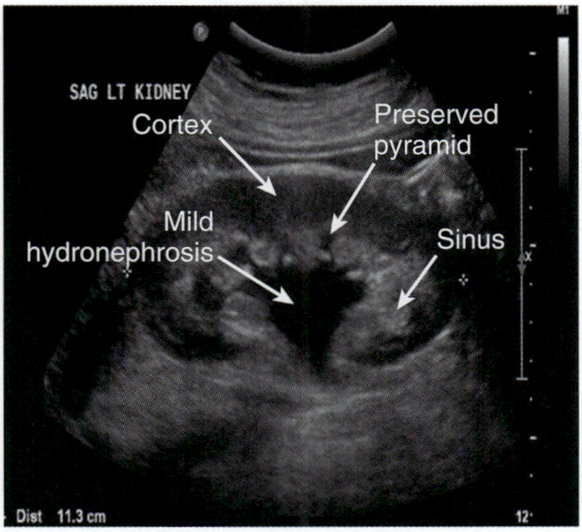

Figure 25.8 경증 수신증.

모양이라 불리는 중등도 수신증의 모습이 관찰된다(Fig. 25.9, Video 25.5, Video 25.6). 바깥쪽의 피질은 보존되는 것이 중증 수신증과 구분되는 특징이다.

중증 수신증은 신배가 부풀면서 다양한 정도로 피질이 얇아지는 것으로 정의된다(Fig. 20.10). 중등도 수신증의 특징이었던 확장된 신배는 합쳐져서 신장동과 수질 피라미드가 완전히 소실된 하나의 큰 무에코 소변 집합체를 이루게 된다. 원래 고에코였던 신장동은 중심부에 수집된 다량의 소변 때문에 완전히 무에코로 바뀌고 신장의 정상 구조 중 오직 외부 피질의 가장자리만 남게 된다. 정상 신장 구조의 완전한 왜곡이 중증 수신증을 구분짓는 핵심적인 특징이다(Fig. 25.10, Video 25.7, Video 25.8).

그리고 신배 파열과 소변 유출로 인한 소량의 신장 주위 삼출액이 수신증과 함께 관찰될 수도 있다(Fig. 25.11, Video 25.9, Video 25.10). 신장 주위 삼출액은 중대한 감염의 위험성 또는 신장 주위 농양의 형성과 연관되어 있으며 빠른 시일 내에 추적 관찰이 필요하다.[1]

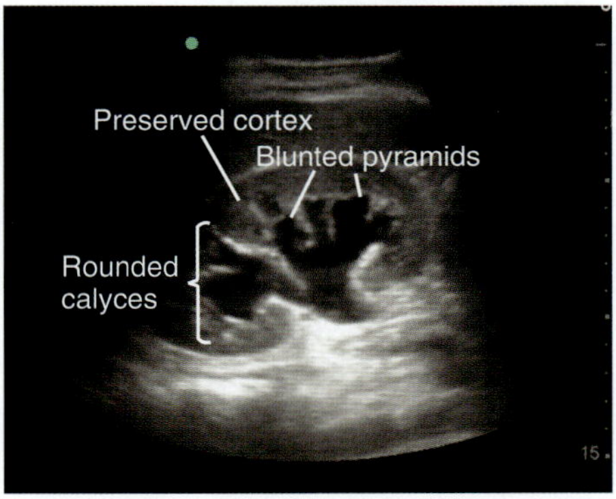

Figure 25.9 중등도 수신증(moderate hydronephrosis).

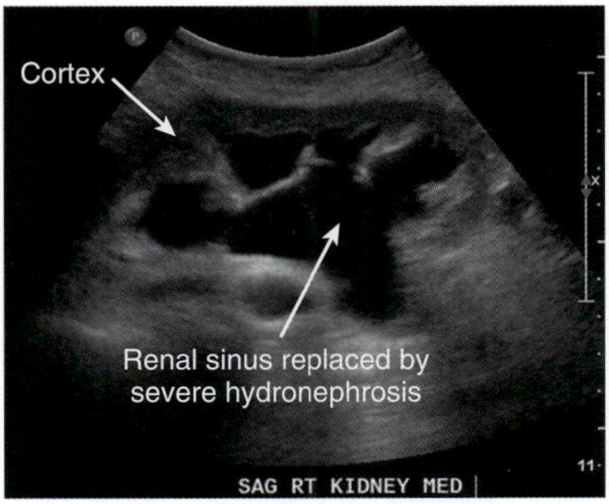

Figure 25.10 중증 수신증(severe hydronephrosis).

몇 가지 상황에서는 수신증과 유사한 초음파 소견이 보일 수도 있는데, 다음 방법이 수신증을 진단하는 데 도움이 될 수 있다. (1) 수신증

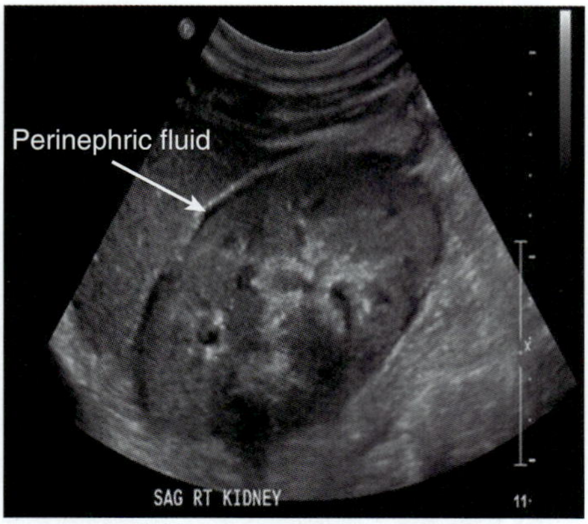

Figure 25.11 신장 주위 삼출액. 신장의 세로면 영상에서 신배의 파열과 소변의 유출을 의미하는 소량의 신장 주위 삼출액이 관찰된다.

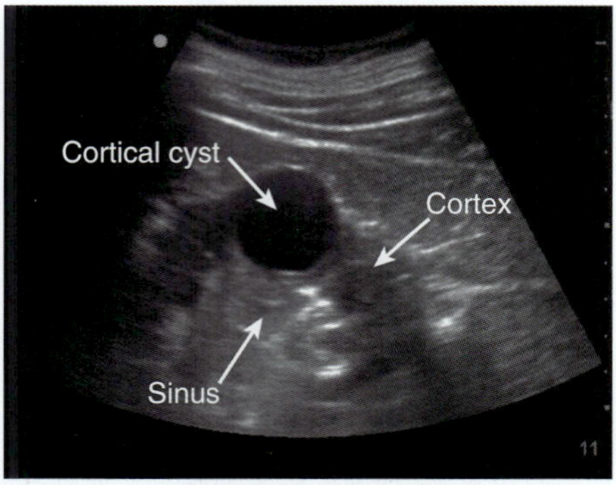

Figure 25.12 단순 피질 낭종(simple cortical cyst).

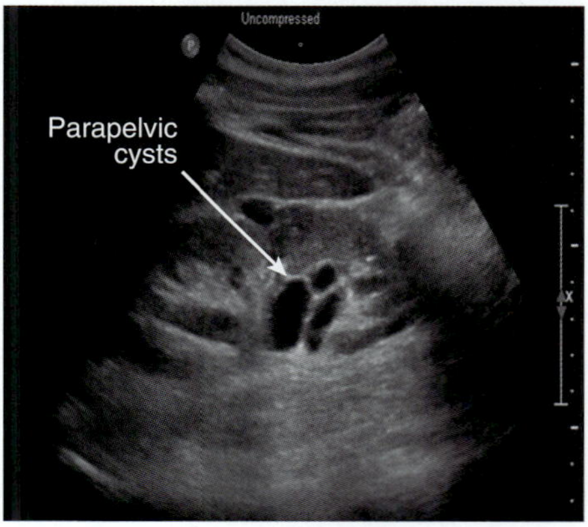

Figure 25.13 신우 주위 낭종(parapelvic cysts).

으로 의심되는 무에코 부분을 추적해서 신우와 연결되는 지를 확인한다. (2) 수신증이 의심되는 부분의 구조를 완전히 조사하기 위해서 신장을 세로 및 가로면으로 모두 스캔한다. (3) 신장 혈관을 확장된 신배와 구분하기 위해서 색조 도플러 또는 파워 도플러 초음파를 사용한다(Video 25.12).[9]

수질 피라미드도 무에코로 관찰될 수 있고 소변이 모여 있는 것으로 오인될 수 있다. 하지만 이 삼각형의 피라미드는 피질 조직으로 각각 분리되어 있으며 탐촉자를 기울여 볼 때 뚜렷하게 구분되어야 한다. 피질 또는 신우주위 낭종도 수신증과 비슷하게 보일 수 있으나 이들은 매끈한 벽을 가진 둥근 모양이고 신우와 인접해 있지 않다는 구별점이 있다(Fig. 25.12, 25.13, Video 25.13).

신장 결석(Renal Calculus)

초음파로 요관 결석을 발견하는 민감도는 매우 낮다.[4] 결석은 신장 실질, 근위부의 요관신우접합부, 또는 원위부의 요관방광접합부에서 보일 수 있으나 일반적으로 요관은 장내 가스에 가려서 잘 보이지 않으므로 신장으로부터 방광에 이르는 전체 경로를 다 확인하기 어렵다. 결석은 고에코를 보이고 음향 음영(acoustic shadowing)을 동반한다(Fig. 25.14, Video 25.14, Video 25.16).

수신증의 정도는 결석의 크기와 관련될 수도 있다.[8] 신장 산통을 보이고 중등도 또는 중증 수신증을 보이는 환자는 경증 또는 수신증이 아예 없던 경우에 비해 > 5mm의 결석이 있을 가능성이 유의미하게 높다.[8] < 5 mm의 결석은 일반적으로 치료하지 않아도 배출되고 5–9 mm의 크기는 자연적인 배출을 기대해 볼 수 있지만 > 1 cm이면 배출되지 못할 수 있어서 비뇨의

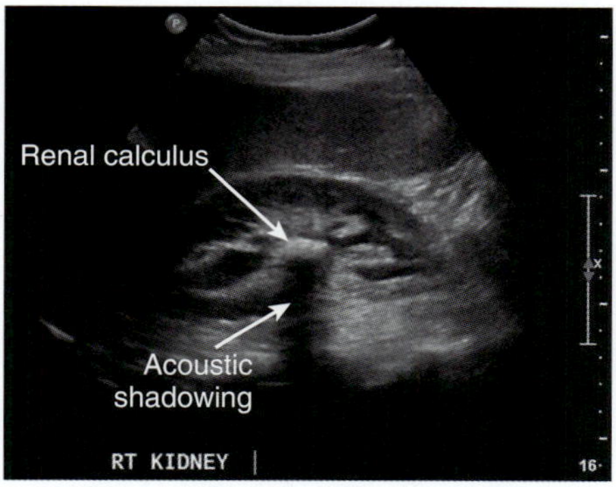

Figure 25.14 신장 결석. 신장의 세로면 영상에서 관찰되는 음향음영(acoustic shadowing)을 동반한 큰 신장 결석.

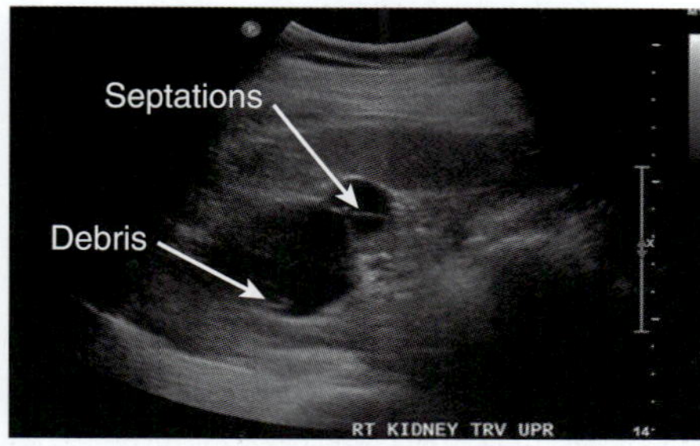

Figure 25.15 큰 복합 낭종(large complex cyst). 신장의 가로면 영상에서 발견된 내부에 중격, 석회화, 또는 부스러기를 포함한 큰 복합 낭종.

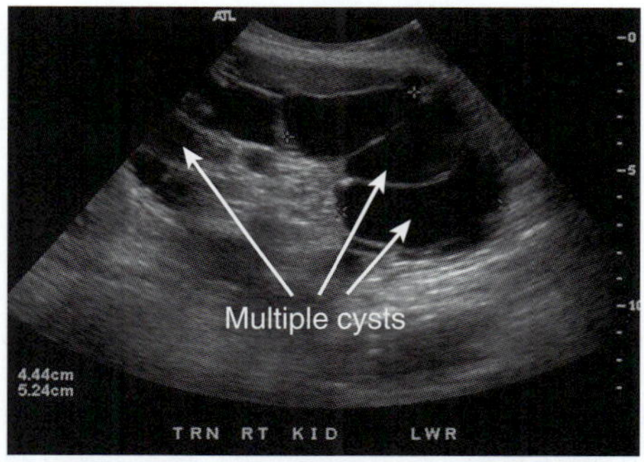

Figure 25.16 다낭성 신장병증(Polycystic Kidney Disease). 정상 신장 구조가 다양한 크기의 낭종에 의해 왜곡되었다.

학적 처치가 필요할 수 있다.[14]

신장 낭종(Renal Cyst)

신장 낭종은 흔하게 발견되고 보통 양성이지만 (Fig. 25.12, Video 25.17) 신장암도 초음파에서 복합 낭종의 형태로 보일 수 있다. 양성 낭종으로 판단하기 위해서는 다음과 같은 기준을 만족해야 한다.[9]

1. 벽이 얇고 매끈해야 하고, 중격형성이나 내부 에코, 고형물 등이 없어야 한다.
2. 주위의 인접한 실질과 경계가 분명한 원형 또는 타원형 모양이며 모든 단면 영상에서 균질하게 보여야 한다.
3. 낭종 뒤쪽으로 후방 음향증강이 분명해야 한다.

만약 초음파 소견이 위의 조건들이 충족하지 않는다면 복합 낭종(complex cyst) (Fig. 25.15, Video 25.18), 신장 농양, 또는 악성 종양의 가능성을 고려해야 하고 정밀 검사를 시행해야 한다.

다발성 신장 낭종은 다낭신장병(polycystic kidney disease, PCKD)과 후천성 신장낭병(acquired renal cyst disease, ARCD)에서 관찰된다. 다낭신장병은 신장낭병의 여러 가지 형태 중에 극단적인 경우를 의미하는데(Fig. 25.16, Video 25.19, 25.20), 다양한 크기의 불규칙한 낭종이 과다하게 발생하여 양측 신장의 정상 구조가 왜곡되는 것이 특징이다. 이 환자들은 옆구리 통증, 혈뇨, 고혈압, 신부전 등의 급성 증상으로 나타난다. 후천성 신장낭병(ARCD)은 다발성 신장 낭종과 관련된 또 다른 질환 중 하나로 투석을 받는 말기 신장병을 가진 환자에게서 발생하고 신장암의 위험도가 높다. 대부분의 만성 신장병 환자는 양측 신장이 쪼그라들고 고에코로 관찰되는 데 비해 후천성 신장낭병(ARCD) 환자는 수많은 낭종이 발견된다.

신장 종괴(Renal Mass)

복부 영상 검사 중 우연히 발견되는 신장암은 낮은 이환율과 사망률을 보인다.[15] 응급 현장초음파에서 종괴가 의심되는 경우는 반드시 정밀 검사와 전문가 협진이 필요하다(Fig. 25.17, Video 25.21, 25.22).[15] 신장암과 유사한 정상 변이로는 신피질 조직이 비대해져 신장동의 신배를 찌그러뜨리는 베르탕 신주(columns of Bertin)를 예로 들 수 있다(Fig. 25.18).

신세포암종(renal cell carcinoma)은 성인 신장암의 가장 흔한 형태이다. 이 종양은 초음파에서 아주 비균질한 소견을 보이기로 악명 높다. 신세포암은 인접한 실질에 비해 동일한 에코, 저에코, 또는 고에코로 보일 수 있고 부분적으로는 낭종의 형태로 나타날 수 있어서 양성 낭종으로 오인되기도 한다(Video 25.23, Video 25.24).

혈관근지방종(angiomyolipoma)은 신장에 발생하는 가장 흔한 양성 종양으로 신장 피질 내에 경계가 분명한 고에코의 종괴로 관찰된다. 그래서 고에코를 보이는 신세포암종과 아주 비슷하게 보이기도 한다.[5] 따라서 응급 현장초음파를 사용하는 의료진은 신장에서 우연히 종괴가 발견되었을 때 반드시 추가 영상 검사를 시행하고 전문가 협진을 의뢰해야 한다.

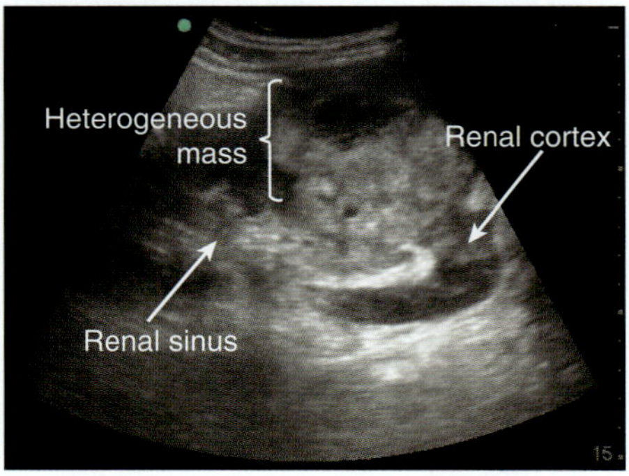

Figure 25.17 신장 종괴. 크고 불규칙한 모양이고 비균질한 에코발생을 보이는 신장 종괴. 이후 검사에서 신세포암으로 진단되었다.

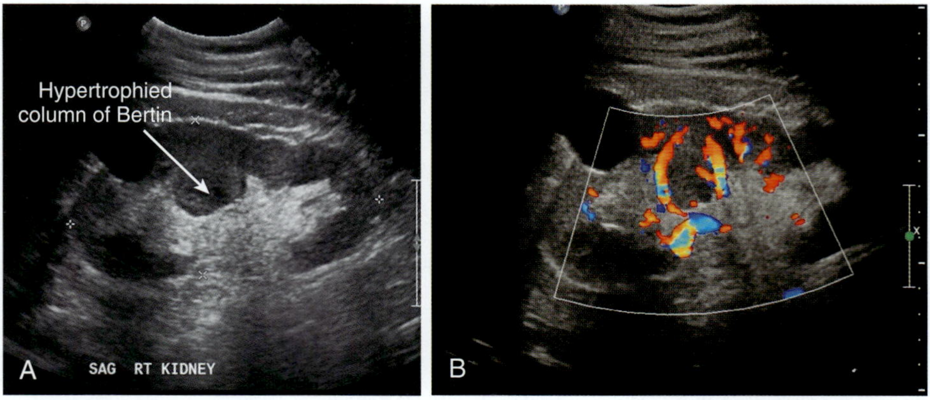

Figure 25.18 비대해진 베르탕 신주(hypertrophied column of Bertin). 정상 피질 조직이 신장동으로 함입됐다(A). 색조혈류 도플러 검사를 통해서 과혈관분포가 없음을 확인하여 베르탕 신주임을 진단(B). 피질에 단순 낭종이 관찰됐다.

요점 정리

- 초음파로 신장을 평가할 때는 증상이 있는 쪽과 비교하기 위해서 증상이 없는 쪽을 먼저 스캔한다.
- 이상 소견이 의심되면 여러 단면에서 평가하기 위해 세로면에서 탐촉자를 기울이거나 펼치듯이 움직여서 검사하는 것이 필수적이다.
- 신장 초음파 검사에는 반드시 방광 초음파 검사가 포함되어야 한다. 방광 유출로 폐쇄로 인해 방광이 팽만해지면 양측 수신증을 유발할 수 있기 때문에 그런 경우 방광을 감압한 후에 다시 신장 초음파 검사를 실시해야 한다.
- 저혈량 환자에서는 신배의 일시적인 허탈로 수신증이 잘 발견되지 않을 수도 있다. 순환량이 부족한 환자는 수액 소생술 후에 수신증이 의심되는지 재평가해야 한다.
- 신장 혈관은 신장동으로 들어가고 나오는 부위에서 경증 수신증으로 잘못 판독될 수 있다. 색조 도플러나 파워 도플러 초음파를 이용하여 수신증과 구별해야 한다.
- 임신 중에는 특히 우측 신장에 다양한 정도의 수신증이 흔히 나타날 수 있는데 병적인 소견이 아닐 수도 있다.
- 편측의 수신증은 폐쇄성 신장 결석 외에도 종괴나 복막뒤 림프절병이 외부에서 요관을 압박할 때도 나타날 수 있다.
- 수신증이 없다는 소견만으로는 요관결석증을 배제할 수 없는데 왜냐하면 작은 결석은 심각한 폐쇄를 유발하지 않기 때문이다.
- 신장 결석은 흔히 발견되지만 폐쇄를 유발하지 않는다면 환자의 임상 증상과 관련이 없을 수 있다.
- 모든 종류의 신장 종괴는, 확실히 아니라고 판명되기 전까지는 악성으로 간주한다. 응급 현장초음파를 통해 발견된 신장 종괴는 추가 영상 검사를 포함한 정밀 검사가 필요하다.

CHAPTER 26

방광

Bladder

Behzad Hassani

:: 이동언

핵심 포인트

- 방광 초음파 검사의 주요 적응증은 방광 용적의 측정, 요로 도관 삽입 위치 확인, 결석 진단, 그리고 폐쇄 요로 병증이 추정될 때 요관 제트 평가이다.
- 방광 용적은 다음 공식을 사용하여 계산한다. 용적(volume) = (0.75 × 가로 × 세로 × 높이).
- 응급 현장초음파 검사 중 방광 종괴를 발견하면 영상 검사와 전문가 협진 등의 추가 검사가 필요하다.

배경

침상옆 방광 초음파 검사는 여러 임상 상황에서 시행할 수 있다. 방광에 대한 응급 현장초음파는 방광 용적의 측정, 요로 도관 삽입 위치 확인, 결석 진단, 그리고 폐쇄 요로 병증이 추정될 때 요관 제트 평가를 위해 사용한다.

소변 정체를 호소하는 환자에서 실제로는 소변 정체가 없는 경우가 많다.[1] 신체검사에 근거한 방광 용적 평가는 체형으로 인해 상당수의 환자에서 부정확하다. 방광 초음파를 사용하여 방광 용적을 정확하게 측정하고 불필요한 요로 도관 삽입을 피할 수 있다. 요로 도관 삽입이 필요한 경우, 침상옆 초음파를 시행하여 도관의 적절한 위치와 기능을 확인할 수 있다. 소아 환자도 방광 용적을 측정하여 불필요한 도관 삽입을 방지하며,[2] 실시간 초음파유도를 통해 두덩위방광흡인 시술 관련 합병증을 줄일 수 있다.[3]

정상 해부학(Normal Anatomy)

방광은 두덩결합 바로 뒤와 아래에 위치한 삼각형 모양 기관이다(Fig. 26.1). 요관은 방광삼각부의 아래와 뒤에서 이어진다(Fig. 26.2). 남성의 경우, 전립선은 방광 경부의 아래쪽을 둘러싸고 있으며, 정상 횡단 직경은 5 cm 미만이다.

영상 획득법(Image Acquisition)

곡선형 탐촉자(3.5–5.0 MHz)가 방광 영상에 적합하다. 중역 주파수인 곡선형 탐촉자는 최적의 투과도와 해상도로 방광 전체를 넓은 범위로 볼 수 있다. 방광에 소변에 가득 차 있으면 음파가 쉽게 전달되어 방광보다 깊은 영역이 후방음향증강 또는 고에코성으로 나타난다. 골반 내 체액 저류(free fluid)와 같이 방광 아래의 저에코 또는 무에코성 병변을 잘 보기 위해서는 원거리 감도를 줄여야 한다.[4]

방광은 두덩위로 접근해서 검사한다. 환자가

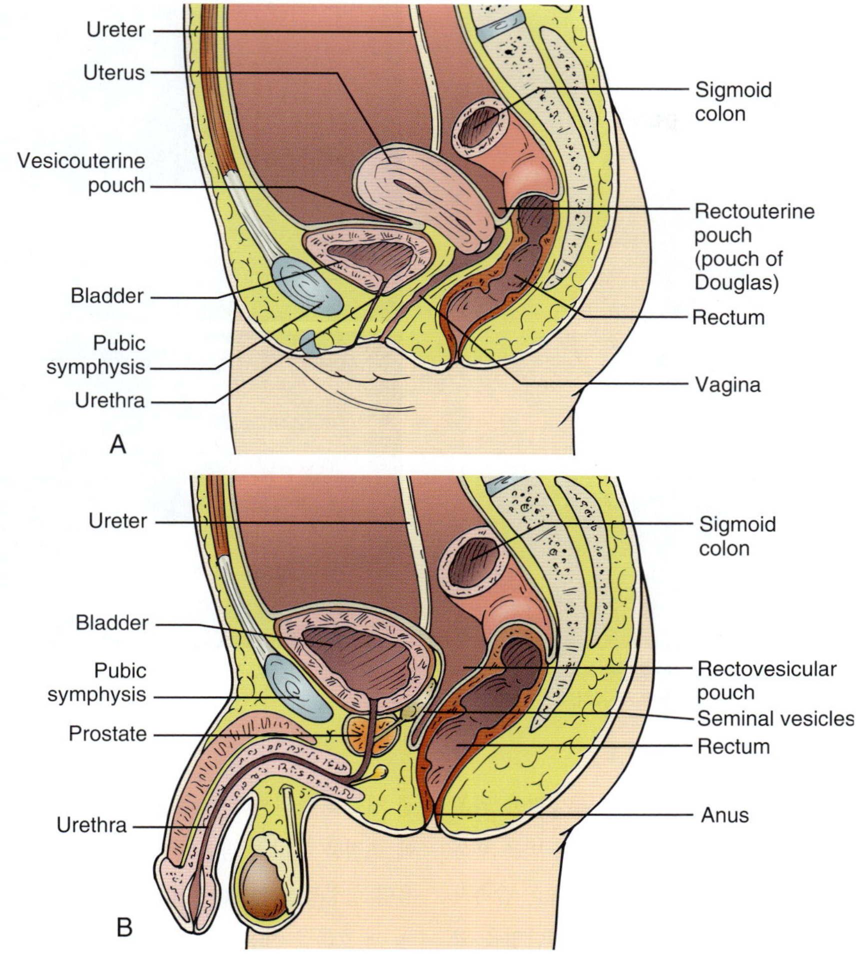

Figure 26.1 시상면(Sagittal plane)에서 방광의 정상 해부학적 구조. (A) 여성. (B) 남성.

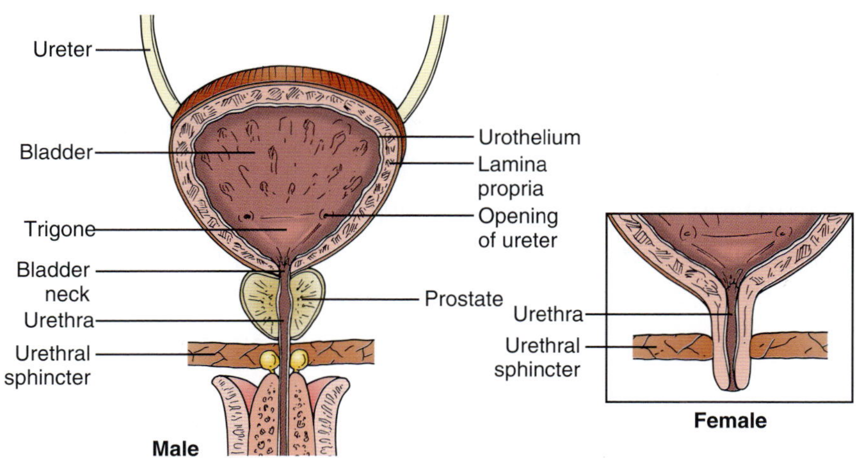

Figure 26.2 횡단면(transverse plane)에서 방광의 정상 해부학적 구조.

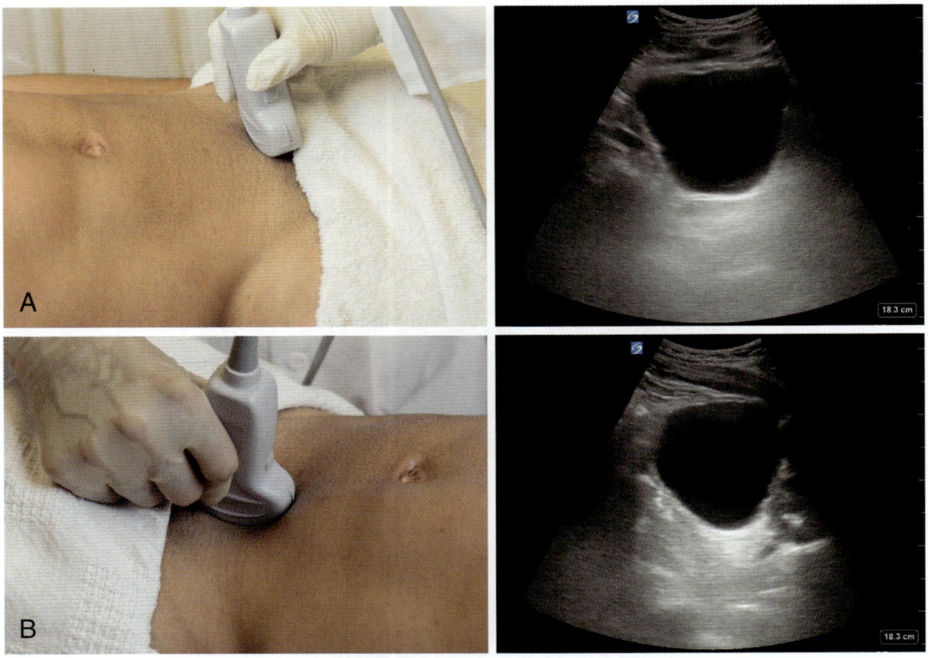

Figure 26.3 **탐촉자 위치.** (A) 횡단면에서 방광 위에 탐촉자를 위치하고 하방으로 기울여서 횡단 영상을 확인한다. (B) 시상면에서 방광을 검사하는 탐촉자 위치.

바로 누운 자세에서, 탐촉자를 두덩결합 위쪽 가장자리에 횡단면으로 두고 초음파 빔을 후하방으로 향하게 한다(Fig. 26.3A, Video 26.1). 탐촉자를 위아래로 기울여 전체 방광의 횡단면을 확인한다. 방광의 팽창 정도와 결석 또는 종괴의 유무를 평가한다. 방광이 비어 있는 경우, 방광을 확인하기 위해서 탐촉자를 골반 내 아래 방향으로 향하게 한다. 전립샘은 횡단면에서 방광 하부 벽의 아래에 고에코로 관찰된다. 탐촉자를 시계방향으로 90도 회전시켜 시상면에서 방광의 세로 방향 영상을 확인한다(Fig. 26.3B, Video 26.2). 탐촉자를 기울이면서 방광의 왼쪽 벽에서 오른쪽 벽까지 검사한다.

콩팥 산통(renal colic) 환자에서 요관의 완전 폐쇄를 배제하기 위해 요관 제트 또는 방광 내에 간헐적으로 소변이 배출되는지 확인한다. 요관 제트를 확인하려면, 횡단면에서 방광 삼각부에 초점을 두고 방광을 천천히 검사한다.[4–6] 저유량 설정(즉, 낮은 PRF 설정)에서 파워 도플러 또는 색 흐름을 사용하여 요관 제트를 확인할 수 있다. 파워 도플러는 요관 제트와 같은 저 유량 상태 감지에 특히 적합하다. 방광 바닥에서 중앙으로 색채가 분출되는 양상으로 제트를 확인한다(Fig. 26.4, Videos 26.3-26.4). 수액을 충분히 준 환자의 경우 15–20초의 일정한 간격으로 1초 이내의 요관 제트를 볼 수 있다.[7] 양쪽에 요관 제트가 있으면 폐쇄 요로 병증을 배제할 수 있고, 특이도가 높다.[8,9] 제트가 병변이 있는 방향에 없고 병변이 없는 한쪽에서 확인되는 경우 요관 폐쇄를 고려한다.

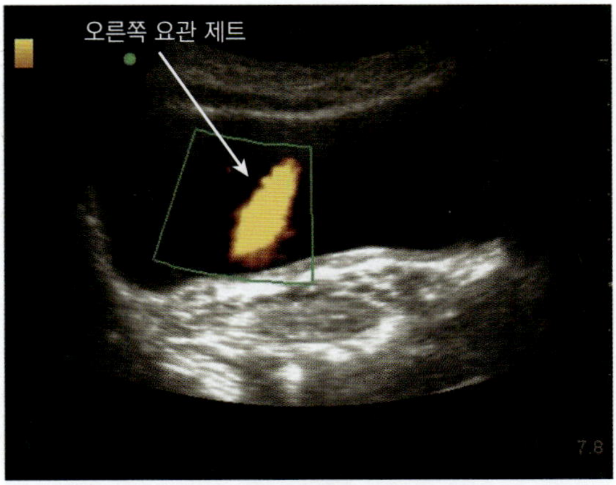

Figure 26.4 요관 제트(ureteral jet). 오른쪽 요관 제트가 파워도플러검사에서 관찰되는 방광 횡단 영상. *Right ureteral jet*: 오른쪽 요관 제트.

병리학적 소견(Pathologic Findings)

소변 정체(Urinary retention)

방광 용적은 다음 공식을 사용하여 추정한다.[10,11]

용적(volume) = (0.75 × 가로[width] × 세로[length] × 높이[height])

횡단면에서 가로와 전후방 치수(즉, 세로)를 측정하고, 시상면에서 상하 치수(즉, 높이)를 측정한다(Fig. 26.5). 과거 연구에서 위의 공식을 사용한 추정 방광 용적과 실제 도뇨관을 통해 배출된 용적 사이에 밀접한 상관관계(상관 계수 = 0.983)가 있었다.[10] 응급 현장초음파 기계는 위 치수에 근거하여 방광 용적을 계산하는 내장 기능을 대부분 갖추고 있다. 방광 용적을 평가하기 위해 흔히 사용하는 방광 스캐너는 방광 내 소변과 골반의 복수를 구분하기 어려운 한계가 있다(Fig. 26.6).

배꼽을 기준으로 방광 천장(bladder dome)의 위치를 확인하여 방광 확장 정도를 질적으로 평가할 수 있다.[1] 시상면의 영상 한가운데에 방광 천장을 위치한다. 탐촉자의 중심을 피부에 대고 배꼽을 기준으로 방광 천장의 위치를 확인한다. 대부분의 소변 정체 환자는 방광 천장이 적어도 배꼽까지 길이의 절반 이상 확장된다(Video 26.5).[1] 소변 정체가 확인되면, 콩팥의 양쪽수신증 여부를 신속히 검사한다(Chapter 25 참조). 이는 만성 배출 장애 상황에서 예후와 관련이 있다.

현장 복부 초음파를 통해서 전립선 비대(횡단 직경 > 5 cm)를 쉽게 확인할 수 있지만, 양성 비대증과 악성 종양을 구분할 수 없다(Fig. 26.7, Video 26.6). 임상적으로 의심되는 경우, 직장 초음파 영상과 생검, 그리고 비뇨의학과 협진을 고려한다.

요로 도관 삽입 (Urinary catheter placement)

방광 내강에 요로 도관이 적절히 위치하였는지 초음파를 사용하여 확인할 수 있다(Video 26.7). 요로 도관이 적절히 위치하였으나 소변 배출이 적은 경우, 잔여 소변 용적을 확인하거나(Video 26.8),

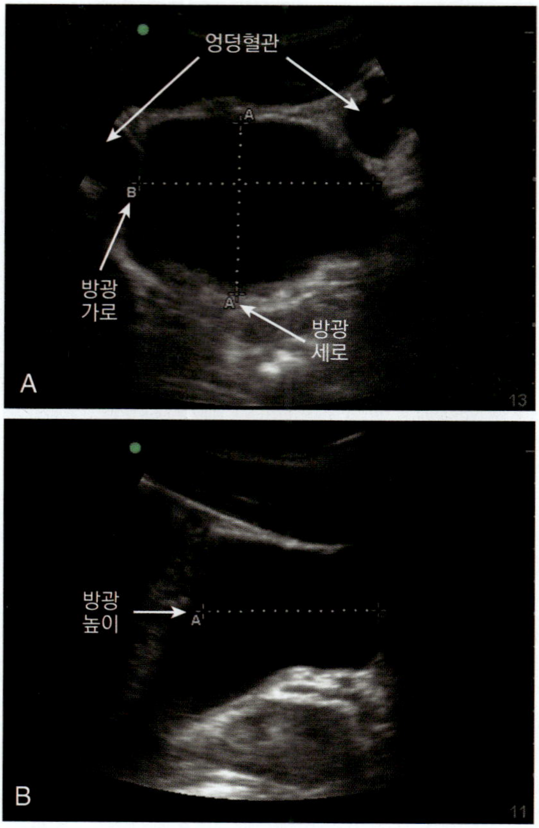

Figure 26.5 방광 용적 측정. (A) 횡단면에서 방광의 가로(*W*)와 세로(*L*) 길이를 측정한다. (B) 시상면에서 방광의 높이(*H*)를 측정한다. 방광 용적은 다음 공식을 사용하여 계산한다(용적 = 0.75 × 가로 × 세로 × 높이). *Iliac vessels*: 엉덩혈관, *Bladder width*: 방광 가로, *Bladder length*: 방광 세로, *Bladder height*: 방광 높이.

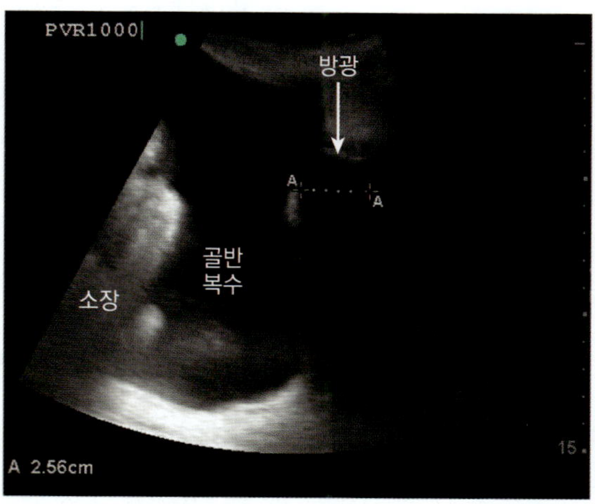

Figure 26.6 방광 스캐너 오류. 방광스캐너는 방광 내 소변과 골반의 복수를 구분할 수 없다. 종방향 영상에서 방광 내에 소량의 소변이 있으나, 방광 스캐너는 이 환자에서 1 L 이상으로 잘못 측정하였다. *Bladder*: 방광, *Small bowel*: 소장, *Pelvic ascites*: 골반 복수.

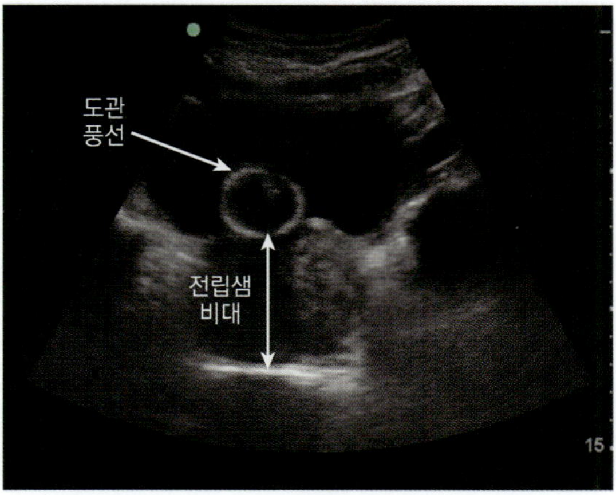

Figure 26.7 전립샘 비대. 요로 도관이 위치한 방광과 전립샘 비대가 관찰되는 횡단 영상. *Foley balloon*: 도관 풍선, *Enlarged prostate*: 전립샘 비대.

조직 파편 또는 피떡(blood clots)이 도관을 막고 있는지 확인하여(Video 26.9-26.10) 도관 기능 장애 여부를 감별한다.

방광 결석(Bladder stones)

방광 결석은 신장 결석이 요관을 통해 방광으로 배출된 후에 흔히 볼 수 있으며, 만성 폐색 환자에서 방광 정체에 의해 이차적으로 생성될 수 있다.[4] 방광 결석은 후방음향음영(posterior acoustic shadowing) (Fig. 26.8, Video 26.11)을 보이는 고에코성, 이동성 형태를 띤다.

방광 종괴(Bladder mass)

방광 종괴는 일반적으로 방광 벽에 불규칙한 에코성 돌출물이나 방광 일부가 두꺼워진 형태로 보인다(Fig. 26.9, Video 26.12).[4-6] 방광 종괴의 대

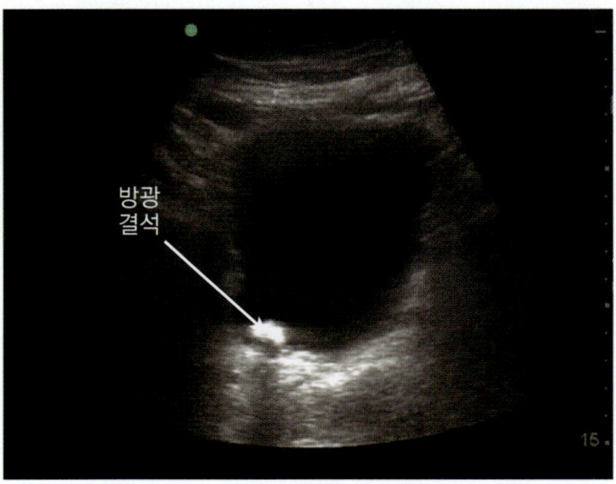

Figure 26.8 방광 결석. 방광 횡단 영상에서 후방 음영이 특징적인 고에코성 결석이 관찰된다. *Bladder calculus*: 방광 결석.

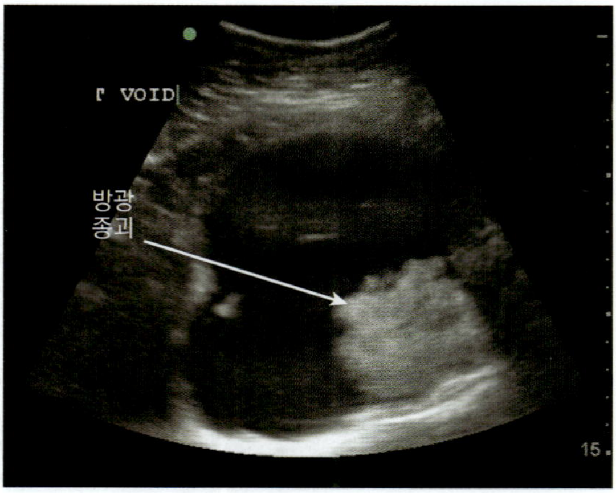

Figure 26.9 방광 종괴. 방광 내강에 큰 종괴가 관찰되는 횡단 영상. *Bladder mass*: 방광 종괴.

부분은 이행세포암종(transitional cell carcinoma)이다. 방광 종괴가 보이면 악성 종양, 방광 게실, 선천성 방광벽 팽출, 그리고 만성 또는 재발성 방광염에 의한 방광 벽 비후를 감별해야 한다. 방광 충만 정도에 따라 다르지만 방광 벽의 정상 두께는 3–6 mm이다(Video 26.13). 피떡을 방광 종괴로 오인할 수 있으므로, 방광세척을 지속적으로 충분히 한 후 초음파를 반복해서 시행해야 한다. 방광 종괴에 대한 정확한 평가를 위해서 영상 검사, 전문가 협진 등 추가적인 검사가 필요하다.

요점 정리

- 방광 용적을 정확하게 계산하기 위해, 탐촉자를 방광에 대고 기울이거나 돌려가면서 정지 영상을 얻고 최대 치수를 측정해야 한다. 방광 용적 계산 공식 = (0.75 × 가로 × 세로 × 높이).
- 골반 내 체액 저류는 방광 내 소변으로 오인할 수 있다. 항상 횡단면과 종단면에서 방광과 주변 조직을 철저히 검사해야 한다. 방광을 채우거나 요로 도관 풍선의 팽창을 확인하면 방광과 골반 체액 저류를 구분하기 쉽다.
- 요관 제트는 시행자의 미숙으로 인해 확인이 어려울 수 있다. 요관 제트가 확인되면 요관 폐쇄를 배제할 수 있지만(특이도가 높다) 초음파 영상에서 요관 제트가 없더라도 폐쇄 요로 병증을 진단할 수 없다.
- 요로 도관 삽입과 도관 기능 장애는 침상 옆 초음파를 활용하여 쉽게 확인할 수 있다.
- 피떡은 초음파에서 방광 종괴처럼 보일 수 있다. 방광 세척을 연속적으로 시행하여 피떡이 호전된 이후, 종괴 평가를 위해 철저히 검사한다.

CHAPTER 27

담낭
Gallbladder

Daniel R. Peterson

:: 조영석

핵심 포인트

- 담낭은 사람마다 모양이나 크기, 위치가 다양하기 때문에 초음파 검사가 쉽지 않을 수 있다.
- 응급 현장초음파는 담석, 두꺼워진 담낭벽, 담낭주위 삼출액, 초음파 머피 징후(sonographic Murphy's sign) 등을 찾아내 급성 담낭염을 진단하는 데 도움을 줄 수 있다.
- 총담관 직경 측정은, 급성 담낭염 진단에 필요 없을 수 있지만 담도계 초음파 검사를 완벽히 마무리하기 위해서는 시행되어야 한다.

배경

담낭 질환은 모든 전문 의료진의 주요한 관심사 중 하나로 무증상 담석증부터 급성 담낭염, 상행성 담관염까지 다양한 중증도로 나타난다. 응급 현장초음파는 우상복부 통증으로 내원한 환자에게 담낭 질환이 있는지 평가할 수 있는 유용한 도구이다. 응급 현장초음파는 방사선 노출을 피할 수 있고 신속하게 시행할 수 있으며 여러 가지 임상 상황에서 적용할 수 있다는 장점이 있다. 그리고 담낭 질환에 대해서 민감도와 특이도가 높으며 적절히 사용하면 병원 체류시간과 검사 비용을 감소시킬 수도 있다.[1-5]

몇몇 연구들에서 영상의학과가 아닌 임상의사에 의해 시행된 담낭 표적 초음파 검사(focused gallbladder ultrasound exam)의 진단 정확도가 영상의학과에서 수행된 종합적인 담낭 초음파 검사에 비해 뒤지지 않는다는 보고가 있었다.[6-10] 최근 한 체계적 문헌고찰 연구에서는 증상을 유발하는 담석증을 진단하기 위해 응급의학과 의사가 초음파를 사용했을 때, 검사의 민감도가 89.8%, 특이도가 88.0%였다고 제시하였다.[5] 또한 초심자들이 초음파를 익히는 데에 어려움이 있음에도 불구하고 담낭 응급 현장초음파는 장시간의 집중 훈련 없이도 일정 수준의 숙련도에 금방 도달할 수 있음이 입증되었다.[11]

담낭과 담관의 응급 현장초음파에서 관찰되는 가장 중요한 이상 소견은 다음과 같다:

- 담석증(cholelithiasis)
- 초음파 머피징후(sonographic Murphy's sign)
- 담낭벽 비후(gallbladder wall thickening)
- 담낭주위 삼출액(pericholecystic fluid)
- 총담관 확장(common bile duct [CBD] dilation)

담석의 유무는 제일 처음 확인해야 하는 가장 중요한 초음파 소견이다. 무결석 담낭염은 아주 흔하지 않지만 입원중인 중환자에서는 반드시 고려되어야 한다. 초음파 머피 징후, 담낭벽 비후, 그리고 담낭 주위 삼출액은 모두 급성 담낭염의 초음파 특징이며 일반적으로 응급 현장초음파를 통해 쉽게 평가할 수 있다. 총담관의 평가는 기술적으로 가장 어려우며 검사 중 가장 시간이 많이 소요되는 부분이다. 그래서 일부 연구자들은 담도계 응급 현장초음파를 시행할 때 총담관을 측정하는 것이 과연 유용한지에 대해 의문을 제기하였다. 한 연구에서는 병리 검사에서 담낭염으로 확인된 사례 125건을 후향적으로 분석하였는데 총담관이 확장된 모든 경우에서 담낭염을 시사하는 초음파 머피 징후 양성, 담낭벽 비후, 담낭주위 삼출액 중 한 가지 이상의 초음파 소견 또는 검사실 검사의 이상 결과가 동반되었다.[12] 777명의 담석증 및 총담관결석 환자를 대상으로 한 연구에서는 초음파 이상 소견이나 검사실 검사의 이상 결과 없이 단독으로 총담관이 확장된 경우가 0.4%에 불과했다고 보고하였다.[13] 결국 총담관을 확인하는 것이 응급 현장초음파 검사의 급성 담낭염 진단 민감도를 거의 상승시키지 못함을 알 수 있었다.

최근 한 연구에서는 담석에 대한 신속한 초음파 선별 검사만으로도 담낭염의 가능성을 배제하는 데 충분할 수 있음을 보고하였다. 이 연구에서는 복통으로 내원한 164명 중에서 담석이 확인되지 않았을 경우 검사의 음성 예측도가 100% (95% 신뢰구간 92.2–100%)에 이르렀다고 제시하였다.[14] 그래서 경험이 풍부한 초음파 검사자는 검사 중에 담석이 보이지 않으면 담낭염의 가능성을 배제할 수도 있다.

정상 해부학(Normal Anatomy)

담낭은 우상복부에, 간의 뒤쪽, 아래쪽 경계를 따라 위치한다(Fig. 27.1). 서양 배 모양이며 간의 우엽과 좌엽 사이의 주엽틈새(main lobar fissure)를 따라서 놓여 있다. 담낭의 기저부(fundus)는 보통 가장 앞쪽과 아래쪽에 위치한 구조물이고 초음파로 담낭을 관찰할 때 가장 먼저 보이는 부분이기도 하다. 기저부는 체부(body)와 경부(neck)로 연결되고 위쪽, 뒤쪽 방향으로 점차 가늘어져서 담낭관(cystic duct)을 형성하게 된다(Fig. 27.2). 담낭관은 간에서 나오는 총간관(common hepatic duct)과 합쳐져서 총담관이 된다. 담낭관은 흔히 초음파에서는 잘 보이지 않기 때문에 일반적으로 간외담도계(extrahepatic ductal system)라 하면 총담관만을 가리키게 된다. 총담관은 췌장의 두부로 연결되고 오디 괄약근(sphincter of Oddi)을 통해 십이지장으로 들어간다.

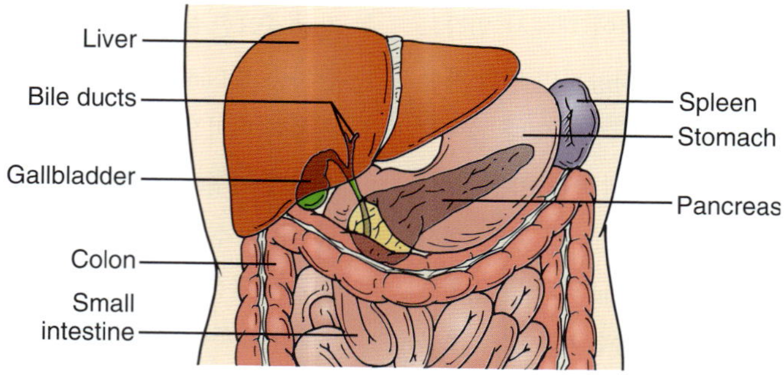

Figure 27.1 우상복부 및 담낭의 해부학.

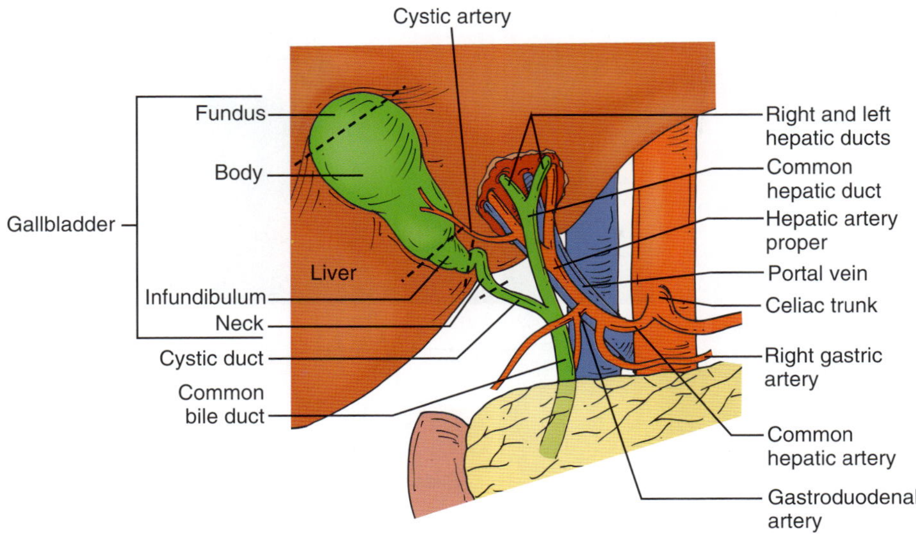

Figure 27.2 정상 담낭 해부학.

영상 획득법(Image Acquisition)

담낭을 비롯한 대부분의 응급 현장초음파 검사는 바로 누운 자세에서 검사를 시작한다. 환자가 의식이 있고 협조가 되면 담낭을 잘 보이게 하기 위해 특정 자세를 취하게 할 수도 있다. 환자에게 심호흡을 하고 숨을 참도록 하면 담낭이 일시적으로 아래로 내려와서 초음파 시야 안에 들어오게 된다. 또는 환자에게 배를 불룩하게 부풀리게 하면 환자가 계속 숨을 쉬면서도 담낭을 관찰할 수 있다. 그리고 환자를 왼쪽으로 모로 눕게 하면 간과 담낭이 늑골연 아래쪽으로 내려가고 소장의 가스 일부가 이동해서 담낭이 잘 보이게 될 수도 있다.

담낭 초음파에는 일반적으로 곡선 탐촉자(2–5 MHz)가 사용된다. 위상배열 탐촉자도 사용될 수 있는데 이는 복부 탐촉자에 비해 비교적 좁은 탐촉면을 가지고 있어 위상배열로 영상을 얻기에 이상적이기 때문이다. 그러나 복부 검사에 사용하기 위해서는 영상 해상도를 최적화하는 사전 세팅이 중요하다. 다른 모든 초음파 스캔과 마찬가지로 주파수가 낮을수록 체내의 투과도는 깊어지지만 해상도는 낮아진다. 따라서 담낭 질환의 징후를 평가하기 위해서는 적절한 투과도를 제공하는 주파수 범위 중에 가능한 한 가장 높은 것을 사용해야 최대의 해상도를 얻을 수 있다.

검사를 시작할 때는 먼저 탐촉자의 방향표지자가 환자의 머리 쪽을 향하게 하고 환자의 우측 가운데에서 약간 바깥쪽에, 늑골연의 아래쪽 가장자리에 맞추어 탐촉자를 놓는다. 탐촉자를 머리쪽 방향으로 살짝 부드럽게 움직여 본다(Fig. 27.3). 다음으로 탐촉자를 늑골연을 따라서 아래쪽 바깥쪽 방향으로 담낭이 시야에 보일 때까지 미끄러지게 하면서 관찰한다. 담낭이 저에코의 길쭉하거나 동그란 구조물로 나타날 것이다. 담낭이 완전한 장축 방향으로 보일 때까지 탐촉자를 돌리거나 기울이며 세밀하게 조정해 본다. 세로면(장축영상)에서 보면 두꺼운 벽을 가지고 있는 간문맥과 담낭 사이에 두 개

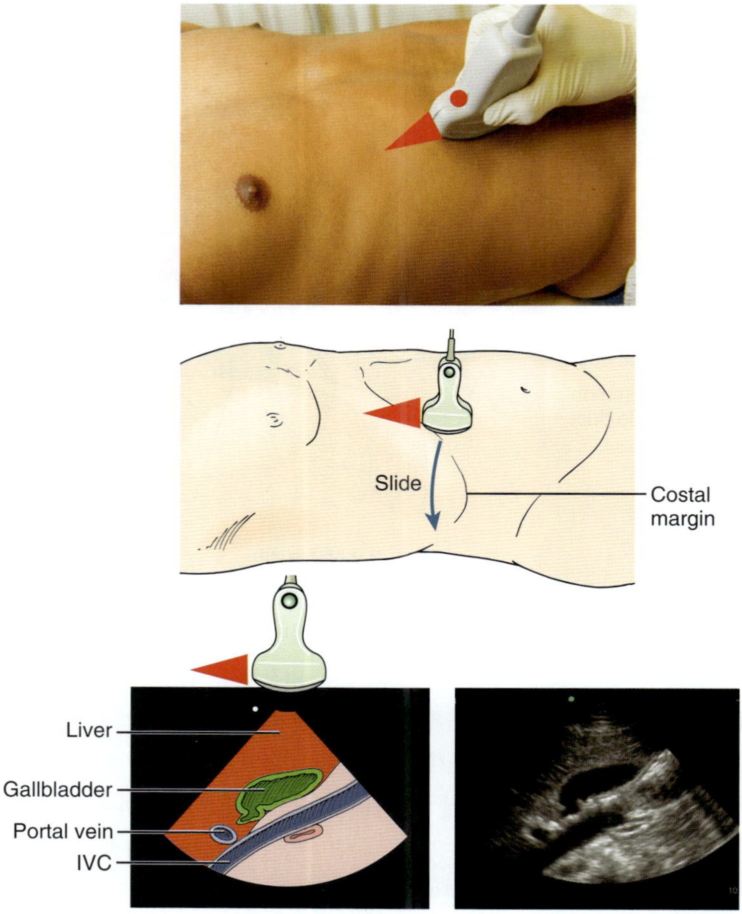

Figure 27.3 세로면 또는 장축면에서 담낭(GB) 스캔 시 탐촉자의 위치. *IVC*: 하대정맥.

의 구조물을 연결하는 고에코의 주엽틈새가 위치해서 마치 “느낌표” 모양처럼 보일 수도 있다(Fig. 27.4).

담낭은 가로면(단축영상)에서도 관찰해야 하는데 세로면 위치에서 탐촉자의 표지자가 환자의 우측을 가리키도록 반시계 방향으로 탐촉자를 90도 회전시키면 영상을 얻을 수 있다(Fig. 27.5). 가로면에서 보면 담낭은 원형으로 관찰된다(Fig. 27.6). 가로면과 세로면 모두에서 담낭의 완전한 형태가 보일 때까지 담낭 전체를 훑어보는 것이 중요하다.

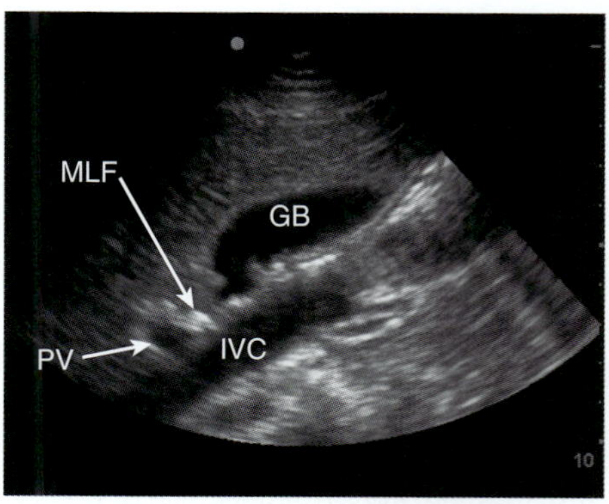

Figure 27.4 세로면 또는 장축면에서의 담낭(*GB*) 영상. *IVC*: 하대정맥, *MLF*: 주엽틈새, *PV*: 간문맥.

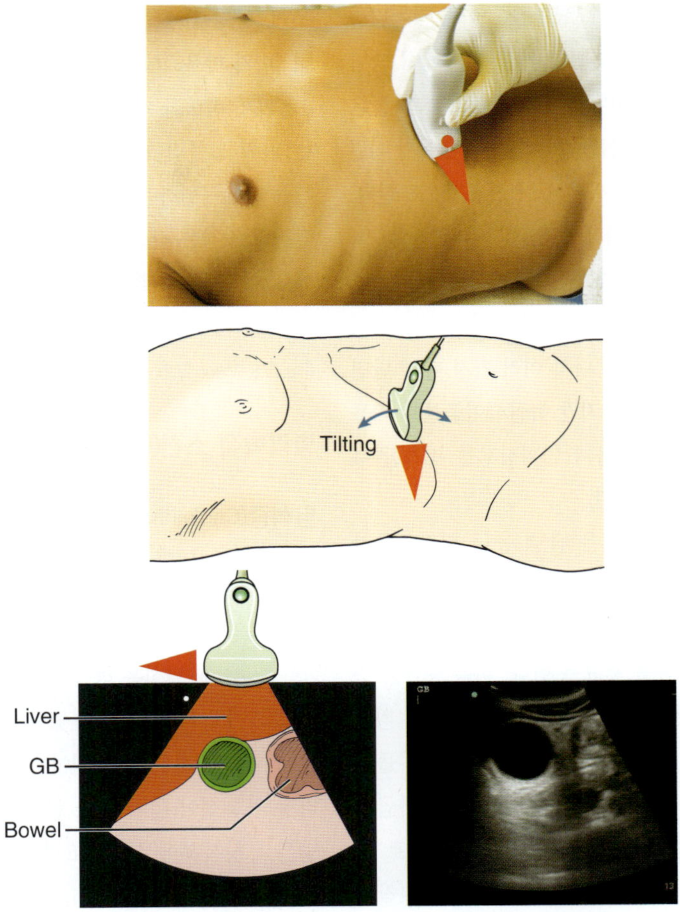

Figure 27.5 가로면 또는 단축면에서 담낭(*GB*) 스캔 시 탐촉자의 위치.

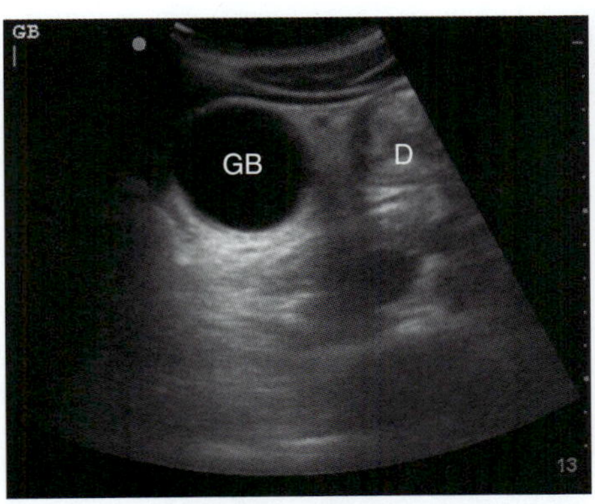

Figure 27.6 가로면 또는 단축면에서의 담낭(*GB*) 영상. *D*: 십이지장.

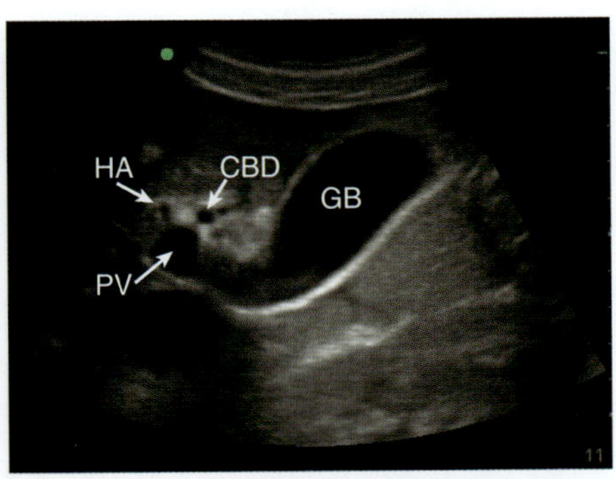

Figure 27.7 담낭의 장축면에서 관찰되는 간세동이(portal triad)의 가로면 영상. *CBD*: 총담관, *GB*: 담낭, *HA*: 간동맥, *PV*: 간문맥.

앞서 기술한 방법으로도 잘 보이지 않는다면 우측 앞쪽 아래쪽 흉벽의 늑골 사이에서 담낭을 관찰할 수도 있다. 위상배열 탐촉자의 좁은 탐촉면은 늑골 음영을 최소화할 수 있어서 이런 늑간에서의 영상 검사에서 더 선호되기도 한다. 우측 흉벽(중간겨드랑선)에 탐촉자를 위치시키고 바깥쪽 흉벽으로부터 탐촉자를 늑골사이공간을 따라 안쪽으로 움직이면서 담낭의 위치를 먼저 파악한다. 그러고 나서 여러 가지 다른 단면으로도 관찰한다. 하지만 늑골사이공간을 이용한 담낭 스캔은 초음파 머피징후를 평가할 수 없다는 제한점이 있다.

총담관 직경 측정은 담낭 응급 현장초음파 검사에 있어서 가장 어렵고 시간이 많이 소요되는 부분일 뿐만 아니라 능숙해지기까지 상당한 훈련과 연습을 필요로 한다. 비록 총담관 측정이 급성 담낭염 진단에 도움이 되는지 의문이 있지만(배경 부분 참조), 대부분의 검사자들은 담낭 초음파 검사 시 총담관의 크기도 가급적 측정하려고 한다. 총담관은 간문맥의 바로 앞에 위치하기 때문에 세로면에서 담낭을 관찰하는 것이 총담관의 위치를 찾고 측정하는 데 도움이 된다(Video 27.1). 간세동이(portal triad)는 간문맥, 총담관, 간동맥을 포함하는 부분으로 흔히 "미키 마우스(Mickey mouse)" 징후라고 불린다(Fig. 27.7). 줌(zoom) 기능과 색조 혈류 도플러 또는 파워 도플러를 이용하면 총담관을 간문맥, 간동맥과 구별하는 데 도움을 얻을 수 있다. 총담관의 직경은 간동맥이 간문맥과 총담관을 사이로 지나가는 지점에서, 가로면 혹은 세로면으로, 내벽에서부터 내벽까지의 거리를 측정한다(Fig. 27.8, Video 27.2).

병리학적 소견(Pathologic Findings)

담석증(Cholelithiasis)

담석은 담낭내에 고에코를 보이고 보통 뚜렷한 후방 음영을 동반하는 움직이는 구조물이다(Fig. 27.9, Video 27.3). 담석은 하나 혹은 여러 개일 수도 있고 크기도 각기 다를 수 있다. 담석이 담낭 경부에 위치할 경우 잘 움직이지 않고 증상을 나타낼 가능성이 높아진다. 담석으로 가득한 담낭은 우상복부에서 고에코의 선으로만 관찰될 수도 있다(벽-에코-음영 징후, wall-echo-shadow sign) (Video 27.4).

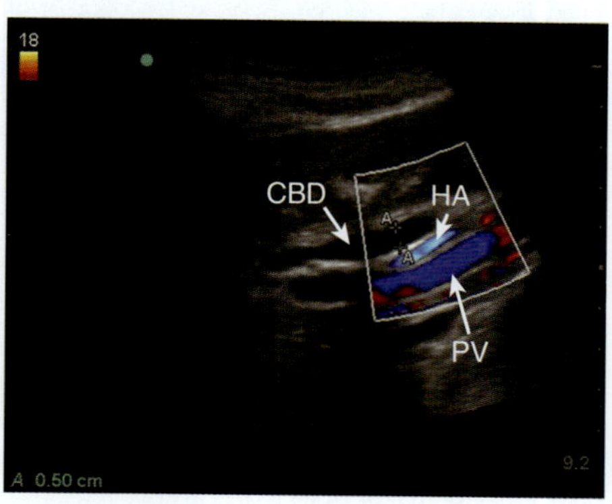

Figure 27.8 총담관의 측정. 장축면에서 간세동이(portal triad)의 총담관(*CBD*)과 간동맥(*HA*), 간문맥(*PV*)을 구별하기 위해 사용된 색조 혈류 도플러(Color flow Doppler).

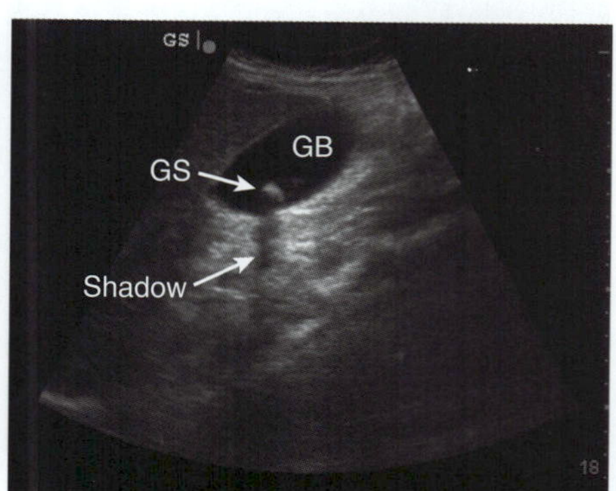

Figure 27.9 음향음영을 보이는 담낭(*GB*) 안의 담석(*GS*).

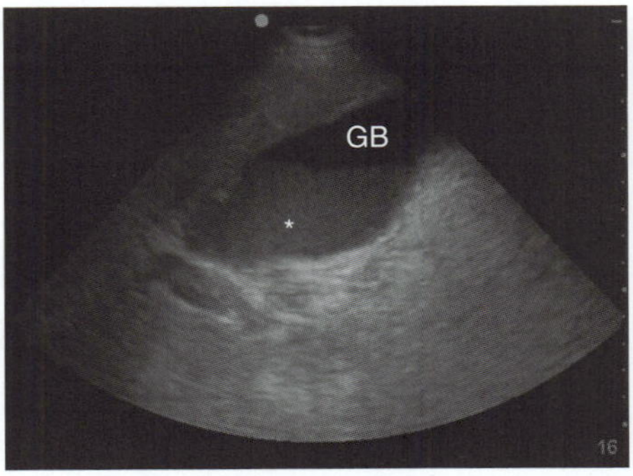

Figure 27.10 담낭(*GB*) 안의 찌꺼기(sludge)층(별표).

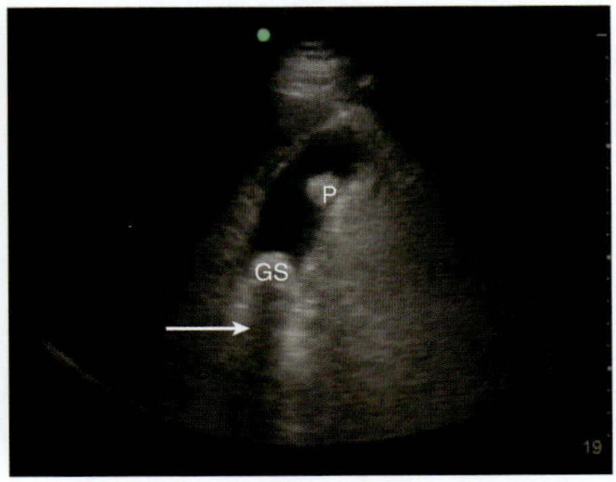

Figure 27.11 담낭 폴립과 담석. 담낭 체부의 폴립(*P*)과 담낭 경부에 걸려 있는 담석(*GS*). 담석에서만 음영을 보인다(화살표).

담석으로 오인하기 쉬운 몇 가지 소견 중 담석과 비슷하게 보이는 가장 대표적인 두 가지 경우를 다음에 설명하였다. 담낭 찌꺼기(gallbladder sludge)는 다양한 에코발생 정도(echogenicity)를 보이는 물질로(Fig. 27.10, Video 27.5) 가끔 담낭 찌꺼기가 종괴 모양 찌꺼기(tumefactive sludge)라 불리는 원형의 구조물을 만들 수 있는데 이것이 담석과 유사하게 보일 수 있다. 담석과의 중요한 구분점은 종괴 모양 찌꺼기는 후방 음영을 보이지 않는다는 점이다. 그러나 이것도 담관 폐쇄를 일으켜서 급성 담낭염을 유발할 수 있다. 또한 담낭 폴립은 담낭 벽에 부착된 형태의 작은 양성 결절인데 움직이지 않고 음영을 만들지도 않기 때문에 담석과 구별될 수 있다(Fig. 27.11, Video 27.6).

급성 담낭염(Acute cholecystitis)

담낭염은 담낭벽의 염증이며 담석으로 인한 담낭관 폐쇄가 가장 흔한 원인이다. 핵심 소견은 담석의 존재, 초음파 머피징후 양성, 담낭벽 비후, 담낭주위 삼출액이다. 이러한 소견은 단독 또는 복합된 형태로 다양하게 나타날 수 있고 비정상적인 혈액검사 소견이 동반되는지 고려해서 급성 담낭염으로 진단할 수 있다.

초음파 머피 징후는 탐촉자로 담낭의 가장 앞부분을 직접 압박하여 확인할 수 있다. 우상복부의 다른 부분에 비해 담낭 바로 위에서 최대 압통이 나타나면 담낭염을 시사할 수 있다. 초음파 머피 징후와 함께 담석이 관찰되면 담낭염의 양성 예측도는 90%를 초과하며 반대로 담석이 없으면서 초음파 머피 징후도 음성이면 음성 예측도는 95%에 이른다고 알려져 있다.[15]

담낭벽은 두께가 3 mm 이하일 경우 정상 소견으로 간주된다. 3 mm보다 두꺼운 경우는 대부분 담낭염에 의한 경우가 많다(Fig. 27.12, Video 27.7).[16] 그러나 담낭염이 아님에도 담낭벽이 두꺼워지는 경우도 있는데 대표적으로 복수(Video 27.8), 울혈성 심부전, 간염, 췌장염, 저알부민혈증, 샘근종증(adenomyomatosis), 금식하지 않은 상태(담낭이 수축되어 담낭벽의 두께 측정을 신뢰할 수 없는 경우) 등이 해당된다. 또한 담낭 후벽의 두께는 초음파 음향증강(acoustic enhancement)으로 측정 값이 과대평가될 수 있어서 반드시 가장 앞쪽 벽의 두께를 측정해야 한다.

담낭주위 삼출액은 담낭 주변에서 국소적인 삼출액이 관찰되는 담낭염의 특징적 소견이다(Fig. 27.13, Video 27.9). 그러나 복수처럼 복막에 인접하여 보이는 게 아니기 때문에 삼출액을 찾기 위해서는 주의 깊은 관찰이 필요하다. 담관 초음파에서는 가장자리 허상(edge artifacts)이 흔히 관찰될 수 있는데 담낭 같은 원형 구조물의 구부러진 가장자리를 따라서 초음파 영상이 사라지는 형태로 나타나므로 이를 삼출액이나 담석과 혼동해서는 안 된다(Fig. 27.14). 담낭이 파열된 경우는 우상복부에서 담낭이 보이지 않고 삼출액만 관찰될 수 있어서 진단이 어려울 수 있다.

총담관 확장(Dilated CBD)

담석은 총담관에도 존재할 수 있으며 이를 총담관결석증이라고 부른다. 총담관결석은 담석이 담낭에서 담낭관을 통해 빠져나와서 총담관에 박히거나 총담관에서 담석이 새로 만들어져서 발생한다. 담석과 마찬가지로 총담관결석에 의해 담관이 막히면 총담관의 확장과 담낭의 염증이 유발되고 증상이 발생한다. 이 과정은 담낭 절제술을 받은 환자에서도 발생할 수 있고 급성 담관염으로 발현되기도 한다. 그래서 총담관결석증이 의심되는 환자에서는 담낭 유무와 상관없이 완전한 담관 초음파 검사의 일부로서 꼭 총담관 직경을 측정해야 한다.

총담관의 내경이 6 mm보다 작을 때는 정상으로 생각할 수 있다. 총담관결석증 또는 췌장의 종괴로 유발되는 담관 폐쇄는 일반적으로 총담관 확장 소견으로 나타난다(Fig. 27.15, Video 27.2). 총담관 직경의 정상 상한치는 60세 이상에서 매 10세마다 1 mm씩 연령에 따라 증가한다. 예를 들면, 80세의 경우는 8 mm의 총담관 직경이 정상일 수 있다. 담낭 절제술을 받은 환자는 총담관이 담즙의 저장소 역할을 하기 때문에 10 mm까지 담관 확장을 보일 수도 있다.

무결석 담낭염은 흔하지 않은 질환군으로 중환자에서 특징적으로 발견된다. 초음파 머피징

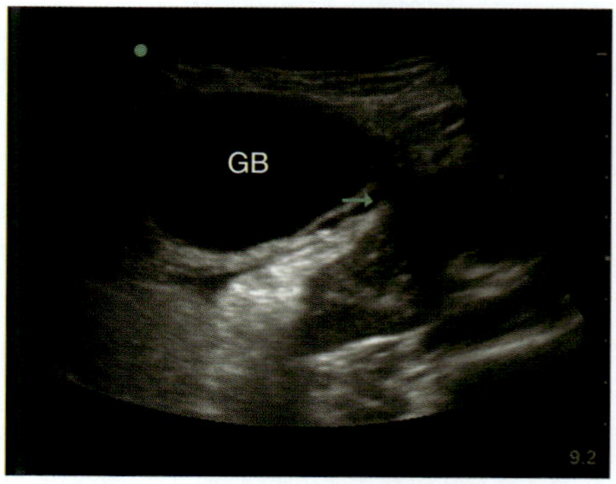

Figure 27.13 담낭(*GB*)주위 삼출액(pericholecystic fluid)(화살표).

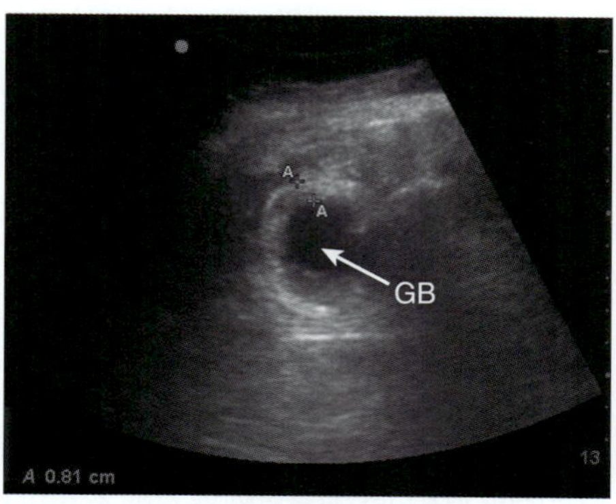

Figure 27.12 가로면 영상에서 보이는 담낭벽 비후(8.1 mm, 정상 ≤3 mm). *GB*: 담낭.

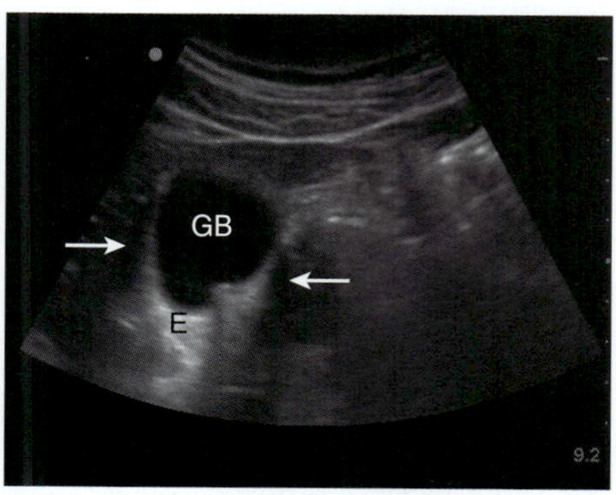

Figure 27.14 후방음향증강(posterior acoustic enhancement)(*E*)과 가장자리 허상(edge artifacts) (화살표). *GB*: 담낭.

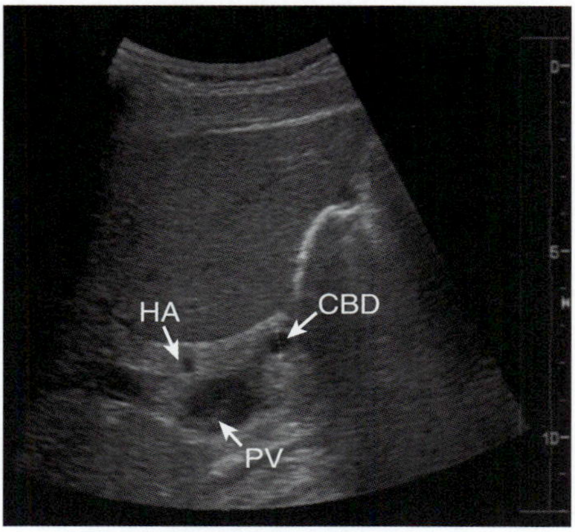

Figure 27.15 **총담관의 확장.** 간세동이의 단축면 영상에서 보이는 총담관의 확장(8.4 mm, 정상 <6mm). *HA*: 간동맥, *PV*: 간문맥.

후 양성, 담낭벽 비후, 담낭주위 삼출액, 총담관의 잠재적인 확장 등 담석이 동반된 담낭염의 모든 소견이 관찰되지만 담석은 보이지 않는 특징이 있다.

요점 정리

1. 담낭을 쉽게 확인하는 방법
- 환자의 호흡: 환자에게 숨을 깊게 들이쉬고 참게 하거나 복부를 부풀리도록 하면 담낭을 흉곽 아래쪽으로 이동시켜 초음파 시야에 들어오게 할 수 있다.
- 환자의 자세: 환자에게 왼쪽으로 모로 누운 자세를 취하게 하면 담낭을 더 잘 보이게 할 수 있다. 그렇게 하면 간과 담낭은 늑골연 아래로 미끄러지게 되고 가스로 차 있는 장은 한쪽 옆으로 이동하게 된다.
- 금식: 만약 환자가 최근에 식사를 했다면 담낭이 수축되고 담즙도 비어 있어서 잘 보이지 않을 수도 있다. 가능하다면 몇 시간 기다려서 환자가 금식상태가 되게 한 후 초음파 검사를 다시 시행한다.
- 늑간 접근법: 장내 가스나 횡격막의 상승으로 늑골 아래에서 담낭이 잘 보이지 않는다면 늑골 사이공간으로 접근해서 관찰할 수도 있다. 탐촉자를 가장 아래쪽 늑골사이공간 중간겨드랑선 위치에 놓고 담낭이 보일 때까지 안쪽으로 움직이면서 스캔한다.

2. 담석의 확인
- 담석의 흔한 위양성 소견에는 담낭 폴립, 종괴 모양 찌꺼기(tumefactive sludge), 그 외에 음영을 보이는 다른 병변이 있을 수 있다. 이런 담석 유사 소견을 알고 있어야 급성 담낭염으로 잘못 진단하는 것을 막을 수 있다.
- 작은 담석들은 담낭 경부에 걸릴 가능성이 높아서 큰 담석보다 더 자주 담낭염을 유발할 수 있다. 이런 담석은 후방 음영만이 유일한 단서가 될 수 있다.

3. 총담관의 확인
- 총담관과 간문맥, 간동맥을 구별하기 위해서 간세동이를 확대해 보거나 색조 혈류 도플러 또는 파워 도플러를 이용한다.

4. 우상복부의 삼출액
- 복수는 우상복부에서 가끔 관찰되기도 하는데 담낭 주위 삼출액과 비슷해 보이거나 담낭벽 비후를 유발할 수도 있다.

5. 허상
- 가장자리 허상(edge artifact)은 담낭 주위 삼출액이나 담석으로 오인될 수 있다.
- 담낭벽 두께는 후방 음향증강 때문에 실제보다 크게 측정될 수 있으므로 항상 담낭 앞쪽벽의 두께를 측정해야 한다.

CHAPTER 28

복부 대동맥

Abdominal Aorta

Christopher R. Tainter ▪ Gabriel Wardi :: 이동언

핵심 포인트

- 초음파는 복부 대동맥류의 초기 영상 검사로 선호된다.
- 복부 대동맥을 반드시 두 개의 수직 평면(가로 및 세로)으로 확인하여 이상 소견을 놓치지 않아야 한다. 축을 벗어난 영상은 대동맥 직경을 과소평가 혹은 과대평가할 수 있으므로 피해야 한다.
- 복부 대동맥에 내막 피판이 확인되면, 이는 흉부 대동백 박리의 높은 특이도를 가진다.

배경

복부 대동맥은 후복막에 위치한 중요한 장기로서 진단이 쉽지 않고 질환의 중증도가 높다. William Osler경은 "대동맥류보다 임상적 겸손함(clinical humility)을 깨닫게 하는 질환은 없다." 라고 하였다. 대동맥 질환은 신속한 진단과 치료가 예후에 중요하다.[1]

복부 대동맥류는 가장 흔한 대동맥 질환이다. 특히 혈전증(thrombosis), 혈관내막 박리(dissection of intimal layer), 파열(rupture)과 같은 합병증이 발생할 경우, 사망률이 약 90%이다.[2-4] 복부 대동맥류의 빈도는 고령, 가족력, 남성, 말초혈관질환, 흡연력에 따라 증가한다.[5] 전체 유병률은 남녀 각각 약 4.7%와 3.0%이다.[6] 최고 유병률은 80-85세 남성에서 5.9%, 90세 이상의 여성에서 4.5%이다.[7] 대동맥류는 매년 미국에서 약 15,000명의 사망을 초래하며, 이 중 9,000명은 복부 대동맥류에 의해 발생한다. 사망의 대부분은 65세 이상의 남성에서 발생하며,[8] 복부 대동맥류는 60-64세 미국인의 사망 원인 중 15번째로 많은 원인이다.[8]

복부 불편감을 호소하는 환자, 특히 알려진 위험 인자가 있는 환자와 전형적인 병력이나 검사 소견(저혈압, 허리 통증, 박동성 복부 종괴)이 있는 환자는 대동맥 질환을 의심해야 한다.[5] 파열된 복부 대동맥류 환자 중 약 30%에서 초기에 오진한 것으로 추정된다.[3,4] 또한, 무증상 환자 선별검사를 위한 다양한 권고안이 있으며, 미국 질병예방 특별위원회(US Preventive Services Task Force)는 65세에서 75세 사이의 흡연력이 있는 모든 남성에서 선별검사를 B 수준(grade B)으로 권고한다.[8]

응급 현장초음파는 복부 대동맥류의 진단과 측정에 널리 사용되는 영상 검사이다.[1] 현장초음파는 복부 대동맥류 진단에 높은 민감도(97.5%-100%)와 특이도(94.1%-100%)를 입증하였

다.[10,11] 응급 현장초음파로 측정한 대동맥 직경은 컴퓨터단층촬영(CT)에서 측정값과 높은 상관관계가 있으나, 실제 직경을 2 mm 정도 과소평가할 수 있다.[1,12]

정상 해부학(Normal Anatomy)

복부 대동맥은 후복막 구조로, 흉강으로부터 12번 흉추체의 후방 횡격막에서 나와서 4번 요추체 수준에서 좌우 온엉덩동맥(common iliac arteries)으로 분지하기 전까지 이어진다. 성인의 신장하대동맥의 정상 직경은 약 2 cm이며, 측정된 직경이 3 cm 이상을 초과하는 경우 동맥류로 간주한다(아래 "이미지 해석" 부분 참조). 복부를 통과하면서, 복부 대동맥의 주요 분지는 복강동맥줄기(celiac trunk), 위창자간막동맥(superior mesenteric artery), 좌우 콩팥 동맥(left and right renal arteries), 아래창자간막동맥(inferior mesenteric artery), 생식샘 동맥(gonadal arteries)이다(Fig. 28.1). 작은 대동맥 분지는 횡격막(diaphragm), 부신(adrenal glands), 복벽(abdominal wall), 척수(spinal cord)로 이어진다.

영상 획득법(Image Acquisition)

복부에서 횡단 영상과 종단 영상을 확인하여 복부 대동맥 초음파 검사를 시행한다. 위상 배열 또는 곡선형 탐촉자(3.5-5 MHz)를 배 가운데 늑골연 아래에 위치하고 탐촉자 표시자를 환자 오른쪽을 향하게 하여, 근위 대동맥부터 확인한다(Fig. 28.2, Video 28.1). 대동맥을 찾기 위해, 척추는 유용한 랜드마크이다. 대동맥은 척추의 바로 앞쪽, 중앙선의 약간 왼쪽에 위치한다. 처음 두 개의 근위 대동맥 주요 분지는 복강동맥줄기

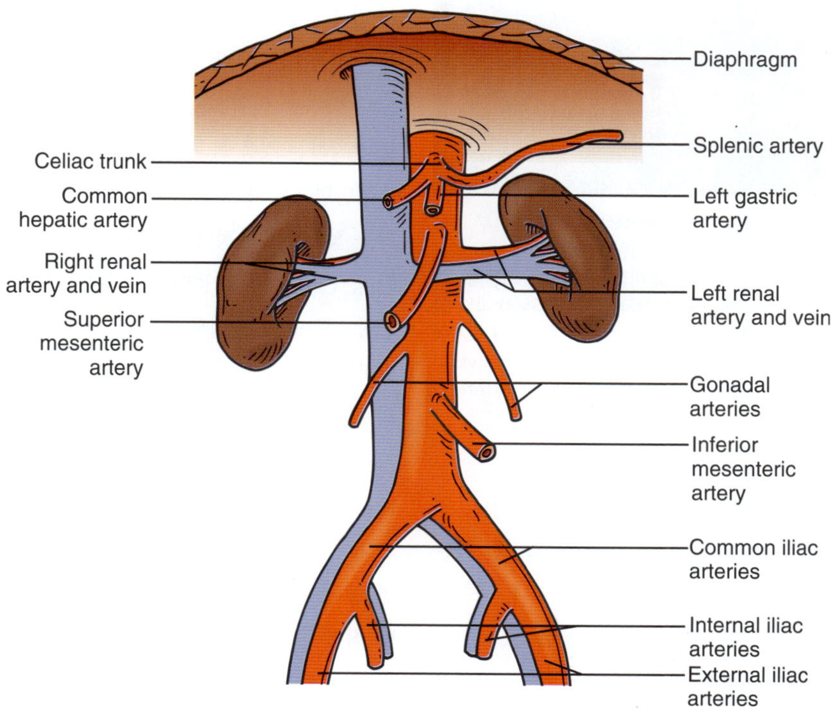

Figure 28.1 복부 대동맥의 해부학.

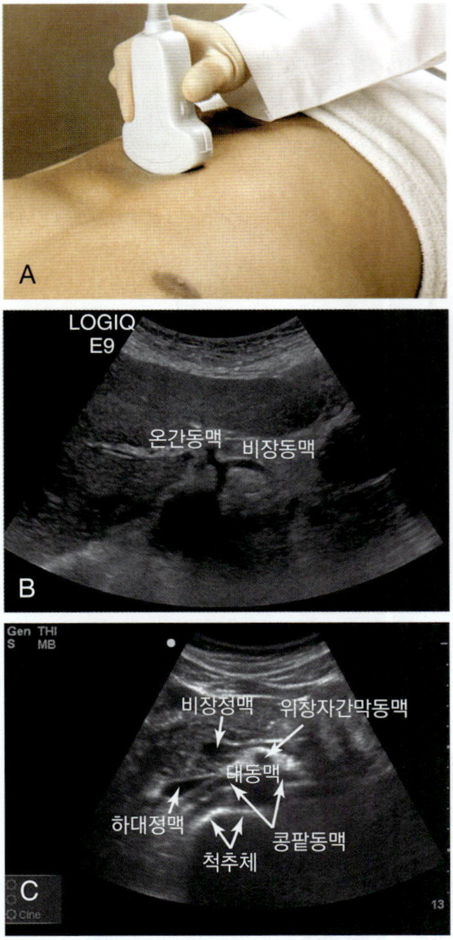

Figure 28.2 근위 대동맥(횡단영상). (A) 근위 복부 대동맥의 횡단영상(short-axis)을 위한 탐촉자 위치. (B) 복강동맥줄기가 온간동맥(*CHA*)과 비장동맥으로 분지한다. (C) 대동맥(*Ao*)에서 분지하는 위창자간막동맥(*SMA*), 좌우콩팥동맥이 관찰된다. 비장정맥과 하대정맥(*IVC*)의 위치에 주목. 대동맥 뒤쪽에 척추체가 관찰된다. Splenic vein: 비장정맥, Vertebral body: 척추체, Renal arteries: 콩팥동맥.

(Video 28.2)와 위창자간막동맥(Video 28.3)이다. 일반적으로 복부 대동맥류의 유무를 확인할 때는 대동맥 분지 검사는 중요성이 떨어지나, 대동맥 분지를 확인하여 랜드마크로 활용한다.

먼저 횡단면에서 대동맥을 확인하고, 복벽을 따라서 아래로 대동맥을 연속적으로 확인하면

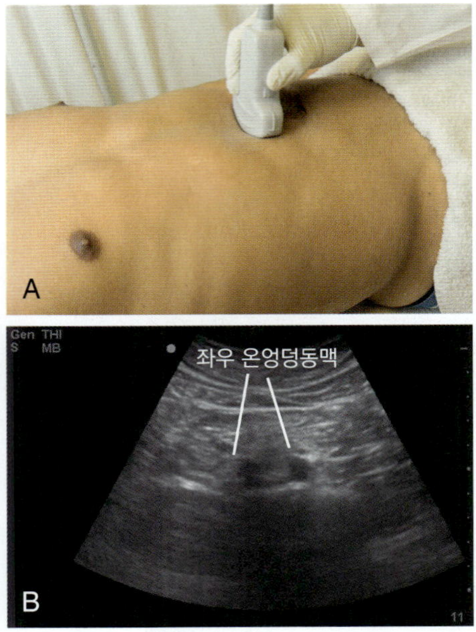

Figure 28.3 원위 대동맥(횡단영상). (A) 원위 복부 대동맥의 횡단영상(short-axis)을 위한 탐촉자 위치. (B) 좌우 온엉덩동맥으로 분지되는 원위 대동맥의 횡단 영상.

서 탐촉자를 움직인다. 탐촉자를 가로로 둔 상태에서 배꼽 바로 위에 가져가서 초음파 빔을 후방으로 향하면 원위 대동맥이 좌우 온엉덩동맥으로 분지하는 것을 볼 수 있다(Fig. 28.3, Video 28.4).

횡단면에서 대동맥을 확인한 후, 대동맥의 크기를 정확하게 측정하기 위해 종단 영상을 확인한다. 근위 복부 대동맥에 탐촉자를 두고 시계방향으로 90도 돌려서, 탐촉자 표시자("노치")가 환자의 머리 방향을 향하도록 한다. 초음파 빔의 평면을 혈관과 나란히 정렬하면, 복강동맥줄기와 위창자간막동맥을 확인할 수 있다(Fig. 28.4, Video 28.5).

대동맥 직경(aortic diameter)은 횡단면과 종단면 양쪽에서 측정한다. 비스듬한 영상은 대동맥 직경 측정에 오차가 생길 수 있어서 탐촉자를 대동맥에 수직으로 두고 정확한 단면 영상을 얻어서 대동맥 직경을 측정하는 것이 중요하

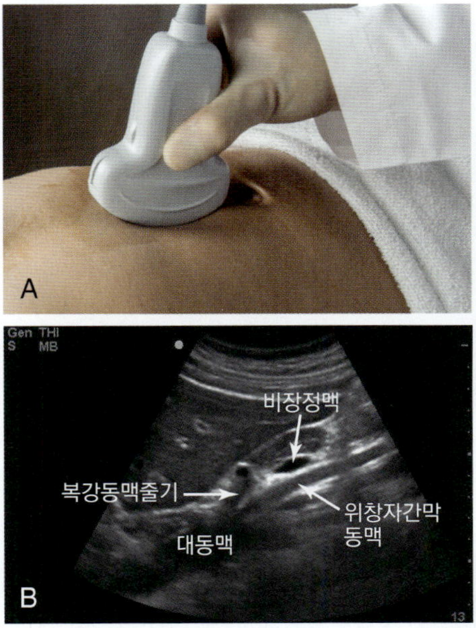

Figure 28.4 **근위 대동맥**(종단영상). (A) 근위 복부 대동맥의 종단영상을 위한 탐촉자 위치. (B) 종단면에서 근위 대동맥이 복강 동맥과 위창자간막동맥(*SMA*)으로 분지한다. 비장정맥(splenic vein)의 횡단면이 위창자간막동맥과 교차되어 관찰된다. Celiac trunk: 복강동맥줄기, Aorta: 대동맥.

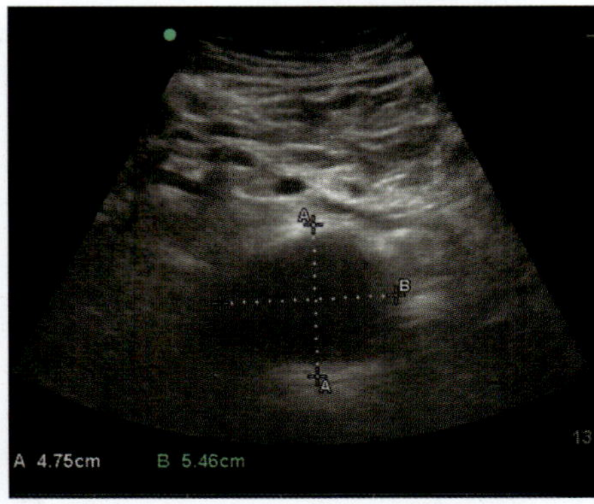

Figure 28.5 **대동맥 측정.** 대동맥의 전후방 및 횡단 직경을 측정하기 위해, 복부 대동맥의 바깥쪽 벽에서 바깥쪽 벽까지 측정자로 측정한다.

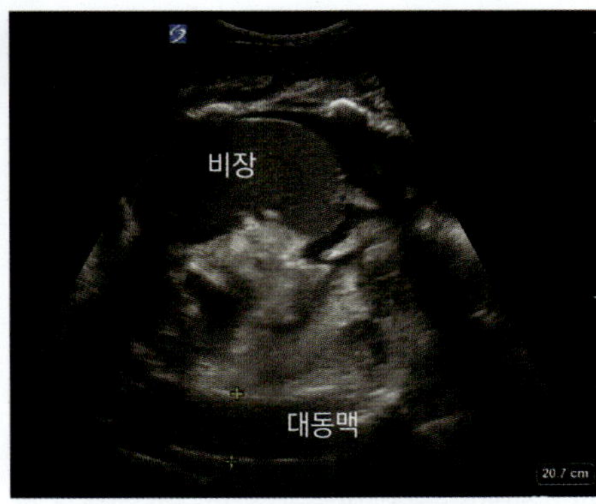

Figure 28.6 **복부 대동맥의 왼쪽 가쪽 영상.** 왼쪽 옆구리에서 복부 대동맥의 종단영상이 관찰된다. Spleen: 비장, Aorta: 대동맥

다. 대동맥의 직경은 근위와 원위부에서 대동맥 벽의 바깥쪽 가장자리에 측정자를 두고 측정한다(Fig. 28.5).

창자 가스, 배액관, 흉터로 인하여 상복부에서 해석 가능한 영상을 얻기 어려운 경우에는 좌우 옆구리 가쪽에서 접근하여 대동맥을 확인한다. 탐촉자 표시자를 환자의 머리 방향으로 향하게 하고, 탐촉자를 늑골연 아래의 오른쪽 또는 왼쪽 중간겨드랑선(midaxillary line)에 두고 대동맥의 종단 영상을 확인한다. 비장을 음향창(acoustic window)으로 사용하거나, 복수 혹은 왼쪽 흉막삼출액이 있다면, 왼쪽 옆구리에서 대동맥 확인이 쉽다(Fig. 28.6, Video 28.6). 오른쪽 옆구리에서 두 개의 관 모양 무에코성 구조가 종단 영상에서 영상 하단부, 간 후방에서 관찰된다. 가까운 영역의 하대정맥과 깊은 영역의 복부 대동맥을 확인 할 수 있다(Fig. 28.7, Video 28.7). 대동맥이 깊은 영역에 있어, 탐촉자를 시계 방향으로 90도 회전하여 대동맥의 횡단 영상을 가쪽에서 확인하기는 어려움이 있다.

다른 영상 평면에서 대동맥 확인이 어려운 경우, 가스가 찬 장 루프로 인한 방해를 해결하기 위해 두 가지 방법이 있다: (1) 시간이 지남에 따라 장이 자연스럽게 이동하므로, 안정된 환자의 경우 시간이 지난 후 복부에서 영상 검사를

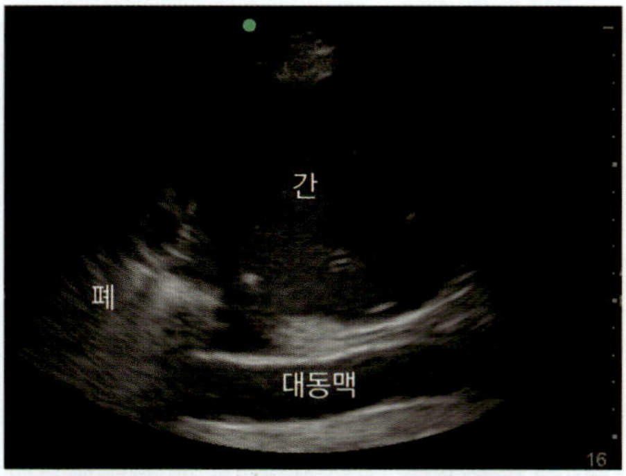

Figure 28.7 복부 대동맥의 오른쪽 가쪽 영상. 오른쪽 옆구리에서 복부 대동맥의 종단영상이 관찰된다. 음향창(acoustic window)으로 간을 사용한다. Liver: 간, Lung: 폐, Aorta: 대동맥.

반복하는 것이 효과적이다. (2) 탐촉자로 복벽에 단단히 압력을 가하면 장 루프를 수동으로 이동할 수 있다.

이미지 해석(Image Interpretation)

복부 대동맥류(Abdominal aortic aneurysm)

예상되는 동맥의 정상 직경에 비해 적어도 50% 이상 직경이 증가하여 동맥의 영구적 전층 확장이 있을 때 동맥류로 정의한다.[13] 복부 대동맥의 경우, 관례적으로 직경이 3.0 cm보다 크면 동맥류로 간주되며, 대부분의 대동맥류는 주머니모양이 아닌 방추모양이다. 대동맥류는 횡단면과 종단면에서 모두 확인한다(Fig. 28.8, Video 28.8, 28.9).

파열 위험은 동맥류의 크기와 직접적인 연관이 있다. 작은 크기의 동맥류는 즉각적인 임상적 중요성은 낮으나 혈관외과 진료가 필요하므로, 동맥류 진단은 여전히 중요하다. 동맥류의 크기가 클수록 짧은 간격으로 추적관찰을 권고한다.

대동맥 직경이 4.0에서 4.9 cm인 경우 12개월, 5.0에서 5.4 cm인 경우 6개월 간격으로 검사한다. 직경이 5.5 cm를 초과하는 동맥류는 수술 위험을 감안하여 예정 수술을 해야 한다.[1] 복부 대동맥류에 의한 급성 복통 또는 옆구리 통증으로 추정되는 환자는 CT영상을 시행하고 응급 혈관외과 협진을 의뢰한다.

대동맥 박리(Aortic dissection)

대동맥 박리는 상행(유형 A) 또는 하행(유형 B) 흉부 대동맥에서 시작하며, 복부 대동맥까지 원위부로 확장될 수 있다. 식도경유심초음파검사(transesophageal echocardiography)와 대동맥 CT 혈관조영술은 흉부 대동맥 박리를 평가하기 위해 선호하는 방법이다. 흉벽경유심초음파검사(transthoracic echocardiography)의 흉부 대동맥 박리 진단 민감도 추정치는 67%에서 80% 범위이지만,[14,15] 파동성 내막 피판이 관찰되면 특이도가 매우 높으며, 100%에 근접한다(Video 28.10). 흉부 대동맥 박리가 임상적으로 의심되나 흉벽경유심초음파검사로 진단이 어렵다면, 식도경유심초음파검사 또는 CT 혈관조영술을 추가로 시행하여 진단 여부를 확인해야 한다. 숙련된 검사자가 있는 경우 식도경유심초음파검사는 흉부 대동맥 박리를 진단에 선호되는 방법 중 하나이다(Video 28.11).

응급 현장초음파에서 내막 피판(intimal flap)이 관찰되면 복부 대동맥까지 확장된 대동맥 박리를 진단할 수 있다(Fig. 28.9, Video 28.12, 28.13). 내막 피판이 추정되는 경우 색조흐름도플러(color flow Doppler) 초음파를 사용하여 평가한다(Video 28.14–28.15).

대동맥 내 장치 삽입

체외막산소공급(extracorporeal membrane oxygenation) 삽입관, 소생적 대동맥 혈관풍선폐쇄술(resuscitative endovascular balloon occlusion of the aorta) 카테터, 또는 대동맥 내 풍선 펌프와 같은 대동맥

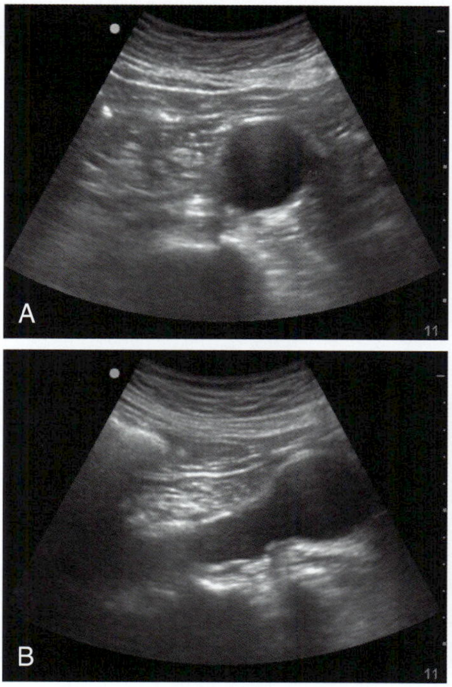

Figure 28.8 복부 대동맥류. 원위부의 복부 대동맥류가 횡단면(A)과 종단면(B)에서 관찰된다.

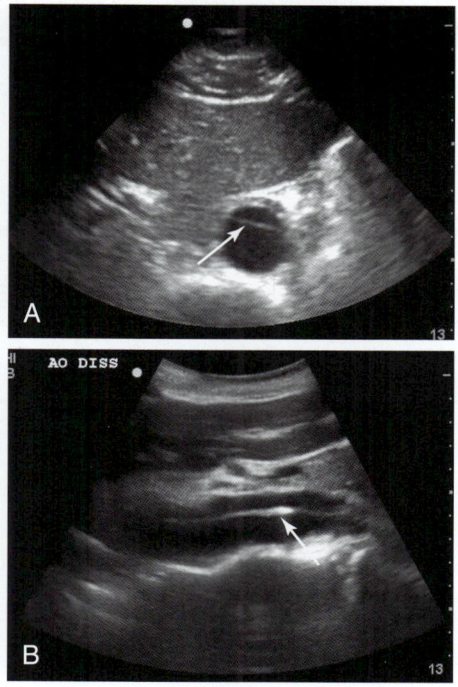

Figure 28.9 복부 대동맥 박리. 복부 대동맥 박리와 내막 피판(화살표)이 횡단면(A)과 종단면(B)에서 관찰된다.

내 장치 삽입을 유도하고 위치를 확인하기 위해, 대동맥 초음파를 사용할 수 있다(Video 28.16) (Chapter 20, 33 참조).

요점 정리

- 장내 가스에 의해 방해가 되어 대동맥 확인이 어렵다면, 탐촉자를 일정 지점에 고정하고 일정한 압력을 가해서 흔들면 장 루프를 이동할 수 있다. 곡선형 탐촉자가 특히 이 상황에서 유용하다. 대부분의 경우, 여러 번 잘 눌러서 쓸어주면 장 루프가 이동하여 초음파로 대동맥을 확인할 수 있다.
- 대동맥을 척추체, 대동맥 옆 림프절, 또는 하대정맥(inferior vena cava)과 같은 인접한 구조물로 오인할 수 있다. 대동맥은 박동성 흐름이 있어, 색조 또는 스펙트럼 도플러 초음파로 확인할 수 있다. 하대정맥을 제외하면, 대부분의 주변 구조는 도플러에서 흐름이 없다. 하대정맥은 상대적으로 얇은 벽, 척추뼈몸통의 우측에 위치, 호흡에 따른 혈류 변화, 그리고 복강동맥줄기와 위창자간막동맥 분지 여부로 대동맥과 구분할 수 있다.
- 주변 조직과 혼동되는 벽 혈전(mural thrombus)이 있으면 대동맥 직경을 과소평가하기 쉽다. 실수를 피하기 위해서는 항상 보수적으로 벽의 가장 바깥쪽을 기준으로 대동맥 직경을 측정해야 한다.
- 원통의 직경 측정은 원통의 중심을 통과하여 내강에 수직하게 직경을 측정해야 정확하다. 내강벽 사이의 직경을 원통의 종방향 평면에서 중심을 벗어나서(실린더 효과 참조, Fig. 17.5) 측정하였다면 과소평가, 비스듬하게 측정하였다면 과대평가한다. 정확성을 높이기 위해, 직경은 항상 횡단면과 종단면에서 모두 측정해야 한다.

CHAPTER 29

임신 1분기
First-Trimester Pregnancy

Starr Knight ▪ Nathan Teismann

:: 전소영

핵심 포인트

- 자궁외 임신이 의심되는 임신 1분기 환자를 평가하기 위해 현장 복부 초음파와 현장 경질초음파가 사용된다.
- 임상 병력, 신체 검사, 혈청 β-hCG 수치 및 초음파 소견을 종합하여 증상이 있는 임신 1분기 환자의 치료를 적절히 할 수 있다.
- 조기 유산은 임신초기 환자에게서 흔할 수 있다. 일반적으로 이 진단은 환자의 치료 방향을 논의하기 전에 종합적인 초음파 검사로 확인해야 한다.

배경

적용과 적응증(Applications and Indications)

현장 골반 초음파는 임신 초기 복통이나 질 출혈 증상이 있는 환자를 위해 응급실과 산부인과에서 일반적으로 사용된다. 이러한 경우, 주로 고려해야 할 진단은 (1) 자궁내 임신(currently viable intrauterine pregnancy, IUP), (2) 임신 실패 또는 생존할 수 없는 자궁내 임신(misscarriate) (3) 자궁외 임신이다. 혈액검사 및 신체검사의 결과와 함께 초음파를 통한 검진은 위 환자들에게서 정확한 평가를 할 수 있는 중추적인 역할을 한다. 불임 치료를 받지 않는 환자의 경우, 초음파 검사로 자궁내 임신을 직접 확인하여 간접적으로 자궁외 임신을 배제 진단할 수 있고, 드물지 않게 직접적으로 자궁외 임신을 확인할 수도 있다.[1]

자궁외 임신 환자는 주로 임신 1기에 편측 하복통을 호소한다. 파열된 경우, 환자들은 급성, 미만성 복통, 실신, 혈역학적 불안정, 쇼크 등을 동반할 수 있다. 자궁외 임신은 위에서 설명한 증상이 있는 임신 초기 환자의 2%에서 발생하는 것으로 보고되었지만, 응급의료센터로 내원하는 임신 1분기 환자에서 유병률은 8–10%로 훨씬 높다.[2,3] 자궁외 임신을 응급 현장초음파로 평가하는 대부분의 경우, 진단은 3,000 mIU/mL이상의 정량적 β–hCG 수치와 함께 비어 있는 자궁을 확인함으로써 간접적으로 이루어진다.[4] 그러나 자궁외 임신의 일부 사례에서는 초음파를 이용하여 자궁외 임신주머니, 부속기 고리 징후(adnexal ring sign), 또는 난소 외 부적절한 조직을 직접 식별할 수도 있다. 파열된 황체 낭종은 심각한 복강내 출혈을 유발할 수 있지만, 임신 초기 환자의 복부나 골반에 소량의 액체가 있는 경우에도 정확한 확인 전까지 *파열된* 자궁외 임신으로 간주되어야 한다.

문헌 고찰(Literature review)

여러 연구에서 현장 골반 초음파의 진단 정확도와 자궁외 임신 진단의 유용성에 대해 검토하였다. 2010년 메타 분석에 따르면 현장 골반 초음파는 민감도 99.3%, 음성 예측도 99.9%, 음성 우도비 0.08로 탁월한 정확도를 가지고 있었으며, 이는 현장 골반 초음파가 자궁외 임신에 대한 선별검사로 사용 가능함을 시사한다.[5] 초음파 검사의 특이도는 시행자의 숙련도, 초음파기계 및 복부 초음파, 또는 경질초음파를 모두 얻을 수 있는지 여부에 따라 다를 수 있다.

응급 현장초음파는 증상이 있는 임신초기 환자를 신속하게 평가할 수 있으며, 숙련된 평가자에 의해 시간에 관계없이 언제든지 수행될 수 있다. 응급의료센터 초음파 유용성에 따른 국가적인 조사에 따르면 자궁외 임신이 의심되는 환자가 산부인과 진료가 없는 시간(off-hour 야간, 주말)에 병원에 내원 시, 초음파검사를 받을 확률이 50% 이하로 낮게 보고 되었다.[6] 하지만 현장 골반 초음파는 시간에 관계없이 사용 가능하기 때문에 여러 연구에서 산부인과 진료가 불가능한 시간 동안에는, 응급실 내에서 침대 옆 초음파를 통해 자궁내 임신을 확인하는 것은 응급실 체류시간을 감소시키고, 진료에 효율적인 것으로 나타났다.[7–9]

마지막으로 응급 현장초음파를 이용하면 의사가 혈역학적으로 불안정한 환자를 적시적소에 평가가 가능하고, 혈복강 상태를 신속히 식별하며, 수술이 필요한 자궁외 임신환자를 신속히 결정하고 치료할 수 있다.[10]

정상 해부학(Normal Anatomy)

자궁은 골반강 내에 방광과 직장 사이에 위치하고, 근육으로 이루어진 기관으로, 대략 길이가 7 cm이고 너비가 5 cm이다(Fig. 29.1). 자궁 경부, 또는 자궁의 아래쪽 부분은 질 방향으로 돌출되고, 그 장축은 일반적으로 질에 대해 앞쪽으로 기울어져 있다. 자궁 상부부터 경부까지를 자궁 몸체라고 하고, 이는 정상적으로 경부에

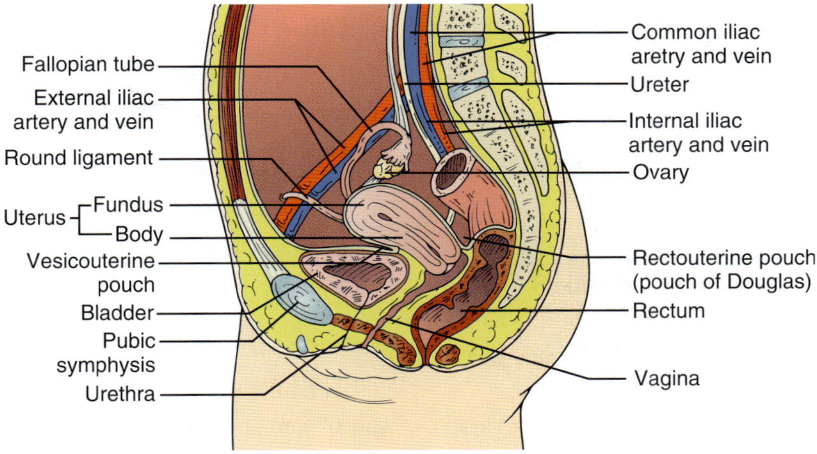

Figure 29.1 여성 골반 정상 해부도.

비해 앞쪽으로 꺾여 있다(자궁전굴[anteflexed]). 나팔관(fallopian tube)은 자궁뿔(uterine horn, cornua)에서 측면으로 자궁 몸체에 연결된다. 자궁기저부(fundus)는 자궁 상부에서 자궁뿔에 이르는 부분이다.

방광자궁 오목(vesicouterine pouch)은 방광과 자궁 전벽 사이의 공간이다. 직장과 자궁 후벽 사이에는 직장자궁 오목(rectouterine pouch)이 있으며, 이는 더글라스 오목(pouch of Douglas) 또는 막힌 주머니(cul-de-sac)이라 불리기도 한다. 이 공간은 보통 소장의 루프로 채워진다. 병적인 복강 내 복수는 방광자궁오목과 직장자궁오목에서 관찰될 수 있으며, 파열된 자궁외 임신의 경우 많은 양의 복강내 혈액이 이 두 군데 모두와 간콩팥오목(모리슨 오목, Morison's pouch) (Chapter 24 참조)에서 확인된다.

아이를 낳지 않은 여성에서 각각의 난소는 골반강의 측벽에 가깝게 자리잡고 있으며 이 공간의 위쪽으로는 바깥엉덩혈관(external iliac vessels), 앞쪽으로는 자궁넓은인대(broad ligament), 뒤로는 속엉덩혈관(internal iliac vessels)과 요관(ureter)으로 경계를 이루고 있다. 임신 시에는 난소의 위치가 이동할 수 있고, 그 위치가 다양할 수 있다는 것을 인지하는 것은 중요하다. 정상적인 난소(ovary) 크기는 2 cm에서, 최대 4 cm 사이이다. 난소의 중심부인 속질(medulla)은 혈관을 포함하고, 말초부인 겉질(cortex)은 난포(follicles)와 난모세포(oocytes)를 포함한다.

영상 획득법(Image Acquisition)

경복부 기법(Transabdominal technique)

곡선형 탐촉자(2–5 MHz)가 일반적으로 경복부 골반스캔(transabdominal pelvic scanning, TAS)에 사용된다. 대부분의 응급 현장초음파 기계에는 골반 구조를 시각화하고 산부인과 검사를 위한 사전 설정이 가능하다. 일반적으로 방향표지자(transducer marker)에 해당하는 화면표식은 화면의 좌상단에 위치한다. 환자는 아랫배를 노출하고, 반듯이 누워서 방광을 가득 찬 상태로 만들었을 때, 자궁과 구조물들이 잘 보일 수 있어 선호되는 자세이다. 가로 단면을 보려면, 탐촉자 표지자를 환자의 오른쪽에 향한 채, 복부 치골 상부에 탐촉자를 위치한다(Fig. 29.2). 같은 위치에서 시상면을 얻으려면, 탐촉자를 시계방향으로 90도 회전시키면 가능하다(Fig. 29.3).

가로축 방향 영상에서, 방광은 자궁 바로 뒤에서 보인다(Video 29.1). 난소는 자궁의 양쪽에 있지만, 단일 이미지에서 좌우 난소를 모두 보는 것은 불가능하다. 자궁 내에서 자궁근층은 자궁내막을 둘러싸고 있고, 상대적으로 에코 정도가 낮다. 자궁내막의 두께는 생리주기에 따라 변한다. 자궁내막은 생리 후 여러 층의 모습으로 보이며 증식기에 점차 두꺼워진다. 이는 생리 중에 다시 얇아지며, 자궁강에 액체가 보일 수도 있다. 골반 방향으로 향한 탐촉자를 위아래로 각도를 변화시키며 기울이면, 자궁경부에서 기저부까지 영상을 얻을 수 있다.

시상면 방향 영상에서 치골은 화면 오른쪽 상단에 보이며, 그 아래 방향으로는 그림자가 보인다(Fig. 29.3). 방광은 치골 결합의 바로 뒤쪽에 있으며 대략 삼각형 모양으로 보인다. 자궁몸체는 방광의 후방에 있으며 자궁내막 줄무늬, 기저부 및 자궁경부는 한 화면 내에서 보인다(Video 29.2). 탐촉자를 좌우로 기울여서 자궁의 여러 단면을 볼 수 있다. 탐촉자를 양쪽으로 이동하여 빔을 바깥쪽 방향으로 향하면 난소를 확인할 수 있다.

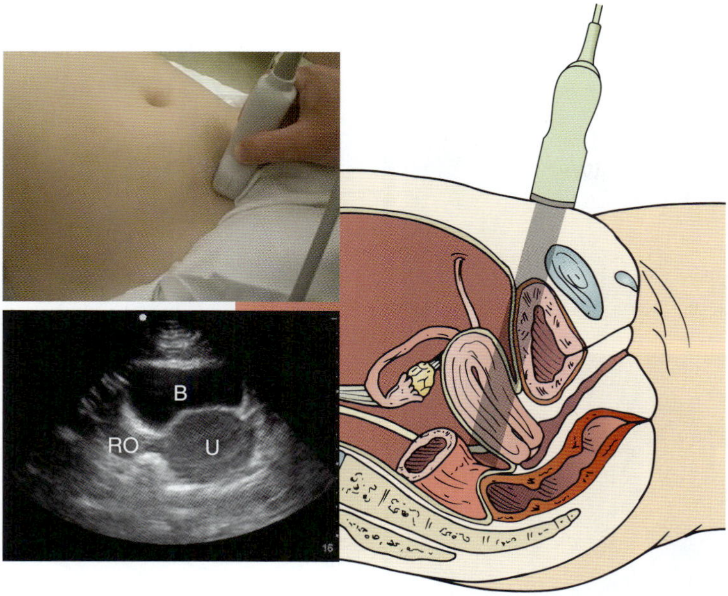

Figure 29.2 경복부 초음파, 가로단면 검사 시 탐촉자 위치. *B*: 방광, *RO*: 우측난소, *U*: 자궁.

정상적인 난소는 구형 또는 타원형으로 나타나며, 일반적으로 무에코성 내부 난포가 산재해 있는 등에코성이다(Fig. 29.4). 난소는 장관 내 가스로 인하여 경복부 초음파에서 확인하기 어려운 경우가 있는데, 이러한 경우 난소가 바깥 엉덩혈관 내측에 인접해 있기 때문에 엉덩혈관(iliac vessel)이 유용한 랜드마크 역할로 사용될 수 있다. 경복부초음파로 난소를 평가하기 어려울 경우, 경질초음파를 이용하면 더 잘 확인할 수 있다.

경복부초음파는 골반에 대한 폭넓은 영상을 제공하며, 자궁과 관련된 구조를 확인할 수 있다. 예를 들어 자궁내 임신을 확인하여 자궁외 임신을 배제하는 것이 목적일 경우에는 경복부 초음파로 충분하며, 난황주머니(yolk sac)를 경복부 초음파로 볼 수 있다면 추가적인 경질초음파는 불필요하다. 그러나 자궁내 임신이 이미 확인된 경우에도 경질초음파가 종종 중요한 정보를 제공할 수 있으므로, 대부분의 임신초기 환자에서 경복부초음파와 경질초음파를 모두 수행할 것을 권장한다.

질경유 기법(Transvaginal technique)

강내 탐촉자(intracavitary, 5–8 MHz)는 골반의 경질초음파(TVS)에 사용된다. 환자는 방광을 비우고, 결석제거술 자세(lithotomy position)를 취하도록 해야 한다. 초음파 젤을 탐촉자에 바르고 멸균덮개로 덮으며 멸균 젤을 질에 삽입하기 전에 커버 위에 도포한다.

탐촉자 방향표지자를 천장 쪽으로 향하게 하여 검사를 시작하면, 자궁의 사상면이 나타난다(Fig. 29.5). 비워진 방광을 탐촉자 삽입의 랜드마크로 사용해야 하는데, 검사자는 방광이 화면의 왼쪽에서 보일 때까지 탐촉자를 천천히 삽입해야 한다. 이 시점에서는 자궁기저부가 장축으로 보이고, 자궁경부를 향해 있는 자궁내

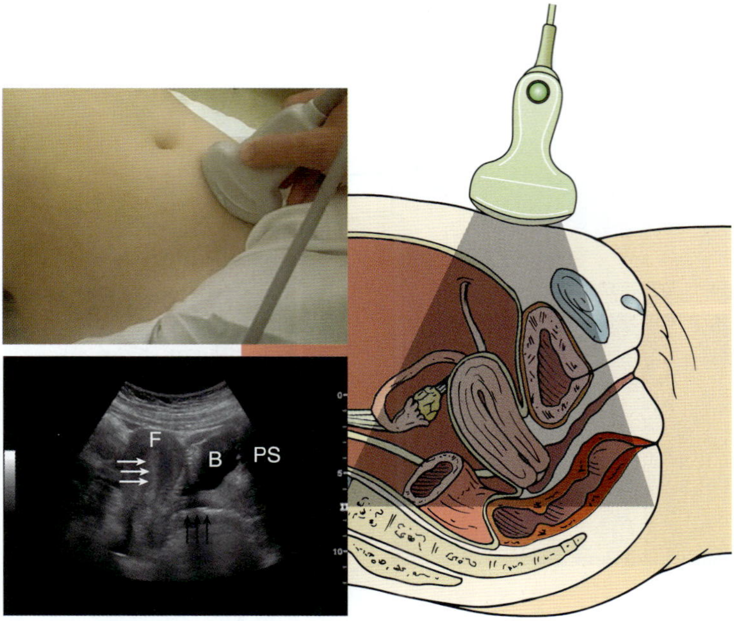

Figure 29.3 경복부 초음파, 시상면검사 시 탐촉자 위치. *B*: 방광, *F*: 자궁기저부, *PS*: 치골결합, *검정색 화살표들*: 질 줄무늬(vaginal stripe), *흰색 화살표들*: 자궁내막 줄무늬(endometrial stripe).

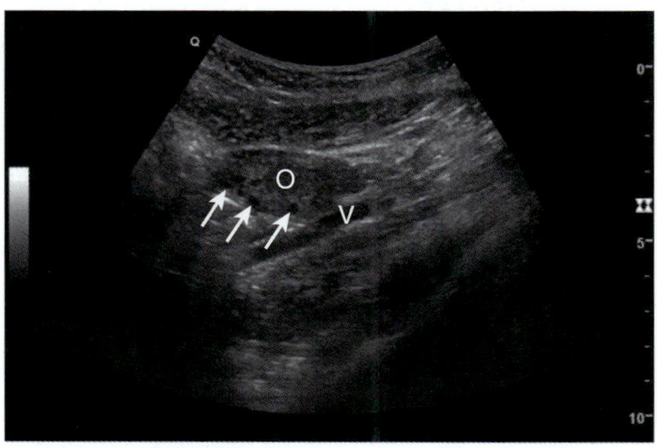

Figure 29.4 경복부 초음파. *O*: 난소, *V*: 엉덩정맥(iliac vein), *화살표*: 난포(follicles).

막 줄무늬를 볼 수 있다(Video 29.3). 탐촉자를 좌우로 움직이면 자궁전체를 볼 수 있다. 자궁 경부와 더글러스 주머니를 보려면 정중시상면에서 후방으로 초음파 빔을 향하게 하면 된다. 이 영상에서는 복수의 존재 여부를 확인해야 한다(Fig. 29.6).

난소는 골반 벽을 향해 외측으로 탐촉자를 좌우로 움직이면, 자궁의 양쪽에서 발견할 수 있다. 바깥엉덩정맥은 일반적으로 난소에 인접하여 보인다(Fig. 29.7). 난소 안에서 다양한 크기의 난포가 보일 수 있다(Video 29.4). 난소의 낭종이 흔히 보이고 다낭성 난소가 보일 수도 있다(Video 29.5).

자궁과 부속기의 관상면 영상은 탐촉자를 정

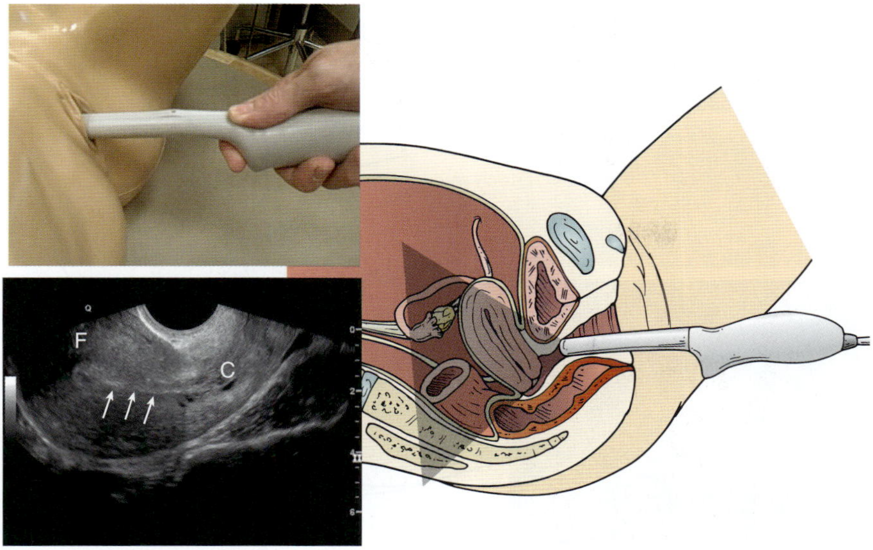

Figure 29.5 경질 초음파. 시상면검사. *C*: 자궁경부, *F*: 자궁기저부, *화살표*: 자궁내막 줄무늬.

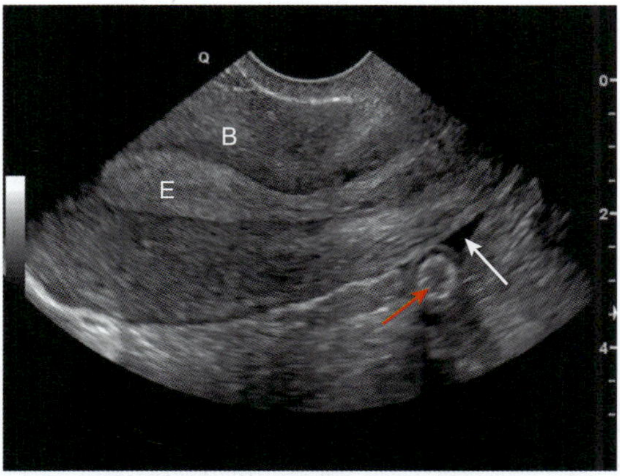

Figure 29.6 경질 초음파(시상면)로 본 더글라스 오목 영상(하얀색 화살표). *B*: 자궁몸체(body of uterus), *E*: 자궁내막 줄무늬(endometrial stripe), *빨간색 화살표*: 소장 루프(loop of small bowel).

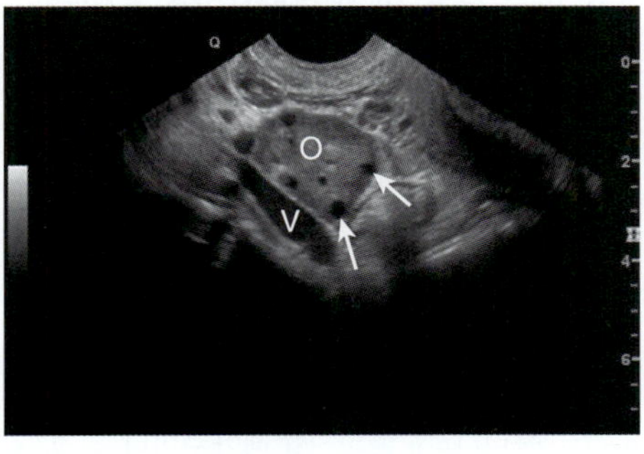

Figure 29.7 난소의 경질 초음파(TVS) 영상. *O*: 난소, *V*: 엉덩정맥, *화살표*: 난포.

중 시상 위치로 위치시킨 후 탐촉자의 마커가 환자의 오른쪽을 가리키도록 시계반대방향으로 90도 회전시켜서 얻을 수 있다(Fig. 29.8, Video 29.6). 보통 자궁만 화면의 중앙부에서 보이고, 각 난소를 보기위해서는 빔을 외측방향으로 향하게 한다. 이때 탐촉자를 수평이 아닌 비스듬한 방향으로 향하게 하는데, 이는 난소위치를 파악하는 데 가장 중요한 랜드마크인 바깥엉덩정맥을

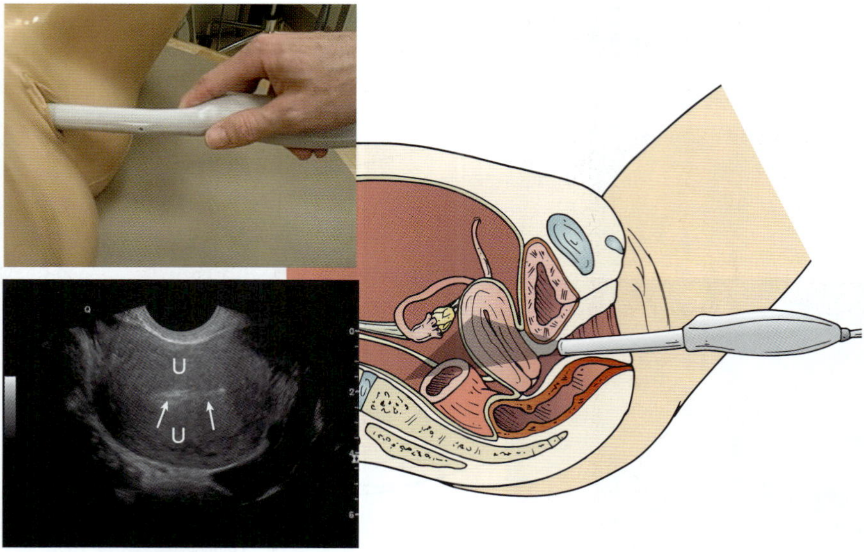

Figure 29.8 경질 관상면 검사(coronal scanning). *U*: 자궁, *화살표*: 자궁내막 줄무늬(endometrial stripe).

보는 데 가장 좋은 방법이기 때문이다.

경질초음파 유용성은 고해상도로 자궁 내 구조를 볼 수 있다는 데 있다. 예를 들어, 경질초음파는 경복부초음파에 비해 좀 더 이른 시기에 태아주머니(gestation sac) 내에서 난황주머니를 확인할 수 있다. 따라서 경복부초음파는 골반 안을 폭넓게 보여주고, 경질초음파는 자궁 안에 초점을 맞춰 고해상도 영상을 제공하기 때문에 두 가지 기술은 상호 보완적일 수 있다.

이미지 해석(Image Interpretation)

정상소견(Normal findings)

초음파를 이용하여 배아의 임신 주수에 따라 보이는 정상임신의 모습을 확인할 수 있다. 자궁내막이 두꺼워지는 것은 임신 시에 제일 처음으로 보이는 소견이지만, 비특이적일 수 있다.[11] 시간이 지남에 따라 태아주머니가 보이게 된다 (Fig. 29.9, Video 29.7). 이는 저에코성의 타원 또는 원형의 구조로 보인다. 임신초기에 자궁내 참 태아주머니(true gestational sac)를 탈락낭종(decidual cyst)이나 자궁내막강 안에 고여 있는 유체로 거짓 태아주머니(pseudogestational sac)와 같은 비슷한 모양의 다른 구조물과 구별하는 것은 어렵다.[12] 참 태아주머니를 확인하기 위한 기준으로 "FEEDS"라는 머리 글자를 따서 기억할 수 있다. (1) 자궁기저부(Fundus)에 위치, (2) 타원형(Elliptical) 또는 구형, (3) 자궁내막관에서의 이탈(Eccentric) (i.e, 자궁내막관 안에 있지 않고, 옆에 착상되어 있는 것을 말하는데, 이것을 "탈락막내 징후(Intradecidual Sign)"라 부른다."[13]) (Fig. 29.10), (4) 탈락막 반응(Decidual reaction)(태아주머니에 바로 인접한 조직의 고리가 자궁외 나머지부분보다 더 에코생성적으로 보임) 이것은 또한 이중 탈락막 징후(double decidual sac sign)로 불린다(Fig. 29.11). (5) 태아주머니 직경(Sac diameter) 〉 5 mm이다. 대조적으로 거짓 태아주

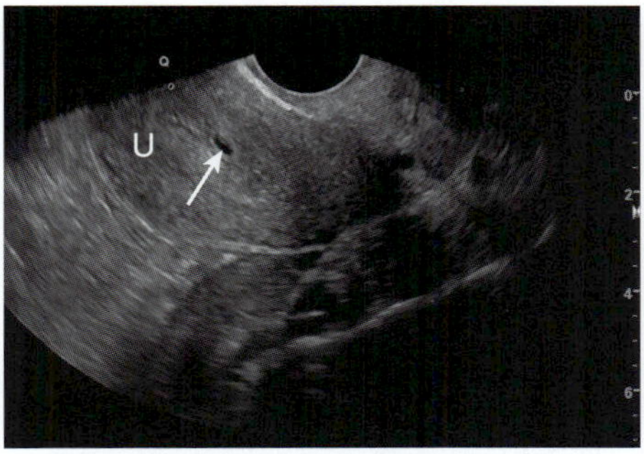

Figure 29.9 작은 태아주머니(화살표). *U*: 자궁.

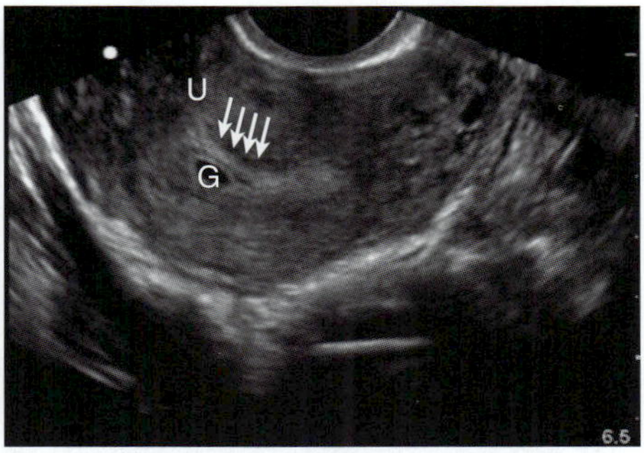

Figure 29.10 탈락막내 징후(Intradecidual sign). *G*: 태아주머니, *U*: 자궁, *화살표*: 자궁내막 줄무늬(endometrial stripe).

머니는 자궁내막의 내벽에 의해 분비되는 유체들로 구성되어 있어 자궁내막관의 공간을 채우는데, 둥글고 매끄럽지 않은 뾰족한 가장자리를 가지고 있으며, 주위의 탈락막 반응이 없고 전형적으로 직경이 5 mm 미만이다.

위에 나열된 기준의 소견들이 진정한 참 태아주머니일 가능성을 의미하지만, 자궁내 임신의 확실한 증거는 자궁내 태아주머니 안쪽에서 난황주머니를 확인하는 것이다.[13,14] 난황주머니는 무에코 중심부를 가진 고에코 고리로 나타난다(Fig. 29.12, Video 29.8). 난황 주머니의 지름은 10주 차에 최대 6 mm로 증가하고 이후 12주 차에 완전히 사라진다.[15] 대부분의 정상임신에서 태아주머니가 직경 8 mm 이상일 때 난황주머니를 볼 수 있다.[16]

태아극(fetal pole) 또는 배아는 임신 5주 이후에 난황주머니에 인접한 작은 원반형 덩어리로 보인다. 대략 6주 차에 배아 내에서 심장활동이 보일 수 있다. 머리엉덩길이(crown-rump length, CRL)는 배아의 가장 긴 길이를 나타내며 임신 1분기 시기의 임신기간 측정에 사용한다(Fig. 29.13). M-모드는 태아 심장박동수를 측정하는

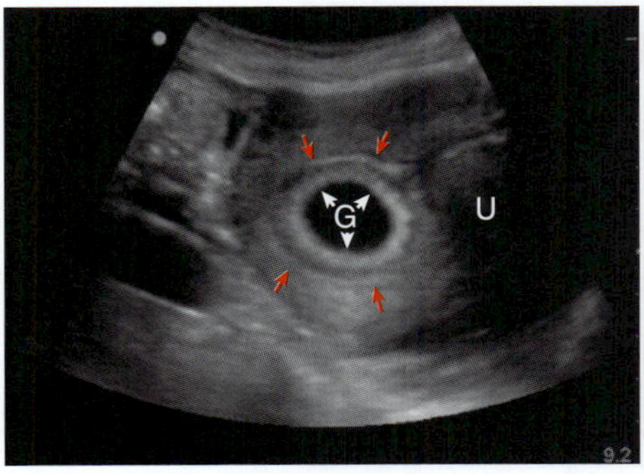

Figure 29.11 이중 탈락막 징후(Double decidual sac sign). *G*: 태아주머니, *U*: 자궁(uterus), *빨간색 화살표*: 바깥고리(outer ring), *하얀색 화살표*: 안쪽고리(inner ring).

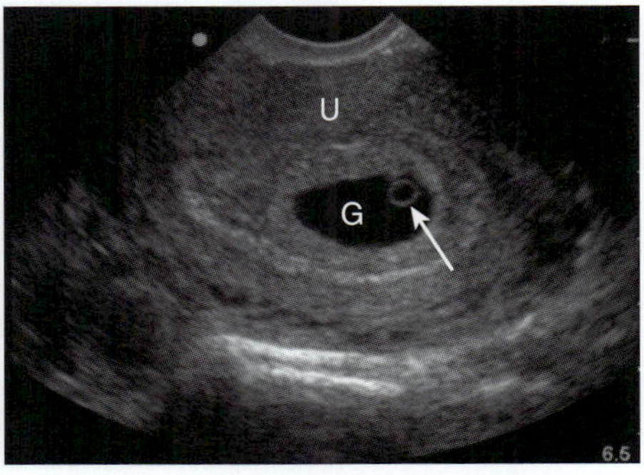

Figure 29.12 태아주머니(G). 난황주머니(화살표) 포함. *U*: 자궁.

데 사용되며, 1분기의 태아심박수는 분당 110–175회이다.(Fig. 29.14)[17] 정상 범위의 태아 심박수이면 만삭까지 임신을 유지할 수 있는 가능성이 90%라고 예측할 수 있다.[18–20]

태아 주머니 안에서 별개의 무에코 공간으로 보이는 양막(amnion)은 처음에는 보기 어렵지만, 일반적으로 7주 차에 명확해진다. 난황주머니와 혼동해서는 안 된다(Fig. 29.15). 양막에는 배아가 포함되어 있으며, 배아가 없는 양수 주머니(amniotic sac)를 확인하면 임신에 실패한 것으로 진단한다.[21] 이것은 "빈 양막 징후(empty amnion sign)"로 알려져 있다. 태아 주머니 내의 융모막 공간(chorionic cavity)은 양막이 팽창하면서 결국 사라지며 융모막 경계(chorionic margin)와 융합되고 이 과정은 보통 12주째에 완료된다.[11]

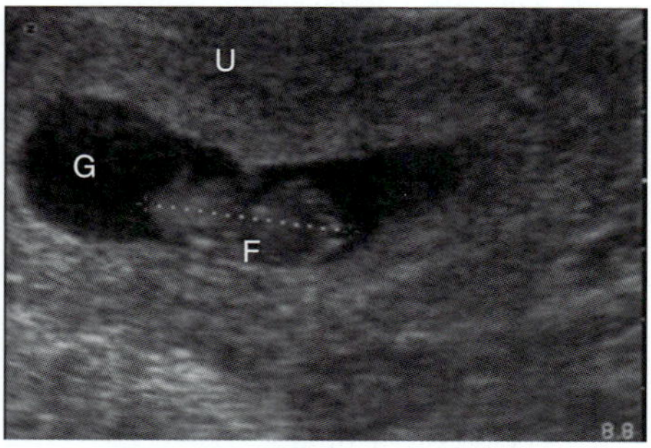

Figure 29.13 머리엉덩길이(Crown-Rump Length). 머리엉덩길이(CRL) 측정은 태아의 가장 긴 길이를 측정하는 것(F)으로 캘리퍼(Caliper)를 이용한다. 난황주머니는 종종 태아의 옆에서 보이지만 측정에 포함되어서는 안 된다. 대부분의 초음파 기계에는 머리엉덩길이(CRL)을 측정하면 임신나이를 계산해주는 사전 설정기능이 있다. 여기서는 머리엉덩길이(CRL)는 2.72 cm이며, 임신나이는 9주 4일이다. *G*: 태아주머니, *U*: 자궁.

마지막으로, 황체(corpus luteum) 또는 황체 낭종(corpus luteum cyst)은 난소들 중 하나에서 보일 수 있다(Fig. 29.16, Video 29.9). 황체는 배란 후 파열된 난포에서 형성되며 임신초기 동안 임신 유지를 도와주는 기능을 한다. 황체가 낭성화되면 자궁외 임신과 혼동될 수 있다. 또한 황체가 파열되거나 난소 꼬임을 유발할 만큼 충분히 커지면(Video 29.10, 29.11) 골반통이 생길 수 있다.

특히, 적절한 위치에 있는 자궁 내 장치(IUD)는 자궁의 안쪽에서 T자 모양의 에코로 볼 수 있다(Fig. 29.17, Video 29.12). 자궁 내 장치를 삽입하였으나, 임신 양성 반응을 보이는 여성의 경우 자궁외 임신 가능성을 생각해야 한다. 그러나 드물게 자궁내 IUD 위치가 적절함에도 임신이 될 수 있다(Video 29.13).

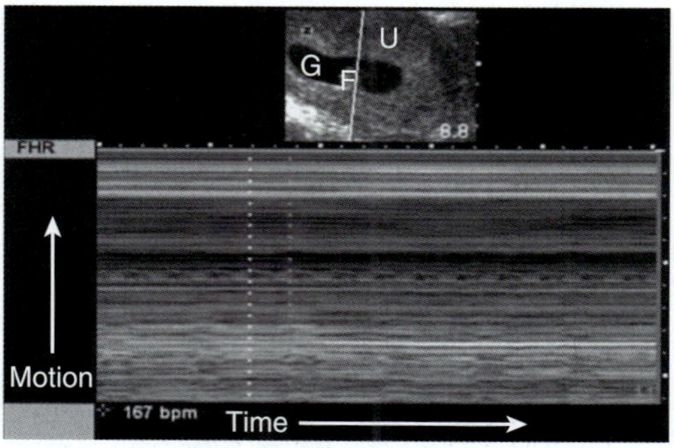

Figure 29.14 태아 심박수 측정에 사용하는 M-모드. M-모드에서 직선은 태아 내 심장 움직임이 있는 곳에 놓여 있어야 한다. 초음파는 시간 경과에 따라 그 선에 놓인 조직의 움직임을 표시한다. 규칙적인 간격으로 반복되는 작은 파동은 태아(F)의 심장 박동(화살표)에 해당한다. 대부분의 초음파에서 이 측정 기능을 사용하며, 두개의 점선을 심장 박동 주기 확인을 하기 위해 표시하면, 기계는 심박수를 자동으로 계산한다. 이 경우 167 bpm이다. *G*: 태아주머니; *U*: 자궁.

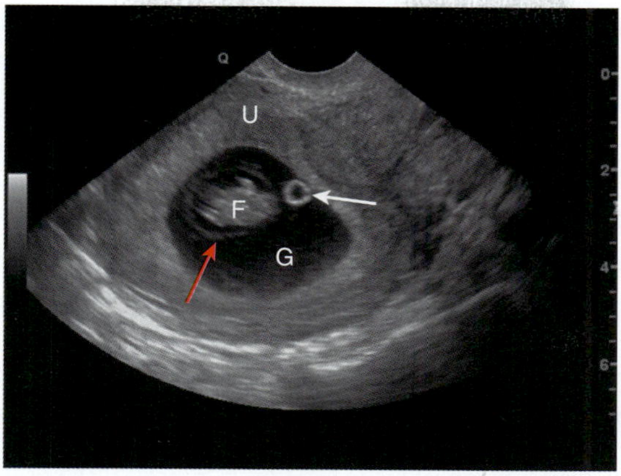

Figure 29.15 양막(빨간색 화살표: Amnion)과 난황주머니(하얀색 화살표: yolk sac)의 경질 초음파 영상. *F*: 태아, *G*: 태아 주머니, *U*: 자궁.

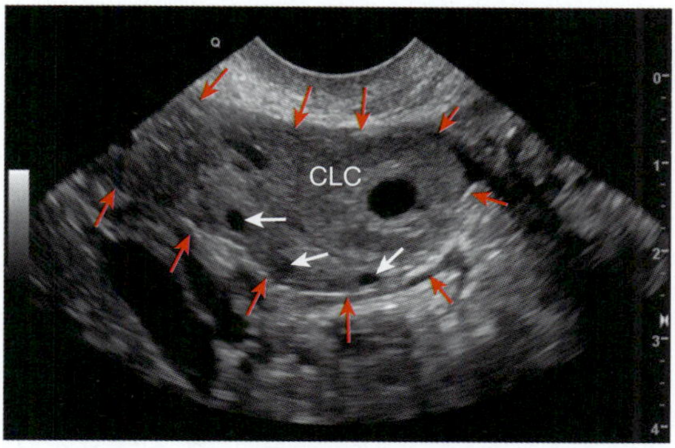

Figure 29.16 황체 낭종을 포함한 우측 난소의 경질초음파 영상. *빨간색 화살표*: 난소경계(ovarian border), *하얀색 화살표*: 난포.

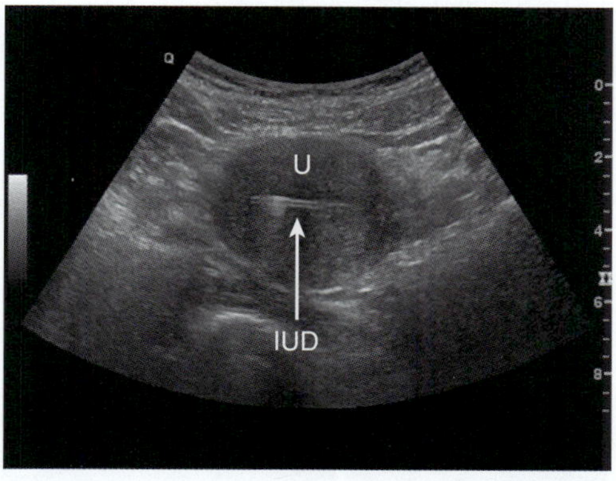

Figure 29.17 자궁내에서 자궁내 장치(Intrauterine device, IUD)가 확인되는 경복부 초음파 영상. *U*: 자궁.

병리학적 소견(Pathologic findings)

생존가능성이 없는 임신

자궁내 임신이 확인되면 생존 가능성(viability)을 평가하는 것이 중요하다. 이전에 설명한 예상경로를 따르지 않을 경우 생존 가능성이 없는 임신을 고려해야 한다. 배아가 없는 다양한 크기의 태아주머니 지름(Fig. 29.18)[22], 머리엉덩길이(CRL)가 다양한 배아에서 심장 활동이 없는 경우[23,24], 배아 서맥(embryonic bradycardia)[17,18,25–29], 불규칙한 모양의 태아주머니와 크거나 작은 난황주머니는 임신 실패를 예측하는 데 사용될 수 있다.[30]

하지만 임상의는 자궁내 임신 초기에서 다양한 모습을 보인다는 것을 인지하고, 임신 실패로 의심되는 소견에도 수술이나, 의학적 치료를 서두르지 말아야 한다. 현재 전문가들의 임신 초기 실패를 진단하는 기준으로 다음과 같이 제시한다. (1) 배아가 없고 평균 지름 25 mm 이상인 태아주머니, (2) 심장박동이 없고 머리엉덩길이(CRL)가 7 mm 이상인 배아의 존재, (3) 경질초음파에서 난황주머니가 없는 태아주머니를 발견한 후 2주 후, 심장박동이 없는 배아의 존재 (4) 경질초음파에서 난황주머니가 있는 태아주머니 발견 후 11일 후 심장박동이 없는 배아의 존재.[4] 일반적으로 임신 실패를 진단하는 것은 응급 현장초음파 검사의 범위를 벗어나는 것이며, 수술이나 의학적 치료를 시작하기 전에 전문가 수준 또는 진단 수준의 초음파 검사를 받는 것을 추천한다.

융모막하 혈종(subchorionic hemorrhage)

융모막하 혈종은 임신초기에 질출혈이 있는 여성의 초음파에서 흔히 볼 수 있다. 이는 다양한 모습으로 융모막 가장자리와 자궁벽 사이에 나타날 수 있다. 혈종은 고에코부터 에코정도가 낮아지는 모습이 혼합된 초승달 모양이다(Fig. 29.19–29.20, Video 29.14–29.16). 융모막하 혈종의 존재가 임신 결과 측면에서 중요한 영향을 끼치는지에 대한 논란이 있지만, 임신 초기에 매우 작은 혈종은 유산의 위험을 거의 증가시키지 않는다는 것으로 받아들여지고 있다. 하지만 고령의 산모에서 임신 1분기 후반 또는 2분기에 발생한 큰 혈종은 높은 위험을 수반한다.[31–33] 임신 1분기의 융모막하 혈종의 뚜렷한 치료법은 없으며, 응급실이나, 기타 급성치료상황에서의 치료지침에는 차이가 없다.

자궁외 임신(ectopic pregnancy)

자궁외 임신은 자궁내 임신이 보이지 않으면 의

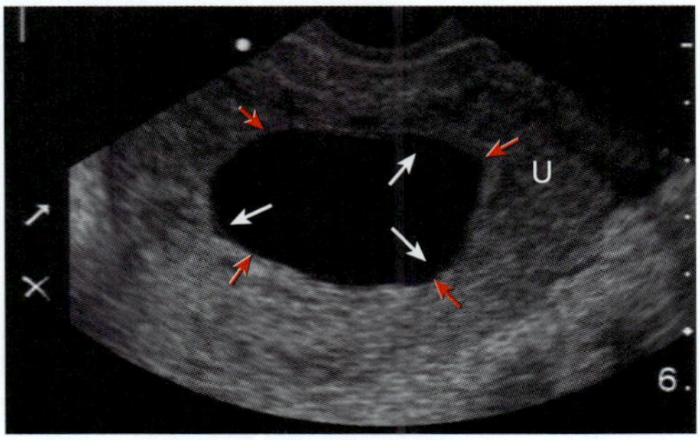

Figure 29.18 비어있는 양막(empty amnion). 커져있는 태아주머니(빨간색 화살표)와 비어있는 양막(하얀색 화살표). *U*: 자궁.

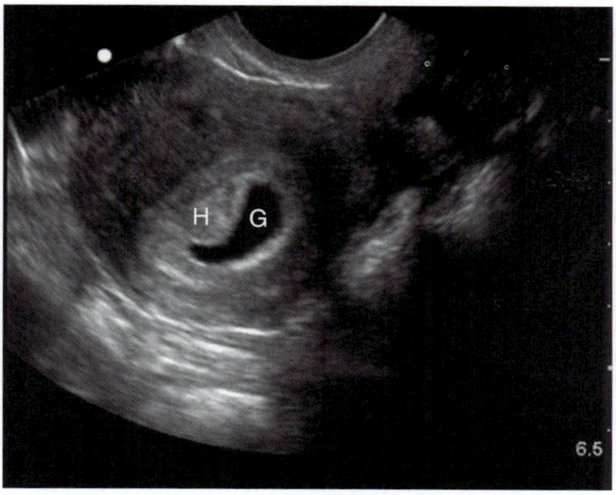

Figure 29.19 **융모막하 혈종**. 작은 융모막하 혈종(H)의 경질 초음파 영상. *G*: 태아주머니.

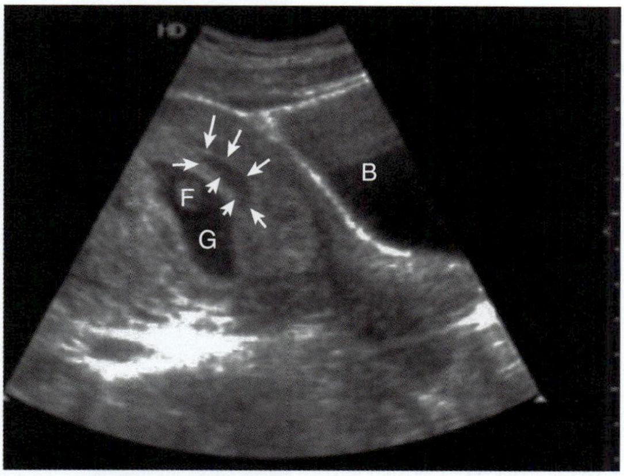

Figure 29.20 **융모막하 혈종(Subchorionic hematoma)**. 작은 초승달 모양의 융모막하 혈종(화살표)의 경복부 초음파 영상. *B*: 방광, *F*: 태아, *G*: 태아주머니.

심해야 한다. 자궁외 임신의 몇 가지 초음파 소견 중 가장 흔한 것은 상대적으로 정상적인 모습의 자궁의 내강이 비어 있는 것이다. 이러한 초음파 소견과 3,000 mIU/mL 이상의 혈청 β-hCG 수치를 함께 고려하였을 때, 자궁외 임신이 초음파에서 직접 확인되지 않더라도 자궁외 임신을 강력하게 의심해 볼 수 있으며, 환자가 안정된 상태에서 종합적인 초음파 검사를 실시해야 한다. 많은 양의 복강내 체액은 급성 파열을 시사하며, 산부인과 전문의의 빠른 진료가 필요하다.

위에서 설명한 간접적인 방법을 통해 자궁외 임신을 진단하는 것이 가장 흔하지만, 자궁외 임신의 다양한 초음파 소견을 익혀 두어야 한다. 가장 기본적인 소견으로는 난황주머니가 있는 태아주머니나 배아가 자궁 밖에서 발견되는 것으로 이는 자궁외 임신의 확실한 증거이다(Fig. 29.21, Video 17-29,19). 이것은 자궁외 임신의 20% 미만에서만 나타나는 소견이다.[34-36]

자궁관 고리 징후(tubal ring sign)가 보이는 것

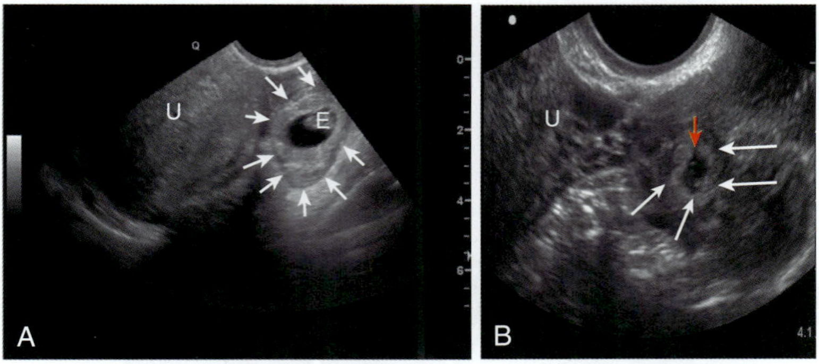

Figure 29.21 자궁외 임신. (A)왼쪽 자궁 부속기 주변에 있는 배아를 포함한 자궁외 임신 (B)자궁 바깥에 있는 난황주머니를 포함한 태아주머니(*빨간색 화살표*). *U*: 자궁, *하얀색 화살표*: 자궁관 고리(tubal ring), *E*: 배아.

은 그 다음으로 특징적인 소견이다. 자궁관 고리는 저에코의 중심부를 가진 영양막 조직(trophoblastic tissue)의 고리로 구성되며 본질적으로는 자궁 밖 태아주머니이다(Fig. 29.22, Video 29.20, 29.21). 자궁관 고리는 난소에 근접한 정도에 따라 황체낭종(corpus luteum cyst)과 혼동될 수 있으나, 이는 두꺼운 고에코 경계와 둘러싼 난소 조직의 결여로 낭종과 구별할 수 있다.[11] 자궁외 임신에 대한 자궁관 고리의 양성 예측치(PPV)는 95%이며, 약 20–30%의 케이스에서 발견된다.[34–37]

자궁외 임신은 난소와 분리된 불규칙한 모양의 자궁부속기 덩어리(adnexal mass)처럼 보이는 경우가 더 흔하다(Fig. 29.23, Video 29.22). 이 소견은 일반적으로 출혈이나 파열된 난관 자궁외 임신과 일치하며, 자궁외 임신의 60–85%에서 나타난다.[36,37] 자궁 부속기 종괴는 자궁외 임신에 대해 88% 이상의 양성 예측치(PPV)와 연관이 있다.[38]

앞에서 언급한 것과 같이 자궁내 임신이 아닌 상태에서 골반내 체액의 저류는 파열된 자궁외 임신을 강하게 시사한다.[39,40] 체액은 완전히 무에코로 보일 수 있고, 또는 혈전과 같은 에코 발생 물질이 섞여 있을 수도 있다. 체액은 자궁 뒤쪽 벽을 따라서 차기 때문에 출혈의 정도를

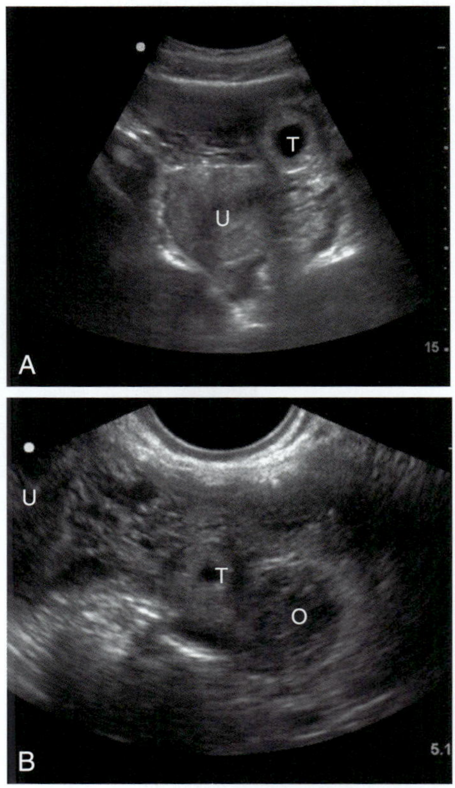

Figure 29.22 (A)자궁관고리(tubal ring). (B)난소 옆에서 관찰되는 자궁관고리. *U*: 자궁, T: 자궁관고리, O: 난소.

등급으로 나눌 수 있다. 더글라스 오목(Douglas pouch)에 국한된 액체는 소량, 자궁기저부까지

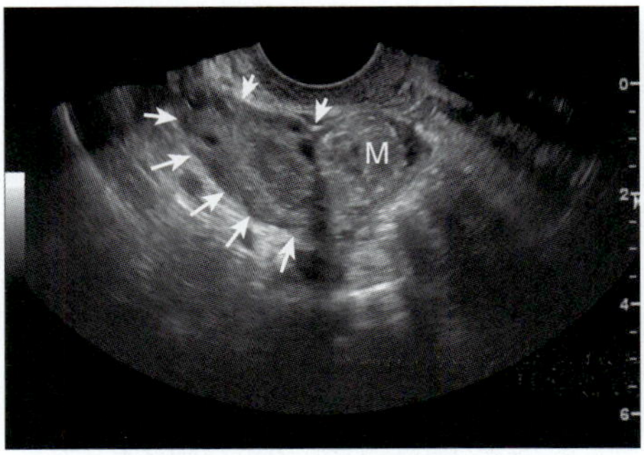

Figure 29.23 자궁외 임신. 난소(화살표) 옆 자궁 부속기 종괴(M).

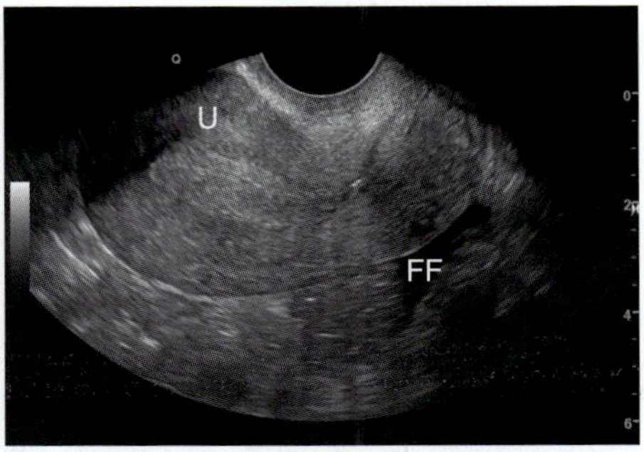

Figure 29.24 골반내 체액고임(FF, free fluid). 직장자궁오목(cul-de-sac)에 고인 소량의 체액. *U*: 자궁.

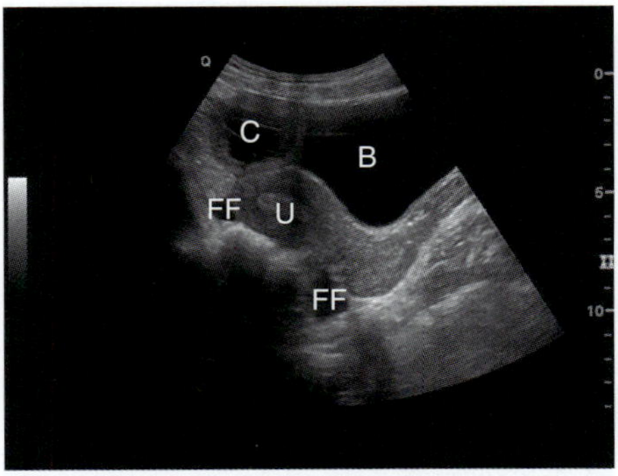

Figure 29.25 복강내 체액고임. 자궁 기저부를 따라 보이는 대량의 체액고임(FF). 이 영상에서는 자궁 위에서 관찰된다. *B*: 방광(bladder), *U*: 자궁(uterus), *FF*: 체액고임(free fluid), *C*: 낭종(cyst).

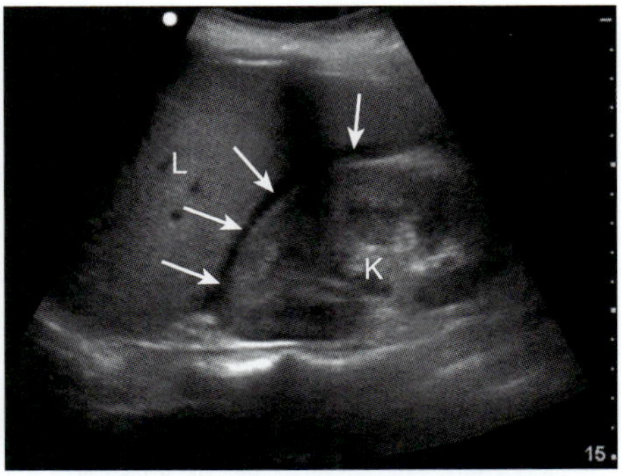

Figure 29.26 간콩팥오목에서 보이는 복강내 체액고임(화살표). *K*: 콩팥, *L*: 간.

는 중간량, 복막강을 통해 간콩팥오목(Morison's pouch)까지 확장되는 체액은 대량으로 판단한다(Fig. 29.24–29.25, Video 29.23). 소량의 무에코 체액은 비특이적이며 정상 자궁내 임신에서 나타날 수 있다. 중등도 또는 대량의 체액이 존재 시 자궁외 임신의 가능성이 매우 증가하며 양성예측치(PPV)가 86%라고 보고한 연구가 있다.[39] 간콩팥오목(Morison's pouch)에서 체액이 관찰되면 항상 대량의 체액으로 판단할 수 있고 자궁외 임신의 특징적인 소견이라 할 수 있다(Fig. 29.26, Video 29.24). 고에코성의 체액은 일반적으로 응고된 혈액을 의미하며, 자궁외 임신의 양성 예측치(PPV)는 90%이다(Fig. 29.27, Video 29.25).[41]

자궁외 임신의 대부분은 나팔관 중 하나에 위치한다. 그보다 덜 흔한 위치로는 간질(interstitium, 2.5%), 난소(ovaries, 3%), 자궁 경부(cervix, 1%), 복부(abdomen, 1.3%)이 있다.[42] 자궁 근층 내 자궁외 임신은 보고된 바는 있지만 극히 드물다.[43] 자궁경부에 발생하는 자궁외 임신은 보통 일련의 유산과정으로 쉽게 혼동될 수 있는데, 자궁경관이 닫혀 있고 태아 심장 운동이 확인된다면 자궁 경부 착상을 시사한다. 자궁경부의 자궁외 임신 진단을 위한 다른 진단 기준들이 있지만, 종합적인 진단 초음파를 해서 진단하는 것이 가장 좋은 방법이다.[44,45]

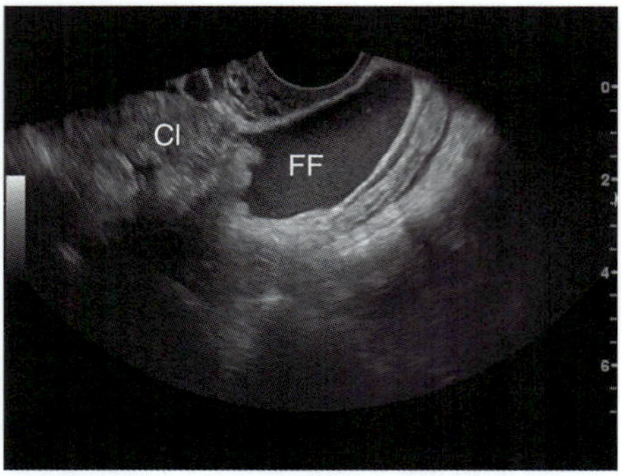

Figure 29.27 **에코가 있는 체액고임.** 체액 내에 혈전과 같은 에코 발생 성분이 있는 체액고임(FF). *CI*: 혈전.

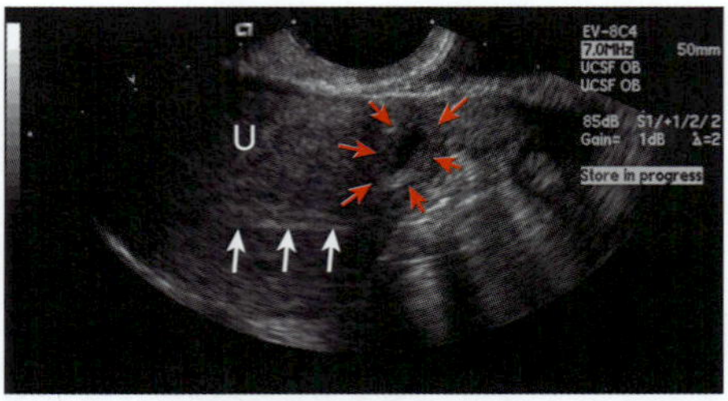

Figure 29.28 **사이질 자궁외 임신(interstitial ectopic pregnancy).** 빨간색 화살표는 좌측 자궁각에 있는 태아주머니의 경계를 표시. *U*: 자궁(uterus), *하얀색 화살표*: 자궁내막 줄무늬(endometrial stripe).

사이질 자궁외 임신(interstitial ectopic pregnancy)의 모습은 주로 자궁과 나팔관 접합부에 착상되어 발생하기 때문에 자궁내 임신의 모습과 유사하다. 자궁 주위에 자궁근층 외막(myometrial mentle)이 거의 또는 전혀 없는 태아주머니가 확인되면 사이질 자궁외 임신에 대한 의심을 해야 한다(Fig. 29.28, Video 29.26-29.29). 태아주머니 전체를 둘러 싸는 5 mm 이상의 두꺼운 자궁근층과 이중 탈락낭 징후(double decidual sign) (Fig. 29.11)는 자궁내막 내 착상을 확인하는 두 가지 특성이다.[46] 일반적으로 태아주머니가 발견되면 앞에서 설명한 형태의 자궁외 임신과의 혼동을 피하기 위해 태아주머니가 자궁 내 정상적인 위치에 있는지 주의 깊게 확인하는 것이 중요하다는 점을 꼭 기억해야 한다.

마지막으로, 명확한 자궁내 임신이 확인된 경우에도 겹한 임신(heterotopic pregnancy)의 가능성을 고려해야 하며, 불임치료 중인 여성환자에서 더욱 주의해야 한다(Fig. 29.29, Video 29.30, 29.31).[47] 특히 체외수정(IVF)을 받고 있는 여성의 자궁외 임신은 1:100의 확률로 자연임신한 여성의 확률인 1:30,000 보다 상당히 높음을 기억해야 한다.

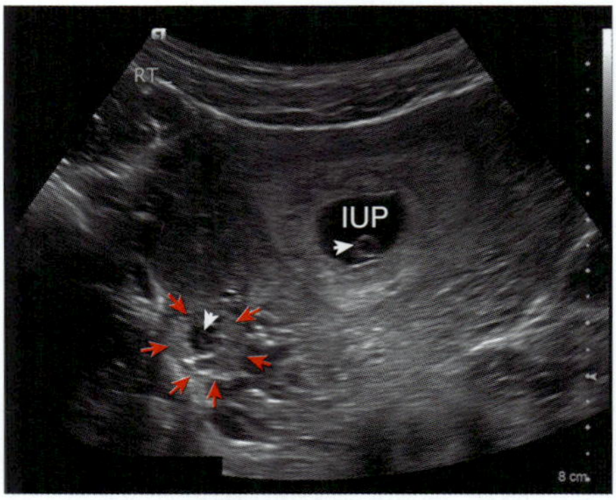

Figure 29.29 **겹한임신(heterotopic pregnancy).** 분리된 두 개의 태아주머니가 관찰된다. 하나는 자궁안쪽이고, 다른 하나는 자궁밖(빨간색 화살표)에서 보인다. 양쪽 모두 난황주머니(하얀색 화살표)를 포함. *IUP*: 자궁내 임신(intrauterine pregnancy).

임신 영양막병 (gestational trophoblastic disease)

임신 영양막병은 미국에서 임신의 0.1%에서 발생하는 것으로 임신 1분기의 질 출혈과 골반 통증의 드문 원인이다. 이 용어는 부분 및 완전 포도송이기태(hydatidiform moles), 융모막암종(choriocarcinoma), 다른 태반 종양을 포함하여 다수의 영양막(trophoblast) 증식성 질환을 포함한다.[49] 이 상태는 초음파를 통한 검사에서 불완전 유산이나, 특히 부분 포도송이기태(partial moles)로 오진되는 경우가 많으며, 한 연구에서는 임신 초기 초음파 검사에서 29%가 발견된다고 보고한다.[50] 임신 영양막병에 대한 자세한 내용은 응급 현장초음파의 범위를 벗어나기 때문에 여기서는 매우 전형적인 경우만 다루도록 한다.

포도송이기태 임신(molar pregnancies)은 정의상 생존 불가능한 임신이다. 완전 포도송이기태 임신(complete molar pregnancies)는 부분 포도송이기태 임신(partial molar pregnancies)에 비해 초음파에서 더 비정상적인 모습으로 확인된다.[51] 완전 포도송이기태 임신의 초음파소견은 일반적으로 태아조직이 관찰되지 않는 복잡한 다낭성의 혈관이 과하게 증식한 자궁내 종괴가 포함된다. 초음파 모습은 "눈보라" 또는 "포도송이 덩어리" 모양으로 나타나며 자궁의 확장된 융모막 융모(chorionic villi)에 해당하는 낭성 구성 요소를 가진 다양한 에코를 보이는 자궁 덩어리로 보인다(Fig. 29.30A). 난소에는 여러 난포막 황체낭(theca lutein cyst)이 들어 있으며, 완전 포도송이기태(complete moles)에서 더 흔한 소견이다. 부분 포도송이기태 임신(partial molar pregnancies)에서는 살아 있는 배아, 자궁내 배아탈락 또는 비어 있는 태아주머니를 동반하는 경우가 일반적이다.[51] 융모막암종(choriocarcinoma)이 관찰될 때는 출혈성 덩어리를 포함하는 자궁이 커지는 것처럼 보일 수 있다(Fig. 29.30B).[52]

임신 영양막병(GTD)의 최종진단은 조직의 병

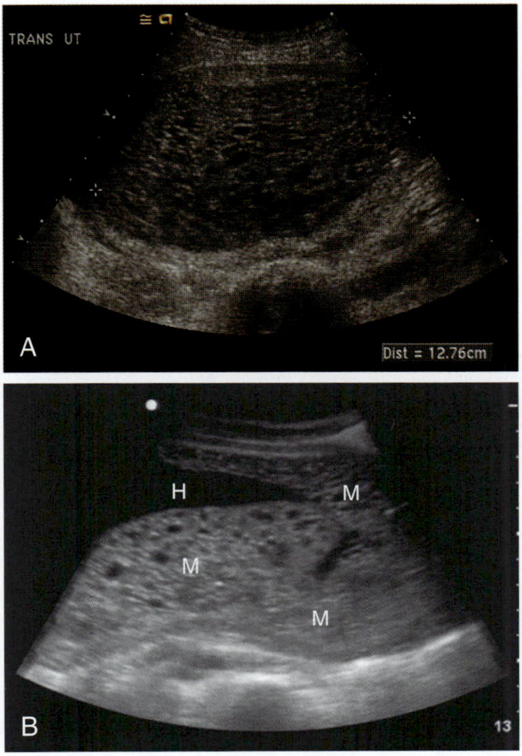

Figure 29.30 임신 영양막병(gestation trophoblastic disease, GTD). (A) 자궁 내 커져 있는 융모막 융모(chorionic villi)의 작은 낭성 구조를 가진 포상기태임신(molar pregnancy). 이 종괴는 가로로 약 13 cm 이다. (B) 자궁내 출혈이 함께 관찰되는 경복부초음파 임신 양막병의 포상기태 영상. *H*: 자궁내 출혈(intrauterine hemorrhage), *M*: 포상기태임신(molar pregnancy).

리학적 소견에 의해 이루어진다. 응급 현장초음파를 통해 임신 영양막병이 의심이 되는 경우 종합 진단초음파 검사 및 산부인과 진료가 권장된다.

1분기 골반초음파의 임상적 적용

모든 증상이 있는 임신초기 산모는 초음파검사와 함께 일반적인 혈액검사 즉, Rh 항원확인 및 혈구수, 정량적 혈청 β-hCG 수치를 포함한 검사가 수행되어야 한다. 이러한 초기 정밀 검사 후 환자는 일반적으로 다음 범주 중 하나에 속하게 된다.

(1) **자궁내 임신 확인.** 자궁내에 난황주머니와 배아 또는 둘 다가 있는 자궁내 태아주머니의 확인은 자궁내 임신 진단을 가능하게 한다(Video 29.32). 자궁외 임신과 혼동을 피하기 위해 이러한 구조가 자궁 내부의 정상적인 위치에서 확인될 수 있도록 주의 깊게 초음파를 확인해야 한다. 앞서 설명한 것과 같이 체외수정(IVF)를 하지 않은 환자의 자궁외 임신 위험성은 낮기 때문에 임상의는 일반적으로 자궁내 임신을 눈으로 확인하면 자궁외 임신의 가능성이 떨어진다고 볼 수 있지만, 겸한 임신(heterotopic pregnancy)의 가능성이 있기 때문에 임상의들은 의심이 되는 경우 추적영상을 확인해야 한다.

(2) **알 수 없는 위치의 임신, 생존 가능성을 알 수 없는 조기 자궁내 임신.** 탈락막 반응, 또는 배아가 없더라도 가장자리가 둥근 원형 또는 타원형의 자궁내 체액고임의 존재는 정량적인 β-hCG 수치 또는 마지막 월경(LMP)을 기준으로 한 임신 주수에 상관없이 초기 자궁내 임신가능성이 높다(Video 29.33).[53–55] 자궁외 임신에서도 위와 같은 소견이 나타날 가능성에 대한 우려가 있지만, 여러 문헌 증거를 확인하였을 때, 가성태아주머니는 거의 보이지 않았다.[56,57] 다른 소견이 자궁외 임신을 시사하지 않는 한(복강내 다량의 유체, 자궁부속기 덩어리 등) 자궁내 임신의 가능성이 높음을 인식해야 한다. 그럼에도 불구하고 환자가 확실하게 확인하기 위해 응급실에 재방문하거

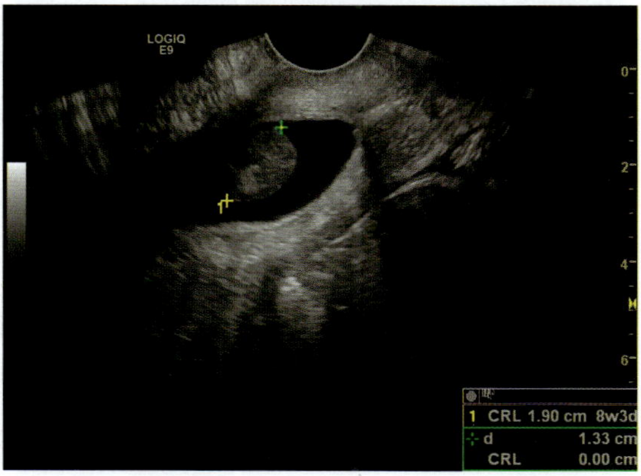

Figure 29.31 **태아 사망(fetal demise).** 머리엉덩길이(CRL) 19 mm로 추정 임신나이 8주 3일에 해당하는 태아의 심장 활동이 관찰되지 않았다.

나 다음 클리닉 방문을 할 경우에는 종합적인 초음파 검사를 고려할 수 있다. 자궁내 임신이 최종적으로 확인된 경우, 산모는 외래에서 정기적으로 추적 관찰을 해야 한다. 자궁내 임신의 명확한 증거가 없는 경우 48시간 후에 반복 초음파 및 혈청 β-hCG 측정을 하기 위해 추적관찰이 필요하다. 이 상황에서 환자가 임신을 원하는 경우 β-hCG 결과와 상관없이 메토트렉세이트(methotrexate)를 절대로 투여해서는 안 되며, 소파 수술을 시행해서도 안 된다.[53,55,58]

(3) 자궁내 임신 확인, 생존 불가능한 임신(계류유산, missed abortion). 어떤 경우에는 응급 현장 초음파를 통해 자궁내 배아 사망을 확인할 수 있다. 위에서 언급한 바와 같이 이 상태에 대한 현재 진단기준에는 무배아 임신(anembroyonic gestation) (Fig. 29.8, Video 29.34)이라고 불리는 난황주머니나 배아가 없이 평균 주머니 직경이 〉 25 mm인 온전한 태아주머니가 있거나 심장 활동이 보이지 않는 배아에서 크기가 〉 7 mm일 경우 배아 사망(embryonic demise)이라고 한다(Fig. 29.31, Video 29.35).[4] 이러한 소견들은 결정적인 처치가 이루어지기 전 진단 초음파 검사로 다시 확인되어야 한다. 초기 유산은 일반적으로 위험하거나 급박한 상태가 아니기 때문에 환자의 의사에 따라 신속한 외래 추적 치료를 계획하는 것이 일반적으로 안전하다. 만일 태아 사망이 초음파로 진단된 경우, 의료진은 환자에게 치료(misoprostol), 또는 수술적 치료(manual uterine aspiration)와 같은 치료 옵션에 대해 설명해야 한다. 응급실에서 일반적으로 직접적인 산부인과 상담이 필요하지는 않지만, 가능하면 다음날에 신속한 추적치료를 받을 수 있도록 일정을 잡아야 한다.

(4) 위치 불명의 임신, 유산 가능성이 있는 경우. 심한 질 출혈과 덩어리배출, 경련성 하복부 통증 등이 나타나면 자연 유산을 강력히 시사한다. 완전 유산의 경우 자궁이 비어 있거나, 거의 비어 보이는 것처럼 보이는 초음파 소견을 보일 수 있고, 불완전 유산의 경우 자궁 내에서 잔해(debris)가 혼합된 양상의 에코를 보이는 소견을 보일 수 있다(Video 29.36, 29.37). 초음파 검사에서 환자의 복강 내 체액이 상당량 확인되면, 자궁외 임신의 파열에 대한 확인이 필요하다. 환자가 대량의 질출혈을 겪고 혈역학적으로 불안정한 경우 의료진은 불완전한 자연 유산에 대한 고려도 필요하다. 두 경우 모두 산부인과 전문의와 긴급 상담이 필요하다. 하지만 환자가 혈역학적으로 안정적인 경우, 혈전 및 덩어리 배출로 인한 질 출혈은 자궁외 임신 파열보다는 유산의 가능성이 더 높다는 것을 인지해야 한다. 의료진은 자궁 경부를 평가하기 위한 질경검사(speculum) 및 양손검사(bimanual exam)를 포함한 신체진찰을 해야 한다. 자연유산을 확인하고 자궁외 임신을 배제하기 위해 자궁경부에서 나온 조직이나 산물을 제거하고 병리과에 보내어 확인을 해야 한다. 이전 초음파 검사에서 자궁내 임신에 대한 명확한 확인이 되지 않을 경우 혈청 β-hCG 수치가 감소하는지 확인하기 위한 추적관찰을 해야 한다.

유산으로 진단이 분명한 경우에는 포괄적인 초음파 검사가 꼭 필요하지는 않지만, 초음파 검사를 시행하게 되면, 자궁 내 잔여 임신 산물을 확인할 수 있어, 이는 환자 치료에 도움이 될 수 있다.

대부분의 경우 혈역학적으로 안정된 상태의 유산을 겪는 환자는 산부인과 의사의 직접적인 진료 없이 응급실 임상의에 의해 치료를 받을 수 있지만, 추후 발생할 수 있는 합병증의 위험이 있기 때문에 추적관찰이 필요하다. 임상의는 유산이 확실한 경우 Misoprostol 투여를 고려해야 하며, Methotrexate는 투여해서는 안된다. 환자에게 발생할 수 있는 출혈에 대해서도 인지하고 있어야 하며 일반적으로 시간당 1개 이상의 패드를 적실 정도의 출혈이 4시간 이상 지속되거나 환자가 대량출혈의 임상징후(현기증, 메스꺼움, 실신 등)를 보이는 경우, 환자 추가평가를 하고 후속 조치를 취해 주어야 한다.

(5) **위치를 알 수 없는 임신, 파열되지 않은 자궁외 임신 가능성에 대한 우려.** 유산의 임상적인 증상을 보이지 않는 환자의 경질초음파(TVS)에서 비어있는 자궁을 확인하고 혈청 β−hCG 수치가 3,000 IU/mL 이상일 경우, 자궁외 임신일 가능성이 높다(Fig. 29.6, Video 29.38). 그러나 자궁외 임신에 대한 최종 진단을 내리기 위해서 의료진은 두 가지 중요한 사항을 인식해야 한다. (1) 드문 경우이지만, β−hCG가 임신을 의미하는 범위에 있고 자궁내 임신임에도 불구하고 잘 보이지 않는 태아주머니인 경우,[53,58] (2) 이미 진행된 유산일 가능성이 자궁외 임신보다 2배 더 흔하다.[4] 따라서 일정 수준 이상의 β−hCG와 자궁내 임신이 확인되지 않았다고 하여 자궁외 임신을 진단할 수 있는 것은 아니지만, 이러한 상황에서는 자궁외 임신에 대한 가능성에 대해 항상 고려해야 한다.

응급 현장초음파 검사에서 비어있는 자궁은 확인되지만, 유산에 대한 임상적인 징후가 없을 경우, 혈청 β−hCG 수치에 관계없이 가능한 빠르게 진단초음파를 받아야 한다. 진단초음파를 받은 후에도 자궁외 임신이 의심되는 경우 산부인과 전문의의 권고에 따라 치료를 진행해야 한다. 여기에는 자궁내 임신의 증거가 발견되지 않은 경우 Methotraxate의 후속투여와 함께 실패한 자궁내 임신을 평가하기 위해 수동 자궁 흡인(manual uterine aspiration)을 수행하는 것이 포함된다. 만약 초음파소견이 결정적이지 않고, 환자가 안정적인 경우 48시간 이내 반복 초음파 검사 및 β−hCG 검사를 해야 한다.

위치를 알 수 없는 임신(pregnancy of unknown location, PUL) 환자의 경우 혈청 β−hCG가 매우 낮으면 매우 이른 정상 자궁내 임신의 가능성이 있기 때문에 환자는 추가 조치를 받기 전 48시간 후 재검사를 해야 한다. 그러나 앞에서 언급한 바와 같이, 현재 데이터에 따르면 위치를 알 수 없는 임신(PUL)이면서 β−hCG 〉 3,000 mIU/mL 인 환자는 실패한 자궁내 임신(66%), 자궁외 임신(33%), 또는 드물게 유지가능한 임신(0.5%)으로 확인되었다.[4] 이러한 데이터들을 고려할 때, 임신을 원하지 않는 환자인 경우 병리학적 검사에서 융모막/영양막 조직이 보이지 않거나 β−hCG 수치가 감소하지 않으면 수동 자궁 흡인 후 Methotraxate를 사용한 순차적 치료를 수행한다. 임신을 원하는 경우라면 자궁외 임신을 치료하기 보다는 48시간 후에 추가 검사를 진행해야 한다.[4]

(6) **파열된 자궁외 임신.** 혈복강(hemoperitoneum)이 확인되고 초음파상 자궁내 임신(IUP)에 대한 명확한 증거가 없을 경우에는 파열된 자궁외 임신을 고려해야 한다(Fig. 29.26–29.27,

Video 29.39). 환자가 혈역학적으로 불안정할 경우 수술적 치료를 고려하며 즉각적인 소생술과 긴급한 수술의뢰가 필요하다. 만약 환자가 안정적일 경우 출혈성 황체 낭종(hemorrhagic corpus luteum cysts)이 혈복강(hemoperitoneum)과 같은 상황으로 오인될 수 있으므로, 이러한 경우 포괄적인 진단 초음파를 고려해 볼 수 있다.

요점 정리

- 경복부 초음파(TAS)로 여성 생식 기관에 대한 좋은 영상을 얻기 위해서는 방광을 채운 상태로 시행해야 한다. 이와 반대로 경질초음파(TVS)에서는 빈 방광이 좋다.
- 피부와 탐촉자 사이에 충분하게 젤을 발라야 하고 경질초음파(TVS)를 시행할 때에는 탐촉자와 멸균 덮개 사이에 기포가 없어야 한다.
- 주요 구조물(태아주머니, 낭종, 부속기 덩어리) 및 주변 해부학을 더 잘 이해하기 위해서는 여러 단면으로 자궁 및 부속기를 검사한다.
- 복부/골반에 체액 고임이 보일 때, 그 양과 에코 정도를 기록한다. 중등도에서 대량의 체액 고임이 보이며, 에코정도가 증가한 경우에는 비정상적이다.
- 자궁내막 강 내의 에코발생 물질이 항상 유산을 의미하는 것은 아니며, 자궁외 임신 및 임신 영양막병(GTD)의 가능성도 있다. 의심이 될 때에는 포괄적인 초음파검사와 산부인과 협진이 필요하다.
- 자궁관 고리(tubal ring)는 황체낭(corpus luteum cyst)처럼 보일 수 있다. 본문에서 설명한 기준을 사용하여 황체낭과 자궁관 고리를 감별한다.

CHAPTER 30

임신 2, 3분기
Second and Third Trimester Pregnancy

Justin R. Lappen ▪ Kelly S. Gibson ▪ Robert Jones :: 전소영

핵심 포인트

- 응급 현장초음파는 임신 2, 3분기 산모의 위중한 상태와 중요하지 않은 상태를 모두 관리하기 위해 사용된다.
- 임신 2, 3분기 동안의 응급 현장초음파 검사는 6가지의 기본 구성 요소를 확인해야 한다. 태아의 태축(lie), 태위(presentation), 심장활동(cardiac activity), 태아 수(fetal number), 양수량(amniotic fluid volume), 태반위치(placental location), 태아 생체측정(fetal biometry).
- 산통(labor) 중 응급 현장초음파를 이용하여 태아의 태위, 태아 수, 태반 위치 및 태아 생존력을 확인할 수 있다.

배경

초음파 검사는 현대 산부인과 진료에 필수적이며 특히 개발도상국에서 증가하는 추세이다.[1] 급박한 상황에서 응급 현장초음파가 주수, 태아 수, 태아 심장 활동 유무, 태반의 위치를 평가하는데 사용된다. 또한 응급 현장초음파는 태아 사망, 조기 양막파열(PROM) 및 전치태반, 유착태반 과 같은 산전 출혈을 일으키는 여러 상황을 진단하는데 도움을 주며, 복통 및 외상을 포함한 임신 중 여러 상황을 평가하는 데에도 사용될 수 있다. 따라서 응급 현장초음파는 정기적인 산전 방문 및 응급상황에서 임신 중인 여성을 종합적으로 평가하는 데 필수적이다.

이 장에서는 임신의 2, 3분기에서 기본적인 응급 현장초음파를 시행하기 위한 체계적인 접근 방법과 정보를 제공한다.

정상 해부학(Normal Anatomy)

정상 여성 골반 해부학에 대한 내용은 Chapter 29에서 다루었다. 임신 2, 3분기에 들어서면서 크기가 늘어난 자궁이 주변 구조물들의 정상 위치를 변화시키며 이는 임신한 여성들의 복강 병변에 영향을 미칠 수 있다. 임신 12–13주 경에는 자궁 기저부가 두덩결합(pubic symphysis) 부근에 위치하며, 임신 20주 경에는 자궁 기저부가 배꼽 수준에 위치하게 된다. 20주 이후에는 자궁 기저부에서 두덩결합까지의 거리가 주차별 임신주수와 대략적으로 일치하게 된다(Fig. 30.1).

영상 획득법(Image Acquisition)

임신 2, 3분기의 응급 현장초음파의 검사 목표는 산모와 태아 관리에 영향을 미칠 수 있는 주

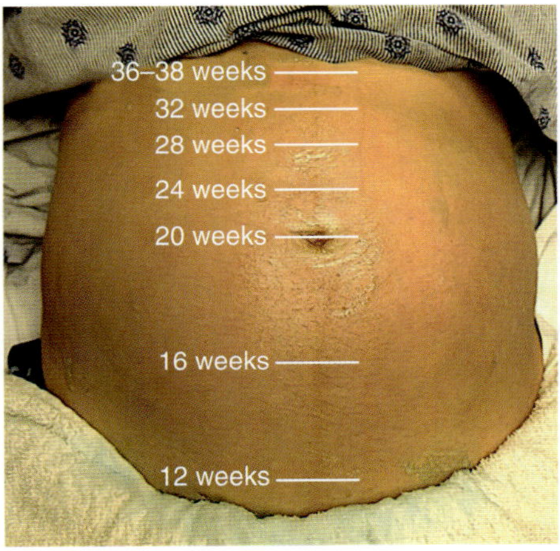

Figure 30.1 임신 연령(gestational age). 치골결합으로부터 자궁기저부 높이를 통해 임신 연령을 추정할 수 있다.

TABLE 30.1 임신 2,3분기 응급 현장초음파 검사

1. 태아의 태축(lie)과 태위(presentation)
2. 태아의 심장활동(cardiac activity)
3. 태아 수(fetal number, 단일태아, 쌍둥이, 세쌍둥이 또는 그 이상)
4. 양수량(amniotic fluid volume)
5. 태반위치(placental location) 및 평가
6. 태아 생체측정(fetal biometry)

요 병변을 식별하는 것이다. 태아를 종합적으로 평가하여 선천적 이상을 식별하는 것은 더 많은 훈련이 필요하며 응급 현장초음파의 범위를 벗어난다. 임신 2,3분기의 응급 현장초음파 검사의 범위는 TABLE 30.1에 요약되어 있다.

환자는 척추에 무리가 없는 한, 부드러운 베개나 쿠션에 의해 기대어 편안한 자세로 누워서 검사를 받는다. 임신 후반기에는 대동맥의 정맥 압박을 완화하기 위해 베개를 환자의 오른쪽에 놓아 환자가 왼쪽 측면으로 기울여 눕는 자세를 취한다.

임신 2,3분기 초음파는 넓은 시야와 골반영상을 위한 적절한 깊이를 제공하는 곡선형 탐촉자(2–5 MHz)를 사용하여 수행하는 것이 가장 좋으며, 몇 가지 주요 측정 및 계산을 위해 산과적 검사를 위한 사전 설정을 해야 한다. 위상배열 탐촉자를 사용할 수 있지만 좁은 시야 때문에 적절하지 않다. 경복부 초음파 이미지를 이용하여 자궁 경관과 태반 위치 진단을 충분히 할 수 없을 경우, 경질 초음파를 추가적으로 수행할 수 있으나 이는 일반적인 임신 2, 3분기 응급 현장초음파 검사로 사용되지 않기 때문에 이번 장에서는 다루지 않는다.

이미지 해석(Image Interpretation)

태아의 태축과 태위

태아의 태축(lie)과 태위(presentation)는 질식분만 또는 제왕절개 분만 선택에 영향을 미칠 수 있다. 태축은 모체 척추에 대한 태아 척추의 배향으로 정의한다. 태위는 태아가 골반 입구에 가장 가까이에 있는 태아의 신체부분을 나타낸다. 태아의 태축을 결정하려면 태아 척추의 정중앙면을 확인해야 한다. 종위(longitudinal lie)는 둔위(breech presentation) 또는 두위(cephalic presentation) 상태처럼 태아의 척추가 모체의 척추와 평행한 상태로 임신 2, 3분기에서 가장 흔한 태아 자세이다. 횡위(transverse lie)는 태아 척추와 모체의 척추가 수직으로 위치한 경우이다(Fig. 30.2). 태아 척추가 종위와 횡위 사이에서 각도를 이룰 때는 사위(oblique)로 표기한다.

태아 태위(presentation)는 두위(cephalic) 또는 둔위(breech)로 표기할 수 있다. 태위를 결정하는 것은 태축보다 쉽기 때문에 태축 먼저 평가하는 것을 추천한다. 태아의 태위가 두위 또는 둔위

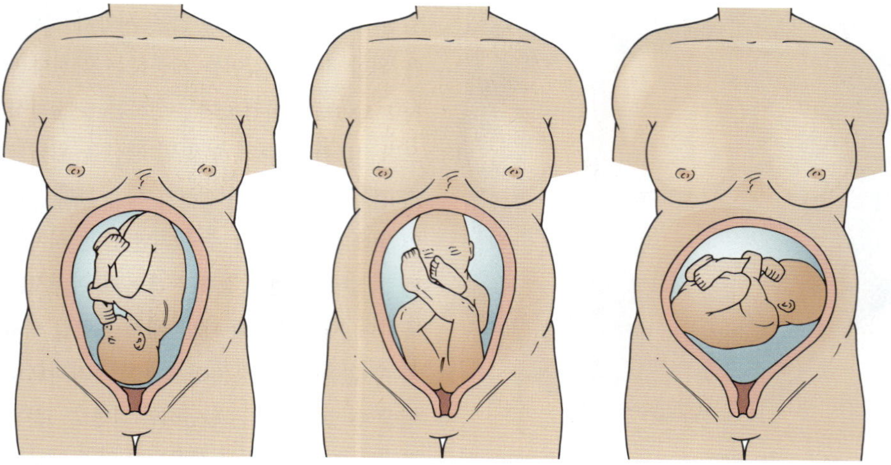

Figure 30.2 태아의 태축과 태위. 태아의 태축(종위[longitudinal] vs. 횡위[transverse])과 태위(두위[cephalic] vs. 둔위[breech]).

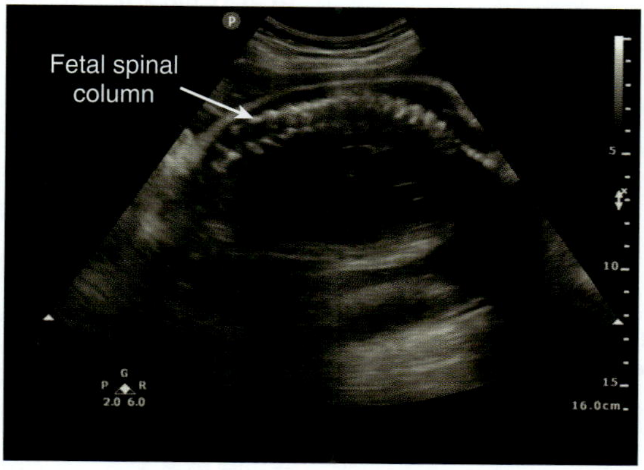

Figure 30.3 경복부 시상 영상(sagittal transabdominal image)**에서 보이는 종두위**(longitudinal cephalic presentation). 태아의 척추는 산모의 척추와 평행하고 태아의 머리는 자궁 하부에 위치한다.

로 있을 때 태축은 종위가 된다(Fig. 30.3). 태아의 머리나 엉치뼈가 자궁 하부에서 보이지 않으면, 횡위 또는 사위를 의심하고 태아와 모체 척추 사이의 각도를 평가하기 위해 태아 척추의 정중앙면을 확인해야 한다.

태아 태위를 평가하려면 탐촉자를 산모 하복부의 두덩결합 바로 위에 가로 방향으로 놓고, 탐촉자를 자궁 경부 쪽으로 기울인다(Fig. 30.4, Video 30.1)

비록 둔위 종종 제왕절개로 이어지지만(Fig. 30.5), 질식분만 시도는 산모의 상태와, 의료 서비스 제공자의 경험 및 임상 환경에 따라 적절히 이루어질 수 있다.[1] 바깥태아머리회전술(역아외회전술[external cephalic version, ECV])은 태아의 태축이 사위이거나, 태위가 두위인 산모에게서 해볼 수 있으나 태축이 횡위인 상태에서는 제왕절개가 필요하다. 그러나 태아의 척추가 자궁의 하부에 위치한 경우 흉부와 복부가 자궁 하부의 자궁

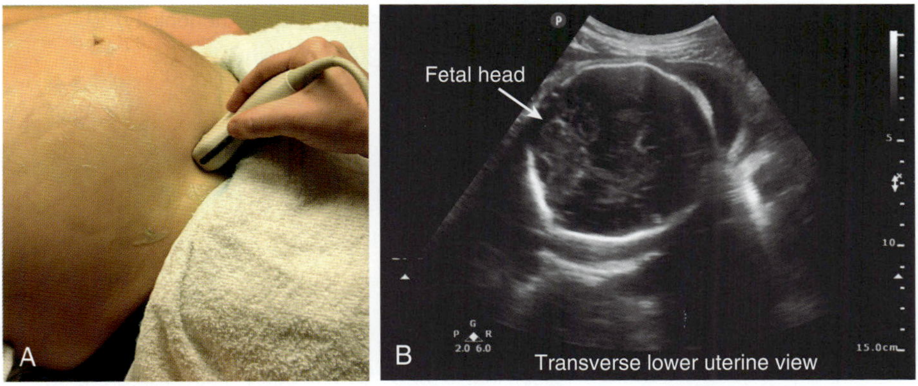

Figure 30.4 태아의 태축과 태위 결정. (A) 자궁 하부의 가로면을 얻기 위한 탐촉자 위치. (B) 두위.

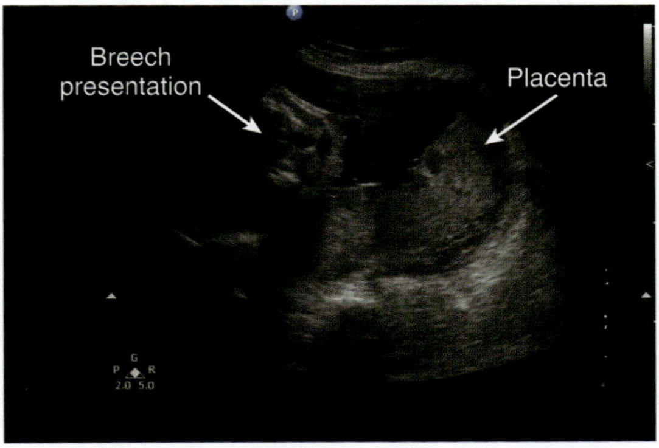

Figure 30.5 둔위. 자궁 하부의 경복부 가로 영상에서 횡위가 보인다.

절개술을 통한 분만을 방해하기 때문에 전통적인 제왕절개가 필요하다.

태아 심장 활동

태아 심장 활동의 확인은 산부인과 초음파의 기본적인 구성요소이다. 임신 2, 3분기에서 정상 태아 심장 활동의 유무를 확인하는 것은 중요하다. 비정상적인 심장활동의 확인은 산모나 태아의 병적인 상태에 조기 개입할 수 있는 기회를 제공하며, 병원 단계에서의 관리를 시작할 수 있게 한다. 또한 정상적인 심장 활동(분당 110–160회/분)은 산모에게 안심을 줄 수 있다. 따라서 심장 활동의 확인 초음파 검사 초기에 시행되어야 한다. 태아 심박수는 도플러 검사만으로 감지할 수 있지만 응급 현장초음파를 수행하는 동안 태아 심장 활동을 함께 평가하면 보다 시기적절하고, 포괄적으로 태아 평가가 가능하다.

태아 심장활동은 심장수축 비디오나, 정적인 M–모드 또는 간헐파형도플러(pulsed–wave doppler, PW doppler) 영상을 얻어 확인할 수 있으며, 태아 심박수 측정은 일반적으로 간헐파형도플러 또는 M–모드를 사용한다. 두 기술 모두 심전도(ECG)에서 R–R 간격을 측정하는 것과 유사하게 심장주기(간헐파형도플러의 혈류 피크 및 M–모드의 해부학적 편향)를 그래픽으로 표시하여 심장 수축 사이의 간격을 측정하는 데 사용한다. 간헐파형도플러의 첫 번째 단계는 태아 심장의 심첨부를 향하는 4방 단면도(four-chamber view)를 얻는 것이다. 이렇게 보는 것은 승모판과 삼첨판의 도플러 흐름을 보기에 가장 적합하기 때문이다. 승모판 위치에 간헐파형도플러를 두면 심장주기 전반에 걸친 혈류가 화면에 표시된다. 그런 다음 캘리퍼(calipers)를 연속 최고점 사이 또는 모든 비트("2 beat" calculation) 사이에 배치하여 심박수를 계산한다(Fig. 30.6, Video 30.2). 분광도플러(spectral doppler)는 임신 후기에 사용할 수 있지만 태아의 발달중인 장기에서 열 생성의 위험으로 인하여 일반적으로는 임신 1분기에서는 사용이 금지된다. 대부분의 초음파 기계에서 사용할 수 있는 기능인 M-모드는 태아의 심장 움직임을 감지하고 태아의 심박수를 확인하는데 사용되며, 이 기술은 임신 1분기에서 태아 심박수를 계산할 때 표준으로 사용된다. 심실 수축과 같은 연속적인 심박동 사이의 거리를 측정하여 태아의 심박수를 계산한다(Fig. 30.7, Video 30.3).

태아 수, 융모막성(Ahorionicity) 및 양막성(Amnionicity)

임신 상태에서 다태 임신을 확인하는 것은 중요하다. 다태임신은 태아, 신생아 및 영아 사망률뿐만 아니라 조기분만, 자간전증, 비정상적인 진통, 태아 기형을 포함한 합병증과 관련이 있다.[2] 게다가 태아의 위험 노출은 태반(융모막성) 및 양막(양막성)의 수에 의해 영향을 받기 때문에 다태 임신이 확인되었다면, 융모막, 양막성 수를 확인해야 한다. 쌍둥이 임신일 경우 이융모막 이양막(dichorionic diamniotic), 단일융모막 이양막(monochorionic diamniotic) 또는 단일융모막 단일양막(monochorionic monoamniotic)일 수 있다. 융모막성 및 양막성을 평가하는 것은 임신 1분기에서 더 쉽게 수행할 수 있지만, 임신 1분기에서 확인되지 않은 임신 2, 3분기 산모에게서도 확인할 수 있다. 융모막성 및 양막성을 결정하는데 도움이 될 수 있는 임신 2, 3분기 초음파 소견은 태아의 성별 및 태반 수, 탯줄 엉킴,

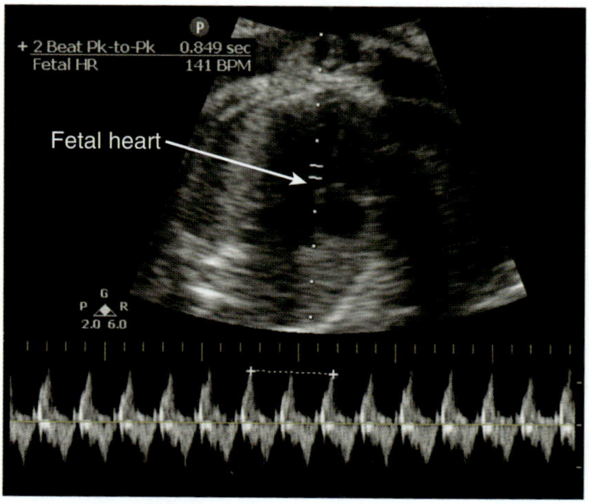

Figure 30.6 간헐파형도플러를 이용한 태아 심박수 계산. 캘리퍼는 태아 심박수를 계산하기 위해 1회 또는 2회 심장 박동 사이의 거리를 측정하는 데 사용된다. 이 이미지에서 태아 심박수는 141회/분이다.

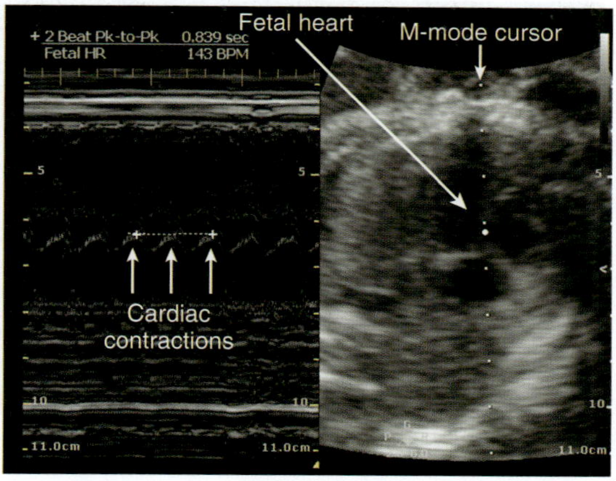

Figure 30.7 M-모드를 이용한 태아 심박수 계산. 태아 심박수를 계산하기 위해서 M-모드를 사용하여 1회 심장박동 거리를 측정(이 영상처럼 2회 심장박동 거리 측정할 수도 있음. 이 태아 심박수는 143회/분)

태아 사이간의 막 삽입 여부 등이 있다. 그러나 이중막의 확인과 막 삽입여부 및 두께평가에 중점을 둔다.

태아의 수를 평가하려면 자궁 전체를 체계적으로 확인하여 태아 두개의 수를 확인해야 한다. 하나 이상의 머리가 확인되면, 다른 신체 부위를 확인함으로써 쌍둥이임을 확인해야 한다. 자궁은 횡단면(transverse plane)과 시상면(saggital plane) 모두에서 평가되어야 한다. 횡단면에서는 자궁기저부에서 하부 자궁 분절에 이르기까지 순차적으로 평행한 평면에서 평가하고, 이후 산모 골반의 왼쪽에서 오른쪽 측면으로 시상방향으로 반복해서 평가해야 한다. 초음파 탐촉자를 복부 표면에 수직으로 유지하여 다양한 각도에서 동일한 태아머리를 확인하여, 잘못된 진단이 발생하는 것을 방지해야 한다.

태아주머니(gestational sac)의 수는 임신 초기에 융모막의 수와 같다. 태아주머니가 두 개 있다는 것은 이융모막성 임신을 나타내지만, 이것이 확인되지 않는다면, 단일융모막일 가능성이 높다. 난황주머니의 수는 임신 초기의 양막의 수와 동일한 경향이 있지만 신뢰할 수 있는 진단기준은 아니다. 따라서 하나의 태아주머니와 두개의 난황주머니는 단일융모막 이양막 임신일 가능성이 있는 반면, 하나의 태아주머니와 하나의 난황주머니는 단일융모막 단일양막 임신을 나타낼 가능성이 높다. 쌍둥이 간의 막을 평가하기 위해서 임신 1분기 후반에 추적 영상촬영이 권장된다.

임신 2, 3분기에는 난황주머니가 더 이상 보이지 않아, 양막성 및 융모막성을 구별하는 데 사용될 수 없다. 쌍둥이 간의 막의 두께는 단일융모막 이양막 쌍둥이 임신과 이융모막 이양막 쌍둥이 임신을 구별하는데 도움이 될 수 있다. 이융모막 이양막 임신의 경우 쌍둥이 간 막은 융모막 2개의 층과 양막의 2개 층으로 구성된다(Fig. 30.8). 또한 이융모막 이양막 임신에서, 태반이 태아주머니 사이로 확장되어 “twin peak” 또는 “lambda” 징후를 만든다.

단일융모막 이양막 쌍둥이 임신에서 쌍둥이 간 막은 양막의 두 층만 포함하는 상당히 얇은 층으로 보일 수 있다. 단일융모막 이양막 임신

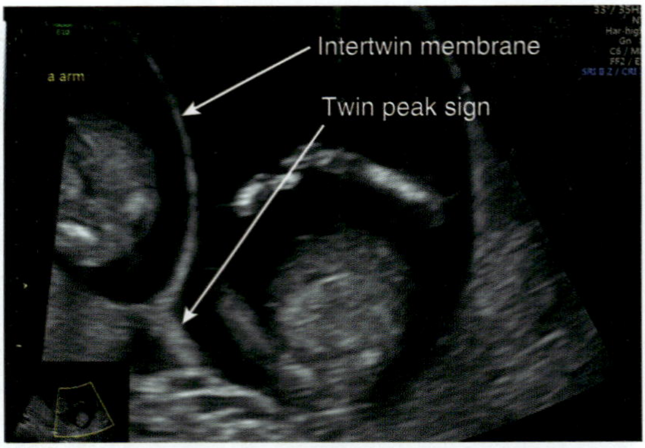

Figure 30.8 이융모막 이양막 임신(dichorionic diamniotic pregnancy). 쌍둥이 간 막(intertwin membrane)과 쌍둥이 최고점(twin peak)이 보임.

에서 단일융모막은 두 태아주머니를 둘러싸고, 태반이 태아주머니 사이에서 커지는 것을 막는다("T-sign"). 마지막으로 단일융모막 단일양막 임신의 경우, 두 태아 사이에 쌍둥이 간 막은 없다(Fig. 30.9).

쌍둥이 임신과 관련된 합병증의 위험성 증가로 인해 산모들은 더 빈번하고 연속적인 평가가 필요하다. 합병증으로는 단태아 사망, 자궁 내 태아 성장 제한, 쌍태아 수혈 증후군, 부조화 성장 등이 있다. 단일융모막 쌍둥이의 경우 합병증의 위험성이 다른 쌍둥이 임신에 비해 높기 때문에 임신 후기에는 2주 간격으로 초음파 검사를 받아야 하며 이융모막 쌍둥이의 경우 임신 후기에 4주 간격으로 초음파 검사를 받는다.[3]

양수량

양수는 정상적인 태아의 발달에 필요하며, 기계적인 외상이나 자궁내 감염으로부터 태아를 보호한다. 임신 2, 3분기의 양수의 주요 공급원은 태아의 소변이다. 양수량의 장애는 근본적인 산

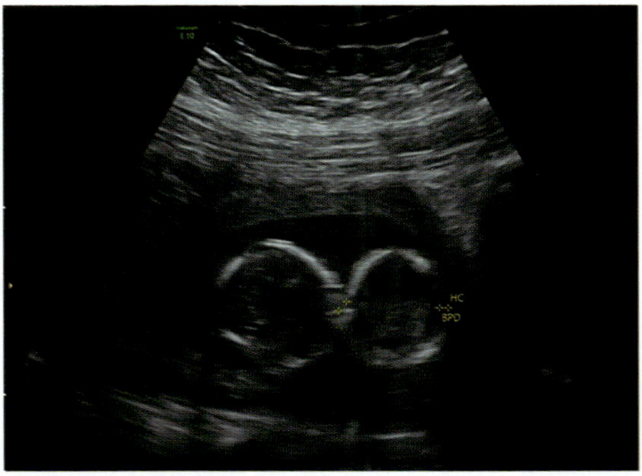

Figure 30.9 단일융모막 단일양막 쌍둥이 임신. 쌍둥이 간 막으로 나뉘어지지 않은 두 태아의 두개골이 확인된다.

모 또는 태아의 병적인 상태를 시사할 수 있다. 특정 임신주수에 대한 양수량 감소(양수과소증, oligohydramnios)는 조기양막파수(PROM), 자궁-태반 기능부전(고혈압, 자간전증 및 자궁 내 성장제한), 후기 임신 또는 태아 비뇨생식기 이상으로 인하여 발생할 수 있다. 특정 임신주수에 대한 양수량 증가(양수과다증, polyhydramnios)는 특발성(대략 50%의 경우)이거나 임신/임신 전 당뇨병, 태아 감염, 태아면역반응, 태아 구조 또는 염색체 이상과 관련이 있을 수 있다.[4] 가장 중요한 것은 양수과다증과 양수과소증 모두 신생아 기간의 사망 위험성 증가와 관련이 있다는 것이다.[4-8]

양수량을 평가하는 데 주로 사용되는 초음파 기술은 최대수직포켓(maximal vertical pocket, MVP)의 측정과 양수지수(amniotic fluid index, AFI)이다. 최대수직포켓(MVP) 기술은 측정이 단순하고 양수과소증 진단에 대해 낮은 거짓 양성률을 가지기 때문에 선호되는 방법이다. 이 측정으로 인하여 주산기 태아에 영향을 주지 않고 산과적 개입이 줄어든다.[9] 더욱이 최근 다학제, 다학회 합의에서 최대수직포켓 기술을 권장하고 있기 때문에 여기에서는 최대수직포켓 기술만 다루기로 한다.[10]

최대수직포켓 기술은 탯줄 또는 태아 부분이 없는 자궁내에서 양수의 가장 큰 단일 수직 포켓을 측정하는 것으로 정의한다. 탐촉자를 시상방향으로 하여 자궁 전체를 왼쪽에서 오른쪽으로, 자궁기저부에서 자궁 하부 부분으로 스캔하여 양수의 가장 큰 부분을 식별한 후 켈리퍼를 수직으로 놓고 깊이를 센티미터(cm)로 측정한다. 정상 최대수직포켓은 2 cm에서 8 cm 사이이다. 양수과소증과 양소과다증은 각각 최대수직포켓이 2 cm 미만, 8 cm 초과로 정의된다(Fig. 30.10, 30.11)

태반의 위치와 평가

태반의 이상은 심각한 산모 및 태아의 사망을 유발할 수 있다. 비전문가의 경우 응급 현장초음파를 통해 환자 관리에 중대한 영향을 미칠 수 있는 비정상적인 태반 위치나 구조를 조기에 발견할 수 있다. 일반적으로 임상의는 응급 현장초음파를 태반 이상을 확인하는 데 활용해야 하며, 정확한 태반 병변을 확진하기 위해서는 더 깊은 전문 지식이 필요하다.

태반의 착상은 자궁의 어떠한 표면에서도 가능하다. 전면, 후면, 측면, 상부 또는 자궁 경부

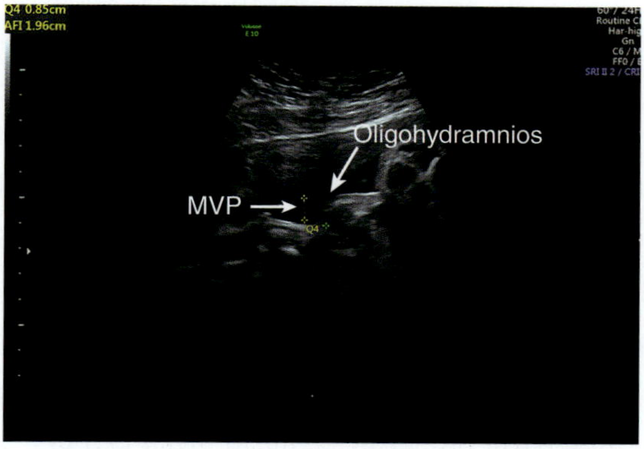

Figure 30.10 양수과소증. 최대수직포켓(MVP)이 2 cm 미만일 경우 양수과소증이다. 이 환자는 최대수직포켓이 0.85 cm로 확인된다.

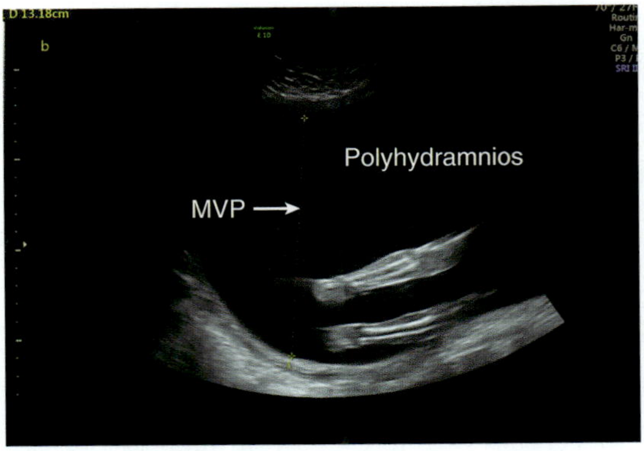

Figure 30.11 양수과다증. 최대수직포켓(MVP)이 8 cm 초과일 경우 양수과다증이다. 이 환자는 최대수직포켓이 13.18 cm로 확인된다.

입구 위에도 위치할 수 있다. 자궁 경부 입구에 태반이 위치하는 전치태반(placeta previa)이라고 불리는 상황은 임신 2, 3분기 동안 발생하는 출혈의 가장 흔한 원인 중 하나이다. 전치태반은 제왕절개 분만을 필요로 하기 때문에 산전 기간 동안 확인하는 것이 태아와 산모의 사망 위험을 최소화하기 위해 중요하다.[11] 출혈 합병증 외에도 전치태반 및 유착태반(placenta accreta)과 같은 다른 종류의 비정상적인 태반은 다른 합병증의 위험을 증가시킨다.

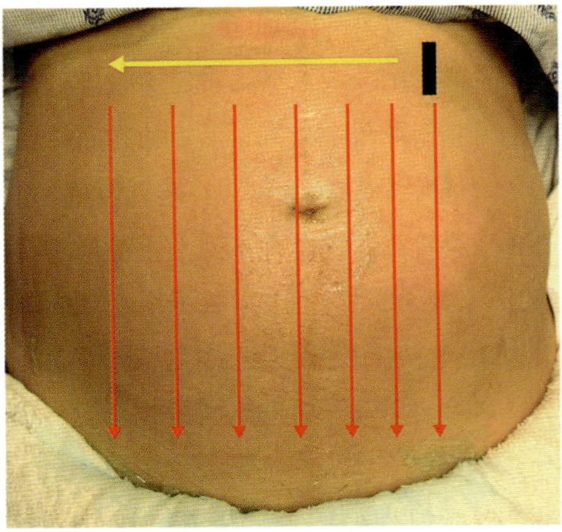

Figure 30.12 태반 위치 파악 기술. 탐촉자를 시상면(검은색 막대)의 왼쪽 상단 사분면에 놓고 머리꼬리(craniocaudal) 방향으로 밀어 환자의 왼쪽에서 오른쪽으로 순차적으로 이동하여 태반의 위치를 파악한다.

탐촉자를 시상방향으로 한 상태에서 자궁기저부에서 하부로 분절까지 산모의 복부를 따라서 그리고 왼쪽에서 오른쪽으로 평행하게 세로방향의 경로로 비정상적인 태반이 누락되지 않도록 스캔한다(Fig. 30.12). 태반의 하부 가장자리를 확인하고 자궁경부와의 관계를 평가해야 한다(Fig. 30.13, Video 30.4). 후면에 태반이 위치한 경우 태아 부위가 그림자를 만들어 가릴 수 있어, 태반의 가장자리경계가 모호한 경우 복부의 측면을 스캔하는 것이 도움이 될 수 있다.

전치태반은 태반이 자궁 경부의 내부 입구를 덮는 상황으로 만기 임신에서 약 200명 중 1명의 꼴로 발생한다.

다학제 합의에서는 전치태반의 정의를 자궁경부 내부 입구를 어느정도 덮는지 관계없이 자궁경부 내부 입구와 중첩하는 모든 태반으로 변경하였다.[10] 하위 전치태반(low-lying placenta previa)은 태반 가장자리가 내부 자궁경부에서 2 cm 이내에 있지만 닿지 않는 것을 의미한다(Fig. 30.14 and 30.15). 변연 전치태반(marginal placenta previa)

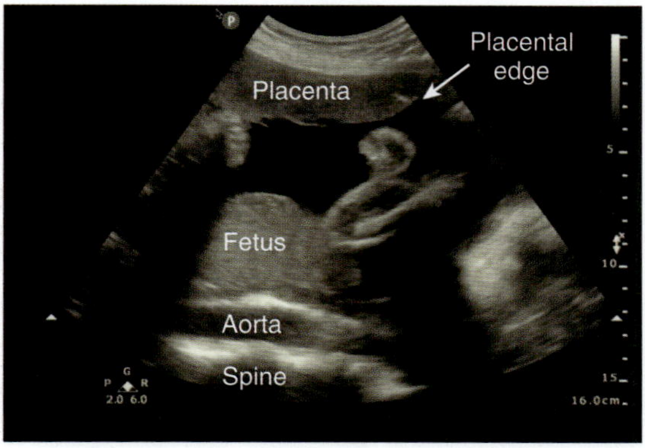

Figure 30.13 전방 태반(Anterior Placenta). 경복부 시상면 영상에서 태반 앞쪽 가장자리가 보인다.

은 태반 가장자리가 내부 자궁경부에 닿았지만 덮지 않을 때 발생한다. 완전전치태반(complete placeta previa)은 태반이 내부 자궁경부를 덮을 때 발생한다(Fig. 30.16).[13] 태반 위치 확인 시, 빈 방광은 자궁 하부 분절 및 자궁 경부의 시각화를 어렵게 만들 수 있기 때문에 이상적으로는 방광이 부분적으로 차 있어야 한다. 또한 검사 중 환자가 자궁 수축을 경험했다면 수축이 해결된 후에 검사를 반복해야 한다. 자궁수축은 태반과 자궁근층을 왜곡시켜 위양성 진단을 유발할 수 있기 때문이다. 경질초음파를 이용한 전치태반의 진단은 경복부초음파로 불가능할 경우에 사용된다. 유착태반, 감입태만(placenta increta), 첨입태반(placenta percreta)은 응급 현장초음파 검사의 범위를 벗어나는 체계적인 경복부 산부인과 검사가 필요하다.

전치혈관(vasa previa)은 드물지만 잠재적으로 치명적인 합병증을 유발할 수 있는 상태로 자궁 경부를 덮고 있는 막에 태아 혈관이 존재할 때 발생한다. 전치혈관은 다음과 같은 두 가지 상황에서 발생할 수 있다.

1. 탯줄의 태아막부착(velamentous insertion): 탯줄이 태반에 삽입되기 전 태아막(양막 및 융모막)에서 경로 형성.
2. 이엽태반(bilobed placenta) 또는 보조태반(succenturiate placenta): 태반 모양의 변이로 두 개의

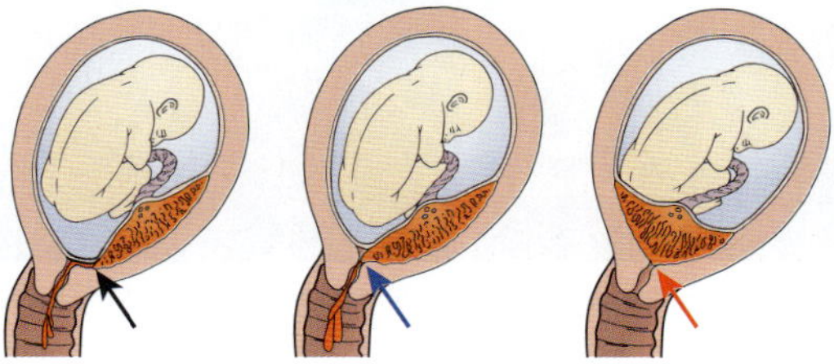

Figure 30.14 전치태반의 종류. 하위 전치태반(low-lying placenta previa)의 경우, 태반 가장자리가 내부 자궁경부(검정색 화살표)에서 2 cm 이내에 있으며, 변연 전치태반(marginal placenta previa)의 경우, 태반 가장자리가 내부 자궁경부에 접해 있지만 덮지 않는다(파란색 화살표). 완전 전치태반(complete placenta previa)에서는 태반이 내부 자궁경부(빨간색 화살표)를 덮고 있다.

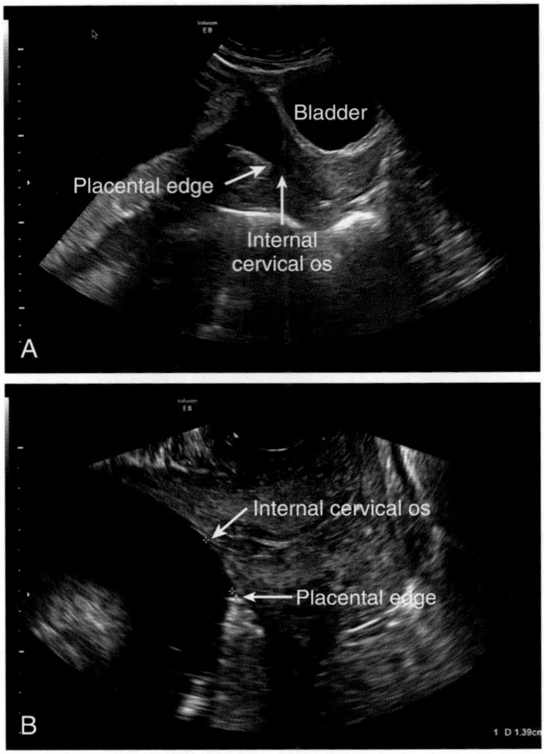

Figure 30.15 하위전치태반(Low-Lying Placenta Previa). (A) 경복부 시상면에서 확인되는 하위전치태반. 태반 가장자리가 내부 자궁경부에 근접해 있다. (B) 경질 시상면에서 확인되는 하위전치태반. 태반 가장자리와 내부 자궁경부 사이는 1.39 cm로 측정된다.

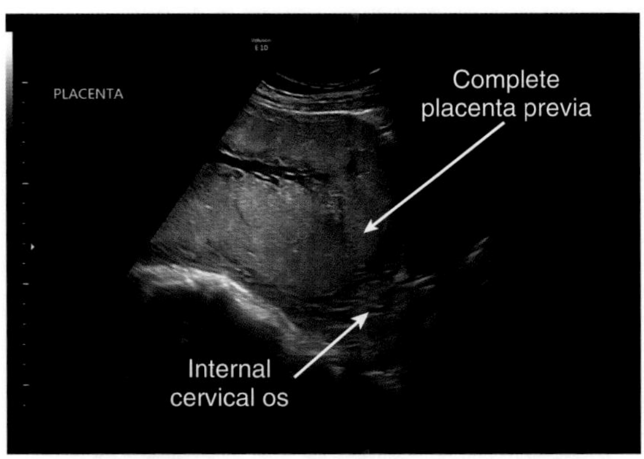

Figure 30.16 완전전치태반(Complete Placenta Previa). 경복부 시상면에서 관찰되는 완전전치태반으로, 내부 자궁경부를 완전히 덮고 있는 태반이 확인된다.

크기가 동일한 이엽태반 또는 크기가 작은 보조태반이 있는 경우로, 태반의 작은 소엽에 자궁 경부를 덮고 있는 막에 이어진 태아 혈관이 있다.

진단되지 않은 전치혈관은 태반이나 조기 태반 분리를 야기하고 이로 인한 태아 및 신생아 출혈로 인해 약 60%의 주산기 사망률을 보인다.[14] 초음파가 산전 관리에 통합되기 전에는 전치혈관으로 인한 사망은 불가피하다고 여겨졌으나, 초음파가 가능한 지금에 이르러서는 전치태반으로 인한 사망률이 산전 진단으로 인하여 감소하고 있다. 자궁 경부 내부의 혈관의 흐름은 경복부 초음파로 확인할 수 있다(Fig. 30.17). 전치태반의 진단은 자궁 경부 내부의 혈관의 색상 도플러 초음파로 확인할 수 있다. 간헐파형도플러(PW Doppler)는 혈관 흐름이 태아로부터 나온 것임을 확인하기 위해 수행되어야 한다. 트렌델렌버그자세(trendelenburg position)에서 검사를 하거나, 환자의 위치를 변경한 후 제대 위치(funic presentation, 내부 자궁경관 또는 하부 자궁 분절을 가리키는 탯줄)가 배제된 후에 검사를 해야 한다.

태반–탈락막 경계면의 출혈을 동반한 태반 조기박리는 전체 임신의 약 1%에 영향을 미치며, 산모와 태아의 질병발생률과 사망 위험성을 증가시킬 수 있다.[15,16] 태반 조기박리 진단은 골반 통증과 함께 발생하는 질출혈의 임상소견을 기반으로 하므로 대부분의 태반 조기 박리는 초음파로 감지되지 않는다는 것을 명심해야 한다. 따라서 초음파상에서 태반 조기박리의 소견이 없다고 하더라도 진단을 배제해서는 안 된다.[17] 초음파 소견으로는 태반 조기 박리로 인해 혈종이 존재할 수 있다. 혈종은 일반적으로 태반 뒤쪽에 위치하지만 태반 앞쪽에 존재할 수도 있다(Fig. 30.18). 혈종의 초음파적 소견은 주변조직에 비해 저에코, 등에코, 고에코로 다양할 수 있다.[17] 태반 후면에 존재하는 혈종을 확인하는 것은 태반 조기 박리에 대한 높은 양성 예측도를 가지고 있으며, 대부분 이러한 소견을 갖는 산모들은 일반적으로 상당한 양의 출혈과 태반 박리 소견을 보인다.

태아 측정

태아 측정은 태아의 해부학적 구조를 측정하는 것으로 태아의 나이(주수)와 체중을 추정하는 데 사용된다. 임신 2, 3분기에서 임신 기간과 태아 크기를 추정하는 데 사용하는 몇 가지

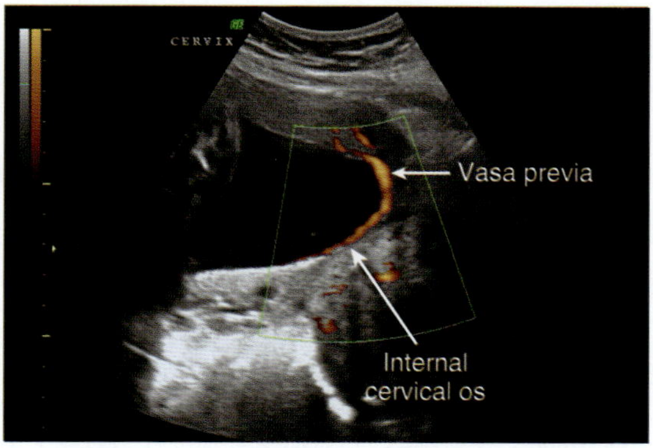

Figure 30.17 전치 혈관(Vasa Previa). 경복부 시상면에서 내부 자궁경부를 덮고 있는 전치혈관이 확인된다.

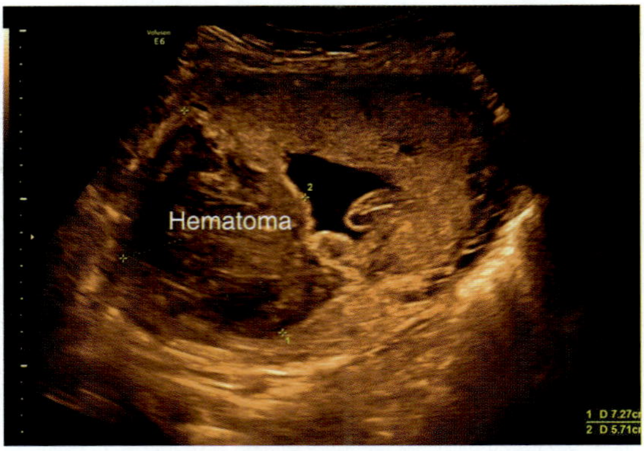

Figure 30.18 태반 조기박리(placental abruption). 태반 뒤쪽에서 저에코로 확인되는 큰 혈종(7.27 cm × 5.71 cm).

일반적인 측정 매개 변수로는 머리둘레(head circumference, HC), 양쪽마루뼈지름(biparietal diameter, BPD), 복부둘레(abdominal circumference, AC), 대퇴골 길이(femur length, FL)가 있다. 임신 초기에는 머리엉덩길이(crown-rump length, CRL)를 사용하여 배아 또는 태아의 임신기간을 측정하는 것이 가장 정확한 방법임을 기억해야 한다.[18] 임신 1분기 초음파를 기반으로 측정한 임신연령 또는 추정 예정일은 임신 2, 3분기 태아 측정으로 인하여 변경되어서는 안 된다. 따라서 임신 초기의 초음파 결과를 가지고 임신연령 결정에 사용하는 것이 좋다. 미국산부인과의사협회(ACOG), 모체-태아의학회(SMFM), 미국초음파의학협회(AIUM)에서 제시하는 지침을 따르는 것을 권고한다.[18]

양쪽마루뼈지름과 머리둘레

양쪽마루뼈지름(BPD)와 머리둘레(HC)는 시상(thalami)과 공동중격판(cavum septi pellucidi) 위치의 머리의 횡단면에서 측정한다. 다른 기준으로는 정중선의 겸상막(falx)과 양쪽 대칭의 대뇌반구의 외관이다(Fig. 30.19). 이때 소뇌 반구는 보이지 않아야 한다. 양쪽마루뼈지름을 측정하려면, 초음파 콘솔에서 측정 소프트웨어를 활성화한 후에 근위부 마루뼈 바깥쪽 가장자리에 캘리퍼를 놓고 먼쪽 마루뼈 내부에 다른 캘리퍼를 놓는다. 이때 캘리퍼 사이의 선은 정중선의 겸상막과 수직이어야 한다.

머리둘레(HC)는 양쪽마루뼈지름과 같은 평면에서 측정할 수 있는데, 캘리퍼를 각각 근위부 마루뼈 바깥쪽과 먼쪽 마루뼈 바깥쪽에 위치시킨다. 캘리퍼 사이의 선은 정중선의 겸상막과 수직이어야 하며, 태아 머리의 윤곽에 맞추기 위해 캘리퍼의 위치를 조절한다(Video 30.5). 이후 초음파 기계의 측정 소프트웨어로 임신연령을 계산할 수 있다.

복부둘레(AC)

복부 둘레는 태아 복부의 대칭적인 원형 횡단면에서 측정한다. 올바른 측정 평면을 확인하기 위한 해부학적 지표로는 위 공기와 함께 단면을 이루는 척추뼈와 문맥 동(portal sinus)이 있는 간내 탯줄 정맥이 있다(Fig. 30.20). 태아의 척추가 3시 또는 9시 방향에 있는 상태에서 복부둘레를 측정하면 그림자가 최소화된다. 머리둘레 측정과 마찬가지로 측정 소프트웨어에서 복부

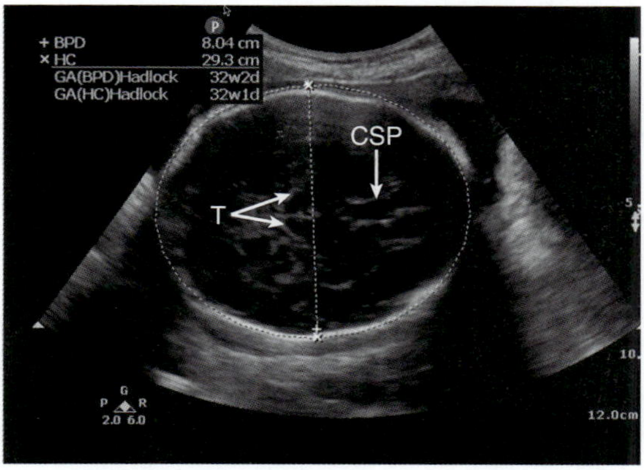

Figure 30.19 양쪽마루뼈지름(BPD) **및 머리 둘레**(HC). BPD와 HC는 시상(T)과 공동중격판(CSP) 위치에서 측정한다. BPD는 근위부 마루뼈 바깥쪽 가장자리에서 원위부 마루뼈의 내부 가장자리까지를 측정한다. HC는 마루뼈의 바깥쪽 가장자리 위의 타원과 동일한 위치에서 얻는다.

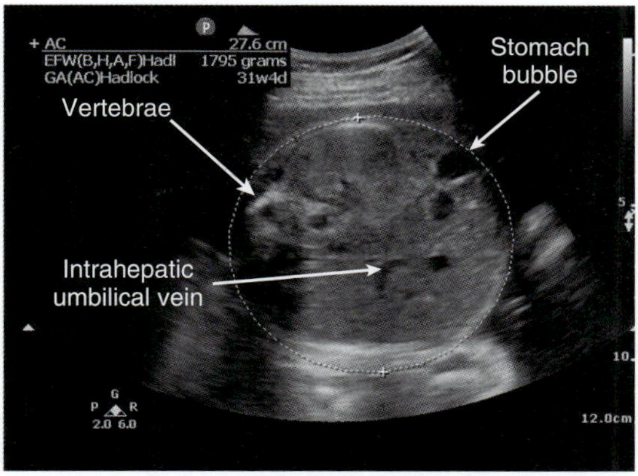

Figure 30.20 복부 둘레(AC). 위 기포, 척추 및 간내 제대 정맥을 확인하고 태아 복부의 윤곽을 따라 타원을 그려, 복부 둘레를 계산한다.

둘레를 선택한 후 나타나는 캘리퍼를 이용한다. 캘리퍼를 태아 피부의 외부 가장자리에 놓아, 그 사이의 선이 중앙에 수직이 되도록 한다. 태아 복부의 윤곽에 타원을 맞추고 캘리퍼의 위치를 조정하여 정확도를 높인다(Video 30.6).

대퇴골길이(FL)

대퇴골 길이는 골단(epiphysis)을 제외한 뼈의 전체길이로 측정한다(Fig. 30.21, Video 30.7). 이 측정은 초음파 소프트웨어 메뉴에서 대퇴골 길이를 선택하고 캘리퍼를 골화된 골간(diaphysis)의 끝에 위치시킴으로써 얻을 수 있다.

대부분의 초음파 기기에는 태아 측정값으로부터 태아 무게를 추정할 수 있는 소프트웨어 패키지가 포함되어 있다. 태아 무게를 추정하는 방법에 대한 논의는 이 장의 범위를 벗어난다. 측정 소프트웨어가 없는 초음파기기를 사용하는 경우 캘리퍼를 사용하여 양쪽마루뼈지름과 대퇴골 길이를 측정하고, 타원 기능을 사용하여 복부둘레와 머리둘레를 측정할 수 있다.

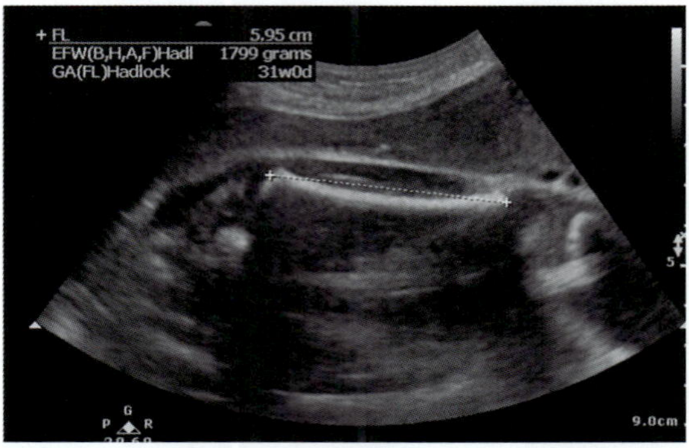

Figure 30.21 대퇴골 길이 특정. 골간단(metaphysis)만 측정한다는 것을 확인할 것. 골단(epiphysis)은 측정에 포함되지 않아야 한다.

요점 정리

- 태아의 머리나 천골이 자궁 하부에서 보이지 않으면 가로 또는 비스듬한 태축일 가능성이 있다. 태아 척추와 산모 척추간의 상대적 각도를 평가하려면 태아 척추의 정중시상 사진을 얻어야 한다.
- 태아 심박수는 간헐파형도플러 또는 M-모드를 사용하여 측정할 수 있다. 심박동 사이의 거리를 ECG와 유사하게 측정하여 태아 심박수를 계산한다.
- 최대수직포켓(MVP) 기술은 단순하고 낮은 위양성률을 갖기 때문에 양수과소증을 진단하기 위한 양수량을 결정하는 데 선호되는 방법이다.
- 단일융모막 쌍둥이는 2주마다 초음파 검사를 받아야 하며, 이융모막 쌍둥이는 임신 후반기 동안 4주마다 초음파 검사를 받아야 한다.
- 위험한 태반구조 또는 기능의 존재를 배제하려면 더 큰 전문 지식이 필요하므로 현장 진단 초음파는 태반의 존재를 확인하는 데 사용해야 한다.
- 초음파를 이용하여 전치태반을 평가할 때 방광이 비어져 있으면, 하부 자궁 분절과 내부 자궁경부를 확인하기 어렵기 때문에 방광을 채워서 자궁벽의 전벽과 후벽을 가까이 만들어 전치태반을 시각화할 수 있도록 해야 한다.
- 임상적 태반박리 사례의 대부분은 초음파로 발견되지 않으며 태반박리의 초음파 소견이 없다고 해서 진단을 배제할 수는 없다.
- 임신 1분기 초음파 검사에 기초한 임신 연령이나 예상 출산 예정일은 임신 2, 3분기의 생체평가에 따라 변경되어서는 안 되는데, 이는 임신 후기 초음파 소견은 태아 성장 제한과 같은 병리학적 과정에 의해 영향을 받을 수 있기 때문이다.
- 재태 연령을 추정하는 신속한 기술에는 치골 결합 위의 바닥 높이 측정과 태아 대퇴골 길이 측정이 포함된다. 중요한 상황에서는 태아 생체측정을 가장 빠르고 쉽게 측정할 수 있어야 한다는 점을 인식하는 것이 중요하다.

CHAPTER 31

고환 초음파

Testicular Ultrasound

Daniel Lakoff ▪ Stephen Alerhand

:: 최한조

핵심 포인트

- 고환 꼬임, 부고환염 또는 감돈된 탈장(incarcerated hernia) 같은 급성 음낭 통증의 원인은 현장 초음파를 이용하여 빠르게 진단할 수 있다.
- 색조 파워 도플러(color power doppler)와 같은 도플러 초음파에 대한 지식이 있으면 고환과 부고환의 평가에 많은 도움이 된다.
- 고환 초음파는 자주 시행하는 술기가 아니기 때문에, 필요하다고 판단되면 영상의학과 또는 비뇨기과에 협진을 의뢰하는 것이 좋다.

배경

초음파는 급성 음낭 통증 평가에 주요한 검사 수단으로 각광받았다. 응급 현장초음파를 이용하면 고환 관련 질환의 위험 정도를 즉시 확인하며 진단할 수 있다. 감별 진단해야 할 질환은 급성 음낭 통증의 가장 주요한 세 가지 원인인 고환 꼬임(testicular torsion), 부고환염(epididymitis) 그리고 서혜부 탈장(inguinal hernia)이다.[1,2] 급성으로 나타날 수 있는 다른 일반적인 원인으로는 정맥류(varicocele), 수종(hydrocele) 및 외상이 있다.

이번 장에서는 현장 고환초음파에 대한 기본적인 내용을 다룬다. 이러한 초음파 기술을 이용하면 응급상황에서 마주치는 진단의 어려움을 극복하고 정확한 진단을 내릴 수 있다. 현장 초음파 소견이 확실하지 않을 때는 전문가가 통합적이고 진단적인 고환 초음파를 시행해야 한다.

정상 해부학(Normal Anatomy)

남성 비뇨 생식계 및 고환의 정상 해부학은 Fig. 31.1에 그림으로 그려져 있다.

영상 획득법(Image Acquisition)

급성 통증이 있는 환자에게 초음파 검사를 하기 위해서는 우선 적절한 통증 완화가 우선 되어야 하며 동시에 적절하고 편안한 자세를 취할 수 있도록 해야 한다. 환자에게는 다른 사람들에게 노출되지 않을 수 있도록 개인적 공간이 제공되어야 하며, 개인적 공간에서 개구리 다리 자세를 하면서 누울 수 있도록 한다. 오직 고환만 노출될 수 있도록 음경은 배쪽 방향으로 향하게 위쪽으로 올리고 수건으로 덮어 준다. 좋은 초음파 영상을 얻기 위해서 음낭은 수건을 이용하여 올리는 것이 좋다.

고주파 탐촉자를 이용하여 검사를 시행하

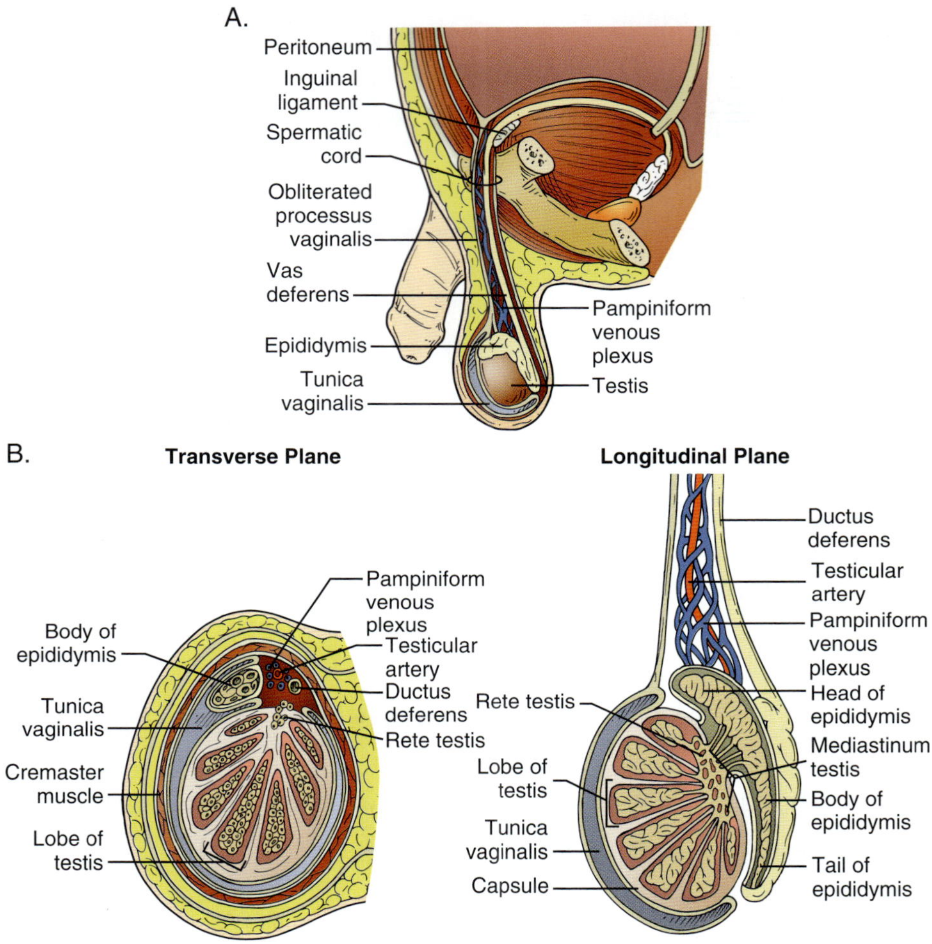

Figure 31.1 남성 비뇨생식기 정상 해부학. (A) 고환의 전체적인 해부학. (B) 고환의 가로면과 세로면의 단면 해부도.

며, 검사 전에는 탐촉자를 항균 물 휴지로 깨끗하게 소독한다. 대개 양쪽 고환이 해부학적으로 비슷하기 때문에 검사자는 처음에 병변이 없는 고환을 먼저 검사하여 환자의 정상 고환 초음파 영상을 얻을 수 있다. 정상 고환을 검사하면서, 깊이, 감도, 그리고 도플러 세팅을 조절한다. 그리고 병변이 있는 쪽 고환을 검사할 때는 위에서 한 세팅을 똑같이 적용한다. 고환 초음파 검사가 흔하게 시행되지는 않지만, 평가해야 하는 몇몇 주요한 사항이 있으므로 체계적으로 시행해야 한다(Fig. 31.2).

이미지 해석(Image Interpretation)

고환(Testicles)

고환은 음낭 안에 있으며 초음파로 쉽게 확인이 가능하다(Fig. 31.3). 세로면으로 고환의 정상 2차원 영상에서는 균질한 에코결과 평균 4 cm × 3 cm × 3 cm 크기의 매끄럽고 둥근 모서리의 타원형 모양을 볼 수 있다(Fig. 31.4, Video 31.1).

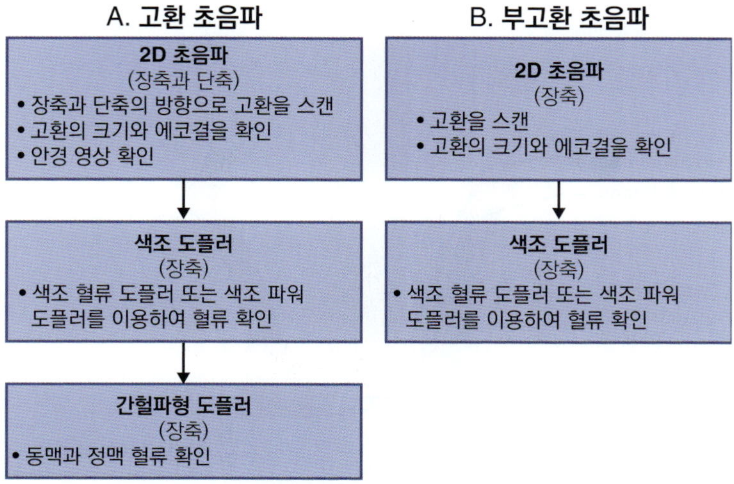

Figure 31.2 고환(A)과 부고환(B) 초음파 검사 흐름도.

가로면에서, 단축 영상은 원형 구조를 볼 수 있다(Fig. 31.5). 안경 모양 영상(spectacle view)은 탐촉자를 두 고환 중간에 짧은 축으로 두면 얻을 수 있는데, 고환들을 나란히 비교할 수 있다. 고환 중격(mediastinum testis)은 중격(septa)의 합류 지점인데, 긴 축(long axs)에서 고에코의 선상 구조물로 보인다. 고환 그물(rete testis)은 고환 중격 바로 옆에서 확인 가능하며, 작은 무에코 영역이 있는 구조물로 보인다. 고환 부속물(testicular app endage)은 뮐러리안(Mullerian) 관의 잔유물이며 고환의 상부 끝에서 가끔씩 확인 가능하다.

색조 혈류 도플러를 이용하면 정상적으로 고환 전체를 통하는 혈액 흐름을 관찰할 수 있다. 색조 파워 도플러(color power Doppler, CPD)는 색조 혈류 도플러 보다 혈류가 적은 영역에서 더 높은 민감도를 가진다(Fig. 31.7, Video 31.2). 간헐파형도플러(pulsed wave Doppler, PWD)를 이용하면 정맥들 사이에서 동맥들을 감별할 수 있다. 동맥 파형은 높은 속도와 박동성을 가지며(Fig. 31.8), 정맥 파형은 낮은 속도를 보이고 박동성이 없다(Fig. 31.9).

부고환(Epididymis)

부고환은 고환의 후방 외측에 있다. 부고환의 머리는 고환의 상부에 있으며 몸은 후방, 꼬리는 고환의 아래 끝 부위에 있다. 꼬리부분은 정관(ductus deferens) 쪽으로 가늘어지면서 들어간다. 정관은 정삭(spermatic cord)의 부분이며, 결국 샅굴(inguinal canal)을 통하여 복강 내로 들어간다. 초음파 검사에서 부고환 머리는 고환과 비교할 때 약간 고에코 또는 비슷한 에코로 섞여서 보이며 이렇게 불균질한 에코결과 함께 주름이 져 있다. 이러한 소견들은 확대를 통해 더욱 명백히 확인할 수 있다. 부고환의 머리부분은 피라미드 모양이며 약 5–12 mm 정도이고 고환의 상부 끝 부위에 위치한다(Fig. 31.10). 건강하고 정상적인 부고환 몸통 부위와 꼬리 부위는 초음파로 잘 안 보인다. 부고환의 부속물(epididy mal appendage)은 부고환 머리 부분에서 보일 수 있는 잔유 구조물이지만, 역시 정상에서는 잘 보이지 않는다. 부고환 내의 혈액 흐름을 확인하기 위해 반드시 색조 혈류 도플러 또는 색조

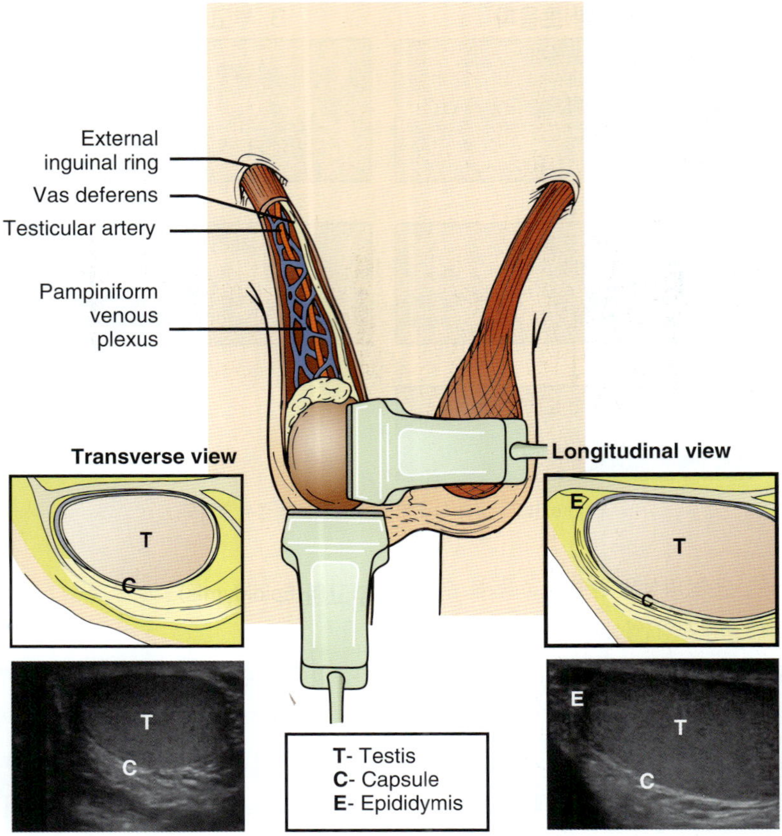

Figure 31.3 세로면과 가로면을 얻기 위한 탐촉자의 위치.

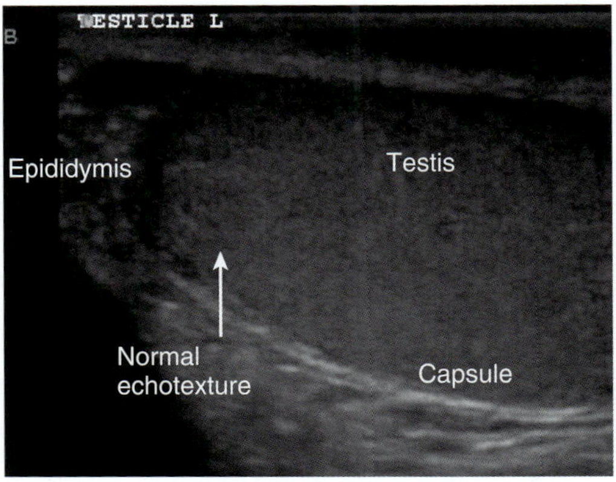

Figure 31.4 세로면(long axis)의 정상 고환.

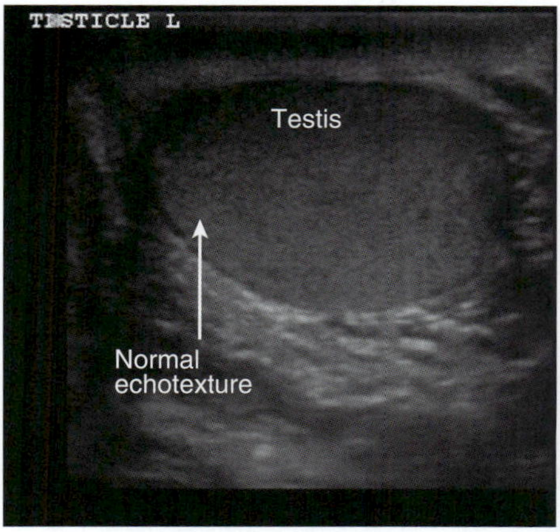

Figure 31.5 가로면(short axis)의 정상 고환.

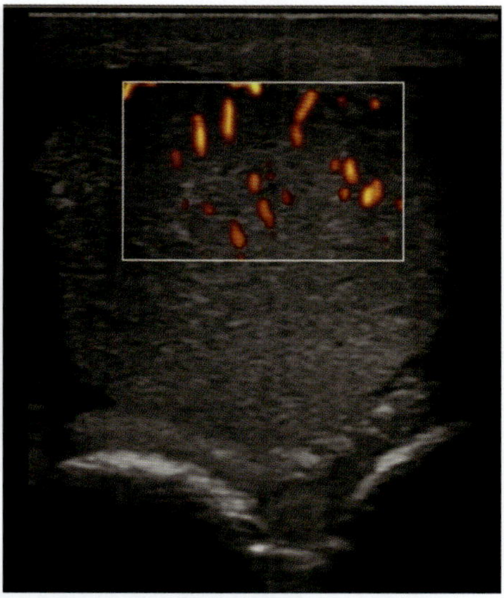

Figure 31.7 세로면에서 정상 색조 혈류 도플러.

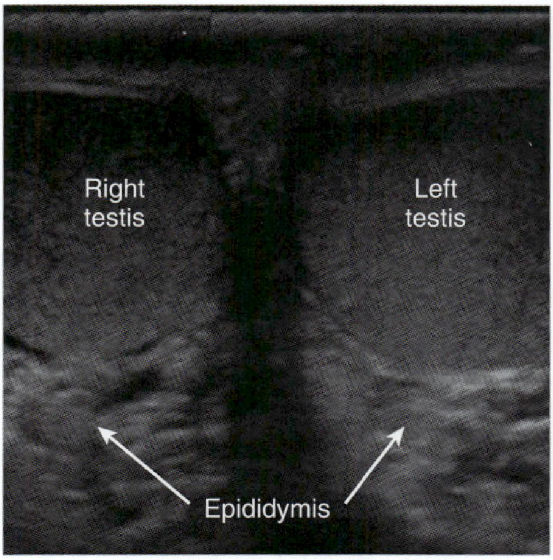

Figure 31.6 정상 비교영상. 가로면에서 동시에 두 고환을 비교한다.

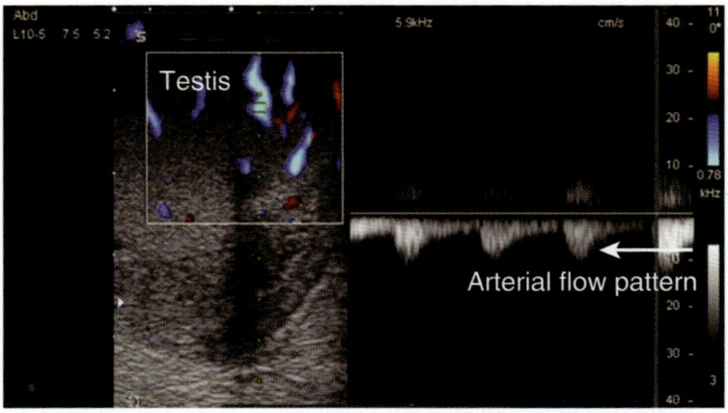

Figure 31.8 정상 고환 간헐파형 도플러(pulsed-wave doppler)의 동맥 흐름. 동맥 박동을 확인할 수 있다.

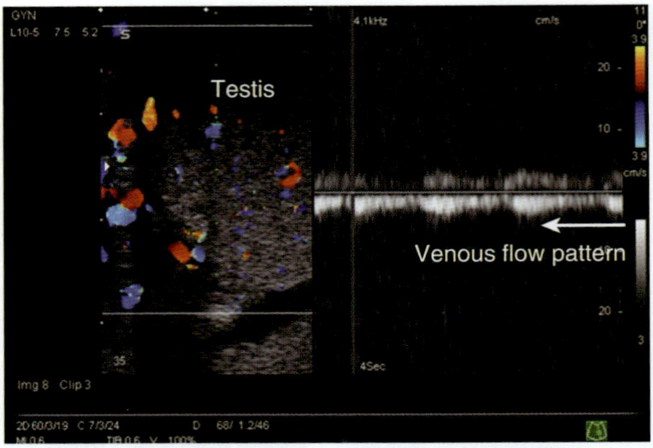

Figure 31.9 정상 고환 간헐파형 도플러(pulsed-wave doppler)의 정맥 흐름. 연속적인 정맥 흐름을 확인할 수 있다.

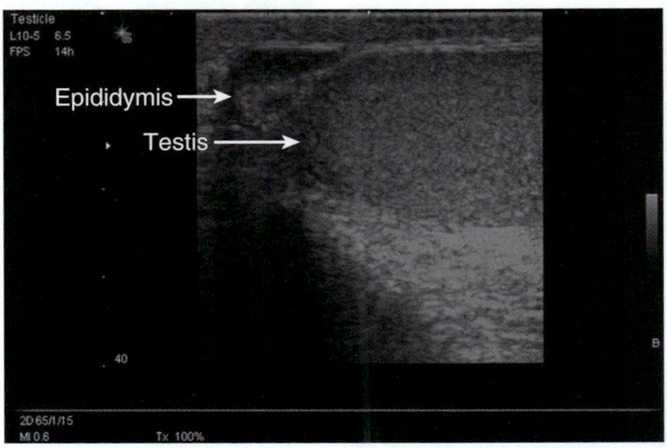

Figure 31.10 정상 부고환. 정상적인 부고환 머리는 고환의 위쪽 극에서 보인다.

파워 도플러를 사용해야 한다(Fig. 31.11).

병리학적 소견(Pathologic Findings)

고환 꼬임, 염전(Testicular torsion)

고환염전에서는 다양한 초음파 소견을 볼 수 있다. 영상의학과에서 시행된 연구 결과에 따르면 초음파는 고환 꼬임을 진단하는 데 있어 민감도 및 특이도가 굉장히 높은 검사이다.[3] 응급 의료센터에서 응급 현장초음파를 다루는 의료진도 비슷한 결과를 보여서, 민감도는 90–100% 이며 특이도는 거의 100%이다.[4]

고환염전으로 인해 고환이 먼저 영향을 받으며, 그 다음에는 부고환이 영향을 받는다. 고환 꼬임의 2D 초음파 소견은 정맥 혈관의 정체 또는 염증으로 인한 고환의 이차적인 커짐, 불균질한 고환의 에코결, 반응성 음낭수종(reactive hydrocele), 음낭 벽의 부종, 경색 패턴, 그리고 낮은 혈류로 인한 부고환의 커짐이다(Fig. 31.12).

고환 염전에서, 색조 혈류 도플러(color flow Doppler) 소견은 고환이 꼬이고 풀리는 현상(torsion/detorsion phenomenon)으로 인해 혈류 흐름이

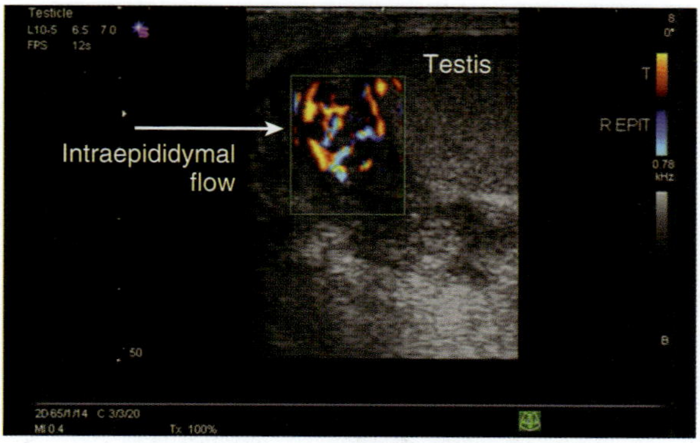

Figure 31.11 정상 부고환 색혈류 도플러.

증가되어 보일 수도 있지만, 일반적으로는 혈류 흐름이 없거나 감소해 보인다(Fig. 31.13). 혈관 폐색은 간헐파형 도플러 검사에서 낮은 속도를 보이는 정맥의 폐색으로 시작해서 동맥의 폐색으로 이어진다. 고환이 비틀어지면서, 혈관 공급 및 동맥 흐름이 수축되고 이로 인해 박동성 동맥 흐름이 감소되거나 손실된다(Video 31.3–31.5). 정상 고환과 비교하여, 간헐파형 도플러(PWD) 검사에서 고환의 혈액(동맥, 정맥) 흐름의 감소 또는 없는 것을 보는 것 또한 매우 중요하다.[5,6] 실제로 동맥 압력이 약화되었을 때 낮은 압력의 정맥으로 착각하지 않도록 동맥과 정맥 모두의 간헐파형 도플러(PWD) 파형을 얻는 것이 필수적이다.

잠재적인 고환의 뒤틀림이 있는 경우, 초음파에서는 고립적인 충혈을 보여줄 수 있으며, 이는 고환을 확대함으로써 고환염이나 부고환염을 진단할 수 있다. 이런 소견에 대한 해석은 섬세한 병력 조사와 고환에 관한 신체 검사와 함께 이루어져야 한다. 검사자는 신속한 후속 진료와 질병의 악화 예방을 위하여 비뇨기과 전문가와 상담이 필요하다.

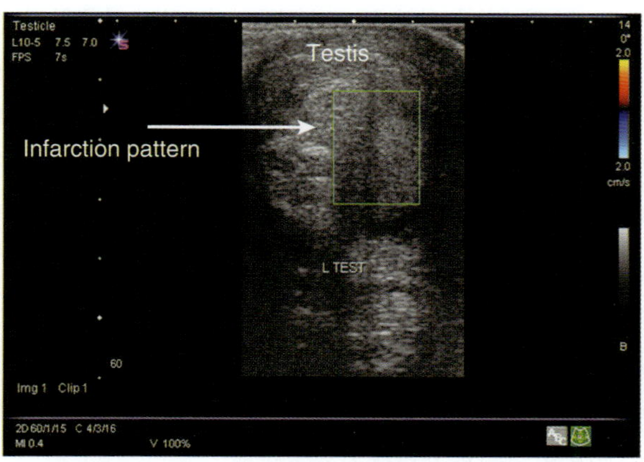

Figure 31.12 고환 꼬임. 혈류 흐름이 없으며, 이질적인 에코결(echotexture)과 경색 패턴(고에코)을 보이는 고환 꼬임이다.

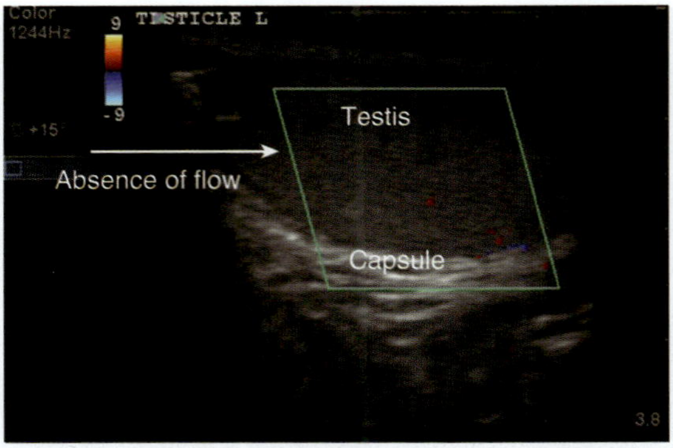

Figure 31.13 고환 꼬임으로 인하여 색조 도플러 검사에서 혈류 흐름이 없는 상태.

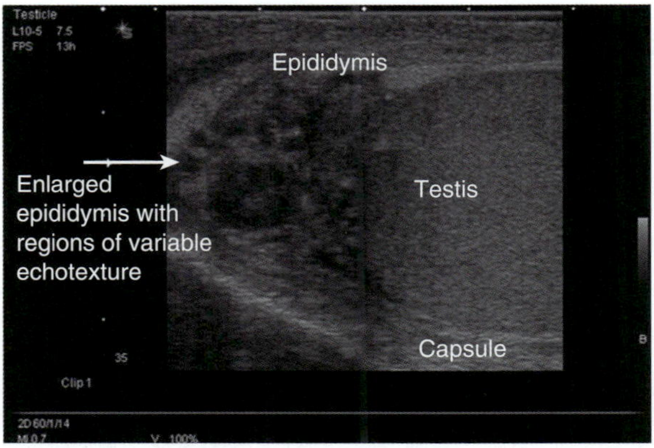

Figure 31.14 부고환염. 다양한 에코결(echotexture)을 가지며 상대적으로 커진 부고환(부고환염).

부고환염(Epididymitis)

부고환염을 가진 대부분의 환자들은 확진에 도움이 되는 일련의 초음파 소견을 보인다. 하지만 일부 환자에서는 위음성 또는 위양성 결과를 보일 수 있으므로, 부고환염을 진단하기 위한 응급 현장초음파 검사는 병력 청취(사춘기 이후 남성의 음낭 통증, 배뇨 장애 및 발열), 신체검진 그리고 혈액 및 소변 검사와 함께 시행되어야 한다. 2-D 초음파에서 부종으로 인하여 다양한 에코결이 보이는 병변이 있는 커진 부고환(> 17 mm)을 확인할 수 있으며, 부고환 머리가 가장 일반적으로 영향을 받는다(Fig. 31.14). 출혈로 인해 고에코로 보이는 병변들이 있을 수 있다. 비특이적 2차 소견들은 반응성 음낭수종 또는 고름 낭종(pyocele) 그리고 음낭벽비후(정상 범위 2–8 mm)이다(Fig. 31.15). 농양 형성으로 인해 부고환 내에 무혈성(avascular) 저에코성 주머니로 나타날 수 있다. 색조 혈류 도플러에서 부고환염은 정상 부고환과 비교하여, 증가된 혈류량과 혈관 분포를 보인다(Fig. 31.16, Video 31.6–31.7).[6–8] 음낭 염증을 확인하기 위한 색조 혈류 도플러의 민감도는 거의 100%이다.[9]

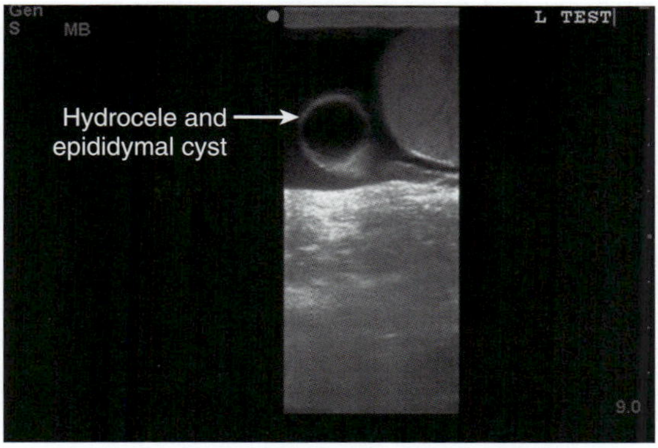

Figure 31.15 음낭수종. 반응성 음낭수종의 부고환염.

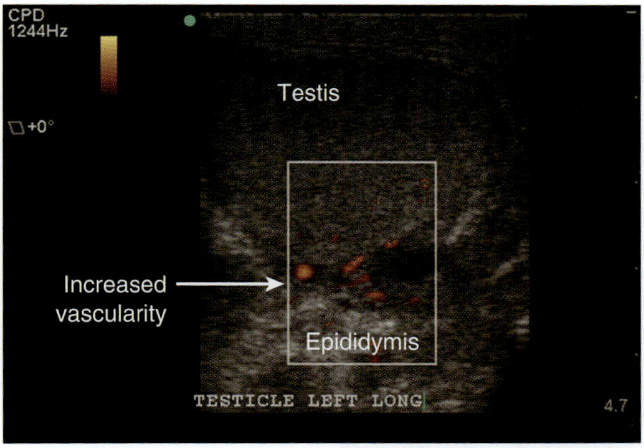

Figure 31.16 부고환염. 색조 혈류 도플러에서 증가된 혈류를 보이는 부고환염.

부고환-고환염(Epididymo-Orchitis)

부고환-고환염은 부고환에서 고환으로의 직접적인 감염으로 인해 발생한다. 전체 부고환염 환자의 약 20-40%에서 발생하며[10] 진단에 도움되는 여러 초음파 소견들이 있다. 부고환의 충혈은 부고환염에서 보이듯이 컬러 도플러에서 확인이 된다.[11] 고환은 균일한 에코결 손실과 함께 비대해지고 충혈되어 나타난다(Fig. 31.17-31.18, Video 31.8). 반응성 음낭수종으로 존재할 수 있다.[12] 심한 경우 부종이 혈류를 방해하고 고환염전과 유사한 경색 패턴으로 이어질 수 있다. 하지만 임상 병력, 지속적인 충혈 및 따뜻한 음낭은 염전보다는 부고환-고환염을 의미한다.

음낭 봉와직염(Scrotal cellulitis)

음낭의 연조직염은 비만, 당뇨병 또는 기타 면역 저하 환자에서 빈번하게 발생한다.[13,14] 초음파에서 음낭의 벽은 에코 발생이 증가하여 두꺼워져 보이며 컬러 도플러에서 혈관 흐름이 증가한 것으로 나타난다. 연조직염이 심하면 조약돌 패턴으로 보일 수 있다.[7] 농양이 발생한 곳에 무에코성 액체 저류가 모여 있는 격리된 소엽(septated lobules)으로 나타날 수 있다.[14] 이런 병변에는 낮은 수준의 내부 에코가 포함될 수 있다.

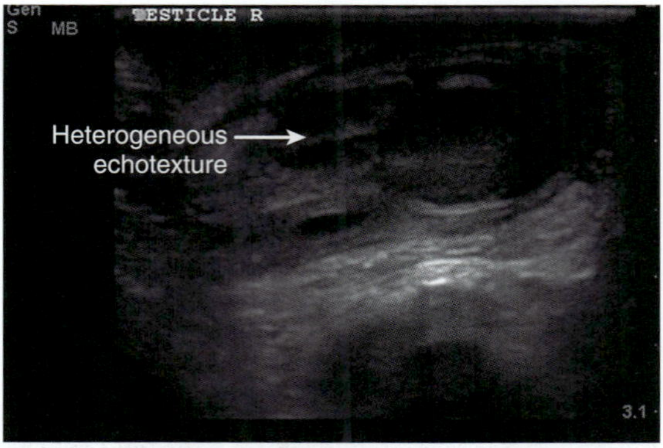

Figure 31.17 **부고환-고환염.** 고환의 불균질한 에코결(echotexture)을 보이는 부고환-고환염.

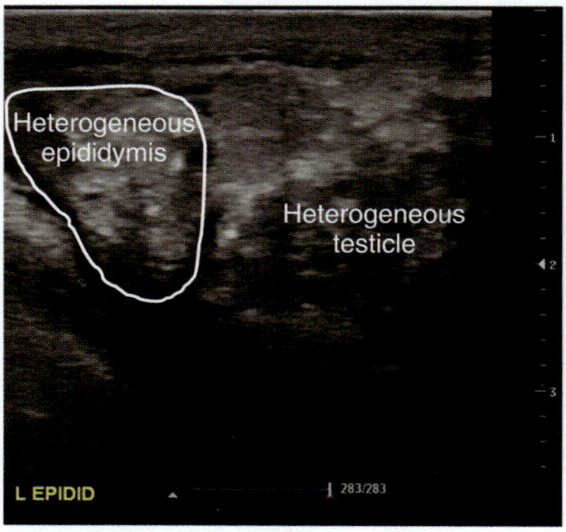

Figure 31.18 **부고환-고환염.** 부고환과 고환 모두의 불균질한 에코결을 확인할 수 있다.

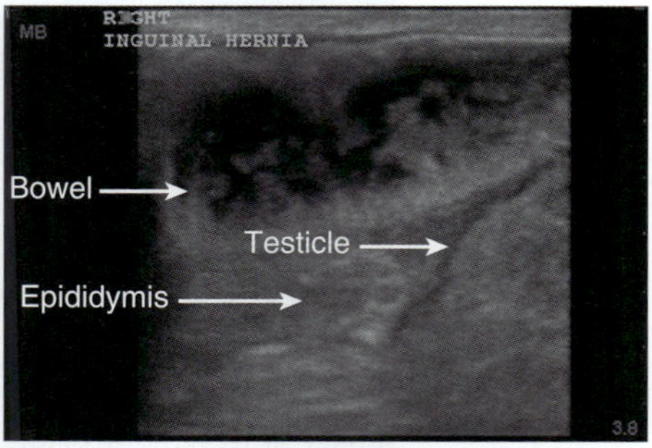

Figure 31.19 **서혜부 탈장.** 서혜부 탈장은 고환과 부고환에 인접한 소장에서 보인다.

서혜부 탈장(Inguinal hernia)

숙련된 의료진이 초음파를 이용하면 서혜부 탈장을 잘 진단할 수 있다. 민감도 97%, 특이도 75%, 양성 예측도는 93%까지 올라간다.[15] 초음파로 서혜부 탈장을 진단하는 두 가지 방법이 있다. 첫 번째 방법은 장과 음낭(hemiscrotum)을 구별하기 위해 선형 탐촉자를 사용하며, 이는 서혜부 탈장을 빨리 진단할 수 있다(Fig. 31.19, Video 31.9).

의료진의 경험과 더불어 좀 더 체계적인 방법(두 번째 방법)으로 감지하기 힘든 탈장을 진단할 수 있다. 첫 번째 단계로, 선형 탐촉자를 이용하여 가로면으로 하부 배벽 동맥(inferior epigastric artery, IEA)을 찾는다. 하부 배벽 동맥은 바깥엉덩동맥(external iliac artery) 부위 하외측으로 추적할 수 있고, 서혜부 구멍을 하부 배벽 동맥의 뿌리와 바깥엉덩동맥 사이에서 확인 가능하다. 서혜부 구멍에서 서혜관의 세로면 영상을 보기 위하여 탐촉자를 서혜부 인대 방향으로 평행하게 돌린다. 탈장 주머니(길쭉하고 한쪽 끝이 막힌 형태의 구조물) 또는 복부 지방을 구별하기 위해 서혜부 인대를 따라 길게 탐촉자를 놓는다. 탈장 주머니를 확인하고, 그 위치에서 탐촉자로 압박

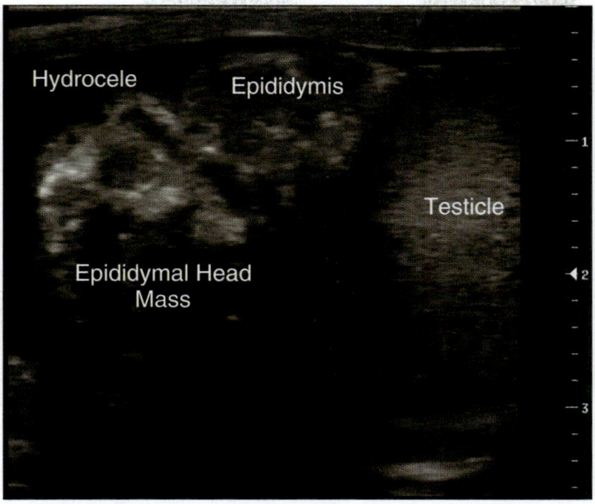

Figure 31.20 부고환 종괴 및 음낭수종(hydrocele). 부고환 머리부위 덩어리로 인한 반응성 음낭수종이 확대된 보기에서 보인다.

하면 임상적으로 불확실한 탈장과 확실하고 통증 있는 탈장을 구별할 수 있다. 경험 많은 의료진은 탈장의 정복 가능성을 예측할 수 있는 탈장의 목(hernia neck)의 크기를 잴 수 있으며 동시에 직접 서혜부 탈장과 간접 서혜부 탈장을 구별할 수 있는 정삭을 확인할 수 있다.

만약, 서혜부 탈장이 의심되는 상황에서 위의 방법으로 서혜부 탈장 주머니를 찾을 수 없다면 탈장이 유발되도록 자세를 취하게 한 후 검사를 시행하여야 한다. 환자의 복압을 올려(서 있게 하거나 발살바법 시행) 복부 지방이나 대장이 서혜관으로 밀리게 한 후 탈장 주머니가 나오게 한다.

음낭수종(Hydrocele)

음낭수종은 고환집막(tunica vaginalis)의 벽측(parietal layer)과 내측(visceral layer) 사이에 액체가 고이는 질환이며, 다양한 이유로 발생할 수 있다. 소아의 경우 음낭수종은 교통성 복막초상돌기(patent processus vaginalis) 때문에 발생하며 복강에서 음낭으로 체액이 이동하는 통로를 형성한다. 이로 인해 한쪽 또는 양쪽에 음낭수종이 발생할 수 있으며, 탈장 또한 발생할 수 있다. 일반적으로 음낭수종과 이로 인해 만들어진 통로는 생후 1년 이내에 없어진다.

남성에서 나이가 들면서 음낭수종은 감염, 염증, 외상 또는 악성 종양으로 인해 자주 발생한다.[16] 통증 없는 음낭수종이 양성으로 보일 수 있지만 악성 음낭수종은 고환 종양의 약 10%에 존재한다(Fig. 31.20).[17] 대부분의 음낭수종은 응급상황이 아니다. 그러나 음낭수종이 크면 고환의 관류가 손상될 수 있다. 대부분의 경우 음낭 초음파로 평가를 시작하고 환자의 후속 진료가 긴급으로 필요한지 아닌지 결정할 수 있다(Fig. 31.21, Video 31.10). 감염성 음낭수종은 격막들(septations)을 만들 수 있다(Fig. 31.22, Video 31.11).

덩굴정맥류(Varicocele)

덩굴정맥류 형성은 정맥의 판막 결함이나 근처 구조에 의한 정맥 압박으로 인해 발생할 수 있으며, 후자의 가장 흔한 원인은 신장 세포 암종이다. 덩굴정맥얼기(pampiniform plexus)의 확장된 정맥은 다중 저에코성 또는 무에코성의 확장

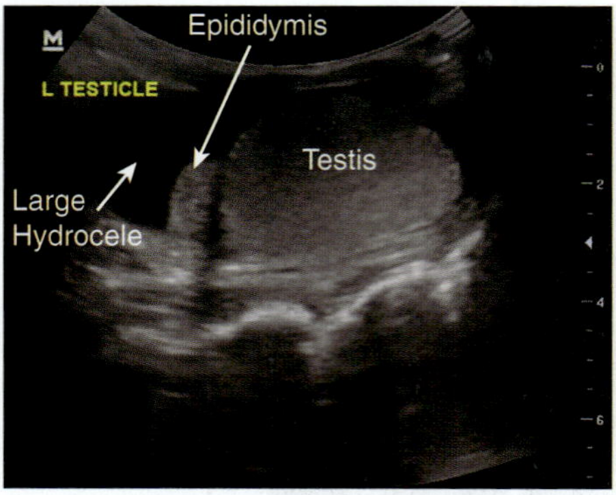

Figure 31.21 음낭수종. 고환 주위에 큰 음낭수종이 보인다.

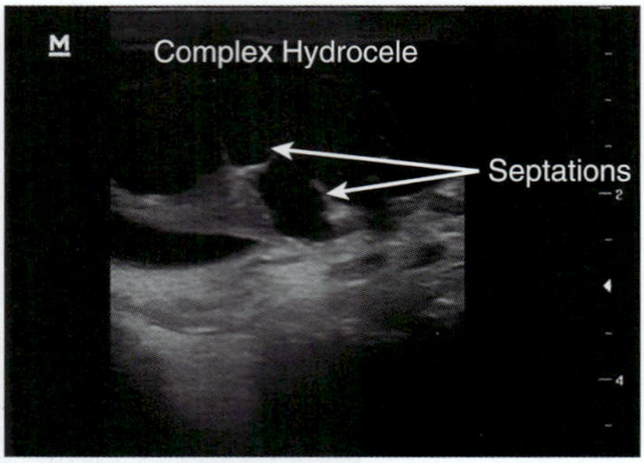

Figure 31.22 격벽이 있는 음낭수종.

된 관형 구조로 나타난다. 관의 직경은 0.5–1.5 mm의 정상 범위와 달리 2–3 mm보다 크다.[7,14] 덩굴정맥류는 왼쪽 생식샘 정맥(gonadal vein)으로부터 좌측 신장으로의 통로가 갑자기 90도로 꺾이기 때문에 왼쪽에서 더 자주 발생한다. 환자가 서 있거나 발살바법(Valsalva maneuver)을 하면 덩굴정맥류는 확장되어 컬러 도플러에서 혈류 증가를 보이고 스펙트럼 도플러에서 혈류 역전을 나타낸다.[7] 우측으로 누워 있는 경우 혈류가 증가하지 않거나 또는 바로 누웠을 때 혈류의 역전이 발생하지 않는다면, 하대정맥을 압박하는 후복막 악성종양을 배제하기 위해 추가 검사를 실시해야 한다.[18] 초음파 검사 시 조심해야 될 점은 탐촉자를 음낭 피부 주변에 과도하게 압력을 가하여 정맥 직경을 줄여 도플러 유속을 증가시키는 것이다(Fig. 31.23, Video 31.12).[19]

급성 음낭 외상(Acute scrotal trauma)

고환 둔상 외상은 스포츠 손상, 자동차 사고, 폭행 또는 말안장손상(straddle injury)으로 인해 발생한다. 초음파를 사용하여 정상적인 고환을 본다면 심각한 부상을 배제할 수 있다. 고환 외상은 체액 축적(혈액낭종, 음낭수종, 혈종), 고환 파열(골절, 파열) 또는 혈관 손상의 형태로 나타날 수 있다.

급성 혈액낭종(고환집막 내에 혈액이 고임)은 둔기 외상으로 인한 가장 흔한 음낭 손상 합병증이다.[8] 이러한 에코성의 고환 밖의 혈종은 주변 혈관들을 압박하여 혈류를 감소시킬 수 있으며, 고환을 괴사를 막기 위해 수술이 필요하다(Fig. 31.24, Video 31.13).[20] 급성 혈종은 이질적인 에코 발생의 주변 영역으로 나타난다.[21] 고환 종양의 10–15%는 외상이 약하더라도 외상 후 처음으로 혈종으로 나타난다는 것이다.[22] 혈종과 달리 이러한 종양은 컬러 도플러에서 흐름을 보인다.[4]

고환 골절은 백색막(tunica albuginea) 파열이 있든 없든 간에 실질 내에 선형의 저에코성 무혈

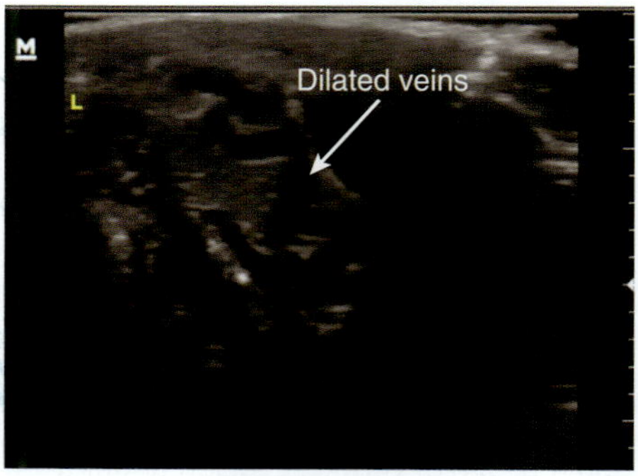

Figure 31.23 덩굴정맥류. 무에코 관형 구조로 나타나는 확장된 정맥을 확인할 수 있다.

관 영역으로 나타난다. 분리된 골절면은 17%의 사례에서만 보이는 것으로 보고되었다.[23] 일반적으로 백색막(tunica albuginea)은 고환의 윤곽을 이루는 에코 발생 선으로 보인다. 고환 파열에는 백색막 윤곽의 불연속성과 이질적인 실질 돌출(parenchymal extrusion)이 있다.[20] 고환 골절에 대한 초음파의 민감도와 특이도는 각각 50%와 75%이다.[21] 백색막(tunica albuginea)과 관련된 동맥의 파열도 발생할 수 있으며,[24] 무혈관성 부위로 나타난다.[25] 백색막 파열의 경우 압력 고환의 괴사, 위축 및 고환 절제술을 예방하기 위해 수술이 필요하다.[26] 처음 72시간 내에 수술을 하면 화복율은 80%이다.[27] 반대로, 파열되지 않은 작은 혈종은 보존적 치료도 가능하다.[25]

고환 염전은 최대 20%의 사례에서 외상이나 신체 활동과도 관련이 있다.[28] 이는 고환올림근(cremaster muscle)의 강력한 수축으로 인해 발생할 수 있다.[20] 초음파 소견은 고환 염전에 대해 이전에 설명한 것과 비슷하다.

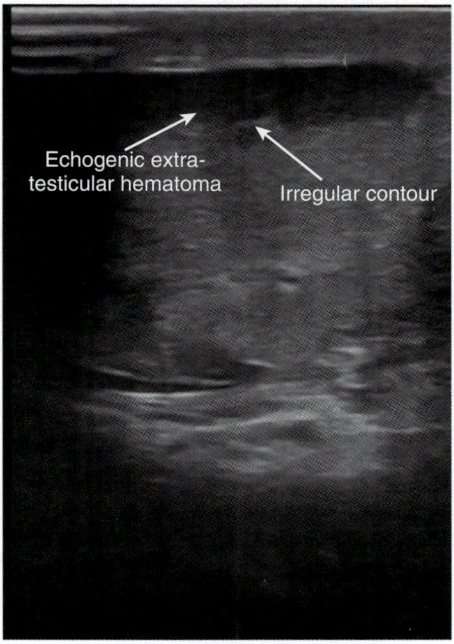

Figure 31.24 혈액 낭종. 혈액 낭종은 고환 근처에서 백색막의 외상성 손상으로 보인다.

요점 정리

- 고환 초음파 검사를 수행하려면 색조 파워 도플러 및 간헐파형 도플러 초음파에 능숙해야 한다. 고환의 저속 혈류를 평가하기 위해 컬러 파워 도플러가 선호된다.
- 항상 병변이 없는 쪽의 고환을 먼저 검사하여, 병변이 있는 쪽과 비교할 기준을 만든다.
- 급성 음낭 통증의 가장 흔한 세 가지 원인은 고환 염전, 부고환염, 서혜부 탈장이다. 정맥과 동맥 혈류는 염전으로 인해 일반적으로 감소하거나 없는 반면, 부고환염에서는 혈류 증가가 나타난다.
- 서혜관(inguinal canal) 또는 음낭 안에 장(bowel) 또는 전복막 지방층(preperitoneal fat)을 탐지하기 위하여 집중 초음파 검사를 시행하면 감돈된 서혜부 탈장을 신속하게 탐지할 수 있다. 비감돈 탈장(Nonincarcerated hernias)은 동적 평가 방법(서 있는 방법, 발살바법)을 사용하여 감지할 수 있다.
- 종종 응급 상황은 아니지만 악성 음낭수종은 고환 종양의 약 10%에 존재하므로 음낭수종을 철저히 평가해야 한다. 마찬가지로, 고환 종양의 10–15%는 외상이 경미하더라도 외상 후 처음으로 혈종으로 나타난다.
- 정상적인 소견을 인식하고 정상적인 소견이 항상 병리학적 증상이 없는 것과 동일하지 않다는 것을 기억해야 한다. 통증이 지속되거나 진단이 불확실한 경우 방사선과 및 비뇨기과 전문의에게 의뢰한다.

CHAPTER 32

복통

Abdominal Pain

John Eicken ▪ Patricia C. Henwood

:: 이지한

핵심 포인트

- 혈역학적으로 *불안정한* 상태의 복통 환자에 대한 응급 현장초음파 검사 시 출혈성 질환을 먼저 고려해야 하며 이후 감염성 질환을 검사해야 한다.
- *안정* 상태의 복통 환자에 대한 응급 현장초음파 검사는 시간에 민감한 응급 상황 감지에 중점을 두고 환자의 병력, 검사 및 연령을 기반으로 한 병인에 초점을 맞춰야 한다.
- 복통을 호소하는 소아에게 초음파는 가장 우선적으로 시행되는 검사인데 이는 대부분의 소아 복통의 원인 질환을 방사선 피폭에 대한 염려 없이 안전하고 효과적으로 진단할 수 있기 때문이다.

배경

갑작스런 복통을 호소하는 환자의 검사에서 현장 초음파는 필수적인 검사가 되었다. 의료진은 환자의 병력과 신체 검사 소견과 응급 현장초음파 결과를 통합하여 진단과 치료 계획을 수립해야 한다. 응급 현장초음파는 즉시 침상 곁에서 이용 가능하여 시간과 인적 자원이 절약되고 방사선 피폭과 조영제 부작용에 대한 염려가 없다.[1]

응급 현장초음파를 통해 광범위한 복부 질환의 다양한 병리를 진단하거나 뒷받침 할 수 있는데, 복부 대동맥류 또는 복부대동맥 박리, 복수, 충수돌기염, 요로결석 또는 담석, 급성 담낭염, 장 폐쇄, 자궁관 난소 농양, 자궁외 임신, 난소 염전, 난소낭종 파열, 복벽 농양, 장중첩증, 장 파열 등의 질환 이외에도 수많은 질환에 대한 검사가 가능하다(Fig. 32.1).

이전의 장에서 응급 현장초음파를 이용하여 영상을 얻는 법과 해석하는 기술에 대해 다루었다(Fig. 32.1). 이 장에서는 갑작스레 복통을 호소하는 환자에게 최초 검사로 응급 현장초음파를 적용하여 다른 결과들과 통합하는 것을 개념화하는 것에 대해 논의하고자 한다. 복부 현장 초음파를 시행하는 의료진은 한 군데의 복부 장기만을 집중적으로 보거나 여러 복부 장기들을 조합하여 검사할 수 있다. 이 장에서는 복통을 호소하는 환자를 검사할 때 혈역학적으로 안정된 경우와 불안정한 경우로 나누어 가장 중요하게 확인할 것들에 대해 살펴보겠다.

불안정한 환자(Unstable patients)

혈역학적으로 불안정한 복통 환자에서 현장 초음파는 몇 가지 질환에만 초점을 맞추어야 하는데 이러한 질환들에서 응급 현장초음파 결과는 치료 결정을 극적으로 바꿀 수 있다. 이 경

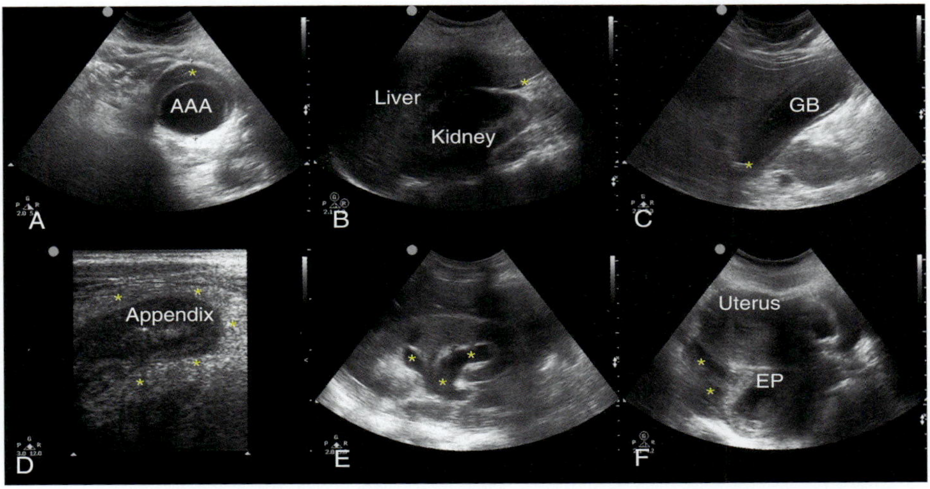

Figure 32.1 응급 현장초음파를 통하여 진단된 복통 환자의 병리. A. 복부대동맥류. 5 cm 크기의 혈관벽 혈전을 포함한 복부 대동맥류(별표). B 혈복강. 간열상으로 인해 모리슨 오목(Morison's pouch) 내 액체가 관찰된다(별표). C. 급성 담낭염. 담낭(*GB*)벽의 비후, 담낭주위 액체 그리고 담낭 경부(별표)에 잠복한 담석에 주목해야 한다. D. 급성 충수돌기염. 충수돌기 주위 지방 가닥(별표)이 고에코로 보이고 충수 끝은 이로 둘러싸여 있다. E. 폐쇄성 요로병증. 폐쇄성 요로결석 환자에서 경증에서 중등도의 수신증을 보이는 확장된 신우와 신배(별표) 내의 무에코성 신호. F. 파열된 자궁외 임신(*EP*)으로 자궁 뒤쪽에서 자궁외 임신이 보인다. 혈복강을 나타내는 복합성 액체 저류가 관찰된다(별표).

우 초음파적 접근은 출혈원을 찾거나 감염원을 확인하는 두 가지 정도로 나눌 수 있다(Fig. 32.2).

출혈

불안정한 상태의 복통 환자에 대한 검사는 혈복강을 찾는 것에서 시작되는데 이는 FAST (focussed assessment with sonography in trauma)를 통해서 가장 잘 이루어질 수 있다.[2] 대부분의 의사들이 불안정한 상태의 환자가 FAST 검사에서 양성이라면 즉각적인 수술적 치료가 필요함을 알고 있지만 혈복강은 비외상성 원인으로도 생길 수 있으며 이러한 원인들에는 자궁외 임신이나 난소낭종의 파열, 대동맥이나 장간동맥의 동맥류 질환, 항응고제를 사용하는 경우, 혈액질환 또는 종양 관련 질환 등이 있다.[3] 모리슨오목(Video 32.1), 비장 주위 공간(왼쪽 횡경막하 공간)(Video 32.2) 또는 골반(Video 32.3)에 체액 저류가 관찰되면 수혈을 포함한 적극적인 소생술을 즉시 시행하면서 수술적 치료를 준비해야 한다.

하지만 FAST 검사의 민감도가 제한적이므로 의사들은 초기 FAST 검사의 음성 소견이 외상성 복강내 손상을 확실히 배제하지 못 한다는 것을 인지해야 한다.[4] 초음파는 후복막 공간을 평가하는데 그 유용성이 제한되므로 연속적인 FAST 검사에서 음성이지만 복강내 출혈이 의심되는 경우 컴퓨터 단층 촬영(CT)을 시행하여야 된다. 병원 입원 후 24시간 이내에 반복된 FAST 검사 시행은 복강내 손상에 대한 민감도를 높이는 것으로 나타났으며 이는 즉각적인 CT 검사가 어려운 환경에서 유용하다.[5]

복강 내 출혈 환자들에게 현장 초음파를 시행할 때에는 복부 대동맥류에 대한 검사도 포함되어야 하며 이를 뒷받침하는 여러 연구가 있다(Video 32.4).[6] 복부 대동맥류가 파열되면 대개 후

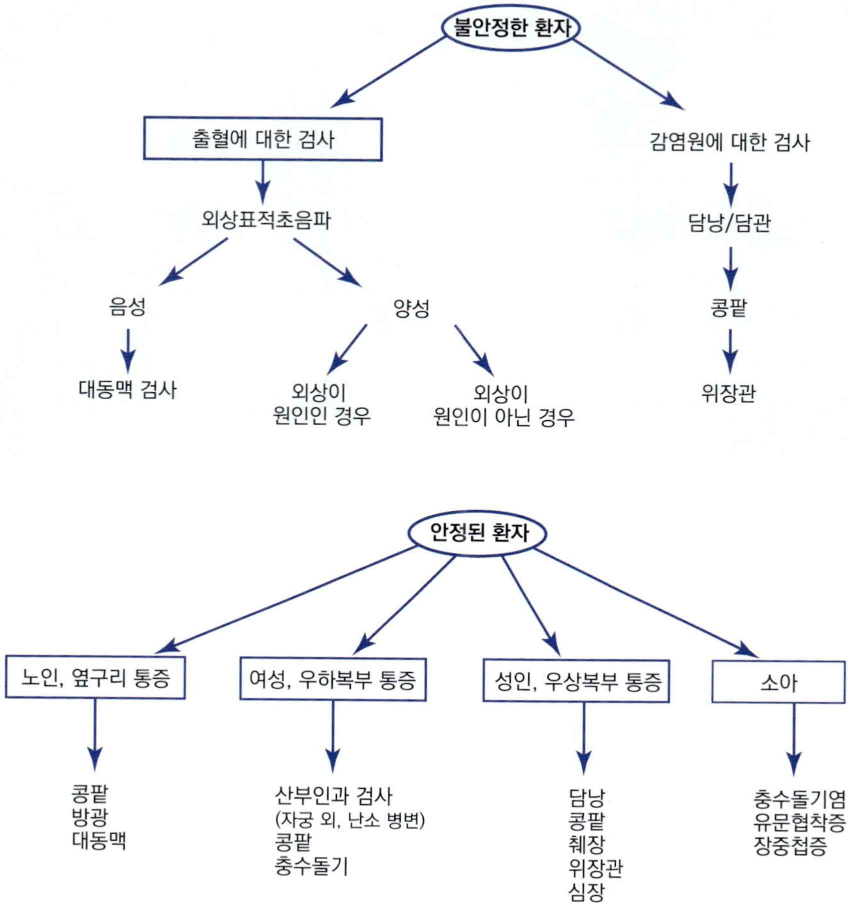

Figure 32.2 복통을 호소하는 불안정한 환자와 안정된 환자에서 제안되는 응급 현장초음파 접근법.

복막 출혈을 보이기 때문에 응급 현장초음파는 복강 내 출혈을 찾아내기보다는 확장되고 박리가 진행된 복부 대동맥(Video 32.4)을 찾는 데 집중해야 한다. 파열이 임박하거나 의심되는 복부 대동맥류를 신속하게 진단함으로써 즉각적으로 적절한 치료를 할 수 있는데 이것이 이루어지지 않을 경우 여러 가지 광범위한 질환을 감별해야 하는 어려움이 생긴다.[7,8] 복부 대동맥의 검사는 횡경막에서부터 시작하며, 분지되어 총 장골동맥으로 이르는 지점까지 장축과 단축 모두를 확인해야 한다. 복부 대동맥의 직경이 3 cm를 넘으면 복부 대동맥류로 간주하는 반면에 4.5 cm 미만에서 파열은 흔하지 않은데 의료진은 의학적 결론을 내리는 데 있어서 초음파 소견과 전체적인 임상 양상을 고려해야 한다.

환자의 인구 통계학적인 특징은 불안정한 환자를 평가하는 데 있어 중요하다. 예를 들면 젊은 여성은 복부 대동맥류보다 파열된 자궁외 임신의 가능성이 매우 높지만, 노인 환자의 경우는 그 반대이다. 따라서 임상의의 진단적 접근은 환자 각각의 특징에 따라 개별적으로 이루어져야 한다.

감염

응급 현장초음파는 패혈성 쇼크 상태의 불안정한 환자에서 감염원을 찾아내는 데 중요한 역할을 할 수 있다.[9] 급성 담낭염은 비후된 벽(Video 32.6), 담낭주위 액체 저류, 담석(video 32.7–32.8) 그리고 초음파적 머피징후(Murphy's sign) 등의 징후를 확인해야 한다. 총담관의 확장 소견이 보인다면 급성 담관염이 의심되는 환자로 진단할 수 있으며 대부분 담석에 의한 경우가 많다. 요로결석이 보이거나 혹은 보이지 않는다고 해도 단측성 수신증은 신우신염과 연관된 폐쇄성 요로질환을 의미할 수 있다(Video 32.9). 복강 내 농양, 천공성 충수돌기염, 소장 폐쇄, 기복증 등도 응급 현장초음파로 확인할 수 있으나 그 질환들을 배제할 수는 없다. 그러나 이러한 상태 중 하나라도 발견하면 즉각적인 항생제 투여, 확증적 영상의 시행 및 수술적 치료를 위한 협진 등을 하는 데 있어서도 응급 현장초음파의 도움을 받을 수 있다.[10–14]

안정된 환자(Stable Patients)

응급 현장초음파는 안정된 상태의 복통환자에서 감별 진단해야 할 질환을 줄이고 신속한 치료를 가능하게 한다.[15] 응급 현장초음파가 가장 도움이 될 수 있는 4가지 환자에 대한 일반적인 접근 방법을 살펴볼 것이다. 성인의 우상복부, 우하복부, 옆구리 통증과 소아에서의 복부 전반에 걸친 통증이 그것이다(Fig. 32.2 참조).

옆구리 통증

성인 옆구리 통증의 감별 진단에 양성 질환(근육 염좌), 급박한 질환(콩팥 산통), 생명을 위협할 수 있는 질환(대동맥 박리 및 복부 대동맥류 파열) 등을 포함한다.

한쪽 옆구리 통증을 호소하는 환자를 초음파로 검사하면 폐쇄성 요로결석으로 인한 수신증을 진단할 수 있다(Video 32.9). 단측성 수신증이 보이는 경우 혈뇨의 유무와 관계없이 복부 대동맥류나 다른 종괴에 의해서 외부적 압박으로 인한 것일 수도 있다는 점을 반드시 기억해야 한다. 복부대동맥류의 가능성이 있는 환자를 검사할 때는 가능성을 항상 염두에 두고 복부 대동맥을 반드시 확인하여야 한다. 콩팥 산통의 가능성이 높은 환자에서 초음파가 합리적인 1차 영상기법이다. 비만이나 임신이 아니며, 신장 이식이나 투석 병력이 없는 환자의 경우 초기 영상 기법으로 초음파의 사용이 CT 영상을 촬영한 환자와 비교하여 부작용 발생이나 통증 정도, 응급실 재방문, 혹은 입원 등에서 큰 차이 없이 누적 방사선 노출과 응급실 체류 기간을 크게 감소시키는 것으로 나타났다.[16,17]

소변 저류를 보이는 환자를 검사하면 의료진은 약물 부작용 또는 전립선 비대증으로 인한 방광 출구 폐쇄로 인한 양측성 수신증을 진단할 수 있다(Video 32.10). 농뇨와 옆구리 통증을 보이는 환자에서 콩팥을 초음파로 확인하여 폐쇄의 증거, 결석 및 농양 등이 관찰되면 추가적인 중재시술이나 영상검사의 시행을 고려해야 한다. 복통이나 옆구리 통증을 호소하면서 갑작스런 소변량의 감소를 보이는 환자에서 방광 초음파를 이용하여 배뇨 후 잔뇨량을 측정하면 소변 생성이 감소한 것인지, 급성 요폐색인지를 감별할 수 있다.

우하복부 통증

우하복부 통증을 일으킬 수 있는 병인은 다양하며 초음파 검사를 통해 몇 가지의 가능한 원인에 대해 신속하게 검사할 수 있다.[18] 우하복부에 국한된 갑작스럽고 극심한 통증을 호소하는 여자 환자는 파열된 자궁외 임신과 난소 염전이 가장 먼저 감별해야 할 질환이다(Video 32.11). 초음파는 이 두 가지 질환에 대한 가장 우선적인 검사 방법이며 출혈성 난소 낭종이나 난소 종괴와 같은 덜 응급한 원인 질환도 진단할 수 있다.[19]

갑자기 발생한 우하복부 통증이 서혜부로 방사되거나 옆구리에서부터 퍼지는 양상이라면 폐쇄성 요로결석으로 인한 수신증의 소견을 관찰하기 위해 신장 부위 초음파 검사의 시행이 고려되어야 한다. 산통을 호소한다는 점에서는 난소 염전도 비슷한 증상을 나타내며 난소로 흐르는 혈류가 감소하거나 거대 낭종이 관찰된다면 난소 염전의 가능성이 높지만 정상적인 혈류가 관찰되고 난소 낭종이 없다고 해서 난소 염전을 배제할 수 없다. 그러므로 임상적으로 의심되는 경우 간헐적 혹은 지속적인 난소 염전에 대한 부인과적 평가가 시행되어야 한다.

우하복부에 국소화하면서 점진적으로 악화되는 통증을 호소하는 환자는 충수돌기염에 대한 검사가 진행되어야 한다(Video 32.12). 충수 돌기에 대한 초음파 검사는 비만이나 장내 가스로 인해 제한적이지만 응급 현장초음파를 우선적으로 시행하여 CT 촬영으로 인한 방사선 피폭을 피할 수 있고, 검사에서 염증이 있는 충수돌기가 확인된다면 신속한 치료 역시 응급 현장초음파를 통해 유도할 수 있다.[20,21]

우상복부 통증

우상복부 또는 명치부위 통증은 광범위한 감별진단이 필요하다. 담낭은 안정된 환자에서 합리적인 검사 시작점으로 응급 현장초음파를 통해 쉽게 평가된다. 27장에서 검토한 바와 같이, 현장검사에는 담석, 담낭벽의 비후, 담낭주위 액체 저류, 총담관 크기 측정 그리고 초음파적 머피징후(Murphy's sign) 등의 징후를 관찰하는 것이 포함된다. 담석 산통, 급성 담낭염, 총담관결석 그리고 급성담관염 등은 응급 현장초음파를 통해 신속하고 효과적으로 진단할 수 있다.[22,23] 신장 초음파를 통해 통증의 원인으로 결석이나 감염의 증거를 확인할 수 있다. 췌장 초음파도 시도될 수 있으며 췌장염을 진단하는 데 도움이 된다. 장내 가스로 인해 췌장이 가려지더라도 큰 췌장 낭종이나 가성낭종은 관찰될 수 있다 (Videos 32.13–32.14).[24]

소아복통

초음파는 방사선 피폭으로부터 안전하기 때문에 소아 환자에게는 초기 검사로서 가장 유용한 영상 검사법이다.[25] 초음파 검사는 복통을 호소하는 소아가 급성 충수돌기염이 의심되는 경우 초기 검사로서 반드시 고려되어야 한다.[26–28] 임상 평가 또는 소아 충수돌기염 점수 등을 통합하면 초음파 결과가 음성이거나 모호할 때 환자 치료를 결정하는 데 도움이 될 수 있다.[29] 응급 현장초음파 검사를 시행함으로써 진단이나 외과적 협진 의뢰, 수술실 배치를 더욱 신속하게 할 수 있다.

응급 현장초음파는 소아의 다른 위장관 질환들, 특히 구토증상을 보이는 영아 등에 유용하게 사용된다. 생후 6개월 이하의 구토하는 영아라면 유문 협착증이 고려되어야 하는데 과증식한 유문의 증거를 초음파로 진단하여 확진할 수 있다.[30] 장중첩증이 의심되는 영아나 유아에서 초음파는 초기 검사로서 단순 촬영보다 더 선호되며[31] 일차 의료진에 의해 효과적으로 시행될 수 있다.[32–34] 장중첩증은 소아집단에서 더 많이 발생하지만 성인에게도 나타날 수 있으며 응급 현장초음파로 진단할 수 있다.[35] (소아 및 신생아의 응급 현장초음파 적용에 대해서는 Chapter 47, 48 참조)

결론(Conclusion)

응급 현장초음파는 복통을 호소하는 안정된 환자 및 불안정한 환자를 평가하는 데 매우 많은 정보를 제공한다. 또 출혈과 감염 또는 폐색의 진단에 사용될 수 있을 뿐 아니라 응급 현장초음파 검사는 기복증,[12] 장폐쇄,[36] 복벽 질환,[37] 대동맥 박리[38] 등의 진단 및 진단적 또는 치료적 복수 천자[39]의 시술 유도 등에 사용할 수 있다. 복통을 호소하는 환자를 평가할 때, 응급 현장초음파를 조기에 적용함으로써 방사선 노출을 피하면서 진단 능률을 향상시킬 수 있다.

요점 정리

- 복통환자의 초기 평가 시 초음파 기계를 침대 옆으로 가져간다. 병력 수집과 동시에 응급 현장초음파 검사를 시행할 수 있다.
- 불안정한 환자는 영상의학과로 이송하는 것이 위험하고 치료가 지연될 수 있으므로 응급 현장초음파를 통한 즉각적인 평가가 도움이 된다.
- 응급 현장초음파 검사는 다른 임상 정보와 통합하여 특정 병리를 진단하거나 배제할 때 특히 효과적이다. 특정 진단의 가능성을 줄이는 임상적 유용성은 다른 진단의 가능성을 높이는 것만큼 유용할 수 있다.
- 응급 현장초음파는 복부 영상 촬영에 대한 목표 지향적 접근 방식이다. 복통의 광범위한 감별진단은 가능한 모든 진단 고려 사항을 효과적으로 다루기 위해 다른 영상 촬영 방식과 함께 응급 현장초음파를 사용한다는 것을 의미한다.

CHAPTER 33

외상 초음파

Trauma Ultrasound

Patrick Murphy ▪ W. Robert Leeper

:: 이지한

핵심 포인트

- EFAST (extended focused assessment with sonography in trauma, 확장 외상 표적 초음파) 검사는 둔상 및 관통상, 그리고 혈역학적으로 안정된 경우와 불안정한 경우 모두에 대한 1차 평가의 필수 검사이다.
- EFAST는 우상복부, 좌상복부, 그리고 골반 창을 통해 복강 내 출혈을 확인하고, 흉골하 창으로 혈심낭을, 흉부 및 흉막 초음파로 기흉과 혈흉 유무를 신속하게 평가하는 과정으로 이루어진다.
- 둔상으로 혈역학적 불안정이 유발될 정도의 출혈이 축적될 수 있는 해부학적 위치는 *흉부*, *복부*, *골반*, *대퇴골*, *외부 출혈*의 다섯 군데밖에 없다. 골반강의 출혈은 다른 부위의 출혈들에 비하여 더 진단하기가 어려울 수 있고, EFAST도 후복막 출혈을 확인하기에는 민감도가 떨어진다.

배경

많은 연구를 통해 흉복부 외상에서 초음파의 유용성이 입증되었다.[1-3] 이전 장에서 확장 외상 표적 초음파의 개별 구성 요소인 흉막, 심장 및 복부 평가에 대한 근거와 검사 술기들을 다루었다. 이 장에서는 다음의 4가지 주요 외상 유형에 대한 종합적인 알고리즘으로 임상 시나리오에 적용해 확인해 보겠다.

1. 불안정 관통상(unstable penetrating trauma)
2. 불안정 둔상(unstable blunt trauma)
3. 안정 관통상(stable penetrating trauma)
4. 안정 둔상(stable blunt trauma)

이번 장에서는 이러한 네 가지 주요 외상 유형 외에도 응급 현장초음파의 고유한 적응증 및 초음파 소견, 함정 및 적용이 존재하는 특수한 상황을 소개하고자 한다. 이러한 특수 사례를 통해 각 상황에 대한 개별 고려 사항을 강조하고자 한다.

일반적인 원칙들(General Principles)

전문 외상소생술(advanced trauma life support, ATLS)은 외상 처치에 있어서 표준적이고 통합된 원칙이다. ATLS 10판에서 초음파는 1차 평가의 "보조" 검사로 고려한다.[4] 하지만 현장 초음파가 흉부 청진 같은 전통적인 1차 평가 방법보다 우수하다는 점을 고려할 때, 많은 외상 의료진들은 초음파를 1차 평가의 통합된 구성 요소로 간주해야 한다고 주장하며, 이는 초음파 교육을 받은 대부분의 의료진들이 실제로 수행하는 방식을 반영한다. 이 장에서는 초음파가 1차 평가의 ABC에 완전히 통합되어 있다고 가정하는 사례와 접근 방법을 제시한다.

외상을 '안정'과 '불안정'으로 구분하는 것은 매우 중요하지만 어떻게 구분할 지에 대하여는 논쟁의 여지가 있다. 이 장의 목적에 따라 구분하자면, '불안정'이란 생명을 위협하는 상태, 즉 협착음(stridor), 심한 호흡곤란(severe dyspnea), 깊은 혼수(dense coma), 심한 외상성 출혈(significant external trauma) 또는 혈역학적으로 안정시키기 위한 치료에 반응이 없는 경우를 의미한다. 외상 초음파는 안정군과 불안정군에서 각기 다른 의미를 가진다. 불안정한 환자군에서는 초음파로 즉각적인 의사 결정과 중재를 통해서 생명을 구하는 의미가 있고, 안정적인 환자군에서는 신속하게 치료를 시작하고, 불필요한 검사를 줄이며 의료진을 교육하는 데 의미가 있다.

외상 표적 초음파(focused assessment with sonography in trauma, FAST)는 원래 복강내 출혈(우상복부, 좌상복부 및 골반 창)과 혈심낭(흉골하 창)을 평가하기 위하여 고안되었지만[4] 나중에는 기흉, 혈흉에 대한 평가를 포함하도록 검사 범위가 확대되었다. 그래서 흉막, 심낭, 복강 내에 생명을 위협하는 손상이 있는지를 평가하는 이 복합적인 검사를 확장 외상 표적 초음파 또는 EFAST 검사라고 부른다. 다음 4가지 사례를 통해 치명적인 손상을 입은 환자들의 치료에 EFAST를 시행하는 과정을 살펴보겠다.

사례 1: 불안정 관통상 (Unstable penetrating trauma)

23세 남성이 상복부 자상으로 응급실을 방문하였다. 내원 당시 혈압은 90/40이었고, 심박수는 분당 115회였다. 의식은 명료하고 지남력은 정상이며 의사 소통에 문제가 없었다. 상복부 상처가 열려 있었다(Fig. 33.1).

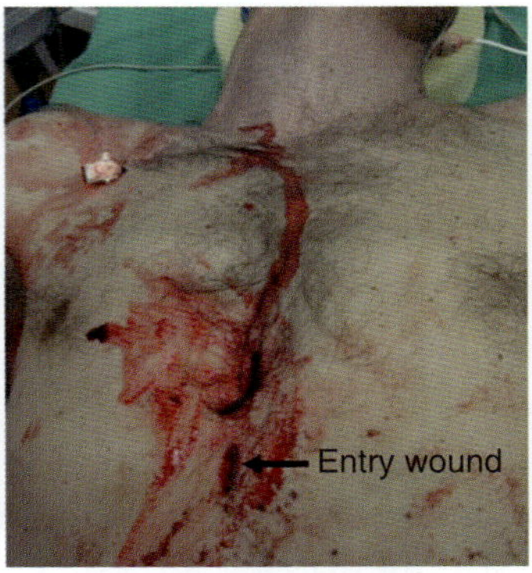

Figure 33.1 상복부 관통상.

A (airway, 기도). 기도는 즉시 평가되어야 한다. 삽관 할 때 마취 유도 약물로 인해 혈역학적 변화가 우려된다면 기관 삽관을 미루는 게 나을 수도 있다. 초음파는 삽관된 기관 튜브의 위치 확인이나 드물게 윤상 갑상막 절개 등의 외과적 기도 확보를 위한 평가에 사용할 수 있다.

B (breathing, 호흡). 호흡은 그 다음으로 평가되어야 한다. 초음파를 이용하면 이동식 흉부 방사선 촬영으로 인한 지연 없이 환자 도착 즉시 중요한 정보를 얻을 수 있다. 기흉은 폐 포인트(lung point) (Video 33.1)가 관찰될 때 의심할 수 있고, 정상 폐 미끄럼(lung sliding) (Video 33.2) 또는 폐 실질에 B선(Video 33.3)이나 어떤 형태로든 비-A선 양상(non-A pattern)이 관찰되면 배제할 수 있다. 무호흡(apnea)이나 폐의 기포(bullae), 유착(adhesions) 같은 상태에서 폐 미끄럼이 발생되지 않을 수 있으나 불안정한 외상 환자의 경우 최종 진단 지연에 따른 이환율과 사망률 증가를 가져올 수 있으므로 폐 미끄럼이 보이지 않고 혈역학적으로도 불안정한 경우라면 즉시 튜브 흉강삽관(tube thoracostomy, TT)을 시행해야 한다.[5] 그 외에도 초음파를 이용하면 혈흉의 유무를 확인할 수 있고, 횡격막에서 폐의 아랫면

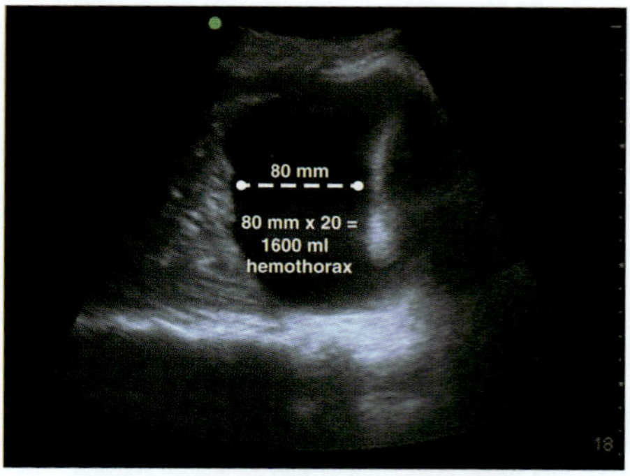

Figure 33.2 혈흉 양의 초음파 평가. 흉막삼출액의 양은 다음 공식으로 추정할 수 있다. 혈흉 양(mL) = 20 x 횡격막과 내장측 흉막(visceral pleura) 사이의 거리(mm)

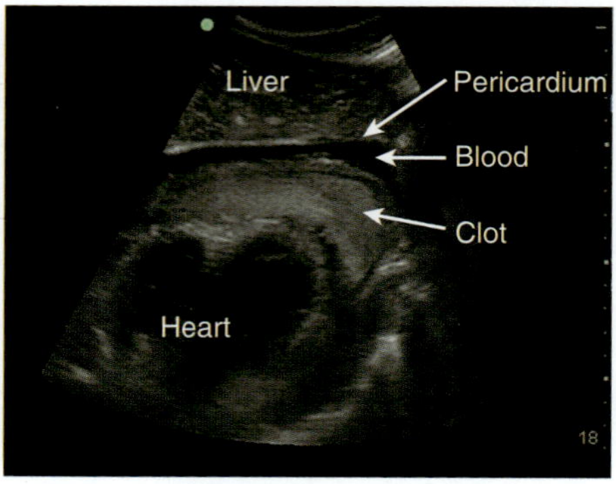

Figure 33.3 혈심낭. 관통상 후 검상하 창을 통해 관찰된 다량의 혈심낭. 심낭에 다량의 응고된 혈액에 주목할 것.

까지 거리를 밀리미터 단위로 측정해서 20을 곱하면 혈흉의 대략적인 양을 추정할 수 있다 (Fig. 33.2).[6] 혈흉이 확인되면 의료진은 흉강삽관 이전에도 혈액 및 혈장 투여를 시작할 수 있으며 수술적 치료를 준비할 수 있다. 초음파상 대량 혈흉(> 1,500 mL)이 예상될 때에 의료진은 수술실을 준비해야 하며 튜브 흉강삽관을 통한 배액량이 1,500 mL 이상인 경우에는 가능한 한 빨리 탐색개흉술을 시행하야 한다.

C (circulation, 순환). 순환은 숨겨진 출혈에 대한 평가를 한다. Fig. 33.1에 묘사된 것과 같은 상복부 관통상은 간이나 심근에 열상을 동반할 가능성이 있다. 심장 및 복부 초음파 검사를 통해서 이 두 가지 출혈의 원인을 신속하게 구별할 수 있다. 관통상에서는 검상하 심장 영상을 먼저 확인해야 하며 심낭액이 존재하는 경우 즉각적인 개흉술이나 흉골 절개술의 적응증이 된다(Fig. 33.3, Video 33.4). 하지만 혈심낭의 혈액이 좌측 혈흉 쪽으로 새어나가는 경우라면 심장 손상이 있음에도 불구하고 정상인 것처럼 보일 수가 있다. 그러므로 검상하 심장 영상이 정상으로 보이더라도 심장 주위의 상처와 다량의 좌측 혈흉이 보인다면 심장 손상을 배제하기 위해 추가적인 검사가 필요하다. 심각한 심장 손상이 감지될 경우 흉골 절제술로 신속하게 전환할 수 있는 수술실에서 심낭 창을 통해 검사를 진행하는 것이 가장 적절한 방법이다.[7]

EFAST의 복부 초음파 영상 3곳 중 한 곳에서라도 복강 내 저류된 삼출액(free fluid)이 감지되면 응급 개복술이 필요하다(Fig. 33.4). 관통 손상 후 불안정한 환자에서 EFAST 검사상 심낭 또는 복부 소견이 불분명한 경우에는 검상하 심낭 창(subxiphoid pericardial window)을 통한 침습적 검사를 시행하거나 또는 진단적 복강 흡인/세척술(DPA/DPL)을 시행해야 한다. 심낭 및 복부 초음파 검사 모두에서 음성 결과가 나오면 환자 안정성을 재평가하고 후복막 출혈 또는 비출혈성 쇼크 원인을 고려해야 한다(알고리즘, Fig. 33.5 참조).

사례 2: 불안정 둔상 (Unstable blunt trauma)

39세 남성이 사륜오토바이 전복사고로 지역 병원 응급실을 거쳐 외상 센터로 전원되었다. 항공 구급대에서 이송 도중에 환자 상태가 불안정해졌다고 보고하였다. 기관 삽관 및 기계 호흡 유지에도 불구하고 그의 동맥혈 산소 포화도는

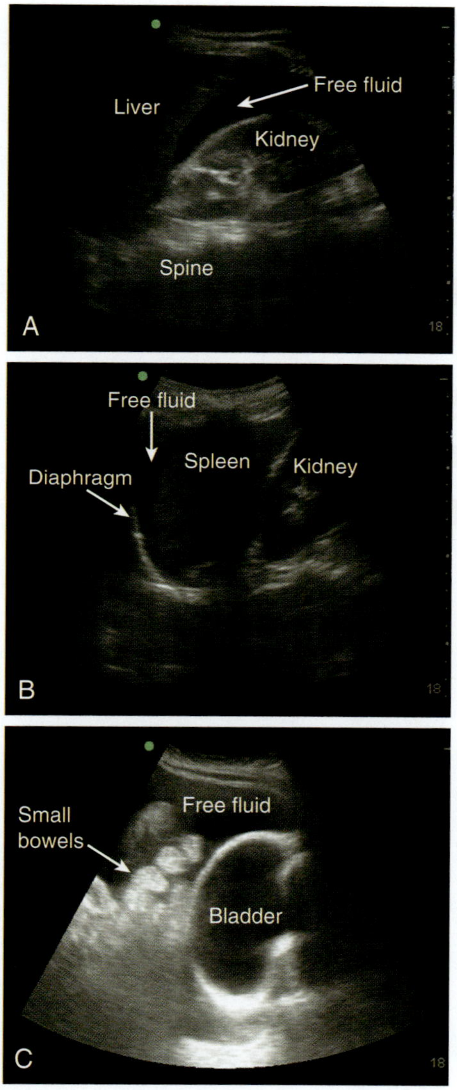

Figure 33.4 복부 유리액. A. 간과 신장 사이 공간(Morison's pouch)에 저에코를 보이는 유리액. B. 비장과 횡격막 사이에 저에코를 보이는 유리액. C. 장과 방광 사이의 골반 유리액

88~90% 수준이었고 심박수는 분당 90회, 혈압은 85/40으로 측정되었다. 다량의 수액을 투여하면 일시적으로 혈압이 상승하였다. 지역 병원의 응급실에서 제공한 흉부 방사선 사진은 Fig. 33.6과 같았다.

A (airway, 기도). 기도는 이미 다루어졌다. 초음파는 기관 삽관 튜브의 위치 확인을 위해 사용될 수 있다.[8]

B (breathing, 호흡). 호흡은 긴급하게 평가되어야 한다. 흉부 방사선 사진에서 좌측 흉부의 동요 가슴(flail chest)이 분명해 보인다. 그러나 이동용 장비로, 누워서 촬영한 단순 방사선 사진에서 기흉과 혈흉이 같이 있는지 평가하기는 어렵다. 초음파를 이용하여 "불안정 관통상" 알고리즘(Fig. 33.5 참조) 중 흉부 부분에 따라 적용하면 바로 기흉 또는 혈흉을 진단하고 치료하는 데 도움을 얻을 수 있다. 불안정 둔상 환자의 경우 횡격막 파열 가능성이 특히 고려되어야 한다. 하지만 영상 검사가 오히려 횡격막 파열을 기흉과 혈흉이 복합된 상태로 오인하게 만들어 튜브 흉강삽관(TT)을 잘못 시행하게 만들 수도 있다. 이러한 경우에서는 흉막 초음파에서 장이나 위장이 관찰되는지 주의 깊게 확인하고 필요시 신속한 개복술을 고려해야 한다. Video 33.5 및 33.6에 표시된 초음파 이미지는 Fig. 33.7에 표시된 흉부방사선 이미지와 함께 횡격막 파열을 보여준다. 위장관 손상을 방지하기 위해 횡격막 탈장 위쪽에서 튜브 흉강삽관술을 조심스럽게 시행했다.

C (circulation, 순환). 불안정 둔상 환자들에게서 가장 중요한 임무는 출혈을 찾아내고 멈추게 하는 것이다. 둔상으로 혈역학적 불안정을 유발할 정도의 혈액이 축적될 수 있는 곳은 해부학적으로 흉부, 복부, 골반, 대퇴골 및 외부 출혈 다섯 군데밖에 없다. EFAST 검사 중 심장과 흉막 부분을 스캔하면 원인으로서 흉부를 고려해야 하는지, 배제할 수 있는지 판단할 수 있다. EFAST 검사상 양성 소견이 보이면 개흉술이나 흉골 절개술이 필요하며, 양성인지 음성인지 확

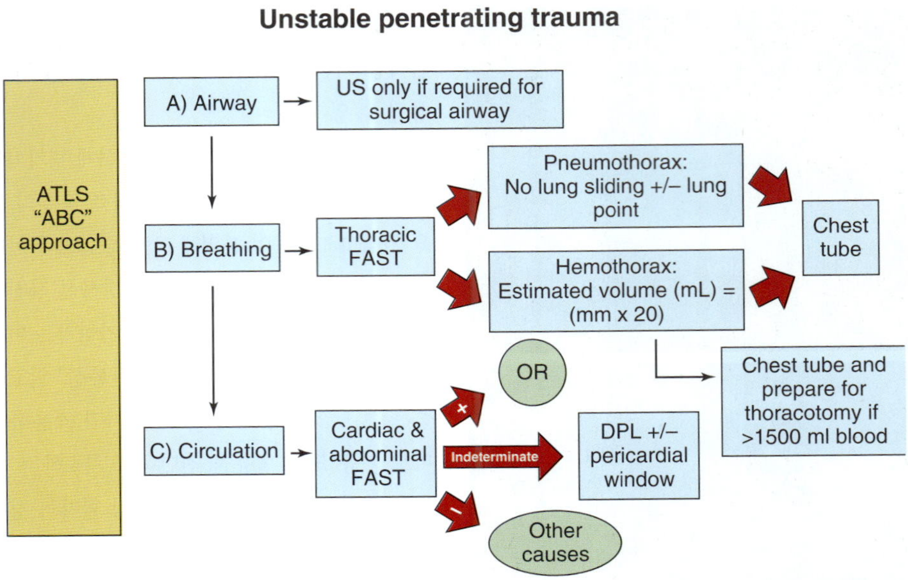

Figure 33.5 **불안정 관통상 알고리즘.** *ABC*: 기도, 호흡, 순환. *ATLS*: 전문외상처치술, *DPL*: 진단적 복강세척, *FAST*: 외상 표적 초음파, *OR*: 수술실, *US*: 초음파.

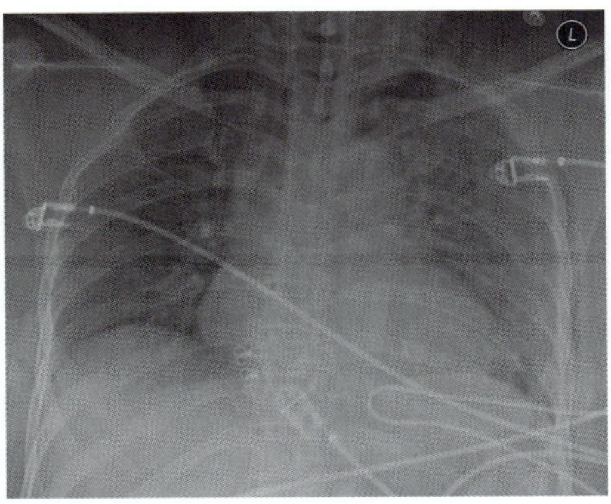

Figure 33.6 **동요가슴.** 이동형 흉부 방사선 검사에서 보이는 여러 개의 왼쪽 늑골 골절과 동요가슴.

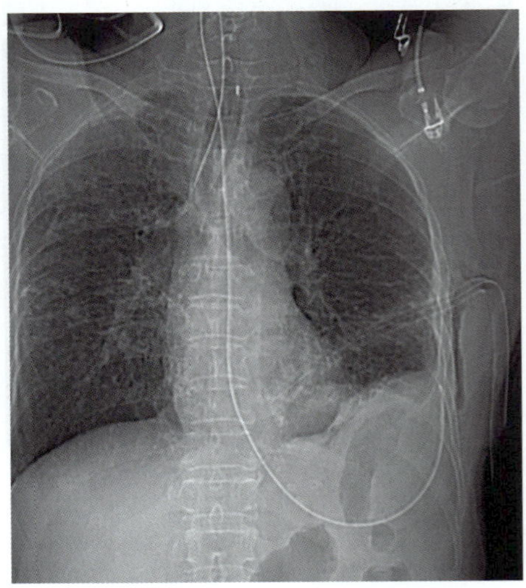

Figure 33.7 **외상성 횡격막 탈장.** 외상성 좌측 횡격막 탈장의 흉부 X-선 소견.

실하지 않다면 검상하 창(subxiphoid window)을 통해서 심장을 확인해야 한다. EFAST 검사 복부 부분에서 복강의 출혈은 잘 확인되므로(Fig. 33.4 참조), 양성 소견이 보이면 개복술을 시행해야 하며 확실하지 않다면 진단적 복강세척술(DPL)이 필요할 수 있다. 대퇴부 혈종과 동반된 대퇴골 골절이나 외부 출혈은 보통 신체검사에서 분명하게 나타난다. 그러나 골반과 후복막의 출혈은 진단하기가 훨씬 더 어려울 수 있고 초음파도 이를 확인하는 데에는 민감도가 낮은 편이다. Fig. 33.8은 응급 현장초음파 검사에서 후복

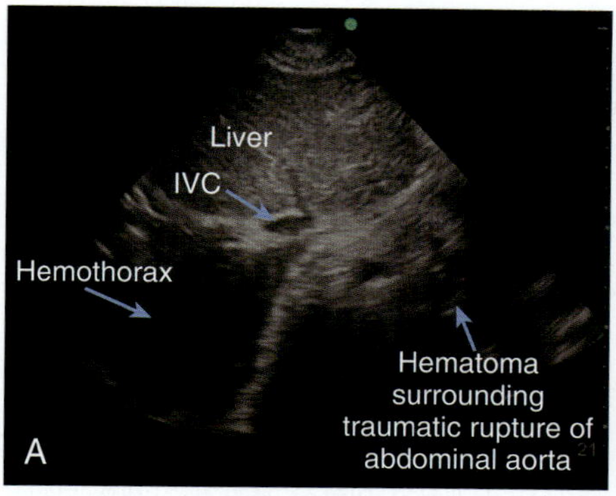

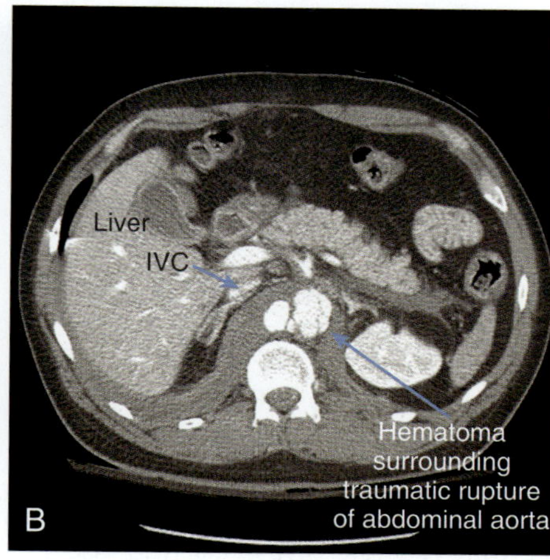

Figure 33.8 대동맥 파열. 복강동맥 상부의 대동맥(supraceliac aorta) 파열을 보여주는 초음파(A) 및 컴퓨터 단층촬영(B) 사진. *IVC*: 하대정맥.

막 출혈이 발견되는 드문 경우이다. 흔히 후복막 출혈은 혈역학적으로 불안정하면서 골반 또는 옆구리의 혈종 같은 임상 소견 또는 골반 골절의 영상 검사 소견에 근거하여 배제진단을 내릴 수 있다. 불안정 둔상(blunt trauma) 알고리즘(Fig. 33.9)의 경로에 따르면 이러한 손상은 치료 방법 결정이 어렵다. 환자는 수술실에서 개복 후에 복막외 패킹, 또는 외부 골반 고정술(external pelvic stabilization)을 받거나 혈관 조영실에서 후복막 혈관 색전술(angioembolization)을 받을 수도 있다. 이러한 딜레마 때문에 양쪽 술기를 모두 수행할 수 있는 하이브리드 수술실 및 혈관 조영실이 만들어지게 되었다.[9]

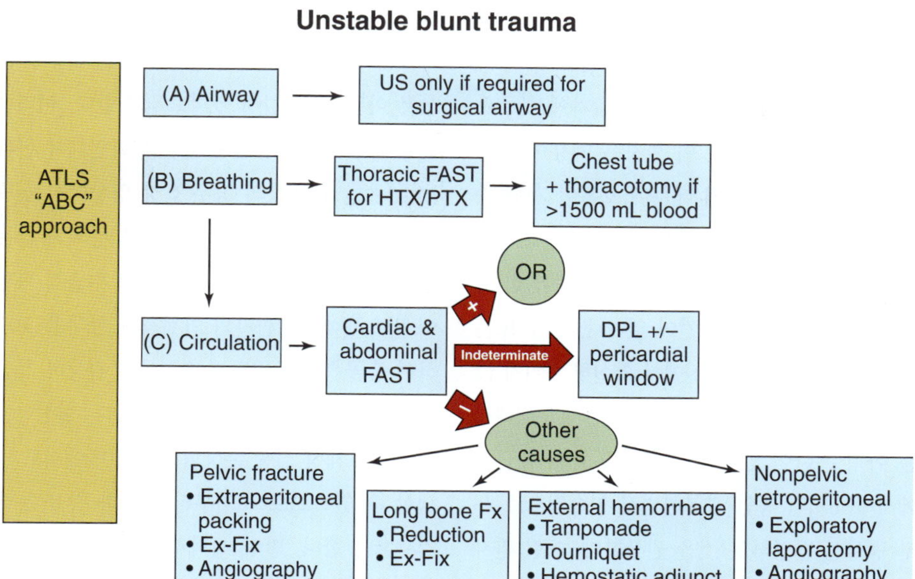

Figure 33.9 불안정 둔상 알고리즘. *ABC*: 기도, 호흡, 순환. *ATLS*: 전문외상처치술, *DPL*: 진단적 복강세척, *Ex-Fix*: 외부 고정, *FAST*: 외상 표적 초음파, *Fx*: 골절, *HTX*: 혈흉, *OR*: 수술실, *PTX*: 기흉, *US*: 초음파.

REBOA (resuscitative endovascular balloon occlusion of the aorta, 소생성 대동맥 혈관내 풍선 폐쇄 장치)의 사용은 외상 환자의 출혈 조절에 상당한 영향을 미쳤다. REBOA는 경피적으로 삽입되는 동맥 내 장치로, 출혈 부위보다 근위부 대동맥에서 팽창된다. 이 장치는 출혈을 일시적으로 제어하고 즉시 후부하를 강화하며 상체 순환의 평균 동맥압을 증가시킨다.[10] REBOA의 사용은 전 세계적으로 확대되었으며 외상 환자에 대한 효과를 평가하기 위해 전향적 데이터가 수집되고 있다. REBOA에 대한 추가 설명은 아래 참조.

사례 3: 안정된 관통상 (Stable penetrating trauma)

19세 남성이 이웃과 말싸움 도중에 칼에 찔렸다. 좌측 유두 하방에 1.5 cm 길이의 자창이 있었으나 혈역학적으로는 정상이었고 호흡이나 순환 상태도 안정적이었다. 흥분된 상태였고 응급실 밖으로 나가려는 모습을 보였다.

A (airway, 기도). 기도는 큰 관심사항은 아니나 환자의 상태 변화시 재평가되어야 한다.

B (breathing, 호흡). 호흡이 이 환자에서 주요하게 평가되어야 한다. 이 환자는 기흉이 발생할 가능성이 매우 높기 때문에 호흡이 가장 중요한 문제이다. 관통상의 깊이와 궤적을 확인하기 위해서 반드시 신체 검사를 시행해야 한다. 검사상 우려할 만한 소견이 없거나, 혈흉 또는 기흉이 흉부 방사선 사진에서 확실히 보이지 않을 경우, 최선의 진료 지침이 무엇인지에 대해서는 아직 논란이 있다. 일부 의료인들은 응급실에서 6–8시간 동안 관찰하면서 연속적으로 흉부 방사선 촬영하는 것을 권장한다. 이런 환자들에게는 응급실 의료 자원이 너무 많이 필요하기 때문에, 응급 현장초음파 사용에 자신 있는 의료진들은 반복해서 흉막 초음파 검사를 시행하고 빨리 퇴원시키는 전략을 고려할 수도 있다. 관통상 환자에서 기흉 또는 혈흉의 소견이 있는 경우, 혈역학적 안정성과 상관없이 즉시 튜브 흉강삽관을 시행해야 하며 동시에 외상 센터로 입원해야 한다.

손상 부위도 추가로 고려해야 한다. 전통적으로 모든 좌측 흉복부 관통상은 좌측 횡경막 손상을 배제하기 위하여 복강경 진찰을 고려해야 한다고 가르쳐 왔다.[11] 최대 호기 노력시 손상 부위에 초점을 맞춘 초음파 검사는 횡경막 손상 가능성에 대한 귀중한 정보를 제공할 수 있다. 만약 손상 주변 검사 시 초음파 영상으로 횡격막이 확인이 가능하다면 손상이 횡격막까지 도달할 수 있다고 간주되어야 하며 이런 부상은 복강경 진찰을 시행하지 않으면 횡격막 손상을 놓칠 가능성이 높기 때문에 복강경 검사가 필요하다.[11]

C (circulation, 순환). 순환은 심장 주위 손상 환자에서 가장 중요한 평가항목이다. 이 사례에서 기술된 것처럼 심장이 포함되어 있는 전흉부 손상은 아주 주의 깊게 살펴보아야 한다. 이러한 상황에서는 심낭 공간의 출혈을 확인해야 한다 (Video 33.7). 관통상의 경우 심장 영상에서 심낭 삼출액이 관찰되면 다른 원인이 입증되지 않는 한 혈심낭의 증거로 생각해야 하고 수술적 확인이 필요하다. 이 환자의 안정적인 상태를 고려하여 흉골톱이 준비된 수술실에서 검상하 창을 이용하여 초음파 검사가 시행되었다. 혈심낭은 경미한 표재성 심장 손상의 최대 50%에서도 발생할 수 있으므로 초기부터 검상하 창을 통해 검사해야 한다. 만약 세척과 흡인을 통해 출혈을 제거할 수 있다면 환자는 흉골 절개술을 안 할 수도 있다.[7]

간경화가 없는 환자가 흉복부 관통상을 입은 경우 EFAST 검사에서 복부 부분에 양성 소견이 관찰되면 즉각적인 개복술을 시행해야 한다. 혈액, 소변, 장 내용물이 EFAST검사에서 양성을 보이는 가장 흔한 원인이며 모두 수술적 처치를 필요로 한다. 비록 안정 관통상 환자에서 경과관찰의 안전성을 뒷받침하는 근거가 있지만, 안정 관통상에서 수술적 치료가 선호되는 두 가지 이유가 있다. 첫째로, 대부분의 작은 규모의 외상 센터가 대도시에 위치한 큰 규모의 외상 센터와 같은 진단적 정확도와 경과관찰 능력을 갖추기가 어렵고, 둘째로, 복부에 유리액이 보이는 안정적인 외상환자에 대해 구체적으로 조사한 연구가 없다는 점이다. 음성 소견 또는 확실하지 않은 결과는 더욱 문제가 되는데 복부 EFAST 검사가 음성이라고 해서 복막이 관통되지 않았다고 할 수 없기 때문이다. 만약 신체 검사에서 표면적인 상처만 보이고 복막의 관통 가능성이 낮다면 초음파 검사는 필요하지 않다. 그러나 신체 검사에서 복직근 근막의 관통이 의심되고, EFAST검사가 음성이라면, 여러 가지 치료 방침들을 고려해야 한다. 시간을 두고 연속적으로 관찰하거나(복부 총상에서도), 복강경 검사, 복막의 관통을 확인하기 위해 개복술을 시행하는 방법 등이다. 현재 이 시나리오에서 선호되는 치료 방법은 수술 선호도 및 기관의 선호도에 따라 달라진다(Fig. 33.10).

사례 4: 안정된 둔상(Stable blunt trauma)

32세 여성이 시내 주행 속도로 달리던 중 발생한 T자 형태의 자동차 측면 충돌 사고로 119 구급대에 의해 응급실로 이송되었다. 사고는 환자가 탑승한 차의 조수석 쪽으로 다른 차량이 측면에서 충돌해서 발생하였고 환자는 조수석에서 안전 벨트를 한 상태였다. 구급대원은 환자가 탑승했던 자리가 밖으로부터 약간 밀려들

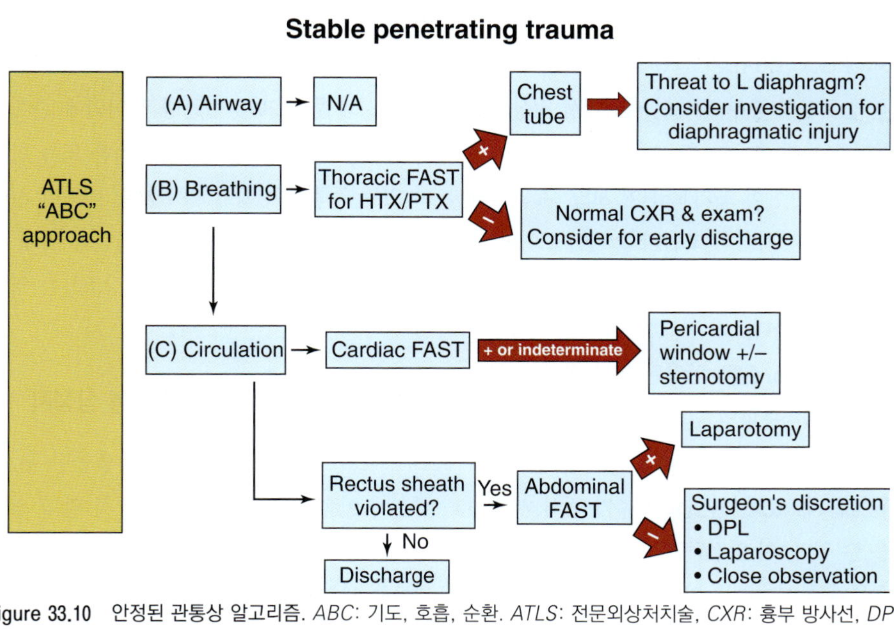

Figure 33.10 안정된 관통상 알고리즘. *ABC*: 기도, 호흡, 순환. *ATLS*: 전문외상처치술, *CXR*: 흉부 방사선, *DPL*: 진단적 복강세척, *FAST*: 외상 표적 초음파, *HTX*: 혈흉, *PTX*: 기흉.

어와 있었다고 설명하였다. 환자는 경추 고정장치를 하고 있었고 호소하는 증상은 없었다. 맥박은 분당 62회, 혈압은 118/69였다. 환자는 현재 불임 검사를 받는 중이었다.

A (airway, 기도). 기도는 큰 관심사항은 아니나 환자의 상태 변화 시 재평가되어야 한다.

B (breathing, 호흡). 이 환자에서 호흡이 즉각적인 고려사항은 아니다. 그러나 흉부 초음파 검사는 필요하며 안정적인 환자에게 초음파에서 양성 소견은 몇 가지 특별한 고려 사항이 있다. 앞서 설명했던 알고리즘과 대조적으로, 초음파에서 기흉의 양성 소견이 보여도 즉각적인 튜브 흉강삽관을 시행하지 않을 수 있다(Fig. 33.5, 33.9, 33.10 참조). 둔상 환자의 숨겨져 있는 기흉을 치료하는 방법에 대해서 임상적 효과가 비슷한 여러 방법들이 존재한다. 이동용 흉부 방사선 검사에서 기흉이 없거나 기흉이 너무 작아서 사진상 "보이지 않는" 정도라면, 튜브 흉강삽관 시행을 고려하지 않을 수도 있다. 물론 이 문제는 여전히 논란의 여지가 있으며, 현재 관련 연구(OPTICC TRIAL)가 진행 중에 있다.[14]

신체 검사와 흉부 방사선 사진에서 정상으로 보이더라도 폐 초음파에서 폐 좌상에 부합하는 간질성 폐 손상의 초기 소견이 보일 수도 있다 (Video 33.8). 폐 좌상의 초음파 소견이 보이면 조기 입원 또는 상급 병원으로의 전원을 신속하게 결정해야 한다.

C (circulation, 순환). 안정된 둔상 환자에서 초음파를 통한 순환의 평가는 검사를 시행하는 의료진에게 교육 효과가 있고, 환자를 신속하게 퇴원시킬 수 있고, 불필요한 추가 검사 시행을 막을 수 있다. 이 안정적인 환자가 처음 응급 현장초음파를 시행하는 검사자에게 '정상' 환자에 대한 영상 획득을 연습하는 데 충분한 시간을 제공한다. 이 저위험 상황에서 검사상 음성 소견이 보이면 환자에게 심각한 복부 손상이 존재하지 않는다는 확신을 얻을 수 있어 환자를 빨리 퇴원시킬 수 있다는 장점이 있다. 가임기 연령의 환자들은 특히 방사선 촬영을 꺼려하며 EFAST 검사 음성 소견은 CT 같은 추가 검사를 생략하는 임상 결정을 하는 데 있어서 중대한 근거가 된다. 반대로 만약 복부 EFAST 소견상 복강내 저류된 삼출액이 관찰된다면, 환자가 안정한 상태인지 재평가하고 복강내 손상을 규명하기 위하여 신속하게 CT 스캔이 이루어져야 한다. 안정된 둔상 환자의 EFAST 검사 중 심장 부분에서 심장막 삼출액이 발견된다면 앞에서와 마찬가지로 환자의 안정성을 재평가하고 추가 진단 검사(CT 스캔 또는 심초음파 검사)와 심낭 삼출액의 비외상성 원인에 대한 추가 검사를 시행해야 한다(Fig. 33.11).

특별한 상황(Special Circumstances)

이전의 네 가지 사례는 체계적인 접근방식으로 외상 환자를 분류하는 모델을 제시하는 반면, 다음 사례들은 표준 접근방식 이외에 존재하는 응급 현장초음파의 적응증, 적용 또는 함정이 있는 독특한 상황을 강조한다. 이러한 시나리오는 경험이 풍부한 외상 의료진을 위해 응급 현장초음파의 미묘한 차이를 강조하는 역할을 한다.

특별한 상황 #1: 목격된 외상성 심정지

45세 남자가 정면으로 자동차와 충돌한 후 응급실에 이송되었다. 응급실 도착 시 활력 징후는 맥박 120회, 혈압 90/50, 글래스고 혼수상태 척도는 12점이었다. 1차 조사 중 환자는 의식이 혼수상태로 변하며 맥박이 사라져 심폐소생술

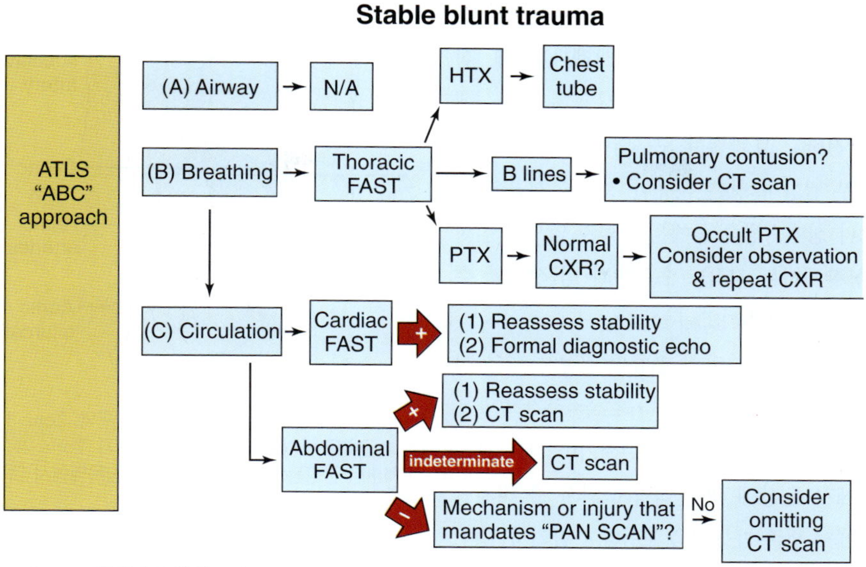

Figure 33.11 안정된 둔상 알고리즘. *ABC*: 기도, 호흡, 순환. *ATLS*: 전문외상처치술, *CT*: 컴퓨터 단층 촬영, *CXR*: 흉부 방사선, *FAST*: 외상 표적 초음파, *HTX*: 혈흉, *PTX*: 기흉.

이 시작되었다.

A (airway, 기도). 기도는 응급의학과 의사가 담당하며 기관삽관을 시행한다. 초음파는 기관삽관 튜브의 위치를 확인하는 역할을 한다.

B (breathing, 호흡). 호흡은 즉각적인 고려사항이다. 이 둔상 환자가 심정지가 발생한 데에는 여러 가지 가능한 이유가 있다. 초음파를 이용하여 기흉 또는 혈흉을 식별할 수 있지만 즉각적인 흉관삽관술은 진단과 동시에 치료가 가능하므로 이 환자에서는 사전 초음파 영상 없이 즉각적인 양측 흉관삽관을 시행해야 한다. 실제로 흉관삽관 및 기타 응급 술기들을 신속하게 수행하기 위해 심폐소생술을 잠시 중단할 수 있음을 시사하는 전문가 의견과 동물 데이터가 있다.[15–17]

C (circulation, 순환). 순환은 외상 심정지 환자에서 저혈량으로 인해 악화된 것으로 추정되며 출혈을 멈추고 환자를 소생시키는 것이 즉각적인 목표다. 외상 심정지환자에서 가용한 의료자원과 의료진의 수행 능력에 따라 소생 개흉술과 REBOA 장치의 삽입을 고려해야 한다. 둔상에 의한 심정지 환자의 경우 대동맥 클램핑과 응급 개흉술이 적응증이 된다. 초음파 검사를 통하여 응급 개흉술과 REBOA 장치의 삽입 중 환자에게 도움이 되는 술기를 결정할 수 있다. 경흉부 검상하 창 또는 경식도 심초음파는 다음과 같이 중요한 결정을 제안한다.

1. 혈심낭 혹은 다량의 혈흉을 동반한 무맥성 전기활동 = 소생개흉술
2. 혈심낭 혹은 다량의 혈흉 소견이 없는 무맥성 전기활동 = REBOA 장치 삽입(Zone 1 배치)[a]
3. 무수축 = 소생술 종료

a REBOA 장치의 삽입이 어려울 경우 소생 개흉술과 대동맥 클램핑을 시행

이 결정 과정을 더 잘 이해하기 위해 행렬의 각 분기점에 대한 근거를 고려해 보겠다. 첫째, 심정지에서 경식도 심초음파의 사용은 응급실에서 안전하고 효과적인 도구임이 입증되었다.[18] 경흉부 검상하 창은 유용한 정보를 제공할 수 있으나 심폐소생술 중에는 그렇지 않으며 심정지 상황에서는 경식도 초음파가 더 신뢰할 수 있는 검사법이다(Chapter 20 참조).

혈심낭 혹은 다량의 혈흉을 동반한 외상성 심정지 환자인 첫 번째 시나리오는 즉각적인 응급 개흉술을 필요로 한다. 근거기반 진료 관리 지침에서 둔상에 의한 심정지 환자 중 적지만 일부에서 생존 가능성을 보인다고 알려져 있다. 둔상에 의한 심장 손상 시 의료진은 혈심낭을 고려해야 된다. 다량의 혈흉 환자에서 의료진은 흉강내 출혈을 심정지의 원인으로 가정해야 한다. 개흉술은 심낭압전의 안정과 출혈 조절에 있어 유일한 치료방법이다.

이런 상황에서 무맥성 전기활동은 저혈량과 심낭압전의 조합으로 발생된다. 맥박 촉지가 잘 되지 않는 환자에게 $ETCO_2$가 소생 개흉술의 적응증을 확인하는 데 있어 더 신뢰할 수 있고 정량화 가능한 방법이다. $ETCO_2$ 20 mmHg이하는 심정지에 대한 병리적 특징 소견이며 이에 즉각적인 개흉술이 이루어져야 한다.

혈심낭이나 혈흉 소견이 없는 두 번째 시나리오 환자(Video 33.9)는 추정되는 횡경막하 출혈원(복막내 또는 후복막 출혈)에 대해 흉부 대동맥을 폐쇄하기 위해 zone 1에 REBOA 장치를 경피적으로 삽입하는 것이 가장 좋다(Fig. 33.12). 이 접근법은 환자와 의료진 모두에게 개흉술에 수반되는 위험을 방지한다. 심정지 환자의 경우 REBOA의 삽입이나 개흉술 시행 및 자발 순환의 회복이 이루어질 때까지 EFAST의 복부 부

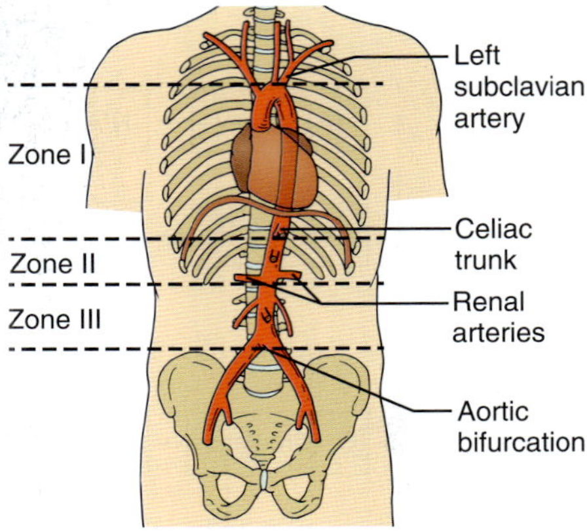

Figure 33.12. **REBOA 대동맥 거치 구역.** Zone 1: 좌측 쇄골하동맥 기시부부터 복강동맥까지. Zone 2: 복강동맥부터 신장동맥까지. Zone 3: 신장동맥에서 대동맥 분지까지.

분 검사를 연기할 수 있다.

세 번째 시나리오에서는 상황에 관계없이 응급 현장초음파에서 심장의 움직임이 보이지 않는 경우 소생술을 종료하는 것이 가장 적절하다(Video 33.10) 4년간 모든 소생 개흉술을 후향적으로 검토한 연구에서 초기 초음파검사상 심장의 움직임이 없는 경우 사망률이 100%였다. 그러나 생존 혹은 장기 조달을 위해 안정화를 달성한 소규모 환자 그룹(5%)은 초기 초음파검사에서 심장의 움직임이 확인되었다.[19] 소비되는 자원, 의료진의 위험, 의미 있는 생존 가능성이 낮은 점을 고려할 때, 심장의 움직임 부재는 외상 소생술의 종료를 결정하는 데 도움을 준다.

특별한 상황 #2: 불안정 외상환자에서 모호한 FAST

65세 남자 환자가 자동차 충돌사고 후 지속적인 불안정 소견을 보여 외부 병원에서 이송되었다. 응급실 도착 시 맥박은 분당 110회이고 환자는 혼란스러워 했으며 안면 마스크를 통하여 산소 공급 중 산소포화도는 95%였다. 응급실

도착 시 혈압은 100/70에서 5분 뒤 80/40까지 떨어져 대량 수혈이 시작되었다. 환자는 병적 비만 상태로 EFAST 검사는 불확실했다. 복부 및 심장에 대한 적절한 확인이 어려웠으며 그에 따라 복강내 출혈과 심장 압전을 배제할 수 없었다.

A (airway, 기도). 기도는 환자의 흡인 가능성이 높아 삽관이 필요한 것으로 보인다. 초음파는 기관삽관 튜브의 위치를 확인하는 역할을 한다.

B (breathing, 호흡). 환자상태의 급격한 악화를 고려하면 흉강내 출혈과 기흉을 배제할 필요가 있다. 초음파가 출혈이나 기흉을 신속하게 평가할 수 있지만 환자가 급격하게 악화되는 경우 의료진은 목격된 외상성 심정지 상황에서 주장된 것처럼 의료진은 직접 양측 흉강삽관을 시행하는 것을 고려해야 한다. 양측 흉강삽관은 진단적이면서 동시에 치료적이기도 하다.

C (circulation, 순환). 안정적인 외상환자의 경우 CT 스캔을 통해 복강 및 후복막 출혈원을 평가한다. 불안정한 환자의 경우 의료진은 저혈압의 원인을 신속하게 알아내야 한다. 이 환자는 복부에 저혈압 원인이 있거나 척수손상(신경인성 쇼크), 폐색전증, 대동맥박리 또는 심근경색과 같은 덜 흔한 원인이 있을 수 있다. 이런 상황에서는 다음과 같은 두 가지 옵션을 모두 고려하는 것이 중요하다:

1. 소생술이 시작되면 일련의 복합표적초음파 검사를 시행한다.
2. 보다 침습적인 진단 검사를 진행한다.
   a. 복부 출혈을 배제하기 위한 진단적 복강 흡인/세척술(DPA/DPL)
   b. 심장압전을 배제하기 위한 경식도 심초음파(TEE)

이 상황에서 반복된 초음파 검사는 아주 중요하다. 매우 불안정한 둔상 환자의 경우, 초기 복부 및 심낭 EFAST 영상이 모두 음성으로 판독되었지만(Video 33.11, 33.12), 훈련된 의료진은 이 두 영상이 모두 양성 소견임을 명확하게 알 수 있다. 30분간 여러 단위의 혈액 수혈을 시행한 뒤 반복된 복부 초음파 검사에서 다량의 복강내 출혈이 확인되었다(Video 33.13). 이 환자는 복강내 출혈과 둔상에 의한 심장 손상으로 인하여 개복술과 흉골 절제술을 모두 받았다. 대량 출혈과 이로 인한 낮은 중심정맥압이 심각한 심장 손상을 일으키고 복강내 출혈의 진단을 어렵게 할 수 있으므로 소생 후 반복된 초음파 검사가 매우 중요하다.

이와 같은 외상 시나리오는 침습적 진단 검사가 현대 외상 치료에서 여전히 역할을 한다는 것을 상기시켜 준다. 의료진은 복강내 출혈을 배제하기 위해 진단적 복강 흡인/세척술(DPL/DPA)을 고려해야 하며 심낭에 대한 보다 상세한 평가를 위해 경식도 초음파를 고려해야 한다. 이러한 검사는 침습적인 특성에도 불구하고 큰 도움이 될 수 있다. 외상 센터에서 120분을 소비하고, EFAST 검사에서 음성이지만 잠재적 출혈 원인에 대하여 18 단위의 수혈을 받은 Fig. 33.13의 환자를 고려해 보자. CT 스캔 결과 다량의 혈복강이 확인되었다(Fig. 33.13). 아마도 간 주변의 적층된 혈전이 초음파상 간 실질로 잘못 해석되었을 수 있다.

특별한 상황 #3: 대량 골반 출혈

25세 남성이 건설 현장에서 중장비의 오작동으로 골반과 하복부에 압궤상을 입었다. 응급실 도착시 맥박은 분당 130회, 수축기 혈압은 70이었다. 기도는 이상 없었고 의식은 기면 상태였

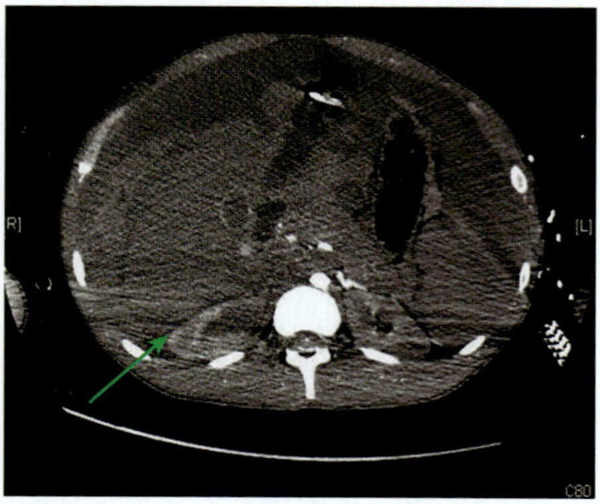

Figure 33.13 위음성 복부 FAST 검사. 간실질 옆의 등에코성 작은 혈전(*녹색 화살표*)이 초음파 검사에서 발견되지 않았다. CT검사에서는 모리슨 오목에는 소량의 혈액만 존재했으나 다량의 혈복강 소견이 관찰되었다.

다. 1차 조사가 완료되었으며 심낭, 흉강, 복강 내 혈액은 보이지 않았다. 골반이 불안정해 보였고 골반 바인더를 적용하였다. 대량 수혈이 시작되었지만 4단위의 혈액을 공급한 후에도 혈압은 70/40이었다.

A (airway, 기도). 호흡은 의식상태를 고려할 때 약한 편이나, 유도 약물과 양성 호기말 압력이 저혈압 상태에서 심장 마비를 유발할 가능성이 있으므로 침습적 기도 관리를 보류하는 것이 현명한 방법일 수 있다.

B (breathing, 호흡). 흉부 외상이 없고 흉부 초음파 검사상 이상소견이 없어 안정적인 것으로 보였다.

C (circulation, 순환). 치명적인 골반 출혈로 인한 급격한 출혈이 의심되므로 즉각적인 처치가 필요하다. 다양한 중재적 치료 옵션(혈관조영술, 복막전 골반 패킹, 외부 고정 등)이 존재하지만 이 환자는 더 긴급한 처치가 없다면 심정지가 발생할 가능성이 높다. 대동맥에 REBOA 삽입을 고려해야 한다. 이 장의 앞부분에서 언급했지만, 여기에서는 REBOA에 대해 더 자세히 설명하고자 한다. 생명을 위협하는 골반 출혈은 REBOA로 치료하기에 가장 적합한 상황이다. 골반혈관으로의 유입 조절을 위한 임시 수단으로 REBOA를 사용하여 골반 출혈을 신속하게 중단시키고 출혈 조절을 위한 표적 개입을 수행하는 동안 주요 장기에 대한 평균 동맥압을 일시적으로 증가시킬 수 있다. REBOA 장치는 하부 흉부대동맥(구역 1) 또는 하부 복부대동맥(구역 3)에서 각각 복부 출혈 또는 골반 출혈을 제어하기 위해 팽창시키는 경피적 풍선이다(Fig. 33.12 참조). REBOA에 대한 적응증은 비교적 간단하며 REBOA 활성화 알고리즘의 예시가 제공된다(Fig. 33.14). REBOA를 고려중인 경우, 목표로 하는 대퇴동맥 라인을 확인하는 것이 중요하다. 총대퇴동맥(common femoral artery)을 통해 접근을 하면 적절한 크기로 진입부위를 확장시키고 REBOA를 신속하게 진입시킬 수 있다. 따라서 모든 외상 의료진들은 사타구니에 위치한 대퇴동맥 및 정맥의 초음파 구조를 숙지해야 한다(Fig. 33.15). 표재성 대퇴동맥(superficial femoral artery)이나 외장골동맥(external iliac artery)을 통해 삽입을 하면 REBOA의 위치를 복잡하게 하므로 피해야 한다.

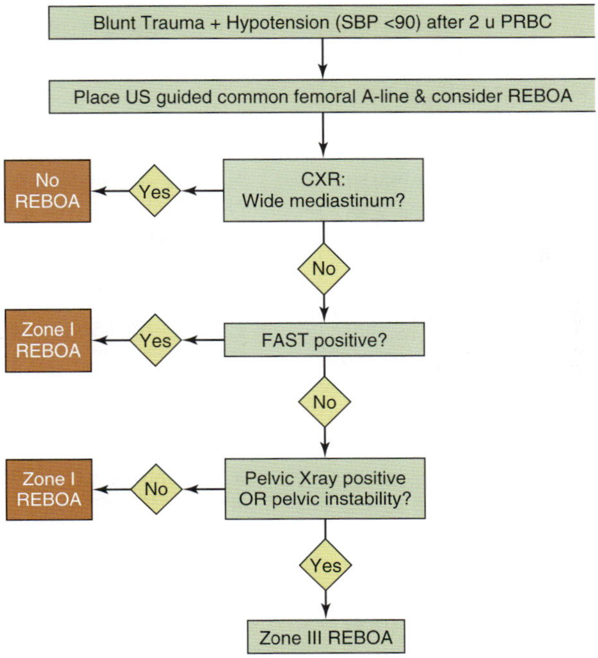

Figure 33.14 한 외상센터의 REBOA 활성화 알고리즘의 예. *A-line*: 동맥선, *CXR*: 흉부 방사선, *FAST*: 외상 표적 초음파, *OR*: 수술실, *PRBC*: 농축 적혈구, *SBP*: 수축기 혈압, *u*: 단위, *US*: 초음파.

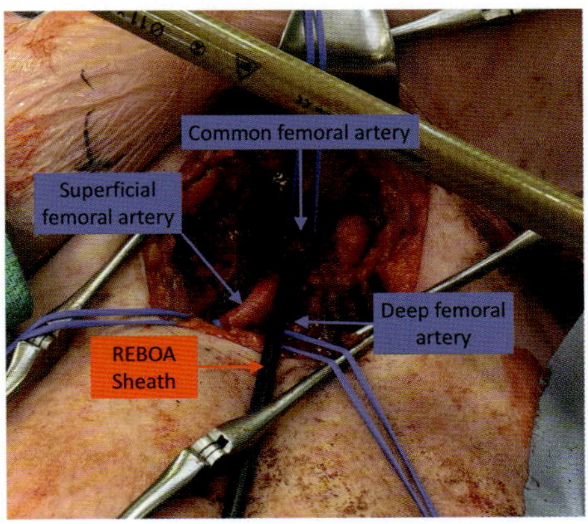

Figure 33.15 REBOA 랜드마크. REBOA 카테터 삽입의 이상적인 위치는 서혜부 인대 아래쪽에, 표재성 대퇴동맥과 심부 대퇴동맥으로 나뉘기 이전의 총대퇴동맥이다.

요점 정리

EFAST와 1차조사

- EFAST 검사는 외상환자에서 기도 및 호흡 평가와 동시에 수행되지만 일반적으로 순환에 대한 보조검사로 간주된다(ABC의 C).
- 연속 EFAST 검사는 환자의 상태가 변하거나 초기 검사가 음성이거나 불확실한 경우 유용할 수 있다.

불안정 외상 환자

- 3부위의 복부 영상 중 한곳에서 양성 소견이 보이면 즉각적인 개복술이 필요하며 심장 영상 중 한곳에서 심낭액이 보이면 검상돌기하 창(subxiphoid window) 또는 흉골 절제술을 수행해야 한다.
- 심장 손상에 대한 위음성 소견은 혈심낭이 왼쪽 혈흉으로 배출될 때 발생할 수 있으며, 특히 심장에 관통상이 있을 때 발생할 수 있다.
- 불안정 환자에서 음성 EFAST 검사를 보일 경우, 후복막 출혈, 골반 출혈 또는 외부 출혈을 의심해야 된다. 추가 진단평가(예: 진단 복막 흡인[DPA]/진단 복막 세척[DPL]) 또는 경험적 치료(예: 개복술 혹은 REBOA)를 수행해야 된다.
- 불안정 둔상 환자의 경우 가슴, 배, 골반, 대퇴골, 외부 출혈 등 5곳의 혈액을 충분히 축적할 수 있는 부위를 찾아 출혈을 막는 것이 목표이다.
- REBOA 장치의 사용은 출혈 부위에 접근하여 일시적인 대동맥 폐쇄를 제공함으로써 외상 환자의 출혈 조절에 상당한 영향을 미쳤다.

안정된 외상 환자

- EFAST 검사에서 폐미끄럼 소견이 없으면 외상성 기흉에 대해 민감도와 특이도가 높지만 정확성을 보장하기 위해 여러 갈비 부위에서 평가가 이루어져야 한다. 음성 또는 불확실한 폐미끄럼 소견이 보일 시에는 연속 흉부방사선 검사 또는 흉부 초음파 검사로 6-8시간 관찰한다.
- 관통상 환자에서 보이는 심낭액은 달리 입증될 때까지 혈심낭으로 추정하며, 진단적 횡문하 창(subxiphoid window) 또는 흉골 절제술을 사용한 수술적 탐색이 필요하다.
- 관통 흉부외상이 있는 비간경변 환자에서, 복부 초음파 검사에서 양성 소견이 보이면 신속한 개복술이 이루어져야 한다.
- 안정된 관통상 환자에서, 표재성 상처의 검사로 복막 관통을 배제할 수 없는 경우 반복된 관찰, 복강경 탐색 또는 개복술이 모두 합리적인 선택 방법이다.
- 안정된 둔상 환자에서 작은 기흉의 발견은 흉관 삽관술이 필요하지 않을 수 있으며 반복된 영상으로 관찰할 수 있다.
- 안정된 둔상 환자에서 EFAST검사상 복부 또는 심낭 유리액이 관찰되면 환자의 안정성을 재평가하고 CT 검사 및 심장초음파 검사를 신속하게 받아야 된다.

SECTION 5

Vascular System

CHAPTER 34

하지 심부정맥 혈전증

Lower Extremity Deep Venous Thrombosis

Ariel L. Shiloh

:: 박수현

핵심 포인트

- 의료진은 제한된 훈련을 받고 난 후 응급 현장초음파(point-of-care ultrasound)를 통해 하지 심부정맥 혈전증을 정확하게 확인할 수 있다.
- 압박 초음파 검사는 전통적인 이중(duplex) 혈관 초음파나 삼중(triplex) 혈관 초음파 검사와 비슷한 정확도를 갖는다.
- 대퇴 정맥과 오금 정맥 두 곳에서만 압박 초음파 검사를 시행하더라도 하지 심부정맥 혈전증을 빠르고 정확하게 평가하는 것이 가능하다.

배경

정맥혈전색전증(venous thromboembolic disease, VTE)은 입원 환자의 이환율과 사망률을 높이는 흔한 원인이며 중환자에게서 특히 많이 발생한다.[1-3] 폐색전증(pulmonary embolism, PE)의 원인이 진단된 환자의 약 70–90%는 하지 근위부 심부정맥 혈전증(deep vein thrombosis, DVT)을 가지고 있다. 반대로, 근위부 심부정맥 혈전증 환자의 40–50%는 내원 시 폐색전증을 동시에 진단받으며, 마찬가지로 폐색전증을 동반한 환자의 50%에서만 DVT가 발견될 수 있다.[4-6]

응급 현장초음파는 정맥 혈전증을 쉽게 진단할 수 방법이다. 응급의학 및 중환자 의학 문헌을 고찰해 보면 집중적이고 간단한 압박 초음파 교육을 받은 의료진들은 하지 심부정맥혈전증을 높은 정확도로 빠르게 진단할 수 있었다.[7-13] 16개 연구에 대한 메타 분석에 따르면 현장 초음파는 민감도 96%, 특이도 97%로 하지 DVT를 정확하게 진단할 수 있는 것으로 나타났다.[14] 전통적으로는 압박과 동시에 색조 도플러(color flow Doppler), 분광 도플러(Spectral Doppler)를 이용하여 2차원적인(2D) 영상을 얻는 '이중(duplex)' 혹은 '삼중(triplex)' 혈관 초음파를 통해 주로 혈관을 검사해 왔다. 최근 연구에 따르면 2차원 압박 초음파 검사만으로도 기존의 이중 또는 삼중 혈관 초음파 검사와 비슷한 정확도를 얻을 수 있다.[9,11,15-17]

또한 이중 또는 삼중 혈관 초음파 검사는 영상의학과 사정에 따라 늦어질 수 있다. 이러한 검사 결과가 늦어지면 급성 중환자의 처치가 지연될 수 있다.[9] 이러한 지연을 방지하는 것의 중요성으로 인하여 진료 현장에서 시행하는 하지 압박 초음파에 대한 최소한의 교육은 의료인들에게 필수적이라 하겠다.

이 장에서는 근위부 하지 심부정맥 혈전증을 진단하기 위한 2차원적인 초음파 검사만을 중점적으로 다뤘다. 무릎 이하의 원위부 하지 심부정맥 혈전증은 치료되지 않을 경우에 발생하는 낮은 색전 가능성과 초음파 전문가가 해도 낮은 정확도 때문에 다루지 않았다.[18-20]

해부학(Anatomy)

근위부 하지 심부 정맥 시스템은 외장골정맥(external iliac vein), 온대퇴정맥(common femoral vein, CFV), 심부 대퇴정맥(deep femoral vein, DFV) 및 오금 정맥(popliteal vein, PV)으로 구성된다(Fig. 34.1). 심부 정맥은 인접한 동맥과 함께 주행한다. 외장골혈관(external iliac vessels)은 서혜인대(inguinal ligament)의 원위부쪽을 지나면서 온대퇴혈관(common femoral vessels)으로 불린다. 동맥은 일반적으로 넓적다리에서 정맥의 바깥쪽에 위치한다. 대복재정맥(큰두렁정맥, great saphenous vein, GSV)은 온대퇴정맥(CFV)의 첫 번째 분지로 넓적다리 상부의 전내측에 위치해 있다. 다음

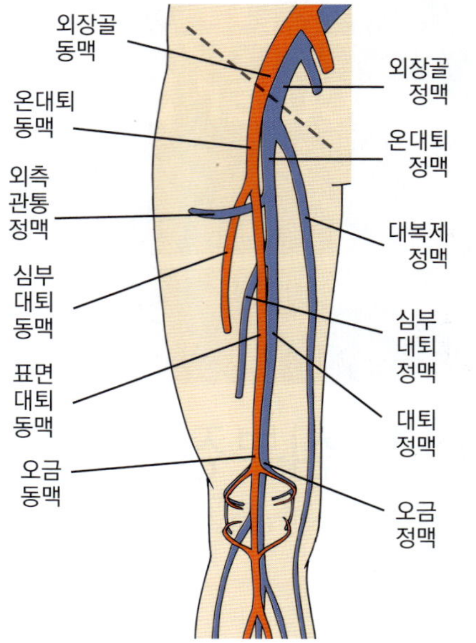

Figure 34.1 우측 하지의 혈관 해부학.

으로, 인접한 온대퇴동맥(common femoral artery, CFA)은 심부 대퇴동맥과 표면 대퇴동맥으로 나뉘진다.

외측 관통정맥(lateral perforator vein)은 대개 온대퇴동맥(CFA)의 분기점 이후 원위부에서 관찰된다. 외측 관통정맥에서 더 내려가면 CFV는 후방 쪽으로 심부 대퇴정맥(DFV) 그리고 전방 쪽으로 대퇴정맥(femoral vein, FV)으로 나뉜다. 전통적으로 대퇴정맥이라고 불리는 FV는 실제로는 심부 정맥이다. 따라서 현재 가이드라인에서는 혼동을 피하기 위해 대퇴정맥이라고 부를 것을 권장한다. 대퇴정맥(FV)은 넓적다리의 원위부 내전근관(Hunter's canal)의 깊은 곳으로 들어가기 전까지는 초음파를 통해 잘 관찰된다. 오금부위에서 오금정맥(PV)은 전경골(anterior tibial), 후경골(posterior tibial) 정맥 및 비골(peroneal) 정맥의 세 갈래로 나뉠 때까지 동맥 위로 지나간다.

영상 획득법(Image Acquisition)

고주파(5–12 MHz)의 선형 탐촉자는 해상도가 높고 충분한 투과성을 갖기 때문에 하지 혈관을 평가하기에 가장 적합하다. 혈관은 일반적으로 잘 구별되는 원형의 무에코성 구조물로 보이며 근위부부터 원위부까지 따라가면서 확인할 수 있다. 압박 초음파 검사에서 가장 중요한 단계는 동맥과 정맥을 구별하는 것이다. 한 가지 특징으로 동맥을 규정지을 수는 없지만, 동맥은 일반적으로 둥글고, 혈관 벽이 두꺼우며, 박동성이고, 주변부 정맥보다 작다. 가장 중요한 점은 정맥은 일반적으로 가볍게 눌러도 완전히 눌릴 수 있지만 동맥을 압박하기 위해서는 상당한 압력이 필요하다는 것이다. 색조 도플러는 혈관이 다리 깊숙이 있는 비만 및 부종이 동반된 환자의 경우에서 동맥과 정맥을 구별하는 데 도움이 될 수 있다. 색조 도플러를 활용하는 경우 우선적으로 탐촉자 면을 심장 쪽으로 기울인다. 기본 도플러 설정을 사용하면 정맥 혈류의 흐름 방향이 탐촉자에서 멀어질수록 정맥 혈류가 파란색으로 나타난다. 일반적으로 색은 전체 정맥 내강을 채우며, 원위 다리를 압박하면 정맥 내에서 색상이 터지는 것처럼 보이는 일시적인 유량 증가(augmentation)가 발생한다.

압박 초음파 검사는 환자를 똑바로 눕힌 후 무릎을 약간 굽히고 다리를 외회전시킨 자세에서 시행하는 것이 가장 이상적이다. 보통 초음파 기계는 의료진의 시선 방향으로 검사할 부위 먼 쪽에 위치시켜서 초음파 스크린을 의료진이 바로 볼 수 있도록 놓는다. 탐촉자는 외장골(external iliac) 혈관을 식별할 수 있는 서혜부 인대에 가장 가까운 지점에서 가로(transverse) 방향으로 댄다. 하지만 서혜부 주름 위쪽의 혈관들은 종종 장가스에 의해 가려져 잘 구분되지 않는 경우도 있다.

하지 정맥을 따라 1–2 cm 간격으로 압박해 봐야 한다. 온대퇴정맥(CFV)을 따라 탐촉자를 원위 방향으로 검사하는 동안 각 주요 분기점을 식별하고 압박해 본다(Fig. 34.2–34.3). 온대퇴정맥(CFV)부터 대복재정맥(GSV)의 근위부(Video 34.1)를 압박해 보는 것으로 시작하여 CFV–GSV 문합을 압박한다(Video 34.2). 대복재정맥(GSV)의 근위부는 혈전이 온대퇴정맥(CFV)으로 확장될 위험이 높으므로 반드시 검사해야 한다(Video 34.3–34.4). 원위부 방향으로 계속 검사를 진행하면 온대퇴동맥(CFA)은 온대퇴정맥(CFV)이 대퇴 정맥(FV)과 심대퇴 정맥(DFV)으로 분기되기 전에 표면 및 깊은 가지로 분기된다. CFV를 따라 외측 관통정맥이 일반적으로 표면 대퇴동맥(SFA)과 심부 대퇴동맥(DFA) 사이를 측면으로 흐르는 것이 보인다(Video 34.5). 외측 관통정맥 원위부에서 온대퇴정맥(CFV)은 심부 대퇴정맥(DFV)와 표면 대퇴정맥(SFV)으로 분할된다(Video 34.6).

데이터에 따르면 DVT를 보기 위한 신체 검사 결과 혹은 증상(종아리 통증, 압통, 부종 또는 발적)이 있는 환자에서 제한적인 2점 또는 3점 압박 초음파 검사의 진단적 유용성이 높은 것으로 나타났다. 제한적 압박 초음파 검사는 최소한 CFV–GSV 부위, CFV가 DFV와 FV로 분기되는 지점, PV 부위를 평가해야 한다. 제한적 2점 또는 3점 검사에서는 FV의 원위부는 검사하지 않는다. 그러나 압박 초음파 검사가 상대적으로 쉽고 빠르다는 점을 고려할 때, 하지 DVT가 의심되는 환자에서는 FV를 따라 CFV에서 원위부 쪽으로 압박 검사를 실시하기를 권장한다. 연구에 따르면 혈전은 가지 지점을 포함하지 않고

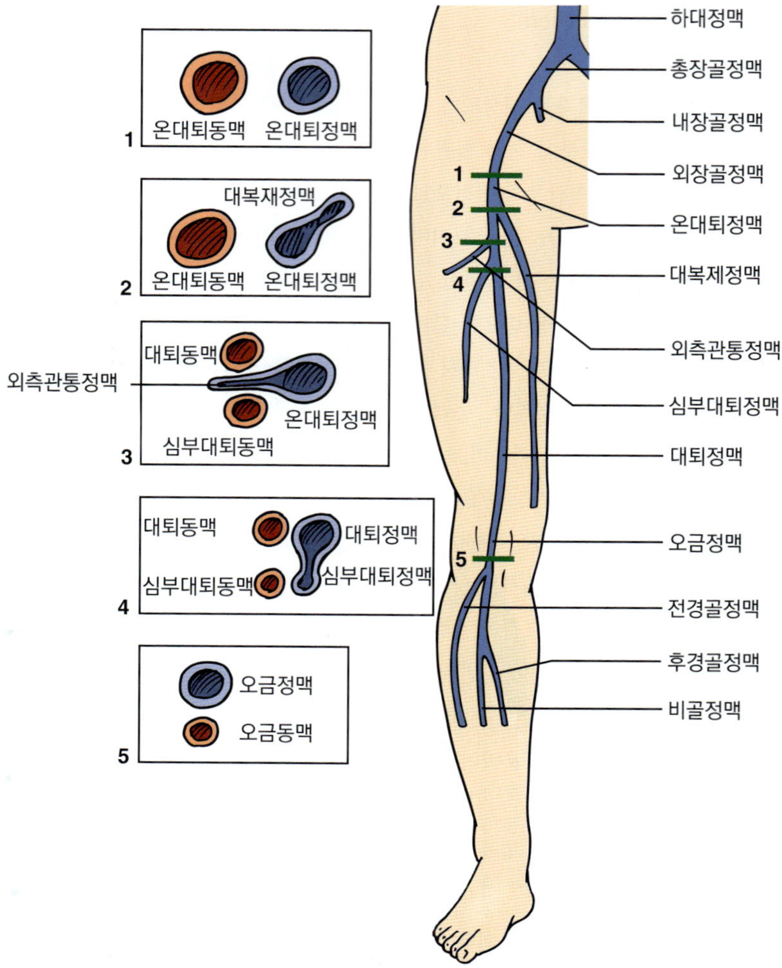

Figure 34.2 **압박 초음파 검사 지점을 식별하는 하지 혈관계의 단면 해부학.** 압박은 다음 초음파 검사 지점에서 각각 압박을 실시해야 한다. (1) 온대퇴동맥(*CFA*), (2) 온대퇴정맥-대복재정맥(*CFV-GSV*), (3) 온대퇴정맥-외측관통정맥, (4) 심부대퇴정맥-대퇴정맥(*DFV-FV*) (5) 오금정맥(*PV*). *DFA*: 심부대퇴동맥, *PA*: 오금동맥, *SFA*: 표면대퇴동맥.

FV에만 관찰될 수 있다.[21–24] 정맥이 원위부 넓적다리의 내전근관(Hunter's canal)으로 깊이 들어갈 때까지 근위부(Video 34.7), 중간(Video 34.8) 및 원위부 FV(Video 34.9)를 따라 1–2 cm마다 압박을 계속한다.

다음으로 오금정맥을 보기 위해서는 오금(popliteal fossa)에 탐촉자를 가로(transverse) 방향으로 위치시킨다(Fig. 34.4). 세게 눌러 오금정맥(PV)이 완전히 눌리지 않도록 탐촉자를 부드럽게 위치시킨다. 과도한 압력을 주지 않고는 오금부위에서 탐촉자와 피부 사이가 밀착되지 않는 경우에는 좁은 선형 탐촉자로 바꾸거나 겔을 충분히 바르는 것을 고려해 볼 수 있다. 오금정맥(PV)은 일반적으로 오금 중앙에 위치한 동맥의 표면 또는 측면에 위치한다(Video 34.10). 작은 혈관들이 보이는 것은 탐촉자가 오금으로부터 지

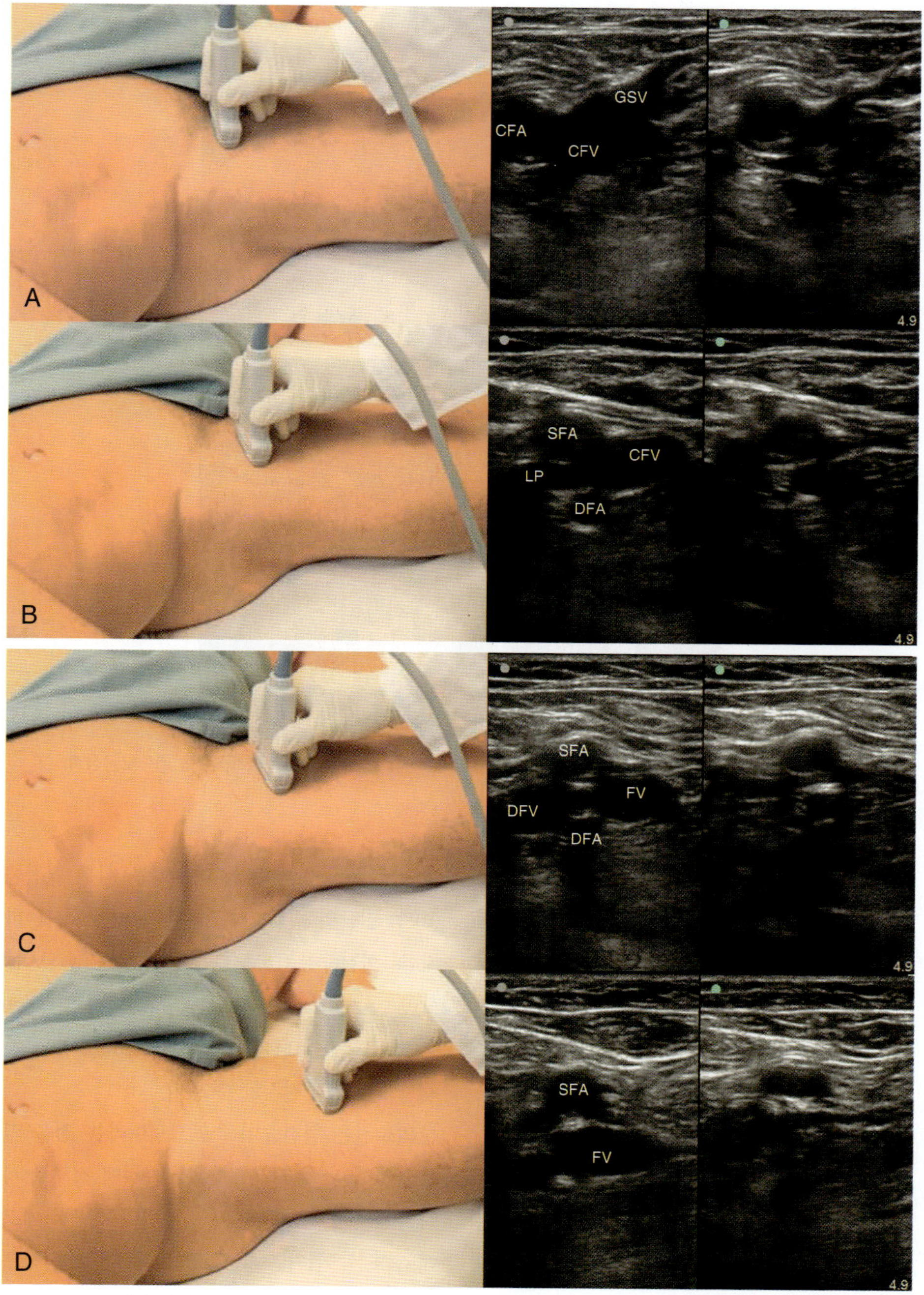

Figure 34.3 **하지 압박 초음파 검사.** 각 레벨에서의 탐촉자 위치와 압박 전(왼쪽) 및 압박 후(오른쪽)의 초음파 이미지 (A) 온대퇴정맥-대복재 정맥(*CFV-GSV*) 레벨. (B) 온대퇴정맥- 외측 관통 정맥 레벨, 온대퇴부동맥(*CFA*)이 표면 및 심부 대퇴 동맥으로 나뉘는 분기점. (C) 온대퇴정맥이 대퇴정맥(*FV*)과 심부대퇴정맥(*DFA*)으로 나뉘는 지점. (D) 대퇴 정맥(*FV*)은 넓적다리 중간부터 원위부에 이르기까지 표면 대퇴 동맥(*SFA*)보다 깊은 곳에 위치.

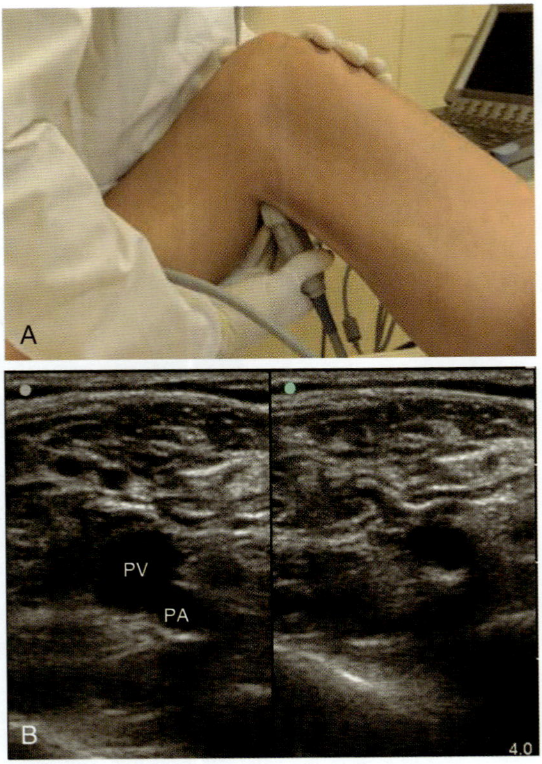

Figure 34.4 오금에서 초음파 탐촉자 위치(A), 압박 전, 압박 후 결과(B). *PA*: 오금동맥, *PV*: 오금정맥.

나치게 멀어진 것을 의미하므로 넓적다리 뒤쪽을 향해 근위부로 밀어야 한다. 압박은 오금정맥(PV)이 세 개의 종아리 정맥으로 나뉘는 분기점(삼중점)까지 순차적으로 수행한다.

정상과 병리학적 소견 (Normal and Pathologic Findings)

정상 정맥은 완전히 압박되어야 한다; 반대쪽 벽은 인접한 동맥을 압박하는 데 필요한 것보다 적은 압력을 가해야 한다. 대부분의 심부정맥 혈전은 일반적으로 판막동(valve sinuses) 주변, 특히 혈류가 감소하는 분기점에서 발생한다.[25] 혈전이 정맥 내에서 잘 보이지 않더라도 정맥 내강이 완전히 압박되지 않는 것은 심부 혈전증(DVT) 진단의 주요 기준이 된다(Fig. 34.5–34.6). 하지심부혈전증은 CFV (Video 34.11), CFV–GSV 문합(Video 34.12), CFV 측면 천공 정맥 문합(Video 34.13), FV (Video 34.14) 및 PV (Video 34.15) 등 모든 검사 지점에서 감지할 수 있다.

의료진은 혈전증이 스펙트럼이라는 점을 염두해야 한다. 초기 혈전 형성은 정맥 정체로 시작되며, 일반적으로 판막엽 주변의 자발적 에코 대조 또는 "연기(smoke)" 그리고 섬유소 침착으로 나타난다(Video 34.16). 정맥 혈전의 초음파상 모습은 연령, 정도, 위치에 따라 다르다. 급성 혈전은 젤라틴 같은 성질을 가지며 초음파상 무에코 또는 저에코로 나타나며 만성 혈전보다 더 큰 정맥 팽창을 유발한다. 아급성 및 만성 혈전은 섬유소 침착으로 인해 더 에코가 발생하며 종종 압축 없이 시각화될 수 있다(Video 34.17). 만성 혈전은 재관류되면서 혈관벽에 붙어 혈관벽을 두꺼워지게 할 수 있다. 혈관벽에 붙은 만성 혈전(Video 34.18) 또는 혈관벽에 부착된 급성 젤라틴성 혈전에서는 부분적인 압박이 관찰될 수 있다.

비슷한 모양과 압축성되지 않는 특성으로 인해 서혜부 림프절은 DVT로 오인될 수 있다. 림프절은 저에코 피질과 고에코 문(hilum)을 가진 개별적인 타원 구조라는 것을 인식하는 것이 중요하다(Video 34.19, Chapter 41 참조). 또한 림프절은 일반적으로 더 표면적이고 쌍을 이루지 않으며 사지를 따라 근위 또는 원위에서 추적할 수 없다.

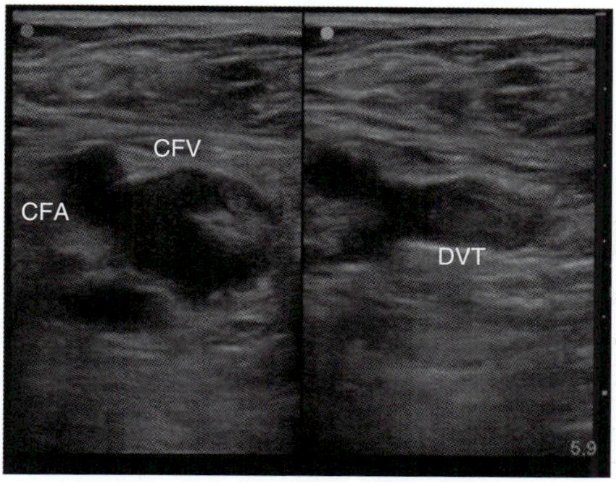

Figure 34.5 **온대퇴동맥 심부정맥혈전증.** 압박 전(*왼쪽*), 압박 후(*오른쪽*)의 영상, 온대퇴정맥(*CFV*) 내의 압박되지 않는 정맥의 혈전을 보여준다. *CFA*: 온대퇴동맥.

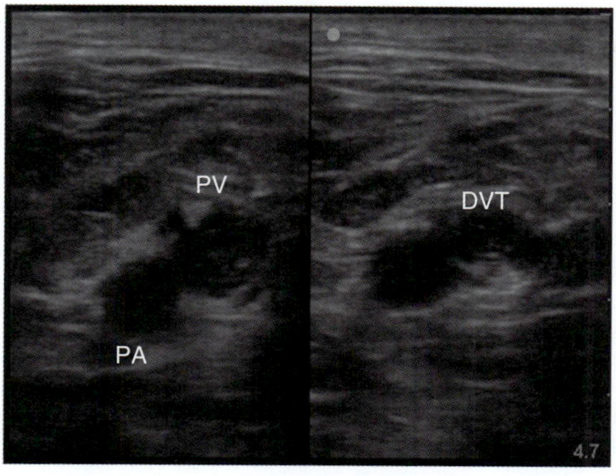

Figure 34.6 **오금정맥 심부정맥혈전증.** 압박 전(*왼쪽*), 압박 후(*오른쪽*)의 영상, 압박되지 않는 오금 정맥의 혈전을 보여준다. *PA*: 오금동맥.

요점 정리

- 의료진은 정맥 압박 초음파 검사를 실시하기 전에 주요 분절과 분기점을 포함한 하지 정맥 해부학적 구조를 철저히 이해해야 한다.
- 하지 압박은 서혜부 인대(외장골 정맥) 위의 육안으로 확인할 수 있는 가장 근위부 정맥 분절에서 시작해야 한다.
- 압박 초음파는 항상 가로 방향으로 실시해야 한다. 세로 방향의 압박은 시술자가 혈관의 한쪽으로 미끄러져 잘못된 검사 결과를 초래할 수 있기 때문이다.
- 위양성 결과를 줄이려면 정맥을 확실하고 빠르게 아래쪽으로 압박해야 한다. 반대로 위음성 결과를 줄이려면 정맥을 강하게 압박하지 않아야 한다. 인접 동맥이 약간 압박되면 적절한 힘이 가해지고 있는 것이다.
- 하지 심부정맥혈전증(DVT)을 진단한 후, 급성 자유-부유(free-floating) 혈전이 있는 경우 연속 압박을 피해야 한다.
- DVT 외에도 검사자의 실수, 정맥의 깊이, 비만 또는 부종으로 인해 일부 정맥이 압박되지 않을 수 있다. 원위 대퇴정맥과 같은 일부 하지 심부정맥의 깊이로 인해 적절한 압박이 불가능한 경우가 있다. 수직이 아닌 각도로 정맥을 압박하는 경우에도 위양성이 발생할 수 있다.

CHAPTER 35

상지 심부정맥 혈전증

Upper Extremity Deep Venous Thrombosis

Lewis Satterwhite ▪ Maykol Postigo Jasahui :: 박수현

핵심 포인트

- 상지 심부정맥혈전증(upper extremity DVT)은 과소 진단되고 있다. 주로 중심정맥 카테터 사용 증가로 인해 발병률이 증가하고 있다. 폐색전증의 위험은 하지 DVT보다 낮지만 그래도 위험은 상당하다.
- DVT의 주요 특징은 정맥이 압박되지 않는 것이다. DVT를 평가하려면 쇄골하 정맥을 제외하고는 깊은 정맥을 가로방향으로 관찰해야 한다. DVT의 가장 중요한 특징은 정맥의 압축성 소실이다. DVT를 평가하려면 쇄골하정맥을 제외하고는 깊은 정맥의 가로면(transverse plane)을 관찰해야 한다.
- 급성 혈전은 저에코성 또는 무에코성으로 보이고 혈관벽에 느슨하게 붙어있는 반면, 만성 혈전은 고에코성이며 벽에 밀착되어 있다.

배경

상지 정맥의 초음파 검사는 혈전 평가, 정맥 카테터 삽입의 가이드, 혈액 투석 부위의 수술 전 평가, 그리고 수술 후 정맥의 개존(patency)성 평가를 포함한 광범위한 응용 분야를 가지고 있다.[1] 이 장에서는 상지 심부정맥 혈전증(DVT)을 진단하기 위한 검사 기법, 영상 프로토콜, 및 일반적으로 놓치기 쉬운 부분들을 포함한 응급현장초음파(POCUS)에 대해 주로 다룬다.

원발성 상지 DVT는 흔하지 않으며, 일반적으로 흉곽출구(thoracic outlet) 정맥의 해부학적 이상이 있는 사람의 격렬하고 반복적인 상지 활동과 관련될 수 있다.[2] 상지의 운동 관련(effort-related) 혈전증은 파제트-슈뢰터(Paget-Schroetter) 증후군이라고도 한다. 쇄골하 정맥 내막에 반복적인 미세 외상이 발생하면 섬유화가 일어나고 응고 연쇄반응(cascade)이 활성화되어 운동 관련 혈전증이 발생한다.[3]

이차 상지 DVT는 훨씬 더 일반적이며 독특한 위험 요소와 관련이 있다. 이러한 사례는 전체 DVT의 약 10%를 차지하며, 발생률은 10,000명당 0.4-1명이다.[3,4] 발생률은 중심정맥카테터의 사용이 늘어남에 따라 증가하고 있다. 중심정맥 카테터의 사용과 악성 종양은 상지 정맥 혈전증의 가장 강력한 위험 요소이며, 한 연구에서는 위험이 1,100배 이상 증가한다고 되어 있다.[5] 카테터 관련 상지 DVT의 위험 요인에는 말초 삽입형 중심정맥 카테터(PICC)의 사용, DVT 병력, 쇄골하 정맥 천자 부위, 카테터 팁의 부적절한 위치(팁이 상대정맥이나 대정맥접합부 [cavo-atrial junction]에 있지 않음) 등이 있다.[6,7] 정맥 크기에 따른 내강(lumen) 수 및 카테터 게이지도

PICC 관련 혈전증과 관련이 있다.[8–10]

상지의 폐색전증(pulmonary embolism, PE) 발생률이 낮다는 오해로 인해 하지보다 상지에 대한 진단 검사가 더 적게 될 수 있다. 상지 DVT는 하지 DVT에 비해 폐색전증 위험이 1/3이지만, 발병률이 1%에서 11%에 이르는 만큼 그 위험은 결코 작지 않다.[3,11–13] 한 연구에서는 상지 및 하지 DVT 환자의 각각 9%와 29%에서 증상이 있는 PE가 보고되었다.[14] 부위별 PE 위험은 상완 정맥 DVT(11%)가 가장 높고, 액와정맥(6%) 및 쇄골하 정맥(5%) DVT가 그 뒤를 잇는 것으로 보고되었다.[13]

하지 DVT 진단을 위한 검증된 알고리즘이 발표된 반면, 상지 DVT를 평가하기 위한 알고리즘은 거의 개발되지 않았지만 몇 가지 위험 예측 도구가 제안되었다.[15,16] 이러한 도구 중 하나는 개별 환자의 위험 요인에 따라 0에서 3까지의 점수 체계를 제공한다. 그러나 이 도구는 유용할 수 있지만, 검증 연구에서 0점인 환자 중 13%가 상지 DVT로 진단되었다.[15] 상지 DVT가 의심되는 환자에게는 D-다이머의 사용을 권장하지 않는데 왜냐하면 최근 중심정맥 카테터나 다른 시술, 암과 같은 동반 질환으로 인해 이차적으로 D-다이머가 상승하는 것이 일반적이기 때문이다.

정맥 조영술은 상지 DVT 진단을 위한 표준 검사이지만, 대부분의 임상 진료에서는 초음파 검사가 정맥 조영술을 대체하고 있다.[17–19] 다양한 초음파(2차원[2D], 색조 도플러[color flow doppler], 분광 도플러[spectral doppler] 등)를 결합하여 상지 DVT를 진단할 수 있지만, 체계적 문헌고찰에 따르면 2D 압박 초음파(CUS)가 상지 DVT 진단에 있어 민감도(97%)와 특이도(96%)가 가장 높은 것으로 나타났다.[20]

상지 정맥혈전증이 정확하게 진단되었을때, 치료의 세 가지 주요 목표는 (1) 증상 완화, (2) 혈전 진행 방지, (3) 심부정맥혈전증 위험 감소이다.[2] 미국흉부외과학회는 2016년에 상지 DVT 치료에 대한 합의된 가이드라인을 만들었다. 이 가이드라인은 액와정맥 또는 그 이상의 근위부 정맥을 포함하는 상지 DVT에 대해 혈전 용해술(thrombolysis)보다 항응고제 단독 요법(anticoagulant therapy)을 권장한다.[21]

해부학(Anatomy)

상지의 정맥은 심부와 표면 정맥으로 나뉘어져 있다(Fig. 35.1). 상지의 심부 정맥은 함께 지나가는 동맥과 쌍을 이루어 비슷한 명칭으로 불린다. 척골정맥(ulnar vein)과 경골정맥(radial vein)은 아래팔을 따라 내측 및 외측으로 각각 올라가 전주와(antecubital fossa, 팔오금) 주위 영역에서 상완정맥(brachial vein)을 형성한다. 상완정맥은 위팔의 기저정맥(basilic vein)과 함께 합쳐져서 대원형근(teres major muscle) 아래쪽 가장자리에서 하나의 액와정맥(axillary vein)이 된다. 액와정맥은 첫 번째 늑골의 측면에서 쇄골하정맥(subclavian vein)이 된다. 여기서 쇄골하정맥은 쇄골하동맥(subclavian artery)의 앞쪽에 위치한다. 쇄골하정맥과 내경정맥(internal jugular vein)은 쇄골의 내측 뒤에서 합쳐져 무명정맥(innominate vein) 또는 팔머리정맥(brachiocephalic vein)을 형성하고 이는 상대정맥(superior vena cava)으로 들어간다.

상지 정맥의 초음파 검사는 상지가 아닌 목에 위치한 내경정맥을 평가가 함께 이루어 질 때 비로소 완료할 수 있다. 내경정맥은 두개골 바닥(skull base)의 경정맥공(jugular foramen)에서 쇄골 뒤쪽으로 이동하여 쇄골하정맥과 합쳐져 팔머리정맥을 형성한다.

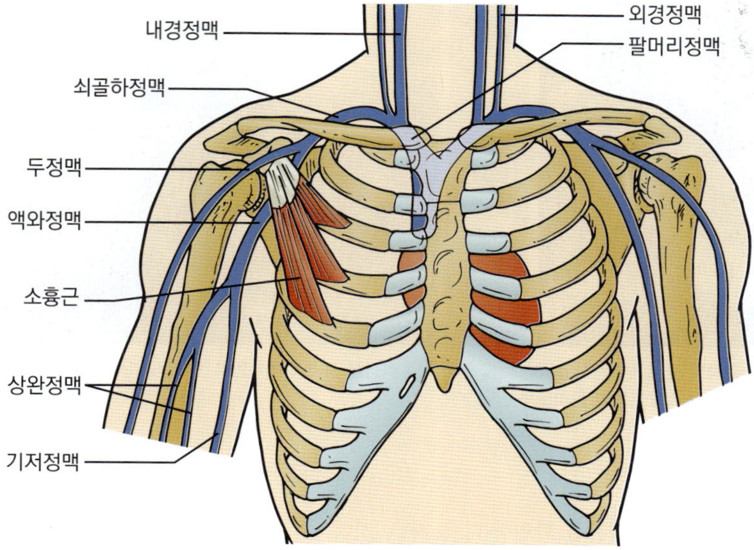

Figure 35.1 상지 정맥의 해부학. 근위부에서 원위부까지 상대정맥(superior vena cava)은 오른쪽 및 왼쪽 팔머리(brachiocephalic) (무명[innominate]))정맥으로 분기되고, 이는 흉쇄관절 뒤쪽의 내경정맥(internal jugular vein)과 쇄골하정맥(subclavian vein)으로 나누어진다. 쇄골하정맥(subclavian vein)은 첫 번째 갈비뼈의 측면 경계에서 액와정맥(axillary vein)이 된다. 액와정맥은 팔 위쪽의 상완 정맥(brachial vein)과 기저정맥(basilic vein)으로 갈라진다. 상완 정맥은 팔뚝의 척골정맥(ulnar vein)과 경골정맥(radial vein)이 된다. 표면 정맥(superficial vein)은 두정맥(cephalic vein), 기저정맥(basilic vein), 정중 주와정맥(median cubital vein)이다(Fig. 35.5 참조).

상지의 주된 표면정맥은 두정맥, 기저정맥, 정중 주와정맥이다. 표면 정맥들은 동맥과 같이 주행하지 않는다. 두정맥은 이두근의 측면을 따라 올라가고, 안쪽으로 돌아 삼각흉근구(deltopectoral groove)로 들어가며, 쇄골 아래의 쇄골흉부근막(clavipectoral fascia)을 관통하고, 위쪽 액와정맥과 합쳐진다. 기저정맥은 위팔의 내측을 따라가다가 중간 위팔의 깊은 근막을 관통하여 상완 정맥과 결합하여 겨드랑이에서 액와정맥이 된다. 정중 주와정맥은 두정맥과 기저정맥 사이의 전주와(antecubital fossa)에 위치한다.

영상 획득법(Image Acquisition)

환자는 똑바로 누워서 팔을 외회전하고 벌려 가슴과 90도를 이루게 한 상태로, 편안하게 안정을 취하게 한다(Fig. 35.2). 첫 번째 갈비뼈와 쇄골 사이의 쇄골하정맥 원위부의 외부 압박을 피하기 위해 환자의 머리는 반대쪽으로 돌리고, 검사부위보다 높게 둔다.

모든 상지 혈관을 검사할 때는 고주파(5–12 MHz) 선형 탐촉자을 사용한다. 표면정맥의 경우, 작은 혈관의 해상도를 향상시키기 위해 주파수를 10 MHz까지 높이기도 한다.

의료진은 환자를 마주 보고 탐촉자의 표지자는 검사자의 왼쪽(환자의 오른쪽)을 향하게 하며 정맥의 가로 방향으로 검사를 진행한다. 여기서 쇄골하정맥의 경우 예외적으로 쇄골 아래쪽에 세로방향으로 탐촉자를 대서 영상을 얻는다.

2차원(2D) 모드에서는 탐촉자를 정맥 위에 가로로 배치하고 정맥의 압박 여부를 테스트한다. 정상적으로 잘 통과되는 정맥의 내강은 무에코 음영으로 나타난다. 압박초음파(CUS)는 먼

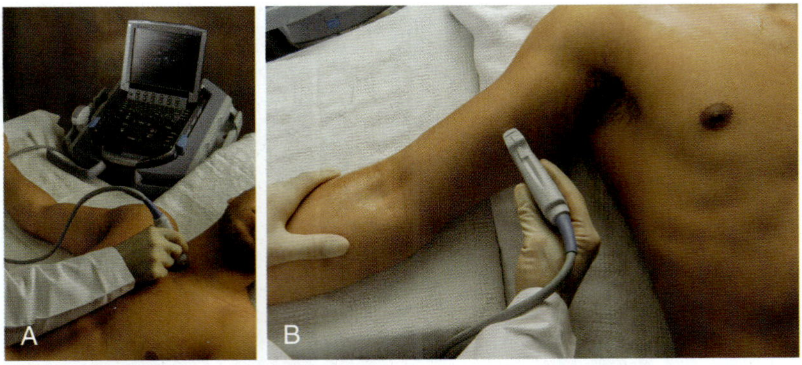

Figure 35.2 환자의 자세. (A) 환자와 초음파를 검사자의 직접적 시야에 배치한다. (B) 팔은 90도로 외회전 시키고, 탐촉자의 표지자가 환자의 오른쪽을 향하도록 한다.

저 압박하지 않고 먼저 혈관을 확인한 다음 가벼운 압력으로 압박하여 정맥의 전벽과 후벽이 맞닿아서 내강이 압박되는지 확인한다(Fig. 35.3, Video 35.1). 내강에서 에코성 혈전이 보이지 않더라도 내강이 완전히 압박되지 않는다면 혈관내 혈전으로 진단할 수 있다(Fig. 35.4, Video 35.2). 정맥을 따라 1–2 cm마다 압력을 가해야 하므로 정맥 해부학에 대한 자세한 이해가 필요하다. 상지 DVT 초음파 검사에는 다음 정맥에 대한 평가가 포함된다(Fig. 35.5):

- 내경정맥(internal jugular vein) (Video 35.3)
- 쇄골하정맥(subclavian vein)
- 액와정맥(axillary vein) (Video 35.4)
- 상완정맥(brachial veins) (Video 35.5)
- 기저정맥(basilic vein) (Video 35.6)
- 두정맥(cephalic vein) (Video 35.7)

기저정맥과 두정맥은 표면 정맥이지만, 상지 DVT 압박 초음파 검사에 포함된다. 이러한 표면 정맥의 근위부에서 혈전이 확인되면 심부 정맥으로 확장을 막기 위해 항응고 치료를 고려할 수 있다. 혈전증은 정맥 접합부에서 발생하는 경우가 많으므로 의료진은 (1) 두정맥–액와정맥, (2) 기저정맥–액와정맥, (3) 내경정맥–쇄골하정맥 접합부 등 세 가지 주요 상지 정맥 접합부를 주의 깊게 평가해야 한다. 두개골구역(cranial segment)에서 시작하여 내경정맥을 평가한다. 내경정맥과 쇄골하정맥에서는 정상 정맥 판막을 흔히 볼 수 있으므로 혈전으로 오인해서는 안 된다(Video 35.8). 판막이 딱딱하거나 고정되어 있으면 DVT를 의심해야 한다.

아래팔 정맥들은 일반적으로 혈전증이 의심되는 국소 소견이 있지 않는 한 평가하지 않는다.

이미지 해석(Image Interpretation)

급성 혈전은 일반적으로 저에코 또는 무에코성으로 보이며 느슨하게 정맥의 벽에 붙어 있다. 급성 혈전이 정맥 내경의 중심부를 채우고, 혈전이 팽창함에 따라 혈관이 막히고 정상 정맥(Fig. 35.6, Video 35.9)에 비해 둥글게 보인다. 비폐색성 혈전은 일반적으로 정맥의 모양 변화나 확대를 유발하지 않는다(Fig. 35.7, Video 35.10–35.11). 만성 혈전은 급성 혈전과 모양이 다르다. 만성 혈전은 좀더 에코 발생적이며 원심성으로(벽에 붙어 있음) 관찰되고 초음파로 쉽게 구별할 수

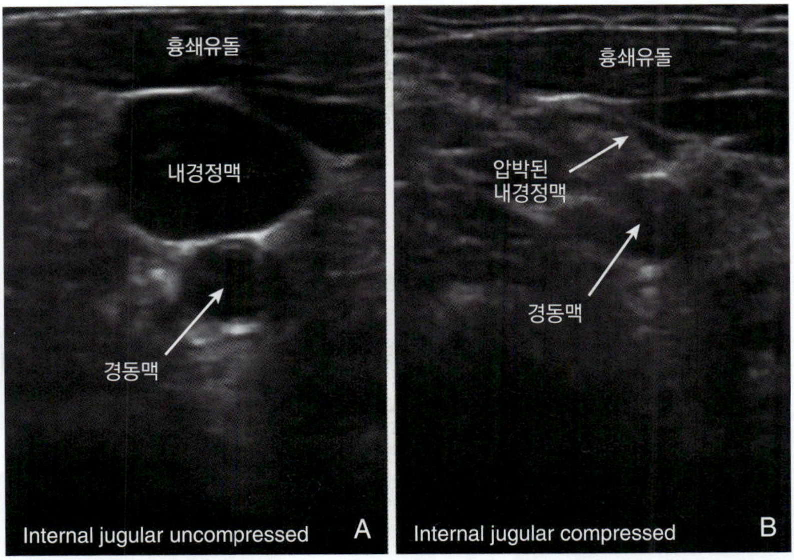

Figure 35.3 **정상 내경정맥**(internal jugular vein). (A) 열린 내경정맥이 온경동맥(common carotid artery)에 표면 쪽에서 보인다. (B) 가벼운 압력으로 압박하면 정맥의 전체 내강이 완전히 사라진다.

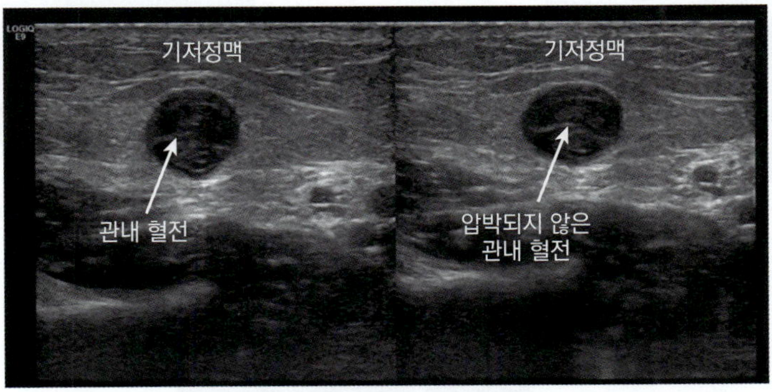

Figure 35.4 **기저정맥**(Basilic Vein) **심부정맥 혈전증.** 기저정맥 가로면의 압박하지 않았을 때(*왼쪽*) 및 압박했을 때(*오른쪽*) 소견은 DVT와 일치하는 비압박성을 보여준다.

있다(Fig. 35.8, Video 35.14) 정상적인 정맥의 부드러운 벽은 혈전 유착 후 불규칙하고 두꺼워지며 석회화되어 고에코 상태가 된다. 곁정맥(collateral veins)이 관찰된다면 만성 혈전증의 존재할 것이라는 의심을 해야 한다. 표면 정맥 DVT는 심부 정맥으로 확장될 가능성이 있을 때 문제가 될 수 있다(Video 35.15).

응급 현장초음파(POCUS)는 만성 혈액 투석 환자의 동정맥루를 평가하기 위해 더 자주 사용되고 있다. 동정맥 혈류에 대한 포괄적인 평가는 POCUS의 범위를 벗어나지만 대부분 의료인은 폐색성 대형 혈전을 신속하게 감지할 수 있다(Video 35.16).

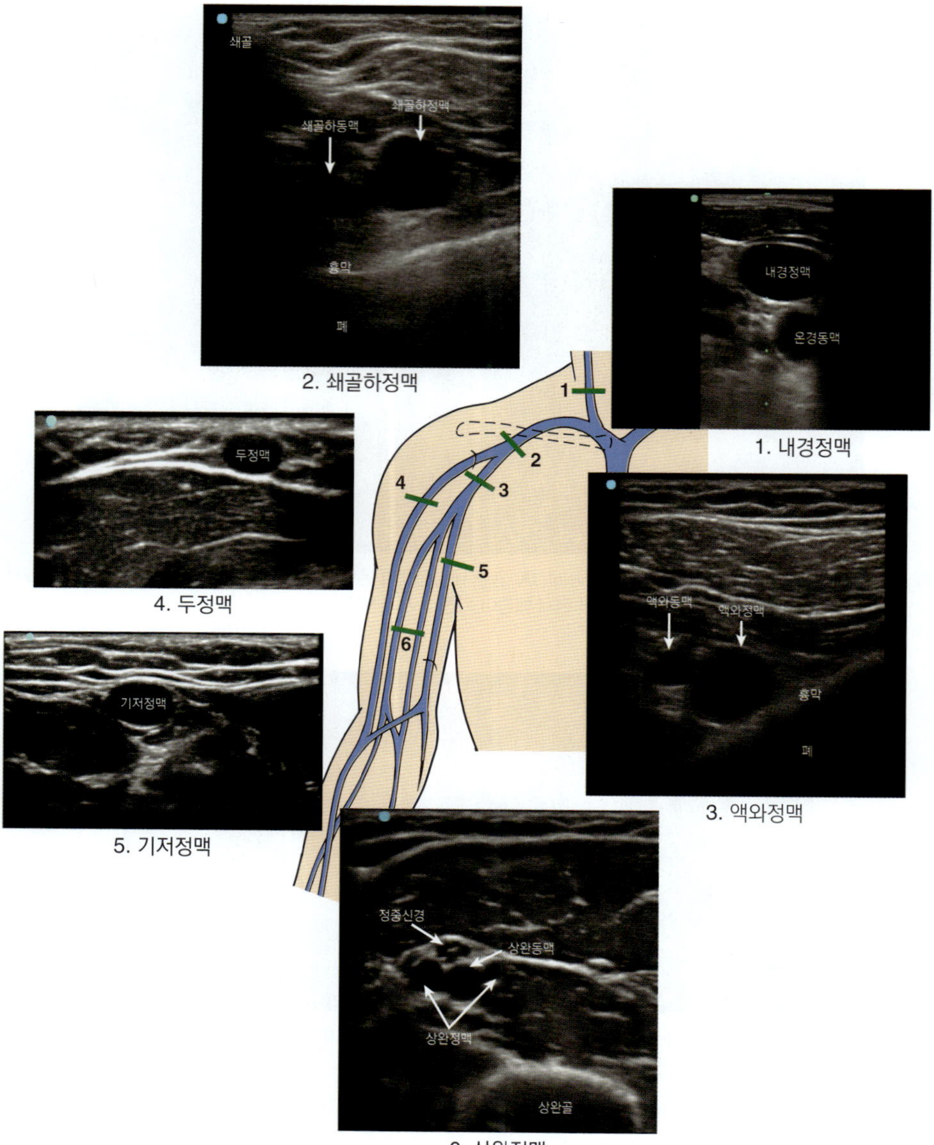

Figure 35.5 상지 압박 초음파 검사. 상지 압박 초음파 검사는 (1) 내경정맥, (2) 쇄골하정맥, (3) 액와정맥, (4) 두정맥, (5) 기저정맥, (6) 상완정맥에서 시행한다. 온경정맥(Common carotid artery, *CCA*), 내경정맥(internal jugular vein, *IJ*).

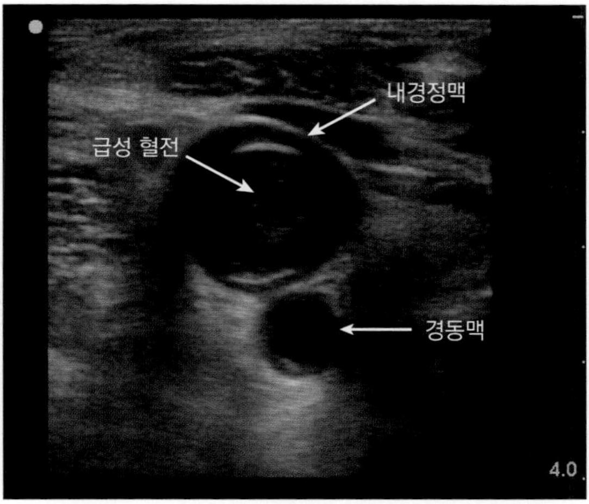

Figure 35.6 급성 혈전. 왼쪽 내경정맥의 급성, 거의 폐색에 가까운 심부 정맥 혈전.

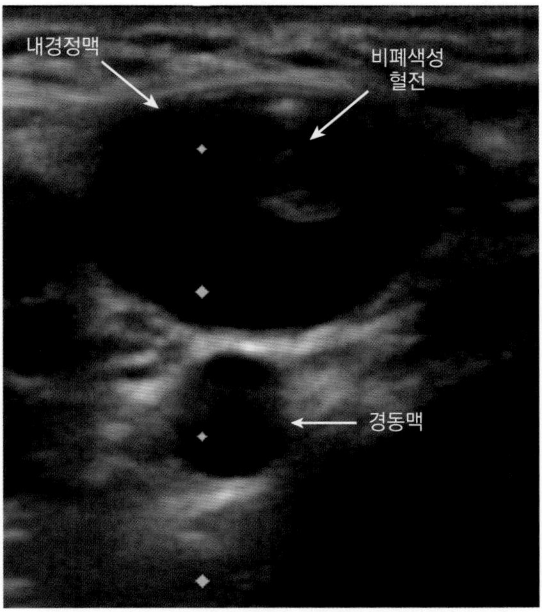

Figure 35.7 비폐색성 혈전. 내경정맥내의 비폐색성 심부 정맥 혈전.

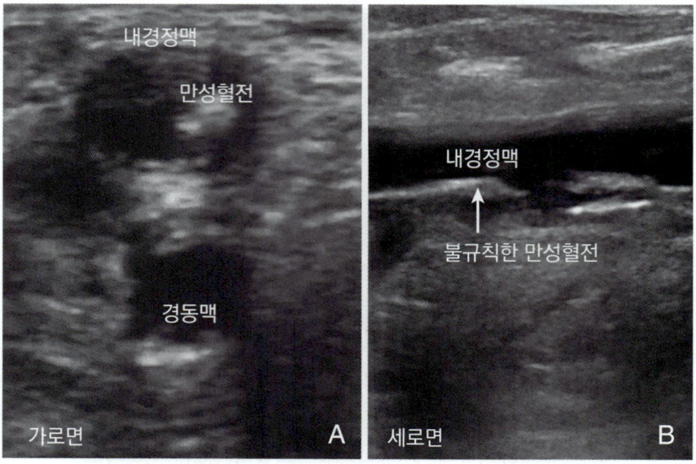

Figure 35.8 **만성 혈전.** 만성 심부정맥 혈전증을 암시하는 내경정맥 벽에 부착된 고에코성 혈전, 가로면(A), 세로면(B)에 관찰된다.

색조 도플러 검사 (Color doppler interrogation)

색조 도플러는 심부 혈관 검사 시 압박 초음파 검사를 보조하여 주변 구조물과 혈관을 구별하는데 사용할 수 있다. 색조도플러 검사는 상지 DVT 진단의 보조 수단으로 간주될 수 있지만 혈전의 유무를 판단하기 위해 단독으로 사용해서는 안 된다. 증상이 있는 사지와 무증상 사지를 모두 검사하고 비교해야 한다. 일반적으로 전체 혈관 내강은 특히 원위 말단의 압박(확대)할 때 색으로 채워진다(Fig. 35.9, Video 35.17). 내강 내 혈전이 있으면 혈전이 있는 부분에 색이 부족한 "충만 결손(filling defect)"이 나타난다(Video 35.18–35.19).

분광 도플러(Spectral doppler)

분광 도플러는 상지 DVT 초음파 검사 시 직접 압박할 수 없는 정맥(내측 쇄골하정맥과 팔머리정맥, 상대정맥)을 평가하는 데 유용할 수 있다. 호흡을 통해 정맥 내강을 변화시켜 정맥을 납작해지게 하거나, 흉강내 압력을 감소시키는 "냄새 검사(sniff maneuver)"를 시행하면 접근이 힘든 근위부 혈관의 폐색성 혈전을 배제하는 데 도움이 될 수 있다. 냄새를 맡기 위해 킁킁 거리는(sniffing) 것에 대한 반응으로 내경정맥 또는 쇄골하정맥이 완전히 납작해지는 것은 근위부 DVT나 폐색되지 않음을 의미한다.[22]

분광 도플러 검사는 간헐파형 도플러(pulsed-wave Doppler) 박스를 정맥 위에 60도 미만의 입사각으로 정맥의 세로면에 위치시켜야 한다. 일반적으로 큰 정맥에선 자발적 흐름(자발성, spontaneity), 호흡 변화(변동성, phasicity) 및 심장 박동(박동성, pulsatility)이 나타난다(Fig. 35.10). 양측의 스펙트럼 도플러 결과를 비교하는 것이 중요하다. 한쪽에서만 자발성, 변동성 또는 박동성이 나타나지 않는 경우 대부분 내강 내 혈전증으로 인한 근위부 폐색을 시사한다(Fig. 35.11).

색조 도플러와 마찬가지로 분광 도플러는 상지 DVT 진단에 유용할 수 있지만, 혈전증에 대한 확실한 증거를 제공하지는 않으며 민감도와

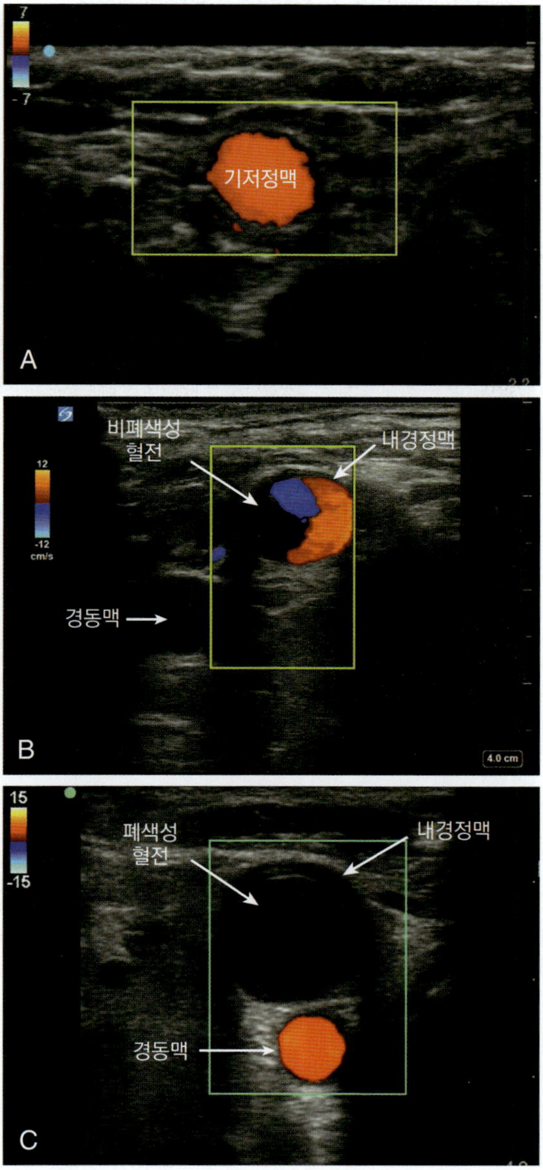

Figure 35.9 색조 도플러 초음파 검사. 일반적으로 전체 정맥 내강은 색으로 채워져 있다(A). 부분적으로 폐색된 정맥에서는 충만 결손이 보인다(B). 완전히 폐색된 정맥에서는 흐름이 보이지 않는다(C).

특이도가 낮기 때문에 단독 진단 검사로 사용해서는 안 된다.[22,23]

상지 정맥 시스템의 초음파 평가는 하지 평가보다 더 어려운 것으로 간주된다. 상지 DVT 초음파 검사를 수행하는 데 필요한 최소한의 교육이 확립되어 있지는 않지만, 의료진은 반복적인 연습을 통해 숙련도와 자신감을 얻을 수 있다.

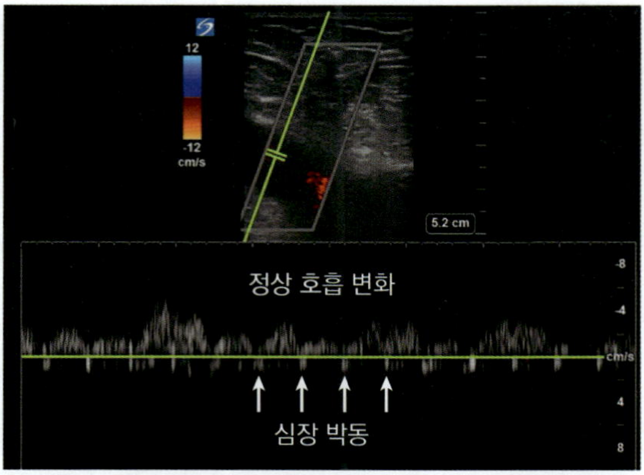

Figure 35.10 정상 분광 도플러 초음파. 정상적으로 호흡 변화(변동성, phasicity)와 심장 박동(맥박성, pulsatility)이 있는 자발적인 정맥 흐름이 관찰된다.

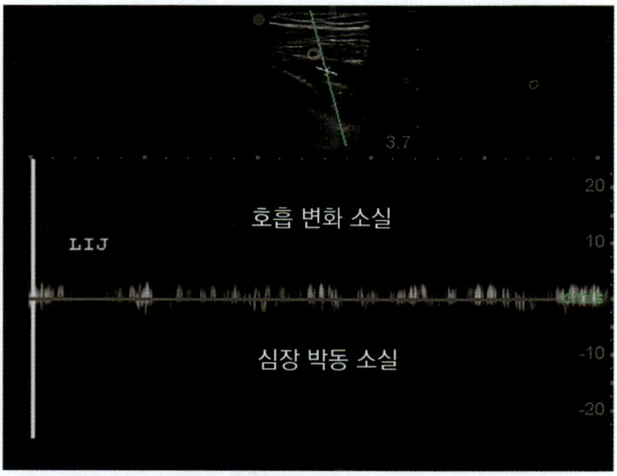

Figure 35.11 비정상 분광 도플러 초음파. 심부 정맥 혈전으로 인한 근위부 폐색은 호흡 변화와 심장 박동의 소실과 함께 흐름 감소를 유발한다.

요점 정리

- 압박 초음파 검사: 심부 정맥 혈전증(DVT) 환자를 평가할 때 압박 초음파 검사가 표준 검사로 간주되며, 색조 도플러(color flow doppler), 분광 도플러(spectral doppler)는 보조적 검사로 사용된다.
- 부적절한 검사창: 정맥 카테터, 심박기, 주입 포트 및 드레싱이 있으면 대상 혈관의 압박 초음파 검사가 제한 될 수 있다. 그러나 혈관 내 관은 정맥 혈전증의 위험이 더 높으므로 의료진은 이러한 환자를 여러 관점에서 신중하게 평가하고, 확실하지 않은 경우 색조 도플러 및 분광 도플러 초음파를 사용해야 한다.
- 낮은 정맥 혈류: 낮은 혈류를 갖는 상태의 중증 환자에서 압박할 수 있는 근위부 정맥(내경정맥, 쇄골하정맥, 액와정맥) 내경에 희미하게 움직이는 에코가 보일 수 있다. 이러한 에코는 적혈구 응집에 의해 생성되며 혈전증과 혼동해서는 안 된다.

CHAPTER 36

중심 정맥 접근법
Central Venous Access

Ricardo A. Franco-Sadud ▪ Nilam J. Soni :: 유승목

핵심 포인트

- 초음파 유도하 중심정맥관 삽입술은 기흉이나 동맥 천자와 같은 합병증을 줄일 수 있는 초음파 술기로서 현재는 내경 정맥 천자 시 표준 술기로 사용된다.
- 중심정맥관 삽입과 연관된 합병증 발생율은 바늘의 삽입 횟수와 관련 있으며, 초음파 유도하 술기는 중심정맥관 삽입을 하는 도중 바늘의 삽입 횟수를 감소시킨다.
- 가로축, 세로축 접근법 모두에서 사용되는 실시간으로 바늘의 끝을 추적하는 기술은 초음파 유도하 중심정맥관 삽입은 물론 말초정맥관 삽입에서도 반드시 숙달해야만 하는 기본 술기이다.

배경

초음파 유도하 중심 정맥관 삽입술은 1984년에 처음 기술되었다.[1] 처음에는 단지 고식적인 랜드마크 이용법 또는 맹목 접근법을 시행하기전에 목표로 하는 정맥이 어디에 있는지를 확인하는 수준에서 초음파가 사용되었다. 비록 초음파의 사용이 합병증의 발생을 감소시킬 수 있을 것이라는 잠재력은 인정되었지만 초기 연구에서는 초음파 유도하 술기의 사용이 유익하다는 명확한 결론을 내리지 못했고, 초음파를 널리 사용하기에는 너무 거추장스럽고 비싸다는 인식이 있었다.[2]

지난 25년 동안 혈관에 도관을 삽입하기 위한 초음파의 사용은 혈관의 위치를 확인하기 위해 도플러만 사용하는 것에서 시작하여 고해상도 이차원 초음파를 사용하여 바늘의 끝을 실시간으로 추적하는 수준에 이르게 되었다. 또한 현대 초음파의 고주파 선형 주사 탐촉자는 혈관과 주변 구조물들의 해부학적 모습을 구체적으로 확인할 수 있게 되었다. 2차원(two dimensional, 2D) 초음파를 사용하면서 경부의 내경정맥과 총경동맥을 쉽게 찾을 수 있게 되었고, 도플러 초음파로 확인할 수 있게 되었다. 또한 갑상선과 기도 같은 경부 주변 조직 역시 쉽게 확인할 수 있게 되었다.

몇몇 연구에서는 실시간 초음파 유도하 중심 정맥관 삽입술이 성공률을 높이고, 동맥 천자와 기흉 등 기계적 합병증을 줄일 수 있음을 보여주었다.[3-15] 이제 실시간 초음파 유도하 중심 정맥관 삽입술은 기본 술기가 되었고, 현재 Agency for Health care Research and Quality (AHRQ), Institute of Medicine (IOM), National Institute for Health and Clinical Excellence (NICE), Centers for Disease Control and Prevention (CDC)를 비롯한 몇몇의 전문가 집단이 이 술기를 권고하고 있다.[10,16-21] 실시간 초음파 유도하 중심 정맥관 삽입술의 장점은 비용 대비 효과와 카테터 관련 혈류감염 감소와 같은 측면으로 확대되었다. 현재 의료진들은 중심정맥관 삽입을 할 때 합병증의 발생률이 매우 낮아야 한다고 기대하고 있다.[18,20] 따라서 정규 시술뿐 아니라 응급 내경정맥관 삽입 시에도 실시간 초음파 유도하 술기가 권장되고 있다.[17]

초음파 유도하 삽관술에 대한 의료진들의 신뢰가 증가함에 따라 이제는 큰 혈관에서 작은 혈관에 이르기까지 그 적용 범위 또한 확장되고 있다. 내경정맥 삽관술을 위한 초음파 유도 술기에 이어 이제는 말초정맥삽입 중심정맥삽관술(peripherally inserted central catheters, PICCs)에도 일상적으로 초음파를 사용하게 되었다.[22-24] 보다 최근에는 의료인들이 쇄골하정맥(subclavian vein)과 겨드랑정맥(axillary vein)에 삽관하는데 이득이 있음을 인지하기 시작하였다.[25-28] 1990년대 중반 이후의 무작위 시험에 대한 메타분석이 초음파 유도하 중심정맥관 삽입의 이점을 입증하였음에도 불구하고,[3] 중심정맥관 삽입을 위한 초음파 유도하 술기의 사용은 일반적으로 받아들여지지 않았다.[29-34] 두개의 근거에 기반한 합의 성명에는 교육의 부족이 초음파 유도하 중심정맥관 삽입술의 적용에 대한 장애요소로 알려져 있으므로 이에 대한 교육을 시행하라는 권고문이 포함되었다.[20,23]

이번 장에서는 실시간 초음파를 이용하여 내경정맥과 쇄골하정맥, 근위부 겨드랑정맥(axillary vein)의 중심정맥관 삽입술을 알아보고자 한다.

내경정맥 삽관술

해부학(Anatomy)

내경정맥(internal jugular vein)은 목의 전측면을 수직으로 주행하며 총경동맥(common carotid artery)의 외측에 위치하고 있다. 내경정맥은 쇄골하정맥(subclavian vein)과 만나 팔머리정맥(brachiocephalic vein) 또는 무명정맥(innominate vein)이 되어 상대정맥(superior vena cava)으로 연결된다(Fig. 36.1). 중심정맥관을 목에 삽입할 때는 일반적으로 목빗근(sternocleidomastoid muscle)의 쇄골두(clavicular head)와 흉골두(sternal head) 사이에 위치한 내경정맥을 사용한다.

술기(Technique)

고주파의 선형 탐촉자는 흔히 혈관탐촉자로 불리며 혈관 천자 시술에 사용된다. 높은 주파수의 음파는 높은 해상도를 보일 수 있으나 최대로 검사할 수 있는 깊이는 6–10 cm 정도이며, 내경정맥과 겨드랑정맥 그리고 쇄골하정맥은 일반적으로 피부 밑 몇 센티미터 정도 아래에 있다.
이미지는 각 조직 표면에서 반사된 음파로 생성되며, 이것이 화면에 표시되는 조직의 에코음영(echogenicity) 또는 밝기를 결정하게 된다. 바늘, 뼈 그리고 흉막과 같은 밀도가 높은 조직은 밝게 보이는데, 이를 고에코성(hyperechoic)이라고 부른다. 동맥과 정맥을 포함해 액체로 채워진 구조물은 음파를 반사 없이 투과시키기 때문에 검게 보이고, 이를 무에코성(anechoic)이라고 부른다.

동맥과 정맥을 구별하는 능력은 필수적인데, 정맥은 타원 또는 삼각형 모양이고, 얇은 벽으로 되어있으며 완전히 압축될 수 있는데 호흡(의 변화) 또는 발살바(valsalva)에 의해서도 크기가 변

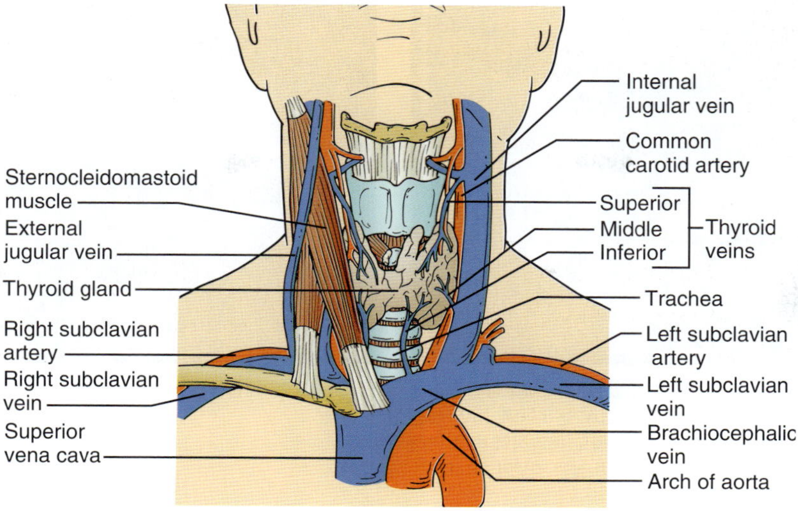

Figure 36.1 목 혈관의 정상 해부학.

한다. 동맥은 둥근 형태이고 두꺼운 벽으로 되어있으며 부분적으로만 압축될 수 있는 박동성의 구조물이다.

혈관 천자를 위한 가장 좋은 위치를 정하기 위해 우측과 좌측 목에서 시술 전 스캔을 시행하여야 한다. 선형 탐촉자는 경부 전측부에 횡단면으로 놓고 내경정맥을 아랫턱 모서리로부터 쇄골하정맥과 만나는 지점까지 아래로 내려가면서 평가한다(Fig. 36.2, Video 36.1). 환자의 머리를 최대 30도 정도만 반대측으로 돌려 목을 신전시킨다. 내경정맥의 크기와 모양, 깊이, 압축성, 경동맥과의 거리, 그리고 쇄골하정맥과의 원위부 연결을 확인한다. 또한 호흡 주기에 따른 내경정맥의 크기 변화를 볼 수도 있다(Video 36.2). 내경정맥을 화면의 중앙에 두고 탐촉자를 천천히 쇄골 쪽으로 이동한다. 일단 탐촉자가 더 이상 원위부 쪽으로 갈 수 없게 되면 탐촉자를 기울여서 초음파를 발 방향으로 향하게 하

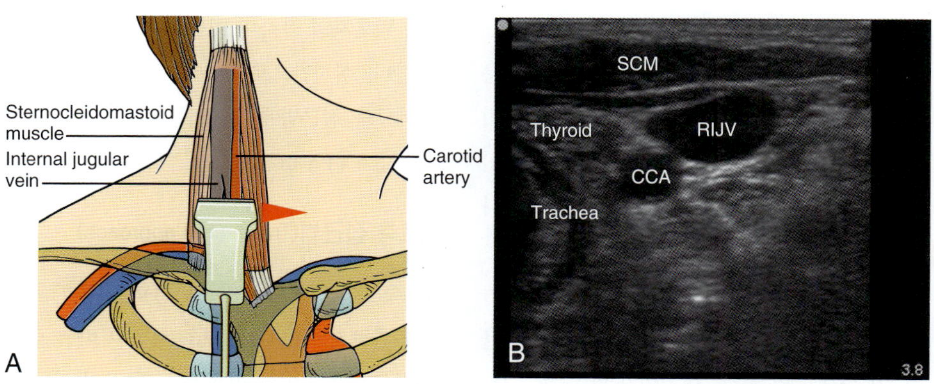

Figure 36.2 목의 절단면 해부학. (A) 탐촉자는 단면을 생각하여 목의 전 측면에 위치한다. (B) 내경정맥은 총경동맥의 (CCA) 전측방에 위치한다. 갑상선과 기도는 두 혈관의 내측에 위치한다. *RIJV*: 우측 내경정맥, *SCM*: 흉쇄유돌근.

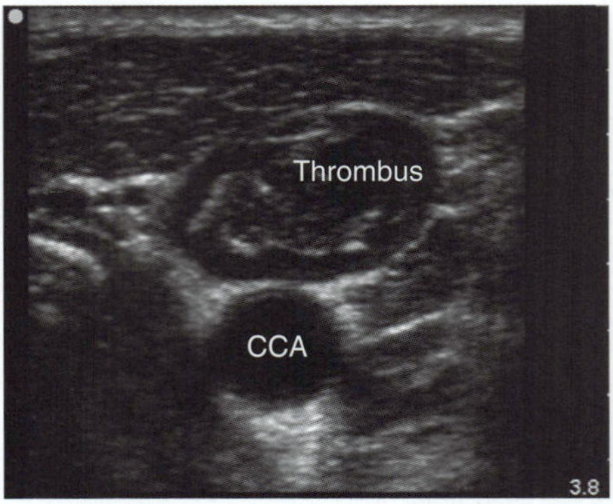

Figure 36.3 내경정맥 안의 혈전. 크고 에코성의 혈전이 내경정맥 내강 안에 보인다. *CCA*: 온목동맥, *IJV*: 내경정맥. 주목할 점은 혈전이 없더라도 내경정맥 바로 아래 총경동맥이 누워있어 이는 안전한 삽관 경로가 아니다.

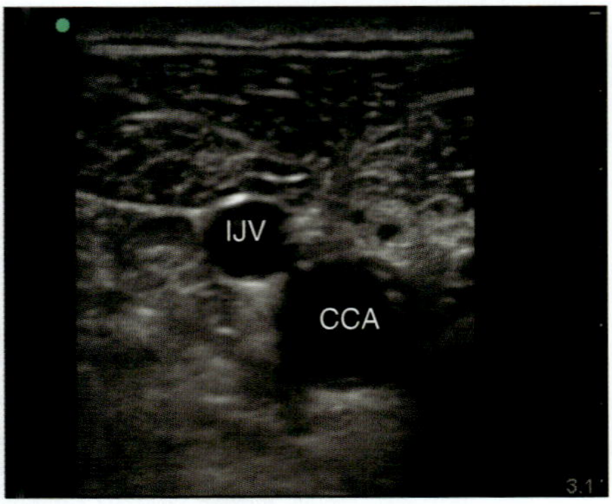

Figure 36.4 내경정맥의 협착. *CCA*: 온목동맥, *IJV*: 내경정맥.

여 쇄골하정맥(subclavian vein)과 팔머리정맥(brachiocephalic vein)을 관찰한다. 이 때 내경정맥의 압축성을 평가하는 것이 중요하다(Video 36.3). 무증상의 내경정맥 혈전증이 입원환자와 중환자에서 흔히 볼 수 있으며 압축성이 없는 경우는 심부정맥혈전증의 진단적인 소견이 된다. 이 때 혈전으로 인한 완전 폐쇄와 부분 폐쇄 모두 압축성의 저하로 나타난다(Fig. 36.3, Video 36.4–36.6). 심부정맥혈전증을 평가할 때 압박 초음파 검사를 보완하기 위해 컬러 및 스펙트럴 도플러를 사용할 수 있다(Video 36.7) (Chapter 35 참조). 내경정맥혈전증이 진단된 후에는 혈전이 이동하게 될 잠재적인 위험을 피하기 위해 반복적인 초음파 압축 검사는 피해야 한다. 특히 투석을 하기 위한 굵은 카테터를 반복적으로 내경정맥에 삽입했던 환자는 내경정맥 협착이 있을 수도 있다(Fig. 36.4, Video 36.8).

다음의 특성을 고려하여 가장 안전한 바늘 삽입 부위를 선택하도록 한다. 1) 혈전이 없을 것, 2) 직경이 넓을 것, 3) 깊이가 얕을 것, 그리고 4) 총경동맥과의 위치관계를 고려할 것(총경동맥 위에 정맥이 놓여있지 않도록). 만약 내경정맥이 총경동맥 바로 위에 덮여 있다면 탐촉자를 눌러서 만약 바늘이 정맥의 후벽을 뚫을 경우 총경동맥을 피할 수 있는지를 평가해야 한다.

삽입하기 좋은 위치를 확인한 후에는 초음파 장비를 준비해야 한다. 초음파 장비의 위치를 시술하는 사람의 시선 바로 앞쪽에 위치시켜 고개를 돌리지 않고 화면을 볼 수 있도록 한다. 탐촉자는 무균 영역 안에 두기 전 멸균 탐촉자 커버 안에 넣도록 한다. 탐촉자는 주로 사용하지 않는 손으로 잡고 바늘과 주사기는 주로 사용하는 손으로 잡으며 탐촉자의 위치를 조정하여 탐촉자의 좌측이 화면의 좌측과 일치하도록 한다. 실시간으로 바늘을 유도하는 가로축 및 세로축 접근법에 대해서는 앞에서 설명하였다(Chapter 4 Fig. 4.8 참조).

가로축 접근법(Transverse approach)

가로축 접근법에서는 유도바늘이 초음파 주사면을 가로지르게 되어 최초 식별된 바늘 끝을 추적하지 않는 이상 실제 바늘의 끝이 아닌 바늘의 몸통만 보이게 된다. 먼저, 내경정맥을 화

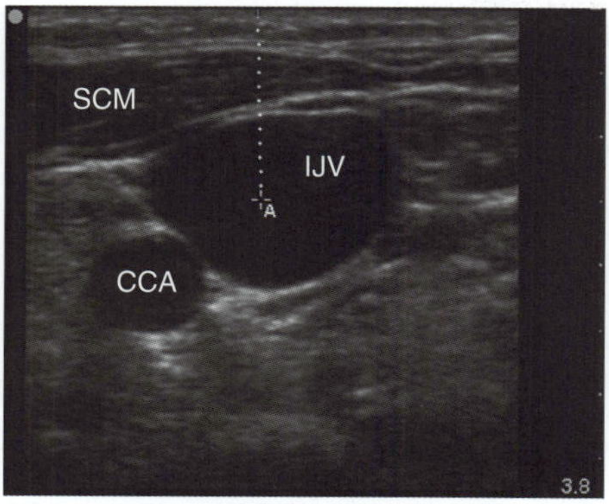

Figure 36.5 내경정맥의 깊이. 피부표면으로부터 혈관의 중앙까지 거리를 측정한다. 본 예시에서는 거리가 1.5 cm이다. *CCA*: 온목동맥, *IJV*: 내경정맥, *SCM*: 흉쇄유돌근. 내경정맥과 경동맥의 위치를 보면 경동맥이 내경정맥 바로 아래 놓이지 않도록 되어 있음을 주목할 것.

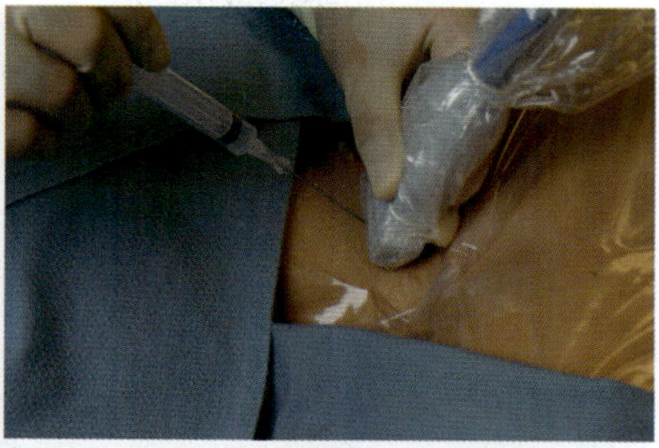

Figure 36.6 가로축 접근법(단축면 술기). 탐촉자가 바늘을 향해 기울여지도록 잡는다. 바늘은 45-60 도의 각도로 피부에 삽입하고, 바늘의 끝을 잘 최대한 관찰하기 위해 초음파 주사면과 약 90도의 각도로 진입한다.

면의 한 가운데에 두고 혈관의 깊이를 측정한다(Fig. 36.5). 탐촉자를 기울여서 초음파 빔이 시술자를 향하게끔 한다. 바늘은 피부에서 45-60도의 각도로 탐촉자 장축의 정 가운데에서 삽입한다(Fig. 36.6). 탐촉자를 섬세하게 바늘 삽입부위 쪽으로 기울이면서 바늘의 끝을 화면에서 찾는다. 화면에 고에코의 바늘 음영이 그림자와 함께 처음 나타나면 바늘의 끝으로 추정한다. 바늘의 끝을 식별하고 추적하는 술기가 무척 중요하다. 탐촉자를 앞뒤로 기울이면서 바늘의 끝을 추적하는 동안 바늘은 단 1-2 mm 정도씩만 앞으로 전진하도록 한다. 만약 목표가 궤적에서 벗어난 경우 바늘의 방향을 다시 조정한다. 바늘이 혈관에 도달하면 앞에 언급한대로 피부를 뚫고 지나갈 때처럼 바늘 끝이 내경정맥 벽을 움푹 들어가게 하는 것을 보게 될 것이다(Video 36.9). 그리고 이어서 혈관을 뚫고 들어가는 것을 볼 수 있다(Fig. 36.7, Video 36.10). 바늘 끝이 내경정맥 안에 들어가 있는 것이 확인되어야 한다(Video 36.11).

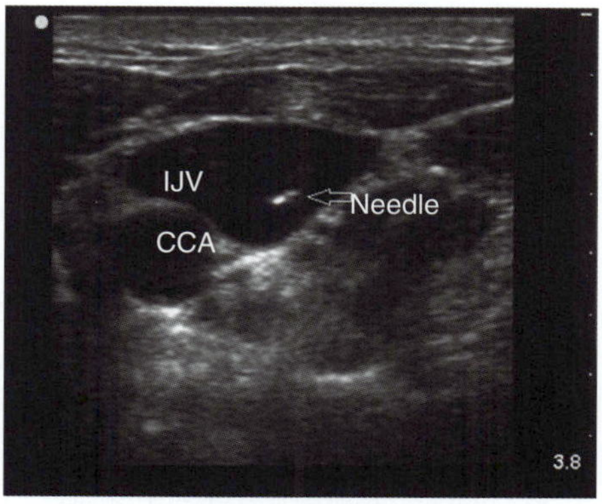

Figure 36.7 내경정맥 안의 바늘 끝. 유도철사를 넣기 전에 바늘의 끝이 정맥 내강 중앙에서 보인다. *CCA*: 온목동맥, *IJV*: 내경정맥.

바늘이 내경정맥 안으로 들어간 후에는 유도철사를 넣어 삽입로를 유지한다. 이후 시술자는 유도철사가 총경동맥이 아닌 내경정맥의 적절한 곳에 위치하고 있는지를 확인하도록 한다(Fig. 36.8, Video 36.12). 최근의 문헌은 정맥의 천자부위를 확장시키기 전에 유도철사가 올바른 위치에 들어갔는지를 확인하기 위해 팔머리정맥에서 유도철사를 확인하는 방법을 지지한다.[35] 유도철사가 쟁맥의 올바른 위치에 들어갔는지를 확인하기 위해 압박을 해보거나 도플러초음파(색조혈류,

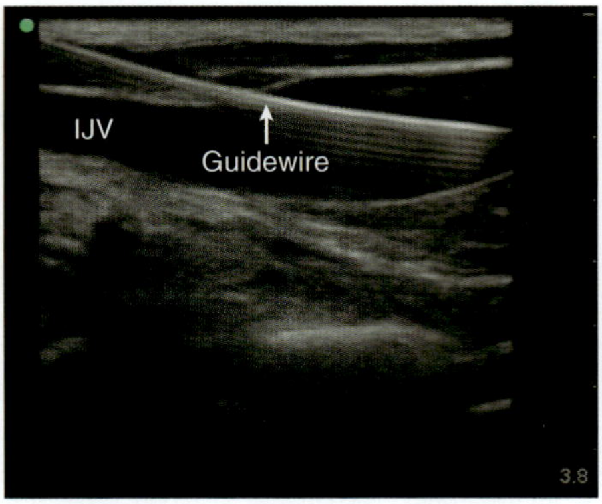

Figure 36.8 내경정맥 안의 유도철사. 내경정맥안에서 유도철사를 확인하여 혈관의 후벽을 통과하지 않고 적절한 위치에 있음을 확인하는 것은 매우 중요한 단계이다.

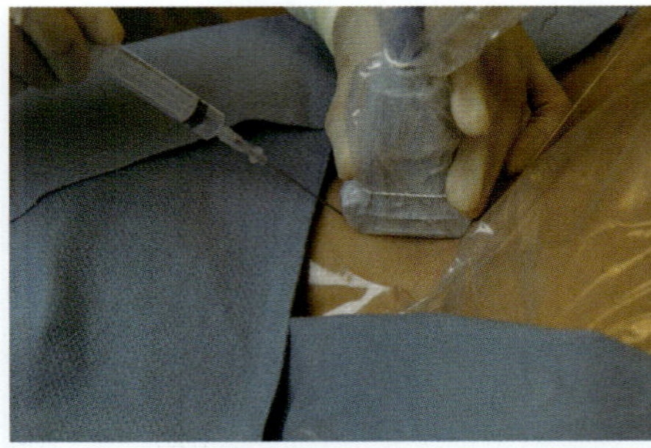

Figure 36.9 세로축 접근법(장축면 술기). 탐촉자는 내경동맥의 주행방향 위에 세로축으로 위치한다. 바늘의 진입각은 피부 표면에 대해 가파르게(45–60 degrees) 들어간다.

파워, 또는 간헐파형도플러)를 사용할 수 있다. 만약에 유도철사가 내경정맥에 있는지, 총경동맥에 있는지 확실치 않다면 환자에게 합병증이 발생할 위험을 최소화하기 위해 유도철사를 바로 제거하도록 한다. 하지만 만약 내경정맥이 확장되어 있고, 실수로라도 총경동맥에 삽입된 경우 뇌졸중을 포함해 중대한 합병증이 발생할 수 있다. 유도철사가 내경정맥 안에 있음이 확인된 이후에는 표준 술기 절차에 따라 피부에 작은 절개를 만들고 천공구멍을 확장하고, 유도철사를 따라 카테터를 삽입하도록 한다.

세로축 접근법(Longitudinal approach)

세로축 접근법에서는 초음파 주사면이 목표혈관의 주행과 평행하게 위치한다. 세로축 접근법을 이용한 내경정맥의 중심정맥관삽입술은 실시간 초음파 유도하 술기를 수행하는 경험이 풍부한 의료인이 시도해야 하는 고급 기술이다. 먼저 내경정맥을 가로축면으로 화면 한가운데 위치시키고 탐촉자를 90도 회전시켜 탐촉자의 표지자가 시술자를 향하게 한다. 일단 탐촉자가 내경정맥 중앙에 세로축으로 정렬되면 시술자는 탐촉자가 미끄러지지 않고 동일한 위치에 유지되도록 집중해야 한다. 탐촉자가 내측방향으로 미끄러지면서 동맥 위에 올라가 총경동맥을 내경정맥으로 오인하지 않도록 주의를 기울여야 한다. 세로축면에서 총경동맥은 내경정맥에 비해 두꺼운 벽을 가지고 있고 박동성의 움직임을 볼 수 있다는 차이가 있다. 바늘을 탐촉자 짧은 면의 정중앙에서 피부로부터 45–60도의 각도로 삽입한다(Fig. 36.9). 바늘의 삽입각도와 탐촉자로부터의 거리는 목표혈관의 깊이에 따라 적절하게 조절한다. 표면에 위치한 혈관은 얕은 각도로 바늘을 삽입하고, 깊은 곳에 위치한 혈관에는 경사진 각도로 진입한다(Fig. 36.10). 바늘이 진입하는 동안 전장이 다 보일 수 있도록 바늘의 끝과 몸통이 초음파 주사면 안에 위치해야 한다. 바늘의 궤적을 조정하여 세로축면에서 바늘끝이 목표 혈관의 가장 넓은 지름을 향하도록 조준한다. 바늘이 연조직을 지나 내경정맥으로 들어가기까지 바늘 끝의 경로를 실시간으로 확인하도록 한다.

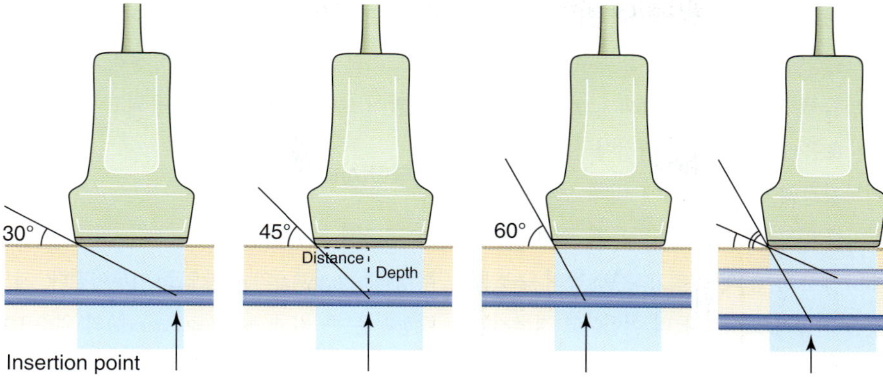

Figure 36.10 바늘의 삽입각과 혈관의 깊이. 바늘의 삽입각은 정상적으로 30~60도이며, 목표혈관의 깊이에 따라 조절되어야 한다.

가로축 접근법 vs. 세로축 접근법

제한적이긴 하지만 내경정맥에 중심정맥관을 삽입하는데 있어 가로축 접근법과 세로축 접근법에 대한 비교 연구가 있고, 대부분의 초음파 유도 술기 전문가들은 가로축 접근법을 먼저 배울 것을 추천한다.[36] 한 무작위 대조 연구에서는 가로축, 세로축, 및 경사축 접근법을 비교하여 가로축과 경사축 접근법이 세로축 접근법에 비해 첫 번째 시도 성공률이 높고 합병증 발생률이 낮았다는 결과를 보고하였다.[37]

가로축 접근법을 이용하는 데 있어 손과 눈의 협조가 능숙하게 이루어져야 하는데 일반적으로 세로축 접근법에 비해 쉽게 배울 수 있기 때문이다. 또한 턱과 쇄골 때문에 세로축면으로 내 경정맥을 보는 데 제한이 있으며, 굴곡진 목에서 탐촉자를 움직이지 않게 안정적으로 고정하는 것도 초심자에게는 쉽지 않은 도전이 될 수 있다. 게다가 실시간 초음파 유도하 술기에서 합병증이 적게 발생했다는 결론을 낸 대부분의 연구에서 가로축 접근법을 사용하였다. 그러나 접근법에 상관없이 가장 중요한 것은 바늘 끝이 적절한 곳에 위치하고 있음을 확인한 뒤, 유도철사를 내경정맥에 삽입하는 것이다.

쇄골하 정맥과 겨드랑정맥 삽관술

배경

초음파 유도하 쇄골하정맥 삽관에 대한 초창기 연구에서는 가로막고 있는 뼈 구조물들 때문에 이 부위에서는 초음파를 사용하기 힘든 것으로 결론지었다. 이후 초음파 유도하 중심 정맥관 삽입술이 내경정맥에서 널리 적용되면서 쇄골하정맥에 대한 초음파 적용의 가능성이 무색해졌다. 최근 연구에서는 쇄골하 정맥의 실시간 초음파 유도하 중심정맥관 삽입 술기에 주목하였고, 의도치 않은 동맥 천자, 기흉 또는 혈종 과 같은 합병증 발생률을 크게 줄이며 삽입 시도의 횟수 역시 감소한다는 사실을 보여주었다.[27,38,39] 대부분의 연구는 실시간 초음파를 사용하여 겨드랑정맥의 중심정맥관 삽입을 보여주었다.[25,40]

위치에 따른 합병증 발생률을 비교하였을 때, 한 연구에서는 마취과전문의에 의해 시행된 2,600례의 터널형 중심정맥관 삽입술을 분석하였는데, 초음파 유도하 술기를 하였을 때 원위부 겨드랑정맥과 내경정맥 모두 매우 적은 합병증 발생률을 보여주었다(0.7%와 1.2%). 이 연구에서는 초음파 유도하 겨드랑정맥 접근법의 경우 겨드랑정맥이 내경정맥에 비해 보다 더 깊이 위치해 있고, 주위에 겨드랑동맥, 팔신경얼기(brachial plexus), 흉벽, 그리고 흉막 등의 구조물이 많아 기술적으로 보다 더 어렵다고 결론지었다. 그렇지만 일단 기술이 숙달되고 나면 초음파 유도하 겨드랑정맥 접근법은 안전하고 믿을 수 있는 술기이다.[40] 2,168명의 환자를 대상으로 한 10개의 무작위 대조연구를 분석한 메타분석 연구에서는, 실시간 초음파 유도하 쇄골하정맥 삽관술이 랜드마크 기반의 술기에 비해 합병증의 발생 위험과 실패율을 감소시킨다고 결론을 내렸다.[38]

여기서는 초음파 유도하 겨드랑정맥 삽관에 대하여 초점을 맞출 것이다. 비록 시술자들은 정맥의 삽관 위치가 첫 번째 갈비뼈의 외측에서 이루어지기 때문에 기술적으로는 초음파 유도하 겨드랑정맥 삽관법이라고 봐야 하지만, 임상적으로 초음파 유도하 쇄골하정맥 접근법이라는 말이 보다 더 친숙하게 사용되고 있다.

해부학(Anatomy)

겨드랑정맥은 위팔정맥(brachial vein)과 척골측 피부정맥(basilic vein)의 문합으로 이루어진다. 겨드랑정맥은 큰 원근(teres major muscle)의 외측면에서 첫 번째 갈비뼈의 외측면까지 주행하고, 요골측 피부정맥(cephalic vein)과 만나 쇄골하정맥을 이루게 된다(Fig. 36.11). 초음파 탐촉자를 쇄골중앙의 아랫면에 시상면(sagittal)으로 대고 외측으로 이동하며 세로축으로 관찰하기 시작한다. 겨드랑정맥이 가장 표면에 위치해 있고 동맥과 확실히 구분되는 지점을 찾는다. 너무 멀리 떨어진 곳은 팔신경얼기 또는 긴가슴신경(long thoracic nerve)을 손상시킬 수 있으므로 피하도록 한다. 우리는 쇄골중앙으로부터 4 cm 이상 떨어지지 않은 곳을 추천한다.

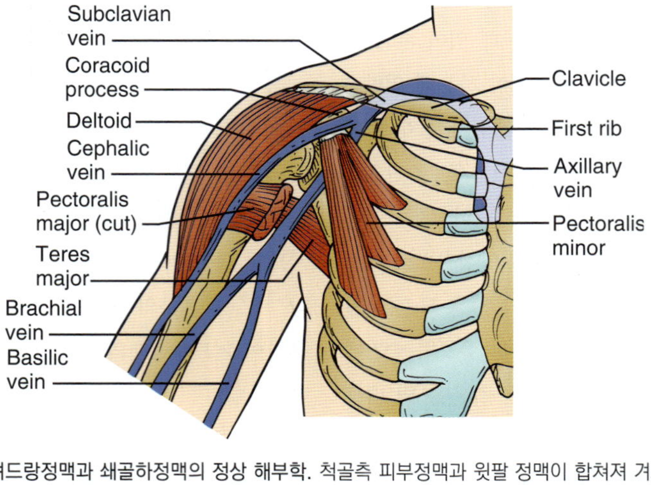

Figure 36.11 겨드랑정맥과 쇄골하정맥의 정상 해부학. 척골측 피부정맥과 윗팔 정맥이 합쳐져 겨드랑정맥이 되고, 요골측 피부정맥과 다시 합쳐져 쇄골하정맥이 된다. 겨드랑정맥은 큰원근의 측면에서부터 첫 번째 갈비뼈의 측면까지 주행한다.

술기(Technique)

가로축 또는 경사축(oblique) 화면에서, 겨드랑정맥을 관절와상완관절(glenohumeral joint)에서 쇄골과 첫 번째 갈비뼈 사이의 정맥이 지나는 곳까지 관찰한다. 겨드랑정맥, 겨드랑동맥, 요골측 피부정맥, 원위부 쇄골하정맥, 그리고 첫 번째 갈비뼈를 확인한다(Fig. 36.12, Video 36.13). 이 모든 구조물들을 확인한 뒤 첫 번째 갈비뼈를 향하여 1–2 cm 근위부로 이동하며 관찰한다. 그러면 요골측 피부정맥과 겨드랑정맥이 만나 원위부 쇄골하정맥이 되는 것을 볼 수 있을 것이다(Video 36.14). 이후에 외측으로 이동하면서 관찰하면 깊이 들어가 척골측 피부정맥과 위팔정맥으로 나뉘기 전 원위부 겨드랑정맥을 확인할 수 있다(Video 36.15).

겨드랑정맥 위의 가장 가깝고 표면에 위치한 곳을 바늘 삽입 위치로 정하도록 하는데, 정맥을 둘러싼 주변의 구조들 특히 동맥과 흉막을 확인해야 한다. 색조 도플러와 간헐파형 도플러를 사용하여 겨드랑동맥과 정맥을 정확하게 구분할 것을 권장한다(Fig. 36.13, Video 36.16). 만약 쇄골하정맥 또는 겨드랑정맥에 혈전이 보인다면 다른 삽입부위를 선택해야만 한다(Video 36.17).

탐촉자를 세로면 또는 경사면으로 하여 실시간으로 초음파를 보면서 약 60–80도의 각도로 국소마취제를 주사한다. 바늘의 주행경로는 겨드랑정맥 또는 원위부 쇄골하정맥의 전벽 중앙

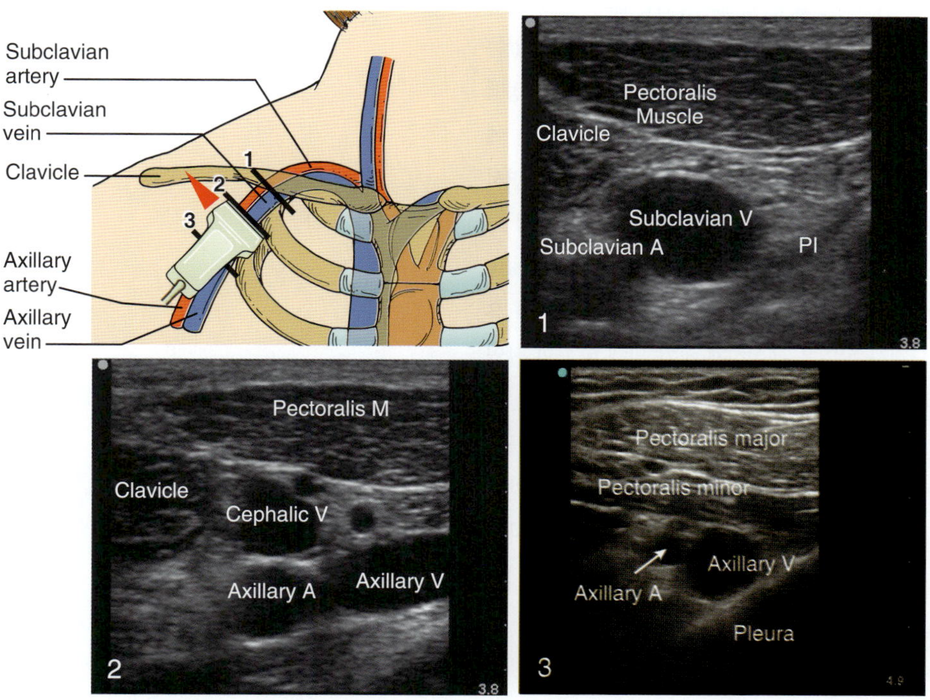

Figure 36.12 쇄골하정맥과 겨드랑정맥의 단면 해부학. 여기서는 쇄골하 공간의 단면 해부학을 종단 방향으로 세 가지 수준에서 보여준다. (1) 쇄골하정맥은 쇄골하동맥의 전상방향에서 보인다. (2) 요골측 피부정맥과 겨드랑정맥은 합쳐져 원위부 쇄골하정맥이 된다. (3) 원위부 겨드랑정맥과 동맥은 큰가슴근과 작은가슴근아래 깊은 곳에 보인다. 두 혈관 아래에 흉막과 폐가 보이는 것을 주목하도록 한다. *A*: 동맥, *M*: 근육, *V*: 정맥.

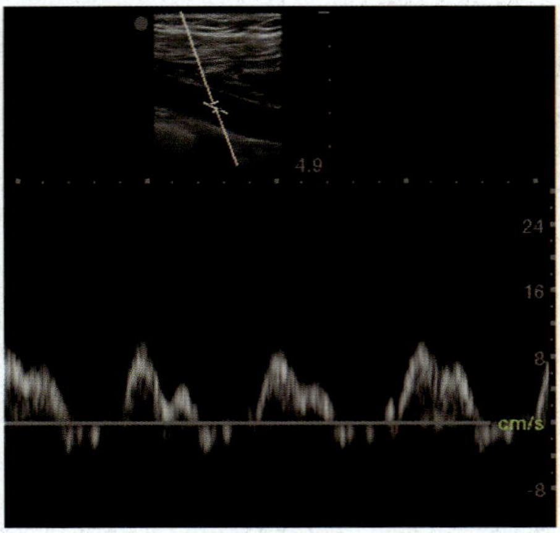

Figure 36.13 쇄골하정맥의 간헐파형 도플러. 정상적으로 쇄골하정맥의 스펙트랄 도플러 파형은 호흡 주기의 변화를 보여준다.

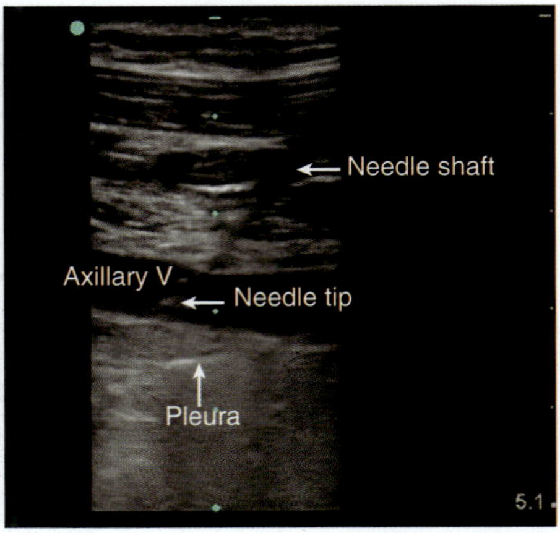

Figure 36.14 초음파 유도하 겨드랑정맥 삽관술. 바늘의 끝은 실시간으로 추적되어 겨드랑정맥의 내강 안에서 보인다.

을 향해야만 한다. 바늘 진입 예상경로가 마취되면 같은 술기를 사용하여 유도바늘을 위에서 언급한 내경정맥의 세로축접근법과 같이 삽입한다. 첫 번째 또는 두 번째 갈비뼈 아래 있는 정맥을 향해 바늘의 진입경로를 설정하면 정맥의 후벽을 천자하는 경우에도 기흉의 발생을 예방할 수 있다. 실시간으로 초음파를 확인하면서 바늘 끝이 정맥벽을 뚫고 정맥 내경 중앙에 보일 때까지 바늘 끝을 따라가도록 한다(Fig. 36.14, Video 36.18). 일단 바늘이 정맥 안에 들어가면 유도철사 삽입을 용이하게 하기 위해 바늘의 삽입 각도를 60도 아래로 줄이는 것을 고려한다. 유도철사가 겨드랑정맥이나 쇄골하정맥안에 들어간 것이 확인된 후에 피부에 작은 절개를 만들고, 천공구멍을 확장하고, 카테터를 유도철사를 따라 진입하는 표준 삽입 기술을 사용해 시술한다.

요점 정리

- 가장 좋은 삽관 위치를 찾기 위해 시술 전 검사를 하면서 다음의 사항을 확인하도록 한다. 원위부 협착, 혈전, 그리고 해부 학적 기형, 또는 동맥 천자의 위험이 증가하는 해부학적 고위험군. 또한, 정맥의 직경이 중심정맥관을 삽입하기에 충분한지 확인한다.
- 다음과 같은 상황은 시술의 난이도를 증가시키므로 확인하고 피해야 한다. 목의 흉터, 이전에 터널형 도관을 삽입했던 위치, 기관절개, 봉와직염.
- 한 번에 한쪽 손만 움직이도록 한다. 만약 바늘을 전진 또는 방향을 바꿔야 하는 경우 초음파 탐촉자를 잡고 있는 손은 움직이지 않는다. 만약 탐촉자를 움직여야 한다면 바늘은 움직이지 않고 기다린다.
- 피부로부터 혈관 전벽까지의 깊이를 확인한다. 만약 바늘이 기대했던 깊이까지 들어갔는데 피가 역류되지 않는다면 바늘의 끝을 찾아서 그 위치를 확인한다. 만약 바늘 끝이 보이지 않는다면 바늘을 얕은 깊이까지 뺐다가, 다시 목표 혈관의 전벽까지 바늘 끝을 확인하며 삽입한다.
- 대부분의 중심정맥관 키트에 들어있는 유도바늘은 4-6 cm 길이이나 실제 내경정맥이나 겨드랑정맥까지의 길이는 3 cm 이내이다. 초심자의 술기를 감독할 때, 대부분의 환자에서 정맥혈이 나오기 전까지 유도바늘의 절반정도만 필요하다는 것을 인식하는 것이 중요하다.
- 탐촉자와 주사기를 단단히 잡기 위해 너무 많은 무균 초음파 젤을 사용하지 않는다. 소량의 젤을 초음파 탐촉자에 바르고, 필요한 양만큼 추가로 무균영역안에서 적용하도록 한다.
- 목표혈관에 이르기까지 바늘의 끝을 확인하고 있는 것이 중요하다. 그러나 가장 중요한 단계는 유도철사가 정맥 안으로 들어간 것을 확인하는 것이다. 우연히 유도철사가 정맥을 뚫고 동맥으로 들어가게 되면 중심정맥관이 주변의 동맥으로 삽입되는 아주 위험한 상황이 발생한다.
- 초음파 유도하 중심정맥관 삽입술은 겨드랑정맥에 시도하기 전에 내경정맥과 넙다리정맥에 가로축 접근법을 사용하여 익숙하게 시술할 수 있도록 해야 한다. 초음파 유도하 겨드랑정맥 중심정맥관 삽입을 하기 전에 세로축 접근법을 사용하여 동맥관 또는 말초정맥관 삽입을 연습함으로써 술기 능력을 향상시키고 숙달될 수 있다.

CHAPTER 37

말초 정맥 접근법

Peripheral Venous Access

Felipe Teran ▪ Bret P. Nelson :: 유승목

핵심 포인트

- 초음파를 이용한 말초정맥관 삽입은 전통적인 술기에 비해 성공률을 증가시키고 중심정맥관 삽입의 필요성을 감소시킨다.
- 시술 전 초음파 평가를 통해 말초정맥 중 성공적인 삽관 가능성이 높은 혈관을 선택할 수 있다.
- 말초정맥 삽관에 있어 가로축접근법과 세로축접근법 모두 사용될 수 있지만 가로축 접근법이 보다 빠르고 쉽게 배울 수 있다.

배경

미국의 응급실에서는 비록 말초정맥관 삽입이 가장 흔히 이루어지는 시술임에도 불구하고,[1] 의료진들은 첫 번째와 두 번째 시도에서 실패율이 각각 39%와 22%로 보고될 정도로 종종 어려움에 처하곤 한다.[2] 응급실에서 시행된 다른 연구에서는 세 번 이상의 시도를 하거나 결국 의사의 개입이 필요했던 경우를 어려운 말초혈관접근으로 정의하였고, 약 12%에서 말초정맥관 삽입이 어려웠던 것으로 보고하였다.[3]

어려운 말초혈관 접근에는 몇 가지 관련 요인이 있는데, 체형(비만, 저체중), 해부학적 변이(작고 보이지 않거나 촉지 되지 않는 정맥), 피하부종, 여러 번 실패한 경우, 정맥 내 약물 남용, 혈액부족, 또는 특정 만성질환(당뇨병, 낫적혈구병)이 포함된다.[3-5]

다수의 연구에서 초음파 유도하 말초정맥관 삽입의 장점을 보여주었다.[6-16] 일반적으로 이러한 연구들은 시도 횟수의 감소, 삽관 시간의 감소, 전반적인 성공률의 증가를 보여주었다. 그러나 이러한 연구들은 샘플 수가 적고 환자 집단의 특성이 다양하며 의료진의 교육 수준이 다르다는 한계가 있다. 두개의 메타분석에서는 초음파 유도하 말초정맥관 삽입이 전통적인 술기와 비교했을 때 전반적인 성공률을 향상시킬 수 있다고 결론 냈으나 시도 횟수나 삽관까지의 시간에서는 유의한 차이가 없었다.[17,18]

초음파 유도하 말초정맥관 삽입의 또 다른 장점은 중심정맥 삽관을 피할 수 있다는 점이다. 응급실에서 초음파 유도하 말초정맥관 삽입은 85%의 환자에서 중심정맥관 삽입의 필요성을 줄이는 효과를 가져왔다.[19] 게다가 초음파유도하 말초정맥관 삽입은 외경정맥의 맹목삽관법에 비해 성공가능성이 높다.[20]

초음파 유도하 말초정맥관 삽입 술기는 모든

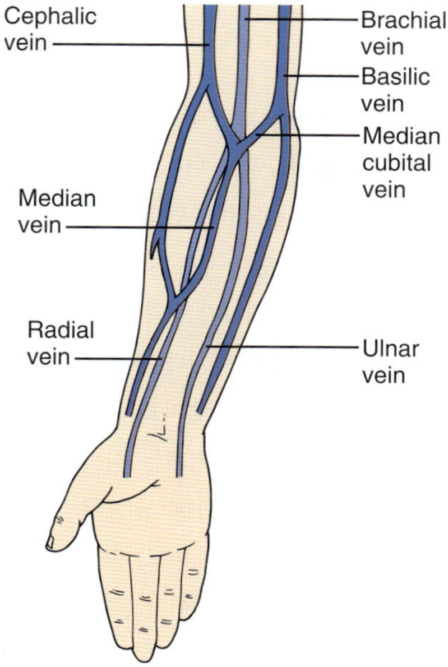

Figure 37.1 윗팔과 아랫팔의 정상 정맥 해부학. 팔오금 중간정맥, 척골측 피부정맥, 요골측 피부정맥이 가장 많이 사용된다.

환자에게 적용할 수 있지만 특히 만져지지 않거나 보이지 않는 말초정맥을 가진 환자에게 매우 유용하다. 간호사, 의사 그리고 다른 의료제공자들은 집중교육과정을 통해 초음파유도하 말초정맥관 삽입 술기를 성공적으로 배워 왔다.[6,21-23]

현재까지는 초음파 유도하 말초정맥관 삽입 술기에 대한 특정 지침은 없다. 초음파 유도하 말초정맥관 삽입은 어려운 정맥의 접근이나 전통적인 술기로 실패한 환자에서 훈련받은 의료진에 의해 고려되어야 한다.

해부학(Anatomy)

아랫팔 전면, 팔오금(antecubital fossa), 그리고 윗팔의 중앙부가 초음파 유도하 말초 정맥관 삽입에 가장 많이 사용되는 위치이다(Fig. 37.1). 위팔정맥(brachial vein) (Video 37.1), 요골측 피부정맥(cephalic vein) (Video 37.2), 그리고 척골측 피부정맥(basilic vein) (Video 37.3)은 위팔의 정맥 중 가장 크며 가장 많이 사용하는 초음파 유도하 말초정맥관 삽입 혈관이다(Fig. 37.2).

초음파 유도하 말초정맥관 삽입을 위한 정맥을 선택할 때 중요한 고려사항은 혈관의 깊이이다. 피부로부터 0.3–1.5 cm 사이의 깊이에 있을 때 가장 성공률이 높으며 1.6 cm 이상인 경우 성공률이 낮아진다.[24,25] 또한 목표 혈관의 직경이 0.4 cm 이상일 때 보다 성공률이 높다.[24] 마지막으로 정맥의 경로가 곧게 직진하는 경우가 굽은 혈관보다 삽관이 더 쉽기 때문에 선호된다.

동맥을 정맥과 구분하는 방법으로는 맥박성, 압축성, 벽의 두께, 그리고 도플러의 모양을 이용할 수 있다. 동맥의 혈관벽은 보다 두껍고, 고

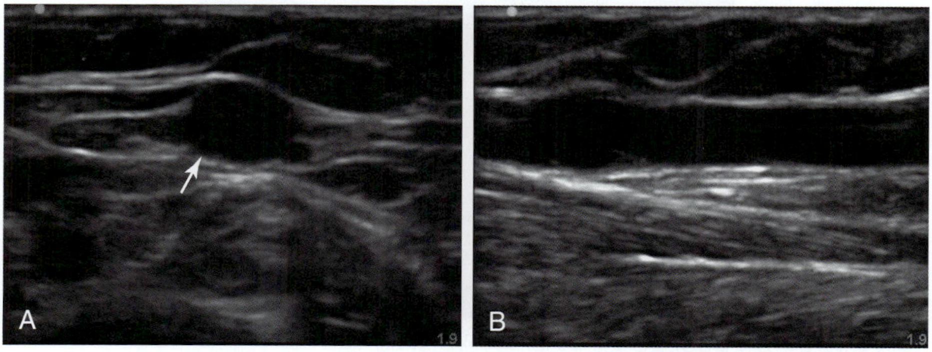

Figure 37.2 척골측 피부정맥(*화살표*)의 가로축(A) 그리고 세로축(B) 주사면.

에코성을 보이며, 압축성이 떨어진다. 반면에 말초정맥의 혈관벽은 더 얇고, 에코성이 낮으며, 작은 힘에도 충분히 압축될 수 있다(Video 37.4). 색조도플러와 스펙트럴 도플러는 동맥과 정맥의 구분이 모호할 때 사용될 수 있다(Video 37.5). 동맥과 정맥이 함께 관찰될 때, 적은 힘으로도 압축이 되는 것이 정맥인 반면 동맥을 압축시키기 위해서는 더 큰 힘이 필요하다(TABLE 37.1).

TABLE 37.1 초음파에서 동맥과 정맥의 특징

동맥	정맥
가벼운 압박에 눌리지 않음	가벼운 압박에 눌림
두껍고 에코성의 혈관벽	얇고 잘 보이지 않는 혈관벽
둥근 모양	여러 가지 모양
박동성	무박동성(주변 동맥의 박동이 전달되어 박동성이 있는 듯 보일 수 있음)
원위부 압박에 의해 색조혈류가 변하지 않음	원위부를 압박하면 색조 혈류가 증강됨

술기(Technique)

이 술기를 위해서는 표면에 있는 구조물의 고해상도 이미지를 제공하기 위해 고주파 선형탐촉자(5-12 MHz)가 사용된다. 만약 좁은 선형탐촉자 또는 하키스틱 탐촉자를 사용할 수 있으면 미세한 움직임을 추적하기 쉬워 더 좋다.

환자의 자세는 앉아 있거나 누워 있어도 좋지만, 가장 중요한 것은 시술자와 환자가 최대한 편안해야 한다. 초음파 기계는 시술자의 정면에 위치해 화면을 쉽게 볼 수 있도록 배치해야 한다. 환자의 팔은 완전히 펴고, 손바닥을 위로 향하도록 외회전이 되어 있어야 한다.

잠재적인 말초정맥관 삽입 위치를 정하기 위해 윗팔을 가로축으로 스캔한다. 영상의 깊이는 2-2.5 cm으로 설정해야 하며, 2.5 cm 이상의 깊이에 있는 혈관은 삽관의 성공률이 낮아지므로 피해야 한다. 정맥의 크기, 깊이, 동맥/신경과의 거리, 그리고 혈전의 유무를 확인하기 위해 정맥의 압축성을 평가한다(Fig. 37.3, Video 37.6). 가장 접근하기 쉬운 정맥은 얕고, 원위부에 위치한 정맥이다.

삽입부위를 선택한 뒤에는 모든 삽관 기구를 모아야 한다. 대부분의 표준 정맥 카테터는 깊

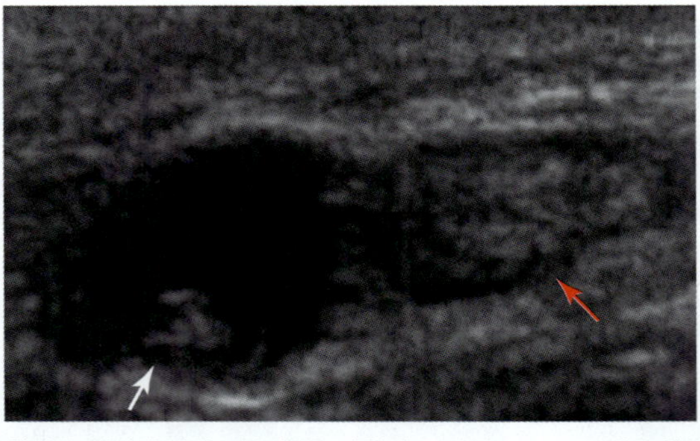

Figure 37.3 말초 정맥 혈전증. 혈전에 의해 부분적으로 막힌 말초 정맥(흰색 화살표)과 주위의 림프절(붉은 화살표)이 가로축 주사면에서 보인다.

이 있는 말초정맥에 도달하기에 너무 짧다. 특히 비만이나 부종이 있는 환자에서는, 짧은 정맥 카테터에 비해 긴 카테터를 사용하는 것이 카테터가 정맥에서 빠지는 조기실패의 위험이 적다.[26] 일반적으로는 48 mm (1.88 inches)인 카테터가 선호되지만, 피부에서 정맥까지 도달하는 길이의 두 배를 혈관 안에 둘 수 있는 길이가 가장 좋다. 동맥혈 카테터도 대체제로 고려해볼 수 있다.

목표 혈관이 정해지면 압박대(tourniquet)를 삽입부위 상부에 감아 혈관의 직경을 증가시킨다. 압박대는 가급적 높은 곳에 감는 것을 권장하며 이상적으로는 겨드랑이 옆까지 올리는 것이 좋다.

피부의 소독 및 멸균 영역의 준비는 기관별 규정에 따라 시행한다. 피부소독은 클로르헥시딘으로 하고, 탐촉자의 접촉면과 옆면까지 소독천으로 닦을 것을 권장한다. 멸균 탐촉자 커버와 멸균젤을 사용할 수 있다. 술기는 엄격한 멸균환경 내에서 시행할 것을 권장하며, 최소한 멸균 투명 방수필름으로 탐촉자를 덮어야 한다. 가능한 깊은 정맥 삽관 시 환자의 불편을 최소화하고 술기를 수행하기 편하게 하기 위해 국소마취제 사용을 권장한다.

가로축 접근법 vs. 세로축 접근법

중심 정맥과 비슷하게 말초 정맥도 가로축 접근법 또는 세로축 접근법을 사용해 삽관할 수 있다. 소규모 연구에서는 두 가지 방법의 성공률이 차이가 없었지만 시술시간은 가로축 접근법이 보다 짧았다고 보고하였다.[27] 우리는 초보자가 처음 수련을 받을 때는 가로축 접근법을 이용할 것을 권한다. 그러나 실시간 초음파유도하 시술에 대하여 보다 경험이 많이 쌓인 시술자는 세로축 접근법을 선호할 수도 있다.

가로축 접근법(Transverse Approach)

탐촉자를 비우세 손에 들고 마커 포인트를 시술자의 좌측에 둔 뒤 목표혈관을 화면에 가운데 잡는다(Fig. 37.4). 시술자는 약 45도의 각도로 탐촉자의 중앙에서 바늘을 삽입해야 한다. 천천히 바늘을 진입하고 바늘 끝을 시야에 유지하기 위해 탐촉자를 약간 기울인다. 일단 바늘이 정맥에 도달하면 정맥의 전벽이 눌리는 것을 볼 수 있을 것이다. 이 지점에서 혈관벽을 뚫기 위해 바늘을 순간적으로 힘을 줘 찌르도록 한다. 역류되는 혈액이 보이면 바늘의 끝이 밝은 고에코성 점으로 혈관 내강 안에서 보여야 한다. 다음으로, 바늘의 각도를 20–30도로 낮추고 바늘의 진행방향을 혈관의 주행방향과 일치시키고 카테터를 정맥 안으로 전진시킨다. 깊은 정맥에 긴 카테터를 사용하는 경우, 카테터를 넣기 전에 바늘을 몇 밀리미터 더 전진하여 언제나 바늘 끝이 보이도록 한다. 이는 카테터가 꺾일 수 있는 정맥 판막을 통과하고, 카테터가 충분히 내강 안에 들어가 혈관 밖 누출이 일어나지 않도록 한다(Video 37.7).

세로축 접근법(Longitudinal Approach)

가로축 접근법에서 기술한 대로 목표로하는 혈관을 탐촉자 가운데 두는 것으로 시작한다. 그리고 탐촉자를 90도 회전시켜 혈관의 장축이 화면에 보이도록 한다(Fig. 37.5). 탐촉자의 마커는 시술자를 향하도록 해야 한다. 만약 혈관벽이 보이지 않는다면 탐촉자가 정확히 정맥 위에 있지 않거나 정맥이 완전히 압박되어 있는 것이다. 세로축 접근법에서 바늘은 탐촉자의 짧은면 정중앙의 바로 아래에서 삽입해야만 한다. 가로

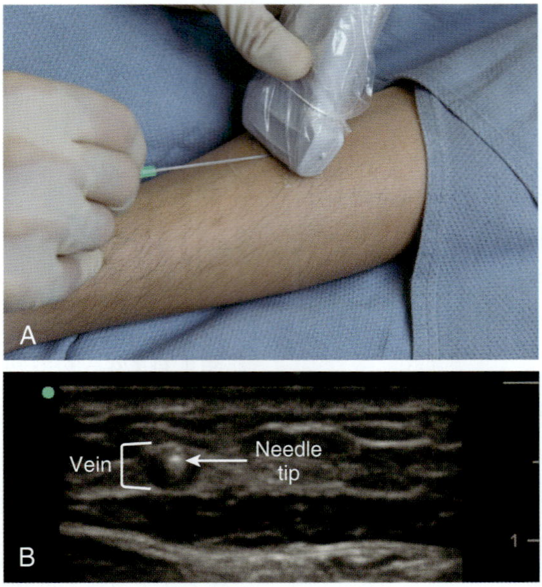

Figure 37.4 가로축 접근법. (A) 탐촉자와 바늘의 위치. (B) 가로축 주사면에서 목표 혈관 안에 들어가 있는 바늘의 끝.

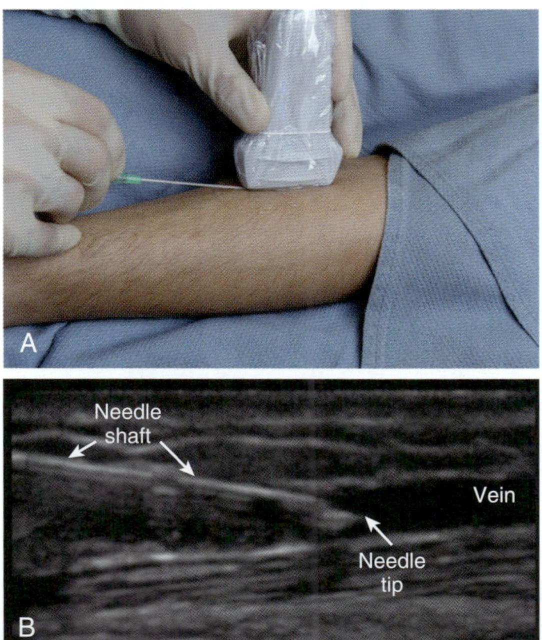

Figure 37.5 세로축 접근법. (A) 탐촉자와 바늘의 위치. (B) 세로축 주사면에서 바늘의 끝이 목표 정맥에 들어가고 있다.

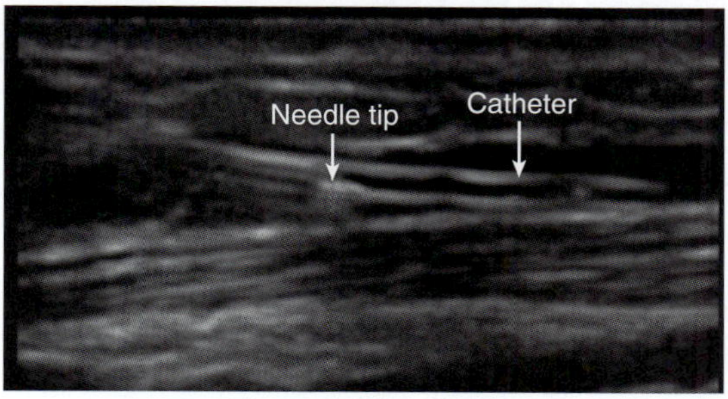

Figure 37.6 정맥 안의 카테터. 세로축 주사면에서 카테터가 바늘 앞으로 전진하여 말초 정맥 안으로 들어가고 있다.

축 접근법에서는 시술자가 바늘을 전진시키면서 오직 바늘 끝만 볼 수 있는 것에 반해 세로축 접근법에서는 바늘이 목표 혈관 안으로 진입하는 동안 시술자가 바늘 전체를 한 화면에서 모두 관찰할 수 있게 한다. 만약 주위에 동맥이나 신경과 같은 주변의 구조물을 피하기 위하여 먼저 가로축 접근법으로 바늘을 삽입하고, 목표 혈관에 도달하는 것을 관찰하려면 세로축 접근법으로의 변환을 위해 90도 회전시킨다. 바늘의 전진과 카테터의 삽입 모두 실시간으로 직접 관찰할 수 있도록 해야만 한다(Video 37.8). 시술을 하는 동안 정맥 내 카테터의 진입 경로를 확인할 수 있고, 혈관 안에 들어간 카테터의 길이를 측정할 수 있다는 것이 세로축 접근법의 주요 장점이다(Fig. 37.6, Video 37.9).

합병증(Complications)

가능한 합병증으로는 동맥 천자, 신경 손상, 혈관 밖 누출, 혈종, 감염, 그리고 혈전정맥염이 있다(Video 37.10). 말초 정맥관 삽입에 있어 초음파를 이용한 것과 그렇지 않은 것의 합병증 발생률에 대하여 보고된 연구는 몇 개 없다. 한 연구에서는 초음파 유도하 말초정맥 삽관 중 1건(4%)의 동맥 천자를 보고하였는데, 이는 이전에 보고된 윗팔 동맥 천자율 2%와 유사한 것이다.[8,13] 이와 비교했을 때 초음파를 사용하지 않은 경우 윗팔 동맥 천자율은 25%로 보고되었다.[28]

요점 정리

- 시술을 시작하기 전에 시술자와 환자가 편안하게 하고, 화면이 시술자의 정면에 위치할 수 있도록 한다. 환자의 불편감을 최소화하기 위해 깊은 정맥에 삽관 시 국소 마취제를 사용한다.
- 최소한 카테터 전체 길이의 2/3가 정맥의 내강 안에 들어가도록 한다. 초음파로 확인된 대부분의 말초정맥에 있어 최소 48 mm (1.88 inches)의 카테터 길이가 권장된다. 정맥 안으로 들어가는 카테터의 길이가 모자라지 않도록 너무 얕은 삽입각도는 피하도록 한다.
- 화면에 보이게 하기 위해서는 바늘 끝이 초음파 주사면과 일치하여야 한다. 그리고 탐촉자를 조금씩 기울이거나 움직여 바늘의 끝이 계속 시야에 남아있게 한다.
- 삽관 술기 중 바늘을 계속 다루는 것은 합병증을 피하기 위한 핵심요소이다. 만약 바늘 끝이 보이지 않는다면, 바늘 끝을 찾거나 '링-다운' 허상('ring down' artifact)이 보일 때까지 추가적인 전진을 피하도록 한다.
- 초음파를 사용하면 동맥 천자, 신경 손상 및 혈종 형성과 같은 합병증은 드물며, 말초 정맥관 삽입 중에 바늘의 끝을 지속적으로 볼 수 있어 이를 예방할 수 있다.

CHAPTER 38

동맥 접근법

Arterial Access

Anita Cave

:: 유승목

핵심 포인트

- 초음파 유도하 동맥관 삽입은 성공률을 증가시키고 술기 후 합병증의 발생률을 줄여준다.
- 해부학적 랜드마크로 삼을 만한 구조물이 거의 없는, 평소 잘 시행하지 않는 동맥도 초음파를 이용하여 카테터를 삽입할 수 있다.
- 동맥은 초음파로 보았을 때 압박 가능 정도, 박동성, 그리고 도플러 영상에서 정맥과 차이를 보인다.

배경

동맥관 삽입을 통해 혈역학적 모니터링, 심박출량의 측정, 동맥혈 채혈 등을 손쉽게 할 수 있다. 역사적으로 이 술기는 해부학적 랜드마크를 기반으로 이루어져 왔으며 성공률은 혈관 해부학에 대한 지식과 임상적 경험에 따라 좌우되었다. 이런 랜드마크를 기반으로 하는 기술의 가장 큰 한계점은 비만, 부종, 저혈압, 혈전 그리고 선천적인 기형으로 인해 환자의 해부학적인 위치가 변할 수 있다는 점이다. 반복적으로 동맥관 삽입을 시도하게 되면 동맥혈관의 연축, 혈종의 형성, 그리고 혈관 내벽의 박리 등으로 인해 삽입이 점점 더 어려워진다.

초음파 유도하 동맥관 삽입은 성공률을 증가시키고 삽입 시도의 횟수를 줄이며, 시술 시간과 합병증을 줄일 수 있다.[1] 요골 동맥 카테터 삽입 시 초음파를 이용하는 방법과 이용하지 않는 방법을 비교한 무작위 대조 시험들의 메타분석연구에서 초음파를 이용하면 첫 번째 시도에서 성공하는 비율을 34%에서 57%까지 증가시켰으며, 첫 시도 성공률은 최대 95%까지 증가하였다.[2,3] 초음파 유도하 술기는 저관류 환자뿐 아니라 랜드마크 술기로 여러 차례 실패한 경우에도 동맥관 삽입을 용이하게 한다.[4,5] 소아의 경우 피하지방이 많고 동맥의 직경이 작지만, 초음파로 유도하면 첫 번째 시도 성공률이 크게 증가하고, 시도 횟수를 줄일 수 있다.[2] 초음파를 이용한 동맥 카테터 삽입은 요골동맥(radial artery), 넙다리동맥(femoral artery), 윗팔동맥(brachial artery), 발등동맥(dorsalis pedis artery)과 같은 전통적인 삽입 위치뿐 아니라 겨드랑동맥(axillary artery), 척골동맥(ulnar artery), 관자동맥(temporal artery)과 같이 랜드마크로 삼을 만한 구조물이 없는, 평소에 잘 시행하지 않는 혈관에서도 시행할 수 있다.[5]

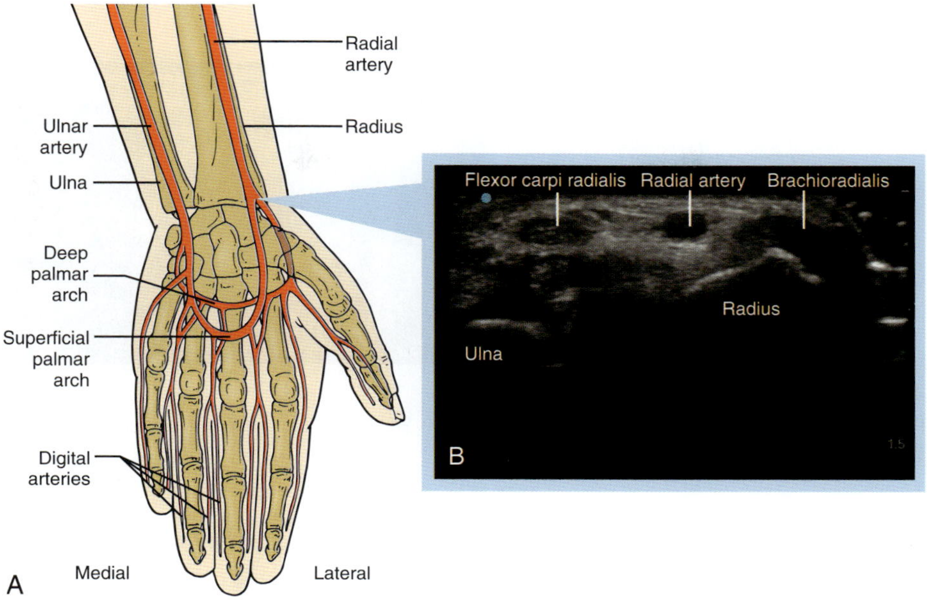

Figure 38.1 요골동맥 정상 해부학. (A) 요골동맥은 손목의 굴곡측면 외측면에 있으며 요골 위 표면에 놓여 있다. (B) 요골동맥의 횡단면 해부학을 보면 위팔요골건과 요골측수근굴건 사이에 있다.

해부학(Anatomy)

요골동맥(Radial artery)

요골동맥은 동맥 카테터 삽입에 가장 많이 이용되는 혈관인데, 얕은 곳에 위치해 있고 쉽게 접근할 수 있으며 합병증이 적어 가장 선호된다.[6] 또한 손은 요골동맥과 척골동맥 두 군데에서 혈액을 공급받기 때문에 만약 요골동맥에 합병증이 발생하여 혈류가 없어진다 하더라도 원위부의 허혈성 손상이 발생할 위험을 최소화할 수 있다.[7] 요골동맥에 카테터를 삽입하기 전에 손에 충분한 곁가지 혈류(collateral circulation)가 있는지를 알아보는 과정이 반드시 필요한지, 그리고 이를 알아보기 위한 가장 적절한 방법이 무엇인지에 대해서는 아직 논란이 있다.[7,8] 변형 알렌 검사(Modified Allen test)가 가장 많이 사용되지만 몇몇 연구에서는 이의 예측도에 대해 의문을 제기하기도 한다.[8,9]

손목에서 요골동맥은 피부 표면에 가까이 위치해 있으며, 위팔요골건(brachioradialis tendon)의 내측과 요골측수근굴건(flexor carpi radialis tendon)의 외측을 주행한다(Fig. 38.1, Video 38.1). 근위부에 있는 동맥의 경우 위팔요골근(brachioradialis muscle)의 깊은 곳으로 주행하기 때문에 원위부보다 어려운 편이다.[10] 또한 기시부의 해부학적 변이나 요골동맥 주행방향의 변이가 약 30%의 인구에서 발생하는 것으로 알려져 있다.[11]

위팔동맥(Brachial artery)

위팔동맥은 겨드랑동맥에서 이어지며 팔오금(antecubital fossa)의 내측 면에서 만져진다. 위팔동맥은 위팔두갈래근(biceps brachii muscle)의 내측 면과 원엎침근(pronator teres muscle)의 외측 면을 따라 위치해 있다(Fig. 38.2, Video 38.2).[12] 이 위치는 위팔동

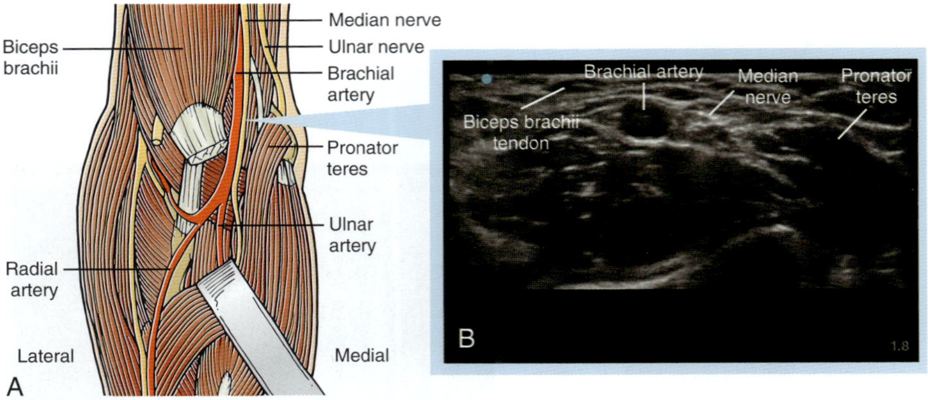

Figure 38.2 윗팔동맥 정상 해부학. (A) 윗팔동맥은 팔오금에서 윗팔두갈래근(biceps brachii muscle)의 내측면과 원엎침근(pronator teres muscle)의 외측면을 따라 위치해 있다.

맥에 관을 삽입하는 데 가장 적절한 위치이다. 혹자는 약간 근위부 쪽에서 삽입하는 것이 카테터가 꼬이거나 막히는 위험을 줄일 수 있어 선호한다. 윗팔 동맥의 경우 곁가지 순환이 부족하기 때문에, 윗팔동맥이 막히는 경우 요골 및 척골의 관류가 저하되어 원위부 허혈을 일으킬 수 있다. 따라서 동맥 카테터의 삽입 위치로 윗팔동맥은 선호되지 않는다.

넙다리동맥(Femoral artery)

바깥엉덩동맥(external iliac artery)이 샅고랑인대(inguinal ligament)의 아래를 지나면서 이름이 넙다리동맥으로 불리게 된다. 넙다리동맥은 신경혈관다발 안에 포함되어 있는데 넙다리삼각(femoral triangle) 안에 있는 넙다리정맥(femoral vein)과 넙다리신경(femoral nerve) 사이에 위치해 있다(Fig. 38.3, Video 38.3). 넙다리삼각의 윗면은 샅고랑인대로 되어있고, 내측면은 긴 모음근(adductor longus muscle)으로, 그리고 외측면은 넙다리빗근(sartorius muscle)으로 이루어져 있다. 넙다리동맥은 위앞엉덩뼈 가시(anterior superior iliac spine)와 두덩결합(symphysis pubis) 사이의 중간 쯤에서 만질 수 있다.[12] 65%의 환자에서는 총넙다리동맥(common femoral artery)이 총넙다리정맥(common femoral vein)과 겹치게 된다.[13] 혈관의 직경이 크고 곁가지 순환이 많은 곳이 넙다리동맥에서 삽입에 가장 적절한 위치이다.

발등동맥(Dorsalis pedis artery)

발등동맥은 발목의 높이에서 발등의 내측면으로부터 엄지발가락까지 주행하는 동맥이다(Fig. 38.4, Video 38.4).[12] 발등동맥은 긴엄지발가락폄근(장족무지선근, extensor halluces longus muscle)의 힘줄 내측과 긴발가락폄근(지신근, extensor digitorum longus muscle)의 외측 사이에서 만져질 수 있다. 발등동맥은 심장에서 멀리 떨어져 있고 저혈압이나 말초 혈관 질환이 있는 환 자에서 삽입이 어렵기 때문에 카테터 삽입부 위로는 선호되지 않는다.[14]

술기(Technique)

초음파 유도하 동맥 카테터 삽입 술기는 모든 위치에서 비슷하다. 시술에 대한 일반적인 설명이 있은 후 이어서 부위별 세부사항이 소개될

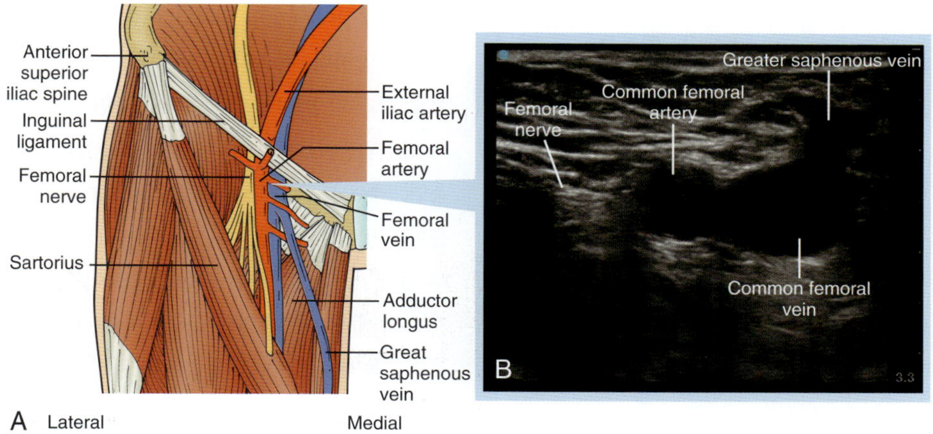

Figure 38.3 넙다리동맥 정상 해부학. (A) 넙다리동맥은 넙다리정맥과 넙다리신경 사이에 있는 넙다리삼각(샅고랑인대, 넙다리빗근, 긴모음근) 안에 위치해 있다. (B) 넙다리동맥의 단면 해부학.

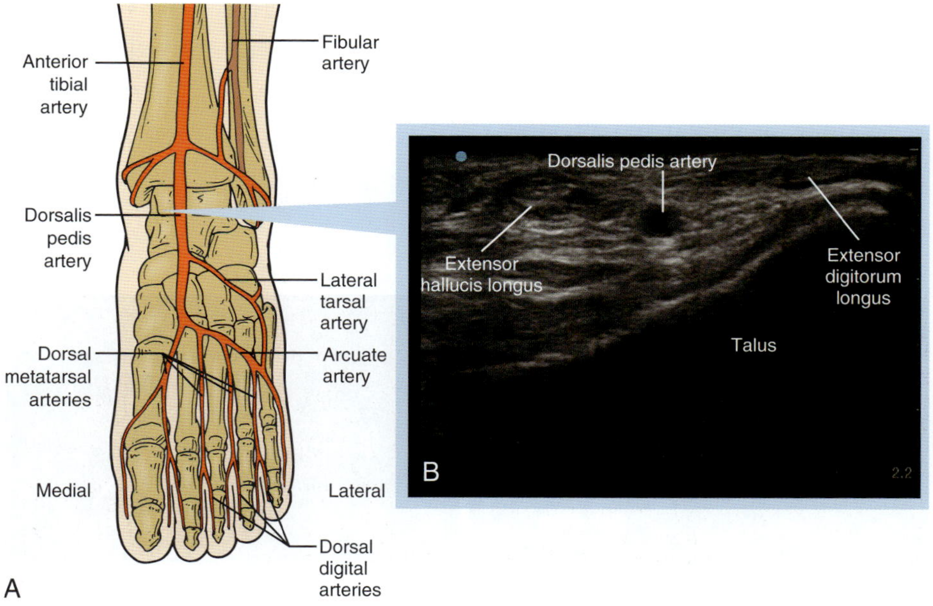

Figure 38.4 발등동맥의 정상 해부학. (A) 발등동맥은 긴엄지발가락폄근의 힘줄 내측과 긴발가락폄근의 힘줄 외측 사이에서 목말뼈의 표면에 놓여 있다. (B) 발등동맥의 단면 해부학.

것이다.

준비

7 MHz 이상의 고주파 선형 탐촉자가 필요하다. 고주파 탐촉자는 피부 표면으로부터 가까운 구조물에 대해 보다 선명한 영상을 제공한다.[5] 초음파 화면은 시술자의 시선과 같은 방향에 위치시킨다. 시술자와 탐촉자, 목표혈관 그리고 화면을 일직선상에 배치시킴으로써 바늘을 삽입하는 동안 시술자 머리의 움직임을 최소화할 수

있다. 모든 술기는 무균기법으로 시행한다. 삽입위치의 피부는 의료기관의 규정에 따라 클로르헥시딘을 기본으로 하는 소독제로 깨끗하게 소독한다. 시술에 필요한 물건들은 시술자로부터 멀지 않은 멸균된 장소에 놓는다. 특히 유도철사, 시술용 작은 칼, 그리고 삽입할 카테터는 시술자의 손이 닿는 곳에 있어야 한다. 소독된 탐촉자 커버 안에 탐촉자를 넣고, 무균 젤을 덮개 안쪽과 바깥쪽에 모두 뿌린다.

변형셀딩거방법(modified Seldinger technique), 또는 바늘을 타고 밀어 넣는 술기(over-the-needle technique)를 통해 경피적삽입을 시행한다.[15] 변형셀딩거방법에서는, 카테터를 밀어 넣기 전에 유도철사를 바늘을 통해 혈관 안쪽으로 밀어 넣는다. 20 게이지의 3–5 cm 테플론 카테터가 요골, 윗팔, 또는 발등동맥의 삽입에 가장 많이 사용된다. 넙다리동맥에는 보통 12–15 cm에 이르는 보다 긴 카테터가 사용된다.

영상의 깊이는 삽입 위치와 환자 몸의 체형에 따라 다양하다. 탐촉자는 시술자의 비 우세 손으로 단단히 잡는다. 동맥이 가로축면(단축면)에서 확인되면(Fig. 38.5A), 탐촉자를 90도 돌려 세로축면(장축면)을 잡는다(Fig. 38.5, Video 38.5 참조). 초음파의 몇 가지 특징들로 동맥과 정맥을 구분할 수 있다. 동맥은 혈관이 박동성을 보이고, 탐촉자로 밖에서 누른다 하여도 완전히 눌려지지 않는다.[5] 동맥의 벽은 정맥에 비해 두껍고, 보다 높은 에코를 보인다. 동맥의 색조 도플러는 박동성의 혈류를 보여주는데 특히 수축기에 잘 보인다(Fig. 38.6, Video 38.6–38.7),[5] 그리고 색조 도플러 혈류는 외부에서 혈관을 누른다 하여도 완전히 없어지지 않는다(Video 38.8). 동맥의 높은 혈류속도로 인해 와류가 보일 수도 있으며 간헐파형 도플러는 높은 속도의 수축기와 이완기 혈류의 패턴을 보여준다.[5]

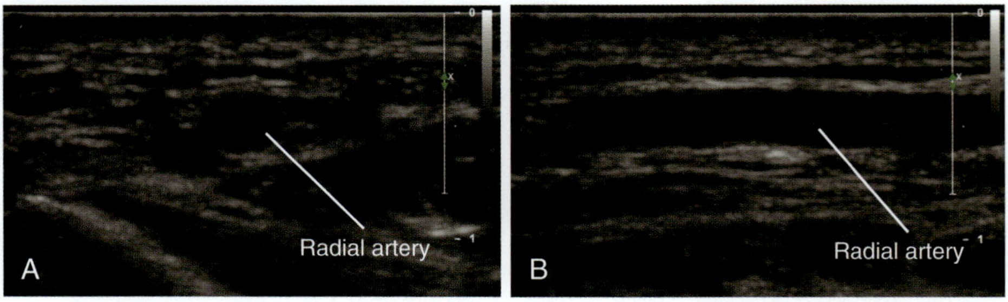

Figure 38.5 요골동맥. (A) 가로축면, (B) 세로축면.

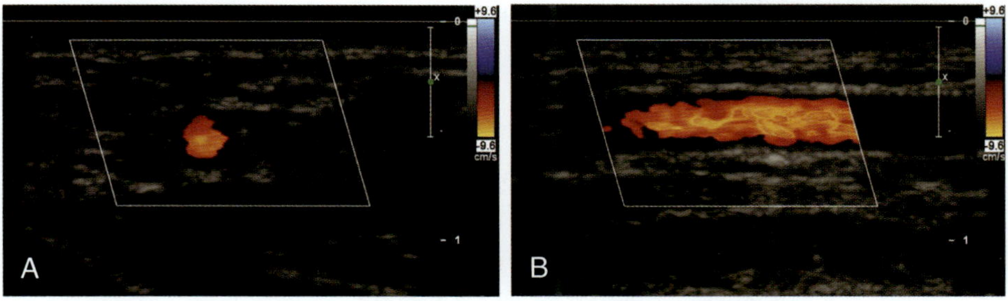

Figure 38.6 요골동맥의 컬러 도플러. (A) 가로축면, (B) 세로축면.

가로축 접근법 vs. 세로축 접근법

바늘의 삽입은 탐촉자의 방향에 따라 가로축(단축) 접근, 세로축(장축) 접근 모두 가능하다. 축의 선택은 동맥의 위치와 시술자의 선호도, 그리고 해부학적인 관계에 따라 정해진다.[16] 가로축 접근법에서는(Video 38.9), 바늘의 실제 끝과 몸통을 구분하기 쉽지 않다. 두 가지 접근법의 비교에 대한 근거는 아직 결론이 나지 않았다. 한 연구에서는 세로축 접근법보다 가로축 접근법에서 초보자들이 좀더 쉽게 접근할 수 있다고 보고하였다.[17] 또 다른 연구에서는 경험이 많은 초음파 시술자들은 세로축 접근법이 첫 번째 시도에서 성공률이 높고, 합병증 발생이 적어 보다 선호된다고 보고하였다.[18] 우리는 일반적으로 많이 사용하는 가로축 접근법에 주목하도록 하겠다(세로축 접근법에 대한 기술은 Chapter 4 Fig. 4.8, Chapter 36 Fig. 36.10, Chapter 37 참조).

가로축 접근법에서는 목표로 하는 혈관을 화면의 정중앙에 위치하게 한다(Fig. 38.5A). 탐촉자의 정중앙에서 바늘을 피부로부터 45도의 각도로 삽입한다(Fig. 38.7).[5] 일반적으로 동맥이 피부 표면에 가까울수록 바늘의 각도는 더 낮아져야 한다. 더 가파른 각도로 바늘을 삽입할 경우 바늘 끝이 혈관의 후벽을 뚫고 지나갈 가능성이 높아진다. 바늘을 천천히 삽입하는 동안 언제나 바늘 끝을 주시하도록 한다.[5] Fujii 등이 설명한 바와 같이, 바늘 끝이 화면에서 사라지게 될 때까지 탐촉자를 시술자로부터 멀어지는 방향으로 기울이도록 한다. 바늘 끝이 사라지면 다시 바늘이 보일 때까지 전진시키는데, 다시 보이기 시작하면 바늘 끝이 조금 더 깊은 곳에 위치하게 된다.[19] 동일한 방법으로 탐촉자를 기울이고 바늘을 조금씩 전진시키는 것을 번갈아 시행하여 바늘이 혈관 안에 들어가는 것이 보일 때까지 반복한다. 혈관의 중앙을 관통하는 것을 확인하여 성공 확률을 향상시킨다. 동맥의 중앙을 벗어나 천자를 하게 되면, 때로는 혈액이 나온다 하더라도 유도철사나 카테터가 들어가지 않는 상황이 발생한다. 세로축 접근법에서는 바늘이 목표 혈관에 들어갈 때 바늘의 전체를 화면에서 확인해야 한다.

바늘이 혈관 안에 들어 가서 혈액이 주사기로 역류하게 되면 유도철사를 동맥 안으로 밀어 넣는다. 두 번째 시술자가 유도철사 또는 카테터 삽입을 도와줄 수 있다. 만약 혼자서 시술하

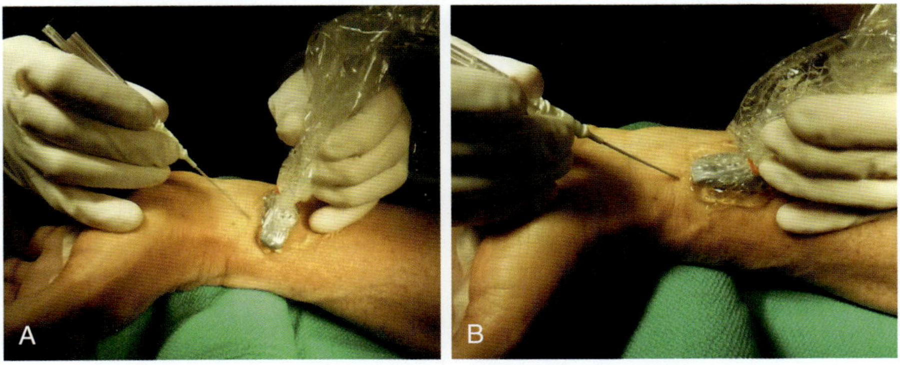

Figure 38.7 요골동맥관 삽입술. (A) 가로축 접근법, (B) 세로축 접근법.

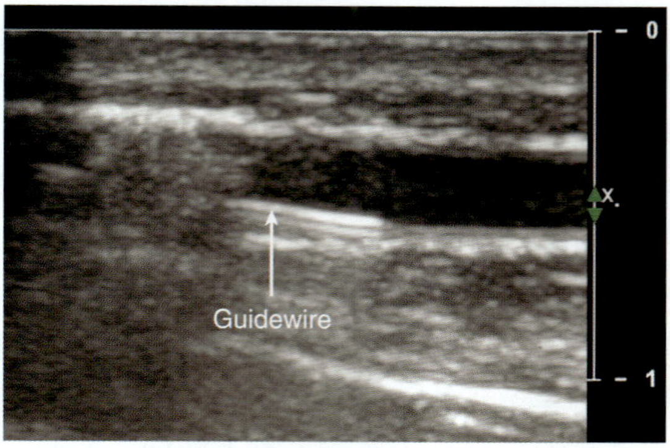

Figure 38.8 유도철사 확인. 유도철사가 세로축면에서 요골동맥의 안에 보인다.

는 경우, 시술자는 유도철사와 동맥 도관을 넣기 전 탐촉자를 내려놓도록 한다. 카테터를 밀어 넣기 전에 유도철사가 동맥 안에 들어 있는 것을 반드시 가로축과 세로축 화면에서 확인한다(Fig. 38.8). 만약 유도철사가 없는 동맥 카테터를 사용한다면 카테터가 바늘을 타고 혈관에 들어가도록 한다.

요골동맥

환자를 똑바로 눕히고 팔은 충분히 펴서 팔 고정대에 올려 놓는다. 작은 수건을 말아서 손목 밑에 두어 약간의 손등굽힘(dorsi-flexion)자세를 만들되, 손목을 과하게 젖히게 되면 혈관이 막힐 수 있으므로 피하도록 한다. 손바닥이 위를 향하도록 유지하기 위해 테이프가 필요할 수 있다. 가로축면 안에 요골동맥이 위치하게 하기 위해 손목의 안쪽 외측면을 스캔한다.

윗팔동맥

환자를 똑바로 눕히고 팔은 충분히 펴도록 한다. 팔 오금의 내측면에서 가로축면으로 스캔하여 윗팔동맥을 찾는다. 만약 보다 근위부에서 삽입하기를 원한다면, 탐촉자를 위쪽, 내측 방향으로 윗팔동맥을 따라 환자의 머리 쪽으로 이동하며 스캔한다.

넙다리동맥

환자를 똑바로 눕게한 상태에서 다리를 약간 벌리고 외회전시킨다.[5] 넙다리동맥은 샅고랑인대의 1–2 cm 이상 아래에서 접근해야 후복막강 출혈의 위험을 줄일 수 있다. 그 밖의 국소적인 출혈은 넙다리동맥을 적절하게 압박함으로써 지혈할 수 있다.

발등동맥

환자를 똑바로 눕히고 발은 삽입을 편안하게 하기위해 약간의 발바닥쪽 굽힘(plantar flexion)자세로 만든다. 동맥이 매우 얕은 곳에 위치해 있고 발등을 따라 굽어있기 때문에 바늘을 30도 이하의 각도로 얕게 진입시켜야 한다(Fig. 38.9).

합병증(Complications)

동맥 카테터 삽입 술기의 가장 흔한 합병증은 혈종과 일시적인 동맥의 폐쇄이다. 드물게 발생하는 합병증에는 가성동맥류, 출혈(넙다리동맥 천자와 연관된 복강내 출혈), 혈전증, 동맥정맥루, 사지허혈, 말초 신경병증, 국소 또는 전신 감염이 포함된다.

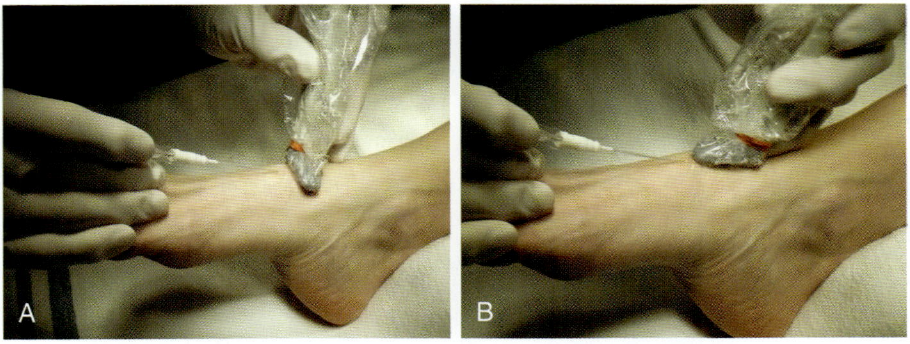

Figure 38.9 발등동맥관 삽입술. (A) 가로축 접근법, (B) 세로축 접근법.

혈관폐쇄(Occlusion)

동맥관 삽입 후 폐쇄는 흔히 발생하는 합병증이다. 일시적인 요골동맥 폐쇄의 발생률은 19.7%로 보고되었다.[6] 요골동맥 카테터 삽입 후 최소 2시간에서 카태터 제거 후 최대 1주일 까지는 혈전에 의한 동맥폐쇄가 발생할 수 있다.[20] 일반적으로 동맥의 일시적인 폐쇄는 심각한 후유증을 남기지 않는다. 요골동맥의 영구적인 폐쇄 발생률은 0.09%로 보고되었다.[6] 드물게 이로 인해 사지 허혈, 신경 손상 또는 괴사가 발생할 수 있다. 위험요인으로는 삽관 기간, 카테터의 지름과 혈관 내강의 지름 비율, Teflon이 아닌 카테터의 사용, 심박출량 감소 및 혈종이 있는 경우가 있다.[6] 폐쇄의 발생을 진단하기 위한 가장 신뢰할만한 검사는 삽입부위 하부에서 도플러 초음파로 혈류를 평가하는 것이다.

혈종(Hematoma)

혈종은 요골동맥에서 14.4%, 넙다리동맥에서 6.1% 발생한다고 알려져 왔다.[6] 윗팔동맥과 발등동맥에서의 발생률은 아직 보고되지 않았다. 임상적으로 혈종이 생기면 삽입 부위에 환자가 통증을 호소하거나 멍이 들거나 박동이 없는 부종이 발생하게 된다. 초음파로는 혈관의 벽에 인접해 있거나 근육층 안에 있는 비균질한 에코성의 연부조직 덩어리를 관찰할 수 있다(Fig. 38.10).[21] 혈종을 가성동맥류와 구분하기 위해 칼라 도플

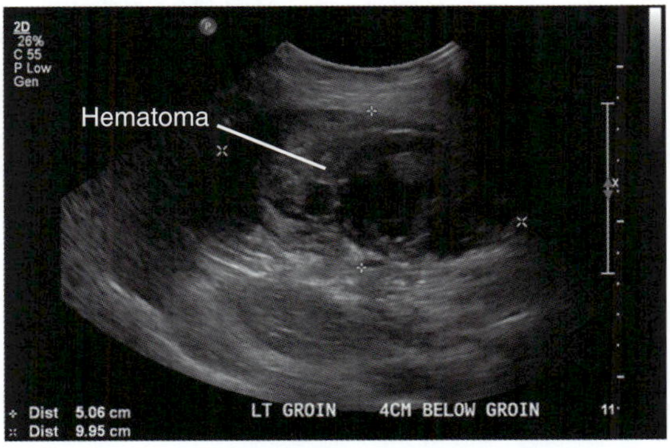

Figure 38.10 혈종. 넙다리동맥 삽관 후 큰 혈종이 보인다.

러 또는 간헐파형 도플러를 사용해 내부 혈류가 없는 것을 확인하는 것이 중요하다.[21]

가성동맥류(Pseudoaneurysm)

가성동맥류는 최소한 한 겹 이상의 동맥벽이 파열되고 혈관 벽의 돌출된 주머니에 지속적으로 혈류가 흐르면서 만들어진다.[22] 박동성을 보이고, 삽입 부위에서 떨림을 느낄 수 있는 덩어리가 만져지게 된다. 가성동맥류는 요골동맥에서 0.09%, 넙다리동맥에서 0.3% 발생하는 것으로 보고되어 왔다.[6] 가성동맥류는 초음파에서 비균질한 에코성의 연부조직 덩어리로 보인다(Fig. 38.11). 가성동맥류의 경부와 통로 안에 흐르는 혈류는 색조 도플러 또는 간헐파형 도플러를 이용하여 혈종과 구분해야 한다.[21]

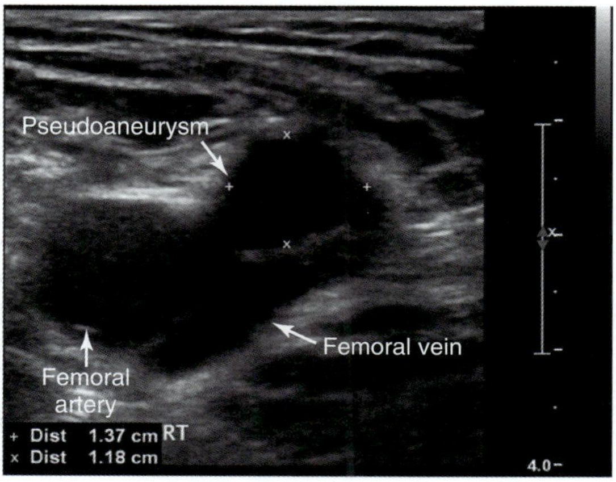

Figure 38.11 가성동맥류. 넙다리동맥 삽관 후 가성동맥류가 인접한 총 넙다리정맥을 압박하는 것이 보인다.

요점 정리

- 시술을 시작하기 전에 초음파 화면을 시술자의 시선과 일직선상에 놓이도록 해서 시술자의 머리가 움직이지 않도록 하고, 시술에 필요한 기구들은 시술자의 팔이 닿을 수 있는 위치에 두도록 한다.
- 목표로 하는 혈관은 화면의 정중앙에 오도록 하고 바늘의 삽입 부위는 탐촉자의 정확히 정중앙에 있어야 한다.
- 목표 혈관의 정중앙을 천자하는 것은 성공적인 삽관을 하는 데 도움이 된다. 중앙을 천자하지 못했을 때 때로는 혈액이 역류함에도 불구하고 유도철사 또는 카테터가 전진시키지 못하는 경우가 발생할 수 있다.
- 시술 동안 멸균된 탐촉자 커버에 구멍이 날 수 있으므로 탐촉자 커버 안쪽과 바깥쪽 모두 무균 젤을 사용하여야 한다.
- 윗팔동맥에서 합병증이 발생할 경우 손으로 가는 전체 혈류를 저해할 수 있기 때문에 동맥관 삽입 술기에 있어 선호되지 않는 위치이며, 삽입위치를 정할 때 보조적인 선택지로만 고려되어야 한다.

SECTION 6

두경부
Head and Neck

CHAPTER 39

안구 초음파
Ocular Ultrasound

Gregg L. Chesney ▪ Marsia Vermeulen

:: 김혜미

핵심 포인트

- 안구 초음파로 시신경초 직경(optic nerve sheath diameter , ONDS)을 측정하는 것은 침상옆에서 두개내압 상승을 측정할 수 있는 빠르고 비침습적인 방법으로, 5 mm 이상 증가 시 두개내압이 상승한 것으로 간주한다.
- 안구 초음파는 안구 외상 평가에 유용한 도구로서 이물질, 안구 파열, 외상성 박리, 수정체 이탈, 유리체 출혈을 평가할 수 있다.
- 무통증 시력 소실 환자의 경우 안구 초음파로 후방 유리체 박리 혹은 망막 박리를 평가하고 중심 망막 동맥 및 정맥의 혈류 흐름을 접근 및 평가할 수 있다.

배경

안구는 표면에 위치하고 내부가 액체로 되어 있어 응급 현장초음파로 평가 및 진단하는 데 이상적인 장기이다. 시신경, 망막 동맥 및 망막 정맥을 포함한 깊고 경계가 명확한 안구의 구조는 초음파를 통해 쉽게 이미지화 할 수 있다.

1950년대 후반부터 안과학 문헌에 안구 초음파가 등장하였지만, 진단적 가능성을 인지하기 시작한 시점은 1990년대 후반부터였다.[1] 현장 안구 초음파로 눈의 특징적인 소견들을 정확하게 검사하는 기술을 습득하기 위해서는 최소한의 수련이 필요하다.[2-4]

현장 안구 초음파는 조명이 밝거나 얼굴 부종, 외상으로 인한 통증 등으로 신체 검사가 제한될 때 특히 유용한 가치를 지닌다. 안과 의사의 진료가 어려운 상황이거나, 컴퓨터 단층촬영(CT) 또는 자기공명영상(MRI)과 같은 이미지 검사가 불가능하거나 지연될 때 안구 초음파는 시력을 위협하는 위급한 상황에서 신속하게 환자를 평가할 수 있다. 더욱이, 전방출혈(hyphema),

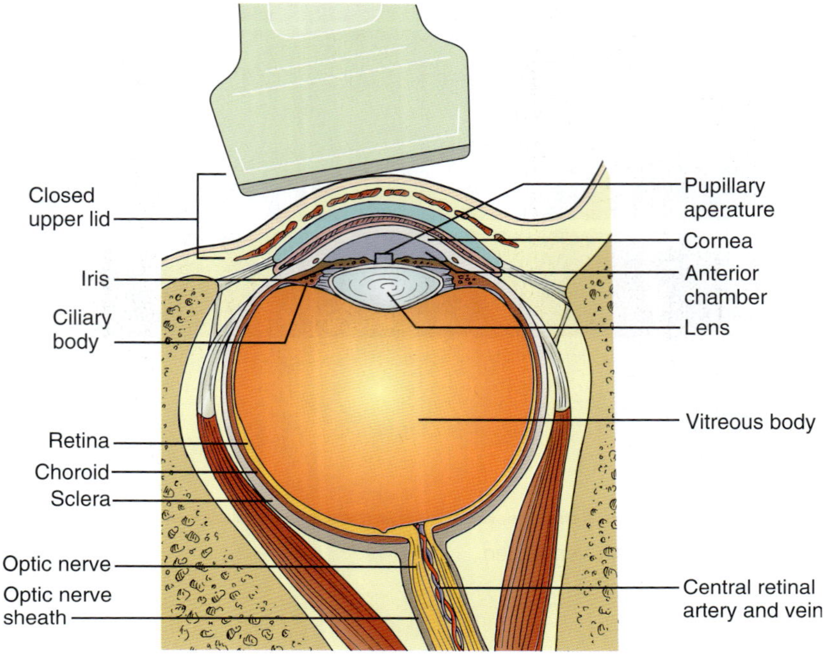

Figure 39.1 정상 안구 해부학.

전방고름(hypohyon) 혹은 백내장(cataracts) 등으로 인해 직접 수정체를 보기 어려운 경우 안구 초음파를 통해 눈의 후방을 평가할 수도 있다. 또한, 안구 초음파를 통해 두개내압 상승을 비침습적으로 평가할 수 있다.

안구 초음파를 시행하는 다섯 가지 기본 적응증은 다음과 같다.

- 시력의 급성소실(일부 혹은 전부)
- 안구외상
- 비외상성 안구 통증
- 안구 내 이물질(intraocular foreign body, IOFB)
- 두개내압 상승(elevated ICP)

정상 해부학(Normal Anatomy)

정상 안구는 초음파상에서 경계가 뚜렷한, 원형의 무에코성 구조물로 보인다(Fig. 39.1–39.2). 사람마다 약간 차이가 있지만, 사람의 안구 앞뒤 지름은 24–25 mm 정도이다.[5] 각막(cornea)은 눈꺼풀과 평행하여 얇은 아치 모양의 고에코층으로 보이며, 공막(sclera)과 인접해 있다. 전방(anterior chamber)은 각막 아래에 위치하며 방수(aqueous humor)로 채워져 있어 초음파에서 무에코로 보인다. 홍채(iris) 및 수정체의 전방 반사(anterior reflection of the lens)는 전방의 후벽을 구성하고 동공 구멍에 접하는 고에코 선으로 보인다. 수정체는 뚜렷한 앞뒤 경계와 무에코 중심을 가진 볼록한 양면 구조로 보인다.

수정체의 뒤쪽은 크고 무에코의 공간인 유리체(vitreous body)로 젊은 환자에서 좀 더 검게 보이고(무에코) 노인에서는 유리체 액화(vitreous syneresis), 유리체 겔의 액화(liquefaction of vitreous gel)로 인해 작은 저신호 에코가 유리체 내에서 흩어져 보인다("floaters"). 망막(retina), 맥락막(choroid), 공막은 안구의 뒤쪽 경계를 형성하며

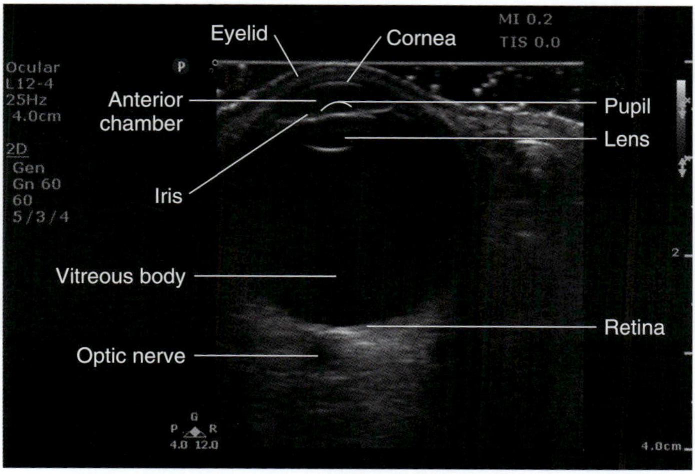

Figure 39.2 정상 안구 초음파 소견.

망막 박리(retinal detachment, RD)와 같이 병리학적 소견이 있는 경우가 아니면 초음파상에서 구별하기는 어렵다.

안구의 뒤쪽으로는 시신경과 시신경을 둘러싼 에코성을 띠는 후안와 지방(retro-orbital fat)이 보인다. 시신경은 후방으로 확장되어 망막에 수직적인 구조로 에코성을 띠는 선형의 모습으로 보인다. 고에코성의 수초가 시신경을 둘러싸고 시신경은 안구체 후극을 향해 약간 아래, 안쪽 방향으로 들어가게 된다. 탐촉자의 각도를 미세하게 조정하면 시신경을 화면 중앙에서 세로로 볼 수 있다. 중심 망막 동맥 및 정맥은 시신경 중심에 위치하며 원위부 시신경을 통해 컬러 흐름 도플러를 사용하여 확인할 수 있다. 중심 망막 동맥 및 정맥은 간헐파형 도플러의 파형을 평가함으로써 구분할 수 있다. 가로면 및 시상면 영상 모두에서 안와뼈는 안구체의 바깥면을 형성하며 음향 음영(acoustic shadow)을 보인다.

영상 획득법(Image Acquisition)

눈은 얕은 곳에 위치하며 고해상도 이미지로 평가를 요하기 때문에 고주파 선형 탐촉자(7.5 MHz 이상)가 사용된다. 안과 의사들은 해상도를 극대화하기 위해 종종 더 높은 주파수(20–50 MHz)의 탐촉자를 사용하기도 한다. 2차원(B-mode) 초음파 모드로 안구 검사 사전 설정을 선택하면 된다.

환자는 똑바로 눕힌 자세를 취하도록 한다. 혹시 완전히 똑바로 누울 수 없는 상태라면 침대의 머리 부분을 위로 올린다. 환자가 눈을 감은 상태에서 검사를 시행한다. 눈꺼풀 전체를 덮을 정도로 충분한 양의 젤을 도포해야 하며 젤 위에 탐촉자를 올릴 때는 압력을 너무 가하지 않도록 주의한다. 초음파 젤을 차갑게 하면 점도가 증가하고 젤이 쉽게 무더기화될 수 있다. 초음파 젤은 눈에 들어가도 안전하나 가능하면 투명 젤을 사용하거나 결막 오염을 방지하기 위해 투명 필름 드레싱을 눈꺼풀 위에 올려 놓는 것을 추천한다(3M, St. Paul, MN). 또한 투명 필름은 환자를 편안하게 하지만 제거할 때

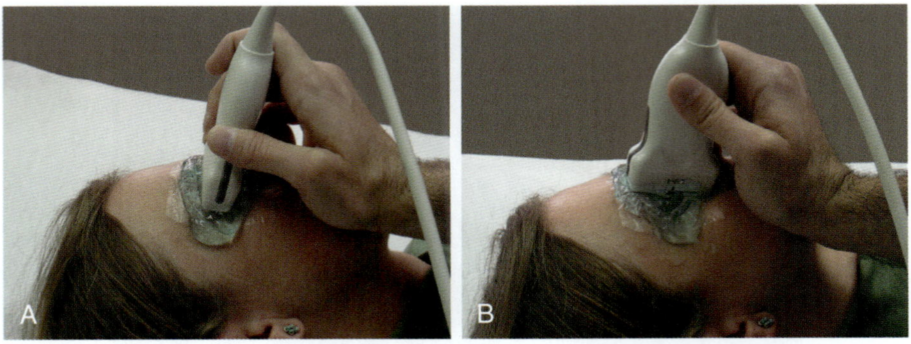

Figure 39.3 탐촉자 위치. 탐촉자는 펜처럼 쥐고 광대활과 콧등에 놓아 고정시켜 가로면(A)과 시상면(B)을 얻는다.

눈썹 털이나 속눈썹이 당겨지지 않도록 조심해야 한다.[6]

환자의 옆에 선 다음 손상되지 않은 눈을 먼저 스캔하고 비정상 눈과 정상 눈의 모습을 비교한다. 탐촉자 표지를 환자 오른쪽으로 향하게 하여 탐촉자를 눈꺼풀에 올려놓은 후 가로면 탐색을 시작한다(Fig. 39.3). 검사자의 손목은 환자의 광대활(zygomatic arch)이나 콧등(nose bridge)에 고정 시켜 안정된 영상을 얻는다. 환자에게 똑바로 앞을 보도록 하고 각막, 홍채(iris), 수정체, 유리체(vitreous body), 망막, 시신경(optic nerve)을 확인하다. 시신경을 포함한 안구의 실제 세로면을 얻기 위하여 탐촉자를 약간 가쪽에 위치시키고 아래–안쪽(inferomedially)으로 기울여 영상을 얻는다. 안구 뒤쪽으로 시신경 부위 1–2 cm 정도가 잘 보일 수 있도록 이미지의 깊이를 조정한다. 안구를 통해 눈 전체를 전반적으로 볼 수 있도록 탐촉자를 기울이거나 살짝 움직인다. 탐촉자를 눈 위 중앙 부위에서 잘 고정시킨 상태에서 환자가 네 방향을 천천히 보도록 하여 비정상적인 소견을 관찰 및 평가한다. 눈이 움직이면서 사라지는 물체는 실제 병변이라기보다 허상일 가능성이 크다.

가로면에서 영상을 얻은 후 탐촉자를 시계방향으로 90도 돌려, 탐촉자 표지가 환자의 머리쪽을 향하게 하여 시상면에서 영상을 얻는다. 각막, 홍채, 수정체, 유리체, 망막, 시신경의 중간 눈 영상을 얻는다. 환자의 시선을 고정한 채 탐촉자를 기울이거나 돌리는 과정을 반복한다. 안쪽 가장 자리부터 바깥쪽 가장자리까지 안구 전체를 탐색하면서 비정상적인 면들을 관찰하고 가로면에서 관찰하였던 부분과 일치하는지 확인한다. 최초의 눈 중간 부위 영상으로 돌아가서 탐촉자를 안정적으로 잡은 상태에서 환자에게 네 방향 모두를 천천히 보게 하여 외안근을 평가한다.

전체 안구의 영상을 얻은 후 시신경초 직경(optic nerve sheath diameter)을 측정한다. 눈의 중간 부위 가로면 몇 시상면에서 시신경초 직경을 측정하고 색조 도플러와 간헐파형 도플러로 중심망막 동맥 및 정맥을 평가한다.

동물 연구에서는 장기간 고주파 안구 초음파가 안전하다고 밝혀졌지만, 이러한 연구는 제한점을 가진다.[7] 눈은 초음파 에너지의 기계적, 열적 영향에 특히 민감한 기관으로 안구 초음파를 사전 설정하면 탐촉자의 기계적 및 열적 출력이 상대적으로 안전한 수준에서 설정된다. 하지만, 안구 초음파는 ALARA (as low as reasona ble achievable) 원칙에 따라 수행되어야 한다. 안구 초음파를 검사하는 시간을 제한하고(특히 단일 위치에서 탐촉자를 이용하는 시간) 색조 혈류 도플러와 스펙트럼 도플러 초음파(표준 2D 이미지보다 더 높은 열출력 모드) 사용을 최소화한다면 눈의 민감한 조직이 손상될 위험을 줄일 수 있을 것이다.[8]

이미지 해석(Image Interpretation)

외안근 운동과 동공반사 (Extraocular movements and pupillary reflex)

눈 주위 부종으로 외안근이나 동공반사를 평가하기 어려운 경우 안구 초음파는 이런 환자에서 의미있는 보조 수단으로 사용할 수 있다. 초음파로 가로 또는 시상면에서 전방, 홍채, 수정체, 안구 전체를 확인하고 환자에게 네 방향 모두를 주시하게 하여 안구 운동을 확인한다(Video 39.1). 동공반사를 평가하기 위하여 환자를 어두운 방에 있게 하고 탐촉자를 안와 밑 이랑(intra orbital ridge) 바로 위쪽 아래눈꺼풀을 따라 가로로 위치시킨다. 동공이 비스듬하게 보일 때까지 탐촉자를 위쪽으로 눕힌다(Fig. 39.4, Video 39.2). 반대편 눈의 닫힌 눈꺼풀 위에 빛을 비추면 화면에서 동공 수축 하는 것을 관찰할 수 있다.[9] 동공 수축 전 및 수축 후 직경을 측정함으로써 환자의 대뇌탈출 위험성을 예측할 수 있지만 경사면에서 이미지를 얻을 경우 직경이 과대측정 혹은 과소측정 될 수 있음을 주의한다.

수정체 이탈(Lens dislocation)

수정체 이탈은 둔상에서 발생하는 급성 시력 상실의 원인이다. 정상적으로 수정체는 홍채의 바로 뒤에 위치하고 지지인대에 의해 섬모체에 연결되어 있다. 외상으로 지지인대가 파열되면 수정체가 제자리에서 벗어난다.[5] 완전 수정체 이탈은 초음파상 동떨어진 위치에서 수정체가 보이게 된다.[10] 대부분의 경우, 수정체는 뒤쪽으로 빠지고 유리체 내에서 떠다니거나(Fig. 39.5, Video 39.3-39.4) 앞쪽이나 옆쪽으로 이탈될 수 있다.[11] 수정체 아탈구는 종종 헷갈리고 진단이 어려울 수 있다(Video 39.5). 수정체 아탈구가 의심되는 경우 눈의 움직임과 함께 수정체 위치를 평

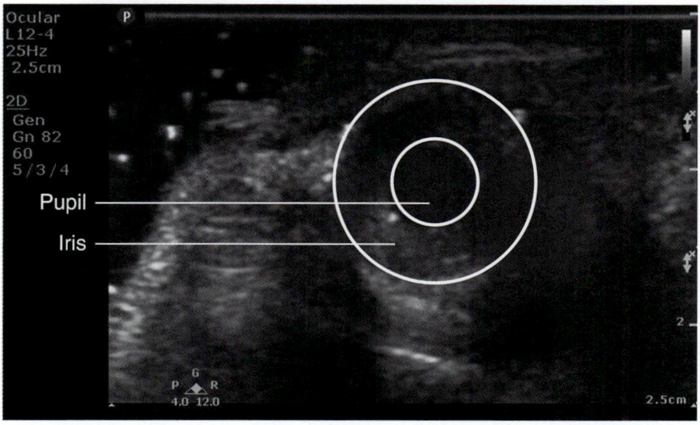

Figure 39.4 동공 조리개(pupillary aperture). 동공 반사를 테스트하기 위해 탐촉자를 눈꺼풀 아래에 놓고 위로 기울이며 동공(pupil)과 홍채 관상면 영상을 얻는다.

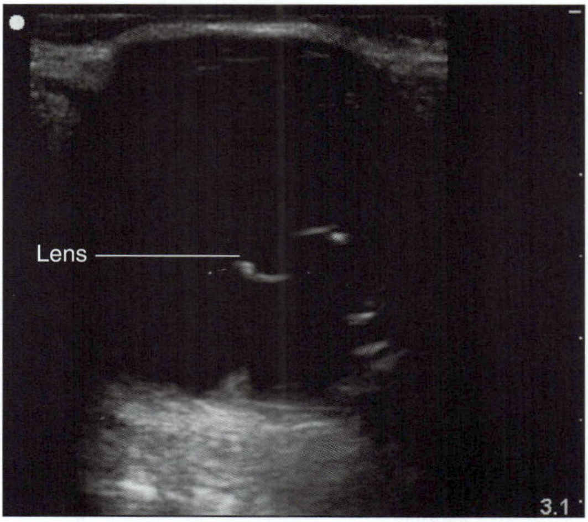

Figure 39.5 수정체 이탈. 유리체 내에서 이탈된 수정체는 고에코 경계를 가진 양면 볼록한 구조로 떠다니는 모습이 관찰된다.

가한다. 일반적으로 수정체는 안구 운동에도 고정된 상태로 유지되지만, 아탈구되면 안구 운동시 홍채 뒤로 미끄러질 수 있다.[12]

유리체 출혈(Vitreous hemorrhage)

유리체 출혈은 부유물, 광시증, 시력 저하 증상을 유발할 수 있다. 유리체 출혈은 당뇨병성 망막병증처럼 저절로 생기거나 외상, 망막박리, 후방 유리체 박리와 함께 발생할 수 있다. 초음파상 유리체 출혈은 후방 내 불균질한 에코층들이 안구 운동과 동시에 굴러 떠다니는 것처럼 보이는데 이는 마치 세탁기 내에서 떠다니는 옷의 모습처럼 보인다(Fig. 39.6, Video 39.6).[2]

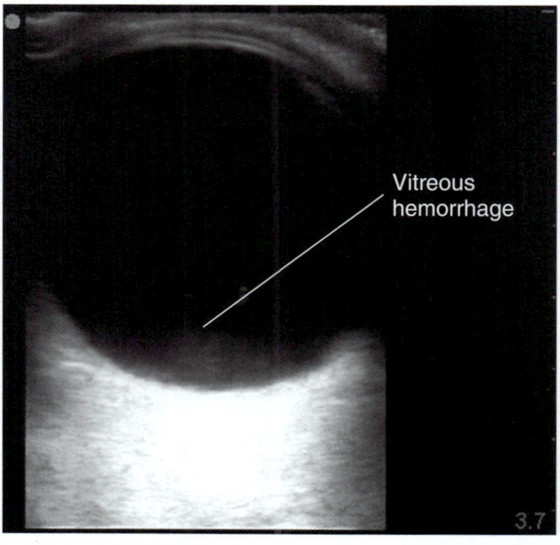

Figure 39.6 유리체 출혈. 급성 유리체 출혈은 혼탁하고 불균질한 물질들이 층층히 뒤쪽에서 떠다니는 모습으로 보인다. 감도를 증가시킴으로써 유리체 출혈을 좀 더 명확하게 관찰할 수 있다.

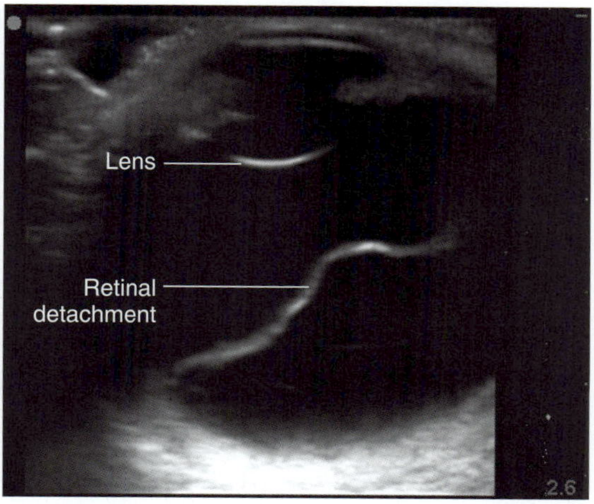

Figure 39.7 망막 박리. 거대 망막 박리 소견과 일치하는 두껍고 고에코의 접혀진 망막이 안구 후벽에서 분리되어 보인다.

망막 박리와 후방 유리체 박리 (Retinal detachment and posterior vitreous detachment)

망막 박리와 후방 유리체 박리의 특징적인 소견들은 검안경검사에서는 찾기 어렵지만 안구 초음파로는 쉽게 진단할 수 있다. 후방유리체 박리는 나이가 많고 근시 환자에서 유병률이 증가한다. 후방 유리체 박리는 망막의 뒤쪽 부분에서 유리체가 분리되는 것으로 환자는 부유물(floaters)이나 간헐적인 섬광(광시증, photopsia)을 호소한다. 망막 박리는 망막색소상피로부터 감각망막이 분리되면서 발생한다. 망막 박리의 원인은 여러 가지가 있으나 망막 찢어짐(retinal tear)으로 인한 급성 후방 유리체 박리가 가장 흔한 원인이다. 망막 박리는 임상적으로 증가한 부유물 혹은 섬광이 보이고 이어서 커튼이 내려오는 것처럼 보이고 시야 손실이 일어나게 된다. 망막 박리가 황반을 침범하면 중심 시력의 상실과 시력 장애가 나타날 수 있다.[13]

망막 박리는 초음파상 여러 겹의 주름을 가진 두껍고 고에코의 막 구조로 보이며 안구의 후방 표면에서 들어 올려져 안구의 움직임에 따라 함께 움직이는 것이 관찰된다(Fig. 39.7, Video 39.7). 유리체 박리는 안구의 후방 표면으로 들어 올려지는 선형 구조로 유사하게 나타나지만(Fig. 39.8, Video 39.8) 망막 박리보다 더 얇고 부드럽게 활발히 움직이는 파동의 모양을 보인다.[2,14] 망막은 시신경의 뒤쪽으로 맥락막과 단단히 묶여 있으며 섬모체(ciliary body) 내 톱니둘레(ora serrata)의 앞가쪽에서 연결되어 있다. 그러므로 망막 박리는 시신경을 가로지르거나 섬모체로 확장될 수 없지만 후방 유리체 박리는 그게 가능하다. 황반은 가로면에서 시신경의 옆쪽(temporal)에서 보이며 초음파로 황반을 침범했는지 구별할 수 있다. 맥락막 박리는 맥락막이 아래쪽 공막과 분리되는 경우 급성 후방 유리체 박리나 망막 박리와 비슷하게 보이지만 섬모체를 포함하도록 앞쪽으로 확장되면서 안구 운동에도 움직이지 않는 부드럽고 부풀어 오른 볼록 모양(bulging convex shape)으로 관찰됨으로써 구별할 수 있다.[15]

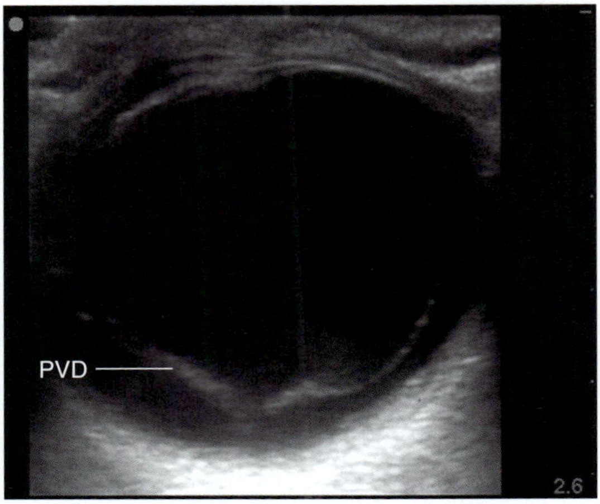

Figure 39.8 후방 유리체 박리(PVD). 후방 유리체 박리는 안구 후벽에서 부드럽고 고에코의 구조로 보인다.

안구 내 이물(Intraocular foreign body)

안구 내 이물 환자는 보통 급성 안구 통증이나 시각 이상을 호소한다. 안구 내 이물질은 잠재적으로 혹은 외상에 의해 일어날 수 있으며 백내장 형성, 감염, 망막 찢어짐, 망막 박리, 망막 변성을 유발할 수 있다. 대부분의 경우 안구 내 이물은 수술로 제거해야 한다. CT 스캔이 최적화된 표준 진단 방법이지만 응급 현장초음파의 민감도와 특이도도 87–96%, 92–96%로 높게 보고되었다. 이는 이물질의 방사선 투과 정도와 무관하게 얻어진 결과이다.[16,17] 금속, 유리, 플라스틱 안구 내 이물은 불규칙한 가장자리를 가지며 반사도가 높고 반향(reverberation), 여운허상(ring–down artifact), 음향음영(acoustic shadowing)과 같이 예측 가능한 허상을 생성한다(Fig. 39.9, Video 39.9).

나무나 식물성 물질은 좀 더 에코발생이 적고 찾기가 어렵다. 특히 고에코를 보이는 홍채나 망막 옆에 이물질이 박혀 있으면 더욱 찾아내기가 어려울 수 있다. 안구 내 기포(air bubble)는 반사가 심해 이물질로 오해되기 쉽다. 그러나 기포는 탐촉자 각도의 변화에도 모양이나 음영에 변화가 없다. 안구 운동 시 이물질은 원래 위치를 유지하는 반면, 기포는 종종 이동하기 때문에 감별할 수 있다.[18,19]

안구 파열(Globe rupture)

안구 파열은 수술이 필요한 안과적 응급상황이다. 둔상이나 관통상으로 발생한 안구 파열 시 안구 초음파 시행은 일반적으로 금기이다. 이는 탐촉자로부터 가해지는 압력이 안압을 증가시키고 유리체 탈출을 악화시킬 수 있기 때문이다. 그러나 안구 파열은 신체 검진만으로 진단하기 어려울 수 있다. 초음파로 진단한 안구 파열에 관한 수많은 보고가 있으며[1,20] 동물 연구에 따르면 안구 초음파 검사 시 안압 증가는 최소한으로 나타났다.[21] 안구 초음파 검사는 전에 기술하였듯이 투명 필름을 붙이고 탐촉자에 초음파 젤을 두껍게 도포하여(1–2인치 두께) 안구에 가해지는 압력을 최소로 한다. 안구 파열 시 초음파상 공막이 휘어져 보이거나 안구의 정상적인 구형 모양이 비대칭적으로 상실되어 전방이 납작하게 눌리거나 압축되어 보인다(Fig. 39.10,

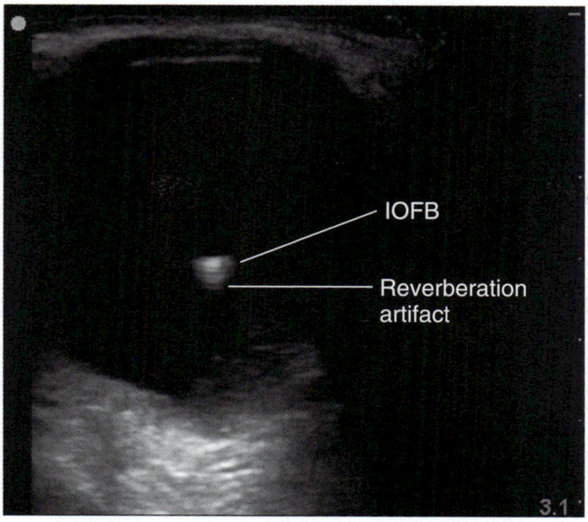

Figure 39.9 안구 내 이물(*IOFB*). 금속내 이물은 유리체 내에서 반향허상을 가진 고에코 구조로 보인다.

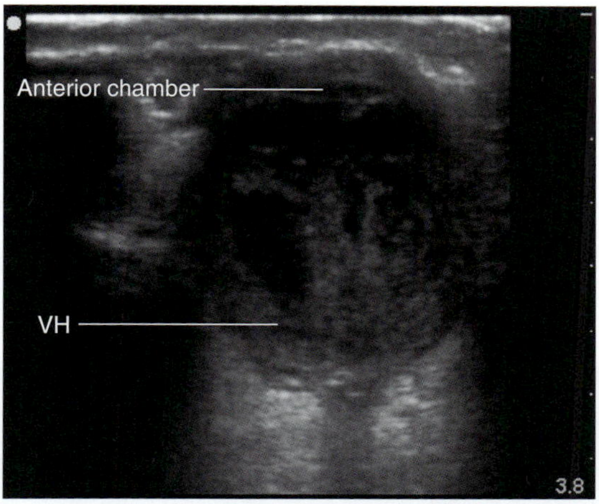

Figure 39.10 안구 파열. 거대 유리체 출혈(*VH*)과 함께 부드러운 구 모양이 상실되고 허탈된 전방이 관찰된다.

Video 39.10). 만약 초음파상 안구 파열이 확인되면 즉시 검사를 중단하고 바로 안과 의사에게 협진한다.[22]

시신경초 직경 (Optic nerve sheath diameter)

시신경은 뇌의 연장선상에서 말초신경과 다르게 중추신경계의 일부로 간주한다. 시신경초는 시신경을 둘러싸고 있으며 3층의 수막(menings)으로 구성되어 있다. 시신경초를 둘러싸고 있는 거미막 밑공간은 뇌와 척수에 인접해 있으며, 뇌, 척수, 시신경 주위의 거미막 밑공간에서는 동일한 뇌척수액이 순환한다. 두개내 압력이 상승하면 시신경초 내로 뇌척수액이 이동하여 시신경초의 확장이 일어난다. 시신경초 직경은 안구 초음파로 측정할 수 있다. 뇌실내 압력을 모니터링 하거나 CT 스캔상 두개압의 증가를 비교했을 때 시신경초 직경의 증가와 두개 내압 상승 사이에 상관 관계가 있는 것으로 점점 더 많은 문헌에서 밝혀지고 있다.[23,24]

시신경초 직경을 정확하게 측정하기 위해서 시신경초의 정축의(on -axis) 세로 단면도를 얻어야 한다. 시신경초의 가장자리는 경계가 잘 지어져 있고 서로 평행하다. 시신경은 안구의 뒤쪽 극(posterior pole)의 아래, 안측 방향으로 들어가기 때문에 시신경의 실제적인 모습은 전방, 홍채, 수정체의 정축을 벗어난 모습을 보이게 된다. 축을 벗어난 영상으로 인해 시신경초 직경이 잘못 측정되는 경우가 발생하기 때문에 시신경초의 정면, 세로 단면도를 정축으로 얻는 것이 중요하다. 시신경초 직경은 시신경초와 망막이 만나는 부위로부터 3 mm 후방 지점에서 측정한다. 시신경초 내 거미막 밑공간은 균일하게 확장되지 않고, 거미막 밑공간에서 체액 증가로 인한 변동성과 반응이 가장 현저한 곳이 시신경 망막 접합부의 3 mm 후방이기 때문이다.[25] 가로면에서 시작하여 망막 3 mm 후방 지점에서 시신경초의 폭을 측정한 다음, 탐촉자를 90도 회전하여 처음 측정한 부위의 수직인 시상면에서 시신경초 직경을 측정한다(Fig. 39.11). 같은 방법으로 반대쪽 눈의 가로면 및 시상면에서 시신경초 직경의 측정값을 얻는다. 시신경초 직경은 이 네 가지 값의 평균으로 기록한다. 두개내압 상승을 유발하는 두개내 병변은 양안의 시신경초 직경에 똑같이 영향을 미친다. 일측성 시신경초 직경의 증가는 시신경염이나 압축성 시신경병증과 같이 한쪽에만 있는 병변에서 보일수 있다. 망막 내로 시신경 원반이 부풀어 오르고 유리체 내로 돌출되어 보이는 유두 부종도 관찰된다(Fig. 39.12).[22]

두개내압 증가와 연관된 시신경초 직경의 절단값(cut off value) 수치에 대해서는 논란이 있다. 시신경초 직경의 초음파 측정에 관한 초창기 연구에 따르면,[26] 많은 저자들은 4세 이상의 환자

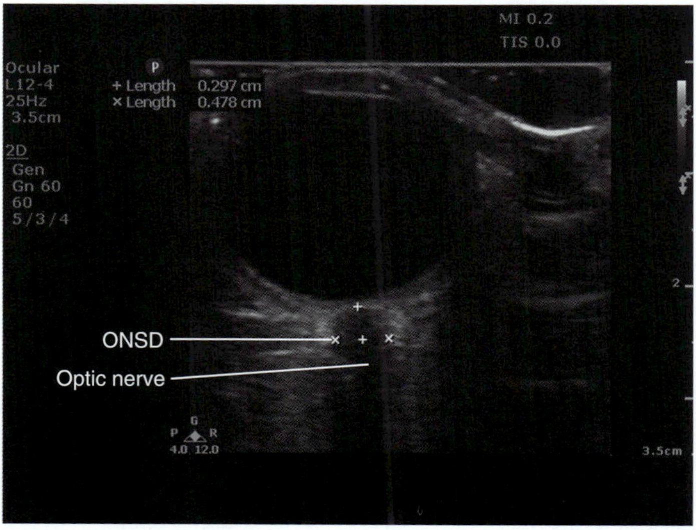

Figure 39.11 시신경초 직경(*ONSD*). 시신경은 망막 뒤쪽으로 확장되는 저에코의 관형 구조로 보인다. 시신경초 직경은 망막 후방 3 mm지점에서 측정하며 이 환자의 경우 4.78 mm로 측정되었다(정상 〈 5 mm).

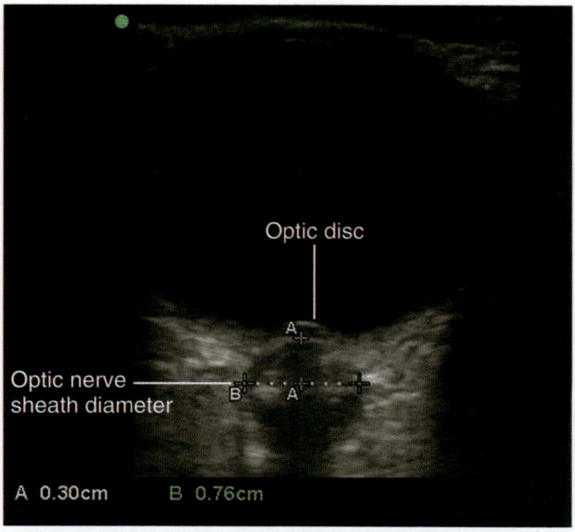

Figure 39.12 확장된 시신경초 및 유두 부종. 두개내압 상승으로 인해 시신경초 직경은 의미있게 7.6 mm로 확장되었다. 유두 부종은 망막 내로 시신경 유두가 볼록해 보인다.

에서 5 mm 초과 시 시신경초 직경이 증가한 것으로 간주하였다. 6개의 연구를 메타 분석한 최근 두 연구에서는 시신경초 직경과 두개내압 〉 20 cmH20 의 상관 관계를 분석하였고 민감도와 특이도는 87−90%와 79−85%였다. 그러나 이 연구에서 비정상 시신경초 직경에 대한 절단값이 5.0에서 5.9 mm까지 다양하게 적용하였으며 반 정도는 5.7 mm를 절단값으로 사용하였다.[24,27] 비정상적인 시신경초 직경의 절단값이 5.0 mm에서 5.9 mm로 증가함에 따라 증가된 두개내압 상승의 민감도는 감소하는 반면 특이도는 증가했다. 시신경초 직경이 5 mm 초과 시 비정상 소견으로 간주하기로 했다. 최근 연구된 문헌에 따르면 시신경초 측정은 증가된 두개내압 상승을 배제하기 위한 초기 검사로 더 유용하게 쓰일 수 있다. 그러므로 두개내압 상승이 의심되는 환자에서 시신경초 직경이 5 mm 초과 시 비정상 소견으로 간주하기로 하였다. 특히 검사가 제한된 상황이나 불필요한 두경부 이미지 검사를 줄이기 위해 급성 결핵성 뇌수막염, 급성 고산병, 특발성 두개내 고혈압과 같은 두개내압 상승과 관련된 질병에서 시신경초 직경 측정이 선별검사로 사용될 수 있을 것이다.[28-30]

중심망막동맥 및 중심망막정맥 폐쇄 (Central retinal artery and Vein occlusion)

중심망막동맥 또는 정맥 폐색은 통증 없이 시력을 급성으로 상실한다. 망막 동맥 및 정맥은 시신경의 중심에 둘러싸여 있으며 색조 혈류 도플러를 안구 뒤쪽 시신경 전체에 적용해서 볼 수 있다(Video 39.11). 쌍방향 혈류의 존재는 동맥, 정맥이 잘 개통함을 나타내며 간헐파형 도플러는 동맥 및 정맥 파형을 확인하는 데 사용된다(Fig. 39.13). 색조가 없거나 파형의 소실은 혈관 폐색이나 허혈을 시사한다(Video 39.12).[31]

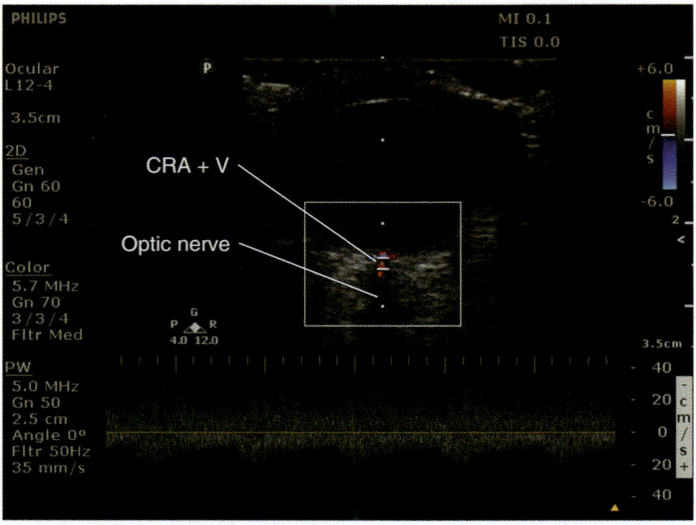

Figure 39.13 중심 망막 동맥 및 정맥. 간헐파형 도플러를 이용한 동맥 및 정맥 파형의 색조 혈류 도플러로 중심 망막 동맥 및 정맥을 평가할 수 있다(*CRA + V*).

요점 정리

- 작은 이물질과 경미한 망막 박리는 구별하기 어려울 수 있다. 감도를 높은 수준으로 올린 다음, 서서히 줄이면서 병변을 찾으면 좀 더 분명하게 감지될 수 있다.
- 초음파 젤의 양이 충분하지 않은 경우 불분명한 영상이나 원치 않는 허상을 얻게 된다. 눈꺼풀은 곡선의 형태이기 때문에 눈꺼풀과 탐촉자 사이의 접촉을 유지하기 위해서는 충분한 양의 젤이 필요하다. 많은 양의 젤을 사용하면 안구가 더 잘 보이게 되고 눈에 가해지는 압력을 최소화 할 수 있다.
- 안구 초음파에서 인공물(artifact)은 병적 소견으로 오인될 수 있다. 수정체를 통한 반향 인공물은 후방에서 흔히 보인다. 탐촉자의 각도를 조정하고 감도(gain)를 줄이면 인공물과 병적 소견을 감별할 수 있다. 만약 비정상적인 소견이 각도와 감도를 다르게 한 여러 면에서 관찰된다면 병변일 가능성이 높다.
- 시신경초 직경을 측정할 때 작은 직경 증가로도 정상과 비정상이 구분된다. 시신경초 직경이 5 mm 미만이면, 성인에서 두개내압 상승을 배제할 수 있는 안전한 절단값(cut-off)이다. 시신경초 직경이 5 mm 초과라면 비정상으로 간주하고 임상 상황에서 가능한 추가 검사를 고려해야 한다.

CHAPTER 40

갑상선
Thyroid Gland

Sara Ahmadi ▪ Stephanie Fish

:: 김혜미

핵심 포인트

- 갑상선 초음파는 갑상선 결절을 평가하는 데 선호되는 방법이다. 단면 영상(컴퓨터 단층 촬영, CT), 자기공명영상(MRI) 혹은 양전자 방출 단층 촬영(PET)에서 우연히 발견된 갑상선 결절의 경우 반드시 초음파로 추가 평가해야 한다.
- 초음파상 저에코성, 불규칙하거나 침윤성의 경계, 미세 석회화, 가로보다 세로가 큰(taller than wide) 모양, 갑상선 외 확장을 보이는 경우 악성 종양의 위험성이 증가한다.
- 초음파 유도하 세침 흡인은 갑상선 결절을 최종 진단하는 평가방법으로 합병증이 최소화된 안전한 시술이다.

배경

갑상선 결절은 정상 갑상선 실질 내에 있는 별개의 병변이다. 경부 초음파 및 다른 영상 진단법의 보급으로 갑상선 결절의 진단율이 증가하였다. 갑상선 결절은 흔하지만, 악성인 경우는 드물다.

요오드가 풍족한 국가에서 갑상선 결절 유병률은 여성에서 5%, 남성에서 1%이다.[1] 그러나 고해상도 갑상선 초음파 사용시에는 무작위로 선택된 사람들 중 19−67%에서 갑상선 결절이 발견되었다는 보고도 있다.[1]

초음파 유도하 세침 흡인(ultrasoundguided FNA)은 생검이 필요한 갑상선 결절의 평가 시 널리 이용되는 방법이다. 초음파 유도하 세침 흡인으로 적절한 생검 검체를 얻을 수 있는 비율이 향상되고 촉진 유도하 세침 흡인(palpation−guided FNA)과 비교하여 위 음성 결과율을 낮춘다.[2−5]

결절 크기, 초음파 모양, 고위험 병력 등을 포함한 몇몇 인자들을 고려하여 FNA를 시행할 결절을 결정해야 한다. 고해상도 갑상선 초음파는 갑상선 결절을 평가하는 방법으로 미국 갑상선 협회(American Thyroid Association)는 갑상선 결절이 있는 모든 갑상선 환자에서 갑상선초음파를 시행할 것을 권장한다.[1] 갑상선 결절은 에코성, 구조, 혈관성, 석회화, 경계, 모양, 이상 경부 림프절의 유무 등을 포함하여 초음파로 특징적인 것들을 평가한다.

정상 해부학(Normal Anatomy)

갑상선은 목의 전방 중앙부분에 위치한 피막에 쌓여 있는 기관으로 반지연골(cricoid cartilage) 아래 위치한다. 갑상선은 협부(isthmus)로 연결된

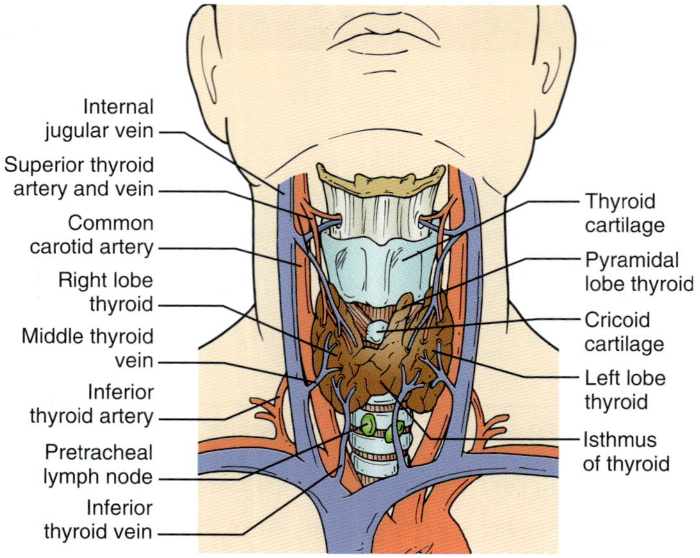

Figure 40.1 갑상선의 해부학.

두 개의 엽으로 구성된다. 목빗근(sternocleidomastoid muscle)과 목혈관 신경집(carotid sheath)이 갑상선의 바깥쪽에 위치한다. 세 개의 띠근육(복장목뿔근(sternohyoid), 복장방패근(sternothyroid), 어깨목뿔근(omohyoid))은 갑상선의 앞쪽에 위치한다. 기관(trachea)은 정상적으로 갑상선 협부 뒤쪽으로 정중선에 위치하고 오른쪽과 왼쪽 갑상선엽이 기관을 둘러싸고 있다. 긴목근(longus colli muscle)은 각각의 갑상선 엽 뒤쪽에 위치한다. 식도는 갑상선의 왼쪽 옆 뒤쪽에서 기관에 인접하여 보인다. 환자가 침을 삼킬 때 연동 운동이 보여지며, 이는 식도와 갑상선 결절을 감별하는 데 도움이 된다(Fig. 40.1).

영상 획득법(Image Acquisition)

갑상선은 고주파 선형 탐촉자를 사용하여 검사한다. 영상은 가로면 및 시상면 모두에서 얻는다(Fig. 40.2). 고주파 선형 탐촉자로 갑상선, 림프절, 혈관을 포함한 목 표면 구조물들의 축 방향 및 측면 방향 영상을 훌륭하게 얻을 수 있다. 그렇지만 구조물들이 목 깊이 위치한 비만인 환자나 거대한 다결절 갑상선종(multinodular goiter)을 가진 환자에서는 저주파 탐촉자가 필요할 때도 있다. 갑상선엽 및 결절에서 다음과 같이 세 가지를 측정한다: 깊이(앞뒤, anterior−posterior), 너비(가로, transverse), 길이(위아래, superior−inferior). 가로영상면은 최대 앞뒤 거리에서 깊이를 측정하고 갑상선의 안쪽 경계에서 바깥쪽 경계까지 갑상선엽의 너비를 측정한다. 정상 갑상선은 앞뒤(깊이) 그리고 가로(너비) 거리 모두 2 cm 미만이다. 길이는 시상면에서 갑상선엽의 머리쪽 부터 꼬리쪽 경계까지 측정하며, 정상적으로 4.5–5.5 cm이다(Fig. 40.3).[6]

이미지 해석(Image Interpretation)

갑상선염(Thyroiditis)

정상 갑상선 실질은 주변 띠근육과 비교하여 균

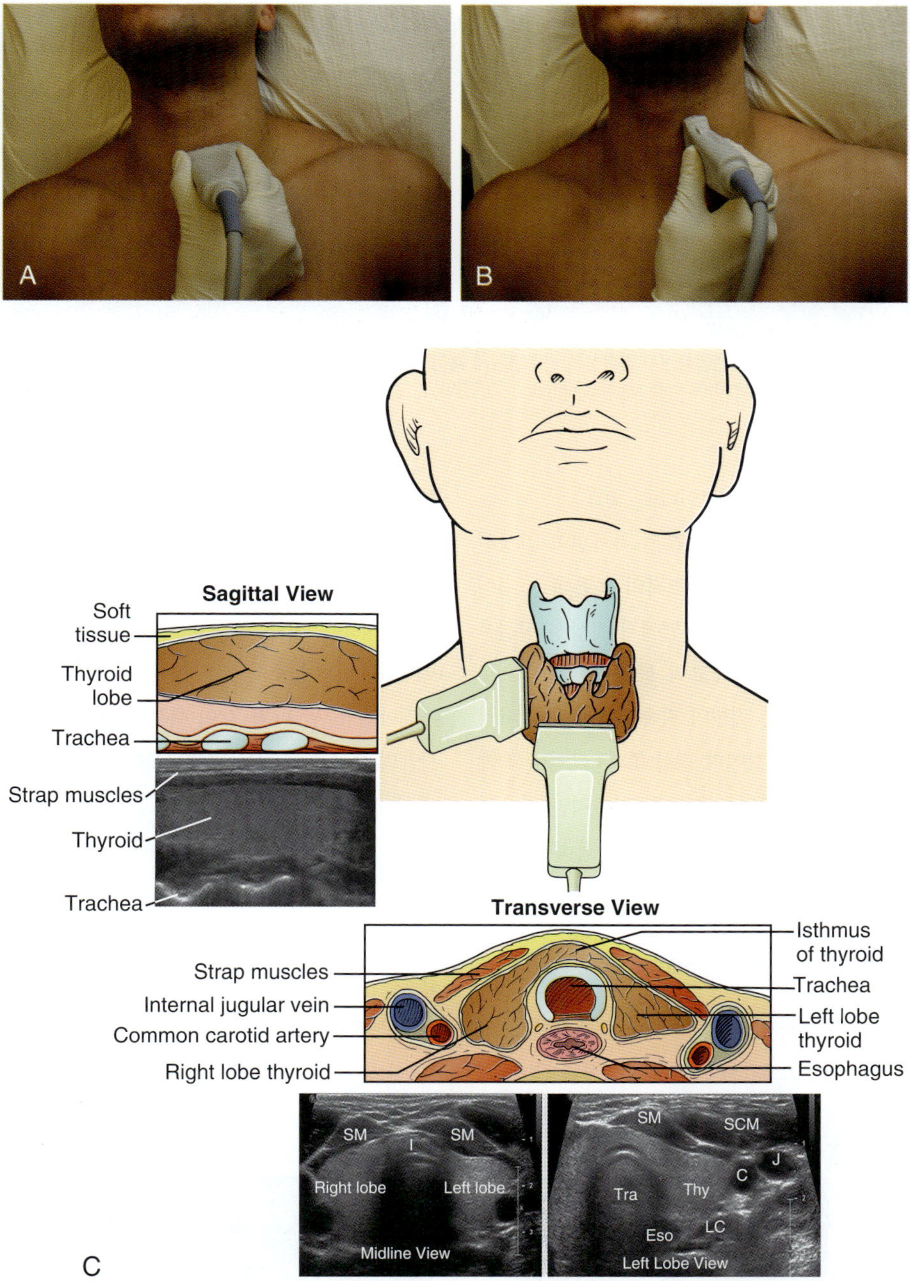

Figure 40.2 탐촉자 위치. 갑상선의 가로면(A)과 시상면(B) 영상, 갑상선의 단면 해부학(C). *C*: 온목동맥, *Eso*: 식도, *I*: 협부, *J*: 내경정맥, *LC*: 긴목근, *SCM*: 목빗근, *SM*: 띠근육, *Thy*: 갑상선, *Tra*: 기관.

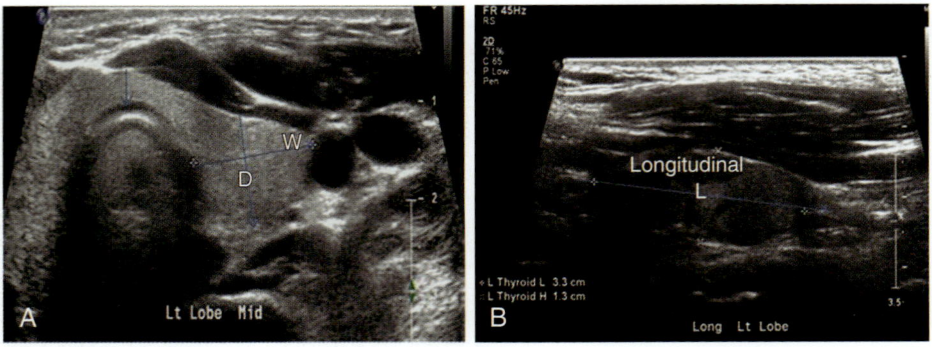

Figure 40.3 정상 갑상선영상. (A) 갑상선의 가로면에서 측정한 깊이(앞뒤, anterior-posterior)와 너비(가로, transverse) (B) 시상면에서 측정한 길이(위 아래, superior-inferior). *D*: 깊이, *L*: 길이, *W*: 너비.

질하고 고에코성으로 보인다(Fig. 40.4).

하시모토 갑상선염과 같은 자가면역 갑상선 질환이 있을 때 갑상선 조직의 초음파 소견이 변한다.[6] 하시모토 갑상선염에서 갑상선 실질은 반점형 저에코와 고에코의 불균질한 모습으로 보인다.[7] 갑상선은 질병의 지속기간에 따라 다양한 혈관 분포를 보이며 정상 혹은 크거나 작게 보일 수 있다. 샘의 림프구의 전반적인 침윤과 섬유증을 동반한 근본적인 조직학적 변화가 초음파상에서 나타나게 된다(Fig. 40.4).

갑상선 결절(Thyroid nodules)

갑상선 결절을 평가 시 다음과 같은 항목들을 기술해야 한다: 3가지 단면에서 결절의 크기, 결절의 위치, 에코 정도(동일에코, 저에코, 고에코), 구조(고형의, 혼합된, 낭종의, 해면질의), 경계(잘 경계 지어진, 불규칙한, 침윤성), 석회화의 유무 및 유형(미세석회화, 거대석회화, 달걀껍질석회화), 혈관분포(혈관이 없는, 말초의, 결절 내의), 모양(둥근, 높은). 아래에 기술된 바와 같이 특이도가 높은 갑상선암의 초음파 소견은 미세석회화, 불규칙한 경계, 높은(tall) 모양이다.

에코정도(Echogenicity)

에코발생정도는 정상 갑상선 실질과 비교하여 갑상선 결절의 밝기 정도를 보여준다. 결절은 동일에코(주변 갑상선 조직과 같음), 저에코(주변 갑상선조직보다 어두움), 고에코(주변 갑상선 조직보다 밝

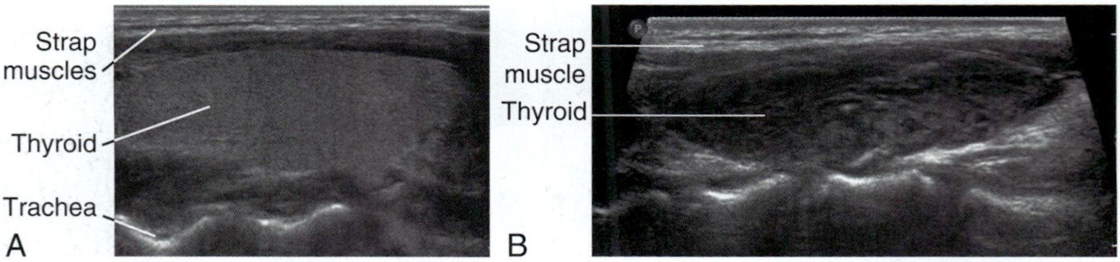

Figure 40.4 하시모토 갑상선염. 정상 갑상선은 균질하고 간 유리 모양(ground glass) 에코성을 보인다. (A) 하시모토 갑상선염은 저에코와 고에코가 반점형으로 불균질한 에코성을 보인다. (A) 림프구 침윤으로 인해 조직이 더 저에코로 보일 수 있다.

음)로 기술한다(Fig. 40.5). 저에코성의 경우 악성의 위험도가 증가한다.[8,9] 그러나 양성 결절의 50%에서도 저에코를 보일 수 있어 이 특징은 악성 종양에 덜 특이적이다.[10]

구조(Structure)

초음파 평가 중에 결절의 구조를 기록하는 것이 매우 중요하다. 단순 낭종은 낭종 뒤쪽으로 밝은 신호를 보이는 무에코를 보인다(후방음향 증가). 단순 낭종은 대부분 양성이며 세침 흡인으로 추가 평가할 필요는 없다.[11] 콜로이드 낭종에서는 종종 반향을 가진 에코초점을 포함한 혜성꼬리 허상이 관찰된다(Fig. 40.6). 이 소견은 경험이 적은 검사자에 의해 미세석회화로 오인되기도 한다.

해면성 결절은 결절 부피의 50% 이상에서 여러 개의 미세낭성 성분이 보이는 결절로 정의한다. 이 모습은 양성 결절에 매우 특징적인 소견이다.[10-12] 일부 결절은 편심성 고형성분을 포함한 일부 낭성으로 보이기도 한다(Fig. 40.7). 결절이 대부분 낭성일 경우 진단할 수 없는 세침 흡인 검체의 비율이 증가하는데, 이는 난포세포(follicular cell)보다 무혈관성 찌꺼기(avascular debris)와 섬유화(fibrosis)를 포함하는 표본이기 때문이다. 따라서 세침 흡인 시 검사자는 난포세포를 포함한 고형 부분에서 표본을 추출할 수 있도

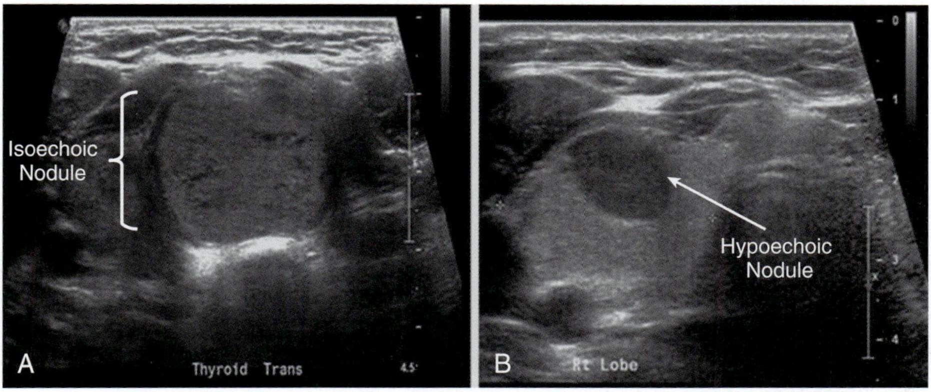

Figure 40.5 갑상선 결절의 에코성. (A) 동일에코결절(An isoechoic nodule) (B) 저에코결절(A hypoechoic nodule).

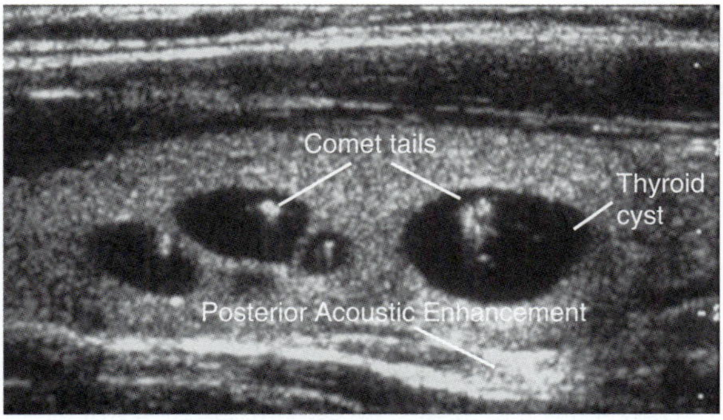

Figure 40.6 혜성 꼬리 허상(Comet-Tail Artifacts). 양성 콜로이드 낭종에서 혜성 꼬리 허상과 먼거리에서 후방 음향 증가를 보인다.

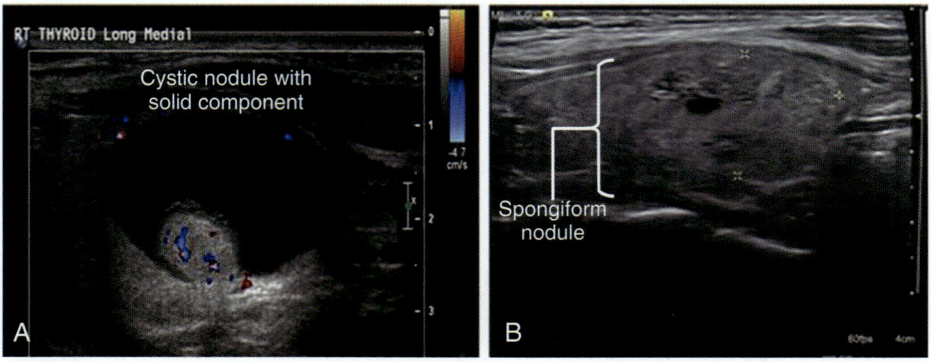

Figure 40.7 낭성결절(Cystic Nodules). 고형성분이 포함된 대부분의 낭성 갑상선 결절(A)과 해면 모양 갑상선 결절(B)이 보여진다.

록 한다. 갑상선암의 대부분은 고형암이다.[12]

수술로 제거된 360개의 악성 갑상선 결절에 대한 연구에서 Henrichsen et. Al.는 88.3%가 고형 혹은 최소한의 낭성(〈 5% 낭성변화)이었고 9.2%가 일부 낭성(결절의 6–50%에서 낭성 변화) 그리고 2.5%는 대부분 낭성(결절의 50% 이상에서 낭성 변화)이었다. 낭성 변화가 50%를 초과한 악성 종양의 2.5% (n=9) 중 결절 전부가 벽내 결절(mural nodule), 미세 석회화(microcalcification), 증가된 혈류(increased vascularity), 낭성 부분 주변을 둘러싼 두껍고 불규칙한 벽을 보이는 악성을 의심할 만한 초음파 소견이 관찰되었다.[13]

경계(Margins)

초음파로 결절의 경계를 평가할 때 부드럽고 경계가 잘 지어지는지 불규칙한지 조심스럽게 평가해야 한다. 뾰족하고(spiculated) 불규칙한 경계 시 악성종양의 확률이 증가한다.[10]

석회화(Calcifications)

석회화는 갑상선 결절의 1/3에서 거의 관찰된다. 갑상선 결절에서 보이는 석회화는 음향 음영없이 보이는 미세석회화(〈 1 mm), 가장자리 석회화(달걀껍질, eggshell) 또는 음향 음영(acoustic shadowing)이 동반된 거대석회화(macrocalcification)로 나뉜다(Fig. 40.8). 미세석회화는 유두 갑상선 암종에서 종종 보이는 모래종체(psammoma bodies)를 대표하는 소견으로 악성 종양의 확률이 증가한다. 거대석회화는 갑상선 결절 내 퇴화와 괴사의 결과로 종종 볼 수 있으며 이는 양성 및 악성 결절 둘 다에서 보일 수 있다. 달걀껍질 석회화는 양성과 악성 결절 모두에서 보일 수 있다.[14] 그러나 석회화 외부의 연조직 부위의 가장자리(rim)와 관련된 달걀껍질 석회화는 악성 종양을 시사하는 초음파 소견이다.[15]

혈관 분포(Vascularity)

결절 내 혈관 흐름은 컬러 도플러 혹은 파워 도플러를 사용하여 평가한다. 결절 내 혈류의 등급은 세 단계로 나뉜다. 유형 0(혈류 없음), 유형 1(말초 혈류), 유형 2(결절 내 혈류)(Fig. 40.9). 다수의 여포성 갑상선암을 대상으로 한 2건의 연구에서 결절 내 혈류가 악성종양과 상관관계가 있는 것으로 나타났다.[16,17] 그러나 암의 98%가 유두 갑상선 암종인 연구에서 결절내 혈류가 악성종양에 대한 독립적인 예측 인자로 보고되지는 않았다.[18]

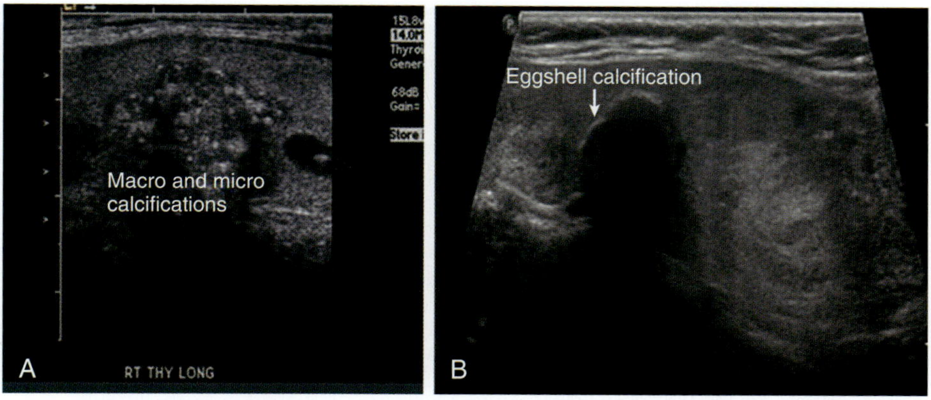

Figure 40.8 갑상선 결절의 석회화. (A) 거대석회화와 미세석회화. (B) 음향음영을 보이는 달걀껍질 석회화.

모양(Shape)

초음파로 갑성선 결절의 모양을 평가할 수 있다. 한 연구에 따르면 구형 모양은 악성 종양의 위험이 증가한다고 하였다.[19] Cappelli 등은 앞뒤 지름/가로 지름의 비율이 1 이상이면 악성일 위험도가 증가한다고 보고하였다.[20] 일반적으로, 전문가들은 가로보다 세로가 큰("taller than wide") 모양인 갑상선 결절이 악성의 위험도가 높다고 하였다.

요약하면, 갑상선 결절은 초음파로 가장 잘 특징지어지며, 특정 초음파 소견은 악성 종양의 위험 증가와 관련이 있다. 초음파로 갑상선 결절의 특성을 파악하는 것은 FNA를 통한 추가 평가가 필요한 결절을 결정하는 데 중요하다. 2015년 ATA 가이드라인에서는 갑상선 결절을 초음파 소견에 따라 5가지 범주로 분류하였다(TABLE 40.1). 높은 의심(Fig. 40.10) 중간 의심(Fig. 40.11) 낮은 의심(Fig. 40.12) 매우 낮은 의심(Fig. 40.13) 그리고 양성(Fig. 40.14). 의심되는 경부 림프절병증이 없는 경우, ATA 에서는 1 cm 이상의 높은 의심 및 중간 의심 결절, 1.5 cm 이상의 낮은 의심 결절, 2 cm ≥ 매우 낮은 의심 결절에 대해 FNA

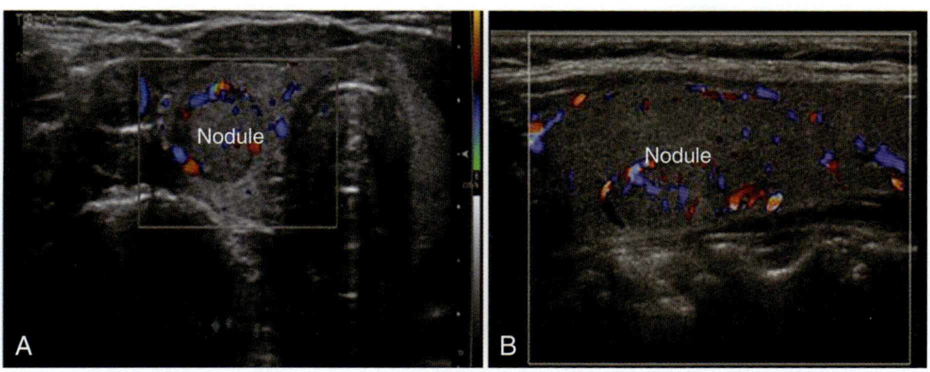

Figure 40.9 갑상선 결절의 혈관분포. (A) 말초혈관분포(가로면). (B) 결절 내 혈관분포(시상면).

TABLE 40.1 갑상선 결절의 초음파 분류

초음파 범주	초음파 특징	악성일 확률	FNA 조직검사 기준
높은 의심	한 개 혹은 그 이상의 의심스러운 초음파 특징을 보이는 고형 저에코성 결절 혹은 고형 저에코성 성분을 가지는 부분 낭성 결절: 불규칙한 경계(irregular margin), 가로보다 세로가 큰 모양(taller than wide shape), 돌출된 연조직성분을 포함한 중단된 달걀껍질 석회화(interrupted eggshell calcification with extrusive soft tissue component), 혹은 갑상선 외 침범(extra-thyroidal extension)	>70%–90%	≥1 cm
중간 의심	다른 의심스러운 초음파 특징이 없는 부드러운 경계를 보이는 저에코성 고형 결절	10%–20%	≥1 cm
낮은 의심	다른 의심스러운 초음파 특징이 없는 편심성 고체 성분을 가지는 동일에코 혹은 고에코의 고형 혹은 부분 낭포성 결절	5%–10%	≥1.5 cm
매우 낮은 의심	다른 의심스러운 초음파 특징이 없는 해면 모양 혹은 부분 낭성 결절	<3%	≥2 cm 혹은 경과관찰
양성	순수 낭포성 결절	<1%	조직검사 시행하지 않음

FNA, 세침 흡인(fine-needle aspiration)

를 권장한다. TABLE 40.1에 기술된 의심스러운 초음파 소견은 유두 갑상선 암종에서 흔히 보이는 소견으로 악성 종양의 70%에서 관찰된다.

여포성 갑상선 암종은 흔하지 않으며 일반적으로 보이는 갑상선암의 초음파 소견을 보이지 않는다. Jeh 등은 유두 갑상선 암종의 65.2%에서 동일에코를 보이고 72.7%에서 타원 모양을 보인다고 보고하였다. 휘르틀레 세포암종(Hurthle cell neoplasm)과 유두 갑상선 암종의 여포변이는 여포성 갑상선 암종과 비슷한 초음파 소견을 보인다.

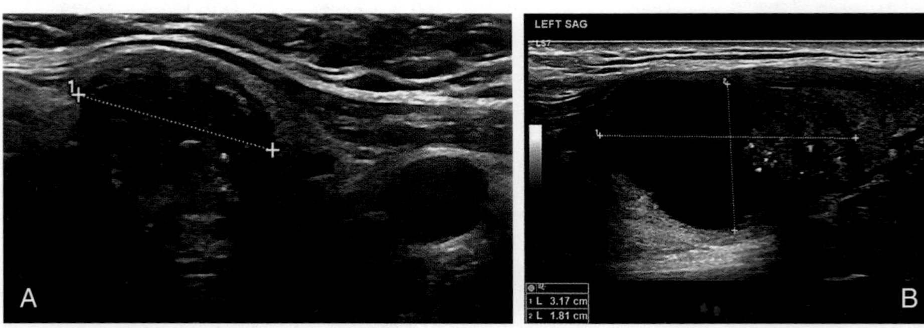

Figure 40.10 높은 의심 수준의 갑상선 결절. (A) 불규칙한 경계와 미세석회화가 있는 고형 저에코성 결절과 (B) 미세석회화를 포함한 부분 낭성 결절의 고형 저에코 성분 둘 다 높은 의심 결절로 간주된다.

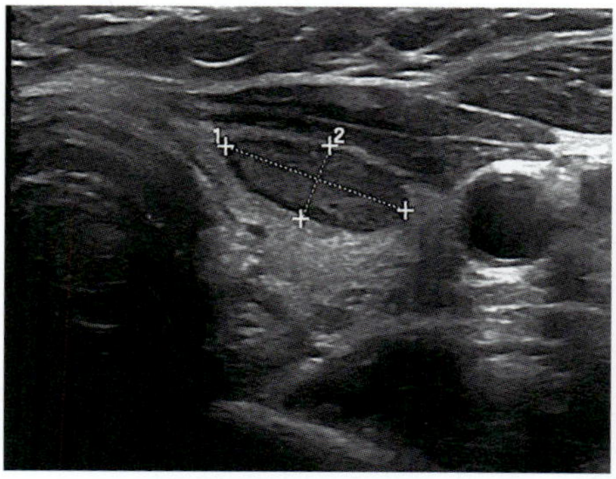

Figure 40.11 중간 의심 수준의 갑상선 결절. 저에코성 고형 결절은 부드러운 경계를 보이며 그 외 다른 의심할 만한 초음파 소견은 보이지 않는다.

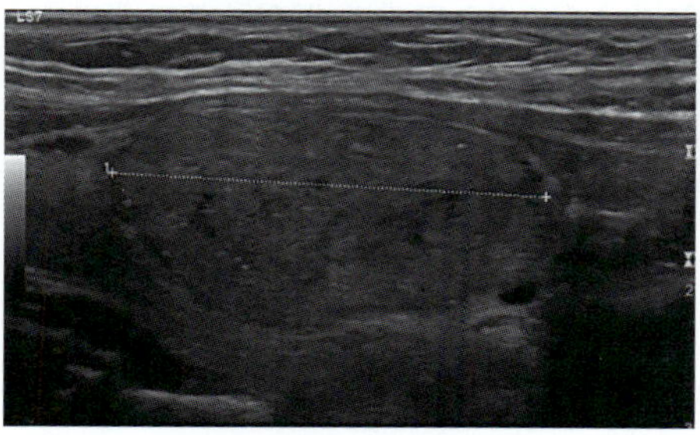

Figure 40.12 낮은 의심 수준의 갑상선결절. 다른 의심스러운 초음파 특징이 없는 편심성 고체 성분을 가지는 동일 에코 고형 결절 혹은 낭성 결절(Fig 40.7A)은 낮은 의심 결절로 간주된다.

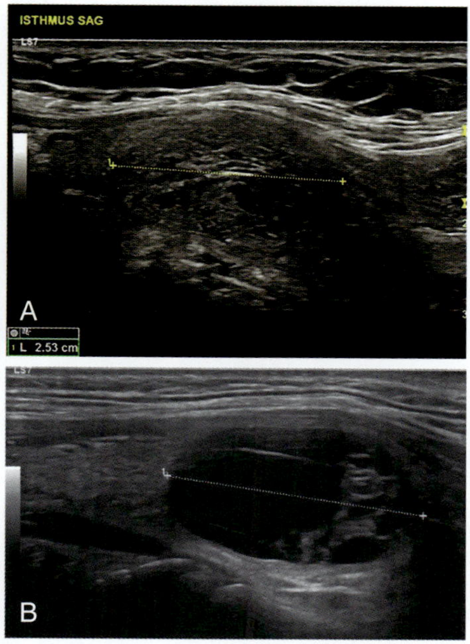

Figure 40.13 매우 낮은 의심 수준의 갑상선 결절. 다른 의심스러운 초음파 특징이 없는 해면 모양(A) 혹은 부분 낭성(B) 결절은 매우 낮은 의심 결절로 간주된다.

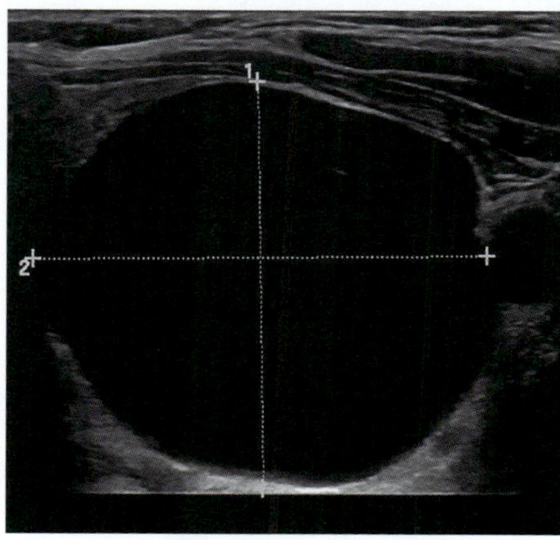

Figure 40.14 양성 낭성 결절. 고체 성분이 없는 순수 낭포성 결절은 양성으로 간주된다.

갑상선 세침 흡인
(Thyroid Fine-Needle Aspiration)

초음파는 어떤 갑상선 결절을 추가 평가할지 결정하는 데 유용한 반면, 초음파 유도하 세침 흡인은 갑상선 결절을 최종적으로 평가하는 데 필요한 방법이다. 세침 흡인은 합병증이 적은 안전한 술기이다. 일반적으로 초음파 유도하 세침 흡인은 높은 출혈 위험이 있는 환자에서는 추천되지 않지만 대부분의 환자에서 안전하게 시행할 수 있다. 초음파 유도하 세침 흡인과 관련한 혈종 형성의 전체 발병률이 1%로 낮다고 보고되었고, 항응고제를 복용 중인 환자에서도 혈종 발생 빈도는 증가하지 않았다. 그러나 항응고제를 복용하는 환자에서 초음파 유도하 세침 흡인 검사 시행 시 반드시 주의를 요한다. 서면 동의서를 작성한 후, 환자를 똑바로 눕힌 자세에서 목을 뒤로 젖힐 수 있도록 어깨 밑에 둥글게 말은 수건(rolled-towel)이나 베개를 놓는다. 초음파 장비를 시행자의 시야가 직접 닿을 수 있는 곳에 위치시킨다. 고주파 10–14 MHz 선형 탐촉자를 사용하여 림프절병증을 포함한 이상 소견을 발견하기 위해 시술 전 갑상선과 목의 중앙 및 측면 부위를 스캔한다.[25]

피부를 알코올, 요오드 혹은 클로르헥시딘으로 깨끗이 닦아야 한다. 탐촉자를 시술 전 소독용 물티슈로 반드시 깨끗하게 닦는다. 시술하는 동안 반드시 멸균 초음파 젤만을 사용한다. 멸균 탐촉자 덮개(sheath)를 덮기 전 멸균 젤을 탐촉자 표면에 도포한다. 리도카인 스프레이를 이용한 부분마취나 1% 리도카인 주사가 추천된다. 세침 흡인 검사 시 작은(25–27게이지) 바늘이 권장된다. 큰 게이지 바늘 사용 시 출혈의 위험이 증가한다. 주로 사용하는 손(dominant hand)으로 바늘을 다루고 다른 한 손(nondominant hand)으로 초음파 탐촉자를 다룬다.

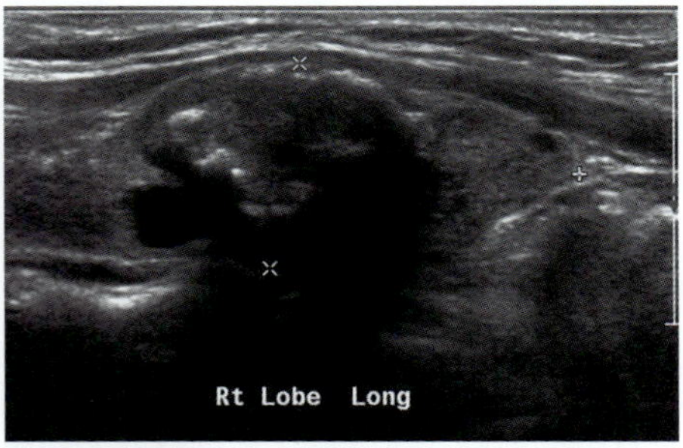

Figure 40.15 유두 갑상선암. 불규칙한 경계를 가지는 고형 저에코성 결절 내 음향음영을 동반한 거대 석회화가 관찰되었고 조직검사로 유두 갑상선암임을 확인하였다.

갑상선 세침 흡인 검사를 수행하는 데는 두 가지 접근 방법이 있다(Fig. 32.11): 평행(평면 내, in-plane) 및 수직(평면 외, out-of-plane) (Fig. 40.16).

평행 접근(Parallel approach)

탐촉자의 단축 중앙으로 바늘을 삽입한다. 탐촉자를 안정적으로 잡고, 동일한 평면에 탐촉자와 바늘을 유지하면서 바늘 끝을 피부면 한 지점에서부터 삽입하여 결절까지 들어가는 것을 잘 추적한다. 바늘이 들어간 방향의 화면 가장자리 쪽으로 가깝게 결절이 놓이도록 한다(Fig. 40.17).

수직 접근(Perpendicular approach)

수직 접근법을 사용 시 결절이 화면 중앙에 위치하도록 하고 탐촉자의 장축 중앙으로 바늘을 삽입한다. 이 접근법 사용 시 바늘 전체가 보이지는 않지만, 결절을 관통하면서 진입하는 바늘 끝을 추적할 수 있다.

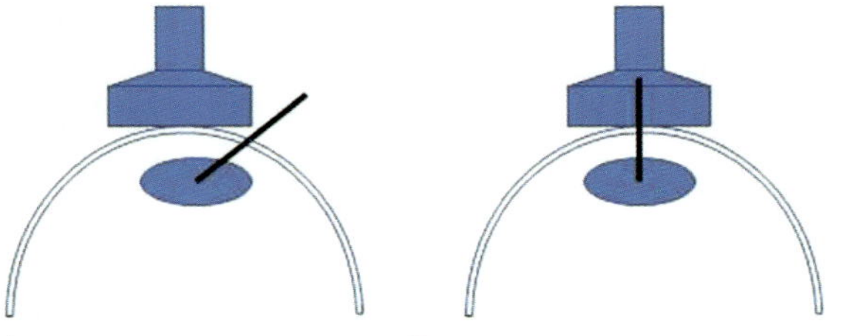

Figure 40.16 세침 흡인 검사 기술(fine needle aspiration technique). 평행(평면 내, in-plane) 접근(A) 및 수직(평면 외, out-of-plane) 접근(B).

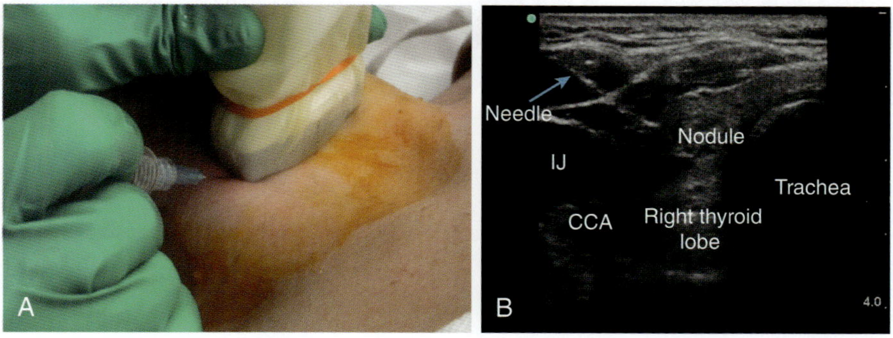

Figure 40.17 **평행(in-plane) 접근.** 멸균된 초음파 탐촉자 덮개의 단축 중앙으로 바늘을 삽입한다. (A) 바늘은 미세 바늘 흡인을 시행하기 위해서 결절에 접근할 때 연조직을 가로지르는 고에코의 선으로 보여질 수 있다. (B) *CCA*: 온목동맥, *IJ*: 내경정맥 .

표본 채취 기술(Sampling technique)

적절한 세포 검체를 얻기 위한 방법에는 세침 모세관 표본 추출(fine-needle capillary sampling)과 세침 흡인 표본 추출 두 가지가 있다.

세침 모세관 표본 추출을 경우 바늘이 결절로 들어가는 것을 관찰한 다음 3–10초 동안 위 아래로 움직여 추출한다. 갑상선 여포세포(thyroid follicular cell)는 모세관 작용을 통해 바늘로 이동한다. 이 기술을 사용하면 1–3 mL의 공기가 들어있는 10 mL 주사기 내부에 바늘을 위치시키거나 바늘만 단독으로 사용 가능하다. 바늘만 단독으로 사용하는 기술의 경우 바늘 중심(hub)을 엄지와 중지로 잡고 바늘을 빼낼 때 중심 부위 위로 검지 끝을 올려놓는다. 그런 다음 바늘을 주사기에 부착하여 슬라이드 위로 검체를 밀어낸다.

세침 흡인 표본 추출은 바늘을 10 mL 주사기에 정착하고 바늘을 결절 내로 통과시킨 후 음압을 이용하여 검체를 얻는다. 음압은 바늘을 빼내기 전에 풀어준다.

세침 모세관 표본 추출과 세침 흡인 표본 추출 둘 다에서 적절한 표본을 얻는 속도가 거의 동일한 비율이었다.[26]

요점 정리

- 갑상선 결절의 소견을 확인하기 위해 초음파로 가로면 및 시상면 모두 관찰해야 한다. 단 하나의 평면에서만 보이는 결절의 경우 대부분 거짓 결절일 수 있다.
- 병적으로 비만한 환자의 목의 깊은 구조에서 명확한 영상을 얻기 위해 깊이(depth)와 빈도(frequency)를 적절하게 조절해야 한다.
- 식도는 갑상선 왼쪽 엽 뒤쪽에 위치하므로 갑상선 결절로 오인되지 않도록 한다.
- 갑상선암의 높은 특이도를 보이는 초음파 소견은 미세 석회화, 불규칙한 경계, 그리고 높은 모양이다.
- 종격동으로 확장된 갑상선 결절을 정확하게 평가하는 것은 어려우며 초음파 빔을 아래 방향으로 향하게 하는 동안 빗장뼈 위에서 압력을 가해야 한다.
- 갑상선 결절이 있는 모든 환자에서 의심되는 경부 림프절병증을 확인하기 위해 목의 측면과 중앙 부위를 반드시 검사해야 한다.

CHAPTER 41

림프절
Lymph Nodes

Ricardo Franco-Sadud

:: 이진희

핵심 포인트

- 초음파로 팽대된 림프절의 크기, 모양, 에코정도, 경계, 혈관분포를 평가한다. 일반적으로 림프절의 정상 크기는 1 cm 미만이나 신체 부위에 따라 0.5 cm에서 2 cm까지 다양할 수 있다.
- 비정상적인 림프절은 특히 문(hilum)에서 상당히 저에코로 보일 수 있으며, 불규칙한 경계, 겉질 두께의 증가, 말초 혈관의 증가 소견을 보일 수 있다.
- 경부 림프절 비대를 보이는 환자에서 침상 곁에서 초음파 유도하게 안전하게 중심부 바늘생검을 시행할 수 있다. 1 cm 미만의 림프절은 생검이 추천되지 않는데 이러한 경우 진단적 수율이 낮고 환자를 불필요한 위험에 노출시킬 수 있기 때문이다.

배경

휴대용 초음파의 가용성이 높아짐에 따라 머리, 목, 겨드랑이와 서혜부 림프절의 경피적 바늘 생검을 포함하는 시술을 환자의 침상 옆에서 안전하게 수행할 수 있게 되었다. 병적인 림프절과 반응성 림프절을 구별하는 것은 진단을 위해서나 생검을 시행할지 여부를 결정할 때 중요하다. 이 장에서는 목의 표면 림프절의 평가에 중점을 두었다. 이 장에 설명된 기본 원칙은 쇄골상부, 겨드랑이 및 서혜부의 표면 림프절에도 적용할 수 있다.

정상 해부학(Normal Anatomy)

림프절은 림프 조직으로 구성된 독방 구조이며 림프관을 따라 분포되어 있다. 림프절은 해부학적으로 외부 피질과 내부 수질로 나누어지며 섬유 피막으로 둘러싸여 있다. 구심성 림프관 림프절은 피질을 통해 림프절로 이동하는 반면, 원심성 림프관은 문에서 나오는 림프절로부터 림프를 운반한다. 림프절은 혈관으로 침투되어 있으며, 동맥과 정맥 모두 문에서 림프절로 들

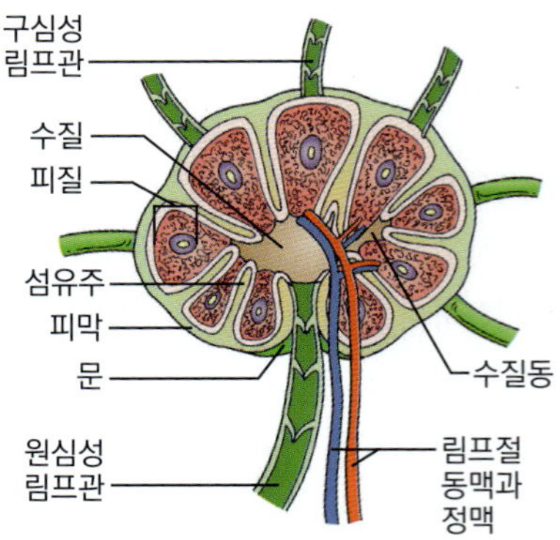

Figure 41.1 림프절의 정상적인 단면 해부학.

어가고 나온다(Fig. 41.1).

일반적으로 정상 림프절의 크기는 0.7–1 cm를 넘지 않지만, 정상적인 림프절의 크기는 신체 내 위치에 따라 0.5–2.0 cm 로 매우 다양하다.[1,2] 머리와 목의 림프절의 정상 분포는 Fig. 41.2에 기술되어 있다. 경부 사슬(cervical chains)에서는 적어도 6개의 림프절이 보일 수 있다. 경부 림프절(cervical nodes)의 정상 크기는 0.3–0.8 cm이다. 목 윗부분의 림프절, 특히 턱밑 림프절과 위쪽 경부 림프절은 특히 크기가 더욱 큰 경향을 보인다.[3,4]

직경이 12 mm 미만의 표면 림프절은 종종 신체 검사에서 놓치는 반면, 15 mm보다 큰 림프절은 거의 항상 촉진으로 발견된다. 목(neck)의 림프절 평가에 있어 컴퓨터 단층촬영(CT)의 단점은 CT가 확대된 림프절의 세로 직경을 묘사하거나 인접한 혈관과 림프절의 경계를 구분할 수 없다는 것이다.[5] 초음파를 이용한 표면 림프절 평가는 잘 확립되어 있다. 2차원(2D) 초음파를 사용하여 림프절의 위치, 크기, 모양, 경계, 내부 구조, 매트(matting) 및 인접 연조직 부종을 정확하게 평가할 수 있으며, 컬러 도플러를 사용하면 혈관 흐름 패턴을 특성화할 수 있다.[6]

영상 획득법(Image Acquisition)

고주파 선형 탐촉자(5–15 MHz)는 림프절, 혈관 및 연조직을 시각화하기 위해 6–10 cm의 적절한 침투력을 제공하면서 연조직의 최대 해상도를 제공한다.

목 림프절의 최적의 영상을 얻기 위해 환자를 똑바로 눕히고 양 어깨 사이로 베개를 놓는다. 목을 최대한 뒤로 젖힌 후 머리를 반대편으

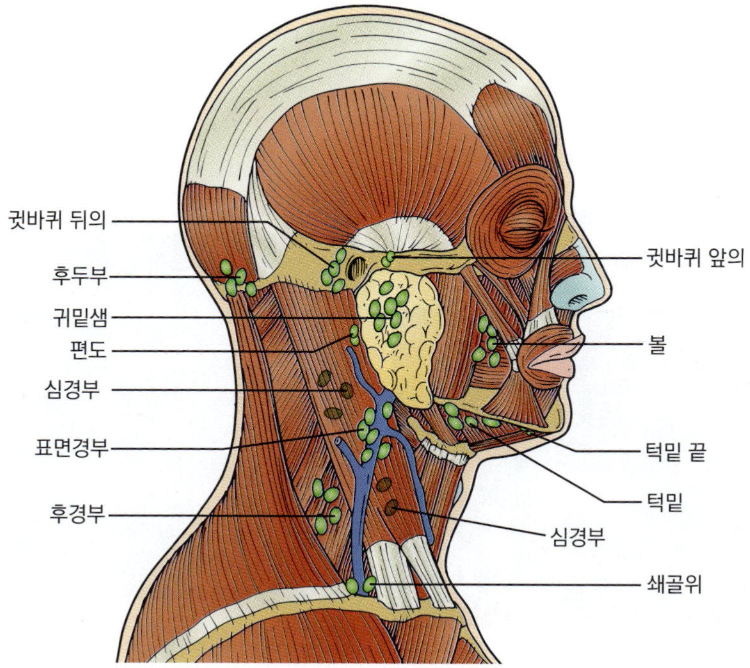

Figure 41.2 머리와 목의 표면 림프절.

로 돌린다. 턱밑 끝(submental) 부위부터 횡단면(transverse plane)으로 스캔을 시작한다. 다음으로 탐촉자를 아래턱(mandible)의 아랫면과 평행하게 안쪽으로 이동시켜서 초음파 빔을 머리 쪽으로 향하게 한다. 그리고 탐촉자를 아래턱 각(mandible angle) 쪽으로 이동시킨다. 귀밑샘(parotid) 림프절을 스캔하기 위해, 탐촉자를 턱끝에서 위쪽으로 귀밑샘 위까지 이동시킨다. 경부(cervical) 림프절은 탐촉자를 가로면으로 놓고 아래턱의 각에서 시작한다. 탐촉자를 아래쪽으로 미끄러뜨리며 속목정맥과, 온목동맥의 경로를 따라 속목정맥-빗장밑 정맥 경계부위까지 움직이면서 위, 중간, 아래 경부 림프절을 평가한다.

림프절은 2D와 컬러 도플러 초음파를 사용하여 평가한다. 2D 초음파로 림프절의 크기, 모양, 경계 및 에코발생(echogenicity)을 평가하고, 장축 및 단축 직경을 측정하고, 림프절내 괴사 및 석회화를 평가하고, 매트와 연조직 부종을 확인한다. 컬러 플로우 또는 파워 도플러 초음파는 림프절의 혈관분포를 평가하는 데 사용한다.

이미지 해석(Image Interpretation)

머리와 목 림프절의 정상적인 크기는 일반적으로 0.8 cm 미만이다. 림프절 크기에 따라 생검의 진단적 수율(diagnostic yield)이 증가하고 크기가 1 cm 미만인 림프절에 대해 생검을 하는 경우 특이도가 감소할 수 있다. 정상 림프절은 타원형이고 균일한 에코결(echotexture)을 가진다. 외부 피질의 정상적인 모습은 림프 소포(lymphoid follicle)로 인해 저에코인 반면, 중앙 수질은 림프 다발(lymphatic cord)과 림프동(sinus)의 조밀한 망(network)으로 인해 고에코를 보인다(Fig. 41.3, Video 41.1). 림프절의 중심에 뚜렷한 에코발생 중심이 있을 수 있다. 림프절의 피질이 얇아지고 문이 지방으로 대체되는 림프절 위축은 노화에 따라 나타난다.[1]

비정상인 림프절은 뚜렷한 특징을 보인다. 얇은 저에코성 문은 침윤되거나, 염증이 있거나, 악성인 병리학적 림프절을 의심할 수 있다. 전이성 림프절은 이질적인 에코결을 동반하는 현저하게 낮은 에코를 보이며 종종 장축과 단축의 비율이 2 미만인 타원형에서 원형으로 모양이 바뀐다(Fig. 41.4, Video 41.2–41.3). 비대칭적으로 피질이 비후되는 것은 피막하 및 굴맥관(sinusoidal)

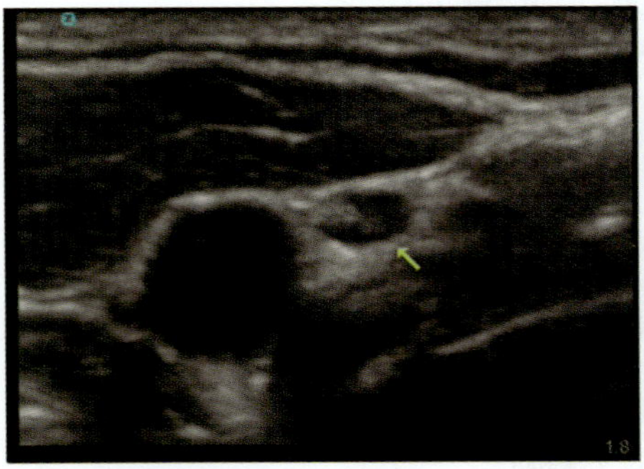

Figure 41.3 정상 경부 림프절. 타원형의 균질적인 에코결을 보이며 중심은 고에코인 정상 림프절(*화살표*)이 온목동맥 근처에서 보인다.

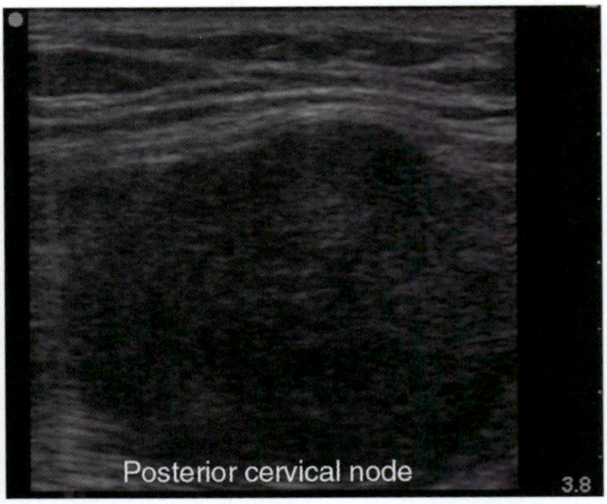

Figure 41.4 병적인 림프절. 이질적인 모양, 날카로운 경계, 증가한 크기(거의 3 x 3 cm), 비대칭 피질 및 중앙의 저에코발생은 모두 병적인 림프절의 징후이다. Posterior cervical node: 후경부 림프절.

전이성 침범에서 나타난다. 피질 두께가 문의 가로 직경의 절반을 넘는 경우 비정상이다. 전이성 림프절은 림프절내 종양 침윤으로 인해 림프절 경계가 날카로와지는 경향이 있다. 그러나, 진행된 종양에서 피막외 침범의 경우에는 경계가 불분명하고 주변 연조직 부종이 림프절성 매트화와 함께 보일 수 있다(Fig. 41.5, Video 41.4).

색조 혈류 또는 파워 도플러를 정상 또는 반응성 림프절에 적용하면 혈류가 주로 문과 문주변에 보인다(Video 41.5). 대조적으로, 악성 림프절은 말초 혈관의 증가를 보이는 경향이 있다(Fig. 41.6, Video 41.6). 중심이 괴사된 비정상적인 림프절은 혈관이 거의 또는 전혀 감지되지 않는 이질적인 모습을 보인다(Fig. 41.7, Video 41.7).[6]

림프절 생검

림프종(lymphoma)이 의심되는 머리와 목의 림프절의 평가는 전통적으로 절제 생검으로 하였다. 커진 림프절의 초음파 유도 중심바늘 생검은 절제 생검에 비해 뚜렷한 이점(이온화 방사선에 대한

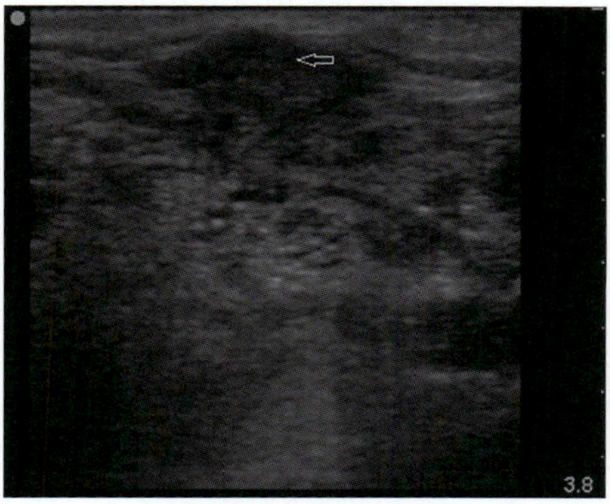

Figure 41.5 피막외 침범. 비정상적인 빗장위(supraclavicular) 림프절이 심부 조직과 흉막 꼭대기에 침윤된 것이 보인다.

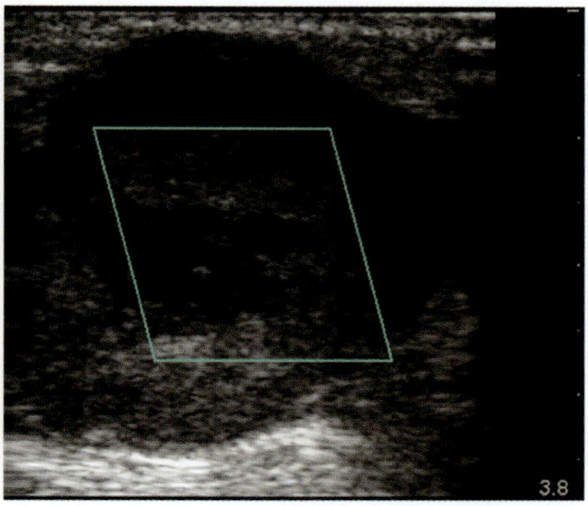

Figure 41.7 괴사된 림프절. 병적인 림프절이 컬러 플로우 도플러로 보았을 때 저에코성 문(hilum)에서 혈류가 보이지 않아 중심이 괴사된 것을 시사한다.

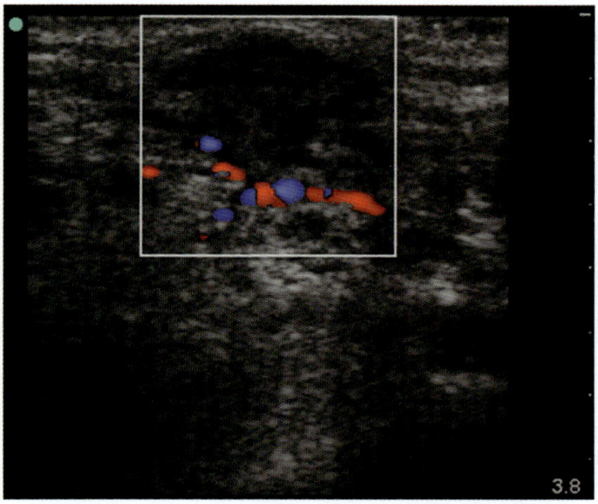

Figure 41.6 말초 혈관성. 악성 빗장위 림프절의 컬러 플로우 도플러는 증가된 말초 혈관성을 보인다.

노출 감소 및 이환율 감소)을 가지며 현재 미세 바늘 흡인보다 선호된다.[7–12] 최근 연구에 따르면 악성 림프절병증을 양성 림프절병증으로부터 감별하는 데에 초음파 유도 중심바늘 생검은 미세바늘 흡인에 비해 민감도(92% vs. 52%)와 진단 정확도(99% vs. 90%)가 더 높은 것으로 나타났다.[13] 가장 중요한 점은 초음파 유도 중심바늘 생검을 수술 위험이 높은 환자의 경우 국소 마취를 사용하여 병상 옆에서 안전하게 수행할 수 있다는 것이다.

일반적으로, 목 림프절의 초음파 유도 중심바늘 생검은 미세바늘 흡인보다 선호되며, 특히 임상적으로 림프종이 의심되는 경우는 더욱 그렇다.[11, 12, 14–17] 중심바늘 생검 샘플에는 세포 구조가 보존되어 있기 때문에 중심바늘 생검으로 최종 진단을 내릴 수 있다. 림프종 진단을 위한 초음파 유도 중심바늘 생검의 민감도와 특이도는 각각 89–97%, 97–99%로 보고되고 있다.[18] 한 연구에서는 연구 대상 환자 155명 중 146명(94%)에서 초음파 유도 중심 바늘 생검을 통해 조직학적 진단이 되었으며, 각각 97.9%, 99.1%, 97.9%의 민감도, 특이도 및 진단 정확도를 달성하였고 시술 합병증은 없었다고 보고하였다.[19]

초음파 유도 미세바늘 흡인은 갑상선 결절을 검사하는 표준 방법이며(Chapter 40 참조) 타액선과 같은 다른 두경부 조직의 병변을 평가하는 데 일반적으로 사용된다. 미세바늘 흡인의 목표는 흡인물 중에서 세포 물질을 얻고 면역세포화학, 유세포분석, 세포유전학, 분자유전학 등의 분석 방법을 사용해 진단하는 것이다. 초음파 유도 중심바늘 생검 또한 높은 진단 정확도로 머리와 목의 타액선 병변을 평가하는 데 사용할 수 있다.[20] 목 림프절의 경우 일반적으로 미세바늘 흡인보다 초음파 유도 중심바늘 생검이 선호된다.[21] TABLE 41.1에는 목의 초음파 유도 생검의 적응증이 나열되어 있다.

TABLE 41.1 목의 초음파 유도 생검의 적응증

- 원발성 편평 세포 암종이 의심되는 경우
- 지속적으로 커지거나(〉 4주) 림프절이 빠르게 커지는 경우
- 갑상선 결절(미세바늘 흡인이 표준)
- 양성종양과 악성종양의 감별
- 의심되는 악성종양의 확인
- 타액선 병변[a]
- 조직 배양을 위한 샘플 확보[b]

[a] 초음파 유도 중심바늘 생검은 미세바늘 흡인보다 정확도가 더 높다.
[b] 초음파 유도 중심바늘 생검과 미세바늘 흡인의 효과가 동일하다.

초음파 유도 미세바늘 흡인

21 G 바늘을 목표로 하는 림프절에 삽입하는 데 보통 나비 바늘을 선호한다. 주사기에 일정한 음압을 가한다. 바늘로 림프절을 여러 번 앞과 뒤로 통과시킨다. 방향(direction), 깊이, 위치관계(orientation)를 미세하게 변화시킨다. 바늘이 림프절에 있는 동안 음압을 해제한다. 바늘을 빼내고 주사기에 양압을 주어 바늘 허브나 나비 모양 바늘 안의 내용물을 슬라이드 위로 방출한다(Video 41.8).

초음파 유도 중심바늘 생검

의심스러운 림프절을 모두 생검할 수 있지만, 신경과 혈관 손상을 피하기 위해 중심 바늘 생검을 시도하기 전에 주변 해부학적 구조를 평가하는 것이 필수적이다. 시술 전 초음파 스캔을 통해 인접 신경 및 혈관을 식별할 수 있으며(Video 41.9), 시술 중 바늘 끝을 직접 시각화하면 인접 구조를 찌르는 것을 방지할 수 있다. 탐촉자를 림프절 바로 위에 놓고 림프절의 위치, 에

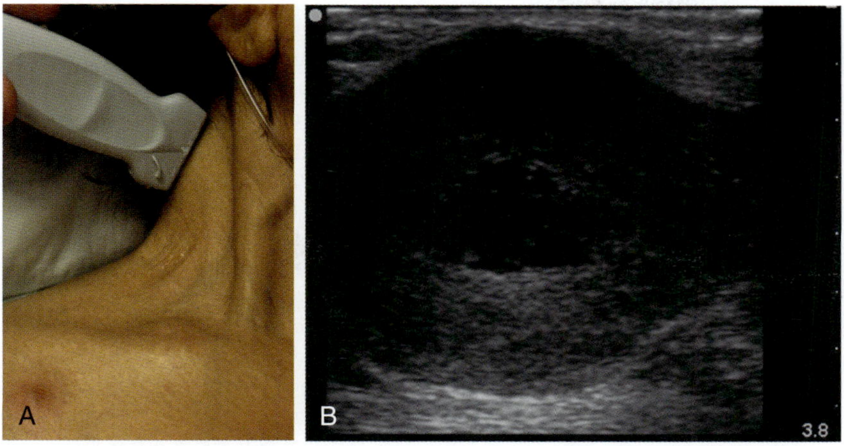

Figure 41.8 커진 후방 경부 림프절의 평가. (A) 커진 후방 경부 림프절의 장축방향을 따라 탐촉기를 위치시킨다. (B) 약 3 x 3 cm 크기의 비정상적인 림프절이 보인다. 눈에 띄게 이질적인 외관, 중심 저에코발생, 커진 크기, 피막 침범으로 인한 경계 소멸 등을 주목해야 한다.

코발생성, 혈관 분포를 다시 확인한다(Fig. 41.8).

목표가 되는 림프절을 다시 확인한 후, 피부를 소독하고 시술 주변부위를 깨끗한 천으로 덮은 후 탐촉자에 멸균 커버를 씌운다. 중심 바늘 생검 장비에는 생검 바늘이 들어 있는 속이 빈 전진 바늘이 있다. 전진 바늘을 림프절에 삽입하고 스프링이 장착된 생검 바늘을 방출하여 조직 샘플을 채취한다. 림프절을 화면 중앙에 두고 전진 바늘을 피부표면에 60–90도의 가파른 각도로 직접 시각화하며 삽입한다(Fig. 41.9, Video 41.10). 림프절의 표면 가장자리에 전진 바늘의 끝을 위치시킨다. 이는 림프절의 직경이 2 cm 미만인 경우 특히 중요하다(Fig. 41.10, Video 41.11). 생검 바늘을 전진 바늘 끝에서 2 cm 아래쪽으로 전진시키고, 인접한 혈관을 찌르지 않도록 주의하는 것이 중요하다. 림프절이 표면

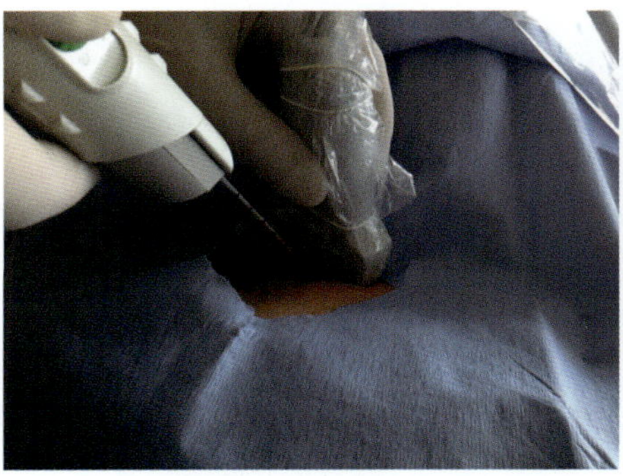

Figure 41.9 중심 바늘 생검 방법. 초음파로 직접 바늘을 확인하면서 피부에 상대적으로 가파른 각도(60–90도)로 바늘을 삽입한다.

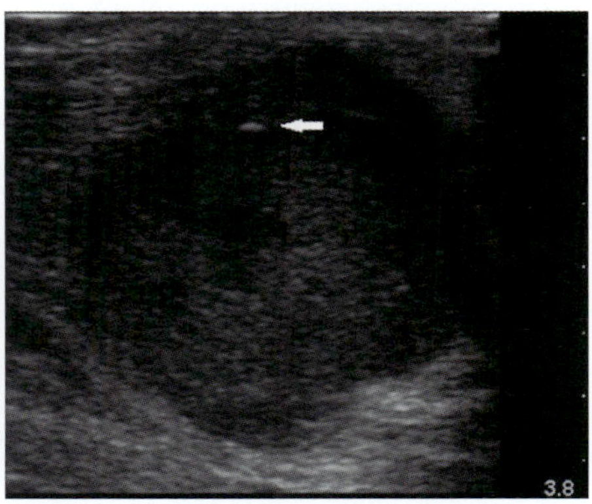

Figure 41.10 전진 바늘의 끝. 전진 바늘의 끝이 비정상적인 림프절의 표면에 위치하고 있다(*화살표*). 적절한 바늘의 위치는 가능한 표면이며, 그래야 생검 바늘이 2 cm 깊이로 쏘아질 수 있다.

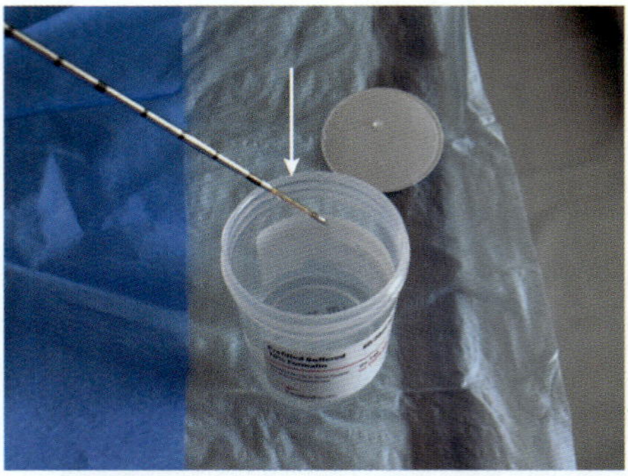

Figure 41.11 중심 조직 샘플. 고정액이 담긴 용기에 넣기 전에 중심 조직 샘플(*화살표*)의 적절성을 평가한다.

에 있는 경우에는 대구경 생검바늘(14 G)이 선호되며, 표면 생검으로 인한 합병증은 매우 낮다. 주변 조직을 손상시킬 위험이 상당히 큰 경우에는, 18 G 중심 생검 바늘을 사용하는 것이 안전하다. 전진 바늘 끝의 위치를 확인한 후 생검 바늘을 배치한다. 바늘에 있는 코어 샘플의 적합성을 평가한 다음(Fig. 41.11) 조직 코어 샘플을 고정 용액이 담긴 용기에 플러시한다.

요점 정리

- 림프절은 탐촉자를 기울여 림프절 경계를 식별함으로써 심부 정맥 혈전과 구별될 수 있다.
- 악성 림프절을 구별하는 주요 특징은 둥근 모양과 저에코성 문이다.
- 가능하다면 생검을 위해 표면 림프절을 선택하기 전에 여러 표면 림프절을 평가하라.
- 중심부 생검을 시행할 때 생검 바늘을 배치하기 전에 전진 바늘 끝의 올바른 위치를 확인하고, 인접한 혈관과 신경의 손상을 피하기 위해 초음파로 확인하는 것이 필수적이다.
- 의료 제공자는 직경이 2 cm 미만인 림프절 생검을 시도하기 전에 큰 림프절에 대해 초음파 유도 생검을 수행한 경험을 쌓아야 한다.
- 문 혈관이 있기 때문에 림프절 문을 확인하고, 가능하면 문의 생검은 피한다. 출혈이 있다면 직접 압박을 5-10분간 시행하여 출혈을 조절한다.
- 림프절 생검을 할 것인지 여부를 결정할 때 출혈성 소인을 가지고 있거나, 항응고제 복용을 하는 환자의 경우 경미한 수술 절차에 대한 각 병원의 정책을 검토한다.

SECTION 7

신경계
Nervous System

CHAPTER 42

말초신경차단
Peripheral Nerve Blocks

Arun Nagdev ▪ Shankar LeVine ▪ Daniel Mantuani

:: 임성미

핵심 포인트

- 초음파 유도 단일 주사 신경차단은 급성 손상 혹은 통증으로 인해 발생하는 통증을 줄이는 데 주된 혹은 보조 수단이 될 수 있다.
- 수술 방 외의 장소에서도 통증을 조절하는 다양한 방법들이 있고, 특정 신경들 근처를 목표로 설정하고 국소마취제를 주입하는 것은 통증을 조절하는 좋은 방법이 될 수 있다.
- 초음파 유도 대퇴신경차단은 급성 엉덩이뼈골절(acute hip fractures) 시 효과적으로 통증을 감소시킬 수 있다.

배경

통증을 조절하는 것은 의료적 처치에 있어서 기본적 주의사항들 중에 하나이다. 초음파 유도 말초신경차단은 새로운 기술로 통증을 조절하는 다양한 방법들 중에 하나일 수 있다. 말초신경차단에 관한 최근 Cochrane 리뷰에서는, 외과적 마취에서 마취과 의사가 초음파유도를 통해 말초신경차단을 시행하는 것이 효과적이라고 밝혔다. 신경차단에 있어 초음파를 이용하는 것은, 해부학적 표면 구조물을 이용하는 방법 그리고 전통적인 신경자극법과 비교하였을 때, 필요한 마취약의 용량도 적고, 신경 차단이 시작되는 시간도 빠르다. 초음파 유도 신경 차단은 통증 완화를 위해 시술자들이 추가적으로 사용하게 되는 진통제의 양, 특히 정맥으로 투여하는 마약성 진통제의 사용량을 줄일 수 있고, 따라서 이로 인해 예기치 않게 발생하는 용량과 관련된 부작용들, 예를 들어 호흡억제와 부작용을 줄일 수 있다. 이 장에서는 임상 상황에서 가장 흔하게 사용될 수 있는 세 가지 신경

차단에 대해 살펴볼 것이다. 대퇴(femoral), 원위 좌골, 그리고 팔신경얼기차단.

적응증(Indications)

단일 주사 초음파 유도 신경차단은 급성 손상과 통증 있는 시술에서 통증을 줄이기 위한 이상적 방법이다. 일반적인 신경차단의 적응증으로는 상처 괴사 조직 제거 그리고 세척, 열상의 봉합, 절개 그리고 배액, 골절 정복과 관절 재정복 등이 있다. 신경 차단의 효과성에 따라, 진통제를 추가로 더 투여하여 최대로 환자를 편안하게 할 수 있다.

환자 선택

단일 주사 초음파 유도 신경 차단은 깨어 있고, 의식이 명료하며, 신경학적 검사에 협조가 되는 환자에서만 시행되어야 한다. 신경 분포에 있어 신경학적 결함이 이미 존재하는 환자들은 적응증이 안 되는데, 이러한 결함이, 술기로 인한 말초신경 손상의 확인을 어렵게 하기 때문이다. 구획증후군의 발생 위험이 높은 손상들(예: 원위부 경골 골절, 압궤 손상)에서도 주의가 필요하다. 초음파 유도 신경 차단은 진행하는 구획증후군을 가릴 수 있기 때문에, 구획증후군 위험이 있는 환자에게 신경차단을 진행하기 전, 1차 수술 전문의(예: 외상수술, 정형외과 전문의)와 잠재적 위험과 이점에 대한 평가를 상의해야 한다.

말초신경손상(Peripheral nerve injury)

말초신경손상(PNI)은 신경차단 후 운동 혹은 감각 결손 또는 통증이 지속되는 것으로 흔하지 않은 증상이다. 발생률은 0%에서 2.42%이다. 손상기전은 잘 알려져 있지 않으나, 바늘에 의한 직접적 손상, 마취제로 인한 신경 섬유 다발 내 압력 증가, 마취제의 직접적인 세포 독성 효과, 마취제의 대사 스트레스로 인한 이차적인 신경 허혈 등이 가능한 기전으로 제시되고 있다. 이러한 이유로 PNI의 위험을 줄이기 위해, 세 가지 직관적인 과정이 추천된다. 먼저, 바늘 끝을 신경 근막에 가깝게 위치시키되, 신경 근막 안쪽에는 위치시키지 않는다. 둘째, 천천히 낮은 압력으로 주사를 시행해야 하며, 환자가 새로운 통증 혹은 감각 이상을 느끼면 시술을 중단해야 한다. 마지막으로, 말초신경병증(peripheral neuropathy)을 기저질환으로 가지고 있는 환자들에게는, 초음파 유도 신경 차단을 시행하지 않을 것을 추천한다.

자세 취하기(Positioning)

초음파기계는 일반적으로 시술자의 앞쪽, 시술자 몸의 반대편에 위치시킨다(Fig. 42.1). 인체공학적 개선을 위해, 초음파 화면은 시술자 시야의 직선거리 내에 위치시켜, 크게 고개를 돌리지 않고서도 바늘과 초음파 화면을 모두 볼 수 있어야 한다. 모든 신경차단술에서 환자의 심장리듬과 산소포화도에 대한 모니터링이 이루어져야 한다.

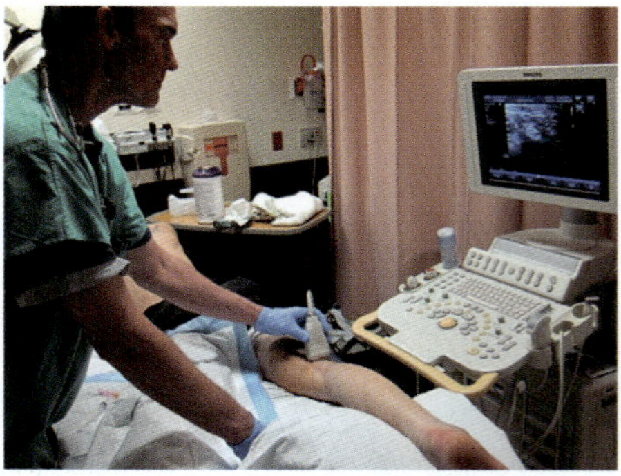

Figure 42.1 환자, 시술자 그리고 초음파 기계의 위치. 시술 위치는 시술자와 초음파 기계 사이이고, 초음파 기계와 화면은 시술자의 시야 정면에 있어야 한다.

소모품들(Supplies)

주사바늘이 들어갈 위치의 피부는 클로르헥시딘(chlorhexidine) 혹은 이와 동등한 용액으로 소독해야만 한다. 작은 게이지 바늘(25–30 G)을 사용하여 주사할 부위의 피부를 마취한다. 초음파 탐촉자는 투명한 접착식 드레싱 혹은 멸균된 탐촉자 커버로 덮어야 한다. 바늘의 굵기(gauge)와 길이의 선택은 신경 차단 종류에 따라 달라지며, 조절식 주사기(control syringe)가 선호된다(Fig. 42.2). 끝이 뭉뚝한, 신경차단에 특화된 바늘도 사용될 수 있으나 말초신경차단을 시행함에 있어 필수적인 것은 아니다.

마취제(Anesthetic agents)

마취제를 선택할 때는 지속 시간과 안정성을 모두 고려해야 한다. 일반적으로 초보 시술자에게는, 지속시간이 긴 약물들보다, 2–클로로프로카인(2–chloroprocaine)과 리도카인(lidocaine)이 안정성 면에서 유리하여, 더 선호된다. 이러한 약물들은 짧은 시술, 예를 들어 관절 정복(joint reductions), 간단한 절개와 배농 그리고 열상 봉합 등에 이상적이다. 마취제의 농도는 신경으로의 확산 속도와 작용시간을 결정한다. 그러므로 필요에 따라, 3% 2–클로로프로카인(3% 2–chloroprocaine)과 2% 리도카인(2% lidocaine)을 사용하면 더 빨리 마취가 시작된다.

통증 조절을 위해 더 긴 마취시간이 필요할 때, 예를 들어 대퇴골(femoral) 또는 상완골에 골절(humeral fractures)이 있는 경우, 부피바카인(bupivacaine)과 로피바카인(ropivacaine)이 선호된다. 이러한 약물들은 심장과 중추신경계에 독성이 있을 수 있어, 실시간 바늘 끝을 시각화하는 데 익숙하지 않은 초보 시술자는 작용시간이 더 짧은 약물을 사용해야 한다. 국소마취제 전신독성(local anesthetic systemic toxicity, LAST)은 비록 세심한 주사 기술을 사용하더라도, 과도한 용량, 빠른 흡수 혹은 우발적인 정맥 주사로 인해 발생할 수 있다. 짧은 작용시간의 마취제에, 혈관수축제(가장 일반적으로 에피네프린[epinephrine])를 추가하면, 혈관 흡수를 지연시키고 작용 지속 시간을 늘릴 수 있어, 작용 시간이 긴 마취제를 사용하는 것에 대한 합리적 대안이 될 수 있다.

시술자는 어떤 약제를 사용하던, LAST의 증상과 징후에 대해 잘 알고 있어야 한다. 일반적으로 환자는 혀 마비(tongue numbness)와 가벼운 두통(lightheadedness)을 호소하고, 근육 경련, 무의식, 발작 그리고 심혈관 허탈로 진행될 수 있다. 증상과 징후는 어떤 순서로도 발생할 수 있다. 부주의로 부피바카인이 혈관에 주사 된 경우, 고지방친화용액(hyperlipophilic solution) (20% 인트라리피드; 1.5 mL/kg 덩이주사, 계속 주입 시 0.25 mL/kg/min)을 주입해야 한다. 초음파 유도 신경차단을 시행하는 의료진은 20% 인트라리피드(Baxter, Deerfield, IL)를 준비해야 한다. 표준 안전 예방 조치에 따라 시술자는 주사바늘 끝을 확인한 후 주사해야 하며, 마취제를 주입하기 전에 항상 흡입을 하여, 혈관이 아닌 것을 확인해야 한다.[5,6]

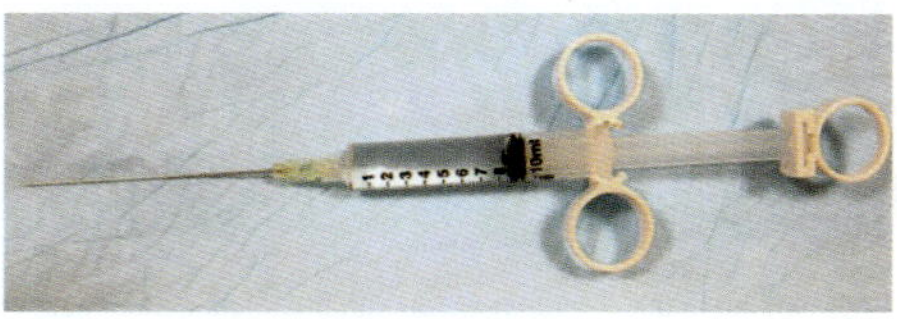

Figure 42.2 조절식 주사기. 조절식 주사기(control syringe)에 마취제를 채우고 22 G 3.5인치의 척추바늘(spinal needle)을 부착하는 것이 선호된다.

마취제	작용 기간 (시간)	최대용량 (mg/kg)
2-클로로프로카인	0.5–1	12
리도카인	1.5–2	4
부피바카인	4–8	3
로피바카인	4–8	3

신경 확인(Identification of nerves)

초음파로 말초 신경을 찾으려면 주변 해부학적 지식이 필요하다. 초음파의 횡단면(cross section)으로 보아야, 차단할 신경을 목표화하고 시각화하기 좋다. 원위 말초신경들(distal peripheral nerves)은 고에코의 원형 다발 또는 "포도송이 다발들"처럼 보인다(Fig. 42.3A). 그러나 근위말초신경들(proximal peripheral nerves), 예를 들어 팔신경얼기(Brachial plexus)의 뿌리들과 같은 것은, 각각 무에코의 원모양들로 나타나고 흔히 혈관으로 오인될 수 있다(Fig. 42.3) 탐촉자의 미세한 움직임을 통해 고품질의 영상을 얻을 수 있고 이방향성(anisotrophy)효과를 최소화할 수 있다. 초음파 영상의 질을 결정하는 데 있어서 신경들은 다른 구조물들보다 초음파 투과 각도에 더 민감하다. 초보시술자는 색조 혈류 도플러(color flow doppler)를 사용하여 목표한 신경이 혈관이 아니라는 것을 확인해야 한다(Fig. 42.4). 이 장에서 다루는 단일 주사 초음파 유도 신경차단에서는 고주파 선형 탐촉자(6–13 MHz)가 필요하다. 시술자는 초음파 유도 말초신경차단을 시행하는 동안, 신경차단의 종류 그리고 초음파 접근 방법(횡단면[가로, transverse] vs. 종단면[세로, longitudinal])에 상관없이, 탐촉자의 방향 표지자("notch") 그리고 스크린의 마커가 일치하도록 이미지 방향을 유지해야 한다.

바늘 방향성에 대한 이해 (Needle Orientation)

세로축 접근법(Longitudinal approach)

세로축 접근법은 또한 평면 내(in–plane) 혹은 장축(long–axis) 접근법이라고도 불린다. 바늘을 탐촉자의 장축에(long–axis) 평행하게 삽입한다(Fig. 42.5A). 바늘이 탐촉자의 아래를 지날 때, 바늘의 전체길이가 보일 수 있다(Fig. 42.5B). 바늘을 전체적으로 보기 위해서는 바늘이 탐촉자 장축의 중앙을 정확히 유지해야만 한다. 바늘의 끝을

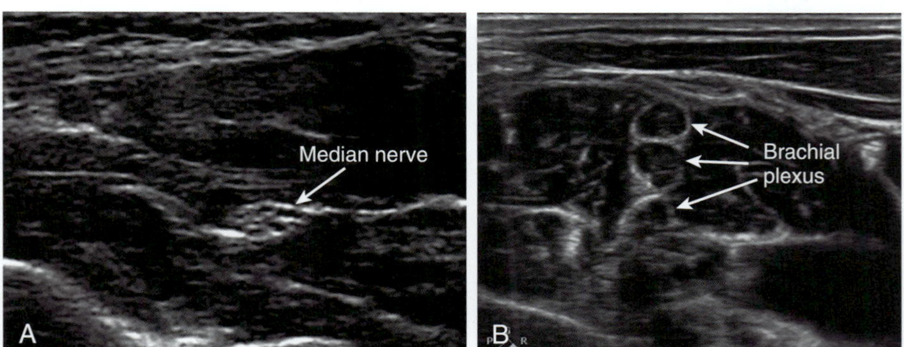

Figure 42.3 신경접근. (A) 정중신경(median nerve)은 결합조직으로 덮여있고 초음파에서 전형적인 "벌집(honeycomb)" 모양으로 나타난다 (B) 목갈비근사이고랑(interscalene groove)에서 팔신경얼기(brachial plexus)는 무에코 다발들로 보이고 종종 혈관으로 오인된다.

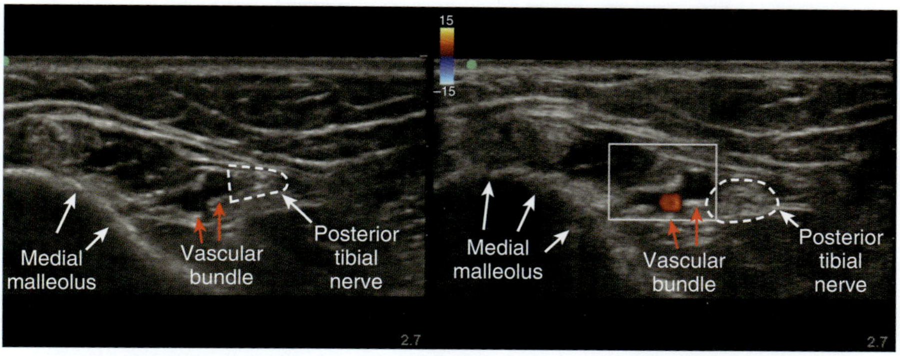

Figure 42.4 색조 혈류 도플러. 색조 혈류 도플러로 후경골신경(posterior tibial nerve) 옆에 혈관다발(vascular bundle)을 확인할 수 있다.

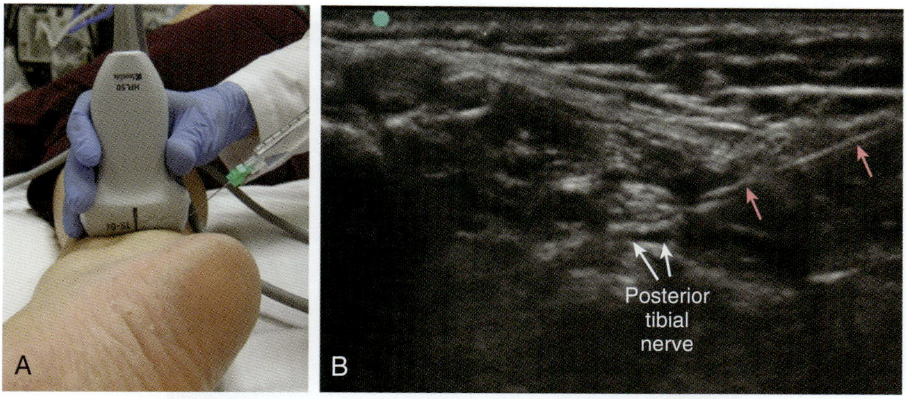

Figure 42.5 세로축 접근법(longitudinal approach). (A) 세로 혹은 평면 내 접근은 초음파 유도 후경골신경차단(posterior tibial nerve block)에 사용된다. 바늘은(*빨간색 화살표*)은 탐촉자의 장축(long axis)에 평행하게 삽입한다. (B) 초음파 영상에서 바늘 끝을 둘러싸는 무에코 마취제를 볼 수 있다.

시각화하기 위한 세로 접근법은 신경 차단을 시행하는 초보 시술자에게 추천된다.

가로축 접근법(Transverse approach)

가로축 접근법은 평면 밖(out-of-plane) 혹은 단축(short-axis) 접근이라고도 불린다. 바늘은, 피부와 큰 각도(〉 60-80도)를 이루면서, 탐촉자 장축(long axis) 중앙에 수직으로 삽입한다(Fig. 42.6). 바늘 끝은, 초음파 빔을 통과할 때, 고에코의 점으로 보이게 된다(Fig. 42.7). 이 방법의 안전하고 성공적인 실행은 바늘 끝을 얼마나 잘 보이게 하는가에 달려 있다. 이를 위해서 탐촉자와 바늘, 둘 다 잘 다룰 수 있는 능숙한 공간적 운동적 조작 능력이 필요하다. 이러한 이유로 가로 접근(transverse approach)은 더 경험이 있는 숙련자에게 적합하다.

대퇴신경 차단(Femoral Nerve Block)

적응증(Indications)

초음파유도 대퇴신경차단(an ultrasound-guided femoral nerve block)은 하지의 근위 부 손상 시 통

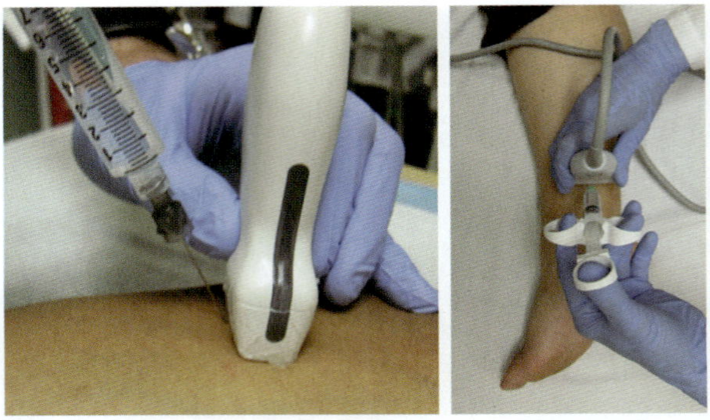

Figure 42.6 가로 접근. 가로 혹은 평면 밖 접근을 통한 초음파 유도 신경 차단시에는, 바늘을 탐촉자의 장축(long axis) 중심에 수직으로 가파른 각도(steep angle)로 삽입된다.

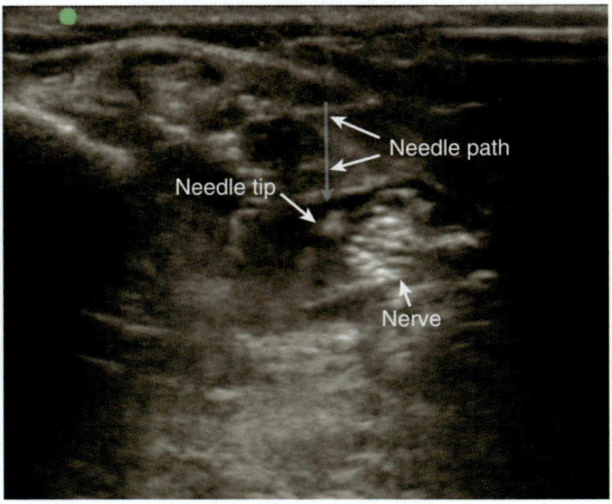

Figure 42.7 가로 접근. 가로 접근 방식의 초음파 영상에서는 오직 바늘 끝과 신경 위로 무에코의 마취제가 퍼지는 것이 보인다.

증을 감소시키는 데 아주 좋은 방법이다. 특히 대퇴신경차단(femoral nerve block)은 엉덩이뼈 골절(hip fractures) (전자간[intertrochanteric]과 전자하[subtrochanteric]), 대퇴골 골절(femur fractures) 그리고 슬개골 손상(patellar injuries)의 통증 감소에 이상적이다. 엉덩이뼈 골절이 있는 환자에게서, 대퇴신경차단을 통해 어느 정도 통증을 줄여줄 수 있지만, 완벽히 통증을 없앨 수는 없는데, 엉덩이에 분포하는 세 개의 신경 중 하나인, 폐쇄 신경(obturator nerve)이 이 방법으로 차단되지 않기 때문이다. 그러나 정맥으로 투여되는 마약성 약물들에 대한 필요를 상당히 감소시켜, 마약성 진통제를 정맥으로 투여할 때 발생하는 부작용, 특히 노인들에게서 호흡억제나 혼돈(confusion), 저혈압의 위험을 줄여준다.

장골근막(fascial iliaca) 아래, 외측을 따라 마취

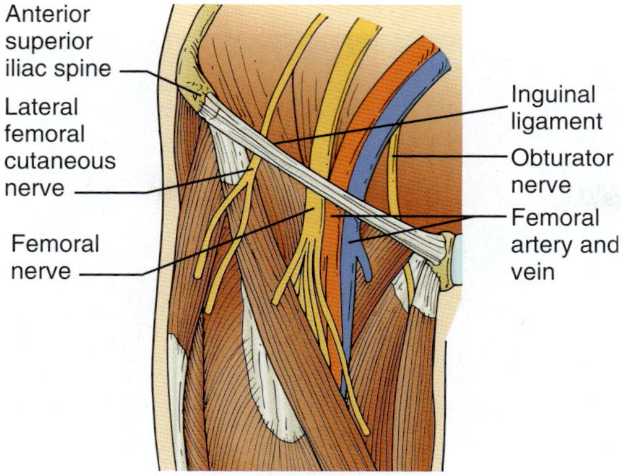

Figure 42.8 대퇴삼각형의 해부학. 대퇴 신경과 외측 대퇴피부신경(lateral femoral cutaneous nerve)은 대퇴 동맥 외측에 있다.

제를 주입하면서, 대퇴신경차단을 잘 시행하면, 외측피부신경(lateral cutaneous nerve)도 마취할 수 있다. 두 신경 모두 허벅지 앞쪽과 옆쪽으로 분포하며, 이 접근법은 허벅지의 열상 및 농양의 처치에 사용할 수 있다. 비록 허벅지에 구획증후군이 발생할 위험은 매우 드물지만 대퇴신경차단을 시행하기 전에 1차 수술 전문의와 상의하는 것이 추천된다.

해부학(Anatomy)

대퇴신경(femoral nerve)은 하지로 내려가기 전에, L1과 L4 복부 가지(ventral rami)로부터 나오는 허리 얼기(lumbar plexus) 가지들 중의 하나이다. 서혜관(inguinal canal) 높이에서 대퇴신경은 대퇴동맥 외측, 장골근막 아래, 장요근(ilio-psoas muscle) 표면에 위치한다. 이러한 구조물들은 신경차단에서 중요한 표지자가 된다(Fig. 42.8).

술기(Technique)

환자를 눕힌 상태에서, 선형 고주파 탐촉자(linear high-frequency transducer)를 서혜관 바로 아래

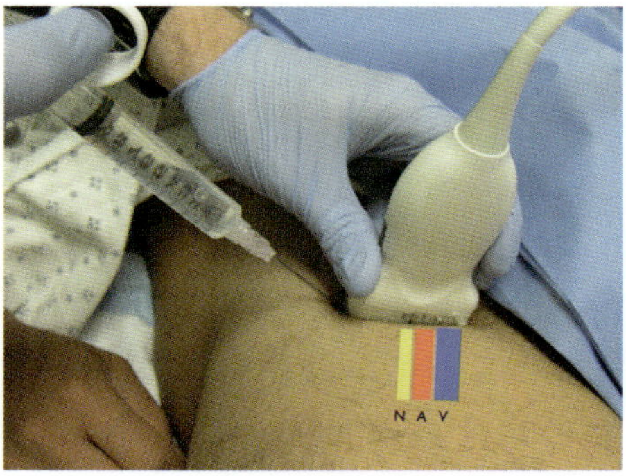

Figure 42.9 대퇴신경차단 시 탐촉자의 위치. 대퇴신경차단을 위해, 세로(평면 내) 접근으로, 초음파 탐촉자를 서혜부 주름(inguinal crease) 바로 아래 위치시킨다. 구조물들의 방향이 중첩된 채로, 바늘은 피부 측면에서, 탐촉자 아래로 진입한다. (N) femoral nerve, (A) femoral artery, (V) femoral vein.

평행하게 놓는다(Fig. 42.9). 탐촉자의 표시(marker)가 환자의 오른쪽을 가리키게한다. 대퇴 동맥과 정맥을 단면(cross-section)으로 찾아낸 후, 대퇴 신경의 위치를 찾기 위해서 탐촉자를 외측으로 미끄러뜨린다. 대퇴신경은 장골근막(fascial iliaca)아래와 장요근(ilipsoas muscle)위에, 고에코의 삼각형 모양으로 나타난다(Fig. 42.10, Video 42.1). 탐촉자를 위쪽과 아래쪽으로 패닝(fanning)시키면

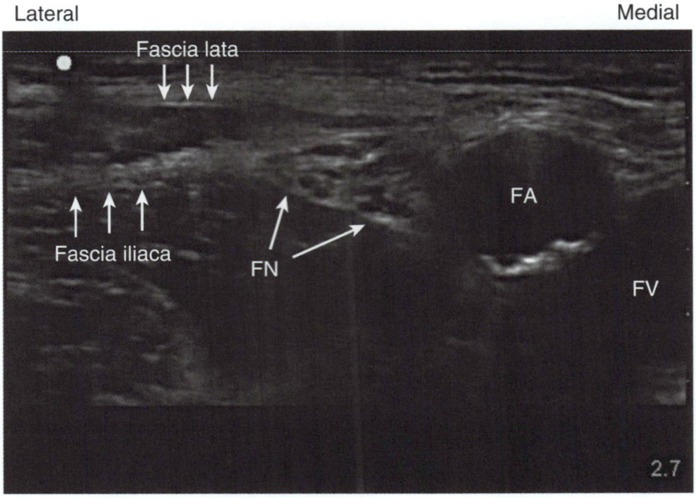

Figure 42.10 **대퇴신경.** 대퇴신경(*FN*)은 대퇴동맥(*FA*) 그리고 대퇴 정맥(*FV*)의 외측에 그리고 장골근막(fascial iliaca)의 깊이까지 깊숙이 있는 삼각형 구조이며, 이는 핵심 랜드마크이다.

삼각형 모양의 대퇴신경(triangular femoral nerve)과 특징적인 단면의 벌집 모양이 더 잘 보인다.

대퇴신경차단을 위해서는 세로(평면 내) 접근으로 외측에서 내측으로 접근할 것과 마취제를 대퇴동맥으로부터 멀리 떨어져, 대퇴신경 외측으로 주입할 것을 추천한다. 국소마취로 작은 피부 발진을 만든 후, 3.5인치(9 cm) 20 G의 척수바늘을 사용하여, 에피네프린이 섞인 2% 리도카인을 20 mL 정도 채운다. 주사기는 시술자가 평소 자주 사용하는 손으로 잡고, 그 반대편 손으로는 초음파 탐촉자를 잡는다. 세로 접근(평면 내[in plane])을 통해, 탐촉자 외측에서 대략 0.5–1 cm 떨어진 지점에서부터 바늘을 삽입하기 시작한다. 바늘 삽입 각도는 목표로 하는 장골근막 깊이에 따라 다르다(Fig. 42.11).

고에코로 보이는 장골근막과 대퇴신경 외측

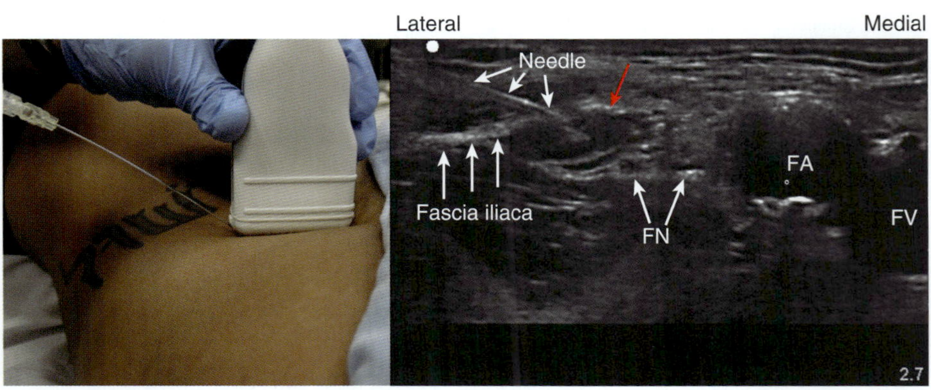

Figure 42.11 **대퇴신경차단.** 초음파 유도 대퇴신경차단을 위한. 외측에서 내측으로 세로(평면 내)접근. 바늘 끝은 장골근막까지 깊게 위치시키고, 마취제 주입으로 액체의 무에코 주머니가 조직을 늘어나게 한다(빨간색 화살표). *FA*, 대퇴동맥; *FN*, 대퇴신경; *FV*, 대퇴정맥.

모서리가 교차되는 쪽으로 바늘을 더 삽입한다. 장골근막 아래쪽에 도달하면, 흡인하여 혹시 바늘 끝이 혈관에 들어가지 않았는지 확인한 후, 국소 마취제를 1–2 mL 정도 천천히 주입한다. 마취제를 고에코의 장골근막 바로 아래에 주입하는 것이 효과적인 대퇴신경차단을 위한 핵심적 사항이다. 마취제를 주입하는 동안 무에코의 액체 주머니(anechoic fluid pocket)가 나타나고 장골근막이 늘어나는 것을 볼 수 있다 (Fig. 42.11, Video 42.2) 바늘 끝의 위치가 적절한지 확인한 후, 국소마취제를 3–5 mL씩, 총 10–20 mL의 국소 마취제를 주입한다. 만약 국소 마취제의 확산이 보이지 않는다면, 혈관 내 주사를 의심하고 시술을 중단해야 한다. 바늘 끝을 대퇴 신경과 혈관에서 1 cm 외측으로 그러나 장골근막까지 깊숙이 겨냥하게 되면, 혈관 천자 및 신경 내 주사의 위험이 줄어든다.

원위좌골신경차단 (Distal Sciatic Nerve Block)

적응증(Indications)

원위좌골신경(distal sciatic nerve)은 하지에 분포하기 때문에, 발목, 원위경골(distal tibia)과 비골(fibula)골절과 발 손상에서 이상적인 신경차단이다. 원위좌골신경차단에서, 하지의 내측면은 마취되지 않는데, 이 부위에는 대퇴 신경의 원위 분지인 두렁신경(saphenous nerve)이 분포하기 때문이다. 경골골절(tibial fractures)은 높은 에너지에 의해 발생하는 골절로 구획 증후군과 연관된다. 원위좌골신경차단에서, 구획 증후군의 많은 임상적 증상들이(통증이 가장 현저함) 모호해질 수 있어, 이 신경 차단은 1차 수술팀과 상의 후 시행되어야 한다.

해부학(Anatomy)

원위좌골신경(distal sciatic nerve)은 L4–S3 신경뿌리로부터 나온다. 슬와(popliteal fossa)는 내측으로 반막모양(semimembranosus)과 반힘줄모양건(semitendinosus tendons)에 의해, 외측으로는 대퇴이두근건(biceps femoris tendon)에 의해 둘러싸여 있다. 슬와의 가장 근위부에서, 큰 좌골신경(large sciatic nerve)이 경골신경(tibial nerve)(내측으로) 그리고 총비골신경(common peroneal nerve) (외측으로)으로 나뉜다(Fig. 42.12). 좌골신경(sciatic nerve)은 근위부인 심부 둔부(deep gluteal region)에서부터 원위부인 표면 슬와(superficial popliteal fossa)까지의 어느 부위에서도 차단할 수 있다. 근위부는 기술적으로 더 어렵고 원위부가 이상적인데, 많은 시술자들이 슬와 해부학에 이미 익숙하기 때문이다.

술기(Technique)

가능하면, 환자는 엎드린 자세를 취한다. 이는 슬와(popliteal fossa) 그리고 환자 다리 뒤쪽으로의 접근이 쉽기 때문이다. 엎드린 자세를 할 수 없는 환자는, 시술하려는 다리를 올리고, 무릎을 조금 구부린 상태로 유지하면서 슬와와 침대 사이에 탐촉자를 맞춘다.

고주파 선형탐촉자를 사용하여 슬와 동맥과 정맥의 위치를 찾는다. 경골신경(tibia nerve)은 보통 슬와 정맥의 표면에 위치하고 고에코의 벌집모양으로 보인다(Fig. 42.13). 만약 신경다발의 위치를 찾을 수 없다면, 신경을 더 수직으로 보면 이방성(anisotropy)으로 인해 시각화가 개선될 수 있다. 일단 경골신경(tibial nerve)이 보이면, 탐촉자를 근위부로 천천히 미끄러지면서 움직인다. 경골신경을 따라 약 5–10 cm 정도 따라 이동하

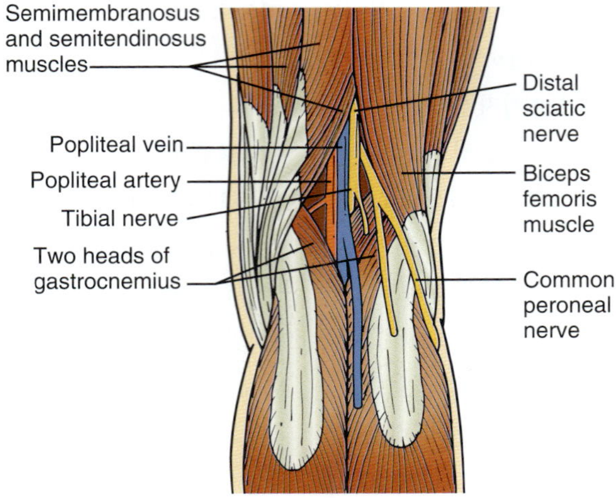

Figure 42.12 원위좌골신경의 해부학. 원위좌골신경은 슬와에서 경골신경(tibial nerve)과 총비골신경(common peroneal nerve)으로 나뉜다.

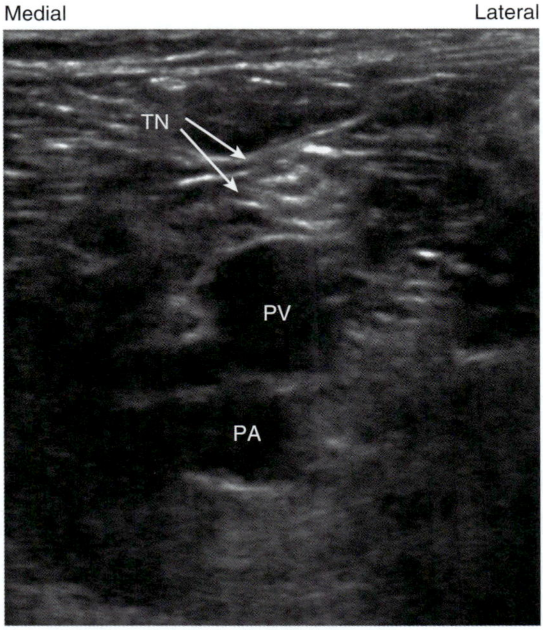

Figure 42.13 경골신경(tibia nerve) 해부학. 슬와에 위치한 경골신경(*TN*). 신경 가까이 있는 슬와동맥(*PA*)와 정맥(*PV*)을 주목해야 한다.

면, 원위좌골신경을 형성하기 위해, 총비골신경(common peroneal nerve)이 외측으로 경골신경과 합류하는 것을 볼 수 있다(Fig. 42.14, Video 42.3). 시술자는 이 위치를 표시하고 신경의 깊이를 확인해야 한다.

대퇴신경 차단에서 바늘이 탐촉자에 인접해

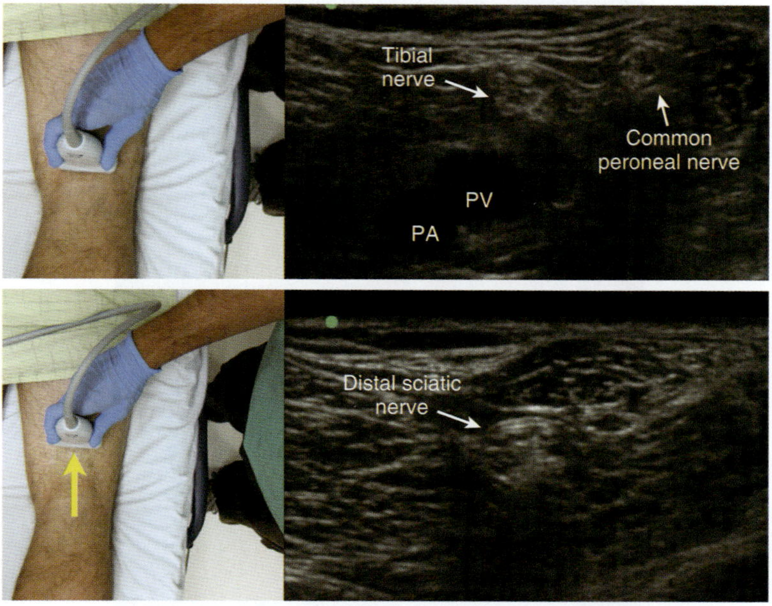

Figure 42.14 **원위좌골신경.** 슬와에서 경골신경을 확인하고 탐촉자를 근위쪽으로 미끄러지듯 움직여서 총비골신경을 확인한다(*위*). 경골신경과 총비골신경이 합쳐져 원위좌골신경을 형성한다(*아래*).

즉시 삽입되는 것과 반대로, 원위좌골신경차단에서는, 다리의 외측면, 탐촉자로부터 멀리 떨어져 바늘을 삽입할 것을 권장한다(Fig. 42.15). 원위좌골신경은 주로 피부 표면으로부터 2–4 cm 깊이에 위치하며, 가파른 바늘 각도는 초음파화면에서 바늘 끝이 시각화되지 않을 수 있다. 따라서 시술 전에 신경의 깊이를 측정하고, 다리 바깥쪽에서 비슷한 깊이의 꽤 평평한 각도로 삽입할 것을 추천한다. 이 방법으로 바늘의 시각화를 개선할 수 있다. 국소마취로 작은 피부 발진을 만든 후, 20 G 3.5인치(대략 9 cm)의 척수 바늘을 주사기에 부착한 후 국소마취제 20 mL를 채운다.

세로 접근(평면 내[in-plane])에서, 탐촉자 아래로 바늘을 천천히 삽입하고, 화면에 항상 바늘의 몸통과 끝이 보이도록 유지한다. 원위좌골신경차단은, 신경이 총비골신경 그리고 경골신경으로 나누어지기 바로 직전에 시행할 것을 추천한다. 신경에 직접적으로 바늘을 넣지 말고, 벌집 모양으로 나타나는 좌골신경을 목표로 한다. 신경 내 주입의 위험성을 줄이기 위해, 바늘 끝을 신경 바로 위 표면에 위치시킨다. 흡인하여, 혈관 천자가 아님을 확인하고, 국소마취

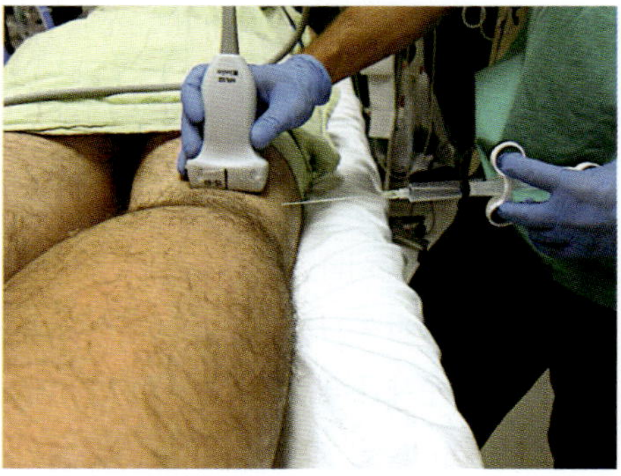

Figure 42.15 **원위좌골신경차단시 탐촉자의 위치.** 바늘은 탐촉자에 인접하지 않게, 다리 외측에서 피부에 평평한 각도로 삽입한다.

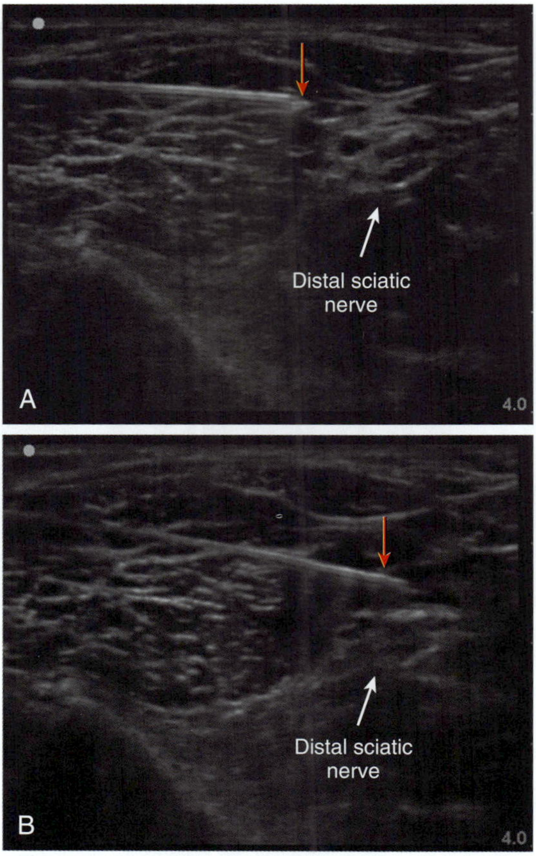

Figure 42.16 원위좌골신경차단. (A) 세로축 접근법에서, 바늘이(빨간색 화살표) 원위좌골신경 쪽으로 전진한다. (B) 원위좌골신경 위에서 무에코 마취액이 퍼져 있는 것을 확인한다.

제를 3–5 mL를 천천히 주입한다. 바늘 끝을 화면으로 보면서, 무에코의 마취제가 실시간으로 퍼져 나가는 것을 확인해야 한다(Fig. 42.16, Video 42.4). 슬와혈관구조물(popliteal vasculature)에 근접한 신경의 아래쪽 면에는 주입하지 않을 것을 권장하는데, 의도치 않게 혈관 내 주사할 위험이 증가하기 때문이다. 만약 어느 지점에서도 국소 마취제가 퍼져 나가는 것이 보이지 않는다면, 혈관 내 주사를 의심하고 시술을 중단해야 한다.

팔신경얼기차단: 목갈비근사이접근법 (Brachial Plexus Nerve Block: Interscalene Approach)

적응증(Indications)

초음파 유도 목갈비근사이팔신경얼기차단(ultrasound–guided interscalene brachial plexus block)은 어깨를 포함한, 상지 근위부를 마취하는 것이다. 급성기 치료에서 목갈비근사이차단은 주로 상지 골절(쇄골 원위부 그리고 상완골)의 통증 조절 그리고 어깨 탈구 정복을 위한 진정제 투여의 대안으로서 사용될 수 있다. 또한 큰 농양의 배액, 화상, 깊은 상처의 탐색 그리고 복합 열상의 봉합 등에서도 사용될 수 있다.

목갈비근사이차단(interscalene block) 시 횡경막 신경(phrenic nerve)과 관련된 일과성 횡격막 편마비(transient diaphragmatic hemiparesis) 발생의 위험성이 있다. 초음파로 가이드 하면, 이런 위험이 감소하는데, 더 적은 양의 마취제가 주입되고 마취제를 주입의 정확도가 증가하기 때문이다. 비록 일과성 횡격막 편마비의 임상적 중요성은 논란이 있지만, 폐기능이 좋지 않은 환자(예: 심한 만성폐쇄성폐질환, 수면무호흡증)에서 목갈비근사이차단을 시행할 때 주의해야 한다.

해부학(Anatomy)

목갈비근사이차단의 목표는 목갈비근사이고랑(interscalene groove)을 통과하는 팔신경얼기(brachial plexus)의 뿌리 혹은 줄기이다. 흉쇄유돌근(sternocleidomastoid muscle)의 쇄골 두부의 깊숙한 부분과 윤상 연골(cricoid cartilage) 깊이에서, 목갈비근사이고랑이 내측으로는 앞목갈비근(anterior scalene muscle)에 의해, 외측으로는 중간목갈비근(middle scalene muscle)에 의해 경계를 이룬다 (Fig. 42.17, Video 42.5). 표적으로 삼은 C5–C7 신경근은 목갈비근사이고랑 안에 수직으로 위치한다. 이 근막면(fascial plane)에 주입된 마취제는, 일반적으로 하방에 위치한 C8–T1 신경근 주변을 추적하지 못하므로 원위부(distal) 팔꿈치 손상에 대한 마취를 확실하게 제공하지 못한다. 중요한 표지자들(landmarks)에는 앞목갈비근 내측에 있는 경동맥(carotid artery)과 내경정맥(internal jugular vein)이 있다. 흉막의 돔(dome of the pleura)은 아래쪽(caudally)에 위치하며 실시간 초음파 유도하에 올바르게 차단하면 흉막 천공의 위험성은 낮다.

술기(Technique)

환자는 똑바로 앉은 혹은 반 기댄 자세(semirecumbent position)를 취하고, 머리를 반대 방향으로 살짝 돌린다. 목갈비근사이차단은 세로(평면 내) 접근으로 시행한다. 바늘 끝을 목갈비근사이고랑에 안전하게 삽입하려면 환자 자세가 중요하다. 견갑골(scapula) 아래에 수건이나 베개를 사용하여 동측 어깨(ipsilateral shoulder)를 들어 올리면 피부표면이 평평해져 바늘의 가시성이 좋아

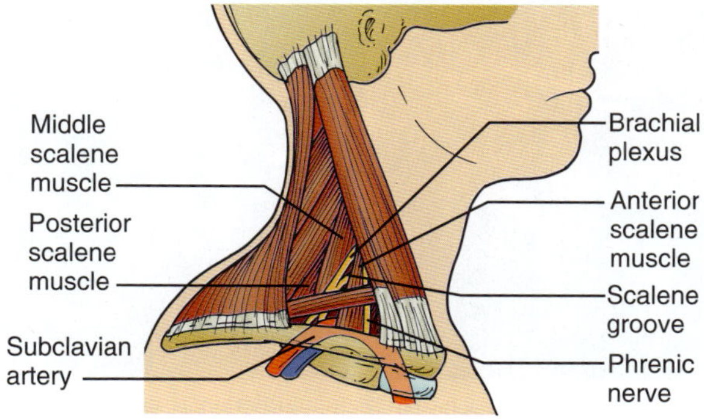

Figure 42.17 목갈비근사이팔얼기신경의 해부학. 앞 그리고 중간 목갈비근(anterior and middle scalene muscles) 사이 공간인, 목갈비근 고랑(scalene groove) 안에 팔신경얼기의 뿌리들이 있다.

진다.

고주파 선형 탐촉자를, 윤상 연골 높이에서, 가로 접근하여 내경정맥과 경동맥을 찾는다(Fig. 42.18). 흉쇄유돌근의 쇄골두(clavicular head)가 화면 중앙에 올 때까지 탐촉자를 외측으로 미끄러뜨린다. 전두근(anterior scalene muscle)은 흉쇄유돌근(sternocleidomastoid muscle)에 깊숙이 위치한다. 팔신경얼기의 뿌리는 척수에서 시작하고 앞목갈비근과 중간목갈비근 사이, 목갈비근고랑(scalene groove)을 지나며, 상지에 신경을 공급한다. 이 높이에서 팔신경얼기의 C5–C7 뿌리는 저에코의 둥글거나 또는 수직으로 정렬된 난형 구조로 나타나며 "신호등" 징후("traffic light" sign)라고 부른다(Fig. 42.19). 색조 도플러를 이용하면, 앞 목의 혈관들로부터 팔신경얼기의 저에코 신경다발을 구분할 수 있다.

목을 준비하고 국소마취제로 피부 발진을 만든 후, 21–23 G 1.5인치 바늘을 세로(평면 내) 접근으로 삽입한다. 바늘 끝을 중간목갈비근을 통해 깊은 신경근의 측면경계까지 진행한다. 그

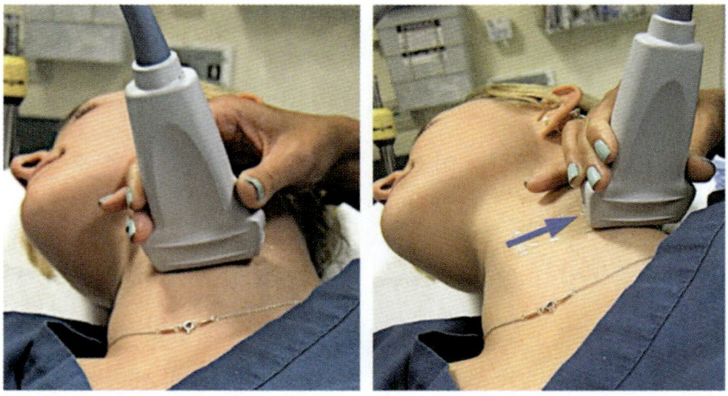

Figure 42.18 목갈비근사이차단에서 탐촉자 위치. 초음파 탐촉자를 윤상연골(cricoid cartilage) 높이에 두고, 내경정맥(internal jugular vein)과 경동맥(carotid artery)의 위치를 확인한다. 흉쇄유돌근(sternocleidomastoid muscle)과 흉쇄유돌근에 깊숙이 위치한 팔신경얼기뿌리(brachial plexus roots)를 식별하기 위해, 초음파 탐촉자를 외측(laterally)으로 미끄러지듯 움직인다(slide).

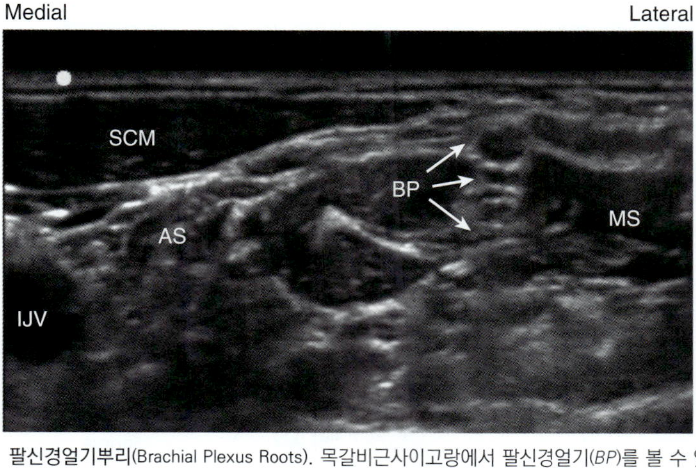

Figure 42.19 팔신경얼기뿌리(Brachial Plexus Roots). 목갈비근사이고랑에서 팔신경얼기(*BP*)를 볼 수 있다. 목갈비근사이고랑의 경계들은 중간(*MS*) 그리고 앞목갈비근(*AS*)이다. 더 표면에 흉쇄유돌근(sternocleidomastoid muscle, *SCM*)이 있음을 주목해야 한다. *IJV*: 내경정맥

후 중간목갈비근과 팔신경얼기외피(brachial plexus sheath) 사이 잠재적 공간에, 대략 10–20 cc의 국소 마취제를 주입한다(Fig. 42.20, Video 42.6). 신경 차단에 성공하면, 중간목갈비근과 신경근(nerve roots) 사이의 근막 평면(fascial plane)을 따라, 국소 마취제를 추적한다.

쇄골상부팔신경얼기차단 (Supraclavicular Brachial Plexus Nerve Block)

적응증(Indications)

쇄골상부팔신경얼기차단은 상완골 중간(mid-humerus), 팔꿈치, 아래팔(forearm), 손 등, 상지 손상에 마취를 제공한다. 쇄골상부팔신경얼기차단(SCB)은 팔꿈치 탈구, 원위 요골 골절 정복에, 마취를 제공할 수 있고 그 외 아래팔 복잡한 상처 관리에서도 사용될 수 있다. 견갑골 상부 신경가지들(suprascapular nerve branches)은 쇄골 상부와(supraclavicular fossa)의 팔신경얼기 근위에서 분지한다. 그리고 목갈비근사이차단과 반대로, SCB는 쇄골 원위부 및 어깨 손상에 대한 통증을 완화시키지 못한다.

SCB는 목갈비근사이 신경 차단에서 원위팔신경얼기를 표적으로 한다. 의도치 않게 횡경막신경(phrenic nerve)과 반횡경막(hemidiaphragm) 마비 혹은 의인성 호너증후군의 발생위험은 있지만 빈도는 낮다. 쇄골 상부와에 팔신경얼기가 쇄골하동맥과 흉막 표면(dome of the pleura)에 인접해 있기 때문에, 실제로 이 술기를 시행하기 앞서, 바늘 끝 시각화를 숙달하는 것은 필수적이다.

해부학(Anatomy)

쇄골 상부와의 목갈비근사이고랑 원위부에 있는 팔신경얼기의 줄기 그리고 분지는, 중간목갈

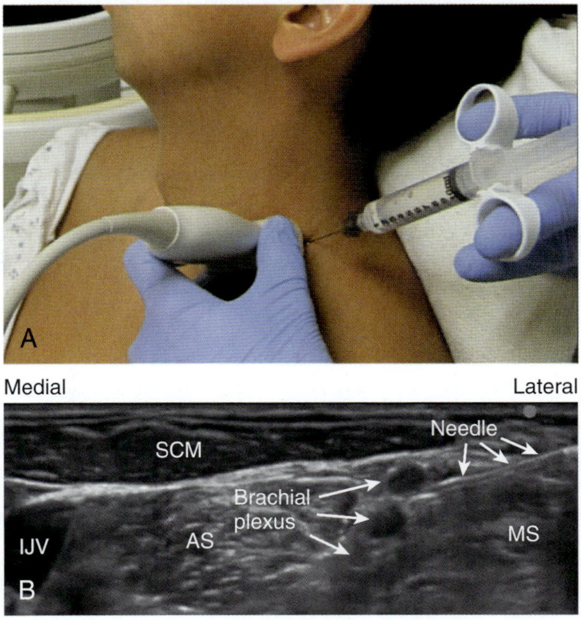

Figure 42.20 목갈비근사이차단. (A) 탐촉자는 세로(평면 내) 접근으로 잡는다. (B) 초음파유도목갈비근사이신경차단(ultrasound-guided interscalene nerve block)을 시행하기 위해서, 목갈비근사이고랑(interscalene groove)의 외측에서 내측으로 바늘을 삽입한다. *AS*: 앞목갈비근, *IJV*: 내경정맥, *MS*: 중간목갈비근, *SCM*: 흉쇄유돌근.

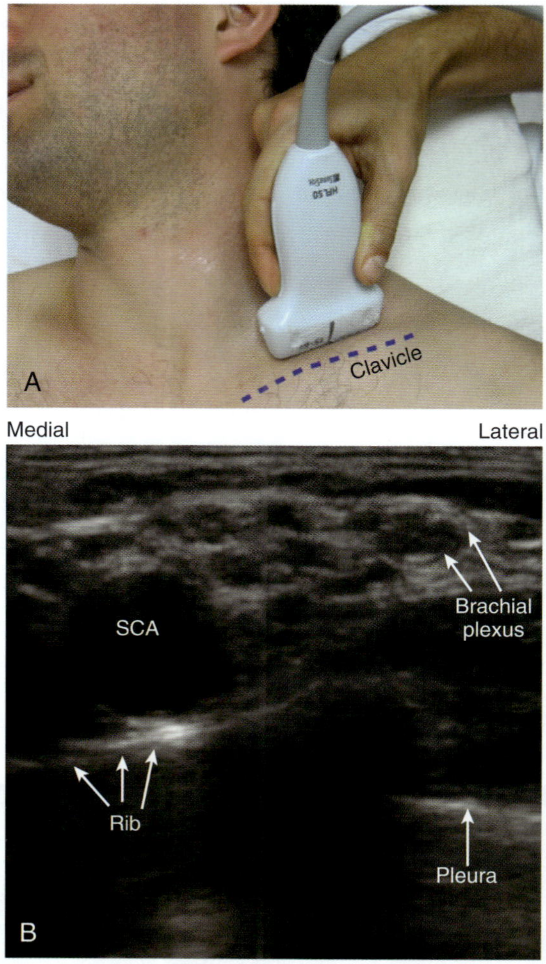

Figure 42.21 쇄골상부팔신경얼기. (A) 쇄골상부팔신경얼기차단을 위한 탐촉자의 위치. (B) 탐촉자를 갈비뼈와 평행하게 아래쪽을 향하게 배차하면 쇄골하동맥(SCA)와 인접한 팔신경얼기는 첫 번째 갈비뼈와 흉막의 표면에 위치한다.

비근의 표면을 주행하며, 쇄골하동맥 측면에 있는 근막덮개(fascial sheath) 안에 조밀하게 배열되어 있다. 쇄골 중간지점에서, 쇄골하동맥은 첫 번째 갈비뼈의 표면 바로 아래에서, 단면으로 쉽게 시각화할 수 있다. 이 지점에서 팔신경얼기는 벌집처럼 보이는 난형 또는 삼각형 모양의 저에코 다발로 보인다. 첫 번째 갈비뼈에서 깊게, 옆쪽으로는 호흡 주기 동안, 앞뒤로 미끄러지는 고에코 흉막이 있다(Fig. 42.21, Video 42.7).

술기(Technique)

목갈비근사이팔신경얼기차단(interscalene brachial plexus block)의 준비와 유사하게, 환자는 똑바로 세우거나 반누운(semirecumbent) 자세로, 고개는 반대쪽을 향하게 한다. 초음파 기계는 시술자가 직접 볼 수 있도록 환자 반대편에 배치한다.

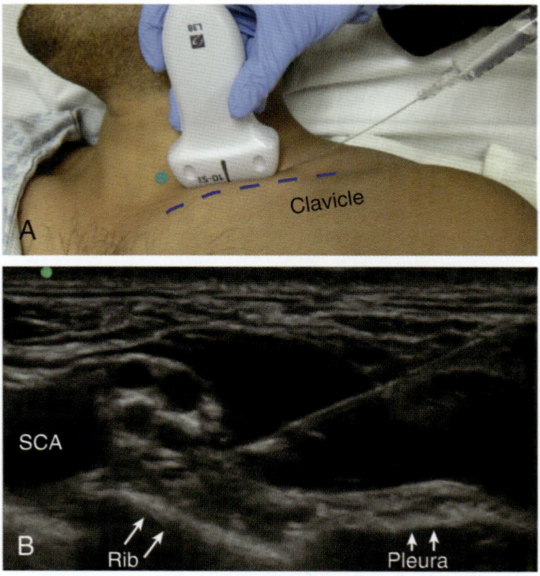

Figure 42.22 **쇄골상부팔신경얼기 차단.** (A) 탐촉자를 쇄골 위에 배치하고 바늘을 탐촉자 아래에 세로로 삽입한다. (B) 팔신경얼기는 무에코의 쇄골하 동맥(*SCA*)의 측면에서 시각화된다. 늑골과 흉막의 미끄러짐(sliding)을 주목한다. 국소 마취제를 주사하여 팔신경얼기 주변 조직을 수압해부(hydrodissects)한다.

SCB는 항상, 내측 궤적(medial trajectory)의 측면으로, 세로(평면 내) 접근한다.

고주파 선형 탐촉자를 쇄골의 중간 부분 바로 뒤쪽과 평행하게 쇄골 상부와에 위치시킨다. 탐촉자를 앞쪽으로 기울이거나 부채질하듯(tilted or fanned) 움직이면, 쇄골하 동맥(subclavian artery)이 횡단면에서 첫 번째 갈비뼈의 표면 바로 아래에 있는 맥동성 저에코 원형 구조로 보인다. 쇄골하동맥의 측면에는 고에코의 벌집 모양의 팔신경얼기가 있고, 이 신경다발은 중간목갈비근의 표면을 따라 주행한다. 첫 번째 갈비뼈에서 깊게 옆쪽으로, 반짝이며 미끄러지는 흉막을 확인한다.

해당 부위를 준비하고 피부를 마취한 후, 세로(평면) 접근으로, 탐촉자 측면에 21–23 G, 1.5인치(3.8 cm) 바늘을 삽입한다. 비만 환자에게는 3.5인치(9 cm) 바늘이 필요할 수 있다. 그 다음 바늘을 표재성 근막 평면(superficial fascial plane) 아래에서, 팔신경얼기의 측면 경계까지 세로로 진입시킨다. 바늘 끝이 보이는 상태에서, 3–5 mL의 소량 국소 마취제를 저압 주사하여 팔신경얼기 위, 아래를 수압 박리한다(Fig. 42.22, Video 42.8). 총 20–30 mL의 국소 마취제를 사용하여, 상완골 중간에서 원위부까지 촘촘히 마취한다.

요점 정리

- 말초 신경은 초음파에서 혈관처럼 보일 수 있다. 관심 영역에 색조 혈류 도플러를 사용하여 무에코 근위 신경근이 혈관이 아닌지 확인한다. 작은 혈관을 감지하려면 도플러 펄스 반복 주파수(PRF)를 낮은 플로우 설정으로 줄인다.
- 초음파 유도 대퇴 신경 차단은 고관절 골절에 대한 완전한 마취를 제공하지는 않지만 상당한 통증 완화 효과를 제공한다. 이 차단은 표준 정맥 진통제와 함께 사용하면 마약성 진통제 관련 부작용의 발생률을 줄일 수 있다.
- 대퇴 신경은 허벅지 앞쪽과 다리 안쪽의 작은 부분(두렁신경[saphenous nerve]을 통해)에만 신경을 공급한다. 대퇴 신경 차단은 허벅지 전체를 마취하지 않는다.
- 대퇴 신경 차단의 목표는 신경에서 멀리 떨어진 장골근막(fascia iliaca) 아래에 마취제를 놓는 것이다. 마취제를 소량 주입하여 연부 조직을 넓힌 다음 더 잘 볼 수 있도록 바늘 끝의 위치를 변경한다.
- 초음파 유도 원위좌골 신경 차단(ultrasound-guided distal sciatic nerve blocks)의 경우, 가능하면 환자를 엎드린 자세로 해야 한다. 이 자세는 관련 해부학적 구조를 쉽게 파악할 수 있고 시술의 성공률을 높여준다.
- 초음파 유도 목갈비사이 신경 차단(ultrasound-guided interscalene nerve block)은 일반적으로 C8 및 T1 신경근을 남겨두기 때문에 손과 손목의 손상에서는 효과가 떨어진다.
- 초음파 유도 목갈비사이신경차단은 원위쇄골과 어깨 마취에 이상적이며, 쇄골 상부 신경 차단(supraclavicular nerve block)은 팔꿈치 아래, 상지의 원위부 손상에 이상적이다. 쇄골 상부 신경 차단에서 많은 양의 마취제가 침착되면, 팔꿈치 위쪽에서 상완골 중앙까지 마취할 수 있다.

CHAPTER 43

요추천자

Lumbar Puncture

Paul G. McHardy ▪ Daniel J. Schnobrich ▪ David M. Tierney ▪ Nilam J. Soni :: 임성미

핵심 포인트

- 초음파는 요추의 뼈돌기(bony processes)를 각각 가로 및 세로 평면에서 시각화하여 요추의 정중선과 간격을 더 잘 식별할 수 있도록 하여 요추천자 성공률을 높인다.
- 초음파 유도 요추 천자술의 성공률은 병적 비만 환자와 촉진이 어려운 환자에게서 가장 크게 개선되는 것으로 나타났다.
- 숙련된 시술자에서, 실시간 초음파 유도는 정적인 유도를 넘어, 추가적인 이점을 제공할 수 있다.

배경

초음파는 1971년에 요추의 해부학적 구조를 파악하는 데 유용한 침상용 도구로 처음 설명되었다. 요추 천자를 유도하기 위해 초음파를 사용하는 가장 일반적인 기술은 시술 전 요추의 매핑(mapping)을 통해 바늘 삽입 부위를 선택하는 것이다. 초음파는 신체 검사보다 요추 위치를 더 정확하게 파악할 수 있다. 14건의 무작위 임상시험에 대한 메타 분석에 따르면 요추 천자 또는 경막외 카테터(epidural catheterization) 삽입 전에 초음파로 바늘 삽입 부위를 선택하면 시도 횟수, 바늘 방향 전환, 시술 실패, 외상성 천자가 감소하는 것으로 나타났다. 요추 천자에 대한 무작위 시험만 포함된 메타 분석에서도 유사한 이점이 입증되었다. 요추 매핑(spinal mapping)은 촉진이 어려운 비만 환자에게 가장 큰 이점이 있지만 산부인과, 정형외과, 응급실 환자에게도 이점이 있는 것으로 나타났다. 초음파를 사용하면 요추 천자 후, 시술로 인한 허리 통증과 척추 마취 후 두통의 발생이 감소하는 것이 입증되었다. 연구에 따르면 매핑은 방사선과 전문의가 아닌 의사도 간단한 교육을 받으면 수행할 수 있고, 일반적으로 1분 이내에 고품질 이미지를 얻을 수 있다. 한 연구에서 일관된 고품질 이미지를 얻기 위한 훈련 요건에, 초음파 이미지 검토와 10회의 연습 스캔이 포함되었다.

척추 초음파를 추가로 사용하여 피부와 황색인대(ligamentum flavum) 사이의 거리를 정확하게 측정할 수 있다. 황색인대는 경막(dura mata)에 인접해 있기 때문에, 이 측정을 하면 가장 적절한 길이의 척추 주사바늘을 선택하고 뇌척수액을 얻기 위해 바늘을 얼마나 깊이 삽입해야 하는지 예측할 수 있게 된다. 체질량 지수(BMI)가

25 미만인 환자는 BMI 30 이상인 병적 비만 환자와 비교하였을 때 평균 2 cm의 깊이 차이가 있었다(4.4 cm 대 6.4 cm). 이 측정은 세로 정중주위 영상(longitudinal para-median view)을 사용하여 수행하는 것이 가장 좋다.

실시간 초음파 유도를 통한 요추천자는 기술적으로 진보된 술기이며, 정중주위 접근법(para-median approach)을 사용하여 설명되었다. 그러나 요추를 지도화하고 바늘 삽입 부위를 표시하는 정적 초음파 유도는 뒷받침하는 더 많은 증거가 있고 임상 실습에서 더 일반적으로 사용되는 기술이다.

해부학(Anatomy)

척추는 24개의 척추체(vertebral bodies) (경추 7개, 흉추 12개, 요추 5개), 추간판(intervertebral cartilaginous discs), 천골(sacrum), 미골(coccyx)로 구성되어 있다. 요추 5번은 경추나 흉추에 비해 상대적으로 더 크다(Fig. 43.1). 각 척추에는 체중을 지탱하는, 가장 큰 부분인 척추체(vertebral body)가 있으며 척추뼈고리뿌리(pedicles), 척추뼈고리판(laminae) 그리고 가로돌기(transverse) 그리고 가시돌기들(spinous processes)로 연결되어 있다(Fig. 43.2). 가시돌기들(spinous processes)은 후방으로 뻗어 있으며 척추뼈의 가장 표면적인 구성 요소로 정중선(midline)에서 만져진다. 가로돌기들(transverse processes)은 위, 아래 관절 돌기(superior, inferior articular processes)와 돌기사이관절(facet joints) 그리고 척추뼈고리판을 통해서 위 아래의 가시돌기(spinous processes)와 연결되어 있다. 가시돌기들은 가시위인대(supraspinous ligament)에 의해 끝이, 가시사이인대(interspinous ligament)에

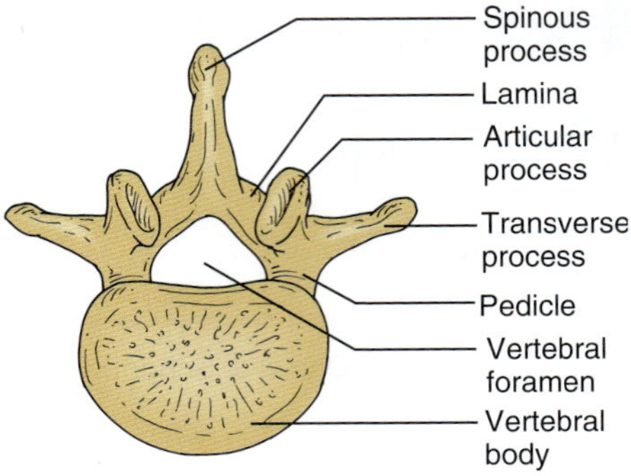

Figure 43.2 요추의 해부학.

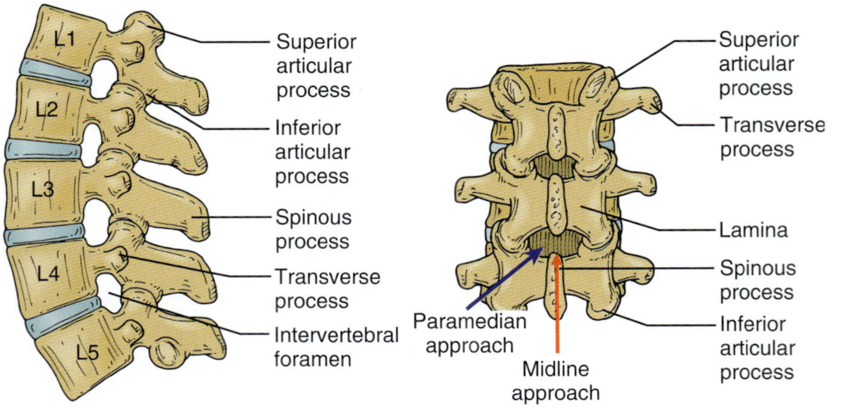

Figure 43.1 요추의 해부학. 요추의 가시돌기들은 직사각형 또는 묘비모양이다. 요추 천자에서 가장 넓어 선호되는 공간은 L2-L3 및 L3-L4 정중선 추간 공간(interspinous spaces)이다. 요추 천자를 위한, 두 가지 접근법의 구멍(foramina)은 정중선(*빨간색 화살표*)과 정중주위(*파란색 화살표*)로 표시하였다.

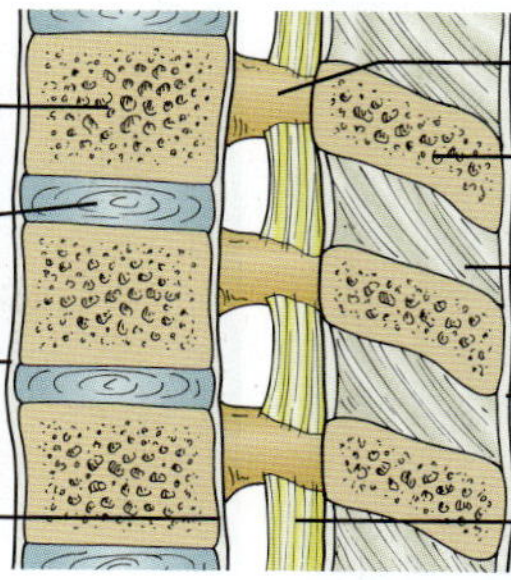

Figure 43.3 요추의 인대들. 정중선 접근법(midline approach)에서는 척추 바늘(spinal needle) 극상인대와 극간인대를 (supraspinous and interspinous ligaments) 통과한 후, 황색인대(ligamentum fl avum)를 관통하여 경막 외 공간(epidural space)으로 들어간다.

의해 몸통이 연결되어 있다. 황색인대는 척추뼈 구멍(vertebral foramina)을 직선으로 배열하고 척추뼈고리판을 연결한다. 후종인대(posterior longitudinal ligament)는 척추체의 후방면을 따라 주행한다(Fig. 43.3).

술기(Technique)

환자 자세

요추 천자는 환자가 똑바로 앉은 자세 혹은 옆으로 누운 자세를 취한 상태에서 시행한다. 똑바로 앉은 자세에서 환자는 팔을 접은 채 앞으로 숙이고, 발은 의자나 스툴로 지지한다. 옆으로 누운 자세에서 환자는 양쪽 무릎이 가슴까지 오도록 구부리고 왼쪽 혹은 오른쪽으로 눕는다. 요추 천자 성공률은 똑바로 앉은 자세보다 옆으로 누운 자세에서 더 낮은 경향이 있는데, 옆으로 누운 자세에서는 가시돌기들 사이 공간이 덜 열리고 부드러운 침대 표면에서 척추가 휘거나 비틀어지기 때문이다. 그러나 병원에서 몇몇의 환자들은 시술하는 동안 기립자세를 유지하기 어려울 수 있는데, 이런 환자들에게는 옆으로 누운 자세를 취하도록 한다.

환자가 옆으로 누운 자세를 취하고 있는 경우, 어깨를 정사각형으로 만들고 어깨와 엉덩이를 침대 표면과 수직이 되게 하는 것이 중요하다. 옆으로 누운 자세에서 엉덩이와 어깨가 완벽하게 수직이 되지 않으면 척추가 비틀어져 천자 시도가 실패로 이어지는 경우가 많다. 옆으로 누운 자세는 압력계를 사용하여 개방 압력을 측정할 수 있는데, 환자의 머리가 척추 바늘 삽입 부위와 같은 높이에 있기 때문이다. 환자가 기립자세일 때는 압력 측정을 하지 않는다.

초음파검사

체질량지수가 평균이거나 낮은 환자는, 고주파 선형 탐촉자가 선호되는데 이는 피부에 가까운 뼈 구조물을 높은 해상도로 관찰할 수 있기 때문이다. 반면에 높은 체질량지수(BMI)를 가진 비만 환자들에게서는 저주파, 곡선형 탐촉자가 선호되는데, 깊은 투과력으로 척추 구조물들을 잘 볼 수 있기 때문이다.

성인의 경우 척수는 L1에서 끝나므로, 따라서 요추 천자는 L2 이하에서 시행해야 안전하다. 후방 상부 장골 능(posterior superior iliac crests)의 높이는 대략 L4이다. 표지자가 만져지는

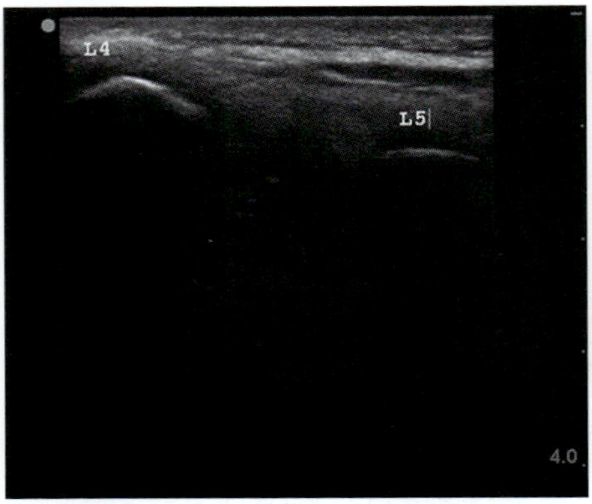

Figure 43.4 L4와 L5 척추간 공간. 세로면(longitudinal plane)에서 보이는 L4-5 가시돌기사이공간(interspinous space). 일반적으로 요추천자에서 L2-L3, L3-L4 척추간공간(interspinous spaces)이 더 선호되는데, L4-L5 척추간공간은 연부조직으로 인해 더 깊게 위치하기 때문이다.

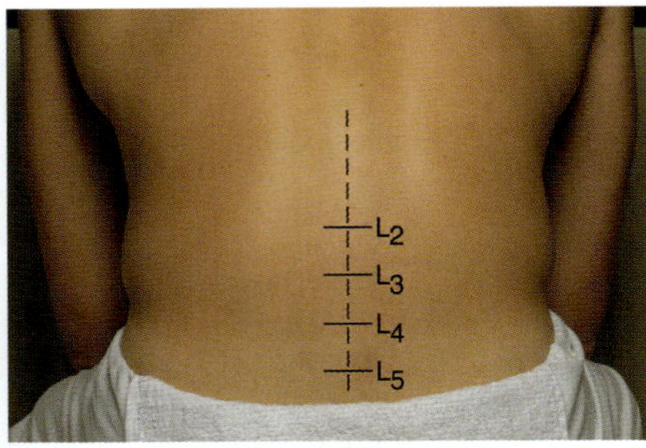

Figure 43.5 L2-L5 가시돌기의 요추매핑(mapping).

환자의 경우, 후방 상부 장골 능(posterior superior iliac crests) 사이에 가상의 선을 그려서 L4 요추 높이를 근사치로 구할 수 있다. 후방 상부 장골 능의 높이에서 하나 위, 아래의 사이공간(interspace)은 요추천자에 이상적인데, 척추 바늘이 L3-L4 또는 L4-L5 척추 간 공간(interspinous space)에 들어가기 때문이다. 일반적으로 L3-L4 척추 간 공간은 L4-L5 척추 간 공간에 비해, 가시 돌기 있는 부위의 연조직이 더 적고, 넓기 때문에 요추 천자에 선호된다(Fig. 43.4).

요추의 확인

병적으로 비만한 환자나 만져지는 뼈의 특징이 거의 없는 환자의 경우 초음파로 요추 가시돌기 5개를 모두 확인할 수 있다. 스캔은 가로면(transverse plane)으로 시작하고 탐촉자를 볼기사이틈새(intergluteal cleft) 바로 위의 천골(sacrum)에 둔다. 탐촉자 방향 표지자를 시술자의 왼쪽을 가리키도록 한다. 천골(sacrum)은 고에코의 표면이 울퉁불퉁하게 합쳐져 있는 뼈모양으로 뚜렷하게 관찰된다. 탐촉자를 첫 번째 요추(L5)의 가시돌기가 보일 때까지 위쪽으로 미끄러지듯 움직인다. L5 가시돌기는 마른 환자에서도, 연조직에 비교적 작고 깊게 위치한다(Fig. 43.4, Video 43.1). 탐촉자를 위쪽으로 미끄러지듯 움직이면, L4, L3, L2 및 L1 요추 가시돌기를 식별할 수 있다(Fig. 43.5). 가로 및 세로면 초음파 영상에서 요추를 표시하는 것은 아래에서 설명한다.

가로영상: 정중선 확인 (Transverse view: Midline identification)

탐촉자를 가로 평면으로 하여, 척추를 확인하면, 가시돌기의 끝 부분이 화면의 근거리 영역에서 고에코의 뾰족한 구조물로 보인다. 각 가시돌기는 화면의 원거리 영역까지 확장되는 수직의 그림자를 드리운다(Fig. 43.6A B, Video 43.2). 가시돌기는 가로영상과 세로영상에서 훨씬 얇게 보인다. 표면 정중선 가시돌기(superficial midline spinous process)의 측면에서 몇 센티미터 더 깊이 있는 가로돌기는 두 개의 수평 흰색 선으로 보이며, 정중선의 식별을 통해 확인할 수 있다(Fig. 43.7, Video 43.3). 탐촉자를 척추 정중선에 정확히 중앙에 놓고 가시돌기(spinous processes)를 따라

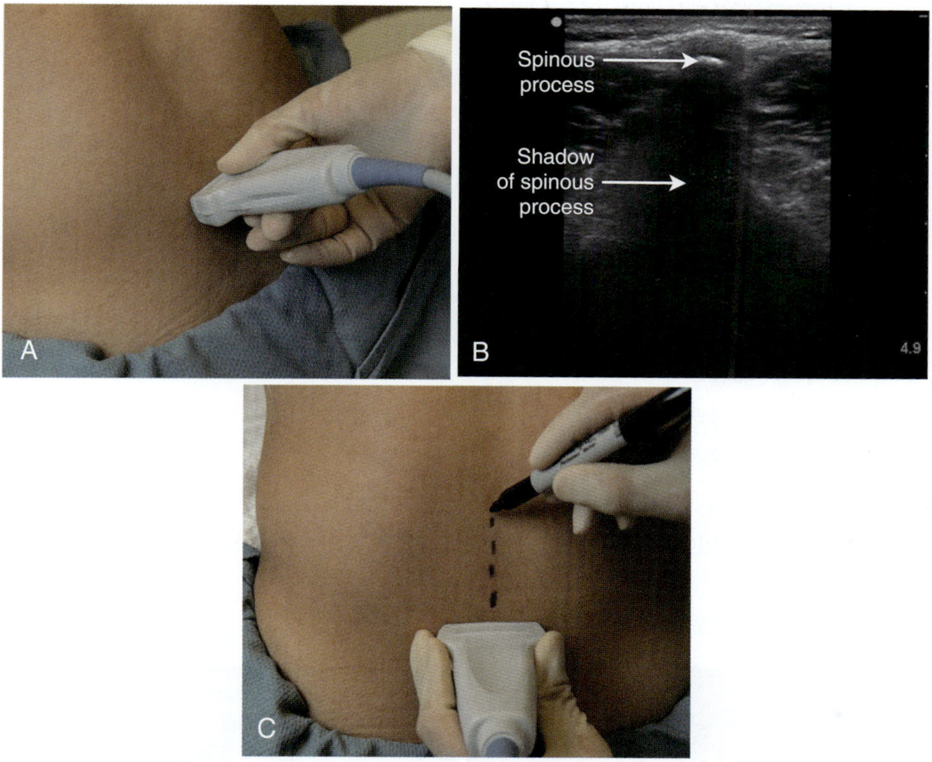

Figure 43.6 요추의 정중선 표시. (A) 탐촉자는 가로 평면에서 요추 가시돌기 중앙에 위치시킨다. (B) 가시돌기는 화면 중앙에 고에코의 보족한 구조로 나타난다. (C) 척추의 중앙선을 표시하기 위해 탐촉자에 수직으로 표시한다.

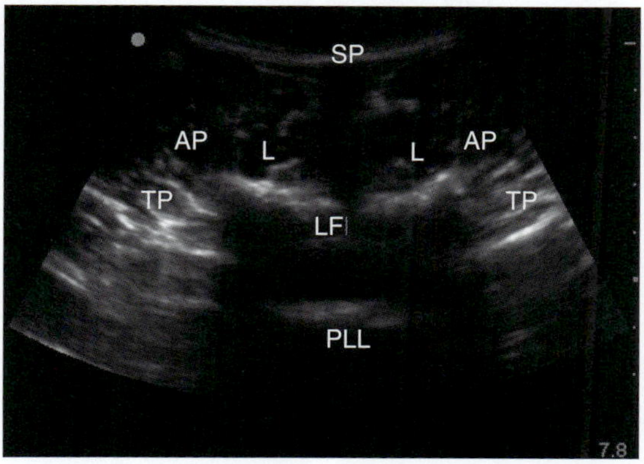

Figure 43.7 척추의 가로 정중 영상. 곡선형 탐촉자(curvilinear transducer)를 사용하면 척추의 깊은 구조를 시각화 할 수 있다. *AP*: 관절돌기(articular process), *L*: 척추뼈고리판(lamina), *LF*: 황색인대, *PLL*: 후종인대, *SP*: 가시돌기, *TP*: 가로돌기.

탐촉자에 수직으로 표시를 한다. 정중선은 최소 2단계 또는 3단계 높이까지 표시해야 한다.

세로영상: 척추간 공간 확인 (Longitudinal view: Interspinous space identification)

L3 및 L4 척추뼈를 식별한 후, 탐촉자를 시계방향으로 90도 회전하여, 탐촉자를 정중선 위에 세로 방향으로 정렬한다. 세로영상에서 L3-L4 척추 간 공간을 식별한다(Fig. 43.8A B, Video 43.4). 가로돌기를 시각화 하기 위해 깊이를 조정하면, 척추 간 공간 깊은 곳의 황색인대를 볼 수 있다(Fig. 43.9). 황색인대의 깊이와 피부 표면에서 황색인대까지의 거리는 세로 정중주위영상(longitudinal paramedian view)에서 더 안정적으로 시각화 할 수 있다(Fig. 43.10). 후방 경막(posterior dura)은 황색인대까지 불과 몇 밀리미터 깊이에 불과하다. 황색인대의 깊이를 측정하면 의료진이 적절한 길이의 척추 바늘을 선택하고, 바늘을 언제 지주막하 공간에 넣을지 예측하는데 도움이 된다. 예를 들어, 황색인대 깊이가 4 cm인 마른 환자에게는 일반적인 8-9 cm 척추 바늘을 절반만 삽입하면 되지만, 황색인대 깊이가 10 cm인 비만 환자에게는 같은 바늘로는 충분하지 않다.

세로 정중주위 영상(longitudinal paramedian

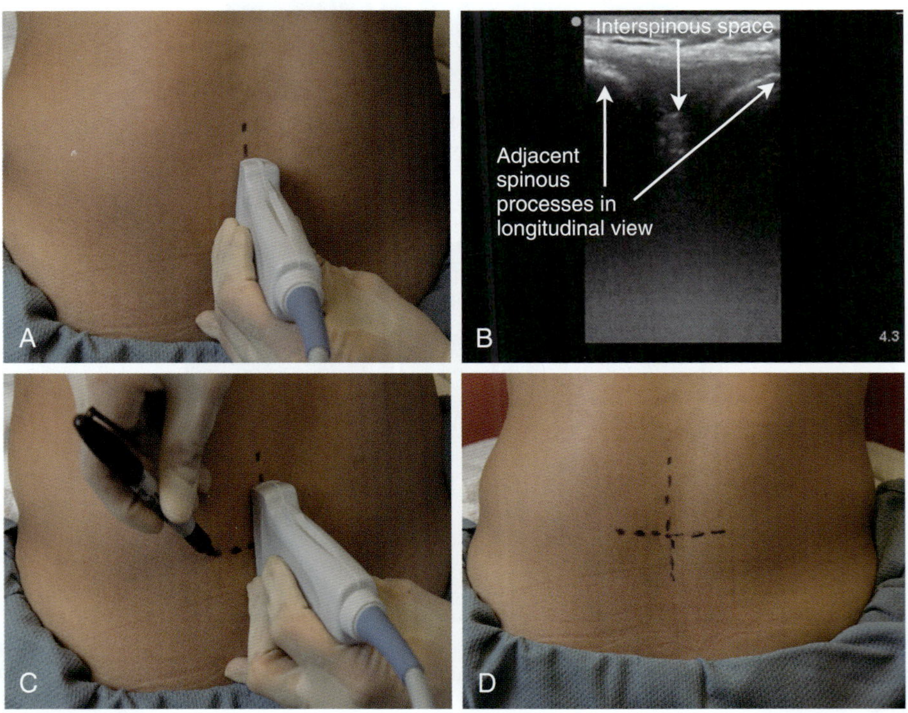

Figure 43.8 요추의 척추간 공간의 표시. (A) 탐촉자의 방향은 세로 방향이며 두 개의 가시돌기들 위, 중앙에 위치시킨다. (B) 두개의 요추 가시돌기 사이의 간격을 세로 평면에서 볼 수 있다. (C) 탐촉자 중앙에 수직으로 표시하여 척추간 공간을 나타낸다 (D) 정중선을 표시하는 수직선이 척추간 공간을 표시하는 수평선을 가로지르는 지점을 확인하고 X로 척추 바늘이 삽입될 부위를 표시한다.

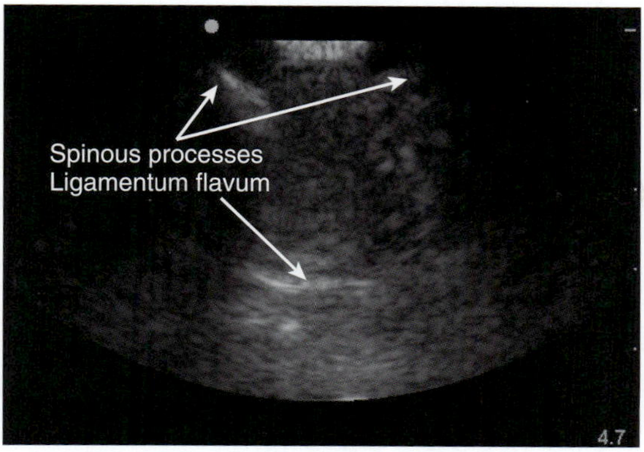

Figure 43.9 황색인대. 곡선형 탐촉자를 사용하여 척추의 세로, 정중영상(longitudinal, midline view)을 확인하면 가시돌기 깊숙한 곳의 황색인대를 시각화 할 수 있다.

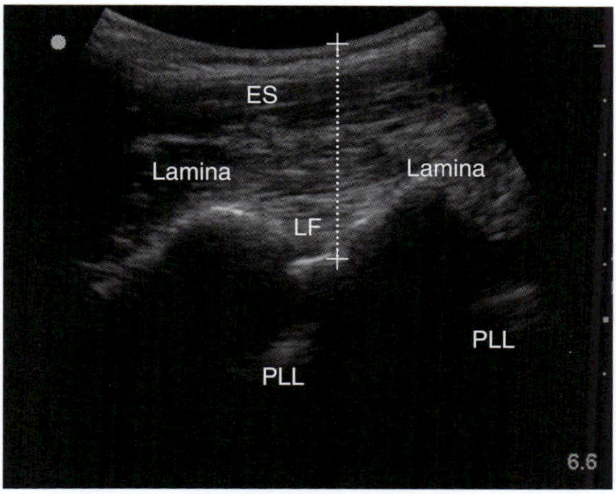

Figure 43.10 황색인대 깊이의 측정. 황색인대(LF)는 세로 정중주위영상(longitudinal paramedian view)에서 척추뼈고리판 사이(between laminae)에서 가장 잘 시각화 할 수 있고 피부와 황색인대 사이 거리를 측정할 수 있다(*수직선*). *ES*: 척추기립근, *PLL*: 후종인대.

view)을 정중 영상(midline view)으로 오인할 수 있다는 점을 인식하는 것이 중요하다. 정중 주위 영상(paramedian view)에서 척추뼈고리판은 가시돌기로 잘못 해석할 수 있다. 탐촉자를, 세로영상에서 왼쪽으로 오른쪽으로 쓸어 넘기면서 척추뼈고리판과 가시돌기(spinous processes) 모두를 시각화하는 것이, 가시돌기(spinous processes)가 시각화 되는지 확인하는 방법이다. 또한 정중선에서 가시돌기의 표면은 피부와 피하조직만 보이는 반면, 세로정중주위 영상에서는 척추 기립근(erector spinae muscles)의 근섬유가 척추뼈고리판의 표면에서 보인다(Video 43.5, 43.6).

이 방향에서 요추 가시돌기의 초음파 모양은 묘비 모양과 같은 직사각형이고, 그림자가 가시돌기까지 깊숙하게 보인다. 탐촉자는 두 개의 인접한 가시돌기 위에, 중앙에 위치시키고 척추간 공간은 탐촉자에 수직인 선으로 표시한다(Fig. 43.8 참조). 척추 정중선(spinal midline)과 척추간 공간(interspinous space) 표시의 교차점이 척추 바늘이 진입 될 지점이다(Fig. 43.8D 참조).

실시간 초음파 유도 (Real-time ultrasound guidance)

이 장의 대부분은 요추 천자 부위 표시를 위한 정적 초음파 유도 사용에 초점을 맞추고 있지만, 요추 천자에 대한 최소 세 가지 다른 실시간 초음파 유도 접근법이 있으며, 모두 척추관(spinal canal)에 대한 정중주위 접근법(paramedian approach)을 사용한다. 정중주위 접근법의 장점은 바늘이 정중선 척추 간 공간보다 더 넓은 척추뼈고리판 사이 공간(interlaminar space)을 통해 진행된다는 점이다. 단점은 척추 바늘이 비스듬한 각도로 삽입되므로 숙달을 위해 서는 연습이 필요하다는 점이다.

실시간 초음파 가이드를 하려면 우세한 손이 바늘을 조작하는 동안, 비우세 손이 탐촉자를 조작해야 한다. 시술은 똑바로 앉은 자세 또는 옆으로 누운 자세에서 시행한다. 곡선형 탐촉자(curvilinear transducer)를 사용하는 것이 좋으며, 탐촉자를 멸균 젤이 든 멸균 플라스틱 덮개에 넣어야 한다. 피부 표면을 멸균 처리하고 멸균포로 덮는다. 척추 바늘을 통해 경막외 및 지주막하 공간(epidural and subarachnoid space)으로 전달될 수 있는 멸균 젤의 안전성에 관한 데이터는 없다. 따라서 시술자는 멸균 거즈를 사용하여 바늘 삽입 부위에서 젤을 닦아내거나 탐촉자와 피부 사이에 멸균 식염수를 사용해야 한다.

실시간 초음파 가이드를 사용할 때, 임상의는 먼저 요추의 가장 넓은 척추뼈고리판 사이 공간(interlaminar space) 또는 척추 인대(spinal ligaments)가 가장 잘 보이는 공간을 세로정중주위 영상을 사용하여 식별해야 한다. 가장 넓은 척추뼈고리판 사이 공간에 탐촉자를 중앙에 놓고 탐촉자의 마커표시가 비스듬한 정중주위영상에서 정중선을 향하도록 탐촉자를 45도 회전한다. 그리고 초음파 빔을 상부 척추의 가시돌기에서 하부 척추뼈고리판까지 평면에 정렬한다 (Fig. 43.11). 척추뼈고리판, 황색인대 및 후방 종대인대(posterior longitudinal ligament)가 시각화된다. 중요한 단계는 탐촉자 아래에 바늘을 쉽게 삽입할 수 있도록 탐촉자를 머리내측방향(craniomedially)으로 1–2 cm 정도 미끄러지는 것이다. 이미지를 최적화한 후 시술자는 여분의 젤을 닦아내야 한다. 척추 바늘은 초음파 빔에 평면으로 삽입되고, 척추뼈고리판 사이 공간을 통과할 때 시각화된다. 바늘은 상부 가시돌기(superior spinal process) 기저부에 있는 황색인대를 향하게 하지만(Fig. 43.12), 황색인대를 관통하는 바늘 끝의 시각화는 일반적으로 가시돌기의 그림자에 의해 가려진다. 바늘이 황색인대를 통과할수록 저항이 증가하며, 저항이 사라지면 의료진은 탐촉자를 내려놓고 바늘을 한번에 1–2 mm

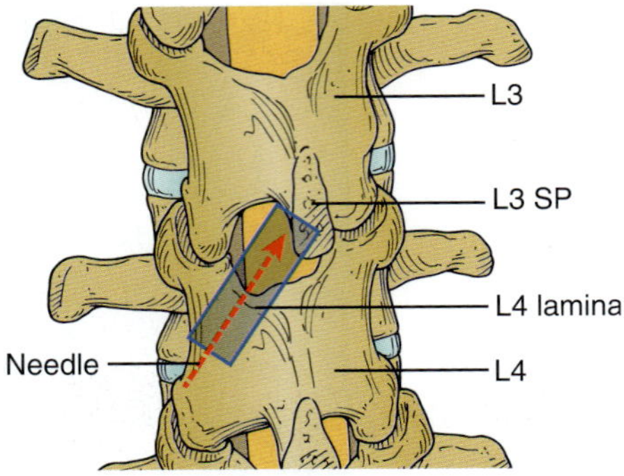

Figure 43.11 실시간 초음파 유도를 위한 탐촉자 방향. 비스듬한 정중주위영상(oblique paramedian plane)을 통해 실시간 초음파 유도 요추천자를 시행한다. 초음파 탐촉자(*파란색 직사각형*)의 방향은 상부 척추의 가시돌기(superior vertebra 's spinous process)에서 하부 척추의 척추뼈고리판(inferior vertebra' s lamina)으로 비스듬히 향하게 한다. 바늘(*빨간색 화살표*)은 초음파 탐촉자 아래에 삽입하여 상부 가시돌기 기저부(base of the superior spinous process)의 황색인대를 향하도록 한다.

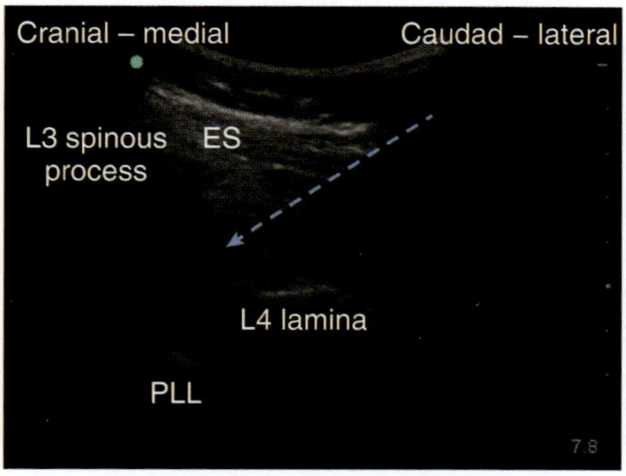

Figure 43.12 실시간 초음파 유도를 통한 요추천자. 바늘(*점선 화살표*)는 탐촉자 아래에 삽입되어 상부 가시돌기 기저부(base of the superior spinous process)의 황색인대를 향하도록 한다. *ES*: Erector spinae, *PLL*: 후종인대

씩 전진시키면서 순차적으로 뇌척수액 검사를 시작한다(Video 43.7).

요추천자

정적 초음파를 사용하여 척추바늘 삽입부위를 표시할 때, 환자는 초음파 매핑과 요추 천자 시행 사이에 같은 자세를 유지해야 하는데, 이는 작은 위치 변화가 표시를 상쇄할 수 있기 때문이다. 피부 삽입 부위를 멸균 처리한 후 멸균포를 덮고, 마취한 후 척추 바늘을 표시된 부위에 척추의 세로 인대(longitudinal ligaments)와 평행이 되도록 경사면을 따라 삽입한다. 여러 연구에 따르면 더 작은 크기(20–22게이지)의 외상성 척추 바늘을 사용하면 요추 천자 후 두통이 감소하는 것으로 나타났다. 무외상성 바늘(atraumatic needles)들은 대부분의 표준 요추 천자 키트에 포함되어 있지 않지만 대부분의 병원에서 구할 수 있다. 체액 반환을 확인하기 위해 탐침을 제거할 때, 22게이지의 무외상성 바늘을 사용한다면, 기존의 18–20게이지 절단(퀸케[Quincke]) 바늘에 비해 더 오래 멈춰야 한다. 척추 바늘을 전진시키거나 뺄 때, 탐침은 항상 제자리에 있어야 한다. 척추바늘이 피부와 피하 조직을 통과한 후에는 치밀한 상부가시돌기와 가시돌기간 인대(supraspinous and interspinous ligaments)로부터 저항을 받게 되며, 이러한 인대를 통과하려면 강한 압력이 필요하다. 표면에서 뼈가 닿게 되면(깊이 2 cm 미만), 척추 바늘이 가시돌기에 부딪혔을 가능성이 높으므로 바늘 방향을 바꿔야 하며, 보통 머리 방향(cephalad)으로 시행한다. 바늘이 황색인대를 통과하여 경막 외 공간(epidural space)으로 들어갈 때, 첫 번째 "팝" 또는 저항이 해제되는 것이 느껴진다. 두 번째 "펑" 하는 느낌은 바늘이 경막(dura mater)을 뚫고 뇌척수액을 채취하는 지주막하 공간(subarachnoid space)으로 들어갈 때, 몇 밀리미터 더 깊은 곳에서 느껴진다. 척추 바늘에 압력계를 부착하여 개방 압력을 확인할 수 있다. 뇌척수액은 멸균 튜브에 수집하고 바늘을 빼기 전에 탐침은 교체한다.

요점 정리

- 요추를 매핑하기 위해 초음파를 사용할 때는 가로 및 세로 평면에서 가시돌기(spinous processes)를 시각화하는 것이 핵심 요소이다.
- 가로 영상(transverse view)에서 가시돌기를 명확하게 식별할 수 없는 경우, 탐촉자를 정중선에서 머리(cephalad) 또는 꼬리(caudad) 쪽으로, 가시돌기의 그림자가 보일 때까지 천천히 미끄러뜨린다(slide). 가시돌기의 고에코 끝(hyperechoic tip)을 식별할 수 있을 때까지 그림자를 표면적으로 추적한다.
- 필요한 척추 바늘의 길이는 피부 표면에서 황색인대(ligamentum flavum)까지의 거리를 측정하여 결정할 수 있으며, 이는 세로 정중주위영상(longitudinal paramedian view)에서 가장 잘 측정된다. 피부 압박(skin compression)과 천자 전 경막 굴곡을 고려하여, 이 거리에 5 mm를 추가해야 한다.
- 세로 영상(longitudinal plane)에서 척추뼈고리판(laminae)은 가시돌기와 구별되어야 한다. 탐촉자를 세로 방향으로 왼쪽에서 오른쪽으로 밀어, 척추뼈고리판(laminae)과 가시돌기 모두를 확실하게 식별한다. 척추뼈고리판은 뼈 표면에 척추기립근(erector spinae muscles)이 있는 반면, 가시돌기에는 근육이 없고 뼈 표면의 비교적 얇은 피하 조직층만 있다.
- 정중선 접근법(midline approach)으로, 척추 바늘을 삽입할 때는 상당한 양의 저항이 발생해야만 한다. 상부가시돌기와 가시돌기사이 인대(supraspinous and interspinous ligaments)를 통과하기 때문이다. 저항이 느껴지지 않는다면 바늘 궤적이 중심을 벗어났을 가능성이 높으며, 바늘이 척추 기립근을 통과하고 있는 것이다.
- 초보 시술자는 요추의 정상 초음파 영상에 익숙해지도록 마른 환자에서 선형 탐촉자를 사용하여 요추 매핑을 연습할 것을 추천한다.

CHAPTER 44

경두개 초음파
Transcranial Ultrasound

Vincent I. Lau ▪ Robert Arntfield

:: 서동범

핵심 포인트

- 두개골을 통한 초음파를 이용하여 덩어리 효과(mass effect)와 중간선 이동(midline shift) 같은 뇌의 해부학적 이상을 찾을 수 있다.
- 경두개 도플러 초음파를 사용하여 증가된 두개내압으로 인한 혈류 변화를 평가할 수 있다.
- 중간선 이동은 좌우의 측두골과 제3뇌실 사이의 거리를 측정하여 평가할 수 있다.

배경

의식이 저하된 환자의 신경학적 평가는 일반적으로 동공 반응, 뇌간 반사, 근력 및 언어 능력에 대한 기초적인 평가에 국한된다. 더 정확한 진단을 위해서는 환자를 검사실로 이동시켜 컴퓨터 단층촬영(CT)이나 자기공명영상(MRI)을 찍거나, 두개내압(ICP) 모니터 장치를 삽입하는 등의 침습적인 술기를 시행할 수 있다. 이러한 방법들은 비용 부담이 클 뿐 아니라 잠재적인 위험을 수반하며, 상태가 불안정한 환자에게는 적용하기 어려운 측면이 있다. 이와 같은 제약들을 고려하여 최근 많은 의료 전문가들이 현장에서 경두개 도플러 초음파(transcranial doppler ultrasound, TCD)를 활용하여 환자의 상태를 평가하기 시작했다.

경두개 도플러 초음파는 1982년부터 임상에서 사용되어 왔다. 얇은 측두골은 색조 혈류 도플러(color flow doppler)와 간헐파형 도플러(pulse-wave doppler, PWD)를 이용하여 두개내 혈류 속도를 비침습적으로 측정할 수 있는 음향 창을 제공한다.[1-3] 이 기술은 뇌 순환 정지 및 뇌사 진행의 연속적인 모니터링[4], 중간선 이동의 여부[5] 및 두개내압 측정에도 활용되고 있다.

경두개 도플러 초음파의 핵심적인 응용은 중간선 이동, 두개내압 상승, 그리고 뇌 순환 정지의 탐지에 있다. 이 기술의 응용 범위에 대한 포괄적인 목록은 다음과 같다(TABLE 44.1).[7]

중간선 이동

중간선 이동은 주로 덩어리 효과에 의해 발생하며 생명을 위협하는 상태로, 되돌릴 수 없는 손상을 방지하기 위해 신속한 진단이 필수적이다.[8] 초음파를 이용한 중간선 이동의 측정은 1996년에 처음 제안되었다.[5] 이 방법은 컴퓨터 단층촬영(CT)을 통한 측정과 높은 일치도를 보이며,[5,8] 허혈성 뇌졸중, 다양한 형태의 출혈(경

TABLE 44.1 경두개 도플러 초음파의 적응증

중간선 이동
높은 두개내압
뇌 순환 정지 (뇌사)
혈관경련(지주막하 출혈 후)
동맥 협착
동맥 폐색/뇌졸중
일과성 허혈성 발작 (미세색전)
우좌 단락
낫모양 적혈구 과다혈증(sickle cell hyperemia)
두개내 출혈 모니터링

막하, 경막외, 지주막하) 및 외상성 뇌 손상에 의한 중간선 이동은 나쁜 예후를 예측할 수 있는 지표이다.[2,3,5,8,9]

증가된 두개내압 및 뇌 순환 정지

두개내압이 증가하고 뇌관류압(cerebral perfusion pressure, CPP)이 감소함에 따라 두개내 혈류는 감소하는 경향을 보인다. 증가된 두개내압과 감소된 이완기 두개내 혈류 사이는 상관관계가 밝혀졌는데, 이완기 혈류는 두개내압 상승 초기에는 둔화되고, 두개내압이 증가함에 따라 혈류가 역전되는 현상을 보이기도 한다.[6] 두개내압이 지속적으로 높으면 뇌 허혈, 뇌 순환 정지, 그리고 궁극적으로는 뇌사로 진행될 위험이 있다.[4] 경두개 도플러 초음파는 이러한 높은 두개내압을 비침습적으로 식별하는 데 유용하며, 침습적인 두개내압 모니터링의 필요 여부를 결정하는 데 도움을 줄 수 있다.[10]

고급 응용

전문적인 경두개 도플러 응급 현장초음파는 혈관 경련 및 두개내 혈관의 협착 평가를 포함할 수 있으나, 이러한 고급 응용 분야는 상당한 전문 교육을 필요로 한다.[3] 허혈성 뇌졸중에서는 다른 혈관의 혈류가 유지되는 상황에서 특정 혈관의 폐색이 관찰될 수 있다.[3–5,8] 일과성 허혈성 발작에서의 미세색전은 일시적으로 혈류 속도를 증가시켰다가 기준 속도로 돌아가는 패턴을 보인다. 그러나 이러한 변화를 포착하기 위해서는 지속적인 모니터링이 필요하며, 이로 인해 경두개 도플러 초음파의 효용성은 일과성 허혈성 발작을 경험하는 환자들에게는 제한적일 수 있다.[4,5,8]

해부학(Anatomy)

경두개 도플러 응급 현장초음파는 얇은 측두골(temporal bone)을 창으로 사용하여 두개내 구조를 평가한다. 제3뇌실은 대뇌 반구 사이에 위치하여 중간선 정렬을 평가할 수 있게 한다. 윌리스 환(circle of Willis)은 양측 전대뇌동맥(ACA), 후대뇌동맥(PCA), 후교통동맥(PComm), 전교통동맥(AComm)으로 구성된다(Fig. 44.1). 윌리스환의 일부는 아니지만, 양측 중대뇌동맥(MCA)은 뇌반구에 대부분의 혈액을 공급한다.[11] 이 장에서도 주로 중대뇌동맥을 중심으로 다뤄질 것이다.

영상 획득법(Image Acquisition)

침대 머리 부분을 30도 올리고 환자를 바로 눕힌다. 위상배열(phased-array) 탐촉자(1–5 MHz)를 사용하며 사전 설정을 경두개 도플러 초음파로 선택한다. 심장 사전 설정도 사용이 가능하지만, 이 경우 탐촉자 마커가 오른쪽에 있고, 박동 지수(pulsatility index, PI)와 같은 필수 계산 방법은 사용할 수 없다.

경두개 도플러 초음파에는 세 가지 접근 창이 있으며, 이는 경안와(transorbital), 경측두골(transtemporal), 그리고 구멍경유(transforaminal) 창

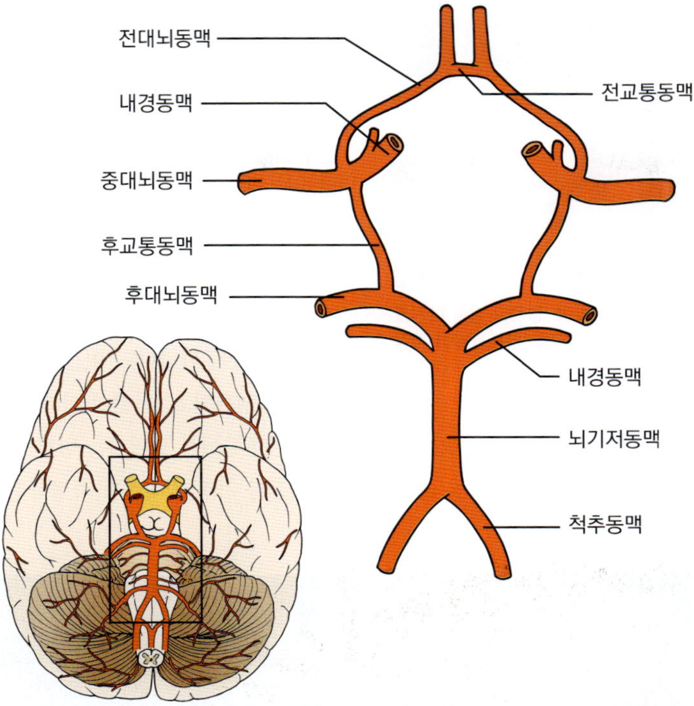

Figure 44.1 대뇌 순환. 뇌의 기저부에 위치한 윌리스환이 보임. 중대뇌동맥은 윌리스환의 일부는 아니지만, 경두개 도플러 영상에서 확인하는 주요 동맥이다.

이다(Fig. 44.2). 경두개 도플러 응급 현장초음파에서는 주로 경측두골 창을 이용한다. 이 창을 찾기 위해 탐촉자를 귀 바로 앞의 눈높이에 있는 측두골에 놓는다. 탐촉자 마커는 스캔하는 동안 앞쪽을 가리키도록 해서, 화면상의 왼쪽이 환자의 전방이 되도록 한다(Fig. 44.3). 초음파의 첫 랜드마크로는 저에코의 하트 모양인 양측 시상(thalami)이나, 대뇌다리(cerebral peduncle), 또는 제3뇌실을 볼 수 있다(Fig. 44.4A, Video 44.1). 제3뇌실은 강한 에코를 발산하는 벽과 에코가 없는 액체로 채워진 중심으로 구분된다(Fig. 44.4B, Video 44.2). 이러한 구조물은 대체로 6–8 cm 깊이에서 관찰된다.

뇌혈관을 식별하기 위해서는 색조 혈류 도플러가 사용된다. 큰 색조 혈류 샘플링 상자를 설

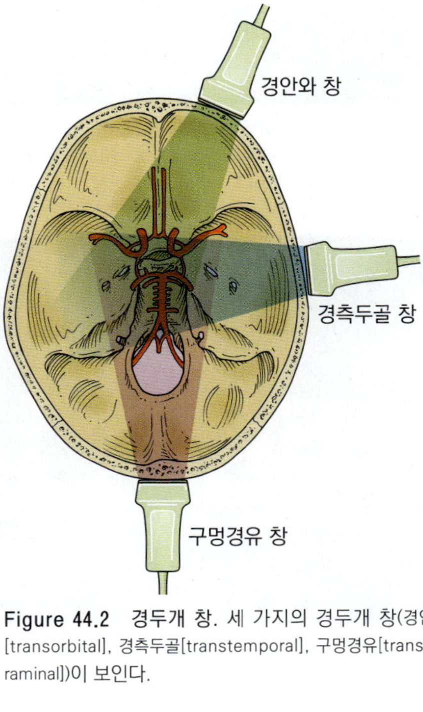

Figure 44.2 경두개 창. 세 가지의 경두개 창(경안와[transorbital], 경측두골[transtemporal], 구멍경유[transforaminal])이 보인다.

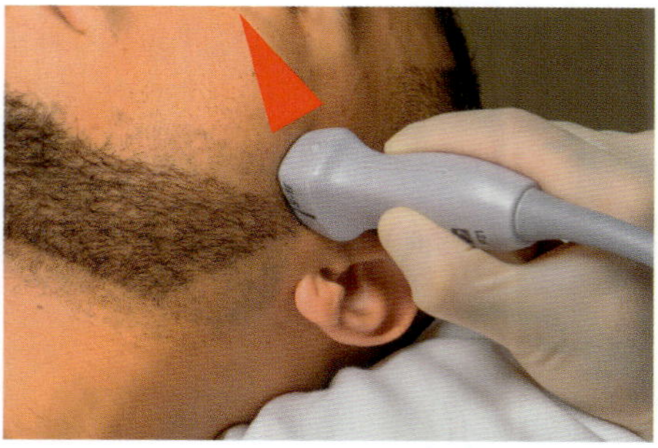

Figure 44.3 경측두골 탐촉자 방향. 탐촉자 방향 마커를 앞쪽으로 향하게 하여 탐촉자를 측두골의 관자놀이 지점에 놓는다.

정하여 이미지의 근거리 영역 대부분을 포함시키도록 한다. 낮은 혈류 설정(약 20 cm/초)은 중대뇌동맥(MCA)의 혈류를 감지하며, 빨간색은 탐촉자 방향으로 흐르는 혈류를 나타낸다(Fig. 44.5, Video 44.3).

중대뇌동맥을 식별한 후에는 간헐파형 도플러를 이용하여 중대뇌동맥의 혈류 속도를 측정한다. 간헐파형 도플러 샘플링 게이트는 중대뇌동맥의 빨간색 혈류 신호 중앙에 위치해야 한다(Video 44.4). 관례적으로, 스펙트럼 도플러 신호가 기준선 위에 나타나면 이는 탐촉자 방향으로 흐르는 혈류이고, 기준선 아래로 신호가 나타나면 탐촉자에서 멀어지는 방향의 혈류이다. 혈류 속도를 가장 정확하게 측정하려면 초음파

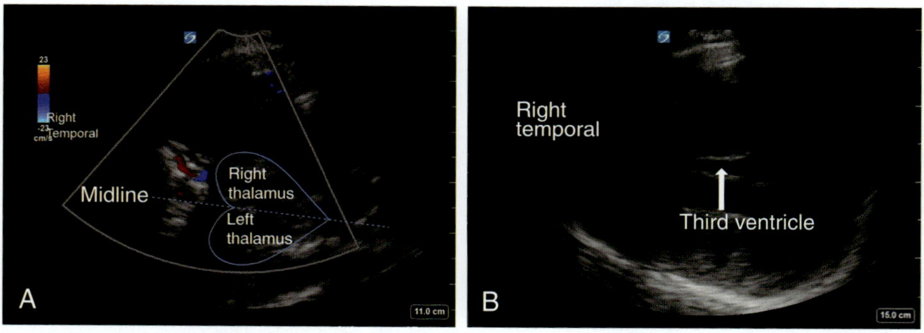

Figure 44.4 정상 경측두골 초음파 영상. 중간선(midline) 구조물이 보인다. (A) 양측 시상(thalami)은 중간선 주변에 위치하며, 함께 심장 모양을 형성한다. (B) 제3뇌실은 고에코의 흰 벽으로 둘러싸여 있으며, 가운데는 에코가 없는 얇은 줄로 보이는 형태를 가진다. Midline: 중간선, Right thalamus: 우측시상, Left thalamus: 좌측시상, Right temporal: 우측 측두엽, Third ventricle: 제3뇌실.

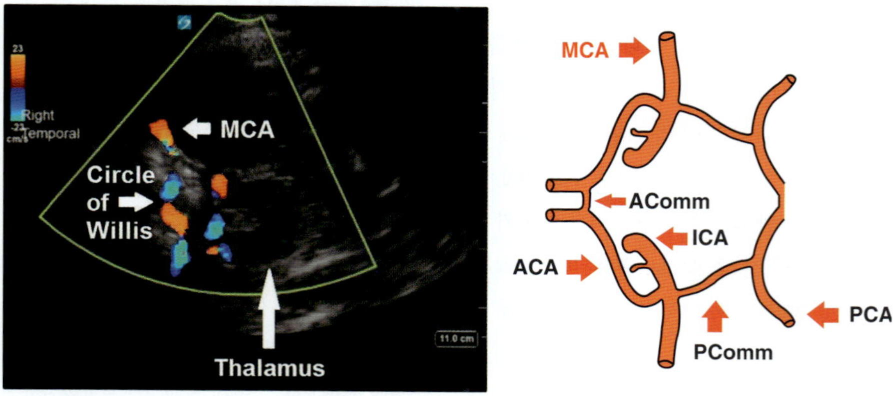

Figure 44.5 윌리스 환(Circle of Willis). 경측두골 창에서 색흐름 도플러를 사용하여 윌리스 환과 중대뇌동맥(MCA)을 볼 수 있다. Thalamus: 시상, *ACA*: 전대뇌동맥, *AComm*: 전교통동맥, *ICA*: 내경동맥, *PComm*: 후교통동맥, *PCA*: 후대뇌동맥.

빔을 최대한 혈류 방향과 평행하게 정렬해야 하며, 각도 보정을 사용하여 속도 측정의 정확도를 높일 수 있다.

이미지 해석(Image Interpretation)

중간선 이동

중간선 이동 여부는 경측두골을 통한 제3뇌실의 2차원 영상을 통해 확인할 수 있다. 이를 판단하는 가장 일반적인 방법은 측두골 외측부터 제3뇌실의 동측 외벽까지의 거리(거리 A)를 측정하고, 반대쪽에서 동일한 거리(거리 B)를 측정하는 것이다. 정상적인 상황에서는 거리 A와 거리 B가 동일하나, 중간선 이동이 발생한 경우 한쪽의 측정값이 다른 쪽보다 상대적으로 크게 나타난다(Fig. 44.6). 중간선 이동의 편차를 계산하기 위해서는 다음과 같은 공식을 사용한다:

중간선 이동 =(거리 A−거리 B)/2

두개내압과 뇌 순환 정지

경두개 도플러 초음파는 두개내압의 증가와 연관된 혈관 저항의 변화로 인하여 발생하는 혈류 속도의 변화를 탐지하는 데 유용하다. 중대뇌동맥에서 관찰되는 혈류 속도의 변화는 일반적으로 수축기동안 급격하게 상승되었다가 이완기 동안 점진적으로 감속되는 것을 특징으로 한다(Fig. 44.7). 두개내압이 상승함에 따라 대뇌혈관에 외부 압박이 발생하여 혈류에 대한 저항이 증가하고, 이는 스펙트럼 도플러에 특징적인 변화를 유발한다. 중대뇌동맥의 혈류 속도는 수축기에 급격히 증가하고 이완기에 감소하거나 둔화되는 양상을 보인다. 두개내압이 극도로 높아지면 이완기 혈류가 0에 이르거나 역전될 수 있다(Fig. 44.8, Video 44.5).[6]

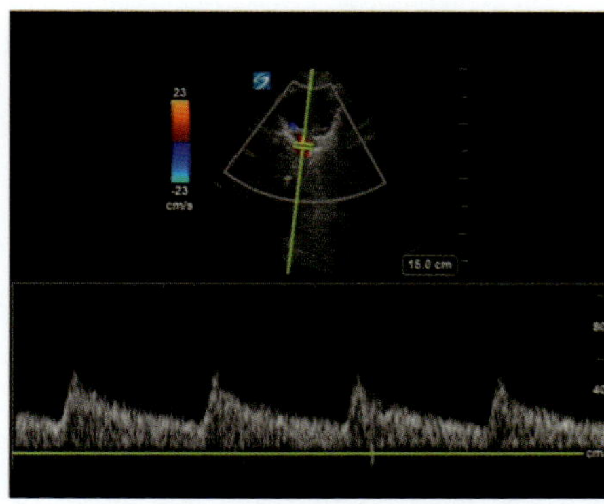

Figure 44.7 **정상 중대뇌동맥(*MCA*) 혈류.** 일반적인 펄스파 도플러로 추적한 중대뇌동맥 혈류는 급격한 수축기 상승과 단계적 이완기 감속을 보여준다.

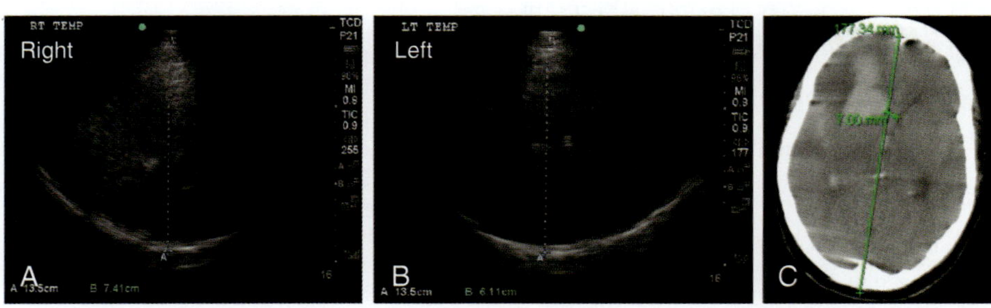

Figure 44.6 **중간선 이동 측정.** 측정자를 사용하여 외부 측두골과 제3뇌실의 오른쪽(A) 및 왼쪽(B) 측벽 간의 거리를 측정한다. 이 환자에서 중간선 이동은 거리 차이의 절반인 6.5 mm이다 [(7.41 - 6.11) / 2 = 0.65 cm]. 컴퓨터 단층 촬영에서 왼쪽으로 7 mm의 중간선 이동을 확인한다(C).

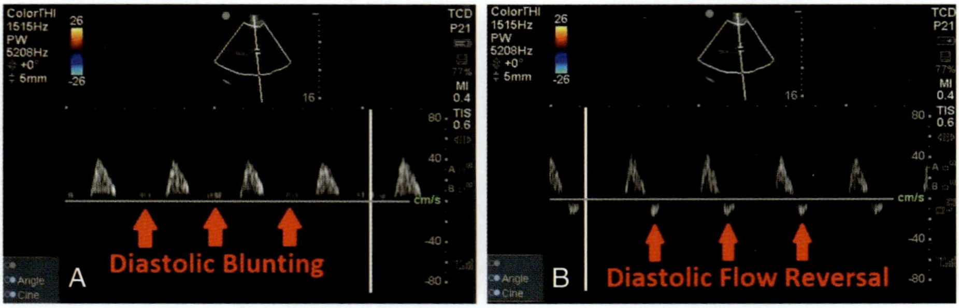

Figure 44.8 높은 두개내압과 중대뇌동맥 혈류. 높은 두개내압은 수축기 대비 이완기의 혈류 감소를 일으키며, 초기 이완기 둔화(A)에 이어 심하게 높은 두개내압에서는 이완기 역전(B)이 발생한다.

증가된 최대수축기속도(PSV)와 감소된 이완기 속도(EDV) 사이의 차이를 정량화하는 여러 가지 방법이 있다. 일반적으로 사용되는 방법은 최대수축기속도와 이완기 속도의 차이를 평균 속도(MV)로 나눈 값인 박동 지수이다.[6]

박동지수=([최대수축기속도−이완기속도])/평균속도

스펙트럼 도플러 파형은 박동 지수를 계산하는 데 사용되며, 일부 장비에서는 경두개 도플러 사전 설정으로 이 값을 자동 계산할 수도 있다(Video 44.4). 최대수축기속도와 이완기속도의 차이가 클수록 박동 지수가 증가한다. 따라서 더 높은 박동 지수 값은 더 높은 두개내압 값과 연관될 수 있으며, 이를 통해 연속적으로 추세를 확인할 수 있다. 비록 박동 지수 값이 두개내압 값과 정확히 일치하지는 않지만 일반적으로 박동 지수 값이 2 이상이면 정상이 아닌 것으로 간주되며, 이는 20 mmHg 이상의 두개내압에 해당한다.[6]

뇌 순환 정지와 뇌사를 진단하려면 경두개 도플러 초음파의 연속적인 측정이 필요하다(Fig. 44.9).[4] 혈류가 없는 것은 불량하거나 부적절한 도플러 적용으로 인해 발생할 수 있으므로 일련의 영상에서 점진적인 악화가 보이지 않는 한 완전한 뇌 순환 정지를 진단할 때 주의해야 한다.[12]

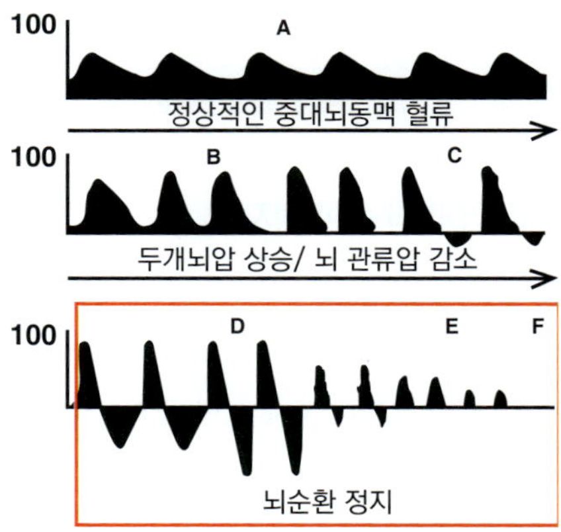

Figure 44.9 두개내압 증가에 따른 점진적 변화. 증가하는 두개내압의 점진적 진행은 결국 두개내 뇌 순환 정지로 이어진다. (A) 정상적인 수축기 혈류의 상승과 이완기 혈류의 감소. (B) 증가하는 최고 수축기 혈류와 감소하는 이완기 혈류, 결국에는 이완기 혈류가 둔화됨. (C) 정점을 찍은 수축기 혈류와 이완기 혈류 역전. (D) 최고 수축기 혈류와 이와 동일한 속도에 접근하는 확장기 혈류 역전이 있는 이상성(biphasic) 또는 진동(oscillating) 혈류. (E) 50 cm/s 이하의 속도와 200 msec 미만의 지속 시간을 가진 고립된 수축기 스파이크 혈류. (F) 제로 혈류 – 이전에는 혈류가 있었다. 빨간 상자(D, E, F)는 뇌 순환 정지가 진단될 수 있는 상태를 나타낸다.

요점 정리

- 초음파 빔과 혈류 방향 간의 입사각은 스펙트럼 도플러 초음파를 사용한 혈류 속도 측정에 중요한 영향을 미친다. 혈류 속도를 과소평가하는 것을 방지하려면 15도 미만의 입사각을 유지하는 것이 이상적이다. 대다수의 초음파 장비는 속도 측정의 정확성을 최대화하기 위해 각도 보정 기능을 포함하고 있지만, 일부 전문가들은 각도 보정 기능의 사용을 권장하지 않는다.
- 목적을 달성해야 하는 경두개 도플러 응급 현장 초음파는 경측두골 창을 통해 중간선 이동 또는 두개내압 상승과 같은 특정 진단을 판단할 수 있다. 그러나 병이 없는 것을 배제하려면 세 가지 경두개 도플러 창(경측두골, 경안와, 구멍경유)을 모두 사용하여 모든 대뇌혈관(전대뇌 동맥, 후대뇌 동맥, 척추 동맥 및 기저 동맥)을 평가하는 포괄적인 경두개 도플러 초음파 검사가 필요하다.
- 간헐파형 도플러를 사용하여 확인된 이완기 둔화, 이완기 혈류 소멸 및 이완기 역전 혈류는 높은 두개내압을 나타낸다.
- 박동 지수(PI)는 두개내압이 상승된 환자에게 간헐파형 도플러를 사용하여 증가된 최대 수축기 속도와 둔화된 이완기 속도 간의 차이를 정량화한다.
- 비록 높은 박동 지수가 높은 두개내압과 관련될 수 있지만, 박동 지수가 두개내압의 대체 지표로서 사용될 때는 넓은 신뢰 구간을 가지며, 이로 인해 그 정밀도에 한계가 있다. 따라서, 두개내압이 높은 환자의 관리에 있어서 침습적 두개내압 모니터링이 여전히 표준적인 방법으로 권장된다.

SECTION 8

연조직과 관절
Soft Tissues and Joints

CHAPTER 45

피부와 연조직
Skin and Soft Tissues

Michael Y. Woo ▪ Elizabeth Lalande

:: 정호형

핵심 포인트

- 응급 현장초음파는 봉와직염 진단에 도움을 줄 수 있으며 농양이나 괴사성 근막염이 있는 환자를 식별할 수 있다.
- 박혀 있는 이물을 진단하고 제거하는 데 있어서 침상옆 초음파가 도움이 된다.
- 건염 및 골절은 응급 현장초음파를 사용하여 정확하게 진단할 수 있는 질환이다.

배경

피부와 연조직의 초음파 검사는 여러 전문 분야의 검사자들에게 매우 유용하게 쓰일 수 있다. 피부와 연조직에 대한 초음파 검사는 봉와직염, 농양, 이물, 골절 및 건염을 비롯한 다양한 질병에 대한 정보를 줄 수 있다.[1]

감염

응급 현장초음파의 가장 보편적인 용도 중 하나는 봉와직염과 피하 농양을 구별하는 것이다.[2,3] 메티실린 내성 황색 포도상구균(MRSA)이 유행함에 따라 피부 감염 환자의 발생도 증가하였다.[4] 이때 많은 경우에서 신체 검사만으로는 농양과 봉와직염을 구분하기 어려우며 결국 확실한 치료, 즉, 농양 절개 및 배액이 지연될 수 있다. 이 경우에 침상옆에서 초음파로 확인하여 농양이 있는지 확인하고 봉와직염 환자에게 적절한 치료를 신속하게 시작할 수 있다.[5–7] 초음파로 비화농성 봉와직염이라고 확인하면, 기존 무작위 연구를 통해 증명한대로 MRSA에 대한 활성 없는 단일 제제 항생제로도 충분하다.[8,9] 괴사성 근막염이 의심되는 환자는 침상옆 초음파 검사를 통해 진단을 확정하고 응급 치료를 빠르게 시작할 수 있다.[10,11]

건염 및 골절

보다 저렴하고, 이동이 간편하면서도 좋은 영상을 보여주는 초음파 기계가 대중화되면서 건염 및 골절을 진단하기 위한 침상옆 초음파가 급격히 증가하였다.[12] 신체검사를 시행한 이후에 표적 응급 현장초음파를 시행하여 건염 및 건 파열이나 찢김 등 다양한 건 병리를 진단할 수 있다.[12,13] 초음파 검사는 시간에 쫓기는 상황이나 일반 방사선 촬영에 대한 접근이 제한된 까다로운 환경에서 침상 곁에서 골절을 진단하는 간단하고 정확한 기술이다.[14,15] 추가적으로, 갈비뼈나 복장뼈 골절 같은 잠행골절에 대해 높은 진단적 정확도를 종종 보여준다.[14,16] 장골 골절에 대한 도수정복의 적절성을 평가할 때, 한 메타 분석 결과 응급 현장초음파는 94–100%의 민감도와 56–100%의 민감도를 가진다고 밝혀졌다. [17] 비경구 진정제를 사용하지 않고 골절을 정복하려는 방법을 찾고 있는 의료진들은 혈종 차단술을 적용하기 위한 가장 적절한 위치를 찾기 위해 초음파를 사용하기도 한다.[18]

이물질

이물질이 박혀 있는 것은 흔한 상황으로 연조직 감염의 근원이 된다. 신체 검사를 통해서는 이물질을 찾아내기가 쉽지 않으며, 제거되지 않고 남아 있는 이물질은 법적 소송으로 이어질 위험이 크다.[19,20] 응급 현장초음파는 목재, 금속, 유리[21] 등의 남아 있는 이물질 식별에 도움을 주고 그 경계를 식별하여 이물질 제거에 도움을 줄 수 있다.[22]

종양

의료인은 연부 조직 결절이 있는 환자에게 초음파를 사용하여 연부 조직 종양과 액체저류(낭종, 농양)를 구별할 수 있다. 초음파에서 발견된 비정상적인 결과는 임상적 맥락에서 고려되어야 한며, 종양이 의심되는 경우 병변의 생검이나 영상 검사 등의 추가적인 검사를 해야 한다.[23] 가장 중요한 것은, 의료진들이 신체 검사를 바탕으로 농양이나 낭종으로 오인된 고형 연조직 결절이나 혈관 병변의 절개 및 배액 시도를 피할 수 있다는 것이다.

영상 획득법(Image Acquisition)

피부와 연부 조직을 검사할 때 가장 좋은 해상도로 보고자 한다면 고주파 선형 배열 탐촉자(5–12 MHz)를 사용해야 한다. 4 cm보다 깊은 구조를 보고자 할 때, 고주파 탐촉자는 초음파가 투과하지 못 할 수도 있으므로, 저주파 탐촉자가 사용될 수 있다. 일례로, 비만 환자의 대퇴골 부위의 깊게 자리한 농양을 관찰하기 위해 저주파 탐촉자가 종종 필요할 때가 있다.

감염이 의심되는 개방 창상을 관찰할 때에는, 멸균 장갑이나 비닐 같은 커버를 이용해서 탐촉자를 덮는 것이 추천되는데 이는 항생제 내성을 가진 균주들이 탐촉자를 오염시키는 것을 막을 수 있기 때문이다. 젤은 커버 안에 뿌려야 한다. 다량의 젤을 사용하면 탐촉자와 피부 사이의 접촉을 유지하는 데 필요한 압력이 최소화되어 검사 중 환자의 불편함이 줄어든다. 매번 초음파 검사가 끝난 후에는 로컬 프로토콜에 따라 승인된 소독 물티슈로 탐촉자를 닦아야 한다.

탐촉자를 이용하여 관심 있는 부위를 체계적으로 평가해야 한다. 관심 영역 주변부의 해부학적 구조를 이해하기 위해서 관심 있는 부위의 가로면과 세로면을 모두 얻어서 혈관, 신경, 림프절과 같은 중요한 주변 구조물을 확인해야 한다. 저류된 액체의 부피는 깊이와 함께 두 개의 평면에서 측정해야 한다. 압박 가능성은 액체저류와 고형 병변을 구별하는 데 도움이 될 수 있다. 절개와 배농이 계획되어 있다면 색조 혈류 도플러와 파워 도플러를 관심 영역 주변의 혈관을 확인하기 위해 사용할 수 있다

성인과 소아환자에서, 수조에 담그는 방법이 사지의 표면에 있는, 예를 들면 손가락 같은 구조물을 초음파로 평가하는데 도움이 된다. 수조는 초음파 빔의 국소적인 영역 내에서 관심 영역을 음파적으로 고립시켜 영상의 해상도를 향상시켜준다.[24,25] 게다가, 수조는(Video 45.1–45.3) 피부에 탐촉자의 직접적인 접촉을 피해줌으로써 불편감을 줄여주고, 사지 윤곽에 영향을 받지 않는 넓은 시야를 제공하며, 동적인 술기 중에 전체영역의 시각화로 영향을 받는 힘줄이나 관절을 실시간으로 동적인 평가가 가능하게끔 한다.

병리학적 소견(Pathologic Findings)

봉와직염, 피하 농양 및 괴사성 근막염

병적으로 의심이 되는 이상 부위와 정상부위를 비교해야 한다(Fig. 45.1, Video 45.4). 초기에 봉와직

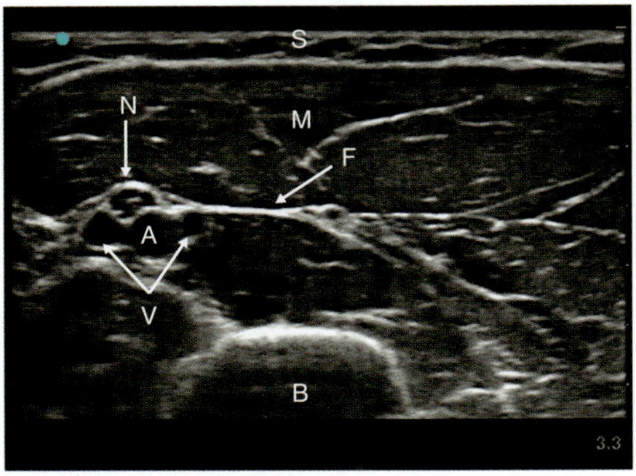

Figure 45.1 정상 피부와 연부조직. 위팔의 정상 연부조직과 뼈는 다음과 같다: 피하조직(*S*), 이두근(*M*), 근막(*F*), 정중신경(*N*), 상완동맥(*A*), 상완정맥(*V*), 그리고 상완골(*B*).

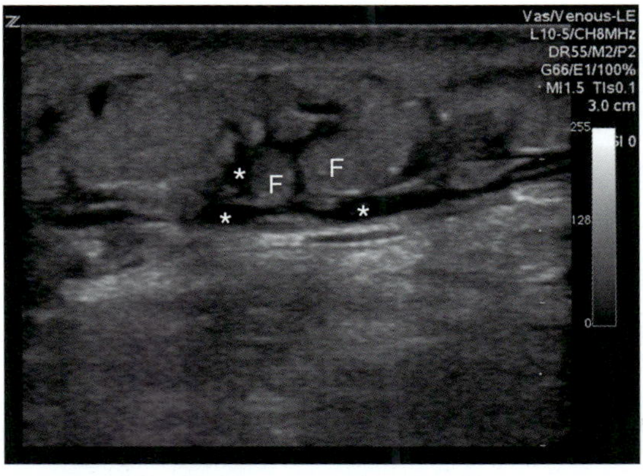

Figure 45.2 부종으로 인한 "조약돌" 양상을 보여주는 봉와직염. *별표*: 부종의 영역, *F*: 피하지방

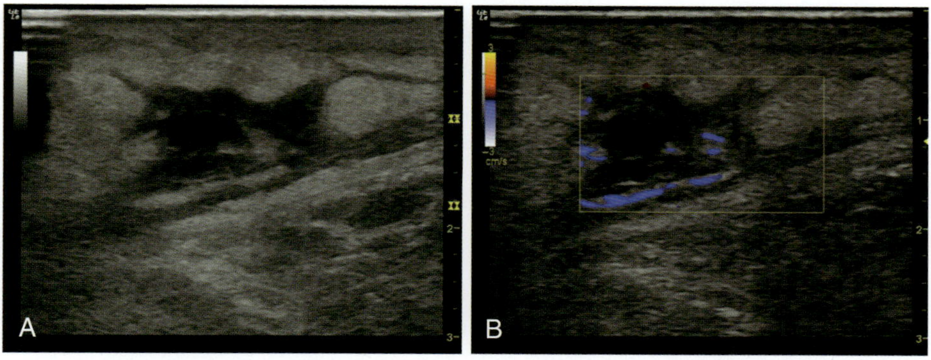

Figure 45.3 (A) 농양, (B) 색조 혈류 도플러(color flow doppler)는 농양 공동(abscess cavity)을 둘러싼 충혈을 보여준다.

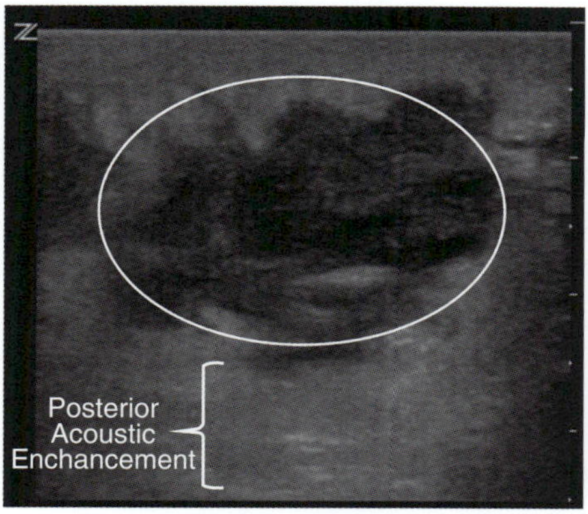

Figure 45.4 **피부 농양.** 농양 공간(타원형)은 고름으로 가득 차 있고 원거리 음장(far field)에서 후방 음향 증강이 관찰된다.

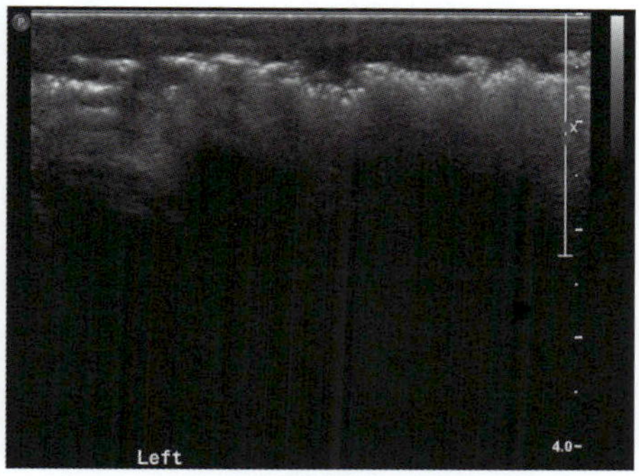

Figure 45.5 **괴사성 근막염.** 근거리 음장(near field)에서의 고에코성 영역은 지저분한 음영을 만드는 연부조직 내에 갇힌 공기를 나타낸다.

염은 피하층을 두껍게 만든다. 봉와직염이 진행됨에 따라 피하 부종이 증가하고 "조약돌(cobblestone)" 양상으로 나타난다 (Fig. 45.2, Video 45.5). 이것은 지방과 결합 조직 주위에 형성된 부종으로 인해 생긴다. 색조 혈류 도플러를 통해 염증으로 인한 충혈 부위가 강조되어 보이는 것을 확인할 수 있다(Fig. 45.3). "조약돌" 양상은 피하부종의 비특이적인 징후이며 봉와직염을 진단하려면 홍반, 압통 또는 백혈구 증가증과 같은 다른 임상적 징후가 필요하다는 것을 인지하는 것이 중요하다. 초음파로 보이는 농양의 모양은 무에코, 저에코 혹은 고에코일 수도 있지만 모든 농양은 후방 음향 강조(posterior acoustic enhancement)를 보인다(Chapter 6 허상 참조)(Fig. 45.4, Video 45.6). 농양의 주변은 고에코 테두리로 둘러싸여 있으며 이는 종종 색조 혈류 도플러상에서 약간의 충혈처럼 보인다. 농양으로 의심되는 부위 가운데 부분에서 혈류가 보이지 않으면 이렇게 무에코로 보이는 부분이 가성동맥류처럼 혈관이 아니라는 것을 확인할 수 있다. 농양을 압박하면 초음파상으로 고름이 소용돌이치는 모습을 볼 수 있다(Video 45.7–45.8).

임상적으로 의심되는 괴사성 근막염의 경우,

현장초음파의 사용이 진단의 확진을 도울 수 있다. 연부조직 내의 공기가 있는 것은 괴사성 근막염의 특징이다. 공기는 여러 개의 혜성 꼬리 허상(comet-tail artifacts)을 생성하여 그림자를 만들고 깊은 곳의 구조물을 잘 안보이게 만든다(Fig. 45.5, Video 45.9). 또한, 심부 근막을 따라서 5 mm 이상의 두께를 보이는 액체가 관찰된다면 괴사성 근막염의 초기 초음파 진단 징후일 수 있다. 약어로 STAFF (subcutaneous thickening, air, and fascial fluid)는 초음파에서 괴사성 근막염의 특징을 기억하는 데 도움이 될 것이다.[26]

건염(힘줄염)

정상적인 힘줄은 각각 갈라진 미세섬유 구조처럼 보인다(Video 45.10). 건염은 건내 부종으로 인해 두꺼워져 보이고 저에코로 보이게 된다(Fig. 45.6, Video 45.11). 힘줄을 초음파로 스캔할 때, 저에코로 보이는 부분이 있다면(특히 힘줄 부착부위에서) 이는 실제 병변이라기 보다는 이방향성(anisotropy)으로 인해 비롯된 것 일수도 있음을 반드시 알고 있어야 한다. 이방향성은 힘줄에 초음파가 비스듬하게 들어갈 때 생긴다.[12] 저에코로 보이는 부분이 이방향성에 의한 것이라면 탐촉자의 각도를 바꿀 때 사라지므로 힘줄은 여러 평변에서 살펴봄으로써 이방향성을 배제해야 한다(Fig. 45.7, Video 45.12).

골절

뼈의 외측피질은 뒤쪽으로 음영을 보이는 고에코 선으로 나타난다(Fig. 45.8, Video 45.13). 피질 고에코 선이 끊어져 있다면 골절을 나타내며 세로면에서 가장 잘 보인다(Fig. 45.9–45.10, Video 45.14). 반향 허상이 세로면에 보일 수 있으며, 고에코 선 중에서 어떤 것이 뼈이고 허상인지 구분하기는 어렵다. 탐촉자를 돌려서 피질의 깊이 정도를 확인하면 어떤 고에코선이 뼈를 나타내는지를 알 수 있다.

초음파 유도를 통해 장골 골절을 도수정복시키려면 정복술을 시도하기 전에 골절 상태를 두 평면으로 확인해야 한다. 만족스러운 각도와 단계적 도수정복을 위해 도수정복술 이후 영상은 술 전이랑 비교해봐야 한다(Fig. 45.11).[17] 골절에 대한 도수정복술 전에 혈종 신경차단술의 적절한 위치를 파악하기 위해 초음파를 사용해 볼 수 있다(Video 45.15).

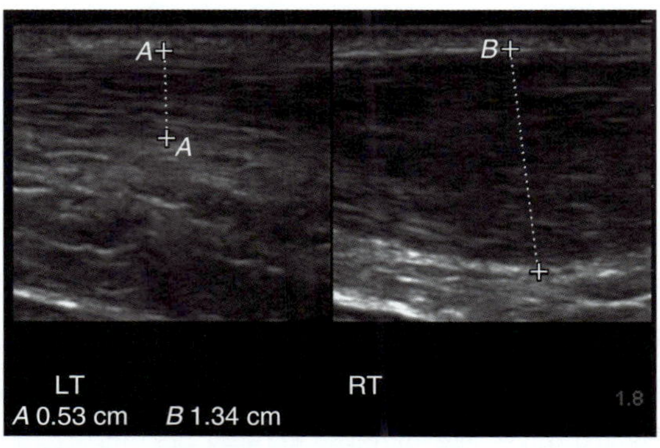

Figure 45.6 정상적인 아킬레스 건(왼쪽)과 아킬레스 건염(오른쪽)의 세로면 비교. *우측*: 아킬레스 건 내의 저에코 부위를 유의하여 보자. *좌측*: 정상 아킬레스건에 비해 전반적으로 두께가 증가되어 있을 뿐 아니라 부종을 의미하기도 한다.

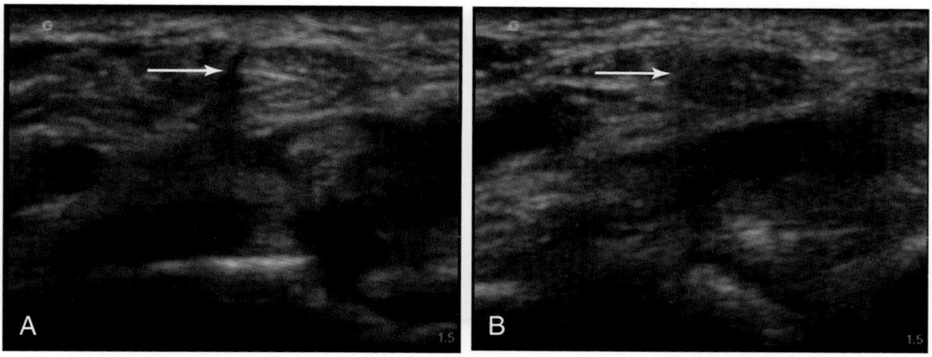

Figure 45.7 이방향성. 탐촉자를 기울이고 입사각을 변경함에 따라 표재 손목 힘줄(화살표)의 음영은 고에코(A)에서 저에코(B)로 바뀐다.

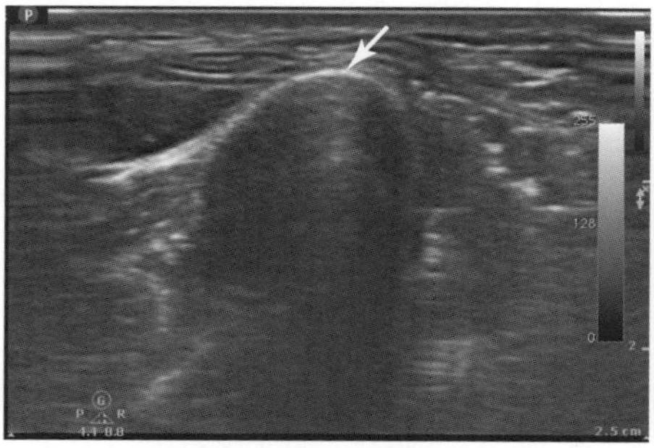

Figure 45.8 보통뼈. 세로면에서 뼈로부터의 반향 허상(화살표)에 의해 생성된 다수의 고에코 선들을 주목하자.

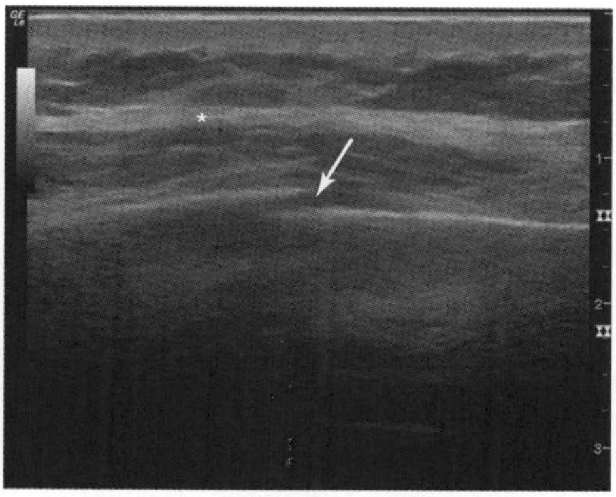

Figure 45.9 갈비뼈 골절. 갈비뼈의 매끄러운 피질 선이 갑자기 끊기는 것은 골절을 의미한다. *별표*: 근막, *화살표*: 골절.

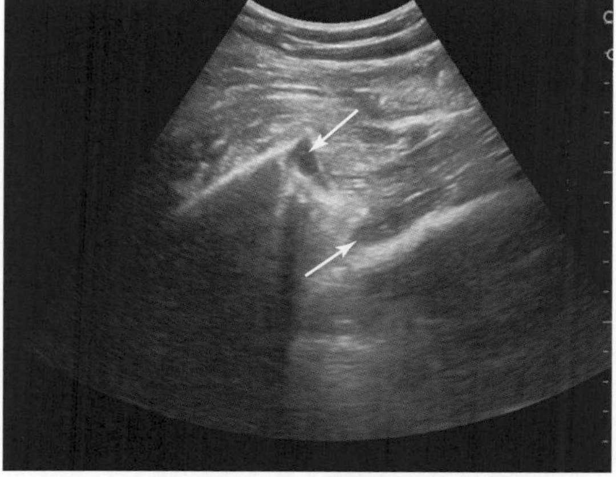

Figure 45.10 대퇴골 골절. 대퇴골의 분쇄골절은 낮은 주파수 곡선 탐촉자(curvilinear transducer)를 사용하여 볼 수 있다. *화살표*: 골절.

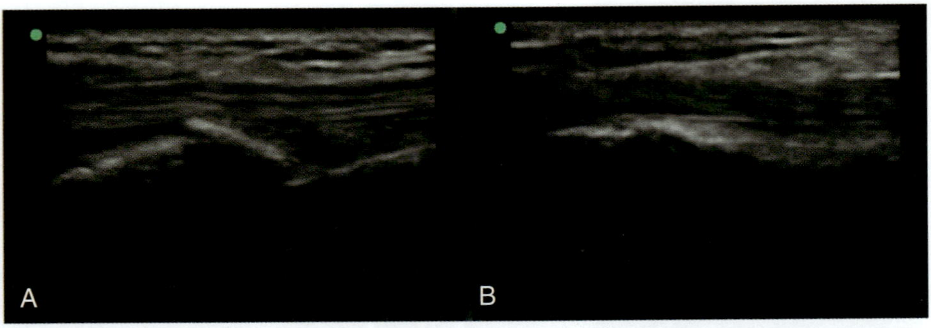

Figure 45.11 골절 도수정복. 도수정복 전(A)과 정복 후(B)의 원위부 요골 골절 소견을 볼 수 있다.

이물질

초음파는 신체검진만으로는 놓칠 수 있는 연부조직 내 이물질을 확인하는 데 도움이 된다. 금속과 같은 방사선 비투과성 이물질은 고에코로 보이고 음영과 반향 허상이 뒤쪽으로 나타나기 때문에 상대적으로 쉽게 식별할 수 있다(Video 45.16). 나무와 작은 이물질(< 5 mm)과 같은 방사선 투과성 이물질은 크기가 작고 식별을 돕는 허상이 없어 식별하기가 더 어렵다. 의심되는 이물질이 있다면 가로면과 세로면으로 확인하는 것이 중요하다.

이물질이 표면에 위치하는 경우 탐촉자의 "음영대(dead zone)" 내에 위치할 수 있다. 이부분은 화면의 최상단 영역으로 해상도가 낮다. 이 효과를 최소화하기 위해 격리 패드를 사용할 수 있다(Fig. 45.12). 사지의 경우 수조(water bath)가 이물질을 검출하는 데 있어서 초음파의 정확성을 높이는 것으로 나타났다.[27] 사지를 수조에 담근 뒤 탐촉자는 피부와 직접 접촉하지 않고 수중에 떠 있게 하면서 관찰한다(Video 45.17).

이물질의 존재 유무가 확실하지 않은 경우에는 이물질로 의심되는 부위 주위에 국소 마취제를 주입하여 이물질이 좀 더 잘 보이게 할 수 있다. 이때 시야가 흐려질 수 있으니, 공기가 주입되지 않도록 주의를 기울여야 한다. 종자뼈나 석회화된 흉터 조직 같은 다양한 정상 또는 병

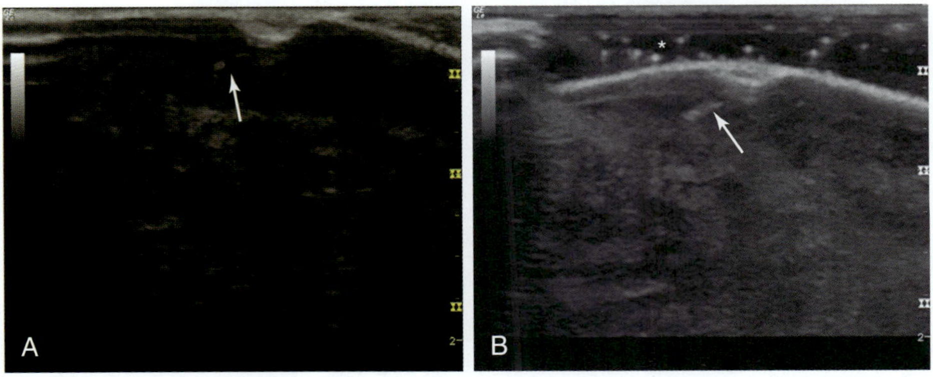

Figure 45.12 이물질. (A) 젤 격리패드없이 보이는 잔존 나무조각(화살표). (B) 젤 격리패드(별표)를 사용하면 잔존 나무조각(화살표)이 더 잘 보이는 것을 확인할 수 있다.

적 구조물들이 이물질처럼 오인될 수 있어 위양성의 결과를 초래할 수 있다.[28]

연부 조직 종양

초음파 소견은 항상 임상 증상을 고려하면서 해석되어야 한다. 때로는 혼합된 에코 정도나 신경 또는 근육에서 발생하는 불규칙한 모양의 종양과 같은 비전형적인 초음파 소견이 보이기도 한다(Fig. 45.13–45.14). 초음파 결과상 연부조직 종양이 의심되는 경우, 조직 생검 같은 침습적인 시술을 침상옆에서 시행하기 전에 CT 또는 MRI같은 추가 영상 촬영을 시행해야만 한다.

요점 정리

- 고주파 탐촉자는 피부 및 연부 조직을 보는 데 선호되지만 비만 환자를 평가하거나 깊은 곳의 구조물을 보려면 저주파 탐촉자가 필요할 수 있다.
- 조약돌 양상(cobblestoning)은 피하부종을 유발하는 어떤 경우에도 관찰되기 때문에 봉와직염에 비특이적이다. 봉와직염을 진단하기 위해서는 초음파 소견상 조약돌 양상과 더불어 임상적인 징후(발적, 압통, 백혈구증가)를 확인해야 한다.
- 색조 혈류 도플러는 농양 주변을 둘러싸는 충혈(hyperemia)을 강조하여 농양을 주변 혈관과 구별 짓게 한다. 농양을 압박할 때 고름이 소용돌이치는 모습이 보일 수 있다.
- 힘줄의 이방향성(anisotropy)은 부종으로 오인되어 건염의 오진으로 이어질 수 있다. 탐촉자를 다양한 각도에서 여러 면을 통해 힘줄을 보는 것은 실제 건염과 이방향성을 구별하는 데 도움이 될 수 있다.
- 젤 격리 패드 또는 수조는 이물질을 평가할 때 표면 조직의 해상도를 향상시킬 수 있다.

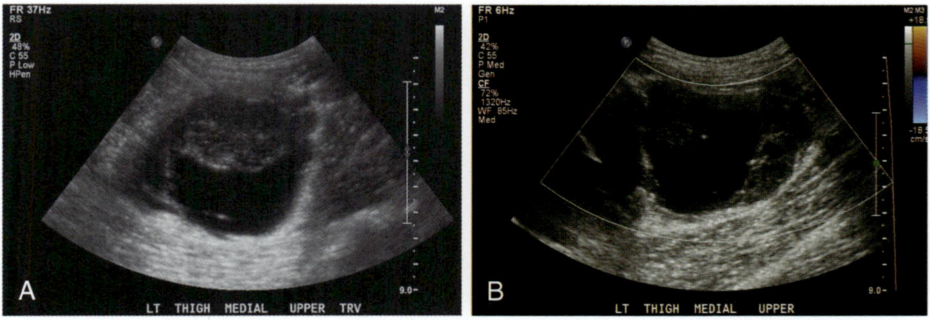

Figure 45.13 허벅지 연부조직 종양. (A) 세로면에서 좌측 허벅지에 만져지는 연부조직 종양이 혼재된 음영을 가지고 있음에 주목하자. 조직검사로 점액종으로 진단되었다. (B) 연부조직 종양의 색조 혈류 도플러 검사에서 종양 내 흐름(flow)이 없음을 보여준다.

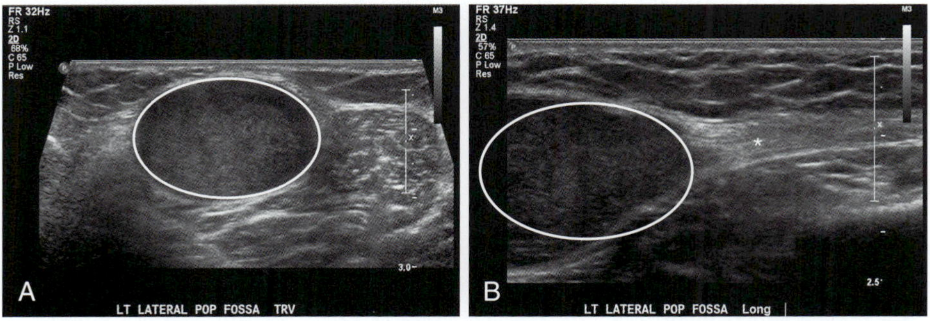

Figure 45.14 오금 연부조직 종양. 세로면(A)과 가로면 (B)에서 오금의 신경에서 기인하는 연부조직 종양이 관찰된다. *별표*, 비골 신경(peroneal nerve).

CHAPTER 46

관절
Joints

Sahar Janjua ▪ Chan Kim ▪ Eugene Kissin :: 정호형

핵심 포인트

- 관절 해부학에 대한 철저한 이해는 효율적이고 정확한 초음파 영상을 얻는 데 있어서 가장 중요하다. 골격을 이용한 랜드마크들을 통해서 탐촉자의 위치를 확인하는 길잡이로 삼고, 연부 조직의 위치도 확인한다.
- 진단적으로, 근골격 초음파 사용을 통해 관절 내 또는 관절 주위에서 액체저류를 확인하는 것을 넘어서서 관절 손상 진행을 예측하는 것뿐만 아니라 무증상 관절 염증 및 부식의 확인에도 도움을 받을 수 있다.
- 치료적으로, 관절과 연부 조직 흡인 및 주사 유도를 위한 초음파의 사용은 충분한 근거가 뒷받침되어 있다.

배경

근골격계 초음파는 진단을 돕고 바늘 삽입 유도를 위해 진료 현장에서 점차 널리 사용되고 있다.[1-4] 진단 도구로서의 근골격계 초음파의 이점은 방사선 노출에 대한 부담 없이 고해상도 영상을 즉각적으로 얻을 수 있어서 환자의 불편을 최소화시킬 수 있다는 점이다.[5,6] 단점은 다른 영상 양식에 비해 상대적으로 제한된 시야, 뼈의 그림자로 인해 깊은 곳의 구조물이 잘 안 보일 수 있다는 점, 시술자의 숙련도에 따라 진단의 정확도가 영향을 받는다는 점 등이 있다.[7] 미국초음파의학회(The American Institute of Ultrasound in Medicine, AIUM)와 미국영상의학회(The American College of Radiology)는 관절, 힘줄, 인대, 연부 조직 및 신경의 병변에 대한 근골격계 초음파의 사용에 대한 지침을 만들었다.[8,9] 미국류마티스학회(American College of Rheumatology)는 관절경 검사, 관절 내 주사, 낭종이나 농양의 흡인, 활액막 생검과 같은 근골격계 상태를 평가하거나 중재술 시 사용하는 초음파에 대한 증거 기반 고찰을 발했다.[10] 이 장에서는 큰 관절의 일반적인 초음파 모양, 일반적인 관절 병리 및 초음파 유도 관절 주사 기술에 대해 고찰한다.

특별 고려사항

이방향성

이방성은 근골격계 초음파와 관련된 가장 흔한 영상 허상들 중 하나이며, 다른 방향에서 측정했을 때 다른 값을 보이는 특성이 표현되는 것으로 정의된다.[11] 초음파 빔이 영상에 나타나는

구조물의 평면에 수직이 아닌 방향으로 들어갈 때, 그 구조물이 실제가 아닌 허상성 저에코로 나타나게 된다.[12] 반사가 잘 이루어지는 힘줄과 인대의 섬유 구조는 신경이나 근육 및 다른 조직들보다 이방향성을 더 잘 나타낸다. 따라서, 힘줄은 90도 각도에서 보면 때 고에코로 보이지만, 기울어진 각도로 보면 저에코, 심지어 무에코로 보일 수도 있어서 액체저류로 오인될 수 있다. 숙련된 의료인은 탐촉자를 기울여 보면서 주변 구조보다 힘줄의 에코변화가 더 발생하는 것을 관찰함으로써 정상적인 힘줄과 다른 조직을 구별하는 데 이방향성을 이용할 수도 있다 (Video 46.1).[13] 이방향성과 다른 초음파상 허상들 때문에, 가로면과 세로면(직교면)을 모두 확인하면서 혹시 있을지 모르는 이상 소견을 파악하는 것이 허상들을 병변으로 오인하지 않도록 하는 데 반드시 필요하다.

도플러 설정

도플러 효과는 음원이나 수신기 혹은 반사기의 움직임으로 인한 음파의 주파수 변화로 정의된다.[1,14] 도플러 초음파는 염증으로 인한 조직 관류가 증가되는 것을 확인하기 위한 용도로 사용이 점점 늘어나고 있다. 근골격계 초음파에서 도플러 초음파를 사용하여 활액성 염증을 진단할 수 있다.[15,16]

근골격 초음파에서 중요한 도플러 지표로는 펄스 반복 주파수(pulse repetition frequency, PRF), 벽 필터(wall filter) 및 감도(gain) 등이 있다. 펄스 반복 주파수(PRF)는 단위 시간당 탐촉자에 의해 방출된 펄스 수를 나타낸다. PRF를 낮추면 돌아온 펄스를 듣기 위해 탐촉자에게 더 많은 시간을 허용하므로 활막 조직과 같은 저혈량 조직에 대해서 민감도를 증가시킨다. 근골격계 초음파의 이상적인 PRF 범위는 0.5–1 kHz,[17] 사이로, 혈관 도플러 연구를 위한 PRF보다 훨씬 낮다. 벽 필터(wall filter)는 도플러 신호에 대한 동맥 벽 맥박의 영향을 최소화하기 위해 사용되며 기본적으로 박동에 의한 벽운동이 없는 작은 활막 혈관을 통해 혈액이 흐르는 경우, 벽

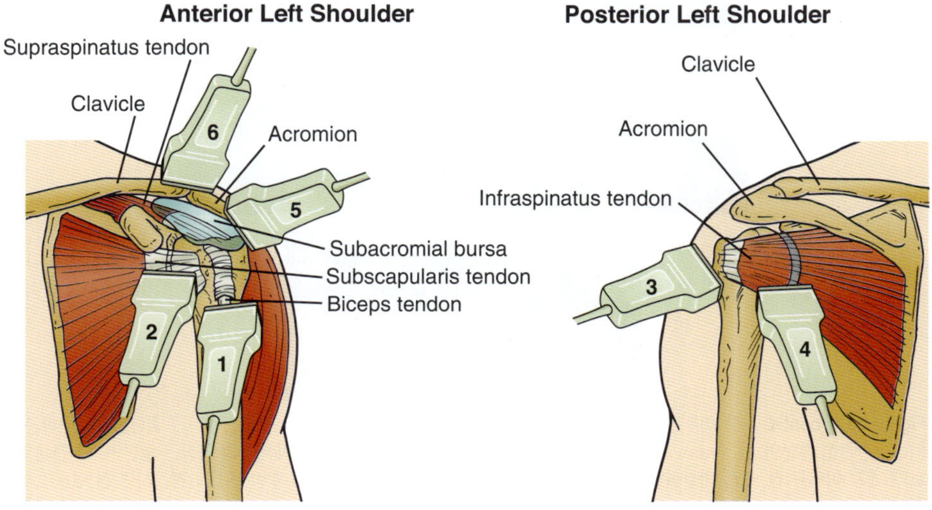

Figure 46.1 어깨 초음파 검사.

Continued

필터를 최소화하여 도플러 민감도를 최적화해야 한다. 그러나 벽 필터를 너무 낮게 설정하면 도플러 영역에서 탐촉자가 조금만 움직여도 "섬광(flash)" 허상이 나타나 실제 도플러 신호를 가리게 된다.[14] 감도는 조직에서 돌아오는 도플러 신호의 증폭을 조절한다. 감도 설정은 도플러 신호가 허상이 나타날 때까지 먼저 감도를 증가시킨 다음 이러한 도플러 허상 신호가 사라질

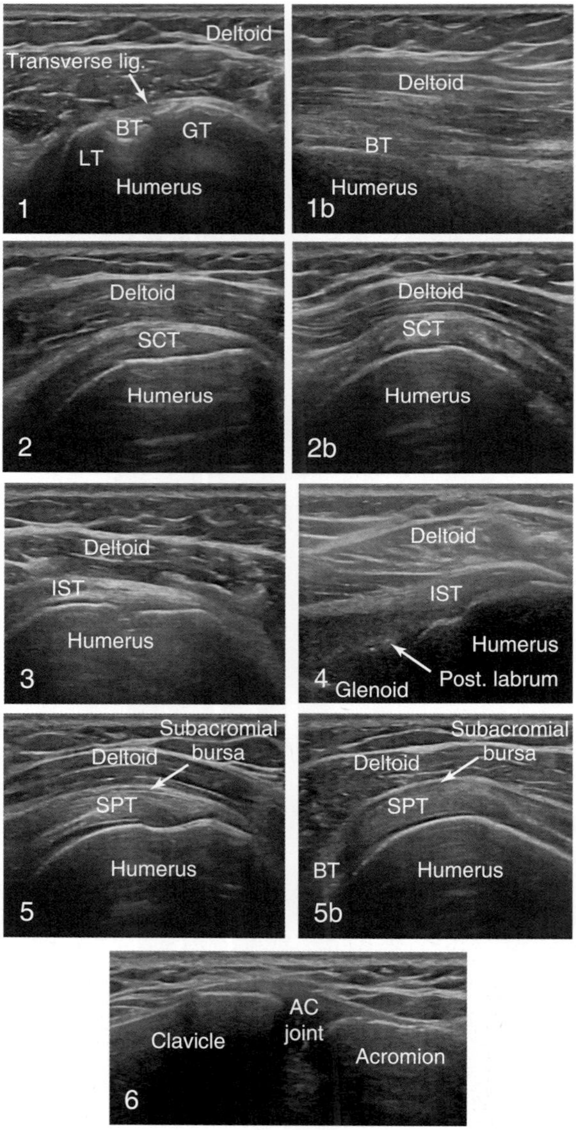

Figure 46.1, cont'd 1, 이두근 횡단면. 1b, 이두근 종단면. 2, 견갑하근 종단면. 2b, 견갑하근 횡단면. 3, 극하근 보기. 4, 견관절 종단면. 5, Crass 자세에서의 극상근 종단면. 5b, 수정된 Crass 자세에서의 극상근 횡단면. 6, 견쇄관절 보기. *BT*: 이두근 건, *GT*: 대결절, *IST*: 극하근 건, *lig.*: 인대, *LT*: 소결절, *post.*: 후방, *SCT*: 견갑하근 건, *SPT*: 극상근 건.

때까지 감도를 계속 줄이면서 조정한다. (Video 46.2).[17]

영상 방향(Image orientation)

근골격계 초음파 영상에서 전통적으로 왼쪽에 안쪽 또는 근위부 구조물이 오른쪽엔 바깥쪽 또는 원위부 구조물이 표시된다. 반대로, 대부분의 응급 현장초음파 영상에선 술자가 환자를 어떻게 마주하는가에 상관없이 스크린의 왼쪽은 근위부 또는 술자의 왼쪽 구조물을 표시한다. 이번 장 전반적으로 전통적인 근골격계 영상 방향은 스크린 왼쪽엔 안쪽/근위부 구조물이 스크린 오른쪽에 바깥쪽/원위부 구조물이 표시되는 것을 따를 것이다.

영상 획득법(Image Acquisition)

초음파 기계는 검사자가 머리를 움직이는 것을 최소화하기 위해 검사자의 앞에 배치시키며 검사할 신체 부위는 검사자와 초음파 스크린 사이에 위치해야 한다. 대부분의 근골격계 초음파 검사는 선형 탐촉자를 이용하는데 엉덩이 관절 검사 같은 좀 더 넓고 깊은 곳까지 확인해야 하는 경우는 곡선형 탐촉자를 이용한다. 일반적으로 뼈 표면을 볼 수 있는 가장 높은 주파수를 사용해야 하는데 손가락과 손목에는 보통 12–18 MHz의 주파수가 사용되며, 발목, 팔꿈치와 무릎에는 10–12 MHz, 어깨와 엉덩이에는 8–12 MHz가 사용된다.

어깨

어깨의 9개의 표준영상을 통해서 회전근개건, 이두근 건, 견봉 쇄골 관절 및 견갑 상완 관절에서 가장 흔히 손상된 힘줄을 확인하는 데 도움이 될 수 있다. 환자가 앉아 있는 동안 검사자는 환자의 뒤 또는 앞에 서 있는다. 각각의 영상은 Fig. 46.1와 같다.

1. 이두근 영상(가로면)

방법: 환자는 앉은 상태에서 손바닥을 위로 한 채 허벅지에 손을 올려 놓는다. 탐촉자는 수평 방향으로 놓는데 외측으로는 대결절(great tuberosity), 내측으로는 소결절(lesser uberosity)이 위치한다. 탐촉자를 대흉근(pectoralis major) 부착부위까지 내려서 스캔하면서 힘줄 파열이 있는지 확인한다. 이두박근 아탈구를 평가하기 위해 팔을 외회전시킨다(Video 46.3).

소견: 가로면에서는 상완골 결절 사이에 이두근건이 보인다. 탐촉자 각도는 건병증(tendinopathy)이나 건초삼출(tendon sheath effusion)을 확인하기 위해 에코 정도가 최대화하도록 조정해야 한다. 이두근건 파열 누락을 피하려면 탐촉자를 대흉근 부착 부위까지 아래쪽으로 탐촉자를 이동시킨다.

1b. 이두근 영상(세로면)

방법: 환자는 앉은 상태에서 손바닥을 위로 한 채 허벅지에 손을 올려 놓는다. 대결절과 소결절 사이에 탐촉자를 수직으로 놓는다. 힘줄 이방성(anisotropy)을 피하려면 탐촉자 가장자리를 누른다.

소견: 세로면에서 검사자는 이방성을 피하기 위해 탐촉자를 힘줄 섬유에 평행하게 위치시켜야 하는데 그러기 위해 탐촉자 가장자리를 단단히 눌러야 한다. 이 영상에서, 이두근 힘줄 곁 지방을 힘줄 자체로 착각하면 안 된다. 지방에는 힘줄과 같은 섬유 모양의 패턴이 없다. 이두근 껍질(sheath)의 도플러 신호가 증가하면 염증성 건초염(tenosynovitis)을 시사하며, 전상완회선동맥

(anterior circumflex humeral artery)의 분지는 힘줄의 바깥을 따라 주행하는데 이를 충혈로 오인해서는 안 된다.

2. 어깨밑근 영상(세로면)

방법: 환자는 앉아서 손바닥을 위로 한 채로 어깨를 최대한 외회전시킨다. 소결절에 수평으로 탐촉자를 놓는다.

소견: 힘줄 부착 부위에 초점을 맞춘다. 어깨 밑근은 소결절에 부착되고 가시밑근은 대결절에 부착된다. 탐촉자를 약간의 내측으로 평행이동하면서 팔을 외회전시키면 어깨밑근이 보이고 (Video 46.3), 탐촉자를 외측으로 평행이동하면서 팔을 내회전시키면 가시밑근이 보인다.

2b. 어깨밑근 영상(가로면)

방법: 환자는 앉아서 손바닥을 위로 한 채로 어깨를 최대한 외회전시킨다. 소결절에 수직으로 탐촉자를 위치시킨다.

소견: 힘줄 부착 부위에 초점을 맞춘다. 어깨밑근은 소결절에 부착한다. 어깨밑근 힘줄은 뭇깃모양(multipennate appearance)이다. 이 소견을 힘줄 손상으로 오인하지 않는다.

3. 가시밑근 영상(세로면)

방법: 환자는 앉은 채로 팔을 몸을 가로지르며 내회전시킨다. 탐촉자를 대결절 뒤쪽가장자리를 포함한 어깨의 바깥쪽에 수평으로 위치시킨다.

결과: 힘줄 부착 부위에 초점을 맞춘다. 탐촉자로 위팔어깨관절에 닿을 때까지 힘줄에 대해 세로면에서 가시밑근이 뒤쪽으로 보여야한다. 뼈의 윤곽이 잘 보일 때까지 깊이 설정을 깊게 주고 주파수를 줄여야 한다.

4. 위팔어깨관절 영상(세로면)

방법: 환자는 팔을 외회전 시킨 채 앉아 있어야 한다. 탐촉자는 수평으로 뒤쪽에서, 견갑골 돌기에 평행하게 놓고 상완골 머리, 관절오목 및 테두리(glenoid and labrum) 위에 위치시킨다. 탐촉자가 위팔어깨관절에 수평으로 닿으면 가시밑근이 뒤쪽으로 따라 나온다.

소견: 앉아 있는 환자에서 어깨 관절 삼출을 볼 수 있는 가장 민감한 부위는 관절의 꼬리 부분(caudal portion)이다. 관절 내 삼출물의 후방 측면을 보면서 팔을 바깥쪽으로 완전히 회전 시키면 관절 삼출물 검출에 대한 민감도가 극대화된다. 이전 연구들에서 보면 이 자세로 8 mL 삼출액을 발견하는데 17% (5/30)인 중립자세와 비교하면 100% (30/30) 민감도를 보였다(Video 46.4, Video 46.5–46.6).[18,19] 관절테두리(labrum), 활막집(synovial capsule) 그리고 관절오목(glenoid)의 뼈 윤곽이 모두 보여야 한다. 정상적으로, 관절테두리는 삼각형 모양으로 관절오목에 붙어있다(Video 46.7). 찢어진 관절테두리는 팔을 돌리면 관절오목으로부터 떨어진다(Video 46.8).

5. 가시위근 영상(세로면)

방법: 환자의 팔을 "crass 자세(팔은 최대한 내회전 시킨 상태로 손바닥을 등중간에 대는 자세)" 또는 "변형 crass 자세(손은 바지 뒷주머니에 넣은 채 팔꿈치가 뒤쪽을 가리키게 하는 자세)"로 취하게 한다. Crass 자세에서 탐촉자 대결절의 끝을 수직으로 향하게 한다. 이때 crass 자세에서는 탐촉자 표식은 견봉(acromion) 근위부를 가리키고 변형 crass 자세에서는 귀(탐촉자를 비스듬히 놓을 때) 방향을 가리킨다.

소견: 가시위근 힘줄은 crass 자세 또는 변형

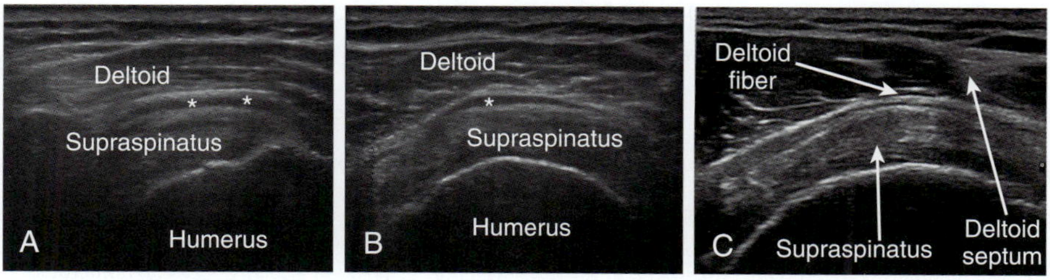

Figure 46.2 견봉하 점액낭. 극상근 건과 팽창된 견봉하 점액낭(별표)이 종단면(A)과 횡단면(B)에서 보인다. (C) 횡단면에서의 극상근 건과 일부 흔한 영상 해석의 함정: 저에코성 삼각근 섬유가 견봉하 점액낭으로 오인될 수 있다(실제 점액낭은 그 아래에 있음). 삼각근 중격이 극상근에 그림자를 드리워 극상근의 건증이나 파열로 오인될 수 있다.

crass 자세에서 볼 수 있다. 이 두 자세는 모두는 견봉 아래에서부터 가시위근을 빼내준다. crass 자세나 변형 crass 자세에서 가시위근 힘줄의 세로면에는 상완 골두의 둥근 윤곽과 상완 골두 관절 부위가 대결절의 평평한 "발자국" 부위로 이행되는 부위까지 다 보여야 한다. 가시위근의 근섬유가 바깥쪽에서 가시밑근의 근섬유로 바뀌게 되고, 뼈는 평평하게 바뀌게 된다.[20] 가시위근의 근섬유가 대결절이 부착되는 부위에서 휘어지는데 초음파로 볼 때 이는 이방향성(anisotrophy)을 유발하게 되며 힘줄이 찢어진 것을 오인하게 만드는 가장 흔한 원인이 된다.[21] 이때 탐촉자의 원위부쪽 끝을 압박하면 원위부 힘줄 섬유가 밝게 보이게 된다(Fig. 46.2).

5b. 가시위근 영상(가로면)

방법: 환자의 팔을 crass 자세나 변형 crass 자세로 놓는다(위의 5번 참조). 탐촉자는 crass 자세에서는 수평으로 위치시키고, 변형 crass 자세에서는 칼돌기(xiphoid process) 방향으로 비스듬하게 향하게 한다.

소견: 가시위근 힘줄은 내측 및 외측으로 비슷한 두께로 보여야 한다. 힘줄이 한쪽으로 점차적으로 가늘어지면 탐촉자가 힘줄에 비스듬하게 놓여 있을 가능성이 높다. 가시위근 인대의 파열을 삼각근 격막에 의해 발생하는 음영으로 오인할 수 있어 주의해야 하고, 직교면(orthonogal view)으로 확인하면 이를 구분할 수 있다. 추가적으로 삼각근의 심부 근육섬유에 의한 저음영은 견봉하 윤활낭(subarcromial bursa)으로 오인할 수 있다.(Fig. 46.2, Video 46.9 참조).[21]

6. 봉우리빗장관절 영상

방법: 환자를 팔을 옆으로 붙이고 앉힌다. 탐촉자는 수평으로 놓고 빗장뼈과 어깨뼈봉우리를 가로질러 어깨 꼭대기까지 이동하면서 봉우리빗장관절을 관찰한다.

소견: 증상이 없는 봉우리빗장관절낭 팽창과 뼈곁돌기(osteophytes)는 노년층에서 흔하다.

팔꿈치

일반적인 굴곡근 및 신전근 기시부, 관절낭, 활막, 상완골 및 척골을 확인하기 위해 5개의 표준 팔꿈치영상을 얻는다. 검사자는 환자 앞쪽에 앉는다. 앞쪽 영상을 보려면 팔을 쭉 펴야 하고 다른 영상을 잡으려면 45–90도 정도 구부려야 한다. 탐촉자의 위치는 Fig. 46.3에 나와 있다.

1. 앞쪽 영상(세로면)

방법: 환자를 팔꿈치를 편 채 앉게 한다. 탐촉자를 앞쪽에 수직으로 위팔뼈작은머리(상완 골소두, capitulum)(상완골의 원위부 바깥쪽) 위에 놓고, 도르래(trochlea) 위쪽가지 안쪽 방향으로 훑어준다. 근위부 관절낭과 관절 틈새의 "갈매기 모양"을 확인한다.

소견: 세로면으로 보면 전방 팔꿈치 관절낭은 위팔뼈작은머리(capitulum)와 경골 머리 사이의 "갈매기" 모양(관절틈새에 있는 조직은 갈매기 "몸통"이고 양측의 뼈위로 펴진 관절낭은 "날개")으로 보인다. "갈매기"는 관절 삼출물이 있으면 사라지는데 이는 관절낭이 관절 틈새에서 밀려 나오기 때문이다. 관절의 내측, 상완골척골(humeroulnar) 부분은 날카롭게 보이는 삼각형 모양의 척골 갈고리돌기(coronoid process)에 의해 확인할 수 있는 반면에 관절의 외측, 상완골요골(humeroradial) 부분은 사각형 모양의 머리를 가지고 있다.

1b. 앞쪽 영상(가로면)

방법: 환자를 팔꿈치를 편 채 앉게 한다. 탐촉자를 앞쪽에 수직으로 위팔뼈작은머리(상완골 소두, apitulum)(상완골의 원위부 바깥쪽) 위에 놓고, 도르래(trochlea) 위쪽가지 안쪽 방향으로

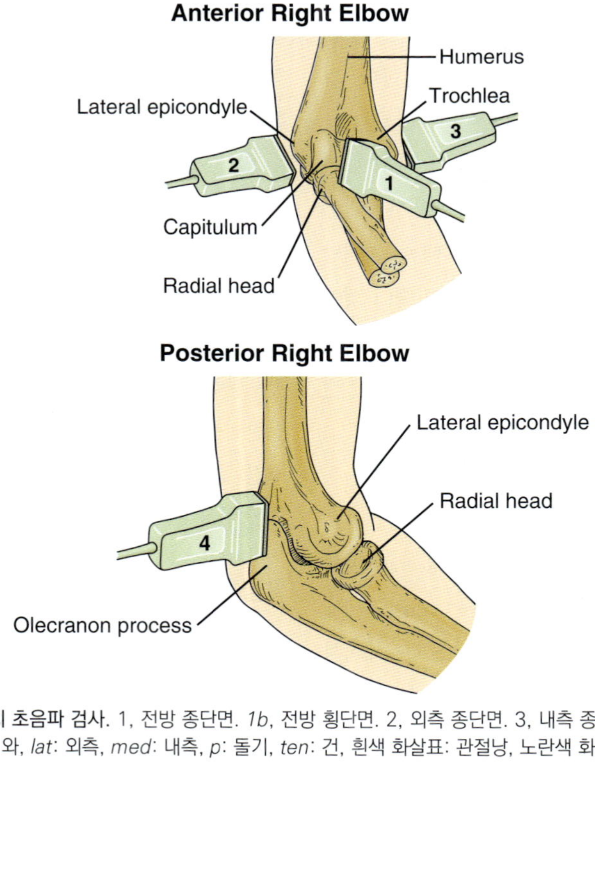

Figure 46.3 팔꿈치 초음파 검사. 1, 전방 종단면. *1b*, 전방 횡단면. 2, 외측 종단면. 3, 내측 종단면. 4, 후방 종단면. *4b*, 후방 횡단면. *F*: 와, *lat*: 외측, *med*: 내측, *p*: 돌기, *ten*: 건, 흰색 화살표: 관절낭, 노란색 화살표: 관절 틈새.

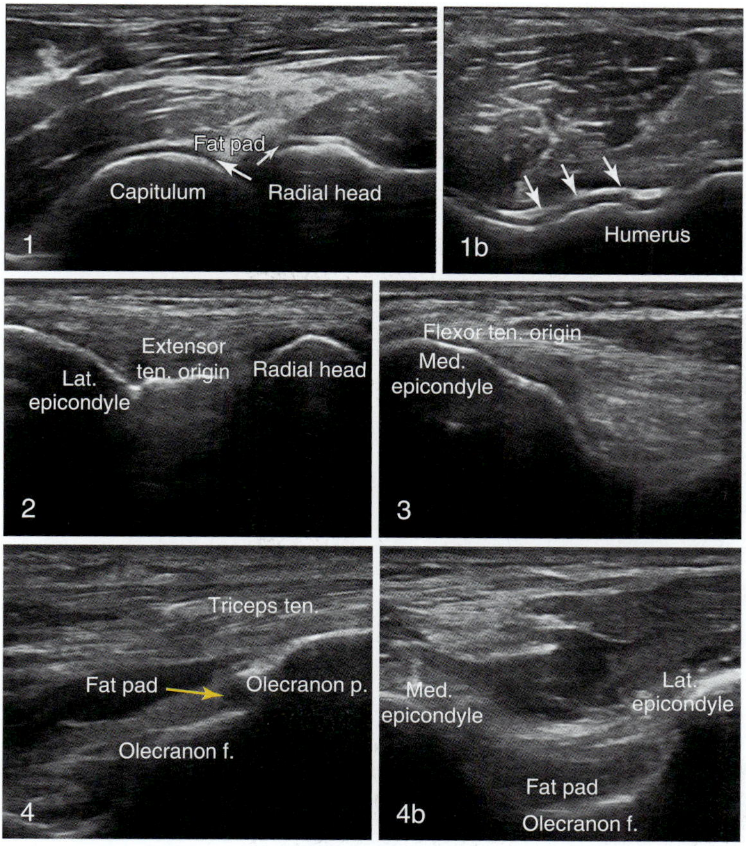

Figure 46.3, cont'd.

훑어준다. 유리 연골(hyaline cartilage)로 덮인 원위부 상완골 위에서 시작하여 관절 오목(joint recess) 위쪽으로 쓸어가며 본다.

소견: 가로면에서 원위부 상완골의 유리질 영역은 “w” 모양을 보인다. 탐촉자를 삼출액이 있는지 여부를 확인하게 위해 여기부터 요골 및 갈고리 오목(coronoid fossa) 근위부 쪽으로 훑어본다.

2. 바깥쪽 영상(세로면)

방법: 팔꿈치를 90도로 굽힌 상태로 내회전시킨다. 탐촉자는 공통 신전근 힘줄의 길이 방향을 따라 바깥쪽 위관절융기(lateral epicondyle)에 놓는다. 근육보다는 신전근 힘줄 섬유를 본다.

소견: 관절낭은 신전근 힘줄 기시부 바로 아래에 보인다.

3. 안쪽 영상(세로면)

방법: 팔꿈치를 45도 편 채로 외회전시킨다. 탐촉자는 내측 위관절융기(medial epicondyle) 위에 세로로 놓는다.

소견: 굴곡근 힘줄 기시부는 상대적으로 짧은 힘줄띠로 보인다. 내측 측부 인대(medial collateral ligament) 찢김을 이 영상에서 볼 수 있다.

4. 뒤쪽 영상(세로면)

방법: 팔꿈치의 뒤쪽 영상은 팔꿈치를 90도로 굽힌 채 내회전시키고, 검사 테이블의 가장자리에 팔꿈치머리(olecranon)를 기대어 얻는다. 탐촉자는 팔꿈치머리 오목(olecranon fossa)을 가로질러 팔꿈치머리에서 수직으로 뒤편에 위치시킨다.

소견: 뒤쪽 팔꿈치머리오목은 팔꿈치 관절 삼출이 초음파로 가장 잘 보이는 공간이다.[22] 부식(erosion)은 보통 팔꿈치머리돌기(olecranon process)의 삼두근 기시부 바로 근위부 쪽에서 보인다. 팔꿈치머리돌기 윤활낭(olecranon bursa)은 탐촉자를 대는 압력 정도로 쉽게 눌리게 되므로 충분한 젤을 발라서 탐촉자로 누르는 압력을 최소화시키면 삼출액을 치는 것을 막을 수 있다.

4b. 뒤쪽 영상(가로면)

방법: 환자 위치 – 위의 # 4를 참조한다. 팔꿈치머리오목을 지나, 수평 방향으로 뒤편에 탐촉자를 위치시킨다. 팔꿈치머리오목 전체에 걸쳐 탐촉자를 훑어준다.

소견: 뒤쪽 팔꿈치머리오목은 팔꿈치 관절 삼출이 초음파로 가장 잘 보이는 공간이다.[22]

손목

손목에는 굴곡근 및 신전근 힘줄, 관절 구획 및 정중 신경을 보기 위한 8가지 표준영상이 있다. 환자는 검사자 앞에 앉은 상태에서, 보려고 하는 영상에 따라서 손바닥을 바로 놓거나 뒤집거나 할 수 있다. 강하게 압박하면 등쪽, 내측 및 외측 굴곡근 힘줄집(tendon sheath)에서 삼출액을 놓칠 수 있으므로 과도하게 탐촉자를 압박하지 않는다. 손목의 단면도는 Fig. 46.4에 나와 있고, 각각의 영상은 Fig. 46.5에 나와 있다.

1. 등쪽 영상(가로면)

방법: 해부학적 중립 자세에서 손바닥을 아래로 향하게 한다. 탐촉자의 한쪽 끝은 리스터 결절 위에, 다른 쪽 끝은 척골 위에 위치시킨다. 리스터 결절에서 주상월상인대(scapholunate ligament)

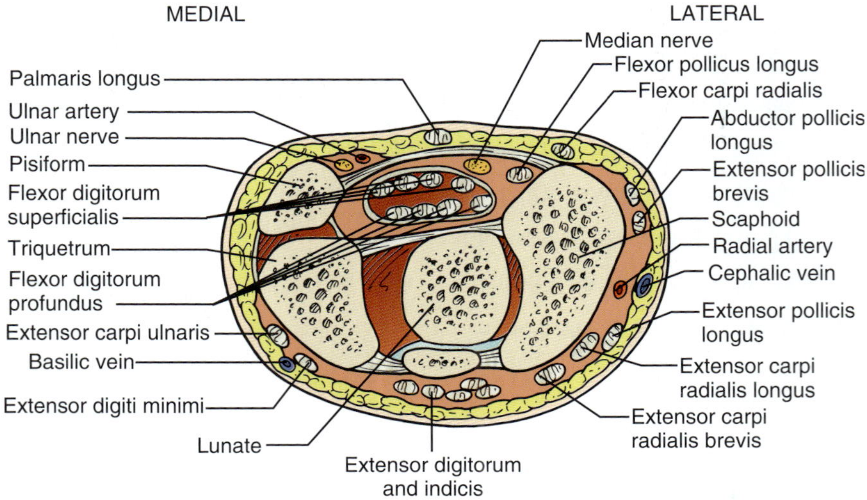

Figure 46.4 손목 횡단면 해부학.

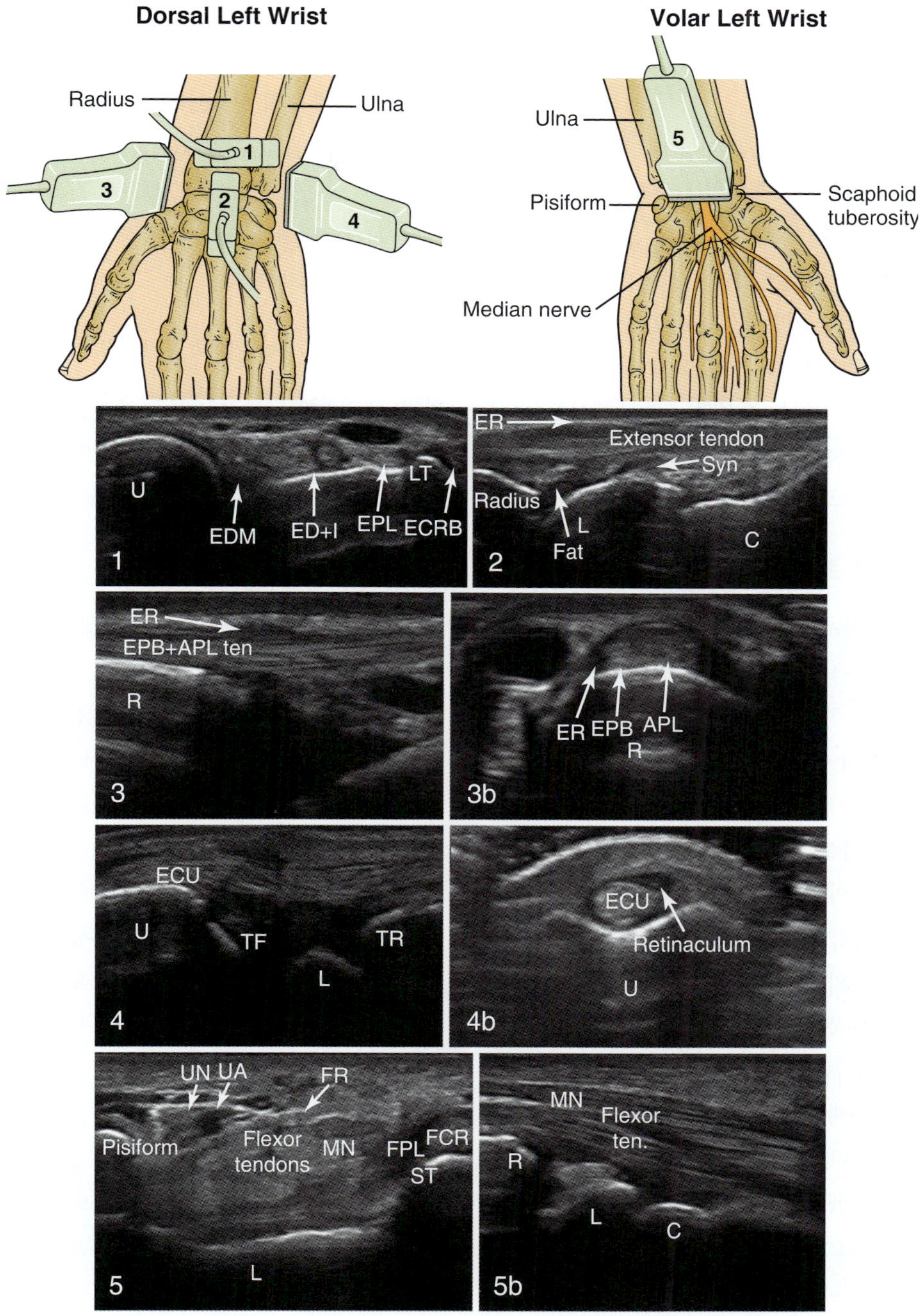

Figure 46.5 손목 초음파 검사. 1, 배측 횡단면. 2, 배측 종단면. 3, 요측 종단면. 3b, 요측 횡단면. 4, 척측 종단면. *4b*, 척측 횡단면. 5, 수장측 횡단면. *5b*, 수장측 종단면. *APL*: 장무지외전근, *C*: 유두골, *ECRB*: 단요수근신근, *ECU*: 척수근신근, *ED+I*: 총지신근과 시지신근, *EDM*: 소지신근, *EPB*: 단무지신근, *EPL*: 장무지신근, *ER*: 신전근 지대, *Fat*: 정상 관절 지방/섬유 결합 조직, *FCR*: 요수근굴근, *FPL*: 장무지굴근, *FR*: 굴근 지대, *L*: 월상골, *LT*: 리스터 결절, *MN*: 정중신경, *R*: 요골, *ST*: 주상골 결절, *Syn*: 정상 활막 반사, *TF*: 삼각 섬유연골, *TR*: 삼각골, *U*: 척골, *UA*: 척골동맥, *UN*: 척골신경.

를 통해 유두골(capitate)까지 훑는다. 이 영상에서 등쪽의 힘줄과 주상월상인대의 평가가 가능하다(Video 46.10).

소견: 등쪽 손목을 검사할 때, 관절을 신전시키면 정상 활막을 활막비대로 착각할 수 있기 때문에 해부학적 중립 자세를 유지하도록 한다. 등쪽 손목의 정상적인 신전근지지대(extensor retinaculum)는 이방향성으로 인해 저에코로 보일 수 있는데, 이때 건초염으로 착각하지 않도록 한다.[23] 검사자는 손목활(carpal arch)에서 원위부의 등쪽 손목에 있는 정상적인 도플러 신호를 활막염으로 오인하지 않도록 주의한다.

2. 등쪽 영상(세로면)

방법: 환자 위치 – 위의 1번과 같다. 탐촉자의 한쪽 끝을 리스터 결절의 척골 쪽 바로 옆에 두고 다른 쪽 끝을 3번째 중수골에 가리키도록 위치시킨다. 이 방향에서 탐촉자를 양쪽으로 훑는다.

소견: 관절낭을 평가한다. 손목이 신전되면 활액 조직이 더 두드러지기 때문에 손목은 해부학적 중립 자세를 유지해야 한다. 월상골(lunate)은 등쪽의 요골수근골 활(radiocarpal arch)[24] 에서부터 등쪽 동맥을 통해 혈액을 공급받는다. 이 혈관이 뼈로 진입하는 것을 색조 혈류 도플러로 확인해야 하며 부식(erosion)으로 오인하지 않도록 한다. 또한 척골충돌증후군(ulnar impaction syndrome)은 근위부 월상골의 척골면에 낭성 변화를 일으킬 수 있는데, 이 또한 부식으로 오인될 수 있다.[25]

3과 3b. 요골측 영상(세로면 및 가로면)

방법: 요골측이 위로 가도록 손목을 회전시킨다. 원위부 요골 위에 탐촉자를 세로로 놓은 다음 탐촉자를 90도 회전시켜 세로면 영상을 얻는다.

소견: 첫 번째 구획 힘줄(단무지신근[extensor pollicis brevis]과 장무지외전근[abductor pollicis longus])을 평가한다. 요골측 영상은 드 퀘르벵 건초염(De Quervain's tendonitis)의 평가에 가장 유용하다(아래의 "병리학적 소견 "참조).

4와 4b. 척골측 영상(세로면 및 가로면)

방법: 팔꿈치를 구부린 자세로 환자를 배치하고 손과 손목을 중립 자세를 취하되 약간 요골측으로 기울인다. 원위부 척골, 척측수근신근(extensor carpi ulnaris) 및 삼각섬유연골(triangular fibrocartilage) 위에 세로 방향으로 탐촉자를 놓는다. 탐촉자를 90도 회전하고 척골구(ulnar sulcus) 안에 있는 척측수근신근(extensor carpi ulnaris, ECU)의 힘줄 위에서 가로면 영상을 얻는다.

소견: 척골쪽 영상을 통해 척측수근신근(ECU)의 힘줄, 힘줄윤활막(tenosynovium), 척골 경상돌기(ulnar styloid)뿐만 아니라 삼각섬유연골 복합체(triangular fibrocartilage complex)의 병변을 잘 볼 수 있다. 세로면에서 삼각섬유연골 복합체에 연골석회화증(chondrocalcinosis)이 있는지 확인한다. 척측수근신근 힘줄의 건초염과 척골 부식(ulnar erosion)은 세로면에서 관찰 가능하다.

5. 바닥쪽 영상(가로면)

방법: 손바닥을 위로 한 채 손바닥쪽으로 손을 약간 구부린다. 주상골 결절(scaphoid tuberosity)에서 두상골(pisiform)까지 탐촉자를 수평으로 놓고 관찰한다. 정중 신경(median nerve)을 보려면 탐촉자를 기울인다.

소견: 바닥쪽 영상은 정중 신경, 굴곡근 힘줄(flexor tendon) 및 손목 관절 부위의 평가에 사용된

다. 두상골과 주상골 결절은 수근관(carpal tunnel)을 식별하기 위한 랜드마크로 사용된다. 정중 신경은 신경 축에 수직으로 탐촉자를 놓고 측정한다. 그렇지 않으면 신경의 단면적이 인위적으로 크게 측정될 수 있다. 탐촉자를 기울여서 굴곡근 힘줄과 정중신경의 신경외막선(epineural lining)의 밝기를 극대화할 수 있으며 이렇게 함으로써 굴곡근 힘줄과 정중 신경을 구분할 수 있다.

5b. 바닥쪽 영상(세로면)

방법: 손바닥을 위로 한 채 손바닥 쪽으로 손을 약간 구부린다. 정중 신경을 따라 세로로 탐촉자를 위치시킨다. 표면적으로는 정중 신경을, 깊은 곳에서는 요골(radius), 월상골(lunate), 유두골(capitate)을 볼 수 있다.

소견: 굴곡근 힘줄과 정중 신경이 표면에 보이고, 손목뼈는 더 깊은 곳에 보인다. 손목 관절에서 바닥쪽 윤활막염(volar synovitis)이 있는지 확인한다. 탐촉자를 손바닥에서부터 원위부로 움직이면 각각 굴곡근을 볼 수 있고 동적 영상을 통해 정상(Video 46.11)과 비정상적인 굴곡근 미끌어짐(Video 46.12)을 구별할 수 있다.

고관절

고관절에서는 고관절낭(hip joint capsule), 장요근(iliopsoas muscle) 힘줄, 두덩근(gluteal muscle) 힘줄, 대전자윤활낭(trochanteric bursa) 영역을 시각화하기 위해 3가지 표준영상을 얻는다. 고관절을 보기 위해서는 투과력이 좋은 탐촉자가 필요한데, 곡선형 탐촉자를 사용하거나 또는 선형 탐촉자를 사용한다면 가상 곡선형 설정(virtual curvilinear setting)이 사용된다. 탐촉자의 위치는 Fig. 46.6에 나와 있다.

1과 1b. 앞쪽 영상(세로면 및 가로면)

방법: 환자를 똑바로 눕힌 뒤 한쪽 다리를 15도 각도로 외회전시킨다. 탐촉자는 대전자(great trochanter)의 안쪽, 샅고랑인대(inguinal ligament) 아래를 상전장골극(anterior superior iliac spine)과 상슬개골극(superior patellar pole) 사이의 가상의 선을 따라 위치시킨다. 세로면 영상은 탐촉자를 수직으로 위치시키고, 가로면 영상은 탐촉자를 수평으로 위치시켜 얻는다. 앞쪽 세로면에서 탐촉자의 양쪽 가장자리를 번갈아 누르면서("heel–toe") 대퇴골두와 대퇴경부의 연결부에 놓인 관절낭 부분에 가능한 한 평행하게 위치시킨다.

소견: 대퇴골두와 경부, 관절오목 및 관절 낭(joint recess and capsule)을 확인한다. 관절낭은 확실하게 살펴보면서 관절낭 밑의 고관절 삼출액 또는 관절낭 위쪽의 장요근윤활낭(iliopsoas bursa) 삼출액이 있는지 확인해야한다. 관절낭이 7 mm 이상 벌어져 있거나, 증상이 없는 반대쪽 쪽보다 1 mm 이상 벌어져 있으면 고관절의 삼출액을 의심해야 한다. 관절흡인을 시행하려면 이 영상이 가장 적절하다. 또한, 관절낭이 오목한 대퇴골두 및 경부 연결부에서 휘어지면서 멀어지면, 삼출액 또는 활막염을 의심해야 한다.[26] 초기 무혈성 괴사(avascular necrosis)에서는 고관절 통증과 함께 초음파상 65%에서 보이는 비염증성 고관절 삼출액이 관찰되지만,[27] 뼈의 윤곽의 변화는 관찰되지 않는다. 대퇴비구충돌증후군(femoroacetabular impingement)에서 충돌반흔(herniation pit)이 부식으로 오인될 수 있다.[28] 장요근 활액낭염은 관절낭의 표면에서 무에코의 액체저류로 보인다.

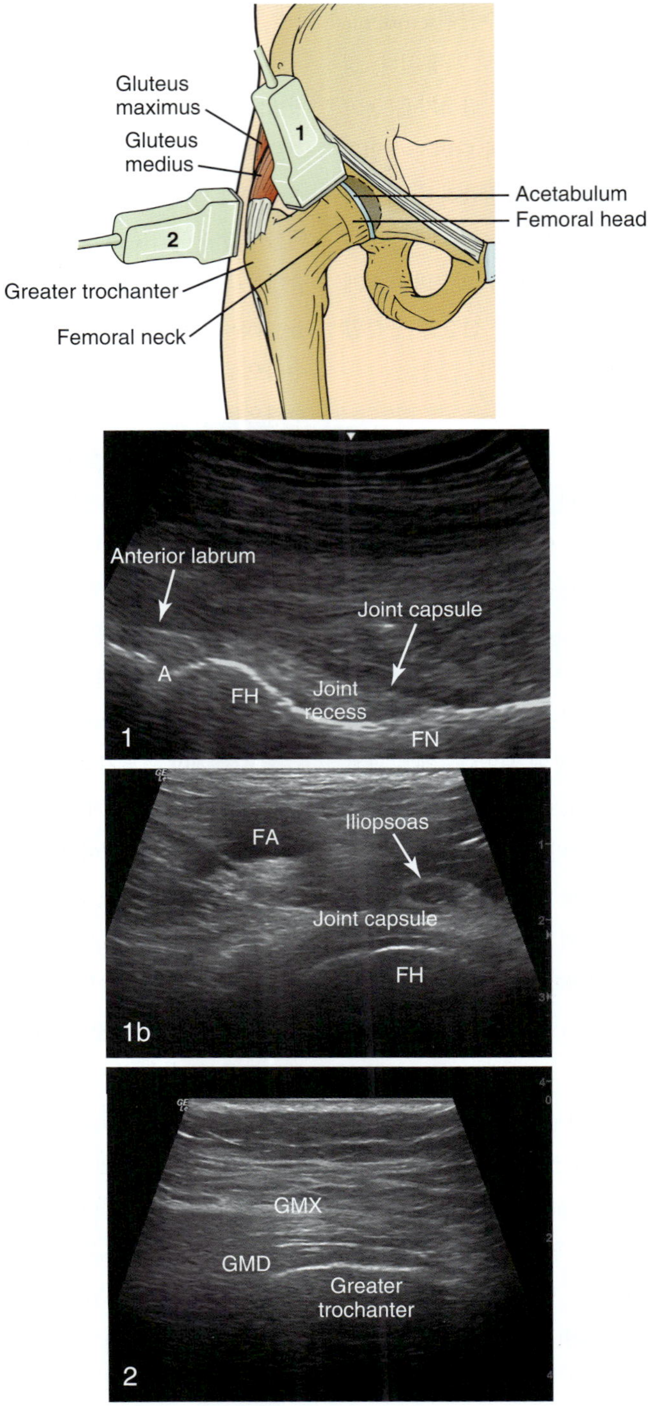

Figure 46.6 고관절 초음파 검사. 1, 전방 종단면. *1b*, 전방 횡단면. 2, 외측 종단면. *A*: 비구, *FA*: 대퇴동맥, *FH*: 대퇴골두, *FN*: 대퇴경부, *GMD*: 중둔근 건, *GMX*: 대둔근.

2. 바깥쪽 영상(세로면)

소견: 바깥쪽 영상은 고관절을 살짝 굽힌 채 환자를 옆으로 누운 자세(lateral decubitus position)로 놓고 확인한다. 중둔근(gluteus medius) 면을 따라 대전자(great trochanter) 위에 세로로 탐촉자를 놓는다. 대전자의 "봉우리"는 소둔근(gluteus minimus), 중둔근을 앞뒤로 분리하는데, 가로면 영상에서 가장 잘 보인다. 탐촉자를 대전자 위의 중둔근섬유에 세로방향으로 위치시킴으로써, 중둔근과 소둔근 힘줄과 근육들 사이의 근막을 잘 볼 수 있다.

소견: 이 영상은 대전자 활액낭염(trochanteric bursitis) 또는 소둔근 건병증(gluteus medius tendonosis)을 평가하는 가장 좋은 영상이다. 대전자 활액낭(trochanteric bursa)은 벌어졌을 때만 관찰할 수 있다. 탐촉자를 약간 근위부로 미끄러뜨리고 중둔근과 대전자 사이의 공간을 살펴보면, 둔근하 활액낭(subgluteal bursa)이 벌어졌는지 확인할 수 있다.

무릎

무릎에는 무릎 관절낭, 대퇴 연골, 대퇴사두근(quadriceps)과 슬개골하(subpatellar)의 힘줄, 내측 및 외측 반월판(meninsci) 및 측부 인대(collateral ligaments), 그리고 오금(popliteal fossa)을 확인하기 위한 9 가지 표준영상이 있다. 환자는 무릎을 펴거나 구부린 자세로 똑바로 누워 있어야 한다. 탐촉자의 위치는 Fig. 46.7에 나와 있다.

1과 1b. 슬개골위 영상(세로면 및 가로면)

방법: 환자는 무릎을 30도 굽히거나 편 채로 바로 눕힌다. 사두근(quadriceps)을 수축시키면서 무릎을 펴거나 30도 굽히게 되면 슬개상 오목(suprapatellar recess)에서 액체 저류를 가장 잘 볼 수 있게 된다.[29,30] 사두근이 슬개골에 기시하는 부위에 탐촉자를 사두근 중심쪽에 세로 방향으로 놓는다(Video 46.13). 가로면 영상을 얻기 위해 90도 회전한다.

소견: 슬개골위 영상에서 원위부 사두근 힘줄을 평가할 수 있으며, 슬개상 오목에 삼출물이 있는지 여부도 이 영상을 통해서 평가할 수 있다. 정중선의 측면에서 삼출물이 가장 많은 양의 삼출물을 관찰할 수 있으며 이 곳에서 관절흡인을 시행한다(Video 46.14–46.15). 삼출액을 평가할 때, 특히 슬개골 주위 윤활낭염에서 탐촉자를 과도하게 압박하지 않도록 주의한다.

2와 2b. 무릎아래 영상(세로면 및 가로면)

방법: 무릎을 펴고 환자를 똑바로 눕힌다. 슬개하 인대(infrapatellar ligaments)가 경골 결절(tibial tuberosity)에 기시하는 부위 위에 탐촉자를 수직으로 위치시켜 세로면 영상을 잡는다(Video 46.16). 탐촉자를 수평으로 슬개골 인대와 근위부 경골 위로 위치시켜서 세로면 영상을 얻는다.

소견: 무릎을 펴면 슬개하 힘줄/인대가 느슨해지고 부분적으로 이방향성(anisotropy)을 가지면서 흔들리는 것처럼 보인다. 따라서 무릎을 30도로 굴곡 시키면 힘줄을 긴장시키고 이방향성을 피하는 데 도움이 된다. 이 영상에서 슬개하 윤활낭염(infrapatellar bursitis)뿐만 아니라, 슬개하인대의(기시부위[origin], 부착부위[insertion]) 착부염(enthesitis)을 관찰할 수 있다.

3과 4. 안쪽과 바깥쪽 영상(세로면)

방법: 환자를 바로 눕힌 상태에서 무릎을 펴거나 30도 정도 굽힌 자세를 취한다. 탐촉자는 내측 및 외측 측부인대(medial and lateral collalteral ligament) 위에 수직 방향 또는 세로 방향으로 놓는다(Video 46.17–46.18).

소견: 안쪽 및 바깥쪽 영상에서 반월상연골(meniscus)은 이방향성으로 인해 매우 어둡게 보일 수 있는데, 탐촉자를 흔들면서(rocking) 최대한 밝게 보이게 해야 방사상 열상을 확인할 수 있다. 반월판 연골 깊은 곳이 찢어지면서 증상을 유발한다면 초음파로 보이지 않는다는 사실을 명심한다.

5. 슬개골위 최대굴곡 영상(가로면)

방법: 환자를 바로 눕게 한 상태로 무릎을 최대한 굽힌다. 원위부 대퇴골과 사두근(quadriceps) 힘줄을 가로지르는 가로면에 탐촉자를 수평으로 위치시킨다.

소견: 이 영상을 통해서 요산나트륨의 이중 윤곽(double contour), 연골석회화증(chondrocalcinosis) 및 연골 손실에 대한 평가가 가능하다.

6. 뒤쪽 영상(가로면)

방법: 무릎을 편 채로 환자를 엎드려 눕게 한다. 탐촉자를 수평으로 놓고 뒤쪽 무릎의 가로면 영상을 얻는다.

소견: 뒤쪽에서 내측 대퇴골 관절융기(femoral condyle), 내측 장딴지근(gastrocnemius) 및 반막근 힘줄(semimembranous tendon)을 랜드마크로 확인하면서 이들 구조 사이에 베이커 낭종(Baker cyst)이 나타나는 것을 확인한다. 세 가지 구조를 모두 찾아야 베이커 낭종과 이방향성이 있는 반막근 힘줄을 구분할 수 있다. 만약 베이커 낭종이 후방 가로면 영상에서 발견되면 후방 세로면 영상이 필요하다. 세로면 영상에서 낭종이 둥글

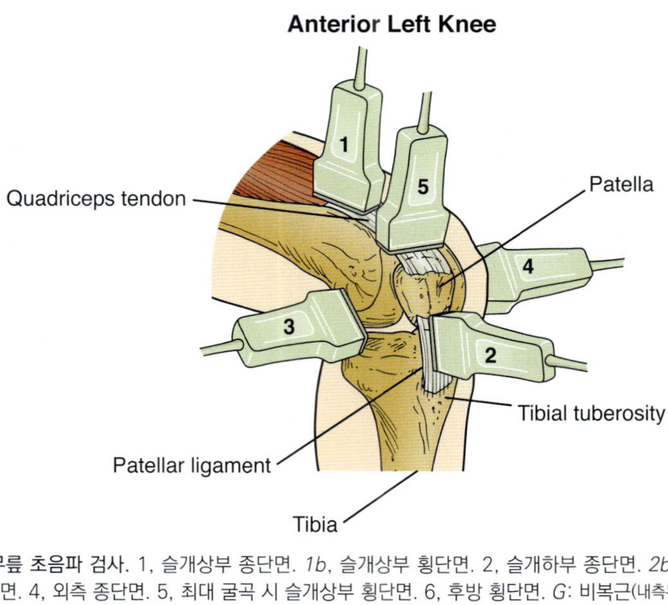

Figure 46.7 무릎 초음파 검사. 1, 슬개상부 종단면. *1b*, 슬개상부 횡단면. 2, 슬개하부 종단면. *2b*, 슬개하부 횡단면. 3, 내측 종단면. 4, 외측 종단면. 5, 최대 굴곡 시 슬개상부 횡단면. 6, 후방 횡단면. *G*: 비복근(내측두), *LM*: 외측 반월상 연골, *MCL*: 내측 측부인대, *MM*: 내측 반월상 연골, *PA*: 슬와동맥, 별표: *Baker's* 낭종이 나타날 수 있는 위치.

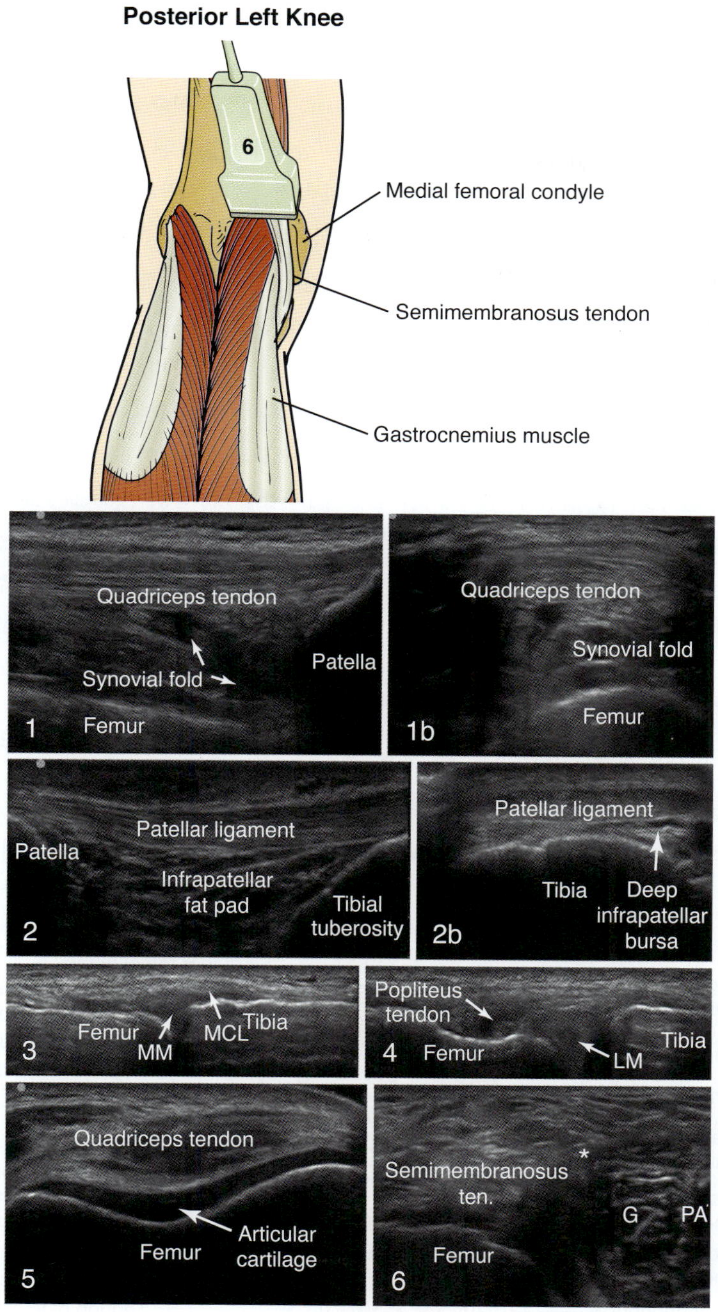

Figure 46.7 cont'd

게 보이면 손상되지 않았음을 의미하는 반면, 한쪽 끝이 뾰족해 보이면 낭종이 파열되었음을 시사한다.[31]

발목

발목에는 관절낭, 신전근, 내측, 외측 및 후방 힘줄, 족관절 관절 및 종골후윤활낭(retrocalcaneal bursa)을 확인하는 표준영상이 11개가 있다. 환자는 무릎을 굽힌 채로 똑바로 누운 자세에서 발바닥을 바로 편 채 검사테이블에 발바닥을 붙인 상태로 앞쪽 영상을 확인한다. 나머지 다른 영상은 환자를 바로 눕힌 뒤 검사테이블의 가장자리에 발을 떨어뜨려 놓고 시행한다. 발목의 단면도는 Fig. 46.8에 나와있고, 각각의 영상은 Fig. 46.9에 나와 있다.

1과 1b 앞쪽 영상(세로면 및 가로면)

방법: 앞쪽 영상은 환자를 눕히거나 앉은 채로 검사면에 발바닥면을 펴서 두고 얻는다. 탐촉자를 정강목말관절(tibiotalar joint)의 전내측(antero-medially)에 수직과 수평으로 위치시키면서 세로 영상과 가로 영상을 얻는다. 경골(tibia), 거골(talus) 및 전경골 힘줄(anterior tibial tendon) 사이에는 삼각형의 앞쪽 관절 공간이 보인다. 앞쪽 원위부 경골에서 시작하고 거골을 통해 먼쪽으로 훑는다.

소견: 앞쪽 영상은 경골과 거골 사이의 관절낭 공간에 초점을 맞추는데, 병변이 있을 시에 보통의 관절강 내 지방은 삼출액으로 대체된다 (Video 46.19). 거골 원개(dome)에는 편평하고 균일한 무에코의 연골선이 보인다. 신전근 힘줄(안쪽에서 바깥쪽으로, 전경골근[tibialis anterior], 장족무지신근[extensor hallucis longus] 그리고 지신근[extensor digitorum])은 정상적인 상황에서는 주변에 삼출물이 없다. 탐촉자를 바깥쪽으로 약간 비스듬히 기울이면 족근동(sinus tarsi)을 볼 수 있다.

2, 2b 와 2c 복사뼈 주변과 복뼈 아래 안쪽 영상(세로면 및 가로면)

방법: 환자를 바로 눕히거나 엎드려서 눕힌 뒤

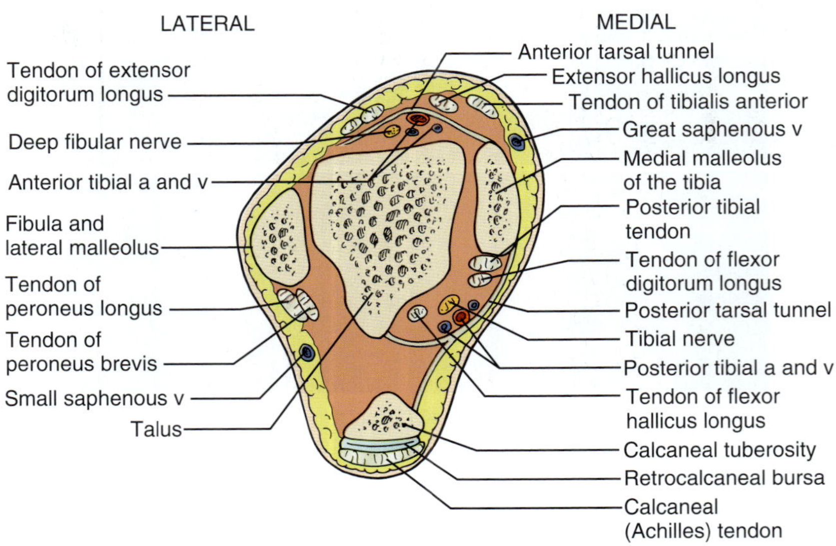

Figure 46.8 발목 횡단면 해부학. *A*: 동맥, *v*: 정맥.

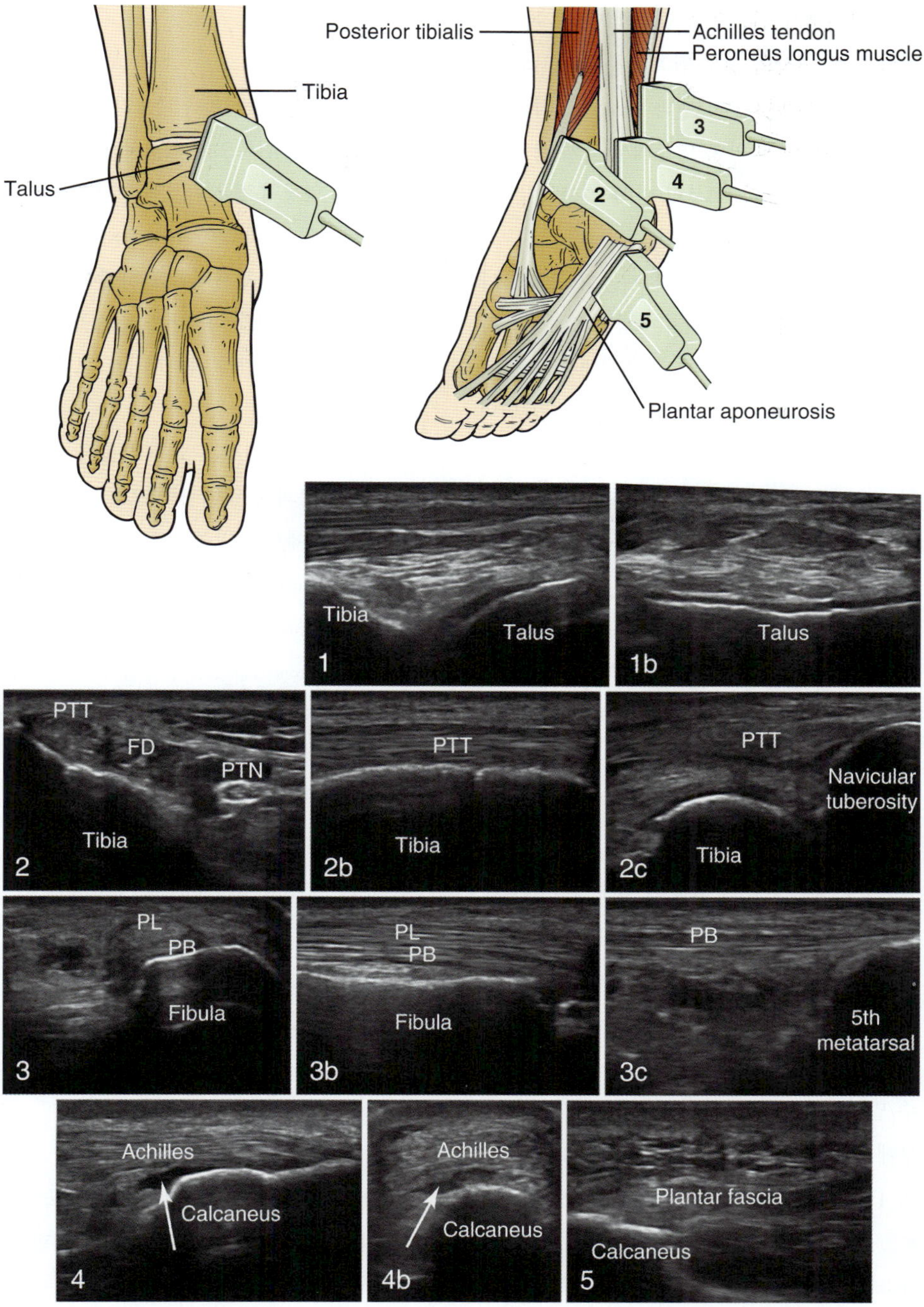

Figure 46.9 발목 초음파 검사. 1, 전방 종단면. *1b*, 전방 횡단면. 2, 내과 주위 횡단면. *2b*, 내과 주위 종단면. 2c, 내과 하부 종단면. 3, 외과 주위 횡단면. *3b*, 외과 주위 종단면. *3c*, 외과 하부 종단면. 4, 후방 종단면. *4b*, 후방 횡단면. 5, 족저부 종단면. *FD*: 족지굴근, *PB*: 단비골근, *PL*: 장비골근, *PTN*: 후경골신경, *PTT*: 후경골건, 화살표: 종골후 점액낭.

안쪽 복사뼈가 위쪽으로 향하게 한다. 복사뼈 주변 안쪽 영상의 경우 탐촉자를 근위부와 후부에 위치시키면서 세로면과 가로면 영상을 얻는다. 복사뼈아래 안쪽 영상에서는, 주상골 결절(navicular tuberosity)로부터 안쪽 복사뼈 끝 방향으로 탐촉자를 위치시킨다.

소견: 내측 발목은 안쪽 복사뼈를 가로질러 아킬레스 건의 뒤쪽을 가리키는 방향으로 탐촉자를 위치시킨 후 관찰한다. 이 위치에서 내측 힘줄의 순수한 가로면이 관찰 가능하다. 세로면의 경우, 탐촉자를 후 경골 힘줄의 축을 따라 위치시켜 뒤로 족무지굴근 힘줄(flexor hallucis tendons)이 보일 때까지 훑는다. 안쪽 복사뼈로부터 아킬레스건까지의 안쪽 힘줄들은 약어로 기억될 수 있다. Tom (tibialis posterior 후경골근), Dick (flexor digitorum 지굴근) And Very Nervous (artery, vein, nerve 동맥 정맥 신경) Harry (flexor hallucis 족무지굴근). 복사뼈아래 안쪽 영상은 꽤 어려운데 후경골 힘줄들이 주상골과 첫 번째 설상골(cuneiform)의 발바닥면에 부채 모양으로 부착(insertion)되기 때문이다. 주상골 부착부에서 탐촉자를 바닥 쪽에서 위쪽으로 기울이면 대부분의 경우엔 착부염(enthesitis)을 확인할 수 있다. 발의 소골(accessory ossicles) 또는 부주상골(os tibiale externum)은 후경골근 힘줄의 원위부 섬유에서 자주 발견된다. [32] 정상적으로 안쪽 복사뼈 원위부에 있는 후경골근 건초(tendon sheath)에서 최대 4 mm까지 액체저류가 관찰될 수 있다(Video 46.20).[33] 절반 정도의 경우에서 장무지굴근건초(flexor halluces longus tendon sheath)는 발목이나 거골하관절(subtalar joint)과 이어져 있으므로, 이건초 내 삼출액은 관절로부터 추적가능하다. [34]

3 과 3b 복사뼈 주변과 복사뼈 아래 바깥쪽 영상(세로면 및 가로면)

방법: 환자를 바로 눕히거나 엎드려 눕힌 다음, 바깥쪽 복사뼈를 위쪽으로 위치시킨다. 복사뼈 주변 바깥쪽 영상의 경우 세로면과 가로면을 얻기 위해 탐촉자를 바깥쪽 복사뼈의 근위부와 후방에 위치시킨다. 복사뼈아래 바깥쪽 영상의 경우, 탐촉자의 위치를 다섯번째 중족골(metatarsal) 결절에서부터 바깥쪽 복사뼈 끝으로 위치시킨다.

소견: 외측 발목의 검사는 외측 힘줄을 영상화하기 위해 내측과 동일한 방식으로 진행된다. 탐촉자가 후방에서 전방쪽으로 위치하면 외측 힘줄과 비골(fibula) 모두 한 면에서 볼 수 있다. 단비골근(peroneus brevis)은 비골 뼈에 인접해 있고 장비골근(peroneus longus)의 안쪽에 위치한다. 부비골(osperineum 작은 부속뼈)은 장비골근 힘줄(peroneus longus tendon)에서 볼 수 있고 발의 측면 가장자리 밑으로 빠지는데 이를 병변으로 오인해서는 안 된다.[32] 바깥쪽 복사뼈 바로 원위부의 비골근 건초(peroneal tendon sheath)에서는 3 mm까지의 액체저류는 정상적으로 볼 수 있다.[33] 복사뼈아래 바깥쪽 영상에서 단비골근이 5번째 중족골 결절에 부착되는 부위를 잘 볼 수 있다.

4 와 4b 뒤쪽 영상(세로면 및 가로면)

방법: 환자를 엎드려 눕히거나 검사대 표면의 가장자리 위로 발을 뻗은 채 무릎을 꿇게 한다. 아킬레스건이 종골(calcaneus)의 근위부에 부착되는 부위에 평행하게 탐촉자를 놓고 세로면 영상을 얻은 후 그 부위에서 탐촉자를 90도 회전시켜 가로면 영상을 얻는다.

소견: 아킬레스건의 원위부 부착부의 정상적인

이방향성을 힘줄파열로 오인하면 안 된다. 이방향성을 피하기 위해서는 아킬레스건에 살짝 힘을 줄 필요가 있지만, 도플러 영상에서는 작은 혈관들이 창백해지는 것(blanching)을 피하기 위해 힘을 빼는 것이 좋다.[35] 뒤쪽 가로면 영상에서 아킬레스건의 경계를 제대로 보기 위해서는 충분한 양의 젤을 사용해야 한다. 아킬레스 건은 표면 쪽에 건주위조직(paratenon)이 있지만 건초(tendon sheath)는 없다. 따라서 아킬레스 건초염(tenosynovitis)은 있을 수 없다. 후종골활액낭(retrocalcaneal bursa)은 평상시에도 소량의 삼출물이 있지만, 보통 정상적인 삼출물은 종골의 가장자리를 넘어가지 않는다. 케거의 지방 패드(Kager's fat pad)는 저에코로 보이는데 이로 인해 후종골활액낭으로 오인하지 않도록 한다.[32]

5. 발바닥쪽 영상(세로면)

방법: 환자를 엎드려 눕히거나 검사대 표면의 가장자리 위로 발을 뻗은 채 무릎을 굻게 한다. 종골(calcaneus)의 안쪽 부위 발바닥 근막의 기시부 위에 수직으로 탐촉자를 놓는다.

소견: 발바닥 근막은 발꿈치 발바닥 측면에서 볼 수 있다. 건막(aponeurosis)의 기시부에 부식성 변화가 있는지 주의 깊게 살펴보아야 한다. 발뒤꿈치 위의 두꺼운 각질 때문에 탐촉자 주파수를 낮추어 조직 투과도를 높여야 근막과 종골의 경계를 볼 수 있다. 근막의 기시부와 원위부는 두께가 같아야 하며, 발바닥 근막의 기시부가 두꺼워지거나 더 원위부에서 방추형의 부종이 보인다면 병변을 시사하는 소견이다.

병리학적 소견(Pathologic Findings)

관절 내 삼출물

근골격 초음파 검사를 수행하는 주된 이유 중 하나는 관절(Video 46.21), 힘줄집(tendon sheath)(Video 46.22)또는 활액낭(bursa) 내 삼출물이 있는지 여부를 확인하는 것이다. 초기 근골격 초음파의 쓰임새 중에는 슬와낭종(popliteal cyst) 진단을 보조하려는 목적이 있었다.[36] 초음파 영상에서 액체저류는 무에코로 압박 가능하며, 도플러 혈류 신호가 없고, 투과 증가 허상(through-transmission artifacts)이 나타난다(Video

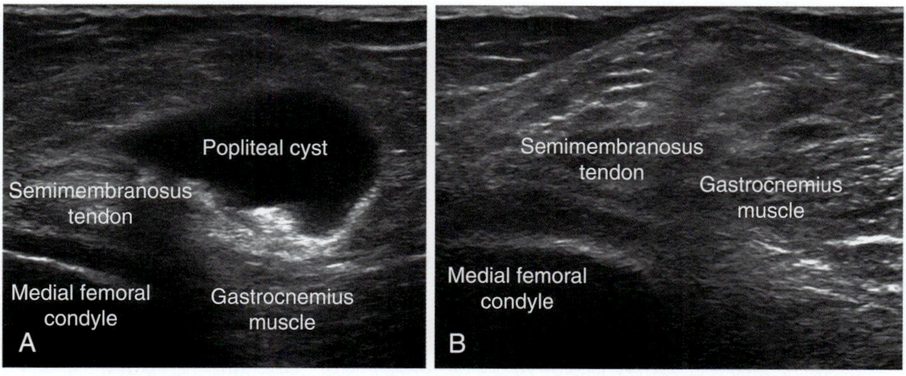

Figure 46.10 슬와낭종. 슬와와의 횡단면에서 보이는 증강 허상을 동반한 슬와낭종(A). 반막양근 건은 이방성으로 인해 저에코성으로 보일 수 있으며 액체 저류로 오인되어서는 안 된다(B).

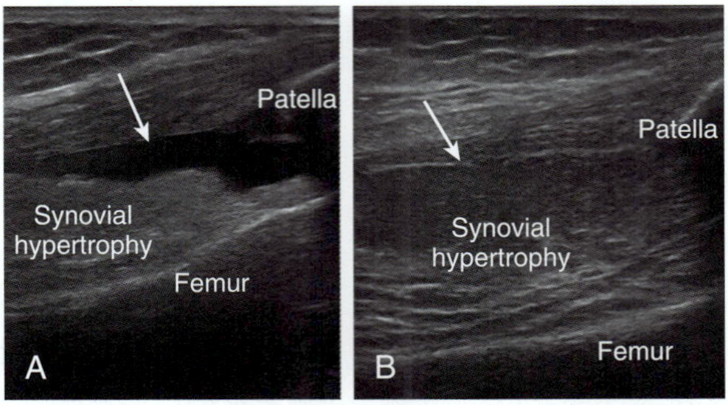

Figure 46.11 활막 비대. 대퇴골과 슬개골을 보여주는 슬개상부 종단면. 활막 비대 위에 관절 삼출액이 보이며(*화살표*)(A), 삼출액 없이 상당한 저에코성 활막 비대가 보인다(*화살표*)(B).

46.23).[37,38] 그러나 이러한 특성에는 최소한 네 가지 예외가 있다. 첫째, 화농성 또는 찌꺼기(debris)로 채워진 저류는 동일에코(isoechoic)로 나타난다. 이 소견은 특히 농양이나 감염성 관절염을 놓치지 않기 위해 기억해야 한다.[39] 둘째, 단단히 구획화된 신경절낭종(ganglion cyst) 내의 액체저류는 압박이 안 될 수 있다.[40] 셋째, 혈관 내 순환하는 액체가 연조직 내의 액체저류로 오인될 수 있다. 그러나 이 때는 도플러 신호로 감별 가능하다. 마지막으로, 신경종(neuromas)과 같은 낮은 임피던스를 가진 일부 비액체 구조물도 투과 증가 허상(through–transmission artifacts)을 생성할 수 있다.[41]

이방향성 힘줄은 액체저류로 오인될 수 있다. 슬와(popliteal fossa)에서 반막근(semimembranosus) 힘줄을 반드시 찾아야 이러한 오인을 피할 수 있다(Fig. 46.10). 액체 저류가 의심되는 부분을 볼 때 항상 가로면 세로면을 같이 확인하면(orthogonal planes) 이방향성으로 인해 실수를 할 가능성이 줄어든다.

근육조직은 저에코로 보이기 때문에 삼출물로 오인할 수 있다. 검사자는 손목과 발목에서 힘줄을 따라 원위부로 이어지는 근육다발에 대해 알고 있어야 한다. 건막삼출물(tenosynovial effusion)을 진단하기 전에, 탐촉자로 근위부를 훑어봄으로써 삼출물의 범위를 확인하고, 만약 보이는 액체저류가 실제로는 근육이라면 근육의 줄무늬(striation)를 관찰할 수 있다. 마지막으로, 삼출물과 저에코성 활막과 구별하기가 어려울 때가 있는데 특히 깊은 곳에 위치한 관절에서 그렇다(Fig. 46.11). 감도(gain)와 동적범위설정(dynamic range setting)을 높이면 저에코와 무에코 물질을 구분할 수 있다. 삼출물의 압박 가능성과 도플러 신호가 없는 것을 통해 역시 이러한 것들을 구분하는 데 도움을 받을 수 있다.

관절 삼출물의 존재와 크기의 중요성은 검사하고자 하는 관절에 따라 다르다. 예를 들면, 종족관절 내 소량의 삼출물은 중수지관절 내 비슷한 크기의 삼출물보다 임상적으로 중요도가 떨어진다.

윤활막염

활막 비후는 움직여지지 않고(nondisplaceable), 잘 안 눌러지며, 보통 저에코로 보이고, 도플러 혈류 신호가 나타낼 수 있는, 비정상적인 관절내 부조직으로 정의된다.[38] 윤활막염(synovitis)은 보

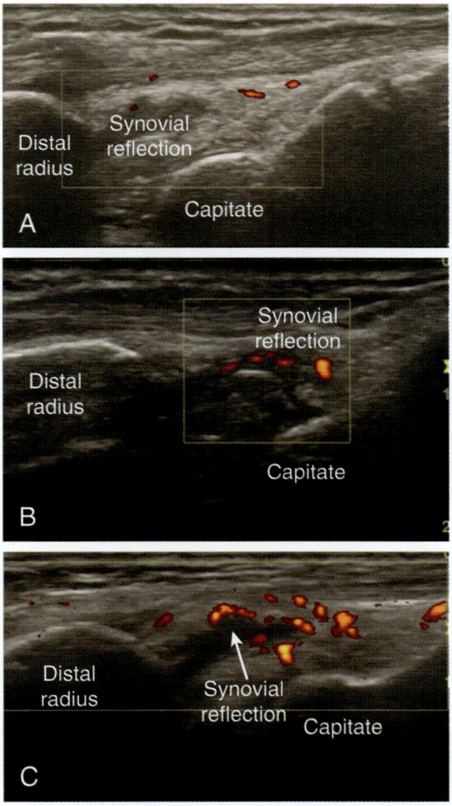

Figure 46.12 활막염. 활막 과혈류는 흔히 0-3 등급으로 평가된다: 0등급 = 활막에 도플러 신호 없음. 세 개의 손목 배측 종단면 영상은 요척관절에서 다양한 등급의 활막염을 보여준다. (A) 1+ 등급 = 활막 비대 영역 내에 단 하나의 적색 도플러 신호점만 있음. (B) 2+ 등급 = 1개 이상의 도플러 신호점이 있지만, 활막 부피의 절반 미만이 도플러 신호로 채워짐. (C) 3+ 등급 = 활막 부피의 절반 이상이 도플러 신호로 채워진다.

통 염증과 함께 동반된 활막비후를 말하며, 2차원(2D) 초음파와 도플러 초음파 영상을 조합하면 알아낼 수 있다. 2D영상을 통해 활막 비후 및 활막 삼출액을 감지할 수 있으며, 도플러 초음파를 이용하여 염증의 지표인 활막 충혈(hyperemia)을 확인할 수 있다(Video 46.24-46.25). 여러 연구들에서 도플러 초음파를 사용할 시에 높은 민감도로 염증을 확인할 수 있는 것으로 보고되었다.[42,43] 활막의 도플러 신호 정도는 조직학적 단면의 활막 내 혈관 증식의 정도와 상관 관계가 있고,[44,45] MRI상의 조영 증강의 정도에 관련이 있다.[42] 그러나, 모든 활막 충혈이 도플러 혈류로 나타나는 것은 아니며,[45] 활막 도플러 신호는 비염증성 삼출액 주변에서도 나타난다.[46]

도플러 초음파를 통해 작은 관절 윤활막염도 감지할 수 있음이 밝혀졌으며 류마티스 관절염 환자에서 도플러 신호의 반정량적 측정 방법이 검증되었다(Fig. 46.12).[47,48] 이두근 힘줄집의 도플러 신호를 이용하여 어깨 통증의 퇴행성 원인과 염증성 관절염을 감별 진단할 수 있다.[49] 또한, 도플러 신호의 존재를 이용하여 항류마티스 약물(disease modifying anti rheumatic drugs, DMARDs) 치료환자에서 향후 관절 부식의 발생과[50–52] 임상질환의 악화를[53,54] 예측할 수 있다.

부식(Erosions)

Outcome Measures in Rheumatology (OMERACT)에서는 부식(erosion)을 "2개의 수직면에서 볼 수 있는 뼈표면의 관절 내 불연속성"으로 정의한다.[38] 한 면에서 피질의 부식이 관찰된다면 이에 수직이 되는 다른 면을 확인해 봐야 한다. 초음파는 중수 관절에 영향을 미치는 초기 염증성 관절염의 초기 부식을 감지하는 데 있어서 일반 방사선 촬영에 비해 민감도가 더 높으며[57] 고해상도CT 스캔에서나 볼 수 있는 작은 부식도 찾을 수 있을 만큼 민감도가 아주 높다.[58] 피질골(cortical bone)은 반사가 대단히 잘 되는 특성을 가지며, 이로 인해 아주 작은 피질의 결손도 관찰할 수 있다.[1] 초음파는 제4 중수지관절(metocarpophalangeal joint)과 비교하여 제2 중수지관절과 같이 더 많은 음향창(acoustic window)이 있는 관절의 부식에 대해 더 민감하다.[59] 보

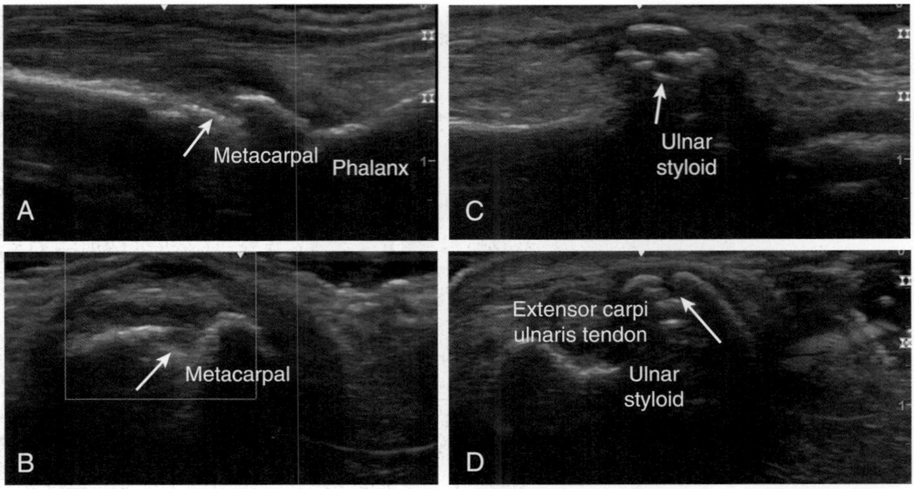

Figure 46.13 골미란. 중수지관절 배측의 종단면(A)과 횡단면(B). 화살표는 두 영상에서 보이는 골미란 영역을 가리킨다. (B) 도플러 상자는 미란 내부와 상부 활막 조직에 활성 과혈류가 없음을 보여준다. (C)와 (D)는 척골 경상돌기의 배측 종단면과 횡단면을 보여준다. 화살표는 척골의 미란을 가리킨다(류마티스 관절염 환자의 10%에서 발병 6개월 이내에 관찰됨).[64]

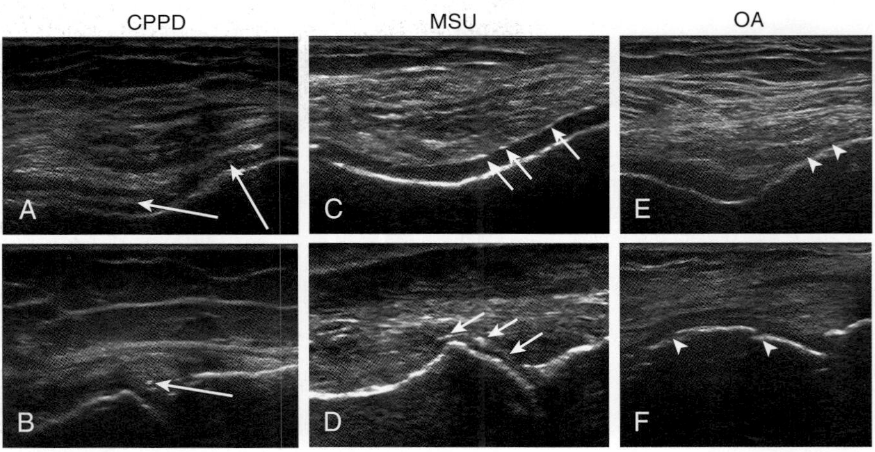

Figure 46.14 결정성 관절염. (A) 대퇴골 절흔의 배측, 굴곡 횡단면. 화살표는 관절 연골 내 칼슘 피로인산 침착을 가리킨다. (B) 무릎 내측 관절선. 화살표는 섬유연골성 내측 반월상 연골 내 칼슘 피로인산 침착을 가리킨다. (C) 대퇴골 절흔의 배측, 굴곡 횡단면. 화살표는 유리 연골 표면의 요산염(*MSU*) 침착을 가리킨다. (D) 제1 중수지관절에서 유리 연골 표면의 *MSU* 침착을 보여주는 종단면(화살표). *MSU*와 칼슘 피로인산의 구별은 연골 내 결정 침착 위치와 영향을 받는 특정 관절 부위의 조합을 평가하여 가장 잘 이루어진다. (E) 대퇴골 절흔의 배측, 굴곡 횡단면으로 화살표 머리는 골관절염(*OA*)에 전형적인 대퇴골 우측의 비대칭적 연골 소실을 가리킨다. (F) 내측 대퇴골 과의 배측 종단면으로, 화살표 머리는 *OA*에서 보이는 얇아진 연골 아래의 피질골 불규칙성을 가리킨다. *CPPD*: 칼슘 피로인산 침착증.

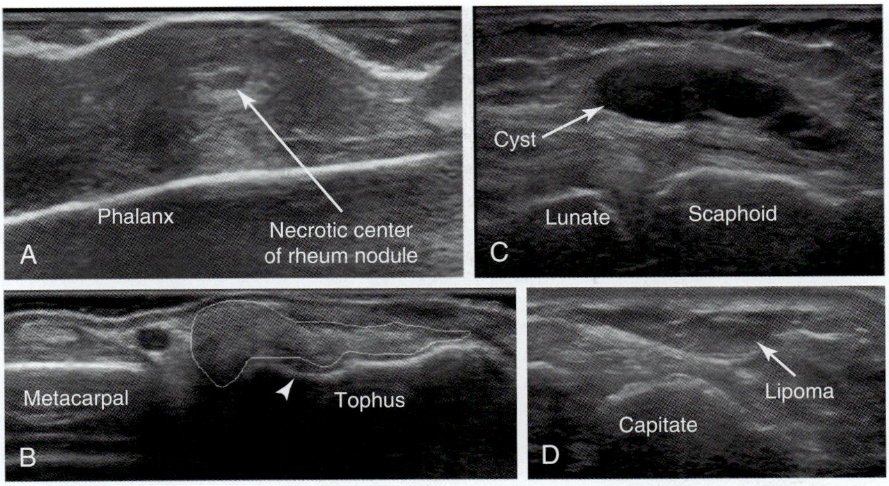

Figure 46.15 연조직 결절. (A) 지골 위의 종단면에서 보이는 류마티스 결절로, 규칙적인 모양, 균일한 에코 질감, 무에코성 중심을 보인다. (B) 중수골 위의 횡단면에서 보이는 통풍결절(윤곽선). 정상 중수골과 비교하여 불규칙한 모양, 불균일한 에코 질감, 그리고 기저 골미란(화살표 머리)을 주목하자. (C) 손목 배측의 횡단면에서 보이는 결절낭종. 낭종 내에 무에코성 물질이 있고, 압박되지 않으며, 결절낭종의 전형적인 위치에 있다. (D) 손목 배측의 횡단면에서 보이는 지방종. 위치상 낭종으로 오인될 수 있지만, 등에코성 내용물과 섬유성 띠가 초음파 영상에서 낭종과 명확히 구분된다.

통 부식은 염증성 관절염과 관련되어 있지만, 2 mm 미만의 작은 부식은 류마티스 질환이 없는 무증상 환자에서 발견 될 수 있다.[60–62] 따라서, 발견된 부식의 크기와 수는 질병 특이성을 결정하는 데 있어 아주 중요하다.[58,59] 초음파에서 보이는 부식변화가 위양성이라면 중수지관절이 배쪽(volar aspect) 혈관 경로(vascular channels)이거나 부식과 비슷한 골증식체(osteophyte) 변화일 수 있다(Fig. 46.13).[63,64]

크리스탈 침착

초음파를 통해 통풍(gout)과 피로인산칼슘(calcium pyrophosphate, CPP) 관절염의 특징을 확인할 수 있다. 유리질 연골층 위에 또 다른 고에코선이 하나 더 보이는 "이중 윤곽(double contour)" 현상은 통풍 환자의 초음파 소견이다. 이 소견은 음파가 유리연골에 들어갈 때 임피던스의 변화에 의해 만들어지는, 얇은 고에코선인 "경계면(interface)" 현상과 구별되어야 한다. "이중 윤곽" 현상은 좀 더 두껍고, 불규칙하며, 들어가는 음파에 수직인 영역에만 국한되지 않는다.[65] 피로인산칼슘 관절병증에서는, 고에코의 침착물이 유리 연골층 내에서 보이지만, 통풍의 경우에는 유리 연골 표면에 국한된다(Fig. 46.14).[65] 통풍의 "이중 윤곽" 현상은 요산을 낮추는 치료가 필요 없는, 통풍으로 확진 된 환자의 60%에서 볼 수 있다. 그리고 이 환자들의 47%에서 통풍결절(tophi)이 초음파상에 관찰되었다.[66] 크리스탈로 밝혀진 급성 단일관절염의 진단에 대한 800개체가 넘는 한 대규모 연구에서 이중 윤곽 현상은 임상적으로 결절이 없는 경우 53%, 임상적으로 결절이 있는 경우엔 72%의 민감도를 보였다.[55] 이 연구에서는 초음파에서 비록 피로인산칼륨 침착질환 환자의 16%에서 적어도 통풍의 전형적인 소견이 1가지 이상 관찰되었지만, 이

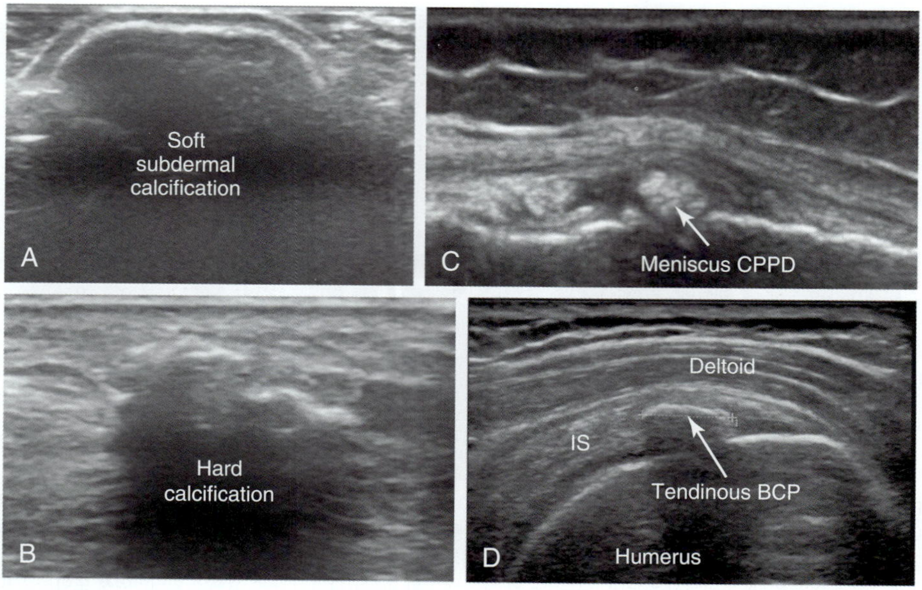

Figure 46.16 연조직 석회화. (A) "연성" 칼슘 침착물은 피부 표면 바로 아래에 있으며 매끄러운 가장자리와 후방 음향 그림자를 동반한 선형 침착물로 관찰된다. (B) 이와 달리, "경성" 칼슘 침착물은 피하 지방층에 있는 톱니 모양의 가장자리와 후방 음향 그림자로 특징지어진다(칼슘의 두께에 따라 있을 수도 있고 없을 수도 있음). (C) 무릎의 내측 반월상 연골 내에서 보이는 칼슘 피로인산 침착(CPPD). (D) 어깨의 극하근(IS) 건 내에서 보이는 염기성 칼슘 인산염(BCP) 침착물.

중 윤곽 현상과 결절이 둘 다 보이는 경우 피로인산칼슘 관절병증과 비교해서도 통풍에 90% 이상의 특이도를 보인다는 것을 증명했다.

통풍결절은 불균질한 에코결을 가진 침전물로 보이는데, 저에코 테두리가 있는 다엽성일 수 있으며 인접한 뼈의 부식이 있을 수 있다.[65,67] 피로인산염칼슘 침착은 무릎이나 손목의 삼각형 섬유연골복합체에 있는 반월판같은 섬유연골내에서 주로 잘 보인다.[68] 초음파검사를 통해 이러한 병변을 단순 방사선검사보다 더 민감하게 발견해 낼 수 있다(Video 46.26).[69]

연부조직 결절

초음파는 관절통 환자에서 자주 마주하게 되는 연부조직 결절에 대한 감별에 도움을 준다. 통풍 결절에 의한 침착물은 초음파에서 전형적으로 주변 섬유화된 조직에 둘러싸여져 저음영의 주변 후광을 동반한 불균일한 작은 고음영의 점들로 보인다(Fig. 46.15). 결절은 경계가 명확하지 않고 후방 음향 음영을 가진다.[70,71]

결절 내에 석회화된 병변이 있기도 없기도 한데 이는 병의 지속기간이랑은 관계가 없다는 게 밝혀졌다.[71] 과혈관성(hypervascularity)으로 주변 뼈들의 부식이나 파괴정도를 예측할 수 있다(Video 46.27–46.28).[72] 상대적으로, 류타미스 결절은 일반적으로 균일하고, 뼈 표면에 근접한 중심부 무음영의 괴사부위를 보이는 경계가 불분명한 저음영 물질들의 집합체이다.[73] 하지만, 보통보다 더 음영이 적은 결절을 보이는 류마티스 결절로 오인할 수 있는 드문 예외가 있다는 것을 알아야 한다.[72] 전형적으로 단일 결절인 류마티스 결절보다 다발성 결절은 통풍 결절의 더 전형적인

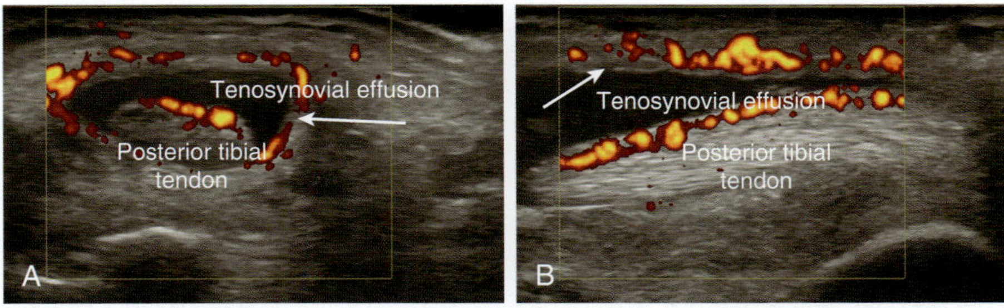

Figure 46.17 건초염. 횡단면(A)과 종단면(B)에서 보이는 후경골건의 건초 삼출액과 건초 비후(화살표)로, 건초와 건 모두에서 증가된 도플러 신호를 보인다.

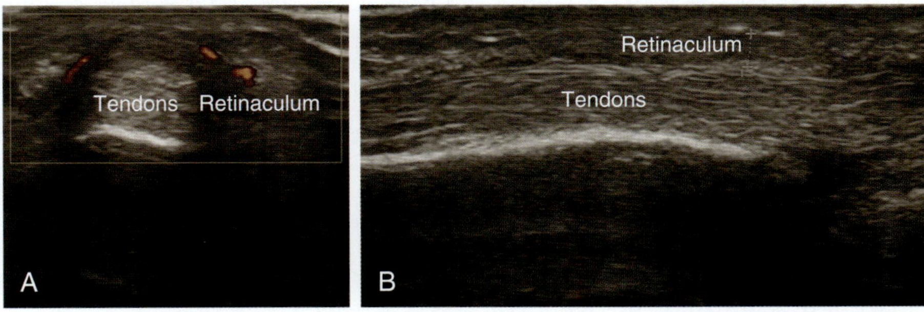

Figure 46.18 드 퀘르벵 건염. 드 퀘르벵 건염 환자의 제1구획 신전건의 횡단면(A)과 종단면(B) 영상. 이 영상에서는 단무지신근이 장무지외전근과 구별되지 않는다. 건에 비해 저에코성인 지대는 종단면에서 섬유성 건 패턴을 보이지 않으며 주변에 일부 도플러 신호가 있다. 지대는 건을 세 면에서 감싸고 있으며, 고에코성 원위 요골은 건의 바로 아래에 있다.

모습이다.[9]

연부조직 석회화

칼슘 침착물은 초음파상 뼈와 비슷한 음영을 나타내서 쉽게 찾을 수 있다. 특징적으로, 이 침착물은 음향 음영이 있건 없건 고음영, 무정형의 집합체로 보여진다. 칼슘 침착물의 존재가 항상 증상과 연관성이 있지 않다는 것을 아는 것은 중요하고 이는 임상적인 진단을 확정 짓기보다는 증거로 사용되어야 한다. 석회화 주변의 도플러 신호는 대사 활동을 나타내고 석회화가 증상을 야기할 가능성이 높아진다.

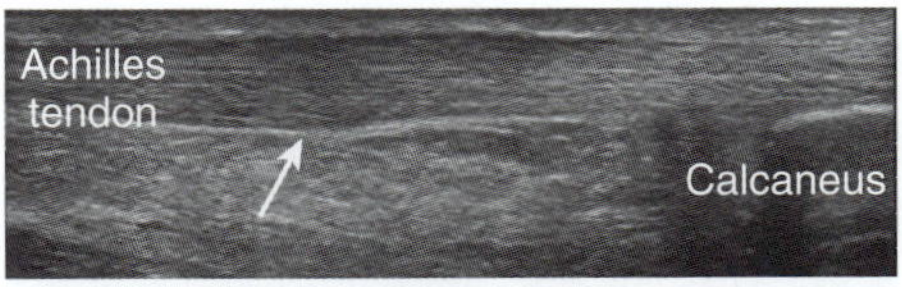

Figure 46.19 아킬레스 건염. 아킬레스 건의 종단면. 화살표는 건의 방추형 종창 부위를 가리킨다. 아킬레스 건 표면부의 건 섬유의 저에코성과 일부 섬유성 패턴의 소실을 주목하자.

초음파 검사는 극상근건을 대부분 침범하는 회전근의 석회성 건염을 식별하고 치료하는 데 오랫동안 사용되어 왔다.[77] 여러 연구에서 극상근건의 침범, 추가적인 인대의 침범이 동반되었다는 것, 크기가 1.5 cm보다 크고, 침착물이 분열, 그리고 도플러 검사에서 양성이 나오는 것 모두 증상을 야기한다고 제시한다.[84,78] 침착물은 또한 형성의 단계와 영상의 모습에 따라 부드럽고 딱딱하다고 표현되어 왔다.

부드러운 침착물은 자발적으로 치유되는 경향이 있는 국소적으로 분리된, 치밀하고 균일한 양상으로 보인다. 딱딱한 침착물은 흩어져 있고 가벼운, 그리고 불균일하게 보인다(Fig. 46.16).[79]

섬유연골 내에 고음영의 골재의 존재는 CPPD가 있는 환자의 무릎 반월판과 손목의 삼각형 섬유연골 복합체에서 볼 수 있다. CPPD는 유리질 연골 내에서도 고음영의 골재로 보여진다. 연골석회화증의 존재는 CPPD의 높은 특이도와 민감도를 보인다.[80]

게다가, 초음파상 근육 내 칼슘 침착물은 염증성 근병증에서 다른 특징적인 소견과 함께 관찰된다. 피부 속 불연속되는 비결정질의 고음영 집합체는 전신경화증의 특징이다.[81]

바르보타주(barbotage)는 석회성 회전근 건염의 치료방법이다. 칼슘 침착물에 초음파 유도하에

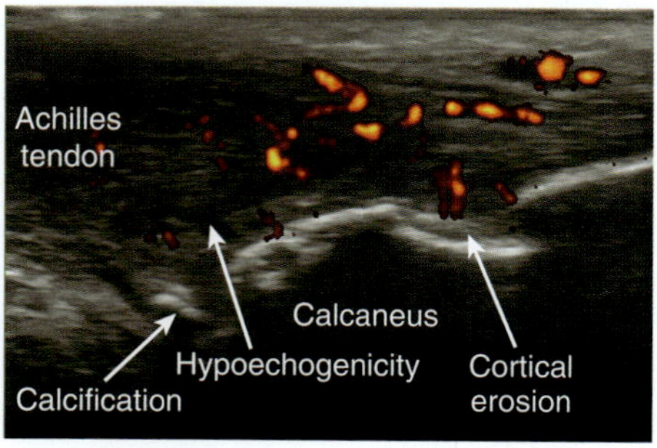

Figure 46.20 부착부염. 종골과 아킬레스건을 보여주는 발목의 후방 종단면. 부착부의 건 내에 광범위한 도플러 신호가 보이며, 골 가장자리까지 포함된다. 염증성 부착부염의 세 가지 추가적 특징이 나타난다. 종골후 점액낭 영역의 후방 음영을 동반한 석회화, 정상적인 건 섬유 패턴의 소실과 저에코성, 그리고 피질골 미란.

천공술을 포함하는데, 이는 세척 및 흡입에 더 적합하도록 만들어준다(Video 46.29). 이어서 체외 충격파요법을 연관부위에 시행해볼 수 있다.[82,83]

건초염(Tenosynovitis)/지지대염(Retinaculitis)

건초염은 힘줄을 둘러싸고 있는 삼출물로 채워진 막에 생긴 염증으로 다양한 종류의 기계적이고 염증 상태에서 관찰 가능하다. 건초염은 OMERACT에 의해 "2개의 수직면에서 보이며, 도플러 신호를 나타낼 수 있으며 건막 내에 삼출물이 있을 수도 없을 수도 있는 저에코성 또는 무에코성의 두꺼운 조직"으로 정의되었다.[38] 삼출물은 때때로 힘줄 주위에 "후광(halo)"으로 나타나고(Fig. 46.17, Video 46.30–46.31) 이는 류마티스 관절염 환자의 49%에서 적어도 하나의 손목 힘줄에 존재한다.[84]

탐촉자를 누르면 삼출물이 압박되어 초음파 시야 밖으로 빠져나와 힘줄막을 쪼그라뜨리고 진단을 놓칠 수 있다. 저에코의 두꺼워진 건막은 삼출액과 혼동될 수 있으며, 이는 도플러 신호를 나타내긴 하지만 압박되지 않는다. 압박기법을 이용하여 염증성 관절염에서 보이는 건막 삼출물과, 드 퀘르벵씨 병(de Quervain's disease)(Fig. 46.18)이나 방아쇠 손가락에서 보이는 두꺼워진 지지대(retinacular) 섬유를 구분할 수 있다.[85] 힘줄의 염증 부위 또는 건염(tendonitis)은 근섬유 모양이 소실된 저에코로 보이거나, 혹은 부종을 시사하는 두꺼워진 소견을 보인다. 힘줄파열은 근섬유 패턴이 명백하게 찢어진 것처럼 보인다는 면에서 건염과 유사하게 보일 수 있다.[86] 힘줄의 방추형 부종은 건염의 전형적인 소견이다(Fig. 46.19).[87,88] 발목의 후경골근 힘줄은 기계적인 이유로 혹은 염증성 변화로 인해 건초염이나 건염에

의해 가장 흔하게 영향을 받는 부위이다.[89]

부건병증(paratenonitis)은 인대에 부착되어 있는 신경과 혈관을 담은 조직인 부건(paratenon)에 염증이 생기는 질환이다. 전형적으로는 아킬레스 건에 묘사되고 종종 아킬레스 건증(tendinosis)에 동반이 된다. 초음파상 급성기에는 힘줄을 따라 부종이 관찰되고, 더 만성적인 염증에서는 힘줄 주변을 둘러싸는 유착으로 보인다.[90]

부착부염(Enthesitis)

부착부염 또는 힘줄이나 인대가 뼈에 부착되는 부위의 염증은 건염과 유사한 초음파 형태를 띠는데, 저에코성, 힘줄 비후 및 부착 부위에서 섬유 모양의 소실을 보인다. 활액낭염과 같은 형태를 보일 수 있는데, 도플러 신호, 그리고/또는 피질의 불규칙성, 힘줄 부착 부위에 인접한 뼈의 부식이 있을 수 있다(Fig. 46.20).[38] 건선 관절염(psoriatic arthritis)과 같은 혈청 음성 염증성 관절염의 일반적인 특징이다.[91,92] 척추 관절염[92–94]으로 인한 부착부염을 발견하기 위한 임상 검사보다 초음파가 더 민감하며 척추관절병증(spondyloarthropathy)의 진단을 확립하는 데 도움이 될 수 있다.

윤활낭염(Bursitis)

윤활낭(bursa)은 힘줄주위의 액체가 채워진 주머니로서 충격 흡수 및 마찰을 감소시키는 역할을 한다. 정상적으로, 아주 적은 양의 윤활낭액이 존재하는데 이는 초음파로 발견하기가 어렵다. 기계적 자극, 감염 및 자가 면역질환은 윤활낭액을 증가시킬 수 있다. 예를 들어, 정상적으로 거의 보이지 않는 어깨의 삼각근하(subdeltoid)/견봉하(subacromial) 윤활낭은, 병변이 생기면 가시위근(supraspinatus)과 삼각근 사이에서 명백히 저에코 상태가 되며 무증상 쪽보다 2 mm를 넘거나 이보다 두껍다(Fig. 46.2).[95,96] 견봉하 활액낭염을 검출하는 초음파의 민감도는 약 80% 정도로 94–98% 정도의 특이도를 가진다.[97] 양측성 견봉하 윤활낭염을 발견하면 류마티스성 다발성근통증(polymyalgia rheumatica)의 진단에 도움이 될 수 있고,[98] 염증성 어깨 통증의 다른 원인을 감별하는 데 도움이 된다.[99] 견봉하 활액낭염 대해 평가할 때, 검사자는 삼각근의 깊은 곳의 저에코로 보이는 근섬유를 견봉하 윤활낭으로 착각해서는 안 된다. 삼각근 근섬유는 근위부에서는 견봉(어깨뼈봉우리, acromion)으로부터 이어져 원위부는 대결절을 통과해 뻗어 나가는데, 윤활낭은 근위부에서는 견봉 심부에 있고 대결절의 끝까지 이어지는데 만일 윤활낭이 삼출액으로 부풀었다면 대결절의 끝을 통과해 뻗어 나가게 된다.[21]

신경 압박

초음파를 이용해 말초신경을 평가하는 것은 1990년대 정중신경의 압박에서 첫 보고되었다.[100,101] 초음파는 정중, 척골, 후경골, 그리고 골간 신경의 압박을 포함하는 말초신경병증이 의심되는 환자의 평가에 중요한 요소가 되었고, 임상적 신체검사랑 근전도 검사를 보완한다.[102] 게다가, 초음파는 유도 하에 신경주위 스테로이드 주사를 놓는 데 사용된다.[103,104]

가로 단면에서, 정상 신경은 잘 구분되어 있는, 눌러지지 않는 둥근 구조물이고, "벌집" 모양의 고에코성 격막들(극막간의 신경다발막)에 의해 나누어지는 내부에 작은 저에코성 부위(신경다발)가 있다(Video 46.32).[105] 세로 단면은 유사하게 다발 구조물을 보여줘서 "빨대 뭉치" 형상을 나타낸다. 신경은 근육보다는 음영이 밝고 힘줄보

다는 어둡다. 정상 신경은 도플러 검사에서 혈관분포의 징후가 전혀 없다.[106]

말초 신경 포착(nerve entrapment)의 초음파 상 특징적인 소견은 끼인 부위 근위부에 저에코성으로 확장을 보이고 원위부로 갈수록 점점 작아져서 정상크기로 된다는 것이다(Fig. 46.21, Video 46.33-46.34).[107] 세로면에서 보이는 신경 몸통의 모래시계 모양은 위치뿐만 아니라, 포착 같은 병인에 대해서도 알 수 있게 도움을 준다.[105] 포착은 신경 내 혈관 투과성을 증가시켜 신경 부종과 단면적의 증가로 나타나는 다발 내 부종을 야기한다.

정중신경의 일반적으로 허용되는 단면적의 정상범위는 0.08에서 0.12 cm^2 이내이다. 정중신경의 단면적이 0.15 cm^2보다 커지거나 두상골 위치랑 전완부 위치에서 측정한 단면적 비가 1.5배 이상 되는 경우 양성으로 간주한다.[100] 비정상적인 신경은 초음파상에 진단에 도움이 되는 다른 특징을 가진다. 여기엔 캐칭 동작의 변경, 윤곽 변형, 그리고 도플러 양상이 포함된다. 탐촉자를 변형된 신경분절에 대고 압박을 가하면 통증이나 이상감각이 유발된다(초음파상 티넬 징후).[102]

관절천자

원리

초음파를 이용하여 초음파 유도하에 윤활막이나 힘줄에 바늘을 삽입하면, 촉지하기 쉬운 랜드마크를 사용하는 방법보다 정확도[108,109] 와 효능[110-113]을 향상시킬 수 있으며 시술과 관련된 통증도 줄일 수 있다.[114,115] 초음파 유도하 바늘 삽입에는 세 가지 방법이 있다. 간접(indirect), 직접 평면 외(direct out of plane) (가로 접근[transverse approach]) 및 직접 평면 내(direct in plane) (세로 접근[longitudinal approach])이다. 간접 유도하에서는, 목표 구조물을 가로, 세로 평면에서 초음파로 확인해서 바늘 삽입 부위 피부에 표시를 한다. 대상 구조물의 깊이를 확인하고 이 깊이에 바늘이 삽입된다. 반대로, 직접 삽입 방법은 목표 조직을 향해 바늘이 진행함에 따라 실시간으로 바늘 끝을 추적한다. 가로 평면 외 접근법(transverse out-of-plane approach)을 사용하면, 탐촉자는 목표 구조물을 잘 잡은 채 고정되어 있으며, 바늘은 초음파 빔에 수직인 평면에서 탐촉자의 장축의 중심에 삽입된다. 바늘 끝이 초음파 빔의 평면 내에 있을 때 바늘 끝은 영상에서 고에코성의 점으로 나타난다. 바늘 진입 각도나 방향이 맞으면 바늘 끝이 목표 조직에서 보이게 된다. 그렇지 않다면 바늘을 빼내서 바늘 진입 방향이나 각도를 다시 잡고, 재삽입하여 목표 조직에 도달해야 한다. 세로 평면 내 접근법(longitudinal in-plane approach)을 사용하면, 탐촉자는 목표 구조물을 잘 잡은 채 고정되어 있으며, 바늘은 초음파 빔과 동일한 평면에서 탐촉자의 단축의 중심에 삽입된다. 바늘 끝을 포함하여 바늘 전체가 영상에 보여지며 바늘 진입 방향과 각도가 정확하면 바늘전체가 목표 조직을 향해 전진하는 것을 볼 수 있다. 세로 평면 내 접근법의 장점은 바늘의 전체 경로를 다 볼 수 있어서, 바늘을 전진시키면서 민감한 구조물을 피하기 위해 바늘 각도를 조종할 수 있다는 점이다.

어깨

초음파 유도를 이용함으로서 어깨 주사의 정확도를 랜드마크 방법만을 사용시 61%에서 초음파 사용시 89%까지 향상시킨다.[116,117] 이러한 장점은 감염성 관절염이나 활액낭염(bursitis)이 의

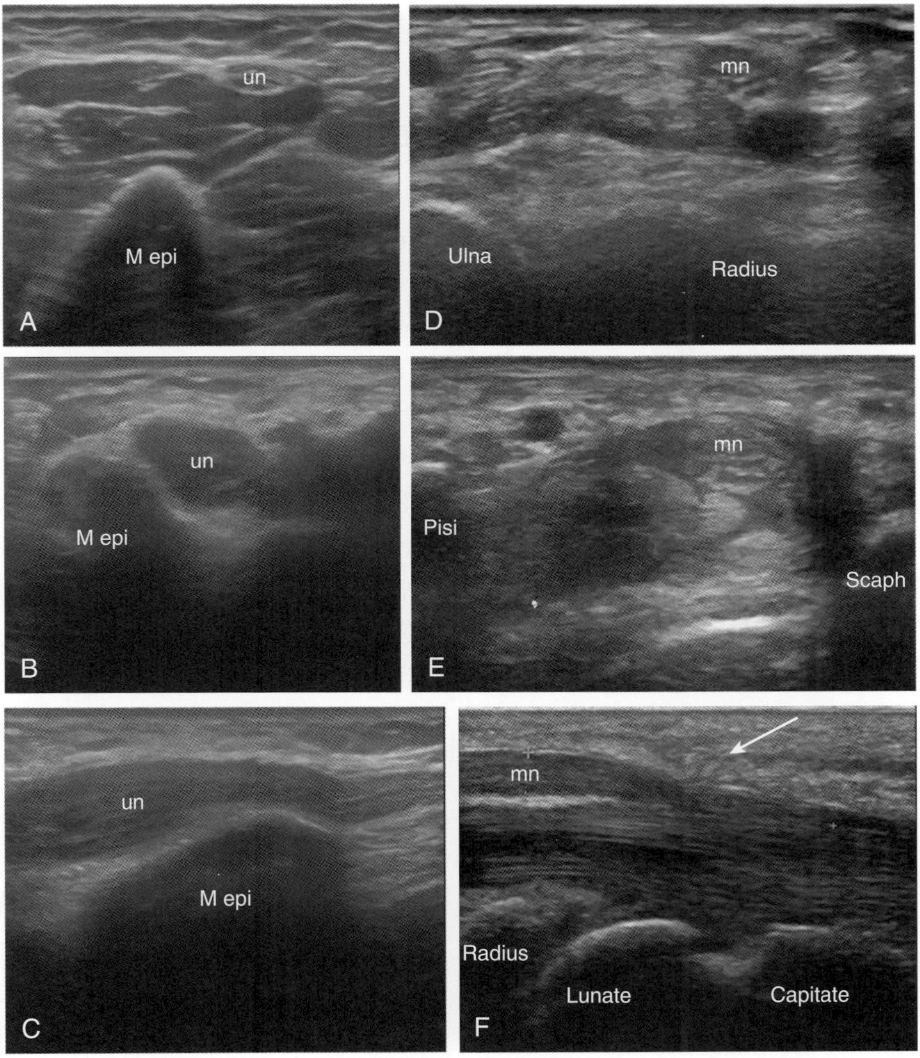

Figure 46.21 압박성 신경병증. (A) 척골신경(un)(정상 직경)이 주관 터널 근위부에서 횡단면으로 보이며, 내상과(M epi) 표면에 있다. (B) 주관 터널에서의 압박으로 인해 척골신경이 상당히 부어 있다. 이 수준에서 내상과와 접촉하고 있다. (C) 내상과에 대한 압박 근위부에서 종창을 보여주는 척골신경의 종단면. (D) 수근관 근위부에서 보이는 정중신경(mn)(정상 직경)의 횡단면. (E) 수근관 입구에서 부어 있는 정중신경으로, 두상골과 주상골 결절(Scaph)로 정의된다. (F) 굴근지대(화살표)에 의해 압박되는 정중신경의 직경 변화를 보여주는 종단면. *pisi*: 두상골.

심될 때 특히 중요하다. 연구에 따르면 랜드마크에 의한 방법보다 초음파 유도 관절와상완 관절(glenohumeral joint)주사[111,118]와 견봉하 활액낭 주사의 효과가 보다 뛰어남이 입증되었다.[112,119,120] 또한 초음파 유도 어깨 주사는 랜드마크에 의한 방법에 비해 통증도 덜하다.[121]

견봉하 활액낭 흡인(subacromial bursa aspiration)의 경우, 환자의 팔은 crass 자세 또는 변형 crass

자세를 취하며 가시위근 힘줄(supraspinatus tendon)의 가로 방향으로 탐촉자를 위치시킨다. 바늘은 일반적으로 세로 평면 내 접근법을 사용하여 외측에서 내측을 향하게 된다. 관절 와상완 주사에 비해, 바늘 각도가 얕은 편이며, 바늘은 초음파 영상(Fig. 46.22A)에 잘 보여야 한다. 랜드마크에 의한 어깨천자의 후방 접근법을 시행할 때와는 바늘 삽입 방향이 반대인데, 어깨 관절의 깊이와 평면 내 초음파 유도 방법에서 비스듬한 바늘 경로 때문에, 긴 바늘(3.5 인치 척추 바늘)이 필요하다. 바늘을 견봉의 모서리에서 하측부로 삽입하고 부리 돌기(coracoid process)를 향해 전내측으로 향하게 한다. 초음파 탐촉자는 견갑골의 돌기(spine of scapula)의 바로 뒤쪽에 평행하게 위치하며, 뒤쪽 관절와(glenoid) 및 관절순(labrum)를 볼 수 있다(Fig. 46.22B). 바늘삽입 각도가 상대적으로 깊어서, 바늘이 잘 보이지 않을 수 있으므로, 초음파 기계의 바늘 시각화 기술이나 빔 조종(beam steering)이 도움이 될 수 있다.

손목

초음파는 액체저류를 파악하고, 작은 관절의 진단적 윤활액 흡입 성공률을 향상시키는 데 크게 도움이 된다.[122] 또한, 초음파 유도하 스테로이드 손목 주사는 랜드마크에 의한 방법보다 통증완화에 훨씬 더 효과적이었다.[123] 손목에 바늘을 삽입하기 위해 초음파 탐촉자를 등쪽 손목에 가로방향으로 놓는다. 요수근관절(radiocarpal joint)의 삼출물 또는 윤활막은 주상골(scaphoid) – 월상골(lunate) 접합부 표면에서 볼 수 있는 반면, 수근골사이 윤활막 공간(intercarpal synovial cavity)은 두상골(capitate) 위에서 볼 수 있다. 바늘은 윤활막 공간을 향해서 진입하는데 힘줄과 혈관을 피하기 위해 세로 평면 내 접근법으로 삽입할 수 있다(Fig. 46.22C).

고관절

2건의 연구 결과에 따르면 초음파 유도 방법으로 60회의 엉덩이 둘레 주사 중 59건이 공적으로 수행된 것으로 나타났다.[124,125] 고관절 주사는 랜드마크 방법을 거의 사용하지 않기 때문에 고관절에서 초음파 유도 대 랜드마크 유도 바늘 삽입을 비교하는 연구는 없었다.

바늘 삽입을 준비할 때, 대퇴골 머리–목 교차점을 덮는 관절낭과 관절강(joint recess)이 강조되는 앞쪽 세로면 영상에서 고관절을 관찰한다. 3.5인치 이상의 긴 바늘을 사용한 세로 평면 내 접근법이 추천된다. 활액낭으로 향하는 바늘 진입 경로를 따라 내측 대퇴회선동맥(circumflex femoral artery)이 관찰된다면 이를 피해야 한다. 환자의 불편감이 있으면 바늘 삽인 경로를 따라 마취제를 주입해야 한다. 사이에 오는 혈관들을 피할 수 있다면, 흔히 바늘이 관절낭을 지나갈 때만 통증이 느껴진다. 따라서 마취는 관절낭을 뚫기 전에 관절낭 표면에 주사해야 한다. 관절강 내의 마취제의 흐름은 스테로이드 또는 다른 약물을 관절에 주입하기 전에 눈으로 확인해야 한다(Fig. 46.22D).

특히 비만 환자의 경우 바늘 경로가 탐촉자에 비해 가파르므로 바늘이 잘 안 보일 수 있다. 바늘 경로 위에 색조 혈류 도플러 상자를 배치하면 움직이는 바늘을 식별하는 데 도움이 될 수 있다. 마취제 주입도 잘 보이지 않는 바늘을 식별하는 데도 도움이 된다. 마지막으로, 또 다른 접근법은 대퇴골 경부 및 관절강 위에 탐촉자를 가로방향으로 위치시키고, 바깥쪽에서 안쪽으로 더 얕은 각을 갖는 세로 평면 내

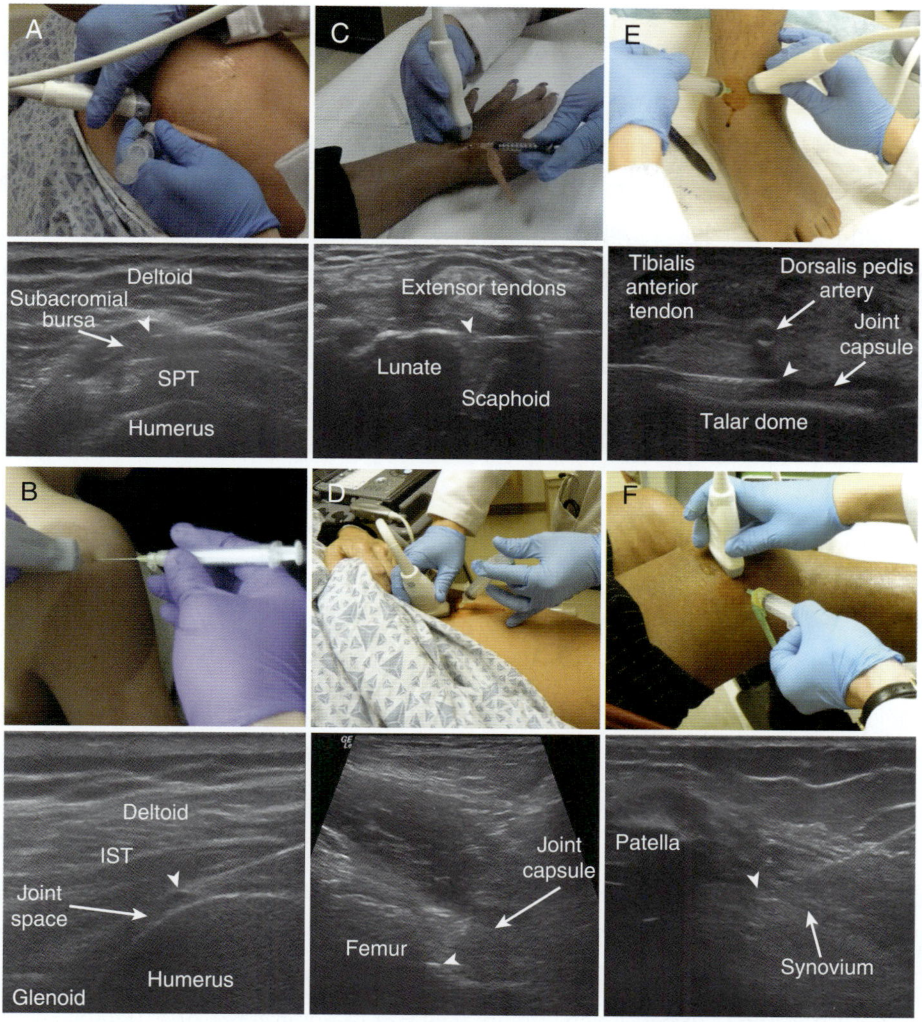

Figure 46.22 초음파 유도 주사 주입. 종단면 평면내 접근법을 사용한 바늘 위치를 보여준다. 각 영상에서 화살표 머리는 바늘 끝을 가리킨다. 바늘의 가시성은 바늘 깊이보다는 바늘 각도 증가에 더 많은 영향을 받는다. (A, C, E 영상을 B, D, F와 비교). (A) 수정된 Crass 자세에서의 극상근 건 횡단면. 상완골두, 극상근 건, 견봉하 점액낭, 삼각근이 보이며 바늘 끝이 팽창된 견봉하 점액낭 내에 있다. (B) 견관절강 내 주사 유도. 종단면 접근법을 사용하여 삼각근과 극하근 아래, 상완골두와 관절와 위로 바늘을 관절강 내로 삽입한다. (C) 요척관절 내 주사 유도. 종단면 접근법을 사용하여 주상골과 월상골 바로 위, 제4 구획 신전건 아래로 바늘을 삽입한다. (D) 전방 고관절 내 주사 유도. 종단면 접근법을 사용하여 관절낭 내로, 대퇴골 위로 바늘을 삽입한다. (E) 거골경골 관절 주사의 횡단면 접근법. 종단면 접근법을 사용하여 거골 돔 바로 위, 족배동맥 아래로 관절낭 내에 바늘을 삽입한다. 바늘이(이방성의) 전경골건 아래로 삽입되는 것에 주목하자. (F) 무릎 활막 반사 내 주사 유도. 종단면 접근법을 사용하여 슬개골 근처의 외측 슬개주위 구(gutter)에 바늘을 삽입한다. 이 접근법은 삼출액이 없는 무릎에 유용할 수 있다. 슬개상부 공간에서는 활막 주름을 보기 어려울 수 있기 때문이다. 화살표 머리: 바늘 끝, *IST*: 극하근 건, *SPT*: 극상근 건.

접근법을 사용하여 바늘을 삽입하는 것이다.

발목

발목 관절에서 초음파 유도 대 랜드마크 유도하에 바늘을 삽입하는 방법에 대한 충분한 수의 임상 연구는 아직 없지만, 초음파 유도를 이용한 이점을 제시한 연구에서, Cunnington은 58%의 정확도를 보인 촉지 방법에 비해 초음파 유도하 발목 주사가 85%의 정확도를 보였다고 하였으나, 통계적으로 유의미한 차이가 난다고 말하기엔 숫자가 너무 적었다.[108] 사체를 이용한 연구에서 족근관(sinus tarsi)[126] 과족근중족 관절(tarsometatarsal joint)에 초음파 유도하에 바늘을 삽입할 때 정확도가 증가한다는 것을 발견했다.[127]

발목 관절 삼출물이 임상적으로 명백하지 않은 경우, 관절낭 팽창이 거골 원개(talar dome) 위에서 보일 수 있다. 바늘 각도를 최소화하기 위해, 탐촉자는 관절오목 위에 놓여 있는 거골 원개에 가로 방향으로 놓는다(Fig. 46.22E). 바늘은 세로 평면 내 접근법을 사용하면 안쪽에서 바깥쪽으로 관절낭을 향할 수 있다. 세로면으로 탐촉자를 놓을 수도 있지만, 이 방법에서는 바늘 진입 경로가 더 가파르다.

족근관으로 향하는 거골하 관절(subtalar joint)의 삼출물은 바깥쪽 복사뼈에서부터 족근관을 지나 전외측으로 종골을 향하게 탐촉자를 비스듬히 위치시켜 흡인할 수 있다. 그러면 바늘을 가로 평면 외 접근법으로 삼출물을 향해 삽입할 수 있다.

무릎

대부분의 무릎 삼출물은 초음파 유도 없이 성공적으로 흡인될 수 있지만, 무릎 주변에 상당한 양의 지방, 소량의 삼출물, 또는 잘 참지 못하거나 바늘 삽입을 실패한 과거력이 있는 환자는 초음파 유도의 도움을 받을 수 있다. 무릎 관절천자를 평가한 5개의 연구를 검토한 결과, 무릎에 초음파 유도하에 바늘을 삽입한 경우가 96% 정확도를 가졌고, 촉진하여 삽입한 경우엔 78% 정확도를 가졌다($p < 0.001$).[116] 초음파 유도 무릎주사는 시술 후 2주차 때 랜드마크를 이용한 주사를 시행한 환자의 72%와 비교해 90%의 환자에서 50% 이상의 통증이 감소한 것으로 나타났다.[110] 또한 초음파 유도 주사는 환자들이 훨씬 더 잘 견딘다.[110,113,114]

무릎 관절천자는 슬개골 바로 근위부나 옆, 원위부 대퇴골에 초음파 탐촉자를 가로 방향으로 위치시키는 바깥쪽 접근법을 사용해서 시행 가능하다. 주사 바늘은 슬개상 오목(suprapatellar recess) 또는 바깥쪽 통로 (lateral gutter)에 있는 활액낭(synovial cavity)을 향하게 한다(Fig. 46.22F, Video 46.35). 적은 양의 삼출물은 쉽게 눌리게 되므로 시행자는 과하게 탐촉자를 압박하지 않도록 한다.

베이커 낭종 흡인의 경우, 환자는 엎드린 채로 있어야 되고, 탐촉자를 낭종 기시부의 내측 대퇴골 관절융기(femoral condyle)에 가로 방향으로 놓는다. 바늘은 세로 평면 내 접근법을 사용하여 낭종의 바깥쪽에 있는 신경혈관 다발을 피하기 위해 안쪽에서 바깥쪽으로 낭종을 향해 접근한다.

요점 정리

- 이방향성(anisotropy)은 근골격 초음파와 관련된 가장 흔한 영상 허상 중 하나이다. 탐촉자를 기울이면 주변 조직보다 힘줄의 에코 변화가 더 심한 것으로 정상과 비정상 소견을 구분할 수 있다.
- 표면 구조물의 의도하지 않은 눌림, 특히 액체 저류와 같은 근골격 병변은 너무 강하게 눌리면 안보일 수 있기 때문에 이를 피하기 위해 스캔하는 동안 탐촉자 눌림을 최소화한다.
- 0.5와 1 kHz 사이의 낮은 펄스 반복 주파수(pulse repetition frequency, PRF)를 갖는 파워 도플러 영상을 사용하여 윤활막의 충혈을 평가하고 염증을 평가할 수 있다.
- 선형 탐촉자는 고관절을 제외한 모든 관절을 초음파로 검사하는 데 사용된다. 곡선 탐촉자는 더 깊숙이 침투하여 고관절을 평가한다.
- 관절와상완 관절(glenohumeral joint)의 뒤쪽 영상에서 팔을 완전히 외회전을 시키면, 어깨 관절 삼출물 검출에 대한 민감도가 100 %에 가까운 민감도로 극대화된다.
- 앞쪽 팔꿈치 관절낭은 상완골 소두(capitulum of humerus)와 요골두(radial head) 사이에서 "갈매기" 모양을 보인다. 관절 삼출물이 존재하면 관절낭이 관절 틈에서 밀려 나기 때문에 "갈매기" 모양이 사라진다.
- 손목 관절면에서 정중신경 측정 시 인위적인 신경 단면적의 증가를 피하기 위해 탐촉자를 신경축에 수직으로 위치시킨다.
- 고관절의 앞쪽 영상은 관절 삼출액을 감지하고 흡입하기에 가장 좋은 영상이며, 고관절의 바깥쪽 세로면 영상은 전자 활액낭염(trochanteric bursitis)를 평가하기에 가장 좋은 영상이다.
- 베이커의 낭종은 내측 대퇴골 관절융기(femoral condyle), 장딴지근(gastrocnemius)의 안쪽 및 반막근(semimembranosus) 힘줄 사이에 나타난다. 세 가지 구조 모두를 분명히 확인함으로써 힘줄을 낭종으로, 특히 반막근의 힘줄을 잘못 해석하는 것을 피할 수 있다.
- "이중 윤곽" 현상은 유리 연골층의 고음영 선이 깔리는 것으로 통풍의 초음파 소견이다.
- 염증이 있는 힘줄, 또는 건염은 섬유형태의 소실을 동반한 저에코의 병변으로 정상보다 두꺼워진다.

SECTION 9

소아
Pediatrics

CHAPTER 47

소아
Pediatrics

Thomas W. Conlon ▪ David O. Kessler ▪ Erik Su　　:: 이진희

핵심 포인트

- 어린이들은 상대적으로 수분 함유량이 높고, 체구가 작기 때문에 초음파에 이상적인 대상이다.
- 진단을 하고 병상 옆 술기를 하기 위해 초음파를 사용할 때 어린이와 성인 사이에는 많은 유사점이 존재한다.
- 의과대학 또는 지속의학교육 과정 동안 소아 응급 현장초음파 교육을 받으면서 더 많은 의료 제공자들이 점점 더 많이 사용하고 있다.

배경

응급 현장초음파는 급성 소아 환자의 진료에 점점 더 많이 사용되고 있다. 소아 환자의 일부 특성은 성인에 비해 초음파 영상 획득하는 것을 촉진하거나 방해할 수 있다. 성인에 비해 어린이는 흉벽이 상대적으로 얇고, 체수분 함량이 상대적으로 높으며, 갈비뼈의 불완전 골화로 인해 고주파 변환기를 사용하여 흉부를 고해상도로 시각화할 수 있다. 열린 천문을 통해 뇌의 초음파 평가가 가능하다. 그러나 환자의 협조 정도, 좁은 갈비뼈 사이의 공간, 나이가 많은 어린이의 골화된 갈비뼈, 옷을 벗고 노출되어 있는 동안 환자의 열 손실이 증가하는 등 소아의 일부 특성으로 인해 초음파 검사가 더욱 어려워질 수 있다.[1]

어린이를 위해 특별히 설계된 작은 탐촉자는 작은 창을 통해 고해상도 이미지를 생성하는 데 이상적이다. 성인에게 자주 사용되는 큰 곡선 탐촉자는 어린이의 경우 더 작은 크기의 위상 배열 또는 미세 볼록형 탐촉자로 대체되는 경우가 많다.

최근 연구들에 따르면 초보 소아청소년과 의사는 정확하고 신뢰성이 높게 술기 및 진단적 적용을 위해 초음파를 사용하는 방법을 배울 수 있다고 한다.[2,3] 미국의 소아 중환자 펠로우십 프로그램 조사에서는 대학병원 소아 중환자실의 95%에서 휴대용 초음파 기계를 이용할 수 있고, 응급의학 펠로우십 프로그램의 조사결과도 95%에서 초음파를 사용한다고 보고하였다.[4,5] 응급 현장초음파가 의과대학 커리큘럼의 표준 구성 요소가 되면서 더 많은 소아 의료 제공자가 초음파에 대한 지식과 기술을 갖추고 진료현장에 투입되고 있다. 이 장에서는 임상 진료현장에 가장 많이 사용하고 있는 소아 응급 현장초음파 적용대상을 검토하고 성인 초음파 영상과의 중요한 차이점을 강조한다.

폐와 흉막

9장에 설명된 정상 및 비정상 폐 초음파 소견은 소아에서 유사하다(즉, 폐부종에서 B-선이 보이고, 경화에서 폐 간모양화[lung hepatization]가 보이는 등).[6] 소아 의료제공자는 보통 선형 탐촉자를 사용하여 폐와 흉막을 평가한다(Fig. 47.1). 유아기 이후 갈비뼈가 골화되면 늑간 공간에서 탐촉자를 세로 방향이 아닌 가로 방향으로 놓으면, 흉막선과 실질을 쉽게 볼 수 있다.

기흉(Pneumothorax)

기흉이 있는 어린이는 폐 미끄럼(lung sliding) 및 B-선이 안 보이고, 폐 포인트(lung point)가 있으며, 흉막의 M 모드 영상에서 바코드 또는 성층권 징후가 보이는 등 성인과 유사한 초음파 소견을 갖는다.

신생아, 특히 미숙아는 기흉의 위험이 높으며 이는 높은 이환율 및 사망률과 관련이 있다.[7] 초음파는 신생아에서 기흉을 안정적이고 신속하게 감지할 수 있다. 42명의 급성 호흡곤란을 보이는 영아를 대상으로 한 연구에서 기흉을 진단하는 데 있어서 흉부 엑스레이를 기준으로 초음파 검사와 신체검진을 비교하였다. 이 연구에서 초음파 검사가 신체검진보다 더 민감도(100% vs. 84%) 특이도(100% vs. 56%)가 높은 것으로 나타났다. 또한, 초음파 검사가 흉부 엑스레이 검사보다 15분 정도 빨랐고, 9례에서 흉부 엑스레이 촬영 전에 응급 배액을 시행하였다.[8]

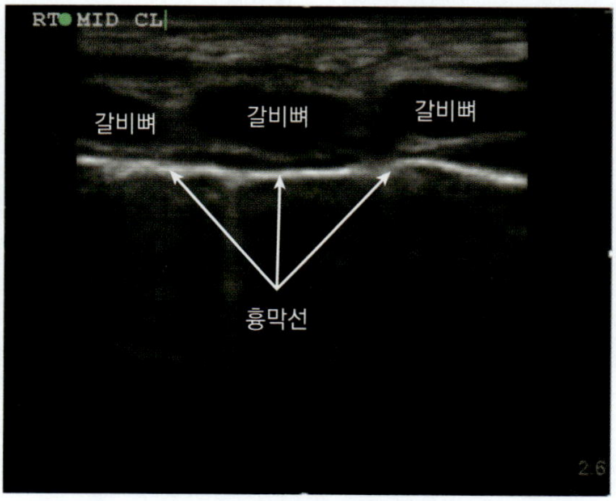

Figure 47.1 영아의 갈비뼈들. 갈비뼈가 불완전하게 골화되었기 때문에 영아에서는 갈비뼈를 통해 흉막을 볼 수 있다.

기흉을 진단하거나 배제하는 초음파 소견은 고주파 진동 기계환기(high-frequency oscillatory ventilation)를 사용하는 경우 애매해진다. M-모드를 사용하면 기존 기계환기를 사용하는 중에도 기흉 환자에서 바코드 또는 성층권 징후가 유사하게 보일 수 있으며, 폐 포인트 위의 M-모드에서도 유사한 패턴의 이미지가 생성된다(Fig. 47.2).

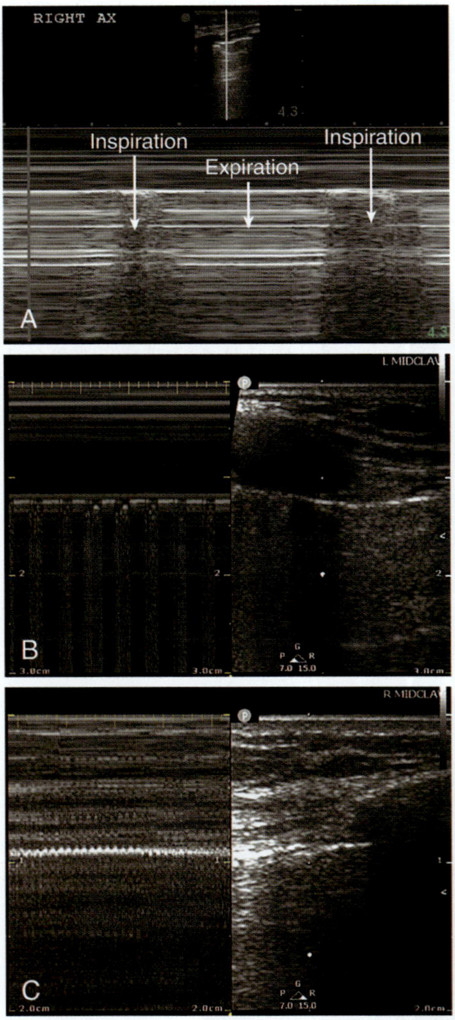

Figure 47.2 초음파 M-모드에서의 기흉. 기존 기계호흡(A) 동안과 고주파 진동 기계호흡(B) 동안에는 폐 포인트(lung point) 때문에 해변징후와 바코드 징후가 번갈아 보일 수 있다. 기흉이 없는 정상 고주파 진동 기계호흡 시에는 (C) 처럼 보일 수 있다. Inspiration: 흡기, Expiration: 호기.

흉막삼출(Pleural effusions)

혈흉, 암죽가슴(chylothorax) 또는 단순 삼출은 선천성 심장 수술 후 흔한 합병증이다.[9] 고주파 탐촉기는 단순 흉막삼출과 복합 흉막삼출을 식별하고 감별하는 데 도움이 된다(Fig. 47.3, Video 47.1). 초음파를 사용하면 혈흉을 신속하게 진단할 수 있지만 어린이는 흉부 유연성이 높아 외상 시 혈흉 발생률은 성인에 비해 낮다.[10]

폐와 기도 질환

소아 집단에서 폐렴을 초음파로 확인하는 것

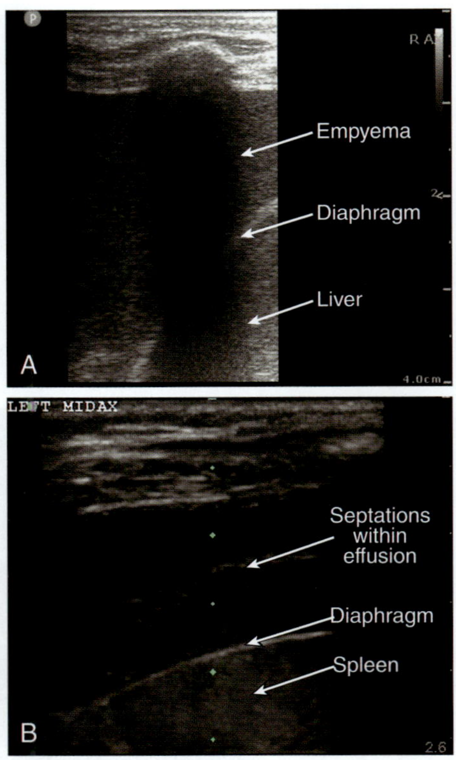

Figure 47.3 복합 흉막삼출. 에코 발생성이 증가한 농흉(A)과 복합, 중격이 생겨 있는 삼출액(B)을 보여준다. Empyema: 농흉, Diaphragm: 횡격막, Liver: 간, Septations with ineffusion: 삼출내 중격 형성, Spleen: 비장

은 흉부 방사선 촬영에 비해 높은 특이도를 보여주며 임상 및 검사실 데이터와 강한 상관관계를 보인다.[11,12] 세기관지염은 겨울철에 2세 미만의 어린이에게 흔히 나타나는 소아 특유의 질환이다. 세기관지염 환자의 폐초음파에서는 B-선 패턴을 보이는 경우가 많다.[13,14] 일반 소아 병동에 입원한 세기관지염 영아의 폐 초음파 점수 체계는 입원 중 산소 의존도를 초음파 검사로 예측하는 것이 99% 민감도, 97% 특이도, 소아 의료제공자와 전문 초음파 검사자 간의 91% 일치도를 보여, 세기관지염 환자의 중증도 점수체계로서의 초음파의 역할을 제안하였다.[15] 세기관지염과 세균성 폐렴을 감별하기 위해 초음파를 사용하면 어린이가 불필요한 방사선에 노출되는 것을 피하고 불필요한 항생제 사용을 방지하며 가족의 의료비용을 줄일 수 있다.

폐초음파는 분만실에서 신생아 폐질환의 등급을 매기는 데에도 이점이 있는 것으로 나타났다. 54명의 신생아에서 출생 후 2시간째의 B-선 치밀 실질 패턴을 보이는 것은 출생 후 24시간 내에 비침습적 양압 환기 실패 및 삽관을 하게 되는 것과 상관관계가 있었으며 민감도는 89%, 특이도는 100%였다.[16] 초음파는 신생아의 일과성 빈호흡을 특성화하고 앞에 기술한 바와 같이 급성 기흉을 식별하는 데 사용되어 왔으며, 이는 신생아 소생술에서 초음파가 중요한 역할을 한다는 것을 시사한다.[8,17]

횡격막(Diaphragm)

소아 심장흉부 수술로 인한 횡격막 신경 손상은 수술 후 초기에 확인되지 않으면 난치성 호흡 부전 및 장기간의 삽관을 초래할 수 있다. 초음파 교육을 받은 심장 중환자의사는 투시술와 비교하여 초음파를 사용했을 때 100% 민감도와 100% 특이도로 횡경막 신경 손상의 증거를 확인할 수 있었다.[18] 침상옆에서 초음파로 횡격막 신경 손상을 진단하면 투시 검사를 위해 환자를 검사실로 이동하고 자세를 잡는 데 따른 합병증의 위험이 줄어들고 전리 방사선에 대한 노출이 줄어든다. 장기간 삽관으로 인한 횡격막 위축은 성인의 발관 실패와 관련이 있으며[19] 진행 중인 연구에서는 어린이에게도 유사한 이점이 나타날 수 있다. 또한, 횡격막 운동을 사용하여 어린이의 주기관지로의 삽관여부를 확인할 수 있다(아래 "술기적 적용" 참조).[20,21]

심장

표적 심장 초음파(focused cardic ultrasound)는 어린이의 다양한 혈역학적 상태를 관리하기 위한 다른 임상 데이터의 보조 수단으로 사용된다. 성인과 같이 늑골밑, 심첨부(apical), 흉골연(parasternal) 창에서 얻는 영상(view)을 어린이에서도 얻는다(Chapter 14 참조). 그러나 한 가지 중요한 차이점은 소아 심장 전문의는 심첨부와 늑골하 단면도를 얻을 때 화면 하단에 방향 마커를 두고 영상을 획득한다는 것이다(Fig. 47.4). 고급 심장학 수련을 받은 소아 의료제공자는 추가 단면도를 획득할 수도 있다.[22]

소아 환자의 체격은 상당히 다양하므로 탐촉자의 선택이 중요하다. 성인용 위상 배열 탐촉자는 일반적으로 나이가 많거나 비만인 어린이에게 사용할 수 있도록 최대 깊이 약 30 cm까지 침투한다. 반면 소아용 위상 배열 탐촉자는 깊이 침투할 수는 없지만 어린이의 갈비뼈 사이 공간의 구조를 시각화하는 데 이상적인 작은 접촉면을 가지고 있다.

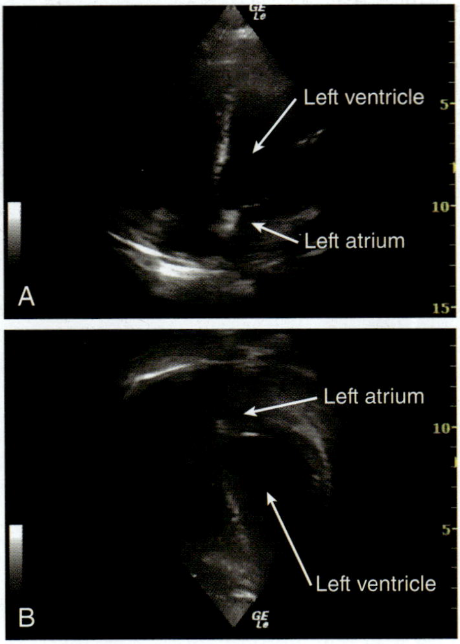

Figure 47.4 심첨부 4방 영상. 대부분의 응급 현장초음파 사용자는 화면의 방향 마커를 화면의 위쪽 오른쪽에 두고 영상을 획득(A)하는 반면, 소아 심장의사들은 화면의 방향 마커를 화면 바닥의 오른쪽에 둔다(B). 왼쪽 구조는 어느 방향이든 오른쪽 구조에 비해 화면 오른쪽에 유지된다. Left ventricle: 좌심실, Left atrium: 좌심방.

혈관내 용적 상태

여러 연구에서 초음파를 사용한 성인의 용적 상태 평가 관련 연구들을 진행해 왔다. 하대정맥 크기 및 눌리는 정도를 측정하는 것은 성인의 용적 상태를 평가하는 하나의 구성 요소이다. 이 방법은 어린이에게 적용하려고 시도되어 왔다. 그러나 유아의 하대정맥의 호흡에 따른 변화를 측정하는 것은 호흡 주기에 따른 변화가 밀리미터 단위에 해당할 수 있기 때문에 어렵다.

하대정맥의 직경은 다른 정량적 측정과 유사하게 연령에 따라 변한다.[23] 따라서 하대정맥과 대동맥의 전후 직경의 비율을 상대 지표로 사용할 수 있다. 위상 배열, 곡선 또는 미세 볼록 탐촉자를 검상 돌기 바로 아래 정중선에 가로 방향으로 배치하고 대동맥 및 하대정맥의 전후 직경을 측정한다(Fig. 47.5). 측정값이 얻어지는 심장 또는 호흡 주기의 시점은 아직 표준화되지 않았다. 이 기술은 소아응급실의 용적 손실이 있는 어린이, 혈액투석을 받는 어린이, 제한된 의료자원 환경에 있는 어린이를 대상으로 평가되었다.[24–27] 이 집계 데이터에서 정상적인 하대정맥 대 대동맥 비율은 0.8과 1.2 사이일 가능성이 높으며, 0.8 미만의 비율은 혈관 내 저혈량증을 암시하고, 1.2보다 큰 비율은 체액 과부하를 암시한다. 제한점에는 호흡 주기 중 어느

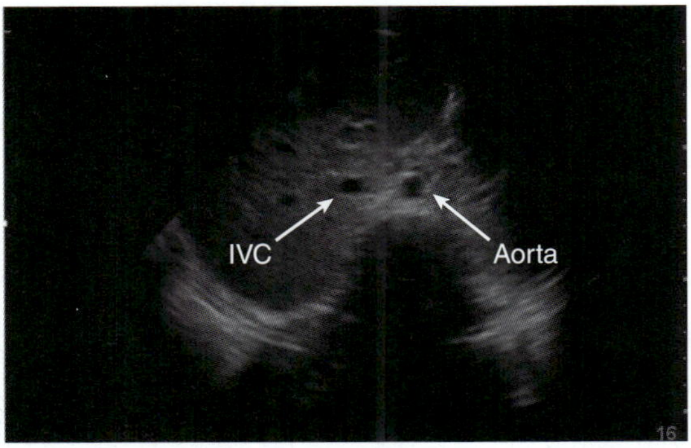

Figure 47.5 하대정맥(*IVC*)과 대동맥(Aorta). 간내 하대정맥과 대동맥의 횡단면이 보인다.

시점에 측정되는지에 따른 애매모호함과, 이전 연구들에서는 용적 손실을 평가하기 위해서만 하대정맥의 측정값을 사용하였고 쇼크 시 수액 반응성에 대해서는 연구되지 않았다는 것이다.

환자가 자발적으로 호흡하는지 또는 기계 환기를 하고 있는지 여부는 하대정맥의 초음파 측정값 및 그 중요성에 영향을 미친다. 새로 대두되는 증거에 따르면 기계 환기 자체가 하대정맥의 초음파 특성을 변화시키므로 양압 환기 중에는 자발 호흡을 할 때와 같은 방법으로 소아의 용적을 평가할 수 없다. 이는 양압 환기 중 증가된 흉강 내압이 정맥 환류 및 하대정맥 순응도에 영향을 미치기 때문이다.[28] 따라서 용적 상태 평가를 가이드하기 위해 정량적 하대정맥의 측정값을 사용하는 것은 여전히 어려운 일이며, 의료 제공자는 초음파 결과를 다른 모든 사용 가능한 데이터와 통합하여 의사결정 하도록 권장된다.[29]

좌심실 유출로(LVOT) 수축기 혈류 속도의 호흡에 따른 변화를 어린이에게서 수액 반응성의 지표로 사용하는 것이 연구되기도 하였다.[30,31] 측정값들은 성인에서와 같이 간헐파형(pulsed-wave) 도플러를 사용하여 심첨부 5방 영상에서 얻는다(Chapter 21 참조). 12–18%보다 큰 LVOT 속도–시간 적분의 변화는 산소 포화도 혈량측정기 또는 동맥압 추적값의 변화와 유사한 수액 반응성을 암시한다. 간헐파형 도플러 커서는 심장 및 호흡 주기 전반에 걸쳐 LVOT 벽에서 떨어져 있어야 하기 때문에 이 기술을 사용하려면 어린이의 경우 더 좁은 면을 갖는 탐촉자가 필요하다. 또한 도플러 추적에서 각 좌심실 수축을 분리하려면 훑어내는 속도(sweep speed)를 가속화해야 한다.

심장 기능

좌심실 기능 평가와 관련하여 다양한 연구에서 소아 응급실 및 중환자실 환자에 대한 응급 현장초음파 및 포괄적 심장초음파 검사의 정확도가 비슷한 것으로 보고되었다.[2,3,32–34] 심장 기능은 성인에서 수행되는 것과 유사한 방식으로 어린이에게 정성적으로 평가된다. 의료제공자는 좌심실기능을 평가할 때 좌심실을 여러 평면에서 시각화해야 한다. 좌심실 기능의 질적 평가 또는 "눈으로 확인(eyeballing)"은 사용자에 따라 결과가 달라질 수 있지만, 응급 현장초음파 검사가 일반적으로 증상이 있는 환자에게 수행된다는 점을 고려했을 때 병리학적 소견이 더 뚜렷하고 식별하기 더 쉬울 수 있다.

우심실 생리학은 여러 소아 질병에서 중요하지만, 소아에게서 응급 현장초음파로 우심실의 기능을 평가한 문헌은 드물다. 어린이에서도 성인과 유사한 영상이 질적 평가를 위해 사용된다. 우심실 자유벽(free wall)은 자궁내에서부터 보이는 우심실 후부하가 증가한 영아의 독특한 폐혈관 생리현상 때문에 성인보다 유아에서 상대적으로 두껍다.

구조적 이상

대혈관 및 동맥관 개존증(PDA)의 해부학은 응급 현장초음파를 사용하는 신생아 전문의의 관심 분야이다. 일부 기관에서는 PDA 검사가 일반적이지만, 신생아 전문의가 시행하는 초음파 검사의 정확성에 대해서는 근거가 제한적이고 상충된다.[22,35]

비정상적인 심장 구조에 대한 우려는 구조적 심장 질환에 대한 고급 심초음파 교육을 받은 의료 제공자가 가장 잘 평가할 수 있다. 현장 초음파는 열악한 환경에서 전문 심초음파검사자의 고급 영상 촬영이 필요한 환자를 식별하는 선별 검사 방식으로 유용할 수 있다.[36,37]

체외막산소화 및 심장정지

응급 현장초음파 검사는 체외막 산소 공급(ECMO)을 받는 환자를 평가하는 데 사용될 수 있다. ECMO에서 심장초음파검사를 사용하는 것에 대한 지침이 발표되었으며 응급 현장초음파는 자주 접하는 임상적인 질문에 답하는 데 도움이 될 수 있다.[38] ECMO에 필요한 기술 및 인력 자원을 고려할 때 의료 제공자는 응급 현장초음파 소견을 다른 데이터 소스의 결과로 확실하게 하고, 관련된 모든 전문가와 협력하여 환자치료에 대한 결정을 가이드하도록 권장된다.

상대적 심실(chamber) 크기를 평가하는 것은 ECMO를 받고 있는 환자에게 유용하다. 우심장 및 하대정맥의 평가는 ECMO 흐름을 조절하는 것과 관련하여 상대적인 심실 충전을 나타낼 수 있다. LV 크기와 기능은 ECMO를 떼거나 조절할 때 관련이 있다. 회복 중에 대동맥판막의 움직임을 모니터링할 수 있다. ECMO 환자에게는 표준 심장 영상이 사용되지만 개방성 흉부 절개, 수술 후 드레싱, 폐 용적이 큰 경우 등은 적절한 심장 영상 획득이 어려울 수 있다.

관을 삽입할 때 응급 현장초음파로 가이드 할 수 있다. 관을 삽입하는 동안 세로 IVC 영상으로 우심방(RA)의 바닥부근을 볼 수 있다. 흉골연장축 영상(parasternal long-axis view)에서 탐촉자를 환자의 오른쪽으로 조준하여 기울이면 RV로 유입영상을 얻을 수 있다. 이 영상은 RA 및 RV를 시각화하여 내경정맥을 통해 상대정맥으로 또는 대퇴 정맥을 통해 하대정맥으로 접근하는 도관 삽입 시 도움을 받을 수 있다(Chapter 17 참조). 복귀 도관은 대동맥궁의 수정된 영상(modified view)으로 시각화될 수 있다(Chapter 14 참조).

심정지 상태를 평가하기 위해 응급 현장초음파를 사용하는 것은 소규모 소아환자들을 대상으로 연구된 바 있다. 한 연구에서는 14명의 환자를 대상으로 잠재적으로 가역적인 원인에 의한 심정지를 식별하기 위해 심장 초음파를 사용한 바 있다.[39] 응급 현장초음파에서 심장 정지(cardiac standstill) 또는 무운동성(akinetic) 심장이 있는 환자에서는 자발 순환 회복이 되지 않았다. 그러나 한 연구에서는 초음파에서 심장 정지를 보인 환자 중 3명이 체외 심폐소생술(ECPR)을 받은 후 심장 기능을 회복하였고 초음파에서 심장 정지를 보이는 것이 아마도 ECMO에 접근할 수 있는 어린이에게 ROSC가 불가능하다는 것을 반드시 예측하는 것은 아닐 수도 있다.[40] 기능적인 결과는 좋지 않았지만, 심장 기능은 회복되었던 것으로 보아 초음파상 심장 정지는 소아에서 자발순환으로의 회복이 실패할 것이라고 예측하는 믿을 수 있는 독립된 예측인자는 아님을 시사한다.

복부와 골반

복통은 소아에서 연령에 따라 다양한 감별 진단이 필요한 흔한 증상이다. 환자의 체격와 검사하고자 하는 부위에 따라 선형, 곡선 또는 미세 볼록 탐촉자를 사용할 수 있다. 유아의 체격이 작기 때문에, 고해상도 영상을 생성하는 고주파 탐촉자를 사용하여 복부를 검사할 수 있다.

회전이상(Malrotation)

특히 생후 첫 주 이내에 담즙성 구토가 발생하

면 즉시 진단해야 하는 염전(volvulus)을 포함한 회전 이상의 가능성을 빨리 고려해야 한다. 선형 탐촉자를 복부 중앙에 가로로 놓고 대동맥과 하대정맥을 확인하고 위창자간막동맥(SMA)와 위창자간막정맥(SMV)을 찾을 수 있다. 일반적으로 SMA는 대동맥–하대정맥관계와 유사하게 SMV의 왼쪽에 위치한다. 관계가 역전되어 SMA를 기준으로 환자의 왼쪽에 SMV가 보이는 경우 회전이상을 고려해야 한다.

환자에게 담즙성 구토가 있다면, 염전으로 인한 폐색(obstruction)의 초음파 검사 소견을 보일 수 있다. 장벽이 두꺼워지고, 장벽내(intramural) 가스(창자벽공기증, bowel pneumatosis intestinalis)와 유사한 초음파 소견이 보이며, 복강의 유리 체액을 포함한 소장의 염증, 괴사 또는 천공 시 보일 수 있는 초음파 소견들이 보인다. 장벽 내 공기 또는 공기증(pneumatosis)은 장벽 층 사이에 얇고 동심원적인 에코 발생 신호를 갖는 눈에 띄게 밝은 패턴으로 나타난다. 심한 장 괴사가 생긴 경우 간 혈관계로 가스가 빠져나가면 간문맥에서 밝은 에코 신호를 보인다. 그러나 간정맥 혈관계의 가스 신호는 하지 정맥 카테터를 통해 부주의하게 공기가 주입되는 것으로도 발생할 수 있다는 점을 기억하는 것이 중요하다. 염전에서 염증이 있는 장 위에서 색 혈류 도플러를 사용하면 소용돌이 징후를 볼 수 있는데, 이는 SMV와 장간막이 SMA를 감싸고 돌아 있기 때문에 보이는 것이다. 이 징후는 상당히 특이적이지만 그다지 민감하지 않기 때문에 이 징후가 없으면 진단을 놓칠 수 있다.[41]

유문 협착증(Pyloric stenosis)

유문협착증은 신생아 시기 비담즙성 구토를 보이는 가장 흔한 수술이 필요한 원인이며 일반적으로 생후 4주에서 12주 사이에 나타난다. 초음파는 영상의학과 의사가 유문 협착증을 진단하는 데 사용하는 주요 검사방법이며 훈련된 응급 의학과 의사가 시행할 수 있다.[42–44] 초음파를 시행하는 방법은 선형 탐촉자를 환아의 흉골 아래에서 시상(sagittal) 방향으로 놓고, 간을 음향 창으로 사용하면서, 유문(pylorus)이 보일 때까지 위의 방(antrum)을 따라 내측으로 이동시킨다. 유문은 단축 및 장축 영상 모두 확인해야 하며 탐촉자를 복부를 가로질러 비스듬하게 유지해야 할 수도 있다. 따뜻한 젤을 사용하고 보호자가 환아를 반쯤 세워 안은 자세를 유지하면 환아의 불편함을 최소화할 수 있다.

보이는 구조가 위인지 확인하려면, 왼쪽 횡격막 바로 아래까지 추적하여 확인한다. 유아에게 경구수액이나 물 또는 우유 등을 마시게 하면 위가 채워지고 가스를 대체하면서 위 방과 유문이 잘 보인다. 유문은 간 바로 아래를 가로지르거나, 특히 위가 매우 팽창된 경우 뒤쪽으로 잠기는 것을 볼 수 있다(Fig. 47.6). 최소 6 cm의 깊이부터 시작하여 유문을 식별한 후 깊이를 줄여 관심 영역에 초점을 맞춘다.

정상적으로, 유문은 위 내용물이 십이지장으로 통과하도록 허용하며, 내강 내 수분이 이동하는 것을 초음파로 쉽게 볼 수 있다. 그러나 유문이 비대화되어 있지 않은 경우에도 근육 괄약근이 닫혀 위 내용물이 통과하지 못하는 유문경련이 나타날 수 있으므로 수분 동안 관찰해야 할 수도 있다. 비정상적으로 비대해진 유문은 위가 너무 팽창하여 압력이 높아져 매우 적은 양의 액체가 통과하는 드문 경우를 제외하고는 위 내용물이 통과하지 못하게 한다. 이런 경우 근육 벽이 매우 두꺼워지고(〉 3 mm) 유문 통로의 길이가 늘어나기(〉 15 mm) 때문에

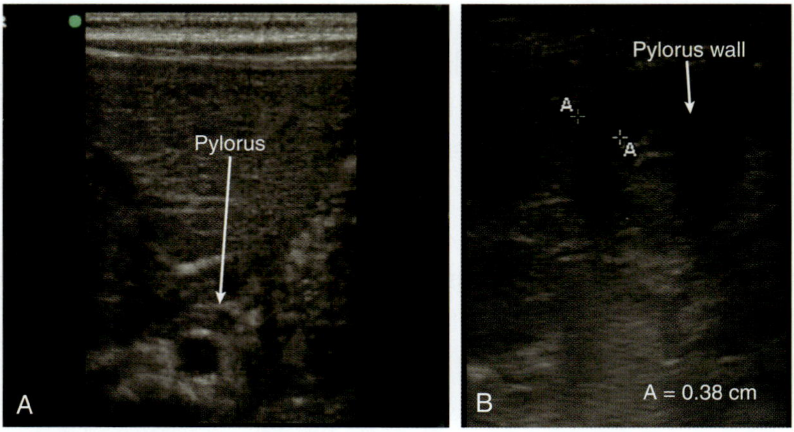

Figure 47.6 유문 협착증. 정상 유문은 늘어난 위에 의해 아래쪽으로 밀리는 것을 볼 수 있고(A) 비정상 유문은 매우 두꺼운 벽(0.38 cm)을 가지고 있는 것을 볼 수 있다(B). Pylorus: 유문, Pylorus wall: 유문벽.

유문 협착증을 확인할 수 있다.[45–51] 유문 근육벽 두께는 일반적으로 단축 영상에서 가장 잘 평가할 수 있고 측정할 수 있다. 동심원 모양의 유문벽 층은 (1) 얇고 밝은 장막 표면, (2) 두껍고 저에코의 근육층, (3) 고에코의 점막 표면, (4) 내강으로 구성된다. 내강은 종종 보이지 않는 경우도 있다. 저에코 근육층의 두께는 탐촉자에 가장 가까운 단면의 위쪽 절반에서 측정해야 한다.

두꺼워진 유문은 단축 영상에서 종종 "도넛" 징후로 보인다(Fig. 47.7). 유문 근육의 두께가 2–3mm 사이 정도로 측정되는 경우는 유문경련, 초기 비대 또는 비대 해소의 가능성이 있으므로 영상의학과 의사의 추가적인 영상 확인 및 소아 외과 의사의 평가가 필요하다.

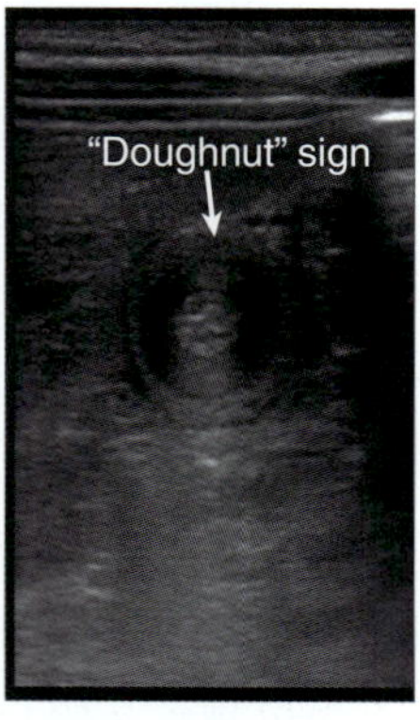

Figure 47.7 유문 협착증. 두꺼워진 유문(도넛 징후)을 유문 협착증에서 볼 수 있다. "Doughnut" sign: 도넛 징후.

유문 협착증의 다른 초음파 징후로는 위의 연동 운동으로 인한 압력이 유문을 통해 전파되지 않아서 유문의 일부가 액체로 채워져 비대해진 위의 내강쪽으로 접혀 들어가서 보이는 "전정부 유두(antral nipple)" 징후가 있다. 이는 위–유문 경계면의 장축 영상에서 가장 잘 보인다. 때로는 전체 유문근이 위쪽으로 튀어나와 가장자리가 둥글게 보일수도 있다(어깨 징후).

위의 방(antrum)의 좁은 부분은 정상 유문으로 오인될 수 있으며, 가장 작은 단면인지 확실히 하기 위해서는 위의 방을 단축으로 원위부쪽으로 이동하여 유문으로 확인된 부분을 평가하기 위해 근위부쪽으로 미끄러뜨리는 방법으로 이러한 위음성을 피해야 한다. 어려운 경우에는 환자를 왼쪽 또는 오른쪽 측면 와위 자세로 눕히는 것도 유문을 초음파로 보이는 화면 안으로 이동시키는 데 도움이 될 수 있다.

충수돌기염

충수돌기염은 어린이에게서 구토와 복통을 일으키는 가장 흔한 외과적 응급 상황 중 하나이다. 방사선의 위험 때문에, 초음파는 어린이의 충수돌기염을 진단할 때에 우선으로 권장되는 진단 방법이다.[52] 숙련된 의료인이 초음파를 시행할 경우 초음파는 컴퓨터 단층촬영의 민감도와 특이도에 거의 근접할 수 있다.[53,54] 다른 영상 기법과 함께 단계적 접근 방식으로 초음파를 사용하면 응급 현장초음파 검사의 전반적인 진단 정확도를 향상시키는 동시에 비용과 전리 방사선 노출을 줄일 수 있다.[55–59]

충수돌기염을 확인하기 위한 초음파 검사에는 고주파 선형 탐촉자가 선호되지만, 비만 아동의 경우 액체나 연조직염이 모여 있는 깊은 공간을 확인하기 위해서는 저주파 탐촉자가 필요할 수 있다. 통증을 유발하는 것을 최소화하기 위해 많은 양의 젤을 사용하고 압통이 가장 심한 부위부터 시작한다. 탐촉자로 가볍게 누르면 가스로 장이 옆으로 밀리므로 장의 염증이 있는 부분을 볼 수 있다. 다른 위치로 이동하기 전에 탐촉자를 앞뒤로 천천히 기울여 복부 부분을 철저하게 검사한다.

충수돌기가 위치할 수 있는 위치와 복부와 골반에 액체가 모일 수 있는 모든 해부학적 영역을 확인하는 것이 중요하다. 복부 또는 골반의 유리액(free fluid)은 병리적 단서를 제공하거나 심지어 천공된 충수돌기에 의해 농양이나 연조직염이 생긴 것을 의심할 수도 있다(Video 47.2). 한 가지 접근법은 복부 가장 아래 부분에서 요근 근육의 측면과 내측을 모두 확인하며 시작하는 것이다. 측면에서는 단축 영상에서 오른쪽

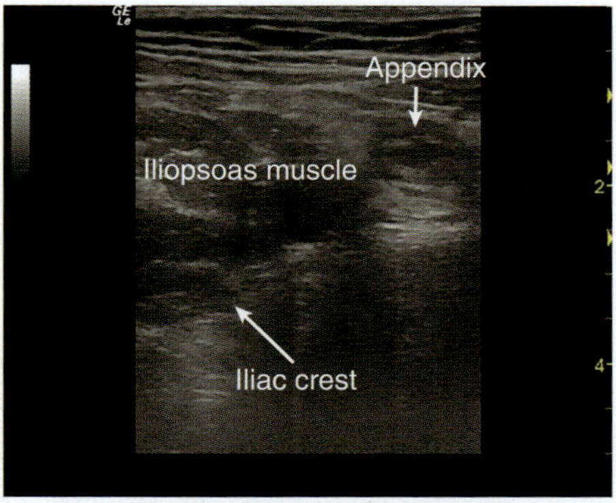

Figure 47.8 충수돌기. 단축영상에서 장요근과 장골 능선의 내측에 보인다. Appendix: 충수돌기, Iliopsoas muscle: 장요근, Iliac crest: 장골 능선.

장골 내에 있는 장요근을 확인하는 것부터 시작한다. 장이 보일 때까지 탐촉자를 머리 쪽 방향으로 천천히 밀고, 요근의 측면 영역을 배꼽이 있는 높이까지 완전히 탐색할 때까지 계속한다. 이 영상은 충수돌기가 맹장 뒤쪽이나 비전형적인 위치에 있는 경우 중요하다. 임신처럼 특정한 상태에서는 충수돌기가 비전형적인 위치에 있는 경향이 있다(Video 47.3). 대부분의 환자에서 충수돌기가 있는 곳은 요근의 내측이다(Fig. 47.8). 다시 한번, 내측으로 방광을 확인한 상태에서 가장 아래쪽에서 시작하여 배꼽이 있는 높이를 통과할 때까지 요근과 장골 혈관을 측면으로 놓고 천천히 머리 방향으로 미끄러뜨린다. 충수돌기가 확인되지 않은 경우 요근과 장골 혈관을 집중적으로 관찰하며 충수돌기를 찾는다(Video 47.4). 맹장은 불규칙적인 경계로 보이는 팽대부를 갖는 가스나 물로 차 있는 구조물로 보인다(Fig. 47.9, Video 47.5). 맹장을 확인하고 탐촉자를 요근 위에서 장축 방향으로 돌린다. 이 방향에서는 탐촉자를 측면 및 내측으로 기울여 충수돌기를 찾는다.

충수돌기는 일반적으로 맹장의 가장 아래쪽

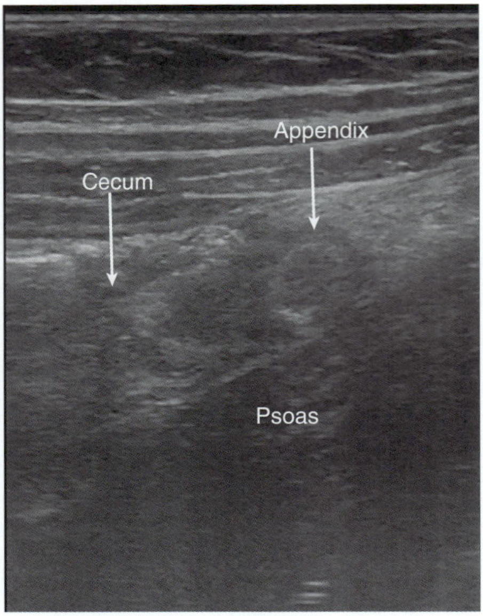

Figure 47.9 충수돌기. 관형 충수돌기는 단축 영상에서 가스가 채워진 맹장 근처에 보인다. Cecum: 맹장, Appendix: 충수돌기, Psoas: 요근.

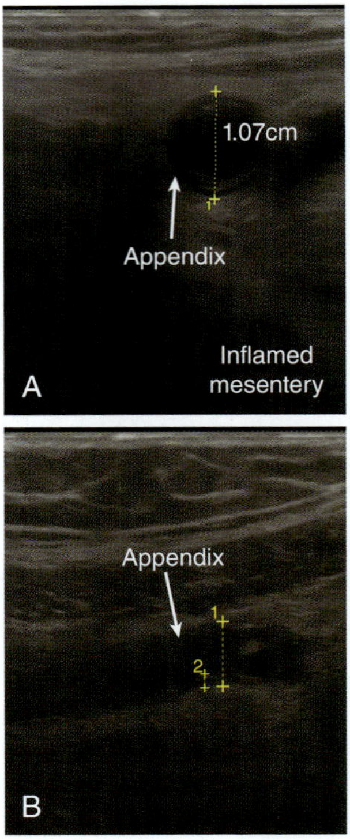

Figure 47.10 팽창된 충수돌기. 팽창된 충수돌기는 단축(A) 및 장축 영상(B)에서 볼 수 있다. Appendix: 충수돌기, Inflamedmesentery: 염증이 있는 장간막.

부분에서 나와서 끝이 막힌 장관으로 끝난다. 끝이 막힌 장관은 경사 영사(oblique view)가 되는 것을 피하면서 단축과 장축 영상 모두를 확인해야 한다(Fig. 47.10). 정상이든 비정상이든 충수돌기는 연동운동을 하지 않는다. 이는 충수돌기를 소장과 구별하는 방법 중 하나이지만, 염증이 있거나 질병이 있는 소장의 경우 연동운동이 안 보일 수도 있다. 회장은 맹장의 끝에서 위쪽으로 약 2 cm 떨어진 곳에서 맹장과 연결된다. 비정상적인 충수돌기는 일반적으로 외벽에서 외벽까지 직경이 6 mm 이상이며 탐촉자로 압력을 가해도 눌리지 않는다(Fig. 47.11).

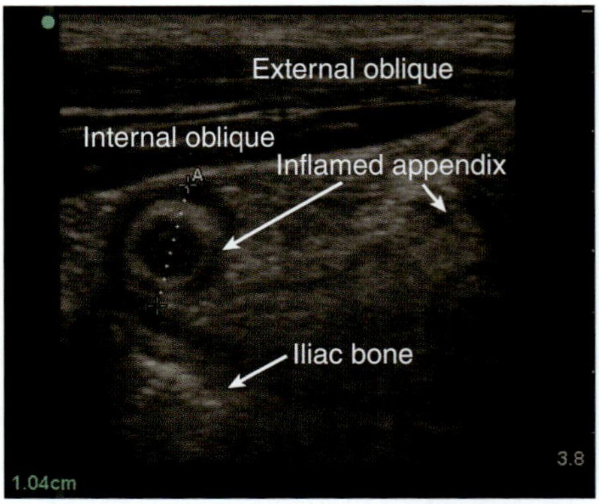

Figure 47.11 염증이 있는 충수돌기. 단축으로 보면 염증이 있고 팽창된 충수돌기가 보이고 직경은 1.04 cm이다. External oblique: 외복사근, Internal obliqueIliac: 내복사근, Inflamed appendix: 염증이 있는 충수돌기, Iliac bone: 장골.

대부분의 경우 크기만으로는 충수돌기염을 진단하기에 충분하지 않다. 초음파에서 보이는 충수돌기염의 2차 징후로는 주변 장간막 줄무늬(mesenteric streaking) (에코발생성 지방을 나타내는 장의 주변을 이루는 조직이 분필로 얼룩진 것 같은 모양), 국소 장폐색(주변 장의 연동 운동이 감소하거나 없음), 장간막 림프절 확대, 복부 유리액(무에코성 부위에 날카롭고 불규칙한 테두리).[60] 대변결석은 음향음영(acoustic shadow)을 드리우는 관내 밝은 물체로 보일 수 있다(Video 47.6). 당연히, 의심이 되는 부위에 탐촉기로 누를 때 압통이 있어야 하며, 그렇지 않은 경우는 진단을 의심해야 한다(TABLE 47.1).

장중첩증

장중첩증에 의한 증상은 구토, 복통, 혈변, 의식상태 변화 등으로 나타날 수 있다. 간헐적으로 반복되는 증상을 보이는 경우 응급 현장초음파를 사용하여 장중첩에 대한 평가를 즉시 시행해야 한다. 초보 의료인은 초음파로 장중첩을 진단하는 데에 빠른 학습 곡선을 보여주었다.[61,62]

고주파 선형 탐촉자를 사용하여 장중첩증의 75% 이상이 발견되는 회결장(ileocolic) 접합부가 있는 위치인 오른쪽 아래 사분면에서 시작한다. 복부 오른쪽(상행 결장)에서 위쪽으로, 그 후 왼쪽으로 가로지른(횡행 결장) 다음 복부 왼쪽(하행 결장)에서 아래쪽으로 미끄러지며 복부 주변을 정사각형 경로로 대장을 따라가며 확인한다. 장중첩을 단축으로 보면 다양한 에코 발생을 보이는 동심원을 형성하는 장간막, 지방, 및 장벽의 여러 층으로 구성된 큰 과녁 모양이 보이고, 직경이 2.5 cm 이상으로 측정된다(Fig. 47.12, Video 47.7–47.8).

소장 장중첩증은 회결장 장중첩증과 모양은 유사하지만 직경이 2.5 cm 미만이고 연동운동을 보일 수 있다는 점이 다르다. 장축 영상에서 장중첩은 초음파에서 편평한 "C" 모양으로 보여 신장과 비슷하게 보일 수 있다. 상태가 악화된 징후에는 장중첩 내 장의 고리 사이에 모인 무에코의 액체 주머니가 포함된다. 장벽 내 에코발생성 점으로 나타나는 장벽내 공기는 허혈 및 장벽 손상이 생겼다는 것을 암시하며 정복이 어렵거나 성공하지 못하는 것과 연관이 있다.[63–67] 침범된 장의 컬러 도플러 영상에서 혈류가 전혀 없는 것도 나쁜 결과를 예측하는 지표이다.[68,69]

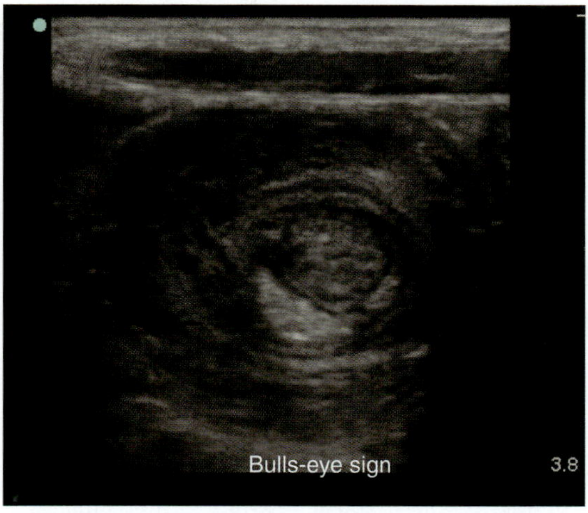

Figure 47.12 장중첩증. 장간막, 지방, 장벽이 겹쳐져서 여러 동심층(과녁 징후)이 장중첩증에서 보인다. Bulls-eye sign: 황소의 눈 징후 또는 과녁 징후.

TABLE 47.1 정상과 염증이 생긴 충수돌기, 그리고 소장의 특징

	연동운동	눌리는 정도	맹장으로 연결되는지	끝	직경
충수돌기		✔	✔	✔	〈 6 mm
충수돌기염			✔	✔	〉6 mm
소장	✔	✔	✔		다양함

소아의 둔기 복부 외상

소아의 경우 확장된 외상 초음파 검사(e-FAST)는 복강, 심낭 또는 흉막강으로의 출혈을 유발하는 손상을 식별하는 데 도움이 될 수 있다. 초기 진단 테스트로서 e-FAST를 시행해서 결과가 크게 개선되는 것으로 입증된 대규모 무작위 시험은 없었지만 e-FAST의 진단능력은 외상 센터의 표준 진료가 되기까지 발전했으며 현장초음파 검사 소견은 개별 사례에서 추가 영상 촬영을 결정하거나, 거취결정 또는 어떤 치료를 할지를 결정하는 데에 도움이 될 수 있다.[70–77]

소아 및 성인 환자에서 e-FAST를 시행하는 데는 많은 유사점이 있다. 중요한 차이점은 성인에서 오른쪽 상부 사분면에 피가 잘 고이는 것과 달리 소아 환자는 골반에 혈액이 더 자주 축적된다는 것이다.[70,78] 성인과 어린이 모두 동일한 방법으로 초음파를 시행한다(Chapter 24 참조).

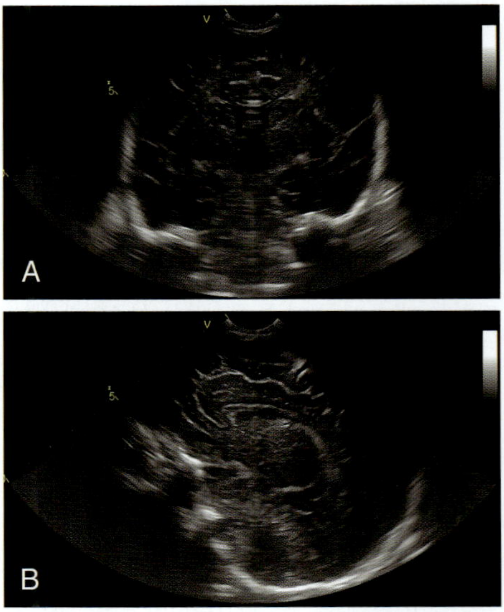

Figure 47.13 영아 뇌의 관상면(A)과 시상면(B)의 모습은 앞쪽 천문을 통해 보인다.

신경계

전통적으로 소아 진단 초음파 영상에는 신경계를 평가하는 것이 포함된다. 그러나 신경계 초음파에 관한 문헌은 제한적이다. 고품질 컴퓨터 단층촬영이나 뇌파검사(EEG)와 같은 기능 검사가 위험도가 높은 신경학적 상태에 대한 확실한 진단을 제공할 수 있지만, 초음파는 침상옆에서 평가하는 것을 보완하고 많은 신경학적 상태에 대한 검사를 안내하는 잠재적인 선별 도구이다.

신경초음파학(Neurosonology)

영아의 뇌는 작은 8 MHz 곡선 또는 미세 볼록 탐촉자를 사용하여 개방형 전방 또는 후방 천문을 통해 이미지화할 수 있다. 대뇌 반구는 탐촉자를 왼쪽에서 오른쪽으로, 앞쪽에서 뒤쪽 방향으로 각각 기울이거나 부채꼴로 움직여 관상면(coronal)과 횡면(transverse)에서 이미지를 얻는다(Fig. 47.13, Video 47.9). 뇌의 신경초음파학은 신

생아의 뇌실내 출혈을 평가하기 위한 주요 진단 방식이다. 표준과 프로토콜이 잘 설명되어 있지 않지만 신생아 전문의는 이러한 검사를 수행해 왔다.[79] 의료제공자는 축외 두개내 출혈, 탐촉자 시야 외측의 작은 경막하 출혈, 급성 뇌졸중에서 출혈이 없는 허혈 영역 및 앞쪽 천문을 통한 후두개와(posterior fossa)와 중뇌(midbrain)를 보려고 하는 등의 상황과 의료제공자의 전문성 정도에 의해 신경초음파 검사는 제한적일 수 있다는 것을 인지하고 있어야 한다(Chapter 48 참조).

경두개 도플러(Transcranial doppler, TCD)

경두개 도플러(TCD)는 성인과 어린이 모두에서 병상 옆에서 신경혈관을 평가하는 필수적인 구성 요소이다. 이는 좁아진 혈관 안의 흐름이 가속되는 것을 평가하기 위한 결정적인 진단 방법이고 뇌졸중의 위험, 뇌출혈의 아급성기에 동맥경련 및 뇌사 평가에 흔히 사용된다.[80] 전용 TCD(1차원 초음파) 또는 경두개 영상(TCI)(2차원 도플러 초음파)을 사용할 수 있지만 시행 방

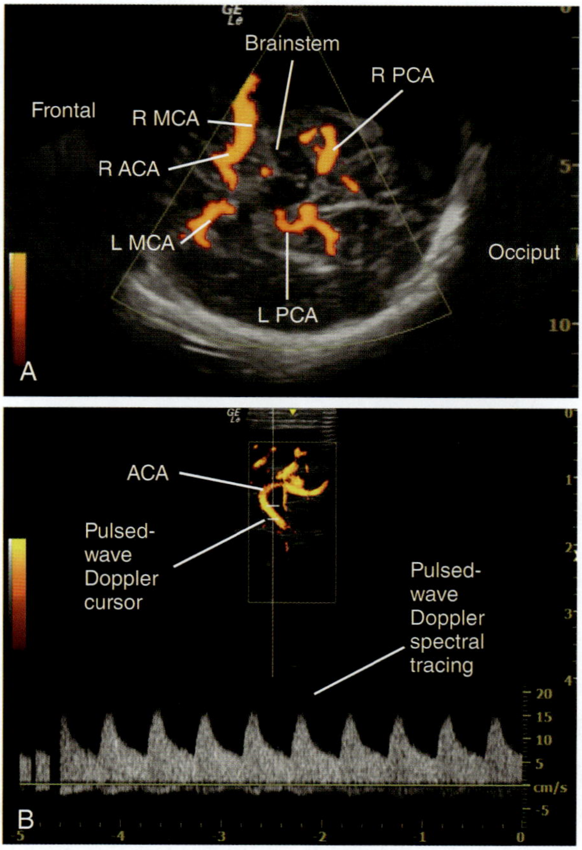

Figure 47.14 경두개 도플러 초음파. (A) 두개내 동맥은 컬러 파워 도플러 초음파를 사용하여 관찰되고, (B) 펄스파 도플러 초음파는 측두창을 통한 전대뇌 혈류의 흐름을 측정하는 데 사용된다. Brainstem: 뇌간, Frontal: 전두엽, Occipital: 후두엽, *L*: 왼쪽, *R*: 오른쪽, *ACA*: 전대뇌동맥,, *MCA*: 중대뇌동맥, *PCA*: 후뇌동맥, Pulsed-wave Doppler cursor: 간헐파형 도플러 커서, *Pulsed-wave Doppler spectral tracing*: 간헐파형 도플러 분광 추적.

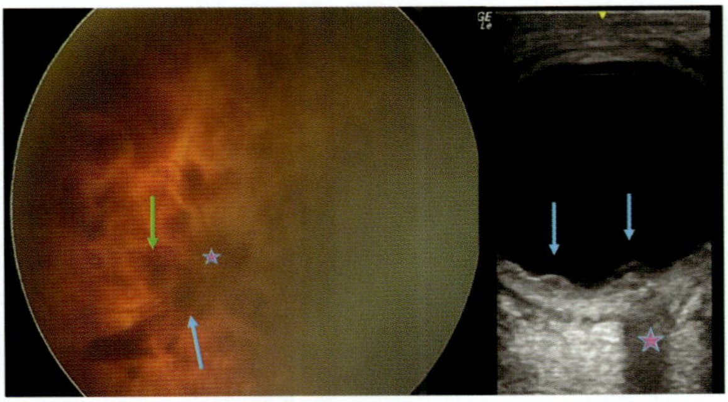

Figure 47.15 망막층간분리. 검안경검사(왼쪽)와 초음파검사(오른쪽)에서 보이는 망막박리 부위(화살표). 별표: 시신경.

법은 서로 다르다. TCI는 일반적으로 뼈를 관통할 수 있는 위상 배열 탐촉자인 저주파 초음파 탐촉자를 사용하여 시행되는 반면, 영아에게는 고주파 미세볼록 탐촉자를 사용할 수 있다(Fig. 47.14, Video 47.10). TCI를 사용할 때 도플러 샘플 게이트가 혈류의 흐름 방향과 잘못 정렬될 수 있기 때문에 일부 문헌에서는 1차원 초음파가 더 정확할 수 있다고 제안하고 있다.[81] 출혈이나 기타 주요 신경학적 사건의 예측인자로서 ECMO를 사용하는 어린이에서 흐름의 변화를 식별하는 것은 TCD의 잠재적인 적용대상이다.[82] 여러 연구에서 TCD 값과 두개내압(ICP)의 상관관계를 조사했지만 소아 환자에서는 아직 의미 있는 연관성이 확립되지 않았다.[83,84]

안과–망막, 안구(Globe)와 조리개(Iris)

안구 초음파는 성인에서 하는것과 유사한 방법으로 시행한다(Chapter 39 참조). 초음파 젤은 눈에 자극을 줄 수 있으므로 안과용 윤활제를 사용할 수 있다. 성인과 마찬가지로 안구 초음파는 이물, 외상, 동공 반사 및 안구 운동을 평가하는 데 유용하다.[85,86] 망막 평가 면에서 망막층간분리(retinoschisis)는 학대에 의한 머리 손상의 합병증으로서 망막에 전단손상(shearing injury)이 가해져서 발생하며 학대받은 어린이 코호트에서 기술된 바 있다(Fig. 47.15).[87]

안과–시신경초
(Ophthalmic—Optic nerve sheath)

시신경초는 신경초의 직경이 늘어나는 것이 뇌압상승(ICP)에 의한 유두부종과 상관관계가 있다는 것 때문에 관심분야가 되었다.[88,89] ICP가 증가한 소아 환자 코호트 연구에서 망막 뒤 3 mm 위치에서 측정된 시신경초 직경(ONSD)이 증가한 것이 밝혀졌다.[90] 그러나 이 코호트 연구 데이터를 일반화하기 위해서는 성장과 발달과정에 따라 연령군별 문턱값(threshold)을 어떻게 달라지게 할지에 대한 의문이 제기된다. 두개골유합증 환자에서는 ICP 증가가 해소되었음에도 불구하고 유두부종이 지속될 수 있다는 점을 고려하면 만성적인 두개내 고혈압 또한 고민해봐야 할 대상이다. 수두증이 반복적으로 발생하는 환자의 경우, 연구들에 따르면 ONSD 측정값과 두개내 고혈압 사이의 일치도가 감소한 것으로 나타났다.[91,92] 시체 데이터에 따르면 ICP가 완화되었을때 시신경의 경막이 즉시 정상 크기로 돌아오지 않을 수 있다는 것을 시사한다.[93] 따라서 만성 두개내 고혈압 환자의 ONSD 측정 변화는 기존의 증가된 ICP 정확도에 영향을 미

칠 수 있기 때문에 제한적일 수 있다.[94–97]

술기를 위한 적용

현재 대부분의 병상옆 시술은 초음파 유도로 수행되며 소아 급성기 질환 치료에서 가장 흔히 사용하는 술기를 위한 초음파 적용은 다음 섹션에 기술하였다.

중심정맥관 삽입

여러 국내 및 국제 조직에서 중심정맥관(CVC) 삽입시 초음파 유도로 할 것을 권고한다.[98–101] CVC 삽입 시 초음파 유도로 하는 것의 이점을 입증한 대부분의 연구는 주로 성인 환자를 대상으로 수행되었다. 어린이에서 초음파 유도 CVC 삽입 연구들에서 환자의 해부학적 다양성과 제공자의 수행성과로 인해 초음파 유도 삽입이 널리 사용되게 되었다. 해부학적 고려 사항에는 성인에 비해 어린이의 표적 혈관 크기가 더 작고 주변 구조물을 의도하지 않게 찌를 가능성이 더 높다는 것이 포함된다. 더욱이, 소아 환자는 성인에 비해 흔하게 중심 정맥 삽입을 하는 부위에 해부학적 다양성이 있을 비율이 높을 뿐만 아니라 시술 합병증, 시술 장비의 기능부전(device failure) 및 감염의 비율도 더 높다.[102–105]

무작위 시험을 통해 주로 내경정맥 중심관 삽입 시 소아 환자에서 해부학적 랜드마크를 기준으로 수행하는 것에 비해 초음파 유도 기술이 더 우수하다는 것이 입증되었다.[106,107] 또한 연구들에 따르면 소아 말초 삽입 중앙 카테터(PICC) 및 신생아 제대 정맥 카테터 삽입 시에도 초음파 유도 삽입의 이점이 입증되었다.[108,109]

소아의 목과 흉부 혈관의 크기가 작기 때문에 많은 전문가들은 쇄골상 종방향(longitudinal) 접근 방식을 사용하여 팔머리(brachiocephlaic) 정맥에 중심정맥관을 삽입하기 위해 초음파 유도 사용을 옹호한다. 탐촉자는 쇄골의 내측 1/3 지점의 위에 평행하게 놓고 탐촉자의 면이 종격동 중심을 향하도록 한다. 탐촉자는 내경정맥과 쇄골하 정맥이 합류하는 지점의 팔머리 정맥 위에 놓이도록 한다. 이 접근법을 뒷받침하는 문헌이 출판되었지만 숙련된 제공자 간의 비교 시험이 필요하다.[110,111] 또한, 전방 겨드랑 주름 높이에서 겨드랑 정맥에 중심정맥을 삽관하는 것이 어린이에게 기술되어 있다.[112] 겨드랑 정맥관 삽입의 경우, 선형 배열 탐촉자는 겨드랑 정맥을 가로질러 놓게되며 혈관은 일반적으로 박동하는 겨드랑 동맥의 뒤쪽에 나타난다(Chapter 36, Fig. 36.12 참조).

소아 환자는 기저귀 오염으로 인해 대퇴부 중심정맥관에 감염될 위험이 더 높다는 일반적인 인식이 있지만, 중심정맥관 위치 및 감염 위험에 대한 메타 분석에서는 단독으로 위치에 따른 감염률에는 차이가 없다고 한다.[113] 현재 소아관련 문헌은 대퇴 정맥에 중심정맥관을 삽입하는 것을 다른 부위와 유사한 정도로 지지한다(Chapter 36 참조).

말초 정맥관 삽입(Peripheral venous access)

메타 분석에 따르면 초음파 유도가 성인의 말초 정맥 주사(PIV) 삽입 성공률을 크게 향상시키는 것으로 보인다.[114] 최근 소아관련 문헌은 응급실 의료제공자가 수행하는 말초정맥삽입에서 초음파를 사용하는 경우 해부학적 랜드마크를 사용한 경우에 비해 전체 성공률을 향상시키고(80% vs. 64%), 삽입 시도 횟수를 감소시키면서(1 vs. 3), 바늘 방향을 전환하는 횟수도 감소(2 vs. 10)시키는 것으로 나타났다.[115] 성인을 대상으로 한 연구에 따르면 초음파 유도로 삽입된 긴 말초혈관 삽입 카테터는 짧은 카테터보다 실패율이 낮은 것으로 보이지만, 어린이에서는 카테터의 삽입 길이와 사용기간에 대한 평가가 아직 시행되지 않았다(Chapter 37 참조).[116,117]

동맥관 삽입

말초 동맥관 삽입 과정은 38장에 잘 설명되어 있다. 원위 동맥(요골, 척골, 족배부 또는 후경골)의 삽입은 많이 사용하는 술기이며, 연구들에 따르면 소아 환자에서 랜드마크(또는 도플러 방법)법에 비해 초음파 유도로 할 때 1차 삽입 성공률이 향상되고 합병증이 감소하는 것으로 나타났다.[118–121] 소아 중환자 치료 수련생을 대상으로 한 연구에 따르면 환자의 체형이나 의료 제공자의 훈련 수준에 관계없이 초음파 유도를 사용하면 요골 동맥관 삽입시 시도 횟수가 더 적고 더 빠른 것으로 나타났다.[122]

요추천자

랜드마크 기반 요추 천자는 소아과 의사 수련시 일반적으로 배우지만, 대부분의 교육생들은 집중 훈련에도 불구하고 1차 성공률이 낮고 성공율이 향상되지 않는다.[123] 무작위 대조 연구에서는 소아 응급실에서 초음파 유도를 사용할 때 더 높은 1차 성공률(58% vs. 31%)과 더 낮은 총 시도 횟수(1 vs. 2)를 보고하고 있다.[124] 유아의 경우 불완전한 척추골화로 인해 척수원뿔(conus medullaris)과 말총을 포함한 전체 척수의 시각화가 가능하여, 이는 요추 천자시 표적으로 할 부위를 명백하게 확인할 수 있다(Fig. 47.16) (Chapter 43 참조).

기관삽관

호기말 이산화탄소 (ETCO $_2$) 분압측정기는 기관삽관이 성공한 것을 확인하는 확증 테스트(confirmative test)로 생각되고 있지만, 심정지 또는 폐색전증 환경에서는 위음성결과를 보일 수 있고 삽관전 백 마스크 환기를 심하게 한 후 식도로 삽관이 되는 경우 같은 때에는 위양성 결과를 보일 수 있다.[125] 응급실에서 기관 삽관 후 초음파를 사용하여 윤상갑상막 부분에서 기관내관(ETT) 위치를 확인하는 전향적 무작위 시험에

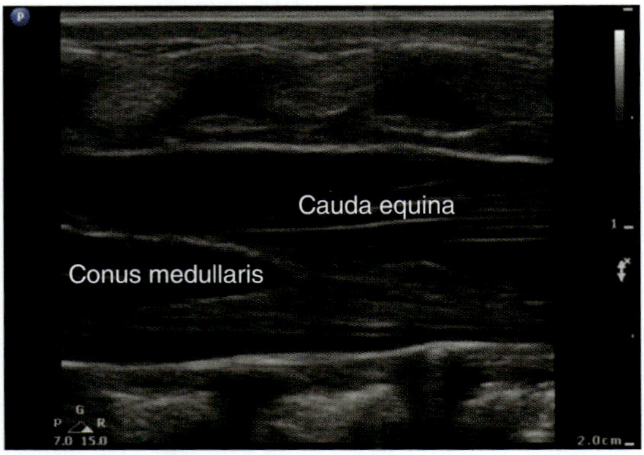

Figure 47.16 요추. 말총이 있는 척수원뿔 위치의 유아 척추의 세로 영상. Cauda equina: 말총, Conus medullaris: 척추 원뿔

서 초음파로 50명의 환자 모두에서 ETT 위치를 정확하게 확인했다고 보고하고 있다. 두 명의 경우 호기말이산화탄소분압측정기는 음성이었음에도 불구하고 ETT 위치가 적절했던 것으로 확인되었으며, 호기말이산화탄소분압이 나옴에도 불구하고 식도로 삽관되었던 경우도 있었다.[126] 신생아와 영아의 경우 연구에 따르면 80% 이상의 환자에서 기관내관 끝의 위치를 초음파로 직접 확인할 수 있었으며, 방사선 검사로 확인한 결과와 강한 상관관계가 있음이 확인되었다.[127,128] 이 방법은 신생아 종격동 구조물이 수분 함량이 높아 초음파 투과성이 높기 때문에 가능하다. 나이가 많은 영유아나 소아의 경우 흉골과 갈비뼈를 통과하여 ETT 위치를 직접 확인하는 것이 불가능하다. 그러나 초음파로 횡격막 운동을 확인하는 것은 기관삽관이 성공했다는 것을 평가하는 또 다른 방법이다. 이전에 건강했던 어린이에서 한쪽 횡격막의 움직임만 보이는 경우 주기관(mainstem)까지 삽관이 된 것을 의미하고, 양측의 동일한 횡격막 운동이 확인되면 공기가 양측 폐로 전달되는 것이므로 제대로 기관(trachea)에 위치하고 있다는 것을 의미하지만, 이 방법으로 기관내관의 정확한 위치를 평가할 수는 없다.

요점 정리

- 소아는 뼈가 불완전하게 골화되어 있고 체형이 작기 때문에 고주파 선형 탐촉기로 종종 흉부 및 복부 기관의 영상을 확보하는 데 적절한 침투력을 제공할 수 있다.
- 소아 심장 전문의들은 전통적으로 화면 오른쪽 하단에 화면 방향 마커를 사용하여 영상을 획득해 왔기 때문에 소아 심장 영상 획득을 위한 제도적 표준이 확립되어야 한다.
- 소아의 체구에 따른 하대정맥(IVC) 직경의 정상 범위는 확립되지 않았으나, 대동맥 직경에 대한 IVC의 정상비율은 일반적으로 0.8-1.2로 사용된다.
- 심장 심실 크기와 도관의 위치를 평가하는 것은 체외막 산소 공급을 받는 환자에게 유용한 응급 현장초음파의 적용영역이다.
- 초음파는 어린이의 충수돌기염을 진단할 때에 권장되는 초기 검사방법이며, 숙련된 의료인이 수행할 경우 초음파는 컴퓨터 단층촬영의 민감도와 특이도와 거의 비슷하다.
- 영아의 전천문을 통해 영상을 촬영할 때 초음파를 사용하면 고품질의 뇌 영상을 빠르게 얻을 수 있다.
- 소아 집단에서 다양한 질병 과정에서 나타나는 증상은 다를 수 있으나, 병태생리의 평가 및 식별 기술은 성인과 유사하므로, 한 집단에서 얻은 지식은 다른 집단에 보완적으로 사용할 수 있다.

CHAPTER 48

신생아

Neonatology

María V. Fraga ▪ Thomas W. Conlon ▪ Jae H. Kim ▪ Erik Su :: 서동범

핵심 포인트

- 신생아에서 제대정맥/동맥 카테터와 말초삽입중심정맥카테터(peripherally inserted central catheters, PICC) 삽입 시 초음파 유도 방법은 술기 시도 횟수를 줄이고 술기 시간을 단축할 수 있다.
- 신생아는 심장, 폐 및 종격동 구조물 등을 관찰하기 위한 흉부초음파 시행 시 흉골과 갈비뼈가 연골로 되어 있어 영상 획득이 용이하다.
- 신생아전문의는 영상전문가가 시행한 뇌초음파 영상 해석에 익숙하여, 신생아의 두부초음파 검사법을 빠르게 배울 수 있다.

배경

초음파는 예전부터 중증 신생아를 관리하는 데 사용되어 왔다. 예를 들면 초음파는 뇌실내출혈의 신경학적 모니터링을 위한 방법이었으며, 출생전기부터 선천성 심질환의 지속적인 모니터링 방법으로 사용되었다. 최근에는 산모-태아 관리에서 중요한 역할을 하고 있으며, 방사선 노출이 없는 안전한 영상기법으로서 점차 사용이 확대되고 있다. 더 많은 신생아전문의들이 영상의학과 전문의와 협력하여 초음파 영상을 획득하고 해석하여 임상적인 의사결정에 도움을 받고 있다.[1] 또한 초음파 기기가 널리 보급되면서 앞으로 응급 현장초음파는 신생아전문의가 시행해야 하는 표준 술기가 될 것이다.

중심 혈관 확보

제정맥과 제동맥 카테터

배경

신생아에게 충분한 경장 영양공급 및 정맥 내 약물투여를 위해 중심정맥로 확보는 필수이다. 주로 제대 카테터나 말초삽입중심정맥카테터를 삽입하는데, 최근에는 신생아에서 초음파 유도 방법을 사용한 쇄골하정맥(subclavian vein), 내경정맥(internal jugular vein), 대퇴정맥(femoral vein) 중심정맥카테터 삽입이 증가하고 있다.

제정맥 카테터를 삽입할 때에는 응급 현장초음파를 이용하여 카테터 말단이 우심방과 하대정맥 사이에 위치하였는지 확인할 수 있다. 초음파 사용은 술기 시도 횟수와 소요시간 및 엑스레이 촬영 횟수를 줄인다.[2,3] 다만 제정맥

과 제동맥을 구별하기 위해서 초음파가 필요하지는 않으며, 초음파의 주요 역할은 카테터 말단 위치를 유도하는 것이다. 제정맥 카테터 삽입 시 카테터를 좌측 간문맥과 정맥관(ductus venosus)을 향해 머리 방향으로 진입시켜 우심방과 하대정맥 사이에 위치시킨다. 제동맥 카테터 삽입 시에는 카테터를 내장골동맥(internal iliac artery)을 통해 아래 방향으로 진입시키며, 총장골동맥(common iliac artery)을 지나 하행대동맥에 위치시킨다(Fig. 48.1).

방법

위상배열(phased–array) 탐촉자가 일반적으로 선호되지만, 섹터모양의 이미지를 생성할 수 있는 다른 종류의 탐촉자, 예를 들면 마이크로컨벡스(microconvex)나 사다리꼴 영상을 만들어 내는 선형 탐촉자도 제대 카테터 말단 위치 평가에 사용될 수 있다. 탐촉자의 마커 방향을 우측 상단에 위치시키는 심장 설정이 가장 흔하게 사용된다.

초음파 유도 방법을 사용하여 제정맥 카테터를 삽입하기 위해서는 이상적으로 두 명의 시술자가 필요하다. 한 명은 카테터를 조작하고, 다른 한 명은 무균술 하 초음파를 조작하여 영상을 얻는다. 한 명의 시술자로만 술기를 할 때에는 배꼽부터 흉골돌기까지 무균덮개를 덮고, 탐촉자를 무균 싸개로 싸서 술기를 시행할 수 있다. 마커를 머리쪽으로 향하게 하여 상복부에

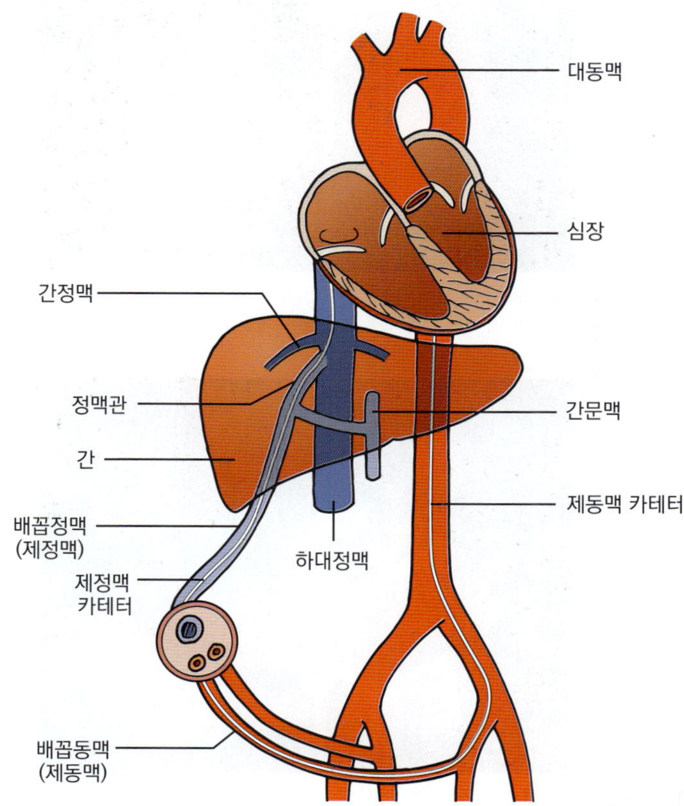

Figure 48.1 신생아 순환. 제정맥과 제동맥 카테터의 위치 확인.

탐촉자를 위치시키고, 간내 하대정맥을 종방향으로 보여주기 위해서 척추와 평행하게 스캔한다. 제정맥 카테터는 하대정맥 안에 진입하기 전까지는 제정맥 카테터의 그림자 음영만이 동맥관에서 보이게 되며, 카테터를 전진시키면서 그림자 음영을 추적하는데, 이는 카테터 위치를 가장 뚜렷하게 보여준다(Fig. 48.2, Video 48.1). 제정맥 카테터가 하대정맥에 들어가게 되면 초음파로 쉽게 볼 수 있다(Fig. 48.3, Video 48.2). 카테터는 주입물이 유출될 수 있기 때문에 간에서 멀리 떨어지도록 하대정맥-우심방 접합부보다 약 0.5 cm 머리 쪽에 위치시켜야 한다.

초음파 유도 제동맥 카테터 삽입 시 두 번째 시술자는 탐촉자를 조작한다. 먼저 배꼽 상부에 탐촉자를 위치시키고 탐촉자 마커를 머리 쪽으로 향하게 하여 하행복부대동맥을 찾는다. 맥박에 맞추어 뛰는 대동맥은 초음파에서 쉽게 식별된다. 카테터를 진입시켜 말단을 간에 접근시키면 초음파에서 쉽게 관찰된다. 보통 제동맥 카테터는 제정맥 카테터보다 쉽게 확인되며 정중선의 왼쪽, 제정맥 카테터보다 등 쪽으로 위치한다(Fig. 48.4). 횡경막 바로 위에 카테터 말단

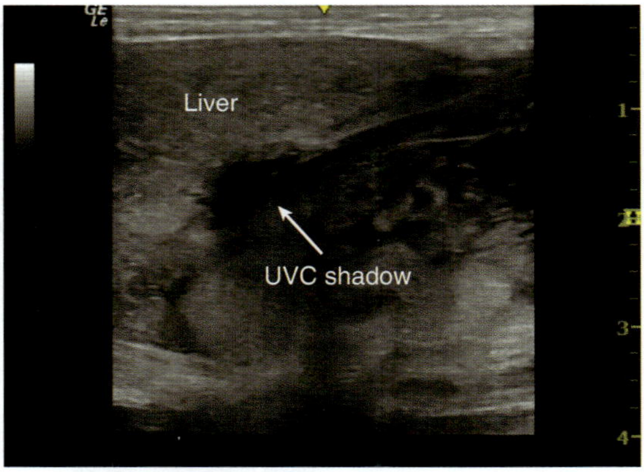

Figure 48.2 제정맥 카테터(Umbilical Vein Catheter, *UVC*). 흉골하 장축 영상(longitudinal subcostal view)에서 정맥관 안에 위치한 *UVC*가 관찰된다. *UVC*에 의해 만들어진 그림자를 주목한다. Liver: 간, *UVC* shadow: 제정맥 카테터 그림자.

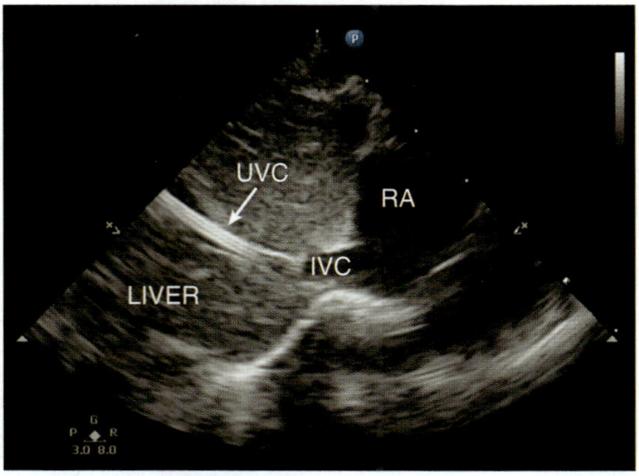

Figure 48.3 우심방-하대정맥 장축 영상. 흉골하 장축 영상에서 *IVC*와 연결되는 정맥관 안에 *UVC*가 위치한다. *RA*: 우심방, *UVC*: 제정맥 카테터, *LIVER*: 간, *IVC*: 하대정맥.

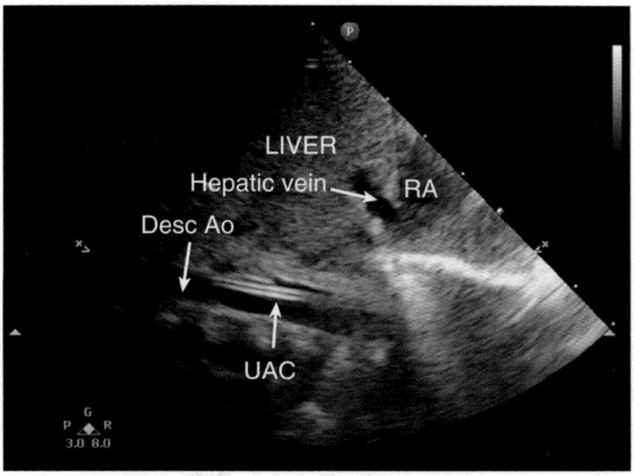

Figure 48.4 제동맥 카테터(Umbilical Artery Catheter, *UAC*). 흉골하 장축 영상에서 하행대동맥(*Desc Ao*) 안에 위치한 *UVC*를 확인한다. LIVER: 간, *RA*: 우심방, Hepatic vein: 간정맥, *Desc Ao*: 하행대동맥, *UAC*: 제동맥 카테터.

을 위치시키려고 하면 초음파를 보면서 적절한 위치에 카테터 말단이 나타날 때까지 밀어넣는다. 카테터를 췌장간막동맥(celiac trunk)과 신동맥 아래에 위치시키는 것은 장내 가스의 간섭으로 인해 초음파 유도로는 불가능할 수 있다.

말초삽입중심정맥관

배경

말초삽입중심정맥관 삽입은 흔한 신생아 정맥로 확보 방법이다. 신생아에서 출생 직후 정맥관(ductus venosus)이 없을 때 제정맥 카테터를 대신 삽입하기도 하며, 제정맥 카테터 삽입이 되었더라도 생후 7–10일 이후에는 카테터를 제거하고 말초삽입중심정맥관을 삽입한다.[4] 출생 체중이 1,500 g 미만인 신생아는 수액과 영양분, 약물 투여를 위해 말초삽입중심정맥관이 필요하다. 관의 직경과 혈전증이 발생할 위험에 관한 데이터는 제한적이지만, 여러 후향적 연구에서는 관 직경이 혈관 직경의 절반인 경우 혈전증의 발생률이 줄어들었다.[5] 말초삽입중심정맥관은 상지 및 하지 정맥에 삽입할 수 있으며, 카테터의 말단은 각각 상대정맥과 하대정맥에 위치한다. 신생아에게는 1 Fr 크기의 카테터를 사용하는데, 이러한 작은 크기의 카테터는 단순 방사선 사진에서 잘 보이지 않기 때문에 단순 사진에서 말단 위치를 확인하려면 조영제를 사용해야 한다.[6] 초음파에서는 카테터가 고에코의 구조물로 보이기 때문에, 초음파 유도 방법을 사용하여 삽입하면 술기 시간을 단축하고 시도 횟수를 줄일 수 있다.[7]

방법

신생아에서 사용하는 실시간 카테터 삽입 방법은 소아에서의 방법과 동일하다(Chapter 36, 37 참조). 이상적으로 두 번째 시술자가 무균술 하 탐촉자를 조작하고 주 시술자가 카테터를 삽입한다. 흉벽이 연골로 되어 있기 때문에 상대정맥을 초음파로 찾을 수 있는데, 이를 찾는 방법으로는 우선 흉골 중앙의 좌측에 탐촉자를 위치시켜 마커를 머리 쪽으로 향하게 하고, 환자의 우측으로 탐촉자를 기울여 초음파 화면에서 대동맥보다 깊은 곳에 상대정맥이 나타나도록 한다. 그 다음, 카테터 말단을 상대정맥으로 밀어

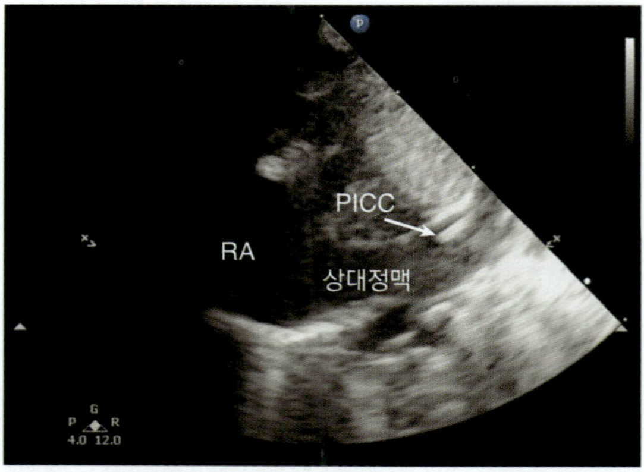

Figure 48.5 상대정맥(*SVC*)과 말초삽입중심카테터(*PICC*). PICC말단이 SVC-우심방(RA) 연결 부위 바로 위에 보인다. *RA*: 우심방, *PICC*: 말초삽입중심카테터, *SVC*: 상대정맥.

넣으면 화면에 보이게 된다. 카테터가 상대정맥 내측에서 보이게 되면, 말단을 상대정맥과 우심방의 연결부에 위치시킨다(Fig. 48.5). 하지에 말초삽입중심정맥관을 삽입하는 경우에는 하대정맥은 제정맥 카테터 삽입 때처럼 흉골하 장축 영상(subcostal longitudinal view)에서 보인다. 초음파에서 이를 잘 보이게 하려면 탐촉자 중앙을 하대정맥 위 종방향으로 위치시켜야 한다(Fig. 48.6).

상지 말초삽입중심정맥관을 삽입할 때에는 카테터가 가장 깊게 삽입되었을 때 말단 위치를 확인할 수 있도록 팔을 팔꿈치와 겨드랑이에서 약 45도로 구부린 자세를 취하여 말단이 우심방에 들어가지 않도록 해서 확인해야 한다. 마찬가지로 하지 말초삽입중심정맥관의 경우에도 무릎과 고관절을 약 90도 구부려 카테터 말단이 우심방에 들어가지 않도록 한 뒤 확인한다.

카테터 말단의 위치를 확인하기 어려운 경우 소량의 생리식염수를 카테터를 통해 덩이 투약하여 혈관내 소용돌이 흐름을 만들어 말단을 찾을 수 있다. 이때에는 말단을 상대정맥 혹

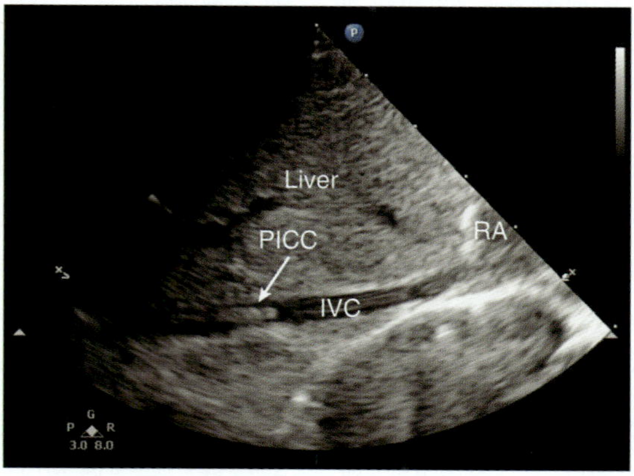

Figure 48.6 하대정맥(*IVC*)과 말초삽입중심카테터(*PICC*). 흉골하 영상에서 하지 PICC 말단이 IVC 내에 장축으로 보인다. *RA*: 우심방, *Liver*: 간, *PICC*: 말초삽입중심카테터, *IVC*: 하대정맥, *RA*: 우심방.

은 하대정맥의 심방 연결부에 위치시켜 카테터 주변에 충분한 혈류를 유지하여 혈전이나 심장 부정맥의 위험을 줄여야 한다. 카테터는 상대정맥-우심방 연결부를 넘겨 우심방에 삽입하게 되면 잘 안 보일 수 있다. 이는 우심방의 소용돌이 흐름으로 인해 카테터가 지속적으로 움직이기 때문이다. 하지 말초삽입중심정맥관이 초음파에서 보이지 않는다면, 말단부가 복부 중앙에 있을 수 있으며 장 가스에 의해 가려질 수 있다.

기관내튜브 삽관

배경

기관내삽관은 기관내튜브를 코나 입을 통해 집어넣어 성대를 지나 흉곽 입구와 기관지갈래(carina) 사이 중간에 위치시키는 방법이다. 초음파를 이용하여 기관내튜브의 위치를 확인할 때에는 튜브 주위의 공기로 인해서 영상에서 튜브가 직접 보이지 않기 때문에 기술적인 어려움이 있을 수 있다. 하지만 선형탐촉자를 후두 위에 가로로 위치시켜 확인하면 튜브가 식도가 아닌 기도로 들어갔는지는 쉽게 구별할 수 있다.[8–11] 신생아의 경우 연골성 흉골과 갈비뼈, 높은 체수분 함량으로 인해 성인이나 소아보다 기관내튜브의 위치를 확인하기가 쉬우며, 미숙아와 만삭아에서는 선형탐촉자를 사용하여 기관내튜브의 말단 위치를 확인할 수도 있다.[12]

방법

기관내삽관이 잘 되었는지 확인하는 두 가지 중요한 요소는 기관내 튜브의 위치와 삽입 깊이이며, 이는 초음파로 평가할 수 있다. 기관내삽관을 시행한 후에는 기관내튜브가 식도가 아닌 기도에 위치하는지 확인이 필요하다. 이는 시술 중이나 시술 후에 선형탐촉자를 목아래패임(suprasternal notch) 위치에 가로 방향으로 위치시켜 확인할 수 있다(Fig. 48.7). 기관내튜브는 초음파에서 고에코의 구부러진 선으로 나타나며, 내강의 공기는 기관내튜브 아래의 다른 구조물을 보이지 않게 하는데, 기관내튜브가 식도로 잘못 삽입된 경우 기관 안은 비어 있고 고에코의 기관내튜브는 기관의 왼쪽에 인접한 식도에서 위치한 것을 확인할 수 있다.

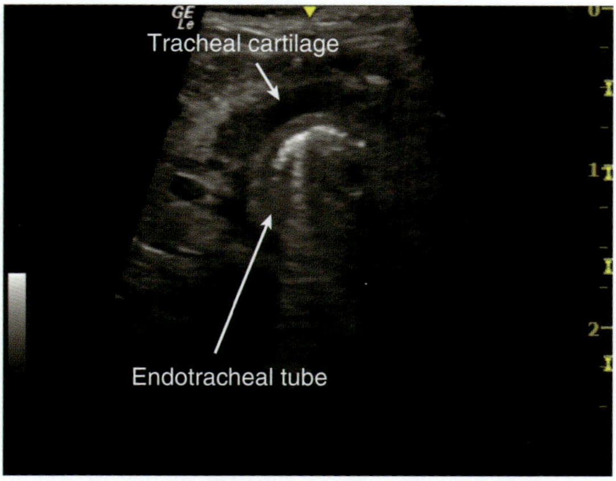

Figure 48.7 기관내튜브(횡단면 영상). 횡단면 영상에서 튜브가 기관 안에서 보인다. Tracheal cartilage: 기관 연골, Endotracheal tube: 기관내튜브.

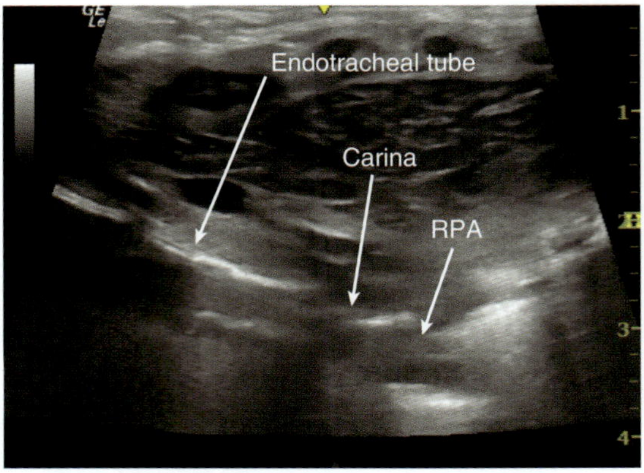

Figure 48.8 기관내튜브(종단면 영상). 종단면 영상에서 튜브가 기관용골(carina) 위 기관 안에서 보인다. *RPA*: 우폐동맥, Endotracheal tube: 기관내튜브, Carina: 기관용골.

기관내에 제대로 삽입된 튜브를 확인한 후에는 튜브의 깊이를 확인하는 것이 중요하다. 신생아의 머리를 한쪽으로 돌리고 탐촉자 마커를 머리 쪽으로 향하게 하여 흉골 중간 상부 1/3 지점에 세로로 프로브를 위치시킨다. 신생아의 흉골은 연골성이어서 초음파로 흉골 아래부분을 쉽게 확인할 수 있다. 초음파에서 기관연골고리(tracheal rings)는 직사각형 모양의 고에코 구조물로 보인다. 화면에 대각선으로 위치한 기관을 찾은 다음, 기관내에 고에코 선 또는 점으로 보이는 기관내튜브의 말단을 찾는다. 고에코 구조물이 기관내튜브인지 확인하려면 튜브를 대략 0.5 cm 정도 부드럽게 삽입한 다음, 천천히 빼면서 화면에서 말단이 움직이는지를 관찰하면 된다(Fig. 48.8, Video 48.3). 기관지갈래는 초음파로 잘 보이지 않지만, 우측 폐동맥은 기관지갈래 아래에 위치한 혈관 구조물로 기관지갈래 위치의 랜드마크로 사용될 수 있다.

심장초음파

배경

신생아에서 심장초음파는 혈역학평가를 위해 많이 시행하고 있으며, 출생 후 태아순환에서 신생아순환으로의 복잡하고 동적인 순환전환, 신생아 전기에서의 미숙한 심장근의 다양한 반응 및 동맥관개존증이나 난원공개존증 등 심장 내외의 단락의 존재를 평가할 수 있게 한다. 전신 혈류 평가를 위한 신뢰할 수 있는 다른 측정 방법이 없기 때문에 심장초음파를 시행하며, 이는 특히 임상적으로 불안정한 환자에게 동맥관과 폐혈역학에 미치는 영향을 평가할 수 있다. 심장 응급 현장초음파는 심방과 심실의 크기와 기능, 혈역학 상태를 빠르게 평가할 수 있으며, 외래에서부터 중환자실에 이르기까지 다양한 환경에서 빠른 진단을 가능하게 하였다. 환자 곁에서 시행하는 응급 현장초음파는 즉각적으로 의미 있는 임상데이터를 제공하며, 치료에 대한 반응을 모니터링하고 생리학적 상태를 알 수 있게 하여 임상에서 의사결정을 지원할 수 있다.[13,14] 일부 연구에서는 신생아에게 시행하는 심장 현장초음파는 심혈관계 합병증을 조기에 발견할 수 있게 하여 치료를 조기에 시작할 수 있게 하고 단기 치료결과를 개선할 수 있다고 보고하였다.[15-18]

심장초음파를 시행하는 의료인의 교육은 정확한 영상을 획득하고 해석하여 임상적인 평가를 보완하는 데 매우 중요하다. 신생아전문의와 심장전문의와의 긴밀한 협력은 교육과 기술 유지, 지속적인 임상 지원을 위해서 권장된다.

영상 획득법

심장 응급 현장초음파는 주로 2-D 모드를 사용하며, 간헐파형 도플러(pulse-wave doppler), 연속파도플러(continuous-wave doppler), 색조 혈류 도플러(color flow doppler) 및 M-모드도 특정한 응용분야에서 사용될 수 있다. 만삭아와 미숙아에서 8-12 MHz 주파수 범위를 가진 위상배열(phased-array)탐촉자가 우수한 해상도와 적절한 투과력을 보여주기 때문에 많이 사용된다. 신생아의 심장초음파 창은 작은 체구와 폐의 과팽창으로 인해서 좋지 않으며, 특히 미숙아나 기관지이형성증이 있는 경우에는 초음파 창을 확보하기가 더 어렵다.

신생아에서의 주요 심장 영상은 성인에서와 동일하며(Chapter 14 참조), 두 가지 영상을 더 추가하는데, 바로 동맥관(PDA) 영상과 상대정맥(SVC) 영상이다(Fig. 48.9, Video 48.4-48.7).

- 동맥관 영상의 획득방법(Fig. 48.10, Video 48.8): 탐촉자를 흉골의 상부 1/3 지점 또는 목아래 패임(suprasternal notch)에 마커가 머리쪽을 향하도록 위치시키고, 초음파를 기울여 중앙선에서 약간 왼쪽이 보이게 하여 좌폐동맥의 뿌리를 보이게 한다. 이때 좌폐동맥의 뿌리는 주폐동맥의 끝부분에 돌출물처럼 보이게 된다. 동맥관은 주폐동맥 바로 위에 위치한 좌폐동맥 뿌리부터 대동맥궁까지 이어진다.
- 상대정맥 영상의 획득방법(Fig. 48.11, Video 48.9): 먼저 탐촉자를 흉골 중앙에 종 방향으로 놓고 마커를 머리 쪽으로 향하게 한 뒤 중앙선의 약간 왼쪽으로 이동시킨다. 탐촉자를 상행대동맥이 보일 때까지 오른쪽으로 기울이고, 상행대동맥이 보이면 상대정맥이 화면에 보일 때까지 더 오른쪽으로 기울이는데, 상대정맥은 상행대동맥보다 더 깊은 곳에 위치하며 우심방과 연결된다. 이 영상은 주로 상대정맥의 최대 및 최소 직경을 측정하는 데 사용된다. 상대정맥의 혈류 속도를 측정하기 위해서는 간헐파형 도플러를 사용한 흉골하 상대정맥 영상(subcostal SVC view)이 사용된다.

이미지 해석

심장 응급 현장초음파는 일반적으로 임상 상황에서 특정한 이상 소견을 확인하는 데 중점을 둔다. 다음은 신생아 중환자실에서의 주로 사용하는 초음파의 임상적 응용 사례이다.

심박출량

신생아, 특히 미숙아에서 저혈압은 흔히 발생하는 문제이다. 하지만 혈압은 전신 관류 상태를 반영하기에는 신뢰할 수 없으며, 이는 태아에서 신생아로 전환 시 순환계의 복잡한 혈역학을 포착할 수 없기 때문이다. 반복적인 심장 응급 현장초음파는 순환부전의 생리학적 특성을 밝힐 수 있다는 장점이 있다. 즉, 순환부전의 원인이 전부하량(preload), 후부하량(afterload), 또는 심근 수축력 문제 때문인지 판단할 수 있게 도와준다.

혈관내 용적 상태와 심근 기능의 평가는 이전 장에서 기술되었으며(Chapter 21, 47 참조), 소

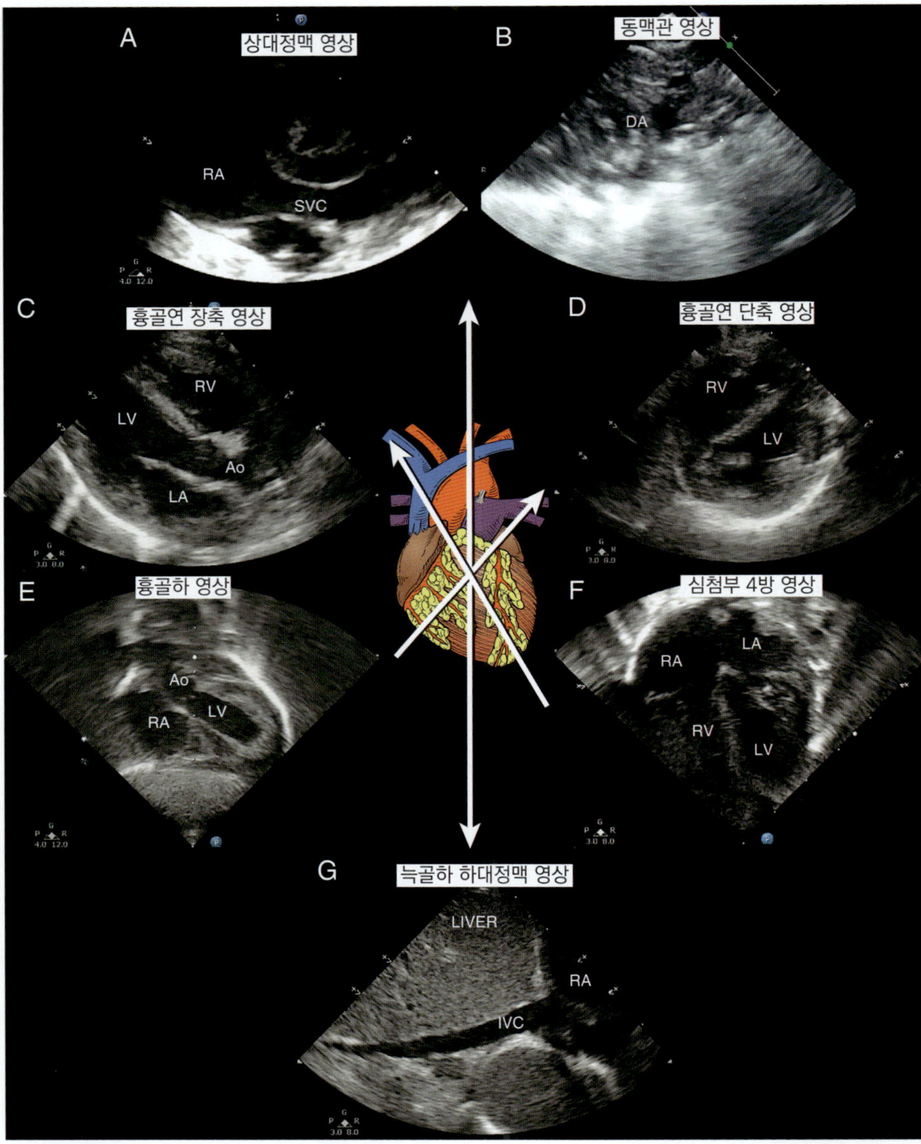

Figure 48.9 신생아에서의 기본 심장 응급 현장초음파 영상. 화살표는 표시된 영상을 얻기 위한 심장 영상 측면을 나타낸다. (A) 상대정맥(*SVC*) 영상, (B) 동맥관 영상, (C) 흉골연 장축 영상, (D) 흉골연 단축 영상, (E) 흉골하 영상, (F) 심첨부 4방 영상, (G) 늑골하 하대정맥 영상(*IVC*). *SVC*: 상대정맥, *Ao*: 대동맥, *DA*: 동맥관, *LA*: 좌심방, *LV*: 좌심실, *RA*: 우심방, *RV*: 우심실, *LIVER*: 간, *IVC*: 하대정맥.

아 및 신생아에게도 비슷한 초음파 평가 방법이 사용된다. 좌심실의 일회박출량은 펄스파도플러를 사용하여 심첨–5방뷰(apical 5–chamber view)에서 대동맥판막에서의 혈류 평균 속도를 측정하고, 흉골연 장축 영상(parasternal long–axis view)에서 대동맥뿌리(aortic root)의 지름을 측정하여 계산할 수 있다(Fig. 48.12, Chapter 21 Fig. 21.4–21.5 참조). 파형 아래의 면적은 혈액이 각 좌심실 수

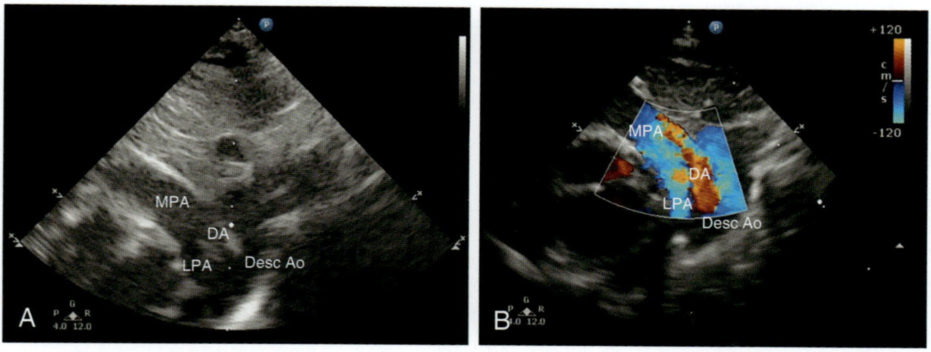

Figure 48.10 동맥관개존증 영상. (A) 2-D 영상. (B) 색조 혈류 도플러 영상. *DA*: 동맥관, *Desc Ao*: 하행대동맥, *LPA*: 좌폐동맥, *MPA*: 주폐동맥.

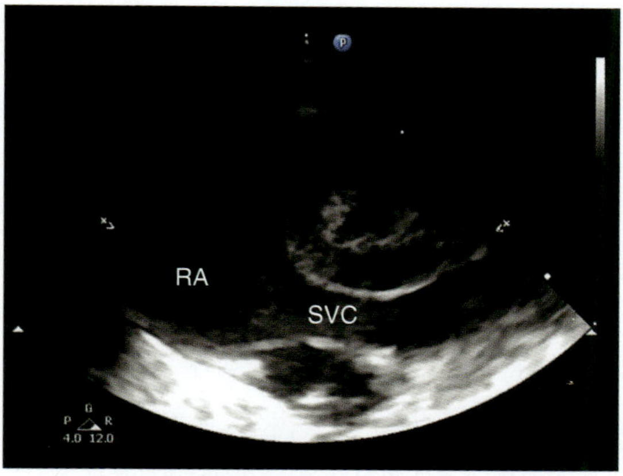

Figure 48.11 상대정맥(SVC) 영상. *RA*: 우심방, *SVC*: 상대정맥.

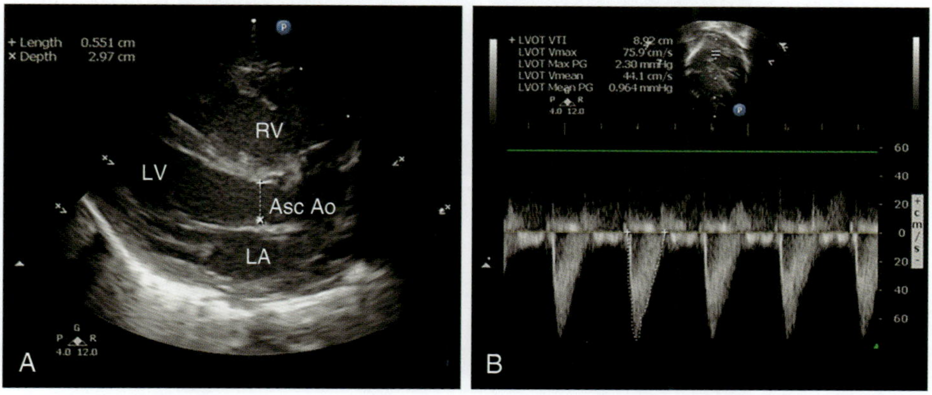

Figure 48.12 심박출량 측정. 심박출량은 흉골연 장축 영상(A)에서 측정된 대동맥의 단면적에 심첨부 5방 영상(B)에서 간헐파형 도플러를 사용하여 측정된 대동맥속도시간을 적분하고 곱하여 계산한다. *Asc Ao*: 상행대동맥, *LA*: 좌심방, *LV*: 좌심실, *RV*: 우심실.

축 동안 이동한 거리를 나타내는 속도-시간 적분(VTI)을 계산하는 데 사용된다. VTI에 대동맥 단면적을 곱하면 일회박출량이 되고, 여기에 심박수를 곱하면 좌심실박출량(LVO)이 된다. 좌심실출력은 환자의 체중으로 나누어 mL/kg/min으로 표시한다. 신생아의 경우에는 좌심실박출량을 주의해서 사용해야 한다. 심각한 유출이 있는 큰 동맥관개존증에서는 좌심실박출량은 잘못된 확신을 줄 수 있다. 우심실박출량(RVO)은 동일한 방법으로 폐동맥 직경을 측정하여 폐동맥판막을 통과하는 혈류를 측정한다. 우심실박출량은 전신순환에서 되돌아오는 혈액을 반영하지만, 좌심실박출량과 마찬가지로 우심실박출량은 심방간 단락에 의해 잘못 측정될 수 있다.

상대정맥의 혈류는 뇌와 상반신에서 정맥환류(venous return)를 측정하기 위한 대안으로 제안되었으며, 단락이 있어도 영향을 받지 않는다.[19] 이는 좌심실출력 측정 방법과 마찬가지로 계산된다. 초음파 빔의 방향이 혈류 방향과 동일하게 되는 흉골하접근법으로 간헐파형 도플러를 사용하여 상대정맥 혈류속도를 측정한다. 우심방에 진입하기 전에 상대정맥 내 혈류를 잘 나타내기 위해 탐촉자를 흉골아래 복부로 밀어넣어 초음파의 입사각을 최적화 할 수 있다. 흉골중앙 종방향 영상에서 상대정맥의 평균 직경을 계산하기 위해서는 최대 및 최소 상대정맥 직경을 측정한다(Fig. 48.13). 정상적인 상대정맥 유량의 범위는 40-120 mL/kg/min이다.

동맥관개존증

미숙아에서 동맥관은 신생아 초기에 닫히지 않아서 혈액이 왼쪽에서 오른쪽으로 전환되어 종종 안 좋은 혈역학적 결과가 발생한다.[20-22] 심장초음파가 도입되기 전에는 동맥관개존증 진단은 임상 소견에 기반을 두었다. 그러나 생후 첫 주 동안 신체검사소견과 동맥관개존증 여부의 상관관계는 좋지 않았기 때문에,[23,24] 지금은 심초음파가 동맥관개존증의 표준 진단방법이 되었다.

동맥관개존증을 진단하기 위해서는 동맥관 직경의 측정과 혈류 패턴의 평가가 필요하다. 동

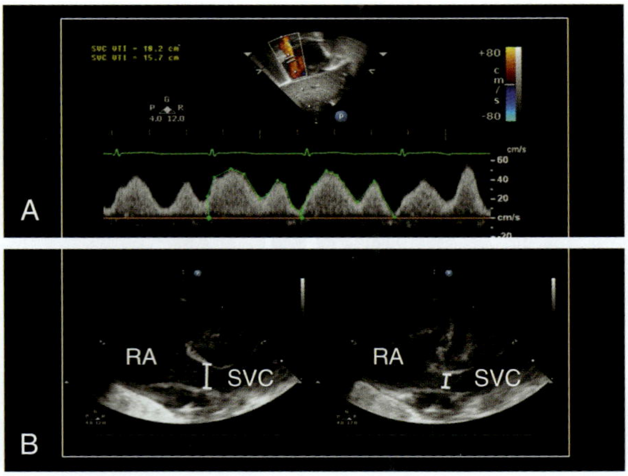

Figure 48.13 상대정맥(SVC) 혈류 측정. (A) *SVC* 혈류는 흉골하 영상에서 SVC-우심방(RA) 연결부에 도플러표본게이트(Doppler sample gate)를 위치시켜 측정한다. (B) *SVC* 최대지름(왼쪽)과 최소지름(오른쪽)을 평균하여 *SVC* 평균지름을 계산한다. *RA*: 우심방, *SVC*: 상대정맥.

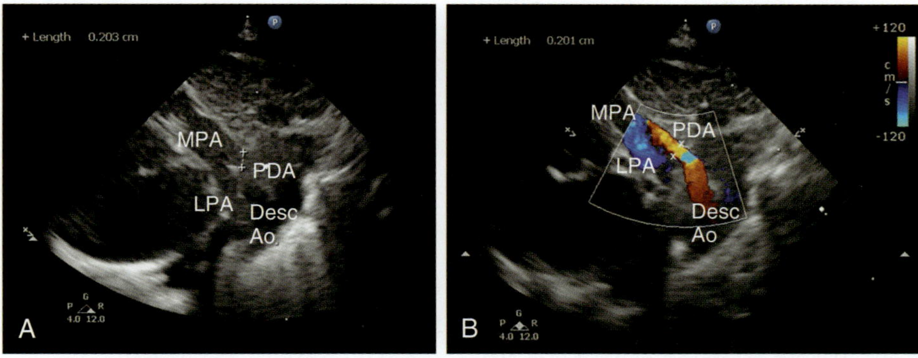

Figure 48.14 동맥관 직경 측정. 색조 혈류 도플러를 사용하여 동맥관의 위치를 확인하고 직경을 측정한다. *Desc Ao*: 하행대동맥, *LPA*: 좌폐동맥, *MPA*: 주폐동맥, *PDA*: 열린동맥관.

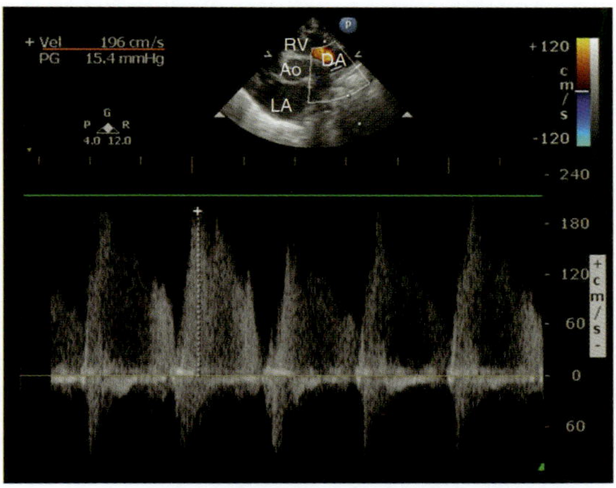

Figure 48.15 동맥관 혈류 속도 측정. 간헐파형 도플러를 사용하여 동맥관 혈류 속도를 측정한다. 여기서는 중간 크기의 열린동맥관이 보인다. *Ao*: 대동맥, *DA*: 동맥관, *LA*: 좌심방, *RV*: 우심실.

맥관의 내부 직경은 관 영상(ductal view)에서 가장 좁은 부분의 2-D 및 색조 혈류 도플러 방법을 사용하여 측정된다(Fig. 48.14). 여러 연구에서 2 mm 보다 큰 동맥관 직경은 저절로 닫힐 가능성이 없는, 혈역학적으로 중요한 동맥관개존증으로 제안되었지만, 이 제안은 여전히 논란이 있다. 동맥관의 크기는 모든 지표 중 가장 예측성이 높은 것으로 보이지만 단일 지점에서 2-D 방법으로 추정한 값이 동맥관 전체 구조를 반영하지 않을 수 있기 때문에 그 가치가 의문시 된다. 동맥관 크기는 산소포화도 및 폐표면활성제 투여에 따라서 달라질 수 있다.

동맥관개존증 진단을 위한 두 번째 평가는 동맥관전달 혈류속도를 측정하는 것이다(Fig. 48.15). 2 m/s 미만의 속도에는 간헐파형 도플러를 사용하고, 2 m/s 이상의 속도는 색조 혈류 도플러를 사용하는데, 1.5-2 m/s의 동맥관 혈류속도는 중간 크기의 동맥관개존증과 관련이 있고 1.5 m/s 미만의 혈류속도는 큰 동맥관개존증과 관련이 있다.[25]

유효한 폐 혈류량의 증가는 좌심방 대 대동맥 비율(LA:Ao)과 좌심실박출량으로 추정할 수 있다. 그러나 심방간 단락이 있는 경우에는 두 측정 모두 신뢰할 수 없다.

전신관류에서 동맥관으로 빠지는 혈류량은 전신혈류의 대리지표로서 상대정맥 혈류를 사용하여 정량화할 수 있다. 횡단 동맥관 단락이 많은 경우 낮은 상대정맥 혈류와 관련이 있으며, 낮은 상대정맥의 혈류량은 심실내 출혈 위험의 증가와 상관관계가 있다.[26,27] 간헐파혈 도플러는 하행대동맥, 췌장 및 장간막동맥의 혈류를 평가하는 데 사용될 수 있으며, 하체의 원거리 관류에 대한 데이터를 제공한다.

그러나 수년간의 연구에도 불구하고 동맥관이 신체에 불리한 결과를 미치는 것과 이를 예측하기 위한 심초음파 기법에 대해서는 아직 논란이 있다.

폐고혈압

지속적인 폐고혈압증(persistent pulmonary hypertension, PPHN)은 신생아의 저산소성 호흡 부전의 주요 원인으로, 임상 증상과 심초음파 검사로 진단된다. 선천성 구조적 심장질환을 배제하기 위해 면밀한 해부학적 이상 검사는 기능적인 평가가 시행되기 전에 필수적이다. 폐동맥압의 정량적 평가는 다음 방법을 사용하여 수행할 수 있다.

1. 우심실수축기압(right ventricular systolic pressure, RVSP)의 평가: 삼첨판 역류가 있는 경우 우심실수축기압은 수정된 베르누이 방정식을 사용하여 계산할 수 있다(Fig. 48.16).

$$\text{우심실수축기압} = \text{추정된 우심방압} + [4\times(\text{최대 삼첨판 역류 속도})^2]$$

우심실수축기압은 우심실 수축기 동안 폐동맥판막이 열리고 우심실과 폐동맥이 연결되기 때문에 폐동맥수축기압과 동일하다고 간주한다.

2. 동맥관 혈류가 제한되지 않을 때 폐혈관의 압력 추정: 동맥관 혈류의 최고속도는 수정된 베르누이 방정식을 사용하여 폐순환과 전신순환 사이의 압력 차이를 계산하는 데 이용된다(Fig. 48.17). 동맥관 혈류의 방향은 폐동맥고혈압의 중증도를 추정하는 데 사용될 수 있다.

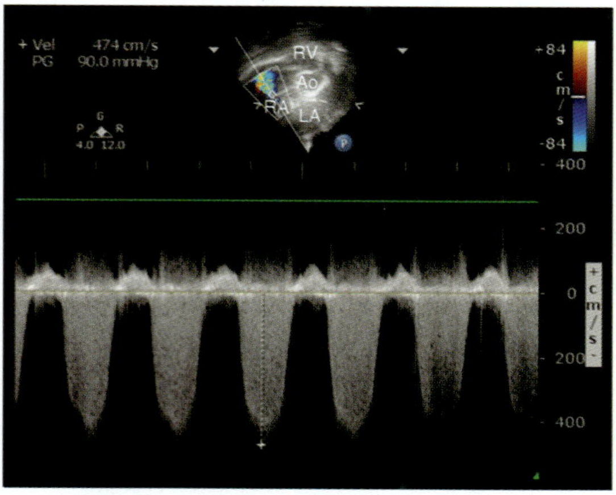

Figure 48.16 우심실수축압(Right Ventricular Systolic Pressure, RVSP). 연속파형 도플러를 사용하여 최대 삼첨판역류 제트속도를 측정하고 우심실수축기압 = 추정된 우심방압 + [4 × (최대 삼첨판 역류 속도)^2] 공식을 사용하여 우심실수축압을 추정할 수 있다. *Ao*: 대동맥, *LA*: 좌심방, *RA*: 우심방, *RV*: 우심실.

3. 폐동맥가속시간(pulmonary artery acceleration time, PAAT): 최근 연구에 따르면 폐동맥가속시간은 폐동맥압력과 폐혈관저항과 상관관계가 있는 것으로 보고되었다. 성인의 경우 1980년대 문헌에서 폐동맥가속시간과 평균 폐동맥압력 사이에는 역선형적 관계가 밝혀졌다. 하지만 소아에서는 최근에 들어서야 이 관계가 연구되었다. 한 연구에 따르면 폐동맥가속시간은 1.3–12.6세 소아의 폐동맥고혈압을 정확하게 예측할 수 있는 것으로 나타났다.[28]

폐동맥압력은 심박수를 보정하기 위해 폐동맥가속시간 대 우심실박출시간(right ventricular ejection time, RVET)의 비율을 사용하여 폐동맥 도플러파형에서 추정할 수 있다. 가속시간은 도플러파형 기준선의 시작부터 최고 속도에 이르기까지의 걸리는 시간으로 측정한다. 우심실박출시간이란 수축기혈류의 시작과 중단 사이의

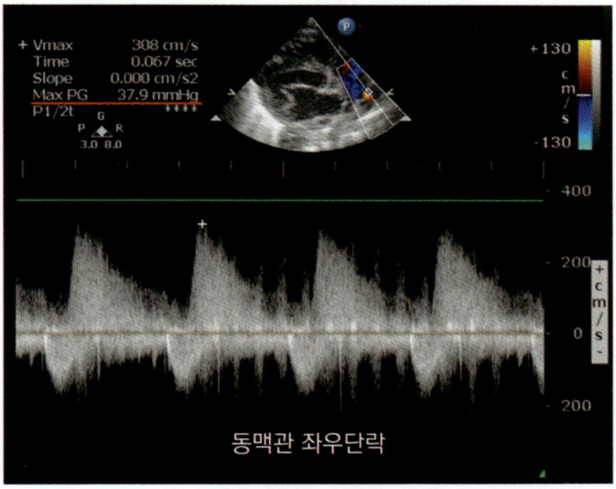

Figure 48.17 폐압력차이(Pulmonary Pressure Gradient). 폐순환과 동맥관을 지나는 전신순환 사이의 압력차이는 연속파형 도플러를 사용하여 측정한다.

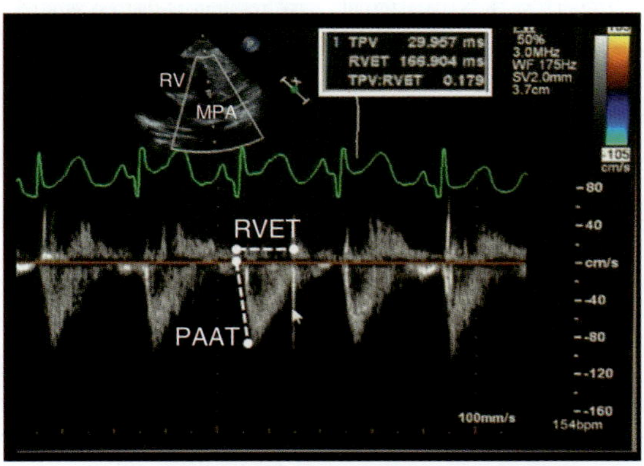

Figure 48.18 폐동맥가속시간(Pulmonary artery acceleration time, PAAT) 대 우심실박출시간(Right ventricular ejection time, RVET) 비(PAAT-RVET ratio). PAAT와 RVET는 흉골연 단축 영상에서 간헐파형 도플러를 사용하여 주폐동맥을 측정하여 얻어진다. *PAAT*: 폐동맥가속시간[최대속도시간이라고도 불림(TPV)], *MPA*: 주폐동맥, *RV*: 우심실, *RVET*: 우심실박출시간, *PAAT*: 폐동맥가속시간.

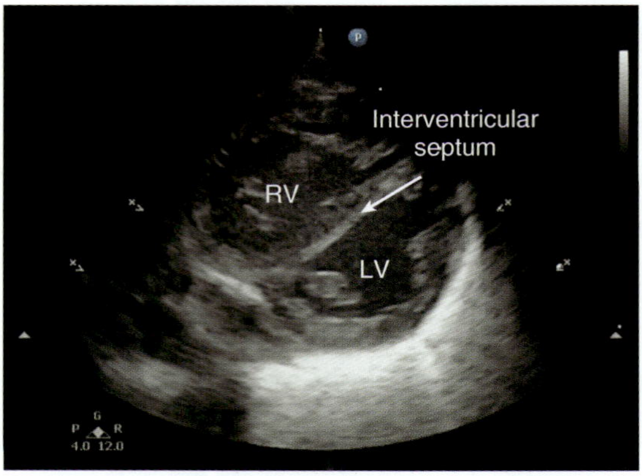

Figure 48.19 평평한 심실중격. 흉골연 단축 영상에서 폐동맥압 상승으로 인해 심실중격이 평평해졌다("D" 모양). *LV*: 좌심실, *RV*: 우심실, Interventricular septum: 심실중격.

시간 간격이다(Fig. 48.18). PAAT/RVET 비율이 0.2–0.3인 경우 약간 상승된 폐동맥압과 연관되어 있으며, 0.2 미만의 비율은 심각하게 상승된 폐동맥압과 연관되어 있다.[28] 여러 연구에 따르면 조산아에서 PAAT/RVET를 통해 조기에 발견된 폐동맥고혈압은 후기에 발병하는 만성폐질환을 예측하는 지표인 것으로 나타났다.[29]

삼첨판역류나 동맥관개존증이 없는 경우, 폐동맥압은 심실중격벽의 모양과 운동평가를 포함한 정성적 측정을 사용하여 추정될 수 있다. 정성적 평가는 흉골연 단축 영상(parasternal short-axis view)에서 수행된다. 폐동맥압이 상승된 경우에는 증가된 우심실의 압력으로 인해 심실중격이 편평해 보일 수 있고(Fig. 48.19, Video 48.10), 심한 폐동맥압 상승에서는 좌심실 쪽으로 휘어져 보일 수 있다.

폐초음파

배경

신생아의 높은 체수분 함량과 골화되지 않은 갈비뼈는 최적의 흉부 영상을 얻기 위한 초음파 투과를 가능하게 한다. 신생아일과성빈호흡(transient tachypnea of the newborn)은 재태연령에 관계없이 신생아 호흡곤란의 흔한 원인 중 하나이다. 신생아일과성빈호흡은 태아에서 폐포액 흡수의 지연으로 인한 폐부종으로부터 발생한다. 진단을 위해서는 흉부 방사선 검사가 도움이 된다. 신생아일과성빈호흡은 일반적으로 저절로 회복되며 짧은 기간의 호흡 보조가 필요한 경우가 있다.

신생아일과성빈호흡과 신생아호흡곤란증후군(respiratory distress syndrome, RDS)이나 태변흡입증후군(meconium aspiration syndrome, MAS)과 같은 질환을 구별하는 것은 중요하다. 신생아호흡곤란증후군은 종종 계면활성제가 부족한 미숙한 폐를 가진 미숙아에게서 관찰된다. 태변흡입증후군은 자궁내 혹은 분만 중 폐와 기도가 태변에 노출된 신생아에서 의심할 수 있다. RDS와 MAS의 빠른 감별은 폐표면활성제를 투여할지 경험적 항생제를 투여할지 시기 적절하고 목표 지향적인 치료를 가능하게 한다. 신생아에서 폐초음파 사용에 대한 연구는 많이 있지만, 최근 자료들은 초음파가 이러한 병리적 과정들을 특징 짓고 구별하는 데 사용될 수 있음을 보여주고 있다.

또한 초음파는 신생아에서 빈번하고 생명을 위협하는 호흡곤란의 다른 원인인 기흉을 신속하게 진단할 수 있다(폐 초음파에 대한 자세한 내용은 Chapter 9, 10, 47 참조).

영상 획득법

폐초음파 검사에서는 정상 및 병리적 과정에 대해 오른쪽과 왼쪽 폐를 비교하는 체계적인 접근 방식을 사용해야 한다. 높은 주파수의 선형, 마이크로컨벡스(microconvex), 또는 위상배열 탐촉자를 사용할 수 있다. 일반적으로 폐 초음파를 볼 때에는 탐촉자의 마커는 머리 쪽으로 향하게 하고 종 방향으로 영상화하여 흉막슬라이딩이 잘 보이도록 한다. 특정 병리적 소견에 초점을 맞출 때에는 넓은 폐를 관찰하기 위해 횡단 영상을 얻을 수도 있다.

이미지 해석

신생아일과성빈호흡은 폐초음파에서 "겹친 폐 포인트(double lung point)"가 보이면 높은 특이도를 가진다. 겹친 폐 포인트는 폐하부에서 밀집된 연속적인 B-선과 폐상부에서 정상적인 A-선으로 특징지어진다.[30] 폐틈(fissure) 안의 부종으로 인해서 상부와 하부 폐구획이 구분될 수 있다. 겹친 폐 포인트는 신생아일과성빈맥에 대해 높은 민감도와 특이도를 가지며 건강한 신생아, 신생아호흡곤란증후군, 무기폐, 기흉, 폐렴 또는 폐출혈이 있는 신생아에서는 관찰되지 않는다(Fig. 48.20).[31] 특히 폐경화(consolidation)는 신생아일과성빈호흡에서 자주 발견되지는 않으며, 이러한 소견이 있는 경우에는 다른 진단을 의심해야 한다.

호흡곤란증후군은 신생아를 호흡부전 및 사망에 이르게 하는 가장 흔한 원인이다. 초음파로는 밀집된 B-선과 합쳐지는 공기 기관지조영(air bronchogram)과 같은 경화가 진행되는 과정이 확인된다. 이러한 소견은 신생아일과성빈호흡과 구별되며 높은 민감도와 특이도를 가진다.[32,33] 태변흡입증후군의 초음파 특징은 B-선, 경화, 공기 기관지조영상을 포함하는 다양한 이상 소견을 보여준다.[34,35]

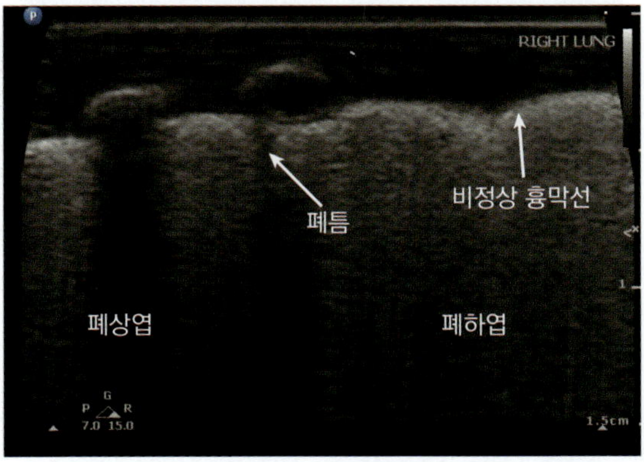

Figure 48.20 겹친 폐 포인트(double lung point). 일과성빈호흡에서 폐초음파는 폐하엽에서 밀집된 B-선을 보이고 폐상엽에서는 정상소견(A-선)을 보여준다. 폐틈(lung fissure)에 흉수가 보인다.

신경초음파

배경

신생아의 뇌초음파는 앞뒤천문(anterior & posterior fontanelle)의 열린 연조직 창과 두개골 뼈 사이에 열린 봉합(suture)을 통해 시행한다. 대부분의 신생아전문의는 영상 전문의가 시행한 뇌초음파 영상을 보는 데 익숙하다.[36] 응급 현장초음파는 일반적인 뇌 구조, 특히 출혈이나 석회화를 평가하기 위해 관찰하는 두 개의 측뇌실과, 허혈 초기평가 시 관찰하는 뇌실질을 평가하는 데 이점이 있다. 뇌 응급 현장초음파 영상은 뇌실내출혈이 급성으로 악화되는지 평가하거나 혈역학적 불안정의 원인을 평가하는 경우, 특히 진단 초음파를 쉽게 시행하기 어려운 경우에 유용하다.

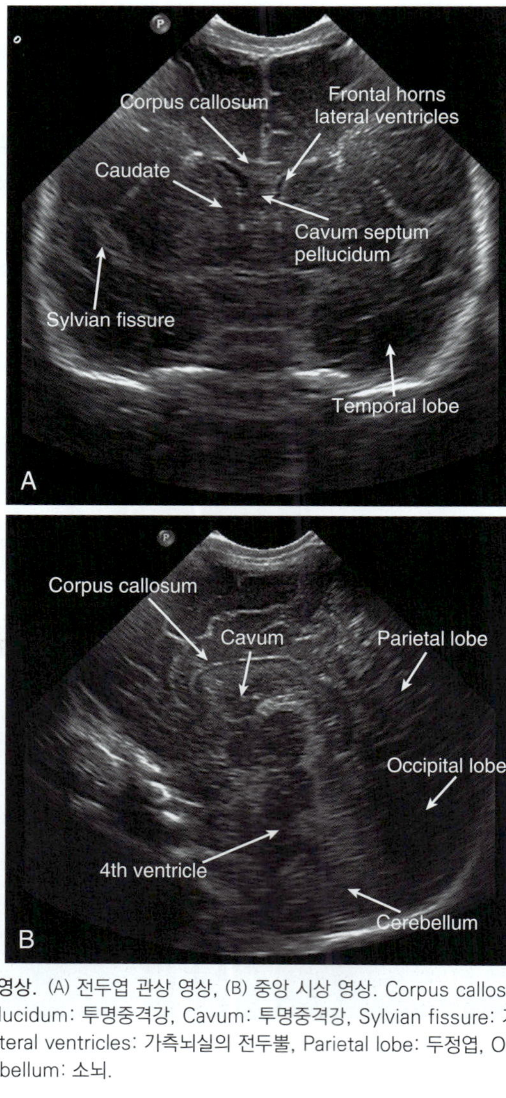

Figure 48.21 뇌초음파 영상. (A) 전두엽 관상 영상, (B) 중앙 시상 영상. Corpus callosum: 뇌량, Caudate: 미상엽, Cavum septum pellucidum: 투명중격강, Cavum: 투명중격강, Sylvian fissure: 가쪽고랑, Temporal lobe: 측두엽, Frontal horns lateral ventricles: 가측뇌실의 전두뿔, Parietal lobe: 두정엽, Occipital lobe: 후두엽, 4th ventricle: 제4뇌실, Cerebellum: 소뇌.

두개내압증가 및 두개외출혈(예: 경막하출혈), 뇌부종, 동맥 및 정맥 뇌졸중의 진단에서 응급 현장초음파의 유용성은 아직 밝혀지지 않았으며, 컴퓨터단층촬영 또는 자기공명영상과 같은 다른 영상기법의 사용이 권장된다.

방법

표준뇌초음파 영상은 (1) 전두엽에서 후두엽까지의 관상영상과 (2) 왼쪽 두정엽피질에서 오른쪽 두정엽피질까지의 시상 영상이다(Fig. 48.21).
관상영상을 얻기 위해서는 우선 탐촉자를 앞숫구멍 중앙에 가로 방향으로 놓고 마커를 환자의 오른쪽으로 향하게 한 뒤 뇌 영상을 화면 중앙에 위치하도록 맞춘다. 일련의 관상영상을 얻으려면 탐촉자를 앞쪽으로 기울여서 뇌의 전두엽 영상을 확보한 다음 탐촉자를 뒤쪽으로 기울여 후두엽을 확인한다. 탐촉자를 후두부 쪽으로 점차 기울이거나(tilt) 스윕(swip)하면서 최소 여섯 개의 이미지를 확인한다. 그 다음 사상 영상을 얻기 위해 탐촉자를 90도 회전시켜 사상 평면으로 만들고 탐촉자 마커를 머리 앞쪽으로 향하게 한다. 정중선에서 탐촉자를 왼쪽과 오른쪽으로 기울여 뇌의 양쪽 반구를 모두 보고 각 반구에서 최소 네 개의 이미지를 획득한다. 위에서 설명한 것과 동일한 방법으로 뒷천문을 통해서 후두 피질을 확인한다.

이미지 해석

신생아 전문의는 재태 연령에 따른 뇌 구조의 정상적인 변이를 알고 있어야 한다. 미숙아의 뇌 표면은 매끄럽게 나타나는 반면, 만삭아의 뇌는 뇌회(gyri)와 고랑(sulci)이 분명하게 나타난다(Fig. 48.22).

신생아 전문의들이 신생아의 초기 및 후기 신경 손상을 평가하는 데 뇌 초음파 영상을 직접 검토하기 때문에 뇌 초음파 영상의 해석은 신생아 전문의에게는 일반적인 기술이다. 대부분의 신생아 전문의는 뇌실주위 백혈병연화증(periventricular leukomalacia) (Fig. 48.23), 뇌실내 출혈(Fig. 48.24), 두개내 출혈(Fig. 48.25)과 같은 일반적

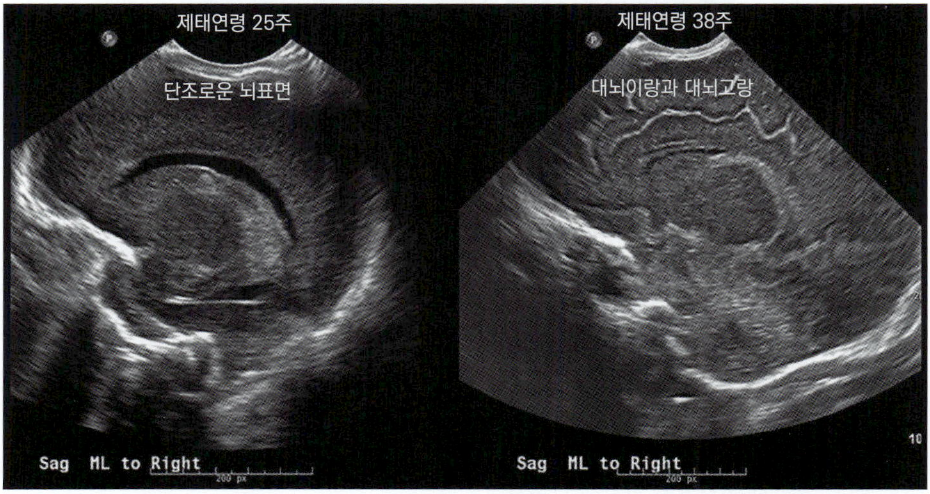

Figure 48.22 미숙아와 만삭아의 뇌 비교. 미숙아에서는 만삭아에 비해서 시상 영상에서 뇌의 표면이 단조롭고 대뇌이랑(gyri)과 대뇌고랑(sulci)이 관찰되지 않는다.

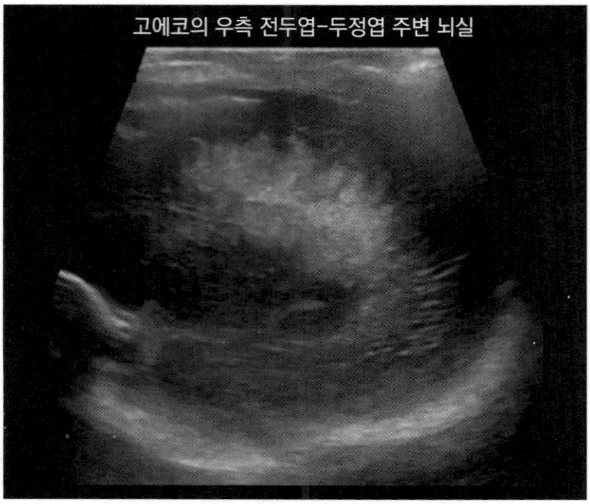

Figure 48.23 뇌실주위 백색연화증(시상 영상).

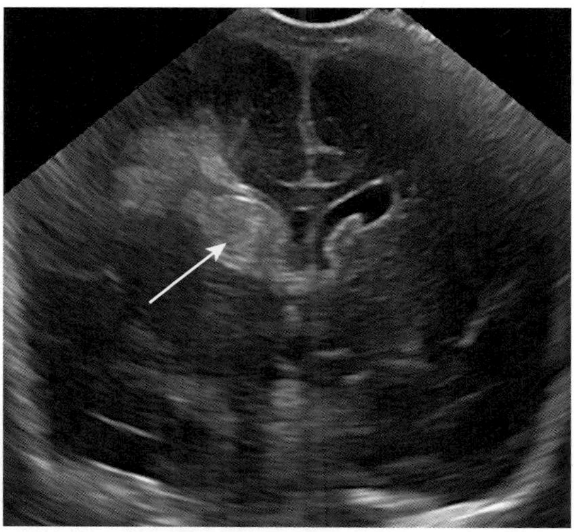

Figure 48.24 뇌실내 출혈. 전두엽 관상 영상에서 IV단계의 뇌실내 출혈(화살표)이 보인다.

인 병리 영상을 해석하는 데 풍부한 경험을 가지고 있다. 천문(fontanelles)의 크기가 작기 때문에 단면 영상를 얻기 위해서는 탐촉자를 양방향으로 기울여 뇌의 전체 이미지를 얻는 것이 가장 좋다. 얻어지는 영상의 범위는 탐촉자의 쐐기 모양의 접촉면에 의해 한계가 있으며 정수리 측면 영역에서 병변을 놓칠 수 있다는 점을 기억해야 한다.

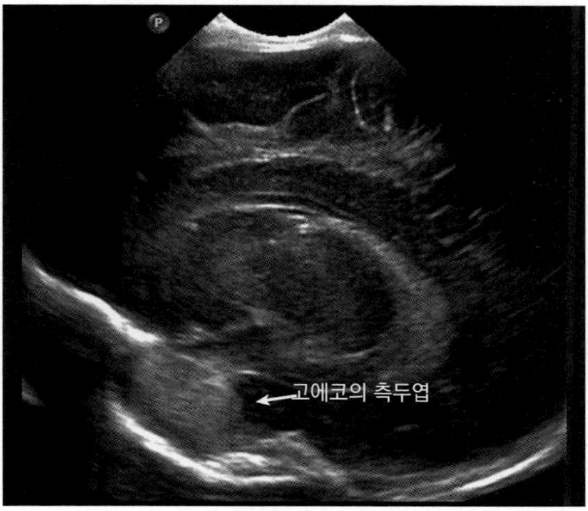

Figure 48.25 두개내 출혈. 시상 영상에서 출혈에 해당하는 측두엽의 에코 증가가 보인다. *Temporal lobe echogenicity*: 고에코의 측두엽.

요점 정리

- 제대 카테터
  - 제정맥 카테터 말단 위치 확인: 초음파 영상에서 카테터의 그림자가 보이면 화면에 가장 긴 그림자가 나오도록 탐촉자를 조금씩 회전시킨다. 카테터 말단을 하대정맥이 우심방 연결되기 전 위치에서 찾아야 한다. 카테터를 조금씩 밀어 넣고 빼면서 몇 밀리미터씩 움직이면 카테터 말단을 식별할 수 있다.
  - 제동맥 카테터 말단 위치: T8위치의 우심방 뒤쪽에 제동맥 카테터 말단을 위치시킨다.
- 말초삽입중심카테터
  - 말초삽입중심카테터 말단 위치를 확인하기 어려울 수 있으며, 애매한 경우 말단이 확실하게 식별될 때까지 카테터를 뺀다.
  - 깊이 위치한 말초삽입중심카테터는 장내 가스로 인해 확인이 어려울 수 있다. 이 경우 신생아를 좌측이나 우측으로 돌아 눕게 하면 카테터를 확인할 수도 있다.
- 기관내튜브 위치 확인
  - 머리를 한쪽으로 돌려 위쪽 가슴과 목에서 관찰한다. 다만 머리를 너무 돌리거나 젖히고 숙이는 경우, 기관내튜브가 빠질 수 있기 때문에 조심해야 한다.
  - 중앙 구조물을 찾기 어려운 경우, 중앙에서 가장 뚜렷하게 보이는 혈관 구조물인 대동맥간(aortic trunk)을 찾는다. 기관용골(carina)을 찾기 위해서는 대동맥 작은 굽이(lesser curvature of aorta)에 위치한 우폐동맥의 단면을 찾는다.
  - 기관내튜브의 말단은 처음에는 잘 보이지 않을 수 있으며, 기관내튜브를 5 mm 미만으로 부드럽게 넣었다가 빼면서 움직이면 말단을 쉽게 식별할 수 있다.
- 심초음파
  - 심장 주기(cardiac cycle) 동안 최소 및 최대 상대정맥 직경을 측정하고 평균을 내어 상대정맥의 혈류를 계산한다. 낮은 상대정맥 혈류는 뇌실내출혈의 발생과 관련이 있다.
  - 삼첨판역류의 제트(jet) 속도는 완전한 도플러 엔벨롭(Doppler envelope)이 없는 경우 우심실수축압을 과소평가 할 수 있다.
- 폐초음파
  - 호흡부전 직전의 신생아에서 폐경화(lung consolidation)가 보이는 경우 일과성빈호흡을 의심해서는 안 된다.
  - 흉막삼출은 신생아일과성빈호흡(TTN), 호흡곤란증후군(RDS), 태변흡입증후군(MAS)에서 관찰될 수 있지만, 질환을 구별하는 데에는 사용할 수 없다.
- 신경초음파
  - 가장 좋은 품질의 영상을 얻기 위해서는 앞천문의 중앙에 탐촉자를 위치시킨다. 탐촉자를 이동시키는 것보다 기울이는 것(tilting)이 좋은 영상을 얻는 데 더 중요하다.
  - 중요한 소견을 놓치지 않으려면 양측 뇌반구에서 여러 개의 관상영상(coronal image)과 뒤머리뼈우묵(posterior cranial fossa)에서 여러 개의 시상영상(sagittal image)을 얻어야 한다.

SECTION 10

초음파 프로그램 관리
Ultrasound Program Management

CHAPTER 49

역량, 자격 인증, 자격증
Competence, Credentialing, and Certification

Paru Patrawalla ▪ Uché Blackstock

:: 박신률

핵심 포인트

- 전문 분야에서 응급 현장초음파 활용을 위한 교육이 점점 더 중요해지고 있으며, 의대생, 수련의, 그리고 현업 의사들의 초음파 역량 개발을 위해 교육 기준이 개발되고 있다.
- 몇몇 전문 학회에서 응급 현장초음파 교육의 목표를 명확하게 설정하고 있지만, 초음파 역량을 향상하기 위한 평가 방법에 대해서는 아직 연구가 부족한 실정이다.
- 응급 현장초음파 분야에서 국가 자격증이나 전문가 자격 시험은 아직까지 없지만, 다양한 교육 과정들은 의사들이 병원에서 현장 진료용 초음파 사용 권한을 얻는 데 도움이 되는 수료증을 제공하고 있다.

배경

미국 의학 협회(AMA)는 오래전부터 초음파가 다양한 분야에서 널리 사용되고 있다는 사실을 인식하고 있었다. 1999년에 AMA는 "적절한 교육을 받은 의사라면 누구나 진료 범위 안에서 초음파 영상을 활용할 수 있다"라고 명시하였다.[1] 응급 현장초음파는 다양한 의료 분야에서 시행하고 있는 특정 장기를 대상으로 한 초음파 응용 프로그램에 포함되며, 의료 분야별로 다양한 범위와 깊이로 활용되고 있다. 일반적으로, 중환자의학과와 같은 일선 의료 전문 분야에서는 광범위한 초음파 검사를 실시하는 반면, 류마티스내과와 같은 전문 분야에서는 특정 장기나 구조물에 대해 보다 심층적인 검사를 시행하게 된다.[2-6]

응급 현장초음파를 위한 전문 분야별 지침, 교육 기준, 그리고 역량 평가는 주로 현직 의사들이 기대하는 바에 초점을 맞추어 엄격한 검증을 거치고 있다.[7-9] 미국 응급의학회(ACEP)는 응급 초음파 영상 표준과 실무 지침을 규정하는 자료집을 발행하면서 응급 초음파를 사용하는 의료진의 교육, 숙련도, 그리고 자격 인증을 좀 더 명확히 정의하고 있다. 2009년, 미국 흉부 외과 학회(ACCP)와 프랑스 중환자 의학회(SRLF)는 중환자를 위한 일반 초음파, 기본 중환자 심초음파, 그리고 전문 중환자 심초음파의 역량 확보에 필요한 요건들을 구체적으로 규정하였다.[2] 중환자의학회를 포함한 몇몇 중환자 의학 분야의 여러 학회들은 개별적으로 또는 협력하여 중환자 초음파에 대한 교육 기준을 추가로 정의하고 있다.[10-14] 더불어, 미국심초음파학회(ASE)와 미국 응급의학회(ACEP)가 응급 상황의 집중 심장 초음파 검사에 대한 공동 성명서를 발표한 것과 같이 다양한 전문 학회들이 초음파의 교육과 역량에 대한 지침을 발표하고 있다. 이러한 결과로, 졸업 후 수련 과정 (GME)에서 초음파 교육이 포함되지 않아, 초음파 교육을 받지 못한 현직 의료인들은 전문 학회와 사설 교육 업체가 주최하는 지역 및 국가 초음파 교육 프로그램을 찾고 있다.

응급 현장초음파는 그 유용성과 광범위한 활용성을 인정받아 미국 의학 전문 대학원 교육 인증위원회(ACGME)에서 인증한 미국 내 여러 전문 분야 레지던트 및 펠로우십 프로그램에서 필수 교육으로 채택되고 있다.[15–17] 다양한 전문 분야들은 GME 프로그램을 통해 초음파 교육을 시행하고 있으며, 학부 의학 교육(UME) 역시 이러한 추세를 따라 초음파 교육을 기초 및 임상 교육 과정에 통합시키고 있다.[18–23]

비록 이러한 선언들이 특히 현직 의사나 학부를 졸업한 수련의를 위한 초음파 교육의 목표를 명확하게 확립하고 있지만, 그 목표를 실현하기 위한 교육 방법이나 기준은 대부분 구체적이지않고 광범위하게 설명되어 있는 경우가 많다. 응급 현장초음파를 여러 활용 분야에 적용하기까지의 학습 곡선과 응급 현장초음파의 역량과 전문성을 얻고 유지하는 데 필요한 최소한의 기준에 대해 아직까지 우리가 알고 있는 것은 많지 않다.

정의

초음파를 안전하고 효율적으로 사용하기 위해 필요한 지식과 기술을 갖추고 이를 증명하기 위해, 다음의 네 가지 중요한 용어를 이해하는 것이 중요하다.

'역량'이란 특정 작업이나 여러 작업을 수행하는 데 필요한 인지적이고 기술적인 능력을 갖추고 있는 상태를 말한다. 역량을 정의하는 기준을 명확히 하기는 쉽지 않지만, 의사의 전문 역량에 대한 기준은 의학 대학원 교육 인정 위원회(ACGME), 미국 의학 전문위원회, 그리고 그 외 관련 전문 단체들에서 마련하고 있다. 몇몇 의학 전문 학회들은 역량 달성을 위한 수련 과정을 폭넓게 제시하고 있는데, 여기에는 응급 현장초음파의 사용과 분야별 전문적 시술에 대한 역량을 정의하는 구체적인 기준이 포함되어 있다.[2,8,10,11,13]

역량 기반 교육(CBE)은 최근까지 명확하게 정의되지 않았던 교육 체계이다. Frank와 동료들은 CBE를 "이 접근법은 의사들이 실무에 나가기 위해 준비하는 과정으로, 궁극적으로는 졸업 후 졸업생이 갖춰야 할 성과 능력에 중점을 두고 있으며, 지역 사회 및 환자들의 요구를 분석하여 도출된 역량으로 구성되어 있다. 시간에 기반한 교육보다는 책임감, 유연성, 그리고 학습자 중심의 접근을 중요시하며 이를 통해 더 나은 결과를 보장할 수 있다"라고 설명한다.[24] 응급 현장초음파에 있어서 역량 기반 교육(CBE)은, 의료인이 초음파의 기본 지식과 기능을 갖추고, 이를 남의 도움 없이 임상에서 활용할 수 있도록 성과 기반 평가(outcome-based assessment)를 전제로 한다.

자격 인증은 외부적 혹은 내부적으로 초음파 의료인의 역량을 공식 인정하는 것이다. 미국에서 자격 인증이란 의료인이 자신이 속한 전문 분야 활동에 필수적인 지식과 기술을 충족하고 있음을 의미한다. 현재 미국의 의학 전문 분야 학회에서는 응급 현장초음파에 대한 공식적인 자격 인증이나 전문 자격을 제공하지 않고 있다. 그러나 몇몇 기관에서는 응급 현장초음파 사용을 위한 자체적인 자격인증 프로그램을 마련하고 있다. 미국 흉부외과학회(ACCP)와 병원 의학회(SHM)는 비록 수료증이 역량을 인증하는 것은 아니지만, 중환자 초음파 혹은 응급 현장초음파 교육 이수자에게 수료증을 발급하고 있다.

자격 증명과 권한 부여는 개별 의료인이 소속된 병원이나 부서의 정책에 따라 정해진다. 이 과정을 통해 기관은 개별 의료인에게 특정 기술이나 업무, 시술을 할 수 있는 권한을 부여한다. 자격 증명은 병원이나 부서가 개별 의료인의 자격, 예를 들어 전문의 자격증이나 의료 면허증 등을 확인하는 절차이다. 권한 부여는 기관이 의료인의 직무 범위와 역량을 기반으로 환자 치료 활동을 수행할 수 있는 권한을 부여하는 과정이다. 현재 응급 현장초음파 사용 권한을 개별 의료인에게 부여하는 방식으로는 초음파 수련을 포함하는 ACGME 인증 대학원 교육 프로그램의 이수, 기관 내부 인증 과정의 수료, 전문 학회가 제시한 역량 요건 충족, 전문 학회의 교육 수료, 혹은 동료나 다른 의료인의 추천 등이 있다.

다음 섹션에서는 실무 의료진을 위한 학부 의학 교육(UME), 학부 졸업 후 의학 교육(GME), 그리고 지속적 의학 교육(CME)의 경로를 포함해 역량 기반 평가를 활용한 응급 현장초음파 교육 표준에 대해 상세히 설명하도록 한다.

교육 표준과 역량 기반 교육

응급 현장초음파는 여러 장기와 질병에 따라 다양하게 적용할 수 있고, 실제 임상에서의 활용은 각 의료인의 실무 능력에 따라 차이가 있다. 의료진이 자체적으로 초음파를 사용하기 위해서는 초음파의 기본 원리(초음파 물리학, 기계 조작법, 정상적인 해부학과 이상 해부학), 영상 취득, 영상 판독, 그리고 임상적 적용 등의 영역에서 역량이 충족되어야 한다.

교육 과정

초음파 교육은 의과대학을 시작으로 전공의와 펠로우십 과정을 거치며 임상 실무에 도달할 때까지 연속적으로 이뤄져야 한다. 하지만 의학 교육의 각 단계별로 — 학부 의학 교육(UME), 학부 졸업 후 의학 교육(GME), 지속적 의학 교육(CME) — 달성해야 할 역량의 범위와 깊이에 차이가 있어 각 단계별로 교육 권장 사항에 차이가 있다. 초음파 역량 달성 과정은 최근 UME 단계에서도 권장하고 있지만, GME와 CME 단계에서 가장 잘 설명하고 있다.

- 학부 의학 교육(UME) 기반 경로: 의과대학 교육과정에 초음파 교육이 포함되어야 한다는 새로운 권장사항이 발표되고 있지만, 현재로서는 초음파 교육을 의학의 학부 교육과정에 반드시 포함시켜야 한다는 국가적인 규정은 없다.

- 학부 졸업 후 의학 교육 (GME) 기반 경로: 영상의학은 별개로, ACGME는 응급의학 및 중환자 의학과 같이 폭넓게 초음파를 사용하는 분야를 위한 전반적 초음파 교육과 마취과학, 스포츠의학, 산부인과, 호흡기학, 소화기학, 심장학, 내분비학, 류마티스학, 재활의학, 비뇨기과학, 대장 및 직장 외과학, 흉부외과학, 혈관외과학, 안과학 등과 같은 특정 부위에 적용되는 전문 분야 초음파의 교육을 위한 최소 교육 요건을 명확히 규정하고 있다.[25] 구체적이고 상세한 수련 규정은 유일하게 응급의학에서 잘 마련하고 있다.[8]
- 지속적 의학 교육(CME) 기반 경로: ACEP는 초음파 교육을 받지 않고 응급의학 수련을 마친 의사들을 위한 최소한의 교육 요건과 역량 평가에 대해 권장사항을 제시하고 있다.[8, 9] 중환자 초음파 역량은 ACCP/SRLF과[2] SCCM[11]에서 발표한 성명에서 정의되어 있으며, 중환자 초음파 교육 기준은 중환자 초음파에 관한 합의문에서 더욱 자세히 다루고 있다.[10, 14]

초음파의 역량 기반 교육

역량 기반 교육(CBE)은 예상되는 학습 결과(응급 현장초음파에서의 역량 향상)에 집중하는 교육 체계이다. 초음파 교육에서 역량 기반 프로그램은 다음 요소들이 포함되어야 한다.

1. 해당 전문 분야별 지침에 따른 이론 강의와 영상의 판독 실습, 그리고 직접 초음파를 시행하는 실습이 포함된 입문 과정.
2. 환자의 침상에서 목표 지향적인 피드백을 받으며 이루어지는 심도 있는 지도하 실습(supervised practice).
3. 달성해야 할 역량 평가 혹은 전문성의 기준.
4. 기술 유지 및 품질 관리.

교육 기간

초음파를 다룰 수 있는 최소 역량 기준까지 도달하는 데 얼마나 많은 시간이 필요한 지에 대해서는 알 수 없지만 여러 연구들은 감독이 있는 시험의 유무와 상관없이, 몇 시간 동안의 '부트 캠프' 스타일 교육이나 며칠에 걸친 집중 교육으로 폐나 흉막 초음파,[26] 혈관 진단,[27, 28] 심장 초음파[29–35] 등의 핵심 분야 초음파를 의료인들에게 효과적으로 훈련시킬 수 있다는 것을 보여주었다. 이러한 집중적인 교육 방식이 성공적일 수 있지만, 수행한 검사의 횟수와 같은 수적인 컷오프만으로 초음파 역량을 판단하기는 곤란하다.[36, 37] 중환자 의학 분야의 국제 전문가 합의에서는 기본적인 중환자 초음파를 위해서는 적어도 10시간의 교육을, 기초 심초음파를 위해서는 교육에는 추가로 10시간의 교육을 권장하고 있다.[14] 역량 달성에 필요한 최소한의 교육 시간과 학습 곡선에 대한 더 많은 연구가 필요하다.

입문 과정

- 학부 의학 교육(UME) 경로: 최근의 여러 문헌들은 해부학 및 생리학와 같은 임상전 교육과정에 초음파 교육을 접목시키는 워크숍,[38, 39] 임상 기간 로테이션 과정에서 초음파의 접목[40, 41] 그리고 전체 수련 기간동안 수직적 초음파 커리큘럼 제공[20, 42] 등의 여러 초음파 입문 교육 방법을 설명하고 있다.
- 학부 졸업 후 의학 교육 (GME) 기반 경로: 교육 프로그램으로 강의와 실습을 포함한 입문 과정을 마련할 수 있으며, 교육생은 자신의 전공 분야에 적합한 지역 또는 전국 규모의 교육 과정에 참가할 수도 있다.

- 지속적 의학 교육(CME) 경로: 현역 의사들은 전문 학회가 제공하는 지역 또는 전국적 교육 과정을 통해 입문 교육을 받을 수 있으며, 이러한 교육이 입문 과정에 효과적임이 입증되었다.[43] 또한, 실제 실습과 연습이 필수적으로 뒤따라야 하지만, 온라인이나 DVD로 제공되는 사전 녹화 강의를 통해 기본 이론 지식과 영상 판독 기술을 습득할 수 있다.

사전에 계획된 실습으로 숙련도 달성하기

사전에 계획되고, 전문가 지도하에 진행되는 실습은 초음파 유도 혈관 접근법이나 흉수 천자와 같은 여러 시술에서 역량을 키우고, 숙련도를 높이는 데 효과적인 방법이다.[44–47] 집중적인 피드백을 받으며 반복 연습할 수 있는 사전에 계획된 전문가 지도하 실습은 영상을 얻는 방법, 영상을 해석하는 방법, 그리고 이를 임상에 적용하는 능력을 개선하는 데 있어 중요한 역할을 한다.

- 학부 의학 교육(UME) 경로: 사전에 계획된 실습을 UME 단계에서 어떻게 통합할지에 대한 구체적 가이드라인은 아직까지 없다. 그러나 역량 기반 교육 과정을 이미 구축한 의과대학들의 교육 경험은 초음파 교육 프로그램을 시작하려는 의과대학에 유용한 지침이 될 수 있다.
- 학부 졸업 후 의학 교육(GME) 기반 경로: 초음파를 전문으로 하는 교수진이 직접 침상에서 교육생을 지도하며 피드백을 제공하고 저장된 초음파 영상을 리뷰하는 것이 권장되는 방법이다. ACEP은 수련 기간 동안 응급 의학 수련의가 시행해야 할 초음파 검사의 수와 종류에 대해 구체적으로 규정하고 있다.[8] 아직까지 중환자 의학 분야에서는 중환자 의학 펠로우가 초음파 숙련도 달성을 위해 수행해야 하는 검사의 수를 구체적으로 규정하고 있지는 않고 있다.[14]
- 지속적 의학 교육(CME) 경로: 이상적으로는, 현직 의사들도 경험이 많은 의사나 초음파 전문가와 함께 사전에 계획된 실습을 해야 하겠지만, 전문가가 없는 상황에서는, 일부 전문 학회에서 실시간 혹은 녹화된 초음파 영상을 원격으로 점검 받을 수 있다. 또한, 응급 현장초음파 검사 결과를 해당 전문 분야의 확진 검사 결과와 비교하는 것으로 자신의 영상 취득 및 해석 능력을 자가 평가하며 향상시킬 수 있다.

역량 평가 및 기술의 유지 관리

각 분야별 초음파의 핵심 사항에 대한 역량은 철저히 평가되어야 한다. 현재 사용되는 역량 평가 방법으로는 지식을 평가하는 서면 시험, 영상 취득 및 해석 능력을 평가하기 위한 객관적 구조화된 임상 시험, 시뮬레이션 기반 테스트, 비디오 검토, 현장에서의 초음파 수행 관찰 등이 있다. 새 교육 프로그램 개발 시 참고할 수 있는 다양한 역량 평가 방법과 평가 도구의 검증에 관한 많은 연구가 있다.[49–52] 기술 유지를 위해 정기적인 평가를 포함한 품질 관리 절차를 설정하는 것이 중요하다.

- 학부 의학 교육(UME) 경로: 의과대학에서의 역량 평가는 아직 시작 단계이지만, 평가 방법을 자세히 설명하고 있는 다양한 역량 기반 교육 프로그램이 있다.[42]
- 학부 졸업 후 의학 교육(GME) 기반 경로: 이는 국가적 수준에서 결정된다. 예를 들어, ACGME는 산부인과 수련 교육에 최소 50회

의 산과 및 50회의 질 초음파 검사의 실시를 요구하고 있다. ACEP는 응급의학 각 분야별 핵심 응용 프로그램에 대한 적어도 25건의 문서화된 사례 리뷰와 최소 150건의 응급 초음파 검사를 권장한다.[8] 대부분의 다른 전문 분야에는 아직 구체적인 요구 사항이 없지만, 각 프로그램 디렉터가 결정하고 기록할 수 있다.

- 지속적 의학 교육(CME) 경로: GME를 마친 후 초음파를 배우는 의료진에게도 역량 평가에 대한 비슷한 기준이 적용된다. 응급 의학에 대한 ACEP의 권장 사항은 수련기간 동안 권장한 사항과 비슷하다.[8] 다른 전문 분야 의사의 역량 평가를 위한 최소 요구 사항은 개별 기관별로 다를 수 있다. ACCP와 SHM에서 제공하는 초음파 교육 수료증은 초음파 역량 인증을 위한 것이 아니지만, 해당 전문 분야를 대표하는 대규모 전문 학회가 제공하는 표준화된 교육 과정을 수료했음을 증빙하는 자료로 활용되고 있다.

자격 인증

자격 인증은 응급 현장초음파 분야의 역량을 공식적으로 증명하는 것으로, 자격 인증은 국가적인 인증 기구나 전문 분야 위원회, 전문 학회와 같은 외부 기관이나 의료인이 소속된 내부 기관에서 부여할 수 있다. 현재 응급 현장초음파 분야에서 역량을 외부적으로 인증하는 국가 자격증은 없는 상태이다. 하지만 응급의학과와 같은 특정 분야에서는 전공의 수련을 수료하고, 응급 의학 전문의 자격증을 획득함으로써 응급 현장초음파 역량을 인정받을 수 있다.

심초음파 분야에서 인증 프로그램을 가장 잘 운영하는 기관은 국립 심초음파 위원회(NBE)이다. 인증을 받기 위한 요건으로는 다양한 레벨의 심초음파에 대한 역량 테스트의 통과, 공식 교육 과정의 이수, 판독 및 수행한 검사의 최소 기준 충족 등이 있다. 정식 심혈관 의학 교육을 받지 않아 NBE의 인증을 받을 수 없는 많은 의사들이 심초음파 보드 필기 시험에 응시할 수 있는 '테스타무르(testamur)' 자격을 취득하고 있다. NBE는 2019년부터 전문 중환자 심초음파 분야에서 새로운 자격 인증을 제공하기 시작할 예정이다.[53]

ACEP는 2001년에 처음으로 초음파에 대한 전문 분야별 지침을 발표했으며, 최신 지침은 2017년에 갱신되었다.[8] 전문 분야별 시험은 개발되지 않았으나, ACEP의 권고사항은 역량 기반 교육(CBE)의 원칙을 따르고 있다.

ACCP는 CBE의 프레임워크를 사용하여 중환자 초음파 교육을 체계적으로 받고자 하는 의료진을 위한 포괄적인 프로그램을 개발했다.[43] ACCP와 SHM이 제공하는 수료증은 이론 교육과 실습, 인지 및 기술 능력에 대한 형성 평가, 온라인 포트폴리오 구축, 그리고 최종적으로 종합 필기 및 실습 평가를 포함하고 있다.

초기 자격 인정 및 권한 부여

임상에서 초음파의 사용 권한은 각 기관의 정책에 따라 결정된다. 병원의 자격 인정 및 권한 부여 담당 부서는 전문 분야별 가이드라인과 의료진의 이전 경험 및 역량 평가를 참고하여 초음파 사용 권한을 부여하게 된다. 이상적으로는, 의료진이 임상에서 초음파를 사용하기 앞서 초음파 담당자나 다학제 초음파 위원회에서 의료진의 현장 초음파 능력을 평가하게 된다. 병원의 자격 인정 및 권한 부여 담당 부서는 다른 부서와 협력하여 현장 초음파 사용이 기본 권한에 속하는지, 아니면 별도의 권한을 요하는지 결정해야 한다. 초음파를 이용한 중심 정맥 카테터 삽입과 같이 잘 정립된 초음파 활용은 기본 권한으로 지정될 수 있으며, 비교적 드문 응급 현장초음파 활용법은 별도의 권한으로 지정될 수 있다. AMA의 초음파 영상에 대한 권한 부여 정책은 TABLE 49.1에서 확인할 수 있다.[1]

역량 유지

초음파의 역량을 유지를 위해, 핵심 응용 분야별로 연간 정해진 횟수만큼 실시하도록 한다. 각 핵심 응용 분야별로 역량 유지에 필요한 최소 횟수는 정확하게 알려지지 않았으며, 핵심 응용 분야마다 다를 수 있다. 응급 현장초음파의 새로운 응용 분야를 배우고, 사전에 계획된 실습을 제공하는 지속적 의학 교육(CME)은 초음파 기술 유지와 전문성 향상에 중요하다.[48]

역량 유지를 위해, 영상 취득과 판독 능력에 대해 정기적인 평가를 진행하고, 의료인에게 시의적절한 피드백을 제공하여야 한다. 의료인의 영상 취득 및 판독 능력을 평가하고 향상시킬 수 있는 확진 검사(confirmatory studies)의 시행을 역량 유지 과정에 포함시킬 수도 있다. 중심 정맥 접근, 동맥 카테터 삽입, 흉수 천자, 흉관 배치와 같은 초음파 유도 시술의 결과 데이터는 시행 의료인별로 정기적으로 모니터링되어야 한다.

권한의 갱신

병원은 최소한 2년에 한 번씩 권한을 갱신하도록 한다. 임상적 사용 권한을 가진 의료진이 권한 갱신을 신청할 경우, 권한 갱신 절차에는 응급 현장초음파에서의 최신 역량을 평가하는 방법이 포함되어야 한다. 초음파 유도 시술의 횟수, 참석한 CME 프로그램, 수행한 초음파 검사에 대한 품질 평가 결과 등을 토대로 신청 의료인의 권한 갱신이 적절한지 판단되어야 한다.

결론

응급 현장초음파는 거의 모든 의학 분야에서 급속도로 성장하고 있는 영역이다. 아직까지 응급 현장초음파 분야에서 널리 인정받는 공식 인증 과정이 마련되어 있지는 않지만, 역량을 규정하는 주요 요소들은 이미 규정되어 있고, UME, GME, CME 각 단계에서 역량을 얻기 위한 교육 기준이 마련되고 있다. 소속 기관에서 응급 현장초음파의 사용 권한을 얻기 위해서는 의료인이 속한 기관의 규정을 따라야 한다.

TABLE 49.1 초음파 시행 권한에 관한 미국의학협회(AMA)의 정책 H-230.960

1. AMA는 초음파 검사가 적절한 교육을 받은 의사의 진료 범위 내에 있다고 단언한다.
2. 초음파에 대한 AMA 정책은 초음파 영상의 광범위하고 다양한 사용과 적용이 의료 행위에 속해 있음을 밝힌다.
3. 초음파 영상에 관한 AMA 정책은 병원에서는 초음파 검사를 수행할 수 있는 의료인의 권한은 병원 의료 스텝의 결정에 따르고, 해당 부서의 권한 부여 양식에 구체적으로 명시되어 있어야 함을 밝힌다.
4. AMA의 초음파 영상 정책은 각 병원 의료 스텝이 초음파 사용에 대한 경력과 훈련을 기반으로 초음파 권한 부여 기준을 검토하고 승인해야 하며, 이러한 기준이 각 의료인의 해당 전문 분야에서 제안하는 교육 및 훈련 기준에 부합해야 한다고 강력히 권장한다(Res. 802, I-99; 재확인: Sub. Res. 108, A-00; 재확인: CMS Rep. 6, A-10.).

요점 정리

- 응급 현장초음파를 시행하려는 의료진이 다른 전문가들의 저항에 부딪힐 경우, "초음파 검사는 적절한 교육을 받은 의사의 진료 범위 내에 있다"라고 명시한 AMA의 초음파에 대한 정책 H-230.960을 상기하는 것이 중요하다. 응급의학 외에도, 중환자의학, 산부인과, 호흡기 질환, 안과, 비뇨의학, 대장항문외과, 혈관외과, 류마티스학 등 여러 전문 분야의 전공의 수련기간 동안 응급 현장초음파 교육이 필요하다.
- 자격 인증은 응급 현장초음파를 행하는 의료인의 능력을 인증하는 것으로, 전문 분야 위원회나 학회 등 외부 기관이나 소속 기관을 통한 내부 인증으로 이뤄질 수 있다. 하지만 현재 응급 현장초음파에 대한 공식 자격 인증은 없는 상태이다. ACCP와 SHM에서 제공하는 수료증은 교육 과정을 마친 것을 증명하지만, 실제 역량을 인증하는 것은 아니다.
- 경험이 풍부한 의사나 초음파 전문가가 직접 지도를 할 수 없을 때는, 시행한 응급 현장초음파 검사 결과를 확진 검사와 비교하면서 진단 능력을 향상시킬 수 있다.
- 2019년부터 국립 심초음파 위원회(NBE)에서는 중환자 전문 심초음파 분야에서 새로운 자격 인증을 제공할 예정이다.

CHAPTER 50

장비, 영상 저장 및 검사 비용 청구

Equipment, Workflow, and Billing

Laura K. Gonzalez ▪ Shideh Shafie ▪ Eitan Dickman

:: 박신률

핵심 포인트

- 초음파 장비를 구입할 때, 검사의 범위, 임상 상황, 사용자의 술기 능력 등을 고려하여 제조업체와 모델, 탐촉자, 소프트웨어 패키지 등을 선택해야 한다.
- 응급 현장초음파에서 적절한 질 관리 프로세스는 필수 요소이다.
- 응급 현장초음파 검사의 비용을 청구하기 위해서는 영상의 획득과 판독이 적절히 이루어져야 하고, 이를 증빙할 수 있는 문서가 필요하다.

배경

최근 20년 동안 현장 진료 초음파의 사용이 급속도로 확대되고 있다. 2013년 미국 초음파 판매 시장은 14억 4천만 달러로 사상 최고치를 기록했으며, 2018년까지 18억 8천만 달러로 성장할 것으로 예측되고 있다.[1] 이 중 약 절반은 영상의학과와 같은 전통적인 영상 진단관련 전문 분야에서 차지하였지만, 전체 판매의 47%는 현장 초음파를 위해 특수 설계된 소형 휴대용 초음파 장비에 대한 수요 증가로 인한 것이었다.[2] 응급 현장초음파에 대한 수요가 증가함에 따라 제조업체들은 다양한 옵션과 기능을 갖춘 독특한 장비를 만들어 내고 있다. 이 장에서는 초음파 기기 선택, 워크플로우 구축, 비용 청구 시스템 도입, 의료법적으로 고려해야 할 중요한 사항들을 검토하도록 한다.

초음파 장비

크기(Size)

초음파의 크기는 응급 현장초음파 장비를 선택할 때 중요한 고려 사항 중 하나이다. 일반적으로, 소형 초음파 장비는 휴대가 용이하고 가격이 싼 편이지만, 기능이 부족할 수 있다(예를 들어, 도플러를 사용하지 못할 수도 있다). 따라서, 장비를 선택할 때는 이동성, 기능, 구입 비용 등을 균형 있게 고려해야 한다.

중환자실이나 응급실과 같은 특수 환경에서는 위급한 환자의 침대로 빠르게 이동할 수 있는 소형 혹은 휴대용 초음파 장비를 구입하는 것이 중요할 수 있다. 그러나, 외래 진료실과 같은 경우에서는 이동이 어렵더라도 크고 기능이 좋은 초음파 장비가 더 좋은 선택일 수 있다. 대부분의 휴대용 초음파 장비는 카트에 부착된 상태로 사용되므로, 카트의 크기도 장비 자체

TABLE 50.1 응급 현장초음파 기기의 비교

	대형 기기	노트북 형태의 기기	태블릿 형태의 기기	포켓 기기	(태블릿에 연결하는) 탐촉자형 기기
	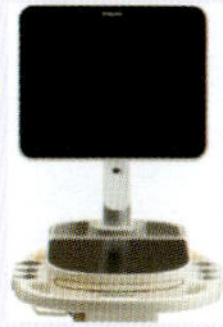	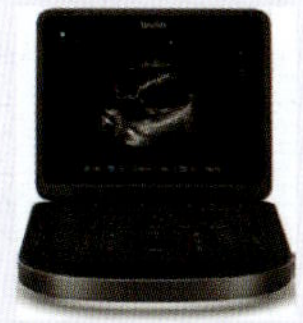	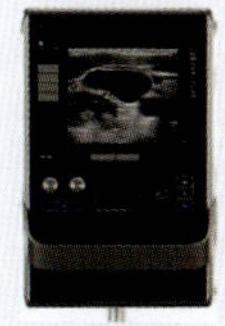	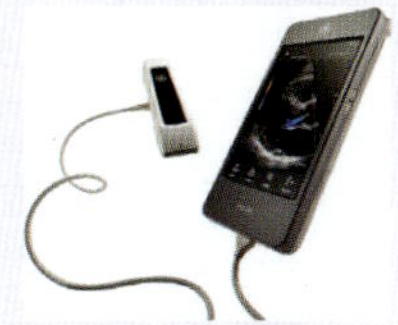	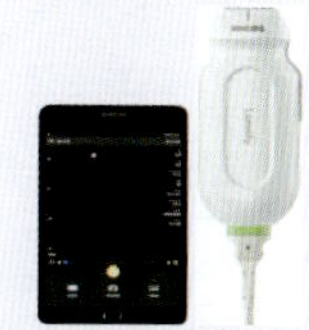
	필립스 초음파 이미지 제공 (워싱턴주 보셀)	**이미지 제공 © 후지필름 소노사이트, Inc. 모든 권리 보유. 승인 후 게시.**	**이미지 제공 © 후지필름 소노사이트, Inc. 모든 권리 보유. 승인 후 게시.**	**GE 헬스케어 제공.**	**삼성 이미지 제공**(태블릿), **필립스 초음파**(워싱턴주 보셀)
초음파 영상 모드	2차원 컬러 도플러 조직 도플러 스펙트럼 도플러 M-모드 3차원	2차원 컬러 도플러 조직 도플러 스펙트럼 도플러 M-모드	2차원 컬러 도플러 M-모드	2차원 컬러 도플러 M-모드	2차원 컬러 도플러 M-모드
탐촉자	L, C, P, EC, TEE	L, C, P, EC, TEE	L, C, P	P, (P/L)[b]	L, C, P
크기	100파운드(약 45 kg이상) (카트 포함)	10–15파운드(약 4.5–6.8 kg) (카트 제외)	1–4파운드(약 4.5–6.8 kg) (카트 제외)	1파운드(약 453g)	< 1파운드(약 453g)
배터리 사용 시간	2–3 hr	2 hr	1 hr	1.5 hr	태블릿에 따라 다름
화면 크기	16+ 인치(약 40 cm)	12인치	8인치	3.5인치	태블릿에 따라 다름
가격	60–100,000 달러 (약 8,000–1억 3,600만원)	30–50,000 달러 (약 4,000–6,800만원)	15–30,000 달러 (약 2,000–4,000만원)	5–10,000 달러 (약 680–1,300만원)	2–8000 달러 (약 270–1,090만원)

[a]일부 모델에서 제공되는 기능.
[b]한 제조업체의 탐촉자는 위상 배열 및 선형 배열 기능을 모두 갖추고 있다.
[c]탐촉자 2개가 탑재된 기본형 초음파 기기의 대략적인 비용.
[d]태블릿이 없으므로 프로브당 비용.
C, 곡선형 탐촉자; *EC*, 경식도 탐촉자; *L*, 선형 탐촉자; *P*, 위상 배열 탐촉자; *TEE*, 경식도 탐촉자.

의 크기만큼 중요하다.

응급 현장초음파 기기를 고를 때 크기는 중요한 고려 사항이다. 일반적으로, 소형 초음파 기기는 기능성이 제한적일 수 있지만(예를 들어, 스펙트럴 도플러 기능이 없을 수 있음) 소형 초음파 장비는 휴대가 용이하고 가격도 저렴하므로, 장비를 선택할 때는 이동성, 기능, 구입 비용 등을 균형 있게 고려해야 한다(TABLE 50.1).

긴급 대응팀이나 코드팀의 경우, 중환자실의 병상까지 신속히 이동할 수 있는 휴대용 장치와 같은 소형 기기를 선택하는 것이 중요하다. 여러 의료진이 사용할 수 있는 중환자실, 응급실, 병동에서는 카트에 올려진 초음파 기기가 더 선호될 수 있다. 카트에 부착된 휴대용 초음파 기기의 경우, 카트의 크기도 기기 크기만큼 중요할 수 있다. 외래 클리닉과 같은 임상 환경에서는 초음파 기기가 검사실에 고정되어 있을 수 있으므로, 더 크고 기능적인 초음파 기기가 더 적합할 수 있다.

전원

배터리 성능은 초음파 기기가 충전 없이 얼마나 오래 사용될 수 있는지 결정하며, 이는 기기의 휴대 용이성에 직접적인 영향을 준다. 배터리는 몇 시간 동안 지속되어야 하며, 이를 통해 의료진이 전원 케이블에 연결되지 않고도 여러 번의 초음파 검사를 자유롭게 수행할 수 있어야 한다. 초음파 기기의 USB 포트를 통해, 프린터, 비디오 녹화기, 젤 온열기, 바코드 스캐너, 무선 연결 장치 등에 전원을 공급할 수도 있다. 환자가 위급한 상황에서 초음파 기기의 부팅 시간은 중요한 고려 사항이 된다. 환자 치료 결정이 신속하게 이루어져야 하는 상황에서 부팅 시간이 길면 큰 장애가 될 수 있다.

탐촉자 선택(Transducer selection)

실제로 사용될 임상 상황에 맞춰 필요한 유형의 탐촉자를 선택하도록 한다. 가장 일반적인 탐촉자 유형은 위상배열(phased-array), 선형배열(linear-array), 곡선형(curvilinear), 내부 공동(endo cavitary) 탐촉자이며, 최소한 선형 및 위상 배열 탐촉자는 있어야 한다. 탐촉자는 내부 구조가 섬세해서 쉽게 손상될 수 있고, 한번 손상되면 대부분 수리가 불가능하다. 탐촉자를 교체하는 비용은 보통 6,000 달러에서 12,000 달러 사이이다. 다수의 사용자가 자주 이동하면서 사용할 경우, 내구성이 있는 탐촉자를 선택하는 것이 중요하다. 많은 제조사들이 손상된 탐촉자를 수리하거나 교체해주는 서비스 계약을 제공하는데, 초음파 기기의 사용 중단을 최소화하기 위해, 교체 탐촉자를 신속히 보내줄 수 있는지 미리 확인해 두는 것이 중요하다.

기능과 조작법

모드와 검사 종류를 선택하는 버튼과 깊이와 밝기를 조절하는 버튼은 한눈에 알아볼 수 있어야 한다. 많은 기기들은 밝기 버튼을 누르면 초기 세팅 화면으로 넘어가도록 설정해 두고 있다. 정지 이미지를 캡쳐하기 위한 정지 버튼 외에도 대부분의 기기에는 영상 검토 기능(cine-loop)이 탑재되어 있다. 영상 검토 기능은 2초에서 60초 범위로 스캔한 영상을 녹화하여, 사용자가 시네루프를 통해 스크롤하면서 저장할 최상의 정지 이미지를 고를 수 있도록 한다. 도플러 초음파, 조직 하모닉(tissue harmonics), 탄성 영상(elastography), 공간 컴파운딩(spatial compounding)과 같은 추가 기능들은 특정 상황에서 매우 유용하게 사용할 수 있는 기능이다. 인체공학적으로 설계된 조작 패널을 갖춘 초음파 기기를 선택하는 것도 실용적인 고려 사항이다. 트랙볼은 트랙패드보다 장갑을 낀 손으로 사용하기에 좀 더 정확하고 사용하기 편리하지만, 초음파 젤로 손상되거나 막힐 수 있다. 태아 초음파 검사 같은 특정 검사를 위한 계산 기능도 포함될 수 있다. 이미지 보관 시스템에 저장된 영상을 DICOM (digital imaging and communications in medicine)형식으로 전송할 수 있는 기능은 필수적이다.

유지 관리

탐촉자는 세균 전달의 매개체가 될 수 있어서 환자와 접촉하기 전과 접촉한 후에는 반드시 소독해야 한다.[3] 초음파 탐촉자는 내부에 민감한 압전 소자를 포함하고 있어 고온, 전기, 압력 또는 고압 멸균에 노출되면 쉽게 손상될 수 있다. 점막과 접촉하지 않는 탐촉자는 사용할 때마다 비마모성 비누나 저급 또는 중급 소독 티슈로 닦아야 한다. 점막과 접촉하는 탐촉자, 예를 들어 내부 공동 탐촉자는 일회용 커버를 사용하고 사용 후에는 비마모성 비누와 물로 닦은 다음 높은 수준 소독을 해야 한다. 식도 탐촉자와 같은 다른 탐촉자들은 일회용 커버 없이 사용될 수 있지만 사용 후에는 반드시 높은 수준의 소독을 거쳐야 한다. 심하게 감염된 부위나 피가 묻은 부위를 스캔할 때는 일회용 탐촉자 커버를 사용하도록 하고 이후 높은 수준의 소독을 시행해야 한다. 클로스트리디움 디피실레 감염 환자에게 사용된 탐촉자는 박테리아 포자 제거를 위해 하이포클로라이트 또는 과산화수소 용액으로 소독해야 한다. 탐촉자 소독에 관한 소속 기관의 정책[4]을 참고하고, 또한, CDC의 의료 시설에서의 소독 및 멸균 가이드라인이나 AIUM의 환자 간 외부 및 내부 사용 탐촉자의 소독 및 준비에 대한 지침에서 소독에 대한 구체적인 권장 사항을 찾을 수 있다.[5] 적합한 소독제에 대한 정보는 초음파 제조사, CDC 또는 FDA 웹사이트에서 확인할 수 있다.[6] 이 가이드라인을 준수할 때, 탐촉자를 오래 사용할 수 있고, 감염 관리 지침도 준수할 수 있다.

많은 제조업체들은 초음파 제품 보증을 제공하며, 일부는 초음파 기기 구입 시 별도의 계약으로 유지 보수 관리 서비스를 구매할 수 있는 옵션을 제공하는데, 보통 연간 비용으로 총 구매 가격의 10–15%정도로 책정된다. 초음파 기기를 여러 의료진이 사용할 경우, 포괄적 보증 서비스를 구입하도록 한다. 초음파 기기는 정기적으로 소프트웨어 업데이트가 필요한데, 기기 공급업체나 의공학 부서와 협력하여 진행할 수 있다.

워크플로

초음파 장비를 올바르게 사용하고 관리하는 방법, 그리고 초음파 결과를 임상적 의사 결정 과정에 어떻게 통합할지에 대한 절차를 담고 있는 초음파 관리 정책이 마련되어 있어야 한다. 초음파 검사에 대한 비용 청구 및 품질 관리를 위한 표준 서식을 개발하여 모든 의료진이 숙지할 수 있도록 해야 한다. 대부분의 최신 초음파 기기는 임상 환경에 맞게 사용자 설정이 가능한 운영 시스템을 갖추고 있어 워크플로의 효율성을 높일 수 있다. 심장 정지와 같은 긴급 상황에서 초음파를 사용하기 위한 표준 절차도 정해야 한다. 긴급 상황에서는 환자 정보를 거의 입력할 수 없기 때문에, 추후, 의료진이 스캔한 영상에 환자 식별 정보를 추가하고 검토할 수 있는 워크플로가 유리하다.

'백엔드(Back end)' 워크플로는 초음파 기기에서 영상을 추출하고 검토한 후 보관하는 과정이다. 데이터 전송 방식은 여러 가지가 있다. 영상을 초음파 기기의 하드 드라이브에 저장할 수는 있지만, 저장 공간과 접근성의 한계로 인해 장기 보관에는 적합하지 않다. 정지 영상을 인쇄하여 환자 기록지와 같이 보관하는 방법도 있지만, 인쇄된 영상은 영상의 해상도가 낮을 수 있고, 시간이 지나면서 품질이 떨어질 수 있다. 최근에는 영상을 무선이나 데이터, USB 포트를 통해 영상 저장소로 전송하는 방식이 초음파 이미지 보관의 가장 일반적인 방법으로 자리잡고 있다. 무선으로 데이터를 전송하는 것은 의료진이 초음파 영상을 즉시 공유 가능하게 하는 등 여러 측면에서 유리하므로, 응급 현장초음파 프로그램을 구축 시 고려하도록 한다. 영상은 가장 일반적인 형식인 DICOM 형식으로 영상 저장소나 전자 의료 기록으로 전송되도록 한다. 영상의 보관은 교육, 품질 관리, 비용청구에 필수적이므로 응급 현장초음파 프로그램을 개발할 때 놓치지 않고 포함시켜야 한다.

품질 관리

의료진의 초음파 다루는 기술과 판독 능력을 평가하기 위해 초음파 영상을 검토하는 것은 품질 관리에서 중요한 부분이다. 초음파 영상은 환자 정보, 초음파 검사의 이유, 촬영 영상, 발견 사항, 영상의 판독 등의 내용을 담고 있는 보고서와 연동되어야 하며, 미국 응급의학회(ACEP)가 제안한 '응급 초음파 표준 보고 지침' 같은 상세한 보고서 작성이 필요할 수도 있다.[7] 구체적인 피드백 제공과 의료진의 성과 추적은 품질 관리에서 중요한 부분이다. 초음파 사용 인증을 받지 않은 의료진은 품질 관리를 위해 자신의 초음파 영상을 검토 받도록 하며, 인증을 얻을 때까지는 자신이 직접 촬영한 영상으로 임상 결정을 내리는 것을 자제하도록 한다.

현재까지, 응급 현장초음파에 대한 국가적인 인증을 제공하는 단체는 없다. 몇몇 기관에서는 의료진에게 특정 응급 현장초음파 사용에 대한 권한을 부여하는 제도를 마련했는데, 일부 단체에서는 응급 현장초음파의 적용 분야별로 권한을 주기도 하고, 또 다른 단체에는 전문 분야별로 일반적인 응급 현장초음파 사용에 대한 광범위한 권한을 주기도 한다. 많은 병원의 응급 현장초음파 정책은 ACEP나 미국흉부의학회 같은 전문 학회의 지침을 모델로 하고 있다.[8,9] 초음파 사용 권한을 부여하는 방식은 병원마다 다양하지만, 일반적으로 영상을 촬영하고 해석하는 과정을 초음파 관리자가 검토한 후 권한을 부여하는 방식을 취하고 있다. 일관된 숙련도가 입증되면, 의료진은 환자 치료에 응급 현장초음파를 적용하고 통합할 수 있는 권한을 받게 된다. 초음파 관리자는 의료진의 초음파 시행을 주기적으로 검토하여 검사가 적절하게 수행되고 있는지 확인하도록 하며, 의료진에게는 초음파 관련 보수 교육을 연간 5시간 이상 받도록 권장하도록 한다.[8]

이미지 저장

영상을 기록하고 보관하는 것은 초음파 프로그램 워크플로의 필수 요소이다. 환자 치료의 연속성을 확보하고 청구 요구 사항을 충족시키기 위해서는 촬영한 영상을 검색할 수 있어야 한다. 저장된 영상은 정상과 병적인 소견의 확인과 모니터링, 그리고 임상 결정을 내리는 데 사용되며, 의료진의 초음파 능력을 평가하여 인증과 권한 부여를 하는 데에도 활용될 수 있다.

영상 보관 시스템은 초음파 검사를 진행하는 의료진과 영상을 검토하는 초음파 관리자 모두에게 사용하기 쉬운 것을 선택하는 것이 중요하다. 일반적으로 병원 영상의학과에서 사용하는 영상 보관 및 통신 시스템(PACS)을 응급 현장초음파 영상 보관에 사용하지만, 일부 영상의학과는 응급 현장초음파 영상을 별도로 보관하길 선호하기도 한다. 또 다른 방식으로 응급 현장 초음파 영상을 전용 로컬 서버나 클라우드 기반 가상 서버와 같은 제3의 저장소에 보관할 수 있는 상업적인 영상 저장 플랫폼도 있다.

초음파 영상의 저장소로서 공용의 PACS와 별도의 응급 현장초음파 영상 보관 시스템은 각각의 장단점을 가지고 있다. PACS를 사용하면 다른 의료진이 영상을 즉시 볼 수 있고, 이전에 진행된 다른 영상과 비교할 수 있다. 또한, PACS의 유지 보수와 백업을 병원에서 관리해 줄 수 있다. 그러나, 병원 전체의 PACS를 사용하는 경우, 응급 현장초음파 영상과 영상의학과 영상이 구분되도록 정책을 마련해야 하고, 병원 PACS에 저장된 영상의 해석, 품질 보증, 비용 청구에 대한 각 부서의 책임을 명확히 해야 한다. 교육 기관에서는 교육생이 촬영한 교육용 영상의 워크플로를 결정해야 한다. 교육생이 촬영한 영상을 PACS에 보관하는 경우 다른 의료진이 이러한 영상을 바탕으로 임상 결정을 내리는 경우가 없도록 교육생 또는 신규 의료진이 촬영한 영상은 별도로 저장하는 것이 좋다.

영상의학 영상과 중복을 피하고, 교육 기관에서의 응급 현장초음파의 독특한 워크플로를 고려할 때 PACS 대신 제3의 영상 보관 시스템을 선택하는 것이 유리할 수 있다. 시중에 나와 있는 일부 영상 보관 시스템은 응급 현장초음파의 교육, 청구, 품질 보증 등의 특별한 요구사항을 맞추기 위한 기능을 갖추고 있다. 응급 현장 초음파 영상보관 시스템을 구매하기 전에, 해당 시스템이 보유한 초음파 기기와 호환되는지 기술적인 사양을 꼼꼼히 확인하는 것이 중요하다. 또한, 청구, 인증, 연구 목적으로 저장된 영상 데이터베이스의 검색 가능 유무, 초기 구입 비용과 유지 관리 비용, 고객 서비스, 그리고 소속 기관의 정보 보안 정책의 준수 여부 등도 중요한 고려 사항이 된다.

청구

진단 목적이나 시술 유도로 사용하는 응급 현장초음파의 비용 청구하기 위해서는 특정한 요건을 갖춰야 한다. 지역이나 국가별로 환급 패턴과 규정이 다를 수 있지만, 여기에서는 일반적인 미국의 청구 시스템을 중심으로 설명한다. 미국 청구시스템에서 청구 항목은 전문가 비용(professional fee)과 기술 비용(technical fee)의 두 종류로 구성되어 있다. 전문가 비용은 영상을 판독하는 의료진에 대한 비용이며, 기술 비용은 초음파 기기, 인력, 소모품 등 영상 촬영과 관련된 비용이다. 개인 클리닉 같이 의료진이 초음파 기기를 직접 소유하고 관리하는 경우에는 기술 비용과 전문가 비용이 함께 청구되고, 초음파 기기를 병원이 소유하는 병원 환경에서는 의료인은 전문가 비용을 청구하고, 병원은 기술 비용을 청구하게 된다. 가장 최신의 청구 요건에 대해 숙지하고 있어야 하고, 이를 준수하기 위해 현지 청구 전문가와 협력해야 한다.

초음파 검사 비용 청구를 위해서는 명확한 보고서와 저장된 영상이 필수적이다. 검사의 시행 목적이 문서화되어 있고, 병력과 신체 검사로 뒷받침되어야 한다. 청구에 사용된 문서는 의료 기록에서 찾아볼 수 있고 검색할 수 있어야 한다. 보고서에는 시행자자, 검사 유형(제한적 검사 인지 전체 검사인지), 스캔 장기, 검사 목적, 검사 결과, 종합 의견, 그리고 의료진의 서명 등이 포함되어야 한다. 이러한 내용이 모두 포함되어 있는 보고서 양식의 사용을 권장한다. 일부 초음파 기기는 내장된 체크 리스트를 이용해 침상옆에서 보고서를 작성할 수도 있다.

미국에서는 응급 현장초음파 검사 비용을 청구할 때 보건의료 항목 및 서비스 코드 시스템(the current procedural terminology [CPT] system)을 사용한다. 미국 의학 협회(American Medical Association, AMA)에서 관리하는 CPT 코드는 의료인이 제공한 의료 서비스를 나타내는 일련의 코드이다. 전체 부위의 초음파 검사와 제한된 초음파 검사를 위한 CPT 코드가 각각 만들어져 있다. 전체 부위 초음파 검사를 청구하려면 기술된 해부학적 영역 내의 모든 기관과 혈관 구조물에 대한 전체적인 진단적 검사를 시행해야 한다. 그러나, 대부분의 응급 현장초음파 검사는 하나의 진단적 의문에 답을 찾기 위해 특정 해부학적 부위를 집중적으로 검사하고, 제한적 초음파 검사로 비용을 청구한다.

표준 CPT 코드 외에도 추가 정보를 제공하는 수정 코드를 사용할 수 있다. 예를 들어, –26 수정 코드는 검사의 전문가 비용만을 청구한다는 것을 나타내고, –76 수정 코드는 동일한 의사 또는 의사 그룹이 반복하여 시행한 초음파 검사를 나타낸다. 그 외에도, 특정 임상 시나리오를 반영하는 여러 다양한 수정 코드가 있다.

초음파 유도 시술 청구 시, CPT 코드는 시술과 초음파 유도 사항을 하나의 코드로 합치거나 초음파 유도 사용에 대한 코드를 별도로 청구하기도 한다. 예를 들어, 흉수 천자는 영상 유도를 포함하거나(32555) 또는 포함하지 않고(32554) 청구할 수 있다. 복수 천자 역시 영상 유도 비용을 포함하거나(49083) 포함하지 않고(49082) 청구할 수 있다. 반면, 중심 정맥 카테터 삽입은 실시간 초음파 유도(76937)와는 별도로 추가로 코드를(36555) 청구해야 한다. 현장 진료용 초음파를 시술 유도를 할 경우, 진단 목적의 초음파 검사(예를 들어 제한적 복부 초음파 검사)와 시술 유도 초음파 코드를 각각 청구할 수 있다는 점을 알아두어야 한다.

현장 진료용 초음파 사용에 대한 청구를 시작하기 전에 현지 청구 및 규정 준수 전문가와 함께 최신 CPT 지침을 검토해야 하겠다.[10] 청구 관련 추가 정보는 미국 응급의학대학(American College of Emergency Physicians)의 '응급 초음파 코딩 및 보상 가이드라인' 같은 관련 학회 문서에서 찾아볼 수 있다.[10]

의료법적 문제

응급 현장초음파는 비교적 새로운 분야로, 다양한 전문 분야에서 점점 더 많이 활용하고 있다. 다른 의료 분야와 마찬가지로 이 분야도 소송의 위험이 있으므로, 지역 및 국가 지침으로 규정된 의료 기준에 따라 응급 현장초음파를 시행하는 것이 중요하다. 초음파와 관련된 응급의학과 의사의 의료 소송사례를 20년간 검토한 두 건의 법적 리뷰에 따르면, 초음파 검사를 하지 않은 것과 관련된 소송이 5건 있었지만, 응급 현장초음파 검사의 수행이나 판독과 관련된 소송은 없었다.[11,12] 마찬가지로, 신생아 및 소아과 전문의들이 수행한 응급 현장초음파 검사에 대한 의료 소송도 25년간 없었다.[13] 오히려, 응급 현장초음파는 의료법적으로 의료인을 보호해주는 하나의 방법으로 여겨질 수 있다. 응급 현장초음파는 치명적인 상태를 신속하게 인지하고 관리하는 데 도움을 주며, 시술 관련 합병증을 줄일 수 있다.[14,15] AMA(미국 의학 협회)는 각 전문 분야 학회에서 개발한 기준에 맞춰 의사들이 응급 현장초음파를 사용하도록 하고 있다.[16] AMA는 엄격한 품질 관리 및 자격 부여 프로그램의 중요성을 강조한다. 응급 현장초음파 검사는 영상의학에서 이루어지는 전체 검사와 달리 제한된 부위를 집중적으로 검사하게 되며 이러한 차이를 환자에게 명확히 설명하는 것이 중요하다. "모든 것이 정상입니다"와 같은 포괄적인 표현을 피하고 대신, 환자에게 제공하는 정보가 제한된 범위에서 시행된 초음파의 결과임을 정확하게 전달해야 한다. 이는 환자에게 검사에 대한 정확한 정보를 제공할 뿐만 아니라, 이 초음파 사용과 관련된 소송을 방지하는 데에도 도움이 될 수 있다. 예를 들어, 복부 대동맥에 초점을 맞춘 초음파 검사를 수행한 경우, 환자에게 복부 전체에 대해 정상이라고 설명해서는 안 되고, 단지 검사를 시행한 대동맥 동맥류의 유무에 대해서만 정보를 주어야 한다. 숙련된 의료진이 시행되는 초음파 검사는 진료에 매우 유용할 수 있지만, 이를 임상에 적용하기 위해서는 정책과 절차를 준수하는 것이 반드시 필요하다.

요점 정리

- 초음파 기기를 구입할 때는 의료진과 부서의 요구사항을 모두 고려해야 한다. 이동성, 탐촉자 종류, 영상 기능, 소프트웨어 패키지, 제조사의 보증 및 서비스 계획 등이 주요 고려 사항이다.
- 감염 방지를 위해, 기관과 제조사가 사용을 권장하고, 승인받은 저~중등급 소독 티슈를 찾는 것이 중요하다. 소독 티슈를 초음파 기기 근처에 비치해 두면 기기와 탐촉자 세척을 더 자주 할 수 있다.
- 응급 현장초음파를 임상 진료와 통합하는 워크플로와 프로토콜의 전반적인 사용에 앞서 주요 관계자의 의견을 수렴하는 과정이 필요하다.
- 응급 현장초음파를 사용할 수 있는 기관의 권한 인증을 받기 위한 요건은 일반적으로 현장 진료 초음파를 사용하는 전문과, 주로 영상의학과 및 심장내과와 같은 분야별 전문과와 병원 경영진 간의 협의를 통해 정한다. 여러 전문 기관에서 권한 부여를 위한 전문 분야별 권장 사항을 발표하고 있다.
- 진단용 응급 현장초음파 검사를 청구하기 위해서는 검사 결과를 기록하고 초음파 영상을 보관해야 한다. 최신 청구 규정을 숙지하고 있는 지역의 청구 및 규정 전문가와 협력하는 것이 필수적이다.
- 응급 현장초음파 검사의 수행 또는 판독에 관한 소송은 아직 보고된 바 없지만, 의료진은 응급 현장초음파 사용 시 법적 책임을 인지해야 한다. 응급 현장초음파와 관련된 의료법적 책임은 적절한 문서화와 환자와의 소통을 통해 보호받을 수 있다.

기호

로마자

A

B

C

D

E

F

G

H

I

N

O

P

Q

R

S

T

U

V

W

X

Y

Z

한국어

ㄱ

ㄴ

ㅈ

ㅍ

ㅎ